各家學說

『각가학설』

各家學說

『각가학설』

강연석 김 훈 김남일 김용진 김종현
김태우 류정아 박훈평 송지청 안상우
은석민 이병욱 정지훈 조학준 차웅석

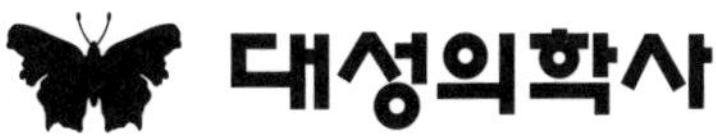

새로운 각가학설 교과서의 출간에 즈음하여

각가학설은 한의학사와 깊은 관계가 있습니다. 한의학사는 한의학 학설이 시대의 변화에 따라 어떻게 등장하고 변천하였는지 거시적인 관점에서 조망하는 과목이었다면, 각가학설은 시대마다 한의학 이론의 변화를 주도하였던 주체 즉 한의학 명의, 명가들의 학설을 심도있게 공부하는 과목입니다. 비유하자면 각가학설을 공부하는 것은 한의학사라는 뼈대에 살을 붙이는 작업이라고 할 수 있겠습니다. 어떤 사람이 타고난 골격은 훌륭하다하여 적절한 영양섭취와 운동을 등한시하고 아예 생략해버린다면 그 사람은 근육이 부족하게 될 것이고 그 결과 자기가 원하는 대로 힘을 쓰거나 몸을 마음껏 움직일 수 없게 될 것입니다. 마찬가지로 만일 의학사를 공부하였다고 하여 각가학설을 등한시한다면 임상에 필요한 구체적인 지식들을 한의학 이론과 연결시키지 못하여 병든 사람을 구제하고자 하는 마음이 있더라도 자유자재로 그 뜻을 펼치지 못할 것입니다.

몇 년 전부터 논의가 시작되었던 한의대 교육과정 개편안은 드디어 2023년 1학기부터 시범적용을 시작으로 단계적으로 확대한 후 2024년 신입생부터 전면적으로 적용됩니다. 각 한의과대학마다 개편의 세부내용은 일부 다른 부분이 있겠지만 큰 틀에서 보자면 학생의 역량을 증진시키는 교육을 목표로 한다고 말할 수 있습니다. 이는 기초와 임상의 연계 즉 기초한의학과 임상한의학과의 원만한 융합을 통해 한의대의 교과과정을 정상적으로 수료한 학생이 실제 임상에 자연스럽게 적응할 수 있도록 조치한 것입니다. 이러한 교육과정 개편을 맞이하여 우리 의사학과목도 이론의 교육에만 그칠 것이 아니라 적극적으로 실제 임상과의 연계를 통해 학생들의 요청에 부응해 나가야 할 것입니다.

이번 교과서 개정의 큰 특징은 기존의 각가학설에서 침구각가학설을 통합한 것입니다. 실제 임상에서 한의사는 환자의 질병에 대하여 한약과 침, 뜸을 복합적으로 활용하여 치료에 임합니다. 하지만 한의학 교과과정에서는 방제학과 침구학이 따로 개설되어 있기 때문에 배우는 입장에서 부단히 노력하지 않는다면 그 두 분야를 통합적으로 이해하기 어렵습니다. 한의학에서 가장 오래된 고전이라고 할 수 있는 『황제내경』은 침구에 관한 예시가 약물처방에 비하여 압도적으로 많지만 한약을 처방하는데도 중요한 이론의 근거를 제시하는 의서이며, 한국 한의학의 소중한 보배인 『동의보감』에서도 탕액편과 침구편을 따로 두었으되 각각의 문에서 한약과 침, 뜸에 대한 지식들이 통합되어 있음을 알 수 있습니다. 이러한 사실들을 미루어 보면 옛 선현들도 한약과 침, 뜸을 통합적으로 이해하고 활용하고자 노력하였음을 알 수 있습니다. 그러므로 이번 각가학설 교과서의 출간이 단순한 기초한의학 교과서의 출간이 아니라 한약과 침, 뜸 이론의 통합적 이해를 하게 도와주고 더 나아가서 기초이론과 임상을 이어주는 가교가 될 것임을 기대합니다.

2023년 2월 13일

한국의사학회 회장
안상우

차례

제6장 溫補學派

제7장 溫病學派

제8장 기타 저명 醫家

總 論

【학습목표】

1. 『各家學說』의 성격과 연구범위를 이해한다.
2. 『各家學說』의 학습목표와 학습방법을 이해한다.
3. 學派의 槪念과 區分의 기준을 이해한다.
4. 각 醫家들의 학술사상을 정확히 이해한다.
5. 각 醫學流派의 형성과 발전의 槪況을 이해한다.

세상의 일은 그 연유를 찾아 들어가면 그 道가 서게 된다. 그 원류를 깊이 따져 보면 그 기원은 유구한 법이다. 한의학의 원류는 유구하다. 역대 각 醫家들과 각 醫學流派의 學說은 계속해서 모아지고 또 전해져서 이것은 한의학의 거대한 발전을 추동시켰다.

이러한 이유로 한의학은 역대 각 醫家와 醫學流派의 학술사상이 종합되어 완성된 것이라고 할 수 있다. 역대 醫家들과 각 流派의 학술사상을 학습하고 연구하는 것이 본 학문의 주된 임무이므로, 이 학문은 한의학을 발전시키는 중요한 방법론의 하나를 제시해주는 것이다.

1 과목의 성격과 범위

『各家學說』은 학생들의 한의학 학습능력을 향상시키기 위한 과목이다. 이것은 계통적인 의학이론을 갖추고 있고, 또 광범위한 치료경험을 다루고 있다. 종적인 면에서 살펴볼 때 이것은 學術發展史와 유사하다. 그러나 이것은 學術發展史라기보다는 역대 각 방면의 醫學名家와 역사 속에 등장하는 醫學流派의 중요학설을 파악하도록 하는 것이다. 몇 가지 맥락을 정리하여 학습자들이 各家學說의 개괄적 내용을 충분히 한번 훑어볼 수 있게 하였다. 횡적인 면으로 살펴볼 때 본 과

목은 基礎理論과 臨床各科의 지식을 포괄한다. 이것은 各科의 지식을 종합운용하여 基礎와 臨床의 수준을 한단계 진보시켜 한의학 기초이론을 더욱 다지기 위한 것이다.

한의학 서적은 매우 많아 거의 일만종이상에 이른다. 또한 세계 도처로 퍼져나가 지금도 막대한 양의 고대 의학문헌이 쌓여있다. 이것은 세계 역사상 거의 보기 드문 현상이다. 그러나 이러한 진귀한 의학문헌들은 사람들이 흔히 말하는 '四大經典'에서도 제외되어 있고, 또 어떤 문헌들이 연구할 가치가 있는 것인지 또 어디에서 구해야 할 것인지도 알기 어렵다. 『各家學說』은 바로 이러한 문제점들을 해결하는데 도움을 주기 위한 것이다. 이 과목은 醫書講讀의 방법을 지도하는 역할을 할 수 있을 것이니, 이것은 의학의 보물이 담긴 창고문을 열어 역대 각 醫家들의 학설들을 연구하여 깊이 파헤치는 열쇠를 제공하게 될 것이다.

그러나, 과거로부터 지금까지 수많은 名醫가 배출되고 學派가 난립하므로 각 醫家들이 남겨놓은 수 많은 저작 중에서 대표 저작들을 이 과목에서 모두 다룬다는 것은 지면과 시간상 불가능한 일이다. 여기에서는 다만 그 중에서 대표성이 있거나 비교적 공헌도가 높은 醫家들을 선정하여 우리들이 잘 알고 있는 주요 학파와 더불어 소개하여 학습자들에게 도움을 주고자 한다.

2 學派의 개념과 그 구분의 기준

學派는 이름 그대로 學術上의 流派를 말한다. 자연과학과 사회과학의 영역에서도 사승관계가 달라서 학술적인 견해가 같지 않으면 서로 다른 學術流派를 형성한다. 孔子로 대표되는 春秋戰國時代의 儒家學派, 老子로 대표되는 道家學派 등이 그 예이다. 宋明時代의 程顥와 程頤 형제 및 朱熹는 대표적인 程朱學派였으며, 陳亮과 葉適은 대표적인 永嘉學派였다. 이러한 부류는 모두 사회과학의 영역 안에서의 철학 범주의 學派에 속한다. 본 교재에서 소개하고자 하는 傷寒學派, 河間學派, 易水學派, 攻邪學派, 丹溪學派, 溫補學派, 溫病學派 등은 자연과학 영역안에서의 의학 범주의 學派에 속한다.

學派를 구분하는 기준에 관하여 현재는 통일된 견해가 없다. 필자는 여러 학자들의 견해에 근거하여 아래의 세가지로 學派를 나누는 기준을 삼았다.

첫째, 學派라면 반드시 어느 정도 중심이 되는 학술사상 혹은 연구과제가 있어야 한다. 예를 든다면, 河間學派는 火熱病機를 중심이 되는 학술사상으로 삼아 하나의 醫學流派가 되었고, 傷寒學派는 張仲景의 『傷寒論』을 중심으로 연구하여 하나의 學派가 되었다.

둘째, 學派는 반드시 一群의 저명한 人物이 있어야 한다. 한 명의 人物만으로는 學派가 될 수 없다. 반드시 一群의 人物들이 있어야 한다. 즉 한 명의 名醫가 學說을 창립하면 다른 사람들이 그를 계승, 연구하여 자연적으로 하나의 學術流派를 형성하게 된다. 그들은 직접적 師承關係이거나 간접적 師承關係로 자연적인 계통이 서게 되어 학파를 형성하게 된다. 본 교재에 나오는 丹溪學派 중 戴思恭, 王履 등은 직접적 師承關係의 丹溪派이며 王綸과 虞摶 등은 간접적 師承關係의

丹溪派이다.

셋째, 學派는 반드시 著述이 세상에 알려져야 하며 후세에 영향을 미쳐야 한다. 이 영향은 당시나 해당 지역에서 객관적으로 존재해야 할뿐 아니라 후세에도 깊은 영향을 미쳐야 한다. 교재 중의 溫病學派는 明淸時代에 中國의 南部에서 활동한 중요한 學派였는데, 지금도 여전히 중요한 역할을 하고 있다.

따라서 학술사상, 인물, 저작과 영향 이 세가지가 학파를 구분하는 세가지 기준이 되며 또한 학파를 구성하는 삼대요소가 된다. 이 세가지는 서로 밀접한 관계를 가지고 있어서 하나라도 빠뜨려서는 안 된다. 만약 어떤 저명한 의사가 깊은 학술사상을 가졌고 의학적인 견해도 있고 그 저술이 후세에 영향을 미쳤다 하더라도 만약 一群의 계승자들이 없다면 그 연구성과와 학술견해는 다른 사람들에 의해 발전되지 못하여 학파를 형성할 수 없게 된다. 또한 어떤 의사가 약간의 제자들을 두어 근근히 의학지식을 전수하고 보통의 의료활동을 하여 의학이론 및 임상에서 독특한 학술 견해를 형성하지 않았고 또 저술도 남기지 않아 광범위한 사회적 영향력이 없었다면 이것도 또한 학파를 형성하지 못한 것이다.

3 醫學流派의 형성, 발전과 공헌

1.1 醫學流派의 형성

우리는 醫學流派의 형성이 가장 빠르게는 春秋戰國時代인 것으로 생각한다. 그 이유는 다음과 같다.

(1) 春秋戰國時代에는 이미 醫學流派가 출현할만한 사회적 기초가 마련되어 있었다.

春秋戰國時代는 중국 역사상 오랜 사회제도가 새롭게 교체되는 변혁기였다. 생산과 관련된 중대한 변화와 함께 경제문화의 번영이 촉진되어 학술계의 사상이 활기를 띄게 되어 각자의 신앙과 주장이 있게 되었다. 이에 "諸子蜂起, 百家爭鳴"의 국면이 전개되었으니, 각종 학술유파 즉 儒家學派, 法家學派, 墨家學派, 道家學派, 名家學派, 陰陽家學派, 農家學派, 兵家學派, 雜家學派, 縱橫家學派 등이 대부분 이 시기에 형성되었다. 한의학은 동양문화의 중요한 구성 부분으로, 이는 고립되어 존재하거나 단독으로 발전할 수 없는 것이다. 이는 사회의 변혁과 모든 문화적 진보에 따라 발전해 나아가는 것이니, 이로 인해 醫學流派가 이러한 사회적 배경하에서 생겨난다는 것은 충분히 가능한 일이다.

(2) 春秋戰國時代에는 이미 醫學流派가 출현될만한 의학적 기초가 마련되어 있었다.

春秋戰國時代(특히, 戰國時代)에는 학술사상의 번영과 발전에 따라 宇宙(天體)의 기원과 생명현상을 연구하는 철학의 파벌들이 어지러이 일어났다. 이러한 사상들은 계속해서 의학의 영역으로 스며들어오게 되어 의학과 철학의 결합이 가능하게 되어 한의학은 이론적으로 크게 발전하게 되었다. 이에 따라 의학 분야의 名著들이 출현했는데, 그 한 예로『黃帝內經』은 바로 이러한 정황에서 생겨난 것이다.『黃帝內經』외에도『黃帝外經』,『扁鵲內經』,『扁鵲外經』,『白氏內經』,『白氏外經』,『白氏旁篇』및『五臟六腑痺十二病方』,『五臟六腑疝十六病方』,『五臟六腑癉十二病方』,『風寒熱十六病方』,『泰始黃帝扁鵲兪拊方』,『五臟傷中十一病方』,『客疾五藏狂顚病方』,『金創瘲瘛方』,『婦人嬰兒方』,『湯液經法』,『神農黃帝食禁』등의 의학저작들이 있다. 이외에『內經』에 인용된 古醫經의 書目은 20여종에 달한다. 西漢 초년에 淳于意가 그의 스승 公乘陽慶에게서 얻은 古醫書 중에도 역시 위에 나열한 서적 중 열 가지가 있다. 長沙 馬王堆에서 출토된『足臂十一脈灸經』,『陰陽十一脈灸經』,『陰陽脈死候』,『脈法』,『五十二病方』등도 전문가의 고증에 의하면『內經』에 비해 책이 만들어진 연대가 빠르니, 이 역시 春秋戰國時代의 의학저작이다. 秦漢 이전에도 이렇듯 세상에 모습을 보인 의학저작들이 많았으며, 또한 醫和, 醫緩, 扁鵲, 醫鉤, 文摯 등의 유명한 醫家들이 출현했다. 이는 이 시기가 이미 의학 이론이 형성된 초창기임을 설명하는 것이라 할 수 있다. 현존하는『黃帝內經』의 예만 들어 보더라도 의학의 구체적 내용 면에서나 그 인식론, 방법론을 막론하고 모두 상당히 높은 수준에 이르러 있었다는 것을 알 수 있다.『內經』의 자연관, 인체관, 질병관은 기본적으로 과학성을 갖추고 있어서 한의학이 秦漢代 이전에 이미 거시적, 전체적, 계통적으로 인체와 질병을 연구하고 있었다는 것을 알 수 있게 해준다. 이상에서 볼 수 있듯이, 春秋戰國時代에는 수많은 名醫들이 배출되었고 의학저작이 대량으로 만들어져 의학이론이 초기적인 형태를 이미 갖춘 시대이다. 물은 근원이 있어야 흐를 수 있으며 나무는 뿌리가 있어야 가지가 생길 수 있으니, 이런 의학의 기초가 있은 후에야 醫學流派가 생겨나 세력을 갖출 수 있게 되는 것이다.

(3) 春秋戰國時代에는 이미 약간의 醫學流派가 생겨났다.

『漢書藝文志·方技略』에 근거해 볼 때, 西漢 이전(秦왕조는 십사년의 짧은 시기동안 존재했으므로, 이는 거의 春秋戰國時代에 해당한다)에 이미 "醫經七家"[1]와 "經方十一家"[2]가 있었다. "家"의 뜻에 "學術流派"를 가리키는 바가 있으니, 儒家, 墨家, 法家 등은 바로 儒家學派, 墨家學派, 法家學派와 같은 것이다. 이른바 "醫經家"는 바로 醫經學派를 가리키며, 이는 의학기초이론의 연구를 학술의 중심으로 하는 일군의 醫家("七家"보다 적지 않다)들로 이루어진 하나의 큰 醫學流派로서, 그 저작은『黃帝內經』등 모두 "216권"이 있다. 이른바 "經方家"는 바로 經方學派를 가리키며,

---

1)『扁鵲內經』,『扁鵲外經』,『白氏內經』,『白氏外經』,『白氏旁篇』,『黃帝外經』,『黃帝內經』.

2)『婦人嬰兒方』,『五臟六腑痺十二病方』,『五臟六腑疝十六病方』,『五臟六腑癉十二病方』,『風寒熱十六病方』,『泰始黃帝扁鵲兪拊方』,『五臟傷中十一病方』,『客疾五臟狂癲病方』,『湯液經法』,『神農黃帝食禁』,『金創瘲瘛方』.

이는 古代 經驗方의 연구(수집, 운용, 발휘)를 중심과제로 하는 일군의 의가들로("十一家"보다 적지 않다) 이루어진 하나의 큰 의학유파로서, 그 저작에는 『五臟六腑痺十二病方』 등 모두 "274권"이 있다. 『漢書 · 藝文志』가 비록 秦漢의 班固에 의해 쓰여졌지만 그 서문에서 소개된 바에 의하면, 이 책의 전신은 西漢 漢武帝 때부터 이미 착수하여 후에 劉向, 劉歆 父子에 의해 편찬된 『七略』이다. 『漢書 · 藝文志』는 바로『七略』에 근거해 그 대요를 정선하여 첨가하여 이루어진 것으로, 이는 西漢 이전 즉 春秋戰國時代에서 秦漢代에 이르기까지의 중국문화유산을 종합한 것이다. 이로 볼 때 『漢書藝文志』에 기재된 "醫經家"와 "經方家"는 실제로는 漢 이전 春秋戰國時代의 醫經學派와 經方學派를 가리키는 것이다. 또한 『史記 · 扁鵲倉公傳』에서 볼 수 있듯이, 戰國時代의 名醫 扁鵲은 그 스승이 長桑君이며, 그 제자는 子陽, 子豹, 子容, 子明, 子越, 子游, 陽儀 등이 있었는데, 후에 公乘陽慶이 또 私淑하여 扁鵲의 학문이 멀리 계승된다. 이는 다시 西漢의 淳于意에게 전해지고 淳于意는 다시 宋邑, 高期, 王禹, 馮信, 杜信, 唐安 등에게 전하여, 扁鵲을 대표로 하는 하나의 작은 醫學流派가 형성된다. 어떤 사람은 이 유파를 "秦派"라고 부른다. 실제로 이 작은 유파도 바로 醫經學派에 속하는 경우라고 볼 수 있다.

따라서, 이상 세 가지 면에서 볼 때 의학유파들은 春秋戰國時代에 형성된 것이라 볼 수 있다.

1.2 醫學流派의 발전과 공헌

앞에서 이미 언급했듯이, 春秋戰國시대에는 醫經과 經方의 양대 학파가 생겨났다. 醫經學派는 古醫經 중 기초이론을 주로 연구하여 한의학의 기초이론의 확립과 이론체계의 발전에 주로 공헌하였다. 經方學派는 고대의 經驗方을 연구하고 운용하여 병을 치료하는 것을 위주로 했다. 이 學派는 한의학의 임상 경험의 축적에 매우 크게 공헌했다. 이들 두 學派는 학술 논쟁 중에 一群의 經典들을 탄생시켰는데, 현존하는『素問』, 『靈樞』, 『八十一難』, 『神農本草經』과 『傷寒雜病論』 등과 같은 기초와 임상 典籍들은 점차 한의학의 이론 체계를 형성, 확립시켜 학술이론에 있어서 시대적 한 획을 긋는 큰 발전을 가져 왔다.

秦漢 이후에는 張仲景의 『傷寒雜病論』이 세상에 나와 임상의학에 큰 공헌을 했다. 다만 漢末에 사회가 어지럽고 전쟁이 빈번하여 原書가 산실되고 완전한 판본이 존재치 않아 광범위하게 전해지지는 못하게 되었다. 魏晉時代의 太醫令 王淑和는 이 책 중의 傷寒 부분을 다시 정리하여 『傷寒論』으로 펴내 후세에 전해질 수 있게 했다. 唐代의 孫思邈은 『千金要方』과 『千金翼方』 중에 『傷寒論』에 대한 연구 성과를 모아 놓았다. 더우기 『千金翼方』 중에는 "方證同條, 比類相附"의 방법으로 연구를 진행하여 麻黃, 桂枝, 青龍의 세 가지 처방을 중요하게 다루고 있다. 宋金時代에는 『傷寒論』을 연구하는 분위기가 점차 성행하여 龐安時, 韓祇和, 成無己, 許叔微, 郭雍 등의 傷寒家들이 각자 자신의 의견을 펴서 傷寒의 理論을 注釋을 붙이거나 새로운 사실들을 밝혔다. 특히, 成無己의 『注解傷寒論』이 간행되자 『傷寒論』을 연구하는 醫家들이 갈수록 많아져 傷寒學派의 발전속도가 매우 빨라져 明淸時代에 이르러서는 성숙의 단계에 이르게 되었다. 이런 상황을

나타내는 징표로는 두 가지가 있다. 하나는 傷寒學派 내부에 또 약간의 갈래가 생겨난 것이다. 方有執, 喩嘉言 등을 중심으로 하는 錯簡重訂派가 있고, 張卿子, 張志聰 등을 중심으로 하는 維護舊論派가 있으며, 柯琴, 尤怡 등을 중심으로 하는 辨證論治派가 있다. 다른 하나는 辨證論治派가 나타나 傷寒學派의 발전에 새로운 국면을 개척한 것이다. 어떤 경우는 方에 따라 證을 나누기도 하고 證을 나눔에 있어 方, 法, 症, 經絡에 따르기도 하여 여러가지 각도에서 『傷寒論』의 辨證論治의 규율을 연구하고 밝혀서 임상의학의 발전에 큰 힘이 되었으며, 나아가 外感病의 辨證論治에 많은 공헌을 하여 많은 영향을 미쳤다.

주지하는 바와 같이, 宋金元時代는 일세를 풍미한 各家學說이 쟁명하였는데, 傷寒家 이외에 걸출한 활동을 한 대표적인 인물들로는 金元四大家가 있다. 그들은 경쟁적으로 저술과 立論을 통해 각기 일가를 이루어 뜨거운 학술 논쟁을 전개했다. 이로 인해 河間學派, 易水學派, 攻邪學派, 丹溪學派가 興起하게 되었다.

河間學派가 연구한 중심과제는 火熱病證의 病機와 辨證治療로서, 그 대표적 인물은 劉完素이다. 그는 熱性病에 대한 연구로 풍부한 경험을 축적했다. 그는 『內經』의 이론을 지침으로 하여 많은 연구를 통해 火熱理論을 내어 놓았다. 그는 "六氣皆能化火"說을 제창하여 치료에 있어 寒凉한 약물을 잘 사용했다. 적지 않은 醫家들이 그 효용성을 인정하여 이를 추종하여 한 갈래의 학술유파를 형성했으니, 이것이 바로 河間學派이다. 세상 사람들은 이를 또한 寒凉派라고 부른다. 이처럼, 이 학파의 주요한 공헌은 한의학의 火熱病에 대한 인식을 풍부하게 해준 것으로, 이는 病機學說의 발전을 촉진시켜 주었다. 河間學派는 攻邪學派, 丹溪學派의 형성에도 이론적 기초를 닦아 주었으며, 또한 明淸時代의 溫病學派의 형성에도 선도적 역할을 했다.

易水學派는 臟腑病機와 辨證治療를 중심 내용으로 한다. 그 창시자인 張元素는 『內經』, 『中藏經』의 臟腑辨證을 이론적 기초로 하여 그 위에 자신의 임상경험을 결합시켜 臟腑의 寒熱虛實로 질병의 발생과 변화를 분석하였다. 아울러 그는 약물의 歸經, 氣味, 陰陽屬性 등에 근거하여 臟腑病變을 辨證治療하였는데, 처방을 구성하고 약을 씀에 일정한 형식이 있어 하나의 전체적인 臟腑辨證의 이론체계를 형성했다. 그의 제자들은 그의 학설을 계승하여 한두개의 특정 臟腑를 깊이 연구하여 그 깊이를 더했다. 李東垣은 脾胃學說을 창시하여 임상에서 補中, 升陽, 益氣, 益胃 등의 治法을 잘 썼는데, 스스로 "補土"를 주로 하는 학파를 이루었다. 王好古는 肝, 脾, 腎 세 臟의 陰陽의 虛實이 病變에 나타나는 바를 강조하였는데, 특히 脾腎을 중히 여겨 "陰證論"을 창시했다. 張元素의 2대 제자인 李東垣의 문인인 羅天益은 그 스승의 遺志를 계승하여 脾胃虛損의 病機를 밝히는 데 힘썼고 또한 三焦의 辨證治療에 더욱 매진하여 성취를 이루었다. 이로 인해 易水學派는 臟腑學說, 특히 臟腑病機의 탐구와 臟腑辨證治療의 연구에 중대한 공헌을 하였다. 특히, 明代의 溫補學派의 형성에 그 토대를 마련해 주게 되었다.

攻邪學派는 河間學派에서 갈라져 나온 한 분지로서, 그 학설은 멀리는 『內經』, 『傷寒論』 가깝게는 劉河間에게서 私淑한 것이다. 그 대표적 인물인 張從正은 한편으로 河間學派를 계승하여 寒凉한 약을 잘 쓰는 것을 계승했으며, 다른 한편으로 攻邪에 능하여 홀로 일가를 이루니 寒凉派가 변하여 攻邪派가 된 셈이다. 그는 "病由邪生, 攻邪已病"을 강조하여, 邪氣를 몰아내는데 있어 汗, 吐, 下의 세 가지 治法을 많이 사용하여 醫家들의 주목을 받았다. 攻邪學派는 邪正學說과 治法의 理論을 풍부하게 해주고 발전시켰고, 나아가 汗, 吐, 下의 세 가지 治法이 임상에서 실제로 운용되는 데 있어 여러가지 방향을 제시해주었다. 이것은 張仲景의 『傷寒論』의 응용의 범위를 확대시켰고, 溫病學派의 형성에 있어서도 영향을 미쳤다.

丹溪學派도 역시 河間學派로부터 갈라져 나온 한 분지로서, 그 대표적 인물인 朱丹溪는 河間으로부터 전수된 것에 易水學派인 李東垣, 王好古 및 攻邪學派인 張子和와 諸家의 학설을 융합하여 河間學派와 攻邪學派의 外感火熱理論을 계승하였고 아울러 易水學派의 臟腑病機의 특징인 外感火熱이 변하여 內傷火熱이 된다는 관점을 흡수하여 "陽常有餘, 陰常不足"論과 "相火論"을 제창하였다. 치료에 있어서는 滋陰降火를 주요한 治法으로 하여 內傷雜病의 연구에 새로운 국면을 열었다. 그는 醫家들에게 널리 숭상되어 직접, 간접적으로 丹溪의 학문을 계승받은 학자들이 많아지게 되어 중국 남방에서 자못 세력이 큰 한 무리의 학술유파를 형성하게 되었다. 丹溪學派는 明淸시대의 溫補學派와 溫病學派의 형성에도 어느 정도 영향을 미쳤다.

明代에 이르러서는 溫補學派가 성행했다. 이 학파는 실제로 金元時代의 易水學派가 발전, 변화된 것이다. 그리고 丹溪學派의 內傷雜病의 연구와 "相火論"에서 영향을 받았다고 볼 수 있다. 易水學派는 臟腑病機의 연구를 중시했는데, 溫補學派는 脾腎과 命門水火의 탐구에 몰두하여 스스로의 체계를 형성하여 독립적인 유파가 되었다. 薛立齋는 脾腎을 함께 중시했으며, 趙獻可는 腎命水火之說을 더욱 발전시켰고, 孫一奎는 腎間動氣說을 제창하였으며, 張景岳은 眞陰眞陽을 중시했고, 李中梓는 先後天根本論을 세웠다. 비록 立論에 차이가 있지만 대개는 脾腎을 중시했고 溫補에 능했다. 溫補學派의 대다수가 腎命理論을 언급함에 따라 어떤 이는 이를 腎命學派라 부르기도 한다. 이는 한의학의 腎命學說, 脾腎의 관계, 溫陽補虛大法의 운용에 많은 공헌을 하여 후세 醫家들에 깊은 영향을 미쳤다.

明淸時代에 중국 남방에서는 溫病學派가 빠른 속도로 발전하였는데, 이는 溫熱病의 연구를 주로 한 醫家들이 형성한 하나의 큰 醫學流派이다. 이 학파의 형성과 傷寒學派, 河間學派는 밀접한 관계가 있으니, 이 두 학파에서 파생되어 나온 새로운 학파라고 볼 수 있다. 傷寒學派가 발전하면서 傷寒家들이 傷寒方이 다수의 溫熱病에 부합하지 않아 임상에서 傷寒과 溫病을 같이 논할 수 없음을 인식하여 새로운 길을 찾아야 함을 느껴 새로운 학술체계를 세웠는데, 이후 임상에서 溫熱病에 대해 잘 대처할 수 있게 되었다. 河間學派는 外感火熱學說을 주로 논하여 寒凉한 藥을 잘 써서 이름을 얻었는데, 이로 인해 이 두 학파는 溫病學派의 기초를 세워주는 역할을 했다고 볼 수 있다. 溫病學派가 생긴 이후 이 학파와 원래의 傷寒學派는 서로 반대편에 서서 뜨거운 학술논쟁을 전개했다. 이 두 학파는 모두 外感病의 辨證論治를 중심연구과제로 하였다. 다만 傷寒學派는 張仲景 『傷寒論』의 六經辨證에 근본을 두었고, 溫病學派는 여러 새로운 辨證理論과 治法을 내어 놓았다. 예를 들면 吳又可의 "九傳治法", 戴天章의 瘟疫辨治法, 余霖의 疫疹辨治法, 葉天士의 衛氣營血辨證法, 吳鞠通의 三焦辨證法, 薛生白의 濕熱病變治法, 王士雄의 伏氣溫病과 霍亂의

辨治法 등이 그것이니, 한의학의 外感熱病에 대한 인식을 매우 풍부하게 해주고 발전시켜 주어 후세에 많은 영향을 미쳤다.

이상이 한의학의 學術流派가 발전해 온 대강의 모습이다. 역사 속에는 무수한 醫家들과 크고 작은 醫學流派들이 존재하므로 이를 다 소개할 수는 없다. 본 교재는 비록 의학유파의 형성을 밝히는 과정에서 醫經學派와 經方學派만을 제시했지만, 이는 이 학파들이 가장 이른 시기의 醫學流派이므로 제시해 놓지 않을 수 없었기 때문이다. 뒷장에는 공인된 여러 중요한 학파인 傷寒, 河間, 易水, 攻邪, 丹溪, 溫補, 溫病 등의 7大 醫學流派와 40여명의 주요 醫家들을 소개해 놓았다. 그리고 각 학파 중에는 여러 醫家들을 소개해 놓았는데, 이들이 후세에 미친 영향도 역시 큰 것이므로 각 장의 개설 중에 간단히 소개를 하였다.

역대에 저명한 醫家들이 계속해서 출현하여 여러 학술유파들이 지속적으로 형성되어 학술상에 百家爭鳴의 상황이 벌어져 한의학은 부단히 발전하게 되었다. 이처럼 各家, 各派 사이의 학술 논쟁은 한의학이론이 발전해 나가는 데 있어 커다란 동력이 되었다. 바꾸어 말하면, 한의학의 學術發展史는 바로 "各家, 各派의 학술이론이 세워지고, 발전하고, 서로 결합하는 學術論爭의 歷史"라고 할 수 있다.

4 醫家들의 학술사상에 대한 평가

본 교재의 특징 중의 하나는 한 醫家의 학술사상을 소개한 후에 모두 간략한 평가를 한 것이다. 한 醫家의 학술사상이 어떠하였는가에 대한 정확한 평가는 매우 중요하니, 이 문제는『各家學說』의 학습의 시작과 끝이다. 왜냐하면 한 醫家의 학술사상에서 조차도 내용이 일정하지 않은 경우가 있어서 종종 醫家의 학식의 증가에 따라 인식이 변화되어 심지어 老境의 생각이 젊은 시절의 생각과 반대가 되기도 하니, 이는 우리가 진지하게 조사해보아야 할 것이다. 醫家의 학술사상은 醫家 자신의 의식형태, 세계관, 방법론과 밀접한 관계가 있으며, 또한 당시 시대적 배경, 사회적 배경, 지역환경, 정치, 경제, 문화, 과학, 기술의 발전상황과 관련이 있다. 그러므로, 醫家의 학술사상을 평가할 때에는 그 시간의 관계와 영향에 주의를 요한다. 우리의 교재를 통해 학습하게 되는 醫家는 모두 청대 이전의 사람들이므로 가서 물어볼 수도 없기에 그 저작에 의거하여 연구할 수밖에 없을 것이다. 그래서 그들을 평가할 때에는 당연히 實事求是의 입장에서 해야 할 것이다.

5 학습목적과 방법

본 과목을 학습하는 목적은 세 가지가 있다. 첫째는 각 醫學流派의 형성 및 발전과정과 한의학에 대한 공헌을 학습하여 한의학 학술발전의 원류를 비교, 이해하여 가슴에 명확하게 새기는데에 있다. 둘째는 각 醫學名家들의 주요 학술사상과 학술성취를 학습하여 의학이론과 질병치료와 예방의 이해도를 높이고 各家의 장점을 취하여 임상에 도움이 되도록 하는 것이다. 셋째는 본 과목을 학습함으로써 한의학의 기초를 세우고 학문 연구방법에 대한 이해를 높여 한의학 문헌의 정리능력과 과학적 연구능력을 향상시키는 것이다.

各家學說은 한의학의 중요한 조성부분이다. 이 과목은 한의학 이론체계의 끝없는 발전의 반영이다. 만일 各家學說이 없다면 한의학이라는 것도 없었을 것이다. 그러므로, 우리는 이를 진지하게 학습하여 한의학의 이론체계가 더욱 충실화되도록 하여야 할 것이다.

어떻게 해야 비로소 이 과목을 잘 학습할 수 있겠는가? 반드시 정해진 학습방법에 정통해야 한다.

우선 중심이 되는 점을 붙잡아야 한다. 본 과목의 중심은 각 醫學名家들의 주요 학술사상과 성취를 파악하고 각 學派의 연혁과 공헌을 파악하는 데에 있다. 그러므로 학습시에는 이러한 내용이 흩어지지 않도록 잘 붙잡아야 한다. 醫家의 생애의 소개, 역사배경에 대하여는 단지 일반적인 이해를 하면 된다.『各家學說』과 『醫史學』은 일정한 연관은 있지만 큰 차이가 있다.『醫史學』은 입문과정으로 그 학습목적은 한의학발전사의 소개 위주이며 구체적 학술내용이 중심이 되는 것이 아니다. 비록 불가피하게 각 시기의 저명한 醫家의 학술성취와 공헌을 언급하지만 단지 표면적, 상식적인 것으로 국한되어 깊은 내용까지는 언급하지 않는다. 『各家學說』은 심화과정으로 그 학습목적은 학술내용의 소개 위주이다. 비록 어느 정도 의사학적 지식이 언급되지만 醫家의 저작, 역사적 배경 등과 같은 것은 단지 부차적인 것이다. 예를 들면, 우리가 金元四大家 醫家인 劉完素, 李東垣, 張從正, 朱丹溪를 소개할 때, 타 학문의 학술논쟁이 어떻게 한의학의 발전을 촉진시켰느냐에 착안하지 않고 그 학술사상이 나오게된 역사적 조건도 중요하게 분석하지 않지만, 그 구체적 학술견해를 두드러지게 논술하여 그 학술이론을 설명한다. 劉完素를 소개할 때는 "六氣化火說"이 중점이 되며, 李東垣을 서술할 때는 脾胃內傷論에 중점을 두며, 張從正을 설명할 때에는 또한 그 攻邪하는 여러 방법의 이론적 근거 및 그 임상경험에 중점을 두며, 朱丹溪를 논술할 때는 "陽有餘陰不足論" 및 "相火論"이 중심이 된다. 六氣가 모두 火로 化하는가? 甘溫으로 除熱이 가능한가? 어떻게 相火를 이해할 것인가? 어떻게 하면 汗,吐,下 등의 攻邪시키는 방법의 치료에서의 작용을 정확히 인식할 수 있을까 등이다.『各家學說』의 학습을 통하여 이를 명확히 인식하게 되고 깊이 있게 이해할 수 있게 될 것이다.

둘째는 관련되는 지식을 연계시켜 이를 섭렵해야 한다. 본 과목이 언급하는 내용의 범위는 비교적 넓다. 각 과의 기초이론으로부터 임상각과에 이르기까지 언급하고 있으며, 또한 문학, 사학, 철학 등 다방면의 내용을 언급하고 있다. 그러므로 학습자들은 학습하는 동안 늘 복습을 해야 할 뿐만 아니라 학습 중에 의학한문, 역사, 고대철학사 등에 대한 학습을 하는 시간을 가져야 할 것이다. 이렇게 함으로써 지식이 넓어지고 이해도가 높아져『各家學說』을 잘 배우는데 큰 도움이 될 것이다. 傷寒學派와 溫病學派를 학습할 때는 반드시『傷寒論』과『溫病學』과의 관련 내용들을 연계시켜 학습해야 한다. 劉完素의 火熱論을 학습할 때에는 반드시 運氣學說에 대하여 파악한 바가 있어야 한다. 왜냐하면 河間의 학문이『內經』의 運氣學說의 기초위에서 발전하였기 때문이다. 朱丹溪의 학술사상을 학습할 때에는 고대철학 중 宋明理學에 대하여 이해하는 바가 있으면 좋을 것이다. 왜냐하면 朱丹溪는 일찍이 理學의 큰 스승인 朱熹의 4대 제자인 許文懿를 스승으로 모시는 문하생이 되어 이러한 理學을 이해하여 이를 의학에 옮겨 심었기 때문이다. 趙獻可가『醫貫』중에서 腎命水火說을 논술할 때 적지 않게 道家的 觀點을 인용하였다. 게다가, 각각 醫家들의 학술적 성취는 당시의 사회적 조건과 분리될 수 없다. 劉河間이 처한 시대는 戰亂의 시기로 溫疫이 유행하여 火熱病이 많았으므로 火熱論을 만들었으며, 李東垣은 마찬가지로 戰亂의 시기에 처하였으나 勞役過度로 인하여 飮食이 不節하여 병에 많이 걸렸으므로 脾胃內傷病이 비교적 광범위하게 있었다. 朱丹溪는 醫業을 南方에서 행하였는데 전란이 이미 평정된 때로 경제가 번영하고 생활이 안정되어 병증이 나타나는 양상이 같지 않았다. 이러한 요소들은 독자들의 일정한 역사지식을 요구한다. 그밖에 본 과목에서 인용한 醫家의 원저 및 고대문헌은 비교적 많아서 일정한 한문의 기초가 없다면 학습할 때에 곤란을 겪을 것이므로 어느 정도의 한문을 학습하여 부단히 한문을 읽는 능력을 높여나가야 하는 것이『各家學說』을 학습하는 데에 매우 필수적이다.

셋째는 醫家의 原著를 多讀해야 한다. 역대 醫家들의 학술사상은 著作, 醫案에 반영되어 있으므로 醫家의 原著들 - 특히 대표작 - 을 반복해서 읽는 것이『各家學說』을 잘 학습하여 醫家들의 학술사상을 이해하는 데에 이로울 것이다. 교재의 쪽수, 수업시간 등의 부족으로 인하여 전체적인 내용을 다 논하지 못하고 醫家들의 특징적인 성취들만을 국소적으로 소개하고 있다. 예를 들어 溫補學派 중 趙獻可는 교재 중에서 腎命水火學說 및 六味丸, 八味丸의 응용을 중요하게 서술하고 있다. 단지 그의 대표작인『醫貫』을 대충 훑어보기만 해도 책속의 "先天要論"이 腎命水火學說을 밝히고 있으며, 또한 "後天要論"이 中焦脾胃理論을 서술하고 있음을 알 수 있다. "後天要論" 중에 趙獻可가 李東垣의 脾胃學說을 완전히 받아들여서 補脾升陽의 치료원칙을 매우 중시하였으며, 또한 東垣이 만든 補中益氣湯 등의 방제를 잘 운용하고 있는데 다만 상세하게 밝히지 않았을 뿐이다. 그리고, 趙獻可는 만일 치료가 잘못되면 補腎命의 法을 쓸 수 있다고 주장하였다. 이것은 趙獻可가 虛損病證의 인식에 있어 先後天을 모두 중요시하였다는 것을 설명해주는 것이다. 後天脾胃의 인식은 그냥 평범한 내용으로 독창적인 견해는 없고, 先天腎命水火의 탐구에는 독창적인 견해가 있어서 더욱 중요하게 다루었다. 만일 原著를 읽지 않으면 그 하나만을 알고 그 둘은 모르게 되는 것이다. 교육 조건이 제한되어 있음을 고려하여 原著를 찾지 못하거나 혹은 정본의 책을 번역할 시간이 없기에 본교재에서 교육내용에 醫家들 原著의 일부 原文 및 醫案을 참고문헌으로 삼았으니, 이를 참조하기 바란다.

이 외에도 우리가『各家學說』을 학습할 때는 長點을 취하고 短點을 보완하는 자세로 이 내용들을 받아들여야 한다는 것이다. 역대 著名醫家들은 각자 뛰어난 점들이 있으므로 이들의 사상을 널리 수집하여 그들의 長點을 취하여 하나로 녹여야 할 것이다. 그래야만 비로소 前人의 경험을 계승하고 융합하여 관통하였다 할 수 있을 것이다.

역대로 저명한 醫家들이 계속해서 출현하여 學術流派가 형성되어 학술상의 百家爭鳴이 벌어져 한의학은 부단히 발전하여 왔다. 이처럼 各家, 各派 사이의 학술논쟁은 한의학 이론이 발전해 나가는 데 있어 커다란 동력이 되었다. 바꾸어 말하면, 한의학의 학술발전사는 바로 各家, 各派의 학술이론이 세워지고, 발전하고, 서로 결합해나간 학술논쟁의 역사라고 할 수 있다.

【복습자료】

1. 이 과목의 성격, 범주, 학습목적, 학습방법 및 학파의 개념과 학파 구분의 기준에 대해 중점적으로 학습할 것이 필요하지는 않으나 이러한 내용을 이해하는 것은 『各家學說』을 학습하는 데 일정한 도움을 주기 때문에 학생들은 이 내용을 가벼이 여겨서는 안 된다.

2. 우리는 각 醫家들의 학술사상과 그 업적을 공정하게 다루고 정확하게 평가해야 한다. 예를 들어 우리가 劉完素의 火熱學說을 학습하였다면 劉完素가 寒凉藥을 잘 썼으므로 後人들이 그를 寒凉派라 일컬었음을 알게 되지만 그가 溫熱藥을 일체 쓰지 않았다는 것은 아니다. 다른 예로, 우리가 張子和의 攻邪學說을 학습했다면, 그가 汗法, 吐法, 下法이라는 攻邪를 위한 세 가지 治法을 잘 사용하여 後人들이 그를 攻邪學派라 했음을 알게 되지만, 그 역시 扶正法을 절대 사용하지 않았다거나 補藥을 쓰지 않았던 것은 아니다. 시대와 역사적 조건이 달랐으므로 醫家들마다 그 학설에 장점과 성취, 공헌 등도 있지만 단편적이거나 제한적인 부분, 부족한 부분 등도 역시 존재한다. 그러므로 『各家學說』을 학습할 때는 그 정화를 얻는 데 주의해야 하고 아울러 어떤 단편적인 관점에 대해서는 구체적이고 세밀한 분석을 가해야 한다.

3. 서론의 중점은 學術流派의 형성과 發展槪況을 파악하는 것이다. 學術流派의 형성시기에 대해서는 학계의 견해가 완전히 일치하고 있는 것은 아니니 지금도 아직 완전히 통일되지 못하였다. 이는 회피할 수 없는 문제이다. 본 교재에서는 學術流派의 형성시기를 春秋戰國時代로 분명하게 잡고 있다. 春秋戰國時代에 醫學流派를 탄생시킬 사회적 기반과 의학적 기초가 갖추어졌고 동시에 醫經, 經方으로 대표되는 약간의 醫學流派가 이미 탄생되었기 때문이다.

그렇지만 어떤 사람은 醫學流派의 형성 시기를 金元時代로 보기도 한다. 일찍이 『四庫全書總目提要・醫家類』에서 "儒家의 門戶는 宋代에 나뉘어졌고, 醫家의 門戶는 金元代에 나뉘어졌다. (儒之門戶分於宋, 醫之門戶分於金元.)"고 말했기 때문이다. 이것이 대체로 그러한 견해의 주요한 근거이다. 하지만 學派의 爭鳴과 門派의 다툼은 결코 동일한 것이 아니라서 함께 섞어 이야기할 수는 없다. 學派의 爭鳴은 상이한 學術流派 사이에 전개되는 정상적인 學術爭鳴을 지칭하는 것으로 학술 발전을 촉진하는 데 크게 도움을 준다. 반면 門派의 다툼은 곧 朋黨間의 다툼으로서, 바로 『新唐書・韋雲起傳』에서 말한 "지금 조정에서는 山東 사람이 많아 그들 스스로 門派를 만들고서 윗 사람에게는 빌붙고 아랫 사람은 업신여기며 朋黨을 이루고 있다"고 말한 것이 그 예이다. 분명히 학문의 영영에서도 문파를 만들고 붕당의 다툼을 하며 시비를 다툰다고 하지만, 실제로는 승부를 다투는 것이므로 학술의 발전에 이롭지 못할뿐 아니라 크게 해악이 있으니 절대적으로 막아야 할 부분이다. 『四庫全書總目提要』에서 학파의 쟁명과 문파의 다툼을 하나로 묶어 언급한 것은 분명히 타당하지 못한 것이다. 따라서 『四庫全書總目提要』의 논설은 醫學流派의 형성시기를 나누는 근거가 되기에는 충분하지 않다.

이 밖에 어떤 사람은 醫學流派의 형성시기를 後漢 이후인 唐代 王冰을 시작으로 보기도 한다. 그 이유는 두가지이다. 첫째로는 醫學流派는 醫學理論體系의 分支이므로 醫學理論體系는 醫學流派를 낳는 필요조건이어야 한다는 것이다. 醫學流派의 형성시기를 찾으려면 먼저 醫學理論體系의 형성 시점을 확정해야 하는데, 한의학의 이론 체계가 형성된 연대는 張仲景의 『傷寒雜病論』이 등장하는 後漢 末期와 꼭 맞아 떨어진다. 따라서 醫學流派의 형성시기는 당연히 後漢 이후가 되어야 한다. 둘째로는 唐代 王冰이 『素問』을 주석할 때 일찍이 "火의 근원을 도와 陰翳를 없애고, 水의 주체를 강화하여 陽光을 제압한다(益火之源, 以消陰翳. 壯水之主, 以制陽光.)"는 유명한 주장을 제시하였는데, 錢乙, 薛己, 趙獻可 등 여러 醫家들이 이를 계승, 발전시켜 마침내 계통적인 腎命水火學說을 이루어 사실상 하나의 작은 독립적 학파로 합칭할 수 있기 때문에 의학 유파의 형성을 唐代 王冰으로부터 비롯한 것으로 보는 것이다. 이 두 가지 논거는 상당한 설득력이 있지만 사실은 醫學流派와 醫學理論體系 사이의 관계를 분명히 파악하지 못한 것이다. 실로, 샘이 있어야 물의 흐름이 있고 뿌리와 줄기가 있어야 가지와 잎이 있는 것처럼, 醫學流派의 탄생은 의학이론이 기본적으로 형성된 후에야 비로소 가능하다. 그러나 의학이론이 완전한 이론 체계를 형성한 이후 혹은 어느 정도 성숙된 이후에야 醫學流派가 탄생되는 것은 아니며 의학이론이 초기의 형태를 갖추기만 하여도 醫學流派가 만들어질 수 있는 것이다. 여러 의학 유파의 발전, 쟁명을 거쳐 이론이 보충되어 보다 충실해져 점차 완전한 이론체계를 형성할 수 있으며 이 때 새로운 유파도 만들어질 수 있다. 이러한 정황은 강물의 흐름에서 상류에서 분지가 나뉠 때 심할 경우 상류에서도 어떤 것이 주류이고 어떤 것이 지류인지 분지인지 분명하지 않은 것과 같다. 즉, 여러 가닥의 분지가 합류하여 主幹을 이루고 중하류에 이르면 점차로 굵은 물줄기를 이루지만 여전히 분지를 가진 채 넓은 바다로 들어가는 것과 마찬가지이다. 또한 이러한 정황은 나무의 경우에도 같으니, 나무의 주된 줄기가 충분히 자란 이후에야 분지가 나뉘는 것이 아닌 것과 같다. 어떤 가지는 아주 어릴 때 생기기도 하고 심지어는 땅을 뚫고 싹이 나올 때 분지가 생기기도 한다. 醫學理論과 醫學流派가 형성되는 과정도 마찬가지이다. 따라서 의학 유파의 형성 시기를 의학이론이 완전한 체계를 갖춘 이후로 설정하는 것은 타당하지 않다. 唐代 王冰으로부터 宋代의 錢乙, 明代의 薛己, 趙獻可 등 여러 醫家들에 이르기까지를 腎命水火學說을 주창한 작은 독립된 학파로 보는 것이 불가하다 볼 수는 없겠지만 절대 이를 醫學流派 전체의 시초로 볼 수는 없다.

근대의 의학이론가인 謝利恒은 學術流派의 탄생을 上古時代의 이른바 "三世醫學"의 시기까지 끌어올려야 한다고 주장하였다. 그는 『中國醫學源流論』에서, "우리나라 의학의 발흥은 아주 오래된 일이다. 『曲禮』에서 '의사가 三世가 아니면 그 약을 복용하지 말라'고 하였는데, 孔穎達의 疏에서 옛 설을 인용하여, '三世란 첫째 『黃帝鍼灸』이며, 둘째 『神農本草』이고, 셋째로 『素女脈訣』(또는 『天子脈訣』)이다'라고 하였다. 이것은 아마도 한의학 최초의 派別일 것이다. 후세에 전해지는 책들로서, 『靈樞經』같은 것은 『黃帝鍼經』의 一派이며, 『本經』은 『神農本草』의 一派이고, 『難經』은 『素女脈訣』의 一派일 것이다"[3]라고 하였다. 謝利恒은 唐代 孔穎達의 疏에서 『曲禮』에서 말한 것으로 증명한 내용에 근거하여 한의학의 "三世醫學"의 시기에 곧 『黃帝鍼經』, 『神農本草』, 『素女脈訣』의 세 서적으로 대표되는 세개의 醫學流派가 이루어져 있었다고 여기고 있다. 또한 이후에 나온 『靈樞經』, 『神農本草經』, 『難經』이 上古時代의 "三世醫學"의 세개의 醫學流派를 계승했다고 보았다. 『黃帝鍼經』은 고대 伏羲氏가 九鍼을 창제했다는 전설을 총결하여 만들어졌고, 『神農本草』는 상고시대 神農氏가 百草의 맛을 보았다는 전설을 총결하여 만들어졌고, 『素女脈訣』은 상고시대 黃帝와 岐伯이 經脈에 대해 토론한 전설을 총결하여 만들어졌다는 것이다. 그러나, 전설은 전설일 뿐이다. 지금 시대에 상고시대의 세개 醫學流派의 세가지 저작을 구해볼 수 없고 과학적으로 고증할 수도 없다. 그러므로 우리는 전설적 내용을 定論으로 할 수는 없다. 그래서 "三世醫學"의 시기를 醫學流派의 진정한 형성시기로 보는 것은 불가하며, 단지 이러한 전설이 있다는 것을 아는 것으로 만족해야 할 것이다.

요컨대 醫學流派의 형성은, 전설을 근거로 상고의 "三世醫學"時期까지 거슬러 올라갈 수는 없으며, 아래로 金元時代까지 밀어낼 수도 없고, 더욱이 唐代 王冰으로부터 끊어낼 수도 없다. 응당 春秋戰國時代에서부터 시작되었다고 보아야 할 것이다.

醫學流派의 발전과 學術爭鳴은 불가분의 관계에 있으므로 學術爭鳴은 학파의 발전을 촉진하며 학파의 발전은 또 다시 학술의 번영과 이론의 향상을 촉진할 수 있다. 서론에서 간단히 醫經, 經方, 傷寒, 河間, 易水, 攻邪, 丹溪, 溫補, 溫病 등 醫學流派의 개략적 모습을 소개하였다. 이 교재의 각 장에서는 7개 학파를 중심으로 구체적으로 소개하였다. 현재 醫經學派와 經方學派에 대하여는 아직도 견해가 통일되어 있지 않기 때문에 이 교재에서도 상세히 소개하지 않는다.

4. 학생들의 경제 사정이 허락된다면 약간의 공구서가 준비되어야 할 것이다. 사전, 옥편 등이 그것이다. 이는 『各家學說』을 독학하는 데 크게 도움을 줄 뿐 아니라 더 나아가 古醫書를 연구하여 고귀한 의학문화유산을 발굴하는 데 좋은 지침이 될 것이다.

【학습과제】

1. 『各家學說』은 어떤 성격의 과목인가? 왜 이 과목을 배워야 하는가?
2. 당신은 醫學流派를 구분하는 기준에 대해 어떤 견해를 가지고 있는가?
3. 醫學流派의 형성과 발전의 概況에 대해 시험삼아 기술해보라.
4. 醫家의 학술사상을 어떻게 평가할 것인가?
5. 어떻게 이 과목을 공부하는 것이 좋을까?

---

3) 『中國醫學源流論 · 醫學變遷』.

제 1 장

傷寒學派

1 概說

【학습목표】

1. 傷寒學派의 개념, 대표적 醫家 및 醫學上의 공헌을 파악한다.
2. 傷寒學派의 형성과 발전과정을 숙지한다.
3. 傷寒學派의 系派를 이해한다.

한의학 영역에서 張仲景의『傷寒論』을 전문적으로 硏究하여 자신의 견해를 발표한 의학자들이 형성한 一群의 醫學流派를 傷寒學派라고 한다. 이 醫學流派는 晋唐時代부터 明淸時代에 이르기까지 오랜 동안 지속적으로 활약하였는데, 한때 主流派가 되기도 했다. 이 學派는 한의학의 臨床醫學, 특히 外感病의 辨證論治에 깊은 영향을 미쳤다.

『漢書 · 藝文志』에 따르면, 漢代 이전에 이미 의학에 양대 의학유파가 존재했는데, 醫經學派(醫經七家)와 經方學派(經方十一家)가 곧 그것이다. 醫經學派는 基礎理論 연구를 위주로 했고, 經方學派는 經驗方을 수집, 정리, 운용하여 병을 치료하는 것을 주로 하였다. 그리하여 張仲景의『傷寒雜病論』은 바로 이 두 학파의 장점을 취합하고 이를 집대성하여 辨證論治의 理論體系를 확립하였다. 그러나 東漢 말년에 쓰여진 이 名著는 사회적 혼란과 戰亂 속에서 약탈되어 原書가 散失되어 온전한 판본이 없어지게 되어서 널리 전해져 사용될 수 없게 되었다. 그 후, 魏晋시대에 王叔和가 이 책 가운데 傷寒 부분을 수집, 정리, 재배열하여『傷寒論』을 편집하여 이 책이 후세에 전해질 수 있게 하였다. 다만 이 책이 仲景의 原著가 아니라는 이유로 인해, 오래도록 끊임없는 논쟁의 불씨를 묻어두게 되었다. 歷代로 醫家들은 이 책을 끊임없이 연구, 정리하여 註釋을 붙이고 여기에 자신의 의견을 발표하여 이 책은 한층 더 크게 이론적 의의와 임상적 가치를 갖게 되었다. 이러한 과정을 통해 傷寒學派가 형성되고 발전하게 되었다. 대략 다음과 같이 세 단계로 나누어 볼 수 있다.

(1) 제1단계: 시작단계(晋唐時期)

『傷寒論』 原著를 수집하고 정리를 진행한 단계이다. 晋의 太醫令 王叔和A.D.3세기경)가 이 시기의 대표적 醫家인데, 그는 이미 흩어져 없어진 傷寒條文, 方證을 수집, 정리하고 이를 순서대로 배열하는 작업을 광범하게 진행하였다. 그는 스스로 "이제 중경의 옛 이론들을 모아, 그 證候, 診脈, 聲色과 병에 대해 정말로 신묘한 효험이 있는 처방들을 기록하여, 헤아려서 세상의 위급한 병을 방지하려고 한다(今搜采仲景舊論, 錄其證候, 診脈, 聲色, 對病眞方有神驗者, 擬防世急也)"[4]고 말했다. 이를 통해 그는 脈, 證, 方, 治에 따라 仲景의 辨證論治의 정신을 거울삼아 정리, 배열하였다는 것을 알 수 있다. 이러한 점은 책 전체의 문장의 格式, 篇名, 條文 등에 구체적으로 나타난다. 책 전체의 문장 격식으로 볼 때, 처음 시작하는 두 편은 辨脈에 대한 것이며(「辨脈法」과 「平脈法」), 그 다음은 辨證(六經分證)이고, 마지막 여덟 편은 치료의 可·不可에 대한 것이다. 많은 篇名을 '辨××病脈證幷治'라는 식으로 정하였고, 매우 많은 조문이 모두 脈, 證, 方, 治의 내용을 싣고 있다. 王叔和가 정리, 배열한 『傷寒論』의 주된 사상이 바로 辨證論治를 중시한 것이기 때문에 이 책은 脈, 證, 方, 治의 내용을 꿰뚫고 있는데, 비교적 이를 성공적으로 수행해냈다고 할 수 있다. 그와 동시대 의학자인 皇甫謐(214~282)은 이 책에 대해 "近代의 太醫令 王叔和가 仲景이 남긴 論을 撰次한 것이 매우 정밀하다. 모두 가히 베풀어 사용할 수 있다(近代太醫令王叔和撰次仲景遺論甚精, 皆可施用)"[5]라고 긍정적인 평가를 하고 있다.

唐代의 孫思邈은 탄식하여 다음과 같이 말했다. "傷寒熱病은 옛날부터 있어 왔고 뛰어난 명의들이 많이 치료해 왔지만, 張仲景에 이르러서야 특별히 뛰어난 공이 있게 되었다. 그 취지를 깊이 생각하여도 그 이치를 다 헤아리지 못하기에, 醫人들이 깊이 연구하지 못하였다. 일찍이 太醫가 傷寒病을 치료하는 것을 보았는데, 오직 大靑葉과 知母와 같은 冷한 약물만 투여하여 張仲景의 本意와 매우 상반되어 湯藥을 써도 아무 효과가 없었다"[6] 그리하여 『傷寒論』 중에서 요점을 규합하고, "方證同條, 比類相附"[7]의 정리방법을 도입하여, 『傷寒論』의 條文을 분별하여 方과 證에 따라 비교 분류하였다. 이는 條文을 비교 분석하는데 편할 뿐 아니라 임상에서 검색 응용하는데도 편리하여, 후세에 方을 가지고 證을 분류하는 방법으로 『傷寒論』을 연구하는 효시가 되었다. 이 밖에도 孫思邈은 桂枝, 麻黃, 靑龍의 세 가지 法의 운용을 특별히 중요시하여 "처방을 찾는 大意는 세 가지를 넘지 않는다. 첫째는 桂枝湯, 둘째는 麻黃湯, 셋째는 大靑龍湯이다. 무릇 傷寒病을 치료하는데 이 세 처방을 벗어나지 않는다"[8]고 말했다. 그의 이러한 관점은 후세의 傷寒家들에게 영향을 미쳐, 明代의 方有執, 喩嘉言 등은 마침내 이를 응용하여 "三綱鼎立"說을 발표하

4) 『註解傷寒論·傷寒例』.
5) 『甲乙經·序』.
6) 『千金翼方·卷九·傷寒上』.
7) 上同.
8) 上同.

기에 이른다.

(2) 제2단계: 홍성단계(宋金時期)

이 단계는 『傷寒論』 原著를 주석을 붙여 상세히 밝히는 단계이다. 이 시기의 대표적 醫家는 成無己인데, 그는 '經'을 가지고 '論'을 해석하는, 즉 經論을 결합시키는 방법을 이용하여 傷寒의 學理를 상세히 밝혔다. 아울러 그 가운데 50개 主症을 귀납시키고 대비하여 분석하였다. 그가 처음으로 『傷寒論』舊本을 전면적으로 주석하여 상세한 설명을 했기 때문에 『傷寒論』이 비로소 세상에 널리 퍼지게 되었다. 『傷寒論』 자체의 임상적인 실용가치가 확실히 큰 데다가 成無己가 이룬 성취와 영향이 더해졌기 때문에, 『傷寒論』은 醫家들에게 대단히 중요하게 여겨지게 되었고, 『傷寒論』을 연구하는 좋은 기풍이 널리 퍼지게 되었다. 이 단계에는 成無己 외에도 비교적 저명한 『傷寒論』 硏究家들이 더 있다. 韓祗和는 『傷寒微旨論』(1086년)을 지어 脈證을 분변하였는데 脈을 우선으로 여겼다. 龐安時는 『傷寒總病論』(1100년경)을 지어 病因과 發病의 측면을 상세히 밝혀 寒毒과 乖氣에 대한 說을 강조하였다. 朱肱은 『南陽活人書』(1108년)를 지어 三陰三陽에 대한 실질적인 문제를 제기하여 經絡說을 제창했다. 許叔微는 『傷寒九十論』, 『傷寒發微論』, 『傷寒百證歌』를 지어 이론과 임상의 양 방면을 깊이 있게 연구하였다. 郭雍은 『傷寒補亡論』(1181년)을 지어 世間의 설을 찾아 모았는데, 정밀하고 세밀하게 이치를 밝혀 평범하게 여기는 내용들을 상세히 밝혔다. 그들은 각각 독특한 특징을 가지고 있어서 傷寒學派가 발전하여 날로 홍성하도록 하였다.

(3) 제3단계: 성숙단계(明淸시기)

이 시기에는 『傷寒論』의 잘못된 篇章을 개정하는 문제, "三綱鼎立"說, 연구방법 등에 대한 문제를 둘러싸고 뜨거운 학술적 논쟁이 전개되었다. 이에 따라 傷寒學派가 여러 계파를 형성하게 됨에 따라, 큰 발전이 촉진되어 성숙단계로 진입하게 되었다. 계파간의 논쟁은 실제로는 明代의 傷寒家인 方有執으로부터 시작된다. 그는 王叔和가 편찬한 『傷寒論』이 "뒤바뀌고 뒤섞인 것이 매우 심하여, 다시 재고해서 편집해야 한다"[9]고 생각하여, 잘못된 篇章을 개정할 것을 많이 언급한다. 그리하여『傷寒例』를 삭제하고 『太陽篇』을 개정하였으며, 관계 있는 篇章의 위치를 바꾸어 조정하는 등의 방법을 채택하여 추가로 개정을 하였고, 또한 "衛中風", "營傷寒", "營衛俱中傷風寒"과 같은 이론을 발표하여 『傷寒論條辨』(1592년)을 지었다. 이후, 喩嘉言은 『尙論篇』(1648년)을 지어 方有執이 고증하고 교정한 것을 극찬하면서, 王叔和와 成無己 등을 격렬히 비판했다.[10] 아울러 方有執이 개정한 『太陽篇』을 기초로 그 위에 덧붙여서, "風傷衛, 寒傷營, 風寒兩傷營衛"라는 이른바 "三綱鼎立"說을 정식으로 제창하여, 후세의 傷寒家들로 하여금 方有執과 喩嘉言의 三綱鼎立說을 둘러싸고 격렬한 논쟁을 불러일으키게 하였다. 한 부류의 醫家들은 方有執과 喩嘉言의

9) 『傷寒論條辨 · 跋』.
10) 『尙論篇 · 尙論張仲景傷寒大意』에 보임.

뒤를 따라, 잘못된 것을 개정하는 바람을 몰고 와서 三綱鼎立說은 마침내 錯簡重訂派를 형성하게 되었다. 張石頑, 吳儀洛, 程郊倩, 章虛谷, 周揚俊, 黃坤載 등이 여기에 속한다. 어떤 醫家들은 위에 언급한 관점에 반대하여 方有執과 喩嘉言을 폄하하고 배척하며, 王叔和와 成無己의 舊本『傷寒論』의 권위를 옹호하고 옛 編次를 받들 것을 주장하여 維護舊論派를 형성하였다. 張卿子, 張志聰, 張令韶, 陳修園 등이 여기에 속한다. 이 두 계파 사이에 위치한 또 다른 계파의 학자들은, 『傷寒論』의 잘못과 眞僞를 결코 지나치게 규명하려고만 들지 않고, 『傷寒論』의 辨證論治의 연구를 강조하여 辨證論治派를 형성하였다. 方에 따라 證을 분류한 것으로는 柯琴의 『傷寒來蘇集』(1669년)이 대표적이며, 法에 따라 證을 분류한 것으로는 尤在涇의 『傷寒貫珠集』이, 症에 따라 證을 분류한 것으로는 沈金鰲의 『傷寒論綱目』이, 因에 따라 證을 분류한 것으로는 錢潢의 『傷寒溯源集』이, 經을 나누어 證을 분석한 것으로는 包興言의 『傷寒審證表』가 각각 대표적이다. 그들은 각자 다른 각도에서 『傷寒論』의 辨證論治의 원칙을 연구했으며, 마침내는 外感傷寒의 辨證으로부터 內傷雜病의 辨證으로 점차 발전하게 된다.

이상 세 계파간의 학술 논쟁은 傷寒學派로 하여금 더욱 성숙한 단계로 발전할 수 있도록 했으며, 辨證論治派를 탄생시키는 새로운 국면을 열었다. 그 영향은 매우 커서 근대에 이르기까지 傷寒에 있어서의 名家와 名著는 여전히 明淸代 傷寒 各派의 영향을 깊이 받고 있다.

위와 같이 傷寒學派의 형성과 발전은, 晋唐時代에 시작하여 宋金時代에 홍성했으며 明淸時代에는 성숙하여 지금도 여전히 오래도록 쇠퇴하지 않고 있다. 그 까닭은 『傷寒論』이란 책이 지니고 있는 이론적 의의와 임상실천에 있어서의 가치 외에, 傷寒學派 내부의 계파간의 논쟁과 역대 주석가들의 끊임없는 充實化, 교정과 주석, 풀이와도 밀접한 관계가 있다.

【복습자료】

1. 傷寒學派는 『傷寒論』硏究를 핵심적 과제로 삼는 學術流派이기 때문에, 『傷寒論』의 출판 이전에는 형성될 수 없었고 그 이후에야 가능했다. 즉, 이말은 『傷寒論』의 출판 이전에는 傷寒病이 존재하지 않았다는 말이 아니고 傷寒病을 연구하는 사람이 없었다는 이야기이다. 傷寒病은 줄곧 역사상에 존재해 왔고 傷寒病을 연구하는 醫家들도 또한 많이 있었고, 張仲景은 단지 그 중에 탁월한 업적을 이룩한 걸출한 대표적 醫家에 지나지 않는다. 이후 그가 지은 『傷寒論』은 점차 傷寒病硏究의 본보기가 되었고, 아울러 그 辨證論治의 방법이 진일보 확대되어 일반 질병에도 응용되게 된다. 연구하는 사람들도 많아져서 『傷寒論』의 학술사상은 차츰 충실하게 향상 발전되었으며, 동시에 傷寒學派가 생겨나게 되었다.

2. 본 개설의 주요 내용은 傷寒學派의 형성과 발전과정을 모두 3대 단계로 개괄하여 서술하고 있다. 제 1단계는 시작단계인 晋唐時期이다. 이 시기는 『傷寒論』原著의 수집과 정리를 진행한 단계로 王叔和를 대표로 삼는다. 제 2단계는 홍성단계인 宋金時期이다. 이 시기는 『傷寒論』原著를 주석하고 상세한 설명을 붙인 단계로 成無己가 대표가 된다. 제 3단계는 성숙단계인 明淸時期이다. 이 시기는 『傷寒論』과 관련된 錯簡重訂, 三綱鼎立, 辨證論治 등의 문제를 중심으로 뜨거운

학술논쟁을 진행했던 단계로 方有執을 시작으로 한다. 傷寒學派의 형성과 발전은 傷寒學說의 발전과 향상을 촉진했을 뿐 아니라, 전반적인 임상의학, 특히 外感病의 辨證論治의 방면에 있어서의 영향도 또한 매우 크다.

【학습과제】

1. 傷寒學派란 무엇인가? 傷寒學派의 형성과 발전은 몇 단계로 나눌 수 있나?
2. 明清時期 傷寒學派 내에서의 계파간의 논쟁의 초점은 무엇이었나? 몇 개의 계파로 나누어지는가? 대표적 인물은 어떤 이들인가?
3. 傷寒學派는 어째서 오랫동안 쇠퇴하지 않을 수 있었는가? 傷寒學派는 한의학에 어떤 영향과 공헌을 남겼는가?

2 成無己

【학습목표】

1. 成無己의 『註解傷寒論』의 중요한 특징을 파악한다.
2. 成無己의 傷寒五十證의 감별방법과 의의를 숙지한다.
3. 成無己의 일생 및 저작을 이해한다.

【생애와 저작】

成無己는 宋代 聊攝(료섭: 지금의 山東省 聊城縣, 陽谷縣 일대) 사람이다. 그를 때때로 사람들이 "成聊攝"이라고 부르는 것은 이 때문이다. 宋의 嘉祐와 治平의 사이(1056~1067년)에 태어나서, 뒤에 聊攝땅이 金나라의 영토에 편입되었으므로 金나라 사람이 되어 金海陵王 正隆 丙子년(1156년)까지 90세를 넘게 살았다. 그러나, 정확한 출생과 사망의 시기에 대해서는 고증할 방법이 없다. "널리 다 찾고 정미롭게 연구하여 깊이 스스로 깨우침을 얻었는데, 『難經』, 『素問』, 『靈樞』 등 제반 서적들을 근본으로 삼아 그 깊은 이치를 발명하였다. 張仲景의 方論을 바탕으로 하여 그 이치를 분석하였다"[11]라고 한 것처럼 그는 당시 『傷寒論』 연구의 大家 중의 한 사람이다. 90년 이상을 활동하면서 『傷寒論』을 註釋하는데 보낸 시간이 거의 40여 년이 되는데, 대략 80세의 고령에 『註解傷寒論』 10권을 탈고했다. 살아있을 때에는 이 책이 출간되지 않았지만, 뒤에 그를 좋아했던 친구인 王鼎이 인쇄를 하여 지금까지 전해지게 되었다. 이 외의 저작으로는 『傷寒明理論』 3권, 『藥方論』 1권이 있다. 3종의 傷寒書에는 註解, 論證, 方論이 있어서 이들을 상호 비교해보면 그의 傷寒學說을 더욱 분명히 이해할 수 있다.

11) "博極研精, 深造自得, 本難素靈樞諸書, 以發明其奧. 因仲景方論, 以辨析其理."(『傷寒明理論』의 張孝忠이 쓴 跋文에 보임.)

【학술내용】

1. 최초로 『傷寒論』에 註釋을 달다.

『傷寒論』이 출판된 이래로 지금까지 1700여년 동안 註釋家들은 계속 나왔으나, 절대다수가 "반쪽"에 불과한 『傷寒論』(소위 "潔本" 『傷寒論』)에 註釋을 단 것에 국한되었다. 成無己는『傷寒論』을 전부 註解한 최초의 醫家다. 그가 註解한 『傷寒論』은 王叔和가 정리한 板本에 근거하여 '辨脈法第一'에서부터 '辨發汗吐下後脈證并治第二十二까지의 22편에 전부 註釋을 달았다. 그 註解가 비록 "문장을 좇아 따라가면서 푼 것에 지나지 않다(不過順文隨釋)"하여 牽强附會한 면이 있음을 부인하기는 어려울지라도 그 시작을 연 공로를 부인하기는 힘들 것이다. 汪琥[12]는 다음과 같이 말한다. "成無己의 『註解傷寒論』은 王冰의 『內經』주석을 얻어서 집어 넣고 어려운 것은 창시하였을 따름이다. 나중 사람들이 주석 가운데에서 의심될만할 것을 밝힌 점이 많다고는 하지만 태반이 그 주석을 바탕으로 깨우친 것들이다. 그 깨우쳐준 공로는 잊어버리고 도리어 그 주해의 잘못된 점을 책망하고는 혹 成無己의 『註解傷寒論』은 문장을 좇아 따라가면서 푼 것에 지나지 않다 하고, 단지 王叔和의 말을 변별하지 않고 張仲景의 책과 구분하지 않은 것을 혐의한다. 곧 옛사람들이 마음을 비우고 책을 쓰고 감히 쉽게 책망하지 않으므로 기품이 높고 명성이 더욱 드러남을 알지 못함이라. 우리들은 그 시끄럽게 떠드는 것을 스스로 싫어할 따름이다"[13] 실제로 王冰은 『內經』註解의 창시자는 아니며, 王冰에 앞서서 六朝時代의 齊, 梁 사이에 全元起, 隋唐時代에 楊上善이 있었다. 成無己는 바로 『傷寒論』을 최초로 주해한 사람으로서, 그 학술적 가치가 매우 크다. 바로 成註本의 출간으로부터 張仲景의 『傷寒論』은 광범위하게 전파되어 傷寒學派의 형성과 발전이 일어날 수 있는 큰 촉진제가 되었다.

2. "經"으로 "論"을 해석하다.

成無己의 『註解傷寒論』의 최대 특징은 "經"으로 "論"을 해석한 것인데, 『內經』, 『難經』의 이론으로 『傷寒論』의 여러 설을 해석하고 있다. "經"으로 "論"을 해석한 것은 조문뿐만 아니라 方藥에서도 "經"으로 "論"을 해석하고 있다. 그 원인은 아마도 『傷寒論』原序에서 말한대로 張仲景의 『傷寒論』이 "『素問』, 『九卷』, 『八十一難』" 등 고대의 經典들을 참조하고 있기 때문일 것이다. 어떤 의미에서 成無己의 이와 같은 방법은 더욱 근원을 탐구하여 傷寒의 이치를 궁구하는데 유리하다 하겠다.

1) 조문 중의 "經"으로 "論"을 해석한 것

『傷寒論 · 卷一 · 辨脈法第一』에 "陽脈은 浮하고 陰脈은 弱한 것은 즉 血虛이니, 血虛하면 筋이 오그라든다. 그 맥이 沈한 것은 營氣가 미미하기 때문이다. 그 맥이 浮하면서 땀이 흐르는 구

12) 淸代의 醫家. 『傷寒論辨證廣注』를 지어 1680년에 간행함.

13) 成無己註解傷寒論, 獲王太僕之注內經, 所難者惟創始耳. 後之人於其注之可疑者, 雖多所發明, 太半由其注而啓悟. 至有忘其起予之功, 反責其註解之謬者, 或曰成氏註解傷寒論不過順文隨釋, 但嫌其不辨叔和語, 不分仲景書, 正不知古人虛心著書, 不敢輕易指責, 所以品愈高, 名愈著. 如吾輩者, 亦自厭其饒舌耳.(『中國醫籍考』 卷二十六에 보임.)

슬처럼 나오는 것은 衛氣가 쇠퇴하였기 때문이다. 營氣가 미약한 것에 燒鍼을 놓으면 血이 머물러 운행되지 않아서 다시 발열하면서 躁煩하게 된다(陽脈浮陰脈弱者, 則血虛, 血虛則筋急也. 其脈沈者, 營氣微也. 其脈浮而汗出如流珠者, 衛氣衰也. 營氣微者, 加燒鍼則血留不行, 更發熱而躁煩也.)"라는 문장이 있다. 이 문장에 대해 成無己는 다음과 같이 주석을 붙였다. "陽은 氣이고, 陰은 血이다. 陽脈이 浮한 것은 衛氣가 강하기 때문이고, 陰脈이 弱한 것은 營血이 약하기 때문이다. 『難經』에서 '氣는 따뜻하게 해주는 것을 주로 하고, 血은 적셔주는 것을 주로 한다.'라고 하였으니, 血이 허하면 筋絡을 적셔 영향하지 못하므로 筋이 오그라든다. 『內經』에서 '脈은 血의 창고이다'라고 하였으니, 脈이 실하면 血이 실하고, 脈이 허하면 血이 허한 것이 정상이다. 맥이 沈하면 營血이 안에 微하는 것을 알 수 있다. 『鍼經』에서 '衛氣는 分肉을 데우고, 피부를 채우고, 腠理를 살찌우고, 땀구멍의 열리고 닫힘을 주관하는 것이다.'라고 하였다. 脈이 浮하면서 땀이 흐르는 구슬처럼 나오는 것은 腠理가 치밀하지 못하여 열리고 닫힘이 제대로 관리되지 못하는 것이니, 衛氣가 밖에서 衰하였기 때문이다. 浮脈은 衛氣를 주로 살피고, 沈脈은 營氣를 주로 살피니, 浮沈으로 營衛의 衰微를 분별하는 것은 이치가 진실로 그러하기 때문이다. 그러나 衰는 微보다 심하다. 營氣에서 微하다 하고 衛氣에서 衰하다고 한 것은, 땀이 흐르는 구슬같은 것이 양기가 밖에서 끊어졌기 때문인 것으로 보는 까닭이니, 衛氣의 병이 營氣의 병보다 심하기 때문이다(陽爲氣, 陰爲血. 陽脈浮者, 衛氣强也. 陰脈弱者, 營血弱也. 『難經』曰 '氣主呴之, 血主濡之.' 血虛則不能濡養筋絡, 故筋急也. 『內經』云 '脈者 血之府也.' 脈實則血實, 脈虛則血虛, 此其常也. 脈沈者, 知營血內微也. 『鍼經』云 '衛氣者, 所以溫分肉, 充皮膚, 肥腠理, 司開闔者也.' 脈浮汗出如流珠者, 腠理不密, 開闔不司, 爲衛氣之外衰也. 浮主候衛, 沈主候營, 以浮沈別營衛之衰微, 理固然矣. 然而衰甚於微, 所以於營言微而衛言衰者, 以其汗出如流珠, 爲陽氣外絶, 所以衛病甚於營也.)", "衛氣는 陽이고, 營氣는 陰이다. 燒鍼으로 陽을 더해주고 陰을 덜어내어 營氣가 微해진 것을 陰이 虛하다고 말한다. 『內經』에서 '陰이 虛하면 안이 뜨겁다'라고 하였으니, 바야흐로 안이 뜨거운데도 또 燒鍼을 놓아서 양을 보충하니 두 열이 서로 합해질 뿐 아니라 營血이 운행되지 않아서 반드시 밖으로 發熱이 일어나고 안으로 躁煩이 생긴다(衛, 陽也. 營, 陰也. 燒針益陽而損陰, 營氣微者, 謂陰虛也. 『內經』曰 '陰虛則內熱'. 方其內熱, 又加燒針以補陽, 不惟兩熱相合, 而營血不行, 必更外發熱而內躁煩也.)."[14] 여기에서 成無己는 『難經』, 『素問』, 『鍼經』(즉 『靈樞』) 등의 經文을 네 곳에서 인용하여 해석하고 있다. 상세한 예는 『註解傷寒論』을 펼치면 여러 곳에서 볼 수 있다.

또한 『傷寒論 · 卷三 · 辨太陽病脈證幷治法第六』의 "傷寒病에 表가 풀리지 않았는데 명치에 水氣가 있으면서 乾嘔, 發熱하며 기침을 하고 혹 목이 마르고 혹 설사가 나고 혹 막히고 혹 소변이 안 나오면서 아랫배가 그득하고 혹 숨을 헐떡이는 경우에는 小靑龍湯으로 主治한다(傷寒表不解, 心下有水氣, 乾嘔發熱而咳, 或渴, 或利, 或噎, 或小便不利, 少腹滿, 或喘者, 小靑龍湯主之.)"는 原文에 대해 成無己는 다음과 같이 註解하였다. "傷寒病에 表가 풀리지 않았는데 명치에 水飮이 있으면 水와 飮이 서로 다투어서 肺의 寒氣가 거슬러 올라오므로 乾嘔, 發熱하면서 기침을 한다. 『鍼經』

---

14) 『註解傷寒論』 卷一.

에서 '몸은 차가운데도 찬 것을 마시면 肺가 손상되니, 두 寒氣가 서로 감촉되어 가운데와 밖이 모두 손상되었으므로 기가 거슬러서 위로 올라간다'고 하였으니 이것을 말한다(傷寒表不解, 心下有水飮, 則水寒相搏, 肺寒氣逆, 故乾嘔發熱而咳. 『鍼經』曰 '形寒飮冷則傷肺, 以其兩寒相感, 中外皆傷, 故氣逆而上行', 此之謂也)."[15] 여기의 『鍼經』의 설명은 『靈樞 · 邪氣臟腑病形』에 나오지만 정확한 인용은 아니다. 그 중 "氣逆上行"이 지금의 『靈樞』에는 "氣道上行"으로 되어 있는데, 오히려 지금의 『靈樞』의 잘못을 바로잡을 만하다.

2) 方藥에서 "經"으로 "論"을 해석한 것

成無己는 調胃承氣湯의 註解에서 "『內經』에서 '熱이 안에 침범하면 鹹寒한 약으로 치료하고 苦甘한 약으로 보좌한다'라 하였다. 芒硝는 鹹寒하여 열을 제거하고, 大黃은 苦寒하여 實證을 씻어내고, 甘草는 甘平하여 芒硝, 大黃 두 약물의 묵은 것을 밀어내는 작용을 돕고 中을 완화시킨다(『內經』曰 '熱淫於內, 治以鹹寒, 佐以甘苦'. 芒硝鹹寒以除熱, 大黃苦寒以蕩實, 甘草甘平助二物推陳而緩中.)"[16]라고 했다. 또한 四逆湯의 註解에서 "『內經』에서 '寒이 안에 침범하면 甘熱한 약으로 치료한다'고 하였고, 또한 '寒의 침범이 우세하면 辛熱한 약으로 평정시킨다'라고 하였다. 甘草, 生薑, 附子를 같이 섞으면 甘辛하면서 大熱한 약재가 되니 음양의 기운을 발산시킬 수 있게 된다(『內經』曰 '寒淫於內, 治以甘熱.' 又曰 '寒淫所勝, 平以辛熱.' 甘草薑附相合, 爲甘辛大熱之劑, 乃可發散陰陽之氣.)"라 하였다. 이를 통해 成無己가 『傷寒論』의 方藥을 주해할 때에도 『內經』의 四氣五味理論에 크게 근거하고 있음을 알 수 있다. 이 때문에 分析과 解釋에 이유와 근거가 있고 설득력이 강하다.

이러한 註解本을 보면 이유와 근거를 깨닫게 할뿐만 아니라 『傷寒論』, 『內經』, 『難經』의 이론에 결합된 바를 이해할 수 있게 된다. 더 나아가 融會貫通하여 얻는 이익이 비교적 크다. 이것이 成無己傷寒學의 최대 특징이다.

張仲景이 『傷寒雜病論』을 쓸 때 주로 참고한 서적들이 『素問』, 『靈樞』, 『八十一難』 등이었다. 따라서 『內經』, 『難經』 등의 이론으로 『傷寒論』을 해석하는 것이 비교적 합리적이며 또 張仲景의 본의에 쉽게 접근할 수 있다. 후세의 몇몇 註家들이 왕왕 발전된 신이론으로 『傷寒論』의 조문을 牽强附會式으로 해석하는데, 비록 "隨文順釋"이 아니라 "發揮"일지라도 과학적 태도가 아니다. 과학을 연구하는 사람에게 있어 가장 중요한 것은 그가 이용하고자 하는 저작에 대하여 저자가 쓴 본래의 모습대로 연구하는 것을 배우는 것이고, 다음으로 중요한 것은 저작에 없는 것은 포함시키지 않는 것이다. 이것이 진정한 과학적 태도이다.

3. 類證鑑別

成無己의 『傷寒論』 연구에서의 또 다른 특징은 證을 분류하여 비교감별한 것이다. 그의 저작 『傷寒明理論』에서는 發熱, 惡寒, 煩躁, 戰慄, 自汗, 盜汗, 心悸, 自利, 短氣, 四逆, 發黃 등 50가지

15) 『註解傷寒論』 卷三.
16) 『註解傷寒論』 卷二.

證狀들을 分類하고 對照하여 상세한 분석을 가했다. 지금 열거하는 두 가지의 예로 그 辨證의 이치를 밝히고 그 독특한 사상을 예시하겠다.

1) 發熱

成無己는 먼저 發熱의 특징을 다음과 같이 설명하고 있다. "답답하게 피부의 사이에서 생겨나고, 불꽃처럼 흩어지면서 열을 이루는 것이 이것이다.(怫怫然發於皮膚之間, 熇熇然散而成熱者是也.)"[17] 계속하여 潮熱, 寒熱, 煩躁의 세가지 증상의 감별에서는 "(發熱은) 潮熱, 寒熱과 같은 것 같지만 다르고, 煩躁와 서로 유사하지만 아니다. 煩躁는 안에 있는 것이다. 潮熱에서의 熱은 어느 때만 되면 熱이 나는데 그 때를 벗어나지 않는다. 寒熱에서의 熱은 寒이 끝나면 熱이 나서 서로 이어지면서 발한다. 發熱에 이르러서는 때없이 발하는 것이다.(與潮熱寒熱若同而異, 與煩躁相類而非. 煩躁者, 在內者也. 潮熱之熱, 有時而熱, 不失其時. 寒熱之熱, 寒已而熱, 相繼而發. 至於發熱, 則無時而發也.)"라 하였다. 최후에는 각종의 발열을 分類하고 對照하고 分析하여 發熱에는 表熱, 裏熱, 半表半裏發熱, 少陽發熱 등의 유형이 있음을 인식하고 證治에서도 엄격하게 구별하고 있다. "이른바 翕翕發熱은 날개를 접고 엎드리는 것 같음을 말하니 분명히 熱이 밖에 있는 것이다. 그러므로 桂枝湯을 투여하여 發汗시켜 흩어준다. 이른바 蒸蒸發熱은 薰蒸시켜 찌는 듯한 것을 말하니 분명히 열이 안에 있는 것이다. 그러므로 調胃承氣湯을 투여하여 攻下시켜 씻어낸다.……半表半裏에 있어서 發熱하는 경우는 表裏가 모두 發熱하지만 단지 열이 또한 순전히 表에 있는 경우보다 가벼운 것이다. 비록 經典에서 '發熱惡寒은 陽에서 생겨난 것이다. 無熱惡寒은 陰에서 생겨난 것이다' 라고 하였지만, 少陰病을 처음 얻어도 또한 도리어 發熱이 있는 것은 무릇 表證에 속하기 때문이다. 특별히 麻黃細辛附子湯을 주어 發汗시키는 것이 이것일 따름이다.(所謂翕翕發熱者, 謂若合羽所覆, 明其熱在外也, 故與桂枝湯發汗散之. 所謂蒸蒸發熱者, 謂若熏蒸之蒸, 明其熱在內也, 故與調胃承氣湯攻下以滌之.……其在半表半裏發熱者, 則表裏俱發熱, 而但熱又輕於純在表者也. 經雖云, '發熱惡寒者, 發於陽也. 無熱惡寒者, 發於陰也.' 然少陰病始得之, 亦有反發熱者, 蓋亦屬其表也, 特與麻黃細辛附子湯發汗者是已.)"라 하였다. 이러한 類證鑑別을 통하여 『傷寒論』 중의 發熱症을 일목요연하게 깊이 이해할 수 있게 된다.

2) 四逆

成無己는 "傷寒病에 四逆證을 어떻게 밝힐 것인가? 四逆證은 사지가 거슬러 올라가면서 따뜻하지 않은 것이다(傷寒四逆, 何以明之? 四逆者, 四肢逆而不溫者是也.)"[18]라 하였다. 이는 "四逆"의 명확한 정의이다. 그는 다음과 같이 말한다. "서늘한 기운이 쌓여 寒을 이루거나 따뜻한 기운이 쌓여 열을 이루는 것이 하루아침이나 하룻저녁에 이루어지는 것이 아니다. 그것은 점차 이루어진다. 傷寒病의 시작에는 邪氣가 피부에 있어 太陽, 陽明이 사기를 받은 때에 해당되면 즉 온몸과

17) 『傷寒明理論 · 卷一 · 發熱第一』.
18) 『傷寒明理論』 卷二 四逆第三十二.

손발이 다 뜨겁다. 少陰과 太陰이 사기를 받은 때에 해당되면 손발이 저절로 따뜻하니, 이것은 表의 사기가 점차 풀리면서 裏로 傳經하려는 것이다. 經에서 '상한병 4~5일에 손발이 따뜻하면서 목이 마르면 小柴胡湯으로 主治한다'고 하였으니, 이것은 太陽의 사기가 少陽으로 傳經하였기 때문이다. 傷寒病에 脈이 浮하고 손발이 저절로 따뜻한 것은 太陰과 관련이 있으니, 이것은 少陽의 사기가 太陰으로 傳經한 것이다. 이에 사기가 半表半裏에 있으면 손발이 뜨겁지 않고 저절로 따뜻해진다. 사기가 少陰에 傳經하여 裏證이 이미 깊어짐에 이르러서는 비록 厥證에 이르지는 않았지만 손발이 또한 따뜻하지 않으니 이것이 四逆이다. 厥陰에 이르면 손발이 厥冷하게 된다.…… 만약 손발이 뜨거웠다가 따뜻하게 된 경우, 四逆證으로부터 厥證에 이르는 경우에는 傳經된 사기이니, 四逆散으로 主治한다. 만약 처음 얻었을 때 손발이 곧바로 厥하여 따뜻하지 않으면 이것은 陰經이 사기를 받아 陽氣가 부족한 것이니, 四逆湯을 사용하여 따뜻하게 할 수 있다. 반드시 이것을 알아서 실수해서는 안 된다. 四逆證과 厥證은 서로 비슷하지만 다르다. 經에서 '모든 四逆證은 瀉下시켜서는 않된다'고 하였으니, 四逆證과 厥證은 다른 것이다.(積凉成寒, 積溫成熱, 非一朝一夕之故, 其所由來者漸矣. 傷寒始者, 邪在皮膚, 當太陽陽明受邪之時, 則一身手足盡熱. 當少陰太陰受邪之時, 則手足自溫, 是表邪漸緩而欲傳裏也. 經曰 傷寒四五日, 手足溫而渴者, 小柴胡湯主之. 是太陽之邪傳之少陽也. 傷寒脈浮, 手足自溫者, 是爲系在太陰, 是少陽之邪傳於太陰也. 是知邪氣在半表半裏 則手足不熱而自溫也. 至於邪傳少陰, 爲裏證已深, 雖未至厥, 而手足又加之不溫, 是四逆也. 若至厥陰, 則手足厥冷矣.……若手足自熱而至溫. 從四逆而至厥者, 傳經之邪也, 四逆散主之. 若始得之, 手足便厥而不溫者, 是陰經受邪, 陽氣不足, 可用四逆湯溫之. 大須識此, 勿令誤也. 四逆與厥相近而非也. 經曰 諸四逆厥者, 不可下. 是四逆與厥有異也.)" 이것은 熱에서부터 溫, 四逆, 厥이 되는 傳變過程과 발생기전을 철저하게 분석한 것이다. 四逆과 手足厥冷의 病機와 辨別에 대하여 역대의 註家들 가운데 이를 탐구한 자가 적었고, 왕왕 섞어 하나로 이야기하여 少陰과 厥陰의 手足冷凉의 변별에는 방법이 없게 되었다. 成無己는 四逆은 少陰에 있어서 가벼운 것이며, 厥冷은 厥陰에 있으며 重한 것이라 했으니, 진상을 제대로 밝혀 홀로 탁견을 갖추었다고 할만하다.

이상의 두 예에서 보건대 成無己는 『傷寒明理論』에서 50개의 중요 증후를 투철하게 분류하고 감별해내었는데, 비교적 명확하고 논리적이라 하겠다. 嚴器는 다음과 같은 찬사를 아끼지 않는다. "무릇 오십편으로 『傷寒明理論』이라고 이름을 붙였으니, 이른바 진실로 長沙太守인 張仲景의 뜻을 얻었음이라. 이 책을 의학을 익히는 무리들로 하여금 그 醫論을 읽어 그 이치를 알아내도록 하고 그 증상을 알아 그 병을 구별하도록 하면 가슴이 활짝 열려 미혹됨이 없게 될 것이다."[19]

【평가】

成無己는 宋金시대에 『傷寒論』연구로 유명한 의사로 『傷寒論』전체를 최초로 註解한 개척자일뿐만 아니라 『內經』과 『難經』 등 이론으로 『傷寒論』의 조문과 처방을 해석하고 분석하여 "經"

---

19) 凡五十篇, 目之曰,『明理論』, 所謂眞得長沙公之旨趣也. 使習醫之流, 讀其論而知其理, 識其證而別其病, 胸次了然而無惑.

으로 "論"을 해석하는 방법을 사용하여 後人들의 찬사를 받았다. 『傷寒論』原著의 조문은 오묘하여 표현은 간단하지만 例는 어려웠다. 成無己가 註解한 이후로 사람들이 비로소 간편하고 쉽게 연구할 수 있게 되었다. 이 외에도 『傷寒明理論』에는 傷寒病 50證을 분류, 비교하고 상세히 분석을 가하여 類證鑑別의 방법으로 張仲景의 辨證論治理論을 밝혀주어 후세에 영향을 주었다.

【복습자료】

1. 본 절의 중요내용은 成無己가 채용한 "經"으로 "論"을 해석하는 방법이다. 『傷寒論』을 註解한 이러한 방법은 『內經』, 『難經』, 『傷寒論』을 하나로 이어주고 融會貫通시켜줄 뿐 아니라, 근원을 탐구하고 서로 관련이 되도록 하는 妙를 갖추고 있어서, 또한 "經"과 "論"을 결합시켜 "論"으로 "經"을 증명하는 효과를 낸다. 傷寒의 이치를 밝힘에 『內經』, 『難經』을 다 사용한 것이 成無己의 학문이 성공한 곳이다. 독자는 본문 중에 든 條文과 方藥의 예를 결합시켜 이해하여 『註解傷寒論』원저를 찾아가면서 읽으면 많은 것을 얻을 것이다.

2. 『傷寒明理論』은 간결하게 이론을 밝힌 좋은 책이다. 정연하게 종합적으로 분석하여 類證鑑別이 모두 사리에 맞아 이를 읽은 후에는 『傷寒論』의 病證에 대한 이해가 더욱 깊게 되어 의혹이 없게 된다. 강의에서는 겨우 發熱, 四逆 두가지 證狀만을 예로 들었지만 이를 통해 그의 이론들의 편린을 엿볼 수 있을 것이다. 만일 50證에 대하여 모두 알고자 한다면 原著를 찾아 상세히 읽으면 알 수 있을 것이다.

3. 현재 통용되는『傷寒論』은 397조로 이는 전체『傷寒論』의 핵심부분이다. 그러므로 "半部" 『傷寒論』 혹은 "潔本"『傷寒論』이라 부른다. 또 다른 "半部"는 王叔和가 정리할 때 덧붙여진 것으로 張仲景의 原著가 아닐지라도 어느 정도 의학적 가치가 있다. 成無己가 처음으로 그 전체를 註解하여 길을 연 공로는 인몰되어서는 않된다. 마땅히 의학계에서 중요하게 다루어져야 할 것이다.

【학습과제】

1. 成無己의 『註解傷寒論』의 특징은 무엇인가? 열거하여 설명하시오.
2. 成無己는 『傷寒論』의 發熱을 어떻게 감별하였는가?
3. 成無己는 어떻게 四肢의 溫涼으로 傷寒病의 六經의 차이를 감별하였는가?
4. 成無己의 3대 저작을 나열하고 그 학술적 성취를 간략하게 평가하라.

3 龐安時

【학습목표】

1. 傷寒의 病因과 發病에 대한 龐安時의 견해를 이해한다.
2. 龐安時가 溫熱病에 대해 밝힌 바를 이해하고, 溫病을 傷寒에서 구분해 낸 것의 의의와 五大溫證의 진단과 치료를 이해한다.
3. 龐安時의 일생 동안의 저작을 이해한다.

【생애와 저작】

龐安時는 字가 安常이며 宋나라 慶曆~元符(서기 1042~1099) 시기의 蘄水(현재 湖北省 浠水縣)人이다. 어릴 때 그의 부친이 그에게『脈訣』을 주어 공부하도록 하였다. 그가 자라서는『靈樞』,『太素』,『甲乙經』등 서적들을 널리 읽어 열심히 연구하여 통달하였다. 각 證 중에 傷寒病에 매우 정통하여 張仲景의 대의를 얻었다고 할만하다. 傷寒病을 잘 치료하여 명성을 드날렸는데, 사람들의 병을 치료함에 열에 여덟아홉은 낫게 하였다. 멀리서 치료를 위해 찾아오는 사람들에게 방을 마련해 주고 간단한 병상을 설치하여 편하게 머무를 수 있도록 하였으며 직접 탕약을 달여 주어 완전히 회복된 후에 돌아갈 수 있도록 하였다. 환자들이 돈을 가져와 謝禮하려 하여도 받지 않았으며 救死扶傷의 정신으로 전력을 다하여 환자를 도왔으니, 이런 면에서 그의 醫德이 숭고함을 볼 수 있다. 그는 당시 저명한 文人들과도 친밀한 교류가 있었는데, 그들은 모두 龐安時의 醫術과 醫德을 높이 평가하였다. 그래서, 宋代 蘇東坡의『東坡雜記』,『仇池筆記』와 張耒의『明道雜志』, 袁文의『甕牖閒評』, 葉夢得의『避暑錄話』등과 같은 筆記와 雜記에 모두 그에 대한 기록이 있다. 蘇東坡와 黃庭堅도 그의 대표적 저작인『傷寒總病論』에 서문을 적어 주었으니, 그의 醫術이 당시에 미친 영향을 알 수 있다.

그의 저작은『傷寒總病論』외에도『難經辨』,『主對集』,『本草補遺』등이 있지만, 이 세 저서는 失傳되었다. 현재까지 전해지는『傷寒總病論』은 龐安時가 만년에 지은 것으로 모두 6권이다. 1권에서는 六經分證을 서술하고 있으며, 2권에서는 汗·吐·下·溫·灸 등 治法을 말하고 있고, 3권에서는 傷寒과 유관한 雜病들을 논술하고 있으며, 4권과 5권에서는 暑病·時行·溫病·寒疫·斑痘 등을 열거하여 논술하고 있고, 6권에서는 傷寒雜方과 姙娠傷寒方을 기재하고 있다. 책의 말미에서는『傷寒論』의 기초 위에 諸家의 학설을 참고로 하고 후세의 方藥과 辨證 등의 성과 및 개인의 임상경험을 결합하여『傷寒論』의 학술적 성취를 보충하고 발전시켰다.

【학술내용】

1. 寒毒이 病을 일으킴을 중시함

龐安時는 廣義의 傷寒病이 포괄하고 있는 범위는 넓어 中風·傷寒·風溫·溫病(春溫)·暑病·濕病 등을 포괄하고 있으나 가장 근본적인 病因은 겨울에 받은 寒毒으로 인한 傷害라고 생각했다. 겨울철에 寒毒을 받아 즉시 발병하면 傷寒이 된다(狹義). 겨울철에 寒毒을 받아 즉시 발병하지 않고 피부와 肌肉의 사이에 감추어져 있으면 각종의 時令之氣와 相搏하여 여러가지 질병을 일으킬 수 있다. 寒毒이 春溫之氣와 相搏하면 春溫이 되고, 夏暑之氣와 相搏하면 暑病이 되고, 暑濕之氣와 相搏하면 濕病(濕溫)이 되고, 風熱之氣와 相搏하면 風溫이 된다. 寒毒이 1년 동안의 虛風(風邪)과 相搏하면 中風이 된다. 寒毒이 가장 기본적인 발병 원인이 됨을 알 수 있다. 그러므로, 龐安時는 "病이 본래 겨울철의 中寒으로 인한 것이지만, 때에 따라 病의 형태가 변할 수 있다. 그러므로 大醫는 통털어서 傷寒이라 이른다(其病本因冬時中寒, 隨時有變病之形態耳, 故大醫通謂之傷寒焉.)"[20]라고 했다.

龐安時의 寒毒致病에 관한 학설은 王淑和의『傷寒例』에 근거하여 발전시킨 것이다.『傷寒例』에서 "겨울철의 심한 추위에는 만물이 깊이 숨어 있으니, 군자가 굳게 숨어 있으면 寒邪에 상하지 않지만, 이를 접촉하여 무릅쓰면 이에 傷寒이라고 한다. 四時之氣에 손상되면 모두 병이 될 수 있지만, 傷寒病이 毒이 되는 것은 가장 살벌하면서 사나운 기운을 이루기 때문이다(冬時嚴寒, 萬類深藏, 君子固密, 則不傷於寒, 觸冒之者, 乃名傷寒耳. 其傷於四時之氣, 皆能爲病, 以傷寒爲毒者, 以其最成殺厲之氣也.)"[21]라 했고, 또한 "적중되어 곧바로 병이 된 것을 傷寒이라 하고, 곧바로 병이 되지는 않고 寒毒이 肌膚에 숨어 있다가 봄에 이르러 변하여 溫病이 되고, 여름에 이르러 변하여 暑病이 된다(中而卽病者, 名曰傷寒. 不卽病者, 寒毒藏於肌膚, 至春變爲溫病, 至夏變爲暑病.)"[22]고 했다. 龐安時는『傷寒例』의 관점을 진일보 응용하여 傷寒 혹은 여러가지 溫病을 막론하고 모두 겨울철에 寒毒之氣에 傷하는 바가 가장 중요한 것이라고 여겼다. 동시에 그는 寒毒이 인체에 침입하는 것이 발병의 중요한 조건이라고 인식했지만, 단지 발병할 것인지 아닌지는 正氣(陽氣)의 强弱을 살펴야 한다고 보았다. "마땅히 陽氣가 閉藏되어 있어야 하는데도 도리어 요동하여 뭉쳐져서 腠理가 열려 津液을 억지로 적셔서 寒邪가 침범하면 腠理가 도리어 치밀해져 寒毒과 營衛가 서로 섞이게 되어 버린다. 이 때를 당하여는 勇者는 氣가 운행되면 낫지만, 怯者는 寒毒이 몸에 달라붙어 병이 된다.(當陽氣閉藏, 反搖動之, 令鬱發腠理, 津液强漬, 爲寒所搏, 膚腠反密, 寒毒與營衛相渾. 當是之時, 勇者氣行則已, 怯者則着而成病矣.)"[23] 勇者는 正氣가 강하여 寒毒에 저항할 수 있으니, 이른바 "氣가 운행되면 낫는다(氣行則已)"라 함은 發病하지 않는다는 것이다. 怯者는 正氣가 쇠퇴하여 寒毒에 저항하지 못하니 즉 "몸에 달라붙어 병이 된다(着而成病)"는 것이다. 이상에서 볼 때, 寒毒의 예방에 대해서는 "심하게 추울 때를 당해서는 빈틈없이 집안에 있어 寒毒이 침범하지 않게 한다(當嚴寒之時, 周密居室, 而不犯寒毒)"는 것과 체질을 강하게 하여 病에 대한 저항력을 키우는 것을 함께 중시하여 "勇者"가 되도록 하고 "怯者"가 되지 않도록 하는 것이 필요로 함을 알 수 있다.

20)『傷寒總病論・敍論』.
21) 王淑和의『傷寒例』.
22) 王淑和의『傷寒例』.
23)『傷寒總病論・叙論』.

2. 溫熱病을 연구하여 溫病을 傷寒으로부터 구분하다.

龐安時는 과거의 醫家들이 傷寒과 溫病을 구분하지 않고 傷寒을 치료하는 방법으로 溫病을 치료하여 효과가 없었을 뿐 아니라 적지 않은 환자들을 죽이는 것을 보았다. 그는 "네 종류의 溫病으로 망가진 증후는 王叔和로부터 이후로 분명히 분별한 사람이 드물었다. 그러므로 醫家들이 한결같이 傷寒病으로 여기고 發汗, 瀉下의 방법을 行하여 천하에서 억울하게 죽게 된 사람들이 반을 넘는다는 것이 진실로 공연한 말이 아니다"[24]라고 했다. 그는 일찍부터 傷寒方이 溫病을 통치하지 못하므로 傷寒의 범위를 넘어 溫病을 치료하는 새로운 길을 찾아야 함을 알고 있었다. 그리하여 그의 저작인 『傷寒總病論』제4,5권에서는 溫熱病을 위주로 논하여 傷寒과 구별되도록 했다. 그는 溫病을 크게 두 가지로 구분했다.

한 가지는 "일반 溫病", 즉 風溫 · 春溫 · 暑病 · 濕溫 등 유행성이 없이 사계절에 모두 발병하는 것이다. 이러한 溫病들은 넓은 의미의 傷寒의 범주에 속하는 것들로 겨울에 寒毒에 감촉되어 봄, 여름에 이르러 각종의 時令之氣와 相搏하여 이루어진다. 이런 부류의 溫病의 치료는, 龐安時의 관점에서 볼 때, 그 근본적 원인이 겨울에 받은 寒毒으로 傷寒의 범주에 속하므로 仲景의 傷寒方에서 벗어나지 않는 한도에서 적당한 가감을 가할 뿐이다. 暑病을 예로 들면, 龐安時는 暑病表證과 暑病裏證으로 나누어 論治하고 있다. 暑病表證이 傷寒病의 桂枝湯證과 유사한 경우는 桂枝湯을 대신하여 桂枝湯에 黃芩 · 葛根을 가한 것을 쓴다. 暑病表證이 傷寒病의 麻黃湯證과 유사한 경우는 麻黃湯을 대신하여 麻黃湯에 黃芩 · 知母를 가한 것을 쓴다. 暑病表證이 傷寒病의 青龍湯證에 유사한 경우는 青龍湯을 대신하여 青龍湯에 知母를 가한 것을 쓴다. 暑病表證이 葛根湯證과 유사한 경우는 葛根湯을 대신하여 葛根湯에 黃芩 · 知母를 가한 것을 쓴다. 暑病裏證에 있어 龐安時는 傷寒病의 白虎湯 原方을 통용했다. 기타 일반 溫病의 치료에 있어서도 대체적으로 傷寒方의 범위를 근본적으로 벗어나지 않았다.

다른 하나는 "時行溫病"이다. 이것은 傷寒의 범주에 속하지 않고 사계절의 乖候之氣를 감수하여 발하는 것이다. 유행성이 있고 傷寒과 크게 다르니 일반 溫病과도 같지 않은 것이다. 모두 다섯 가지의 時行溫病이 있으니, 이를 "五大溫病"이라 칭한다. 그 종류는 아래와 같다.

(1) 青筋牽: 봄의 乖候之氣를 감수하여 발생하는 일종의 時行溫病으로 病毒이 肝에 있다. 肝이 筋을 主하고 그 色이 青色이므로 病이 頸背部 양쪽의 근육이 牽急하는 증상으로 나타나므로 이와 같이 이름 붙였다. 증상으로는 頸背雙筋牽急, 腰强急, 脚縮不伸, 先寒後熱, 府中欲拆, 眼中生花, 眼黃 등이 있다. 柴胡地黃湯[25] 혹은 石膏竹葉湯[26]으로 치료한다.

(2) 赤脈攢: 여름의 乖候之氣를 감수하여 발생하는 일종의 時行溫病으로 病毒이 心에 있다. 心은 血脈을 主하고 그 色이 赤色이기에 얻은 이름이다. 少陰太陽에서 기원한다. 증상으로는 身熱,

---

24) 四種溫病敗壞之候, 自王淑和後, 鮮有炯然詳辨者, 故醫家一例作傷寒, 行汗下, 天下枉死者過半, 信不虛矣.(『傷寒總病論 · 上蘇子瞻端明辨傷寒論書』에 보임)

25) 柴胡地黃湯: 柴胡 2兩半, 生地黃 5合半, 香豉 5合, 生薑, 石膏 各4兩, 桂枝 半兩, 大青, 白朮, 芒硝, 梔子仁 各 1兩半.

26) 石膏竹葉湯: 淡竹葉 2升, 梔子仁, 黃芩, 升麻, 芒硝 各 1兩半, 細辛, 玄蔘 各 半兩, 石膏 4兩, 車前草 1升.

皮肉痛, 口乾舌破, 咽塞, 戰掉不定而驚動 등이다. 石膏地黃湯[27]으로 치료한다.

(3) 白氣狸: 가을의 乖候之氣를 감수하여 발생하는 일종의 時行溫病으로 病毒이 肺에 있다. 肺는 氣를 主하고 그 色이 白色이고 이 病이 乍寒乍熱하여 狸가 출몰하는 것과 같아 이와 같이 이름을 붙였다. 太陽太陰에서 기원한다. 증상으로는 乍寒乍熱, 暴嗽, 嘔逆, 體熱生斑, 氣喘引飮 등이다. 石膏杏仁湯[28] 혹은 石膏葱白湯[29]으로 치료한다.

(4) 黑骨溫: 겨울의 乖候之氣를 감수하여 발생하는 일종의 時行溫病으로 病毒이 腎에 있다. 腎은 骨을 主하고 그 色이 黑色이므로 이와 같이 이름을 붙였다. 太陽少陰에서 기원한다. 증상으로는 裏熱外寒, 意欲守火而引飮, 腰痛欲折, 胸脇掣痛類如刀刺, 心腹膨脹, 頭痛, 骨肉煩疼, 口燥心悶, 自利, 虛熱煩渴 등이 있다. 苦蔘石膏湯[30] 혹은 知母解肌湯[31]으로 치료한다.

(5) 黃肉隨: 사계절의 달이 끝나는 각 18일의 乖候之氣를 감수하여 발생하는 일종의 時行溫病으로 病毒이 脾에 있다. 脾는 肌肉을 主하고 그 色이 黃色이므로 이와 같이 이름을 붙였다. 太陰陽明에서 기원한다. 증상으로는 頭重項直, 皮肉强, 結核이 項의 하부에서부터 생기는 증상, 熱毒이 分肉에 퍼져 올라가 髮際 부위로 흩어져 들어가고 내려가 顳顬(섭유: 관자놀이) 부위에 뚫고 들어가는 증상, 은은하게 熱이 있는 것이 그치지 않는 증상 등이다. 玄蔘寒水石湯[32]으로 치료한다.

龐安時가 五大時行溫病을 탐구하고 치료한 것에서 알 수 있는 것은 그가 이미 溫病과 傷寒이 각기 다른 두 가지의 질병이라는 것을 인식했다는 것이다. 溫病을 傷寒으로부터 구분해낸 것은 傷寒學說의 발전에 유익할 뿐 아니라 溫病學說의 독립적 발전에도 매우 유리한 것이다.

【평가】

龐安時는 傷寒을 깊이 연구한 宋代의 저명한 傷寒學者 중의 한 사람이다. 그가 쓴 『傷寒總病論』은 張仲景의 『傷寒論』의 이론을 총괄, 밝혔을 뿐 아니라 자신의 풍부한 임상경험을 이에 결합시켜 보충한, 비교적 이른 시기에 영향을 미친, 『傷寒論』연구저작이다. 그는 外因인 "寒毒"을 중시했을 뿐 아니라 인체 내의 "陽氣"를 傷寒發病의 결정 요소로 보았다. 그는 傷寒을 연구할 때 傷寒에 얽매이지 않고 傷寒의 범위를 넘어 溫熱病을 밝히기에 힘썼다. 그는 天行溫病이 乖候毒氣로 인한 것임과 傷寒과 근본적인 구별이 있음을 제시했다. 또한 傷寒을 치료하는 처방으로 溫病을 치료하지 못한다고 여기고 스스로 溫病을 치료하는 적지 않은 새로운 처방들을 창안해 냈다. 게다가 많은 양의 石膏를 잘 사용하였는데, 이것은 후에 淸代의 溫病學者인 余師愚가 많은 효과를 본 治法이 되었다. 그가 정한 五種의 時行溫病은 비록 이미 역사 속에서 인멸되었지만, 그가

---

27) 石膏地黃湯: 石膏, 生葛根 各 4兩, 麻黃 2兩, 玄蔘 3兩, 知母 半兩, 梔子仁, 大靑, 黃芩, 芒硝 各 1兩半, 濕地黃 半升.
28) 石膏杏仁湯: 石膏 4兩, 杏仁, 前胡 各 2兩, 甘草 1兩, 梔子仁, 麻黃, 紫苑, 桂枝, 大靑, 玄蔘, 葛根 各 1兩半.
29) 石膏蔥白湯: 豉 半升, 蔥白連鬚 2兩, 石膏, 生薑 各 4兩, 梔子仁, 升麻, 大靑, 芒硝 各 1兩半.
30) 苦蔘石膏湯: 苦蔘, 生葛 各 2兩, 石膏, 濕地黃 各 4兩, 梔子仁, 茵蔯, 芒硝 各 1兩半, 香豉, 蔥白 各 半升.
31) 知母解肌湯: 麻黃, 甘草 各 1兩, 知母, 葛根 各 1兩半, 石膏 3兩.
32) 玄蔘寒水石湯: 羚羊角屑, 大靑 各 1兩, 升麻, 射干, 芒硝 各 1兩半, 玄蔘 4兩, 寒水石 2兩半, 梔子仁 2兩.

四時五行과 傷寒六經을 서로 배합하고 臟腑와 經絡을 결합하여 辨證을 행한 방법은 자못 독특한 면이 있다. 龐安時는 당시의 사회적, 역사적 상황 아래에서 五種의 時行溫病과 傷寒을 명확하게 감별해낸 것은 진보라 하겠다. 이것은 傷寒病의 진단 수준을 높였을 뿐 아니라 후세 溫病學派의 형성과 발전에 있어서도 선도적 작용을 했다. 이렇듯, 龐安時는 傷寒學派의 중견학자였을 뿐 아니라 溫病學派의 선구자였다.

【복습자료】

1. 龐安時의 寒毒致病學說은 본절의 첫째 중점사항이며 아래와 같이 귀납된다.

傷寒病(廣義)

ㄱ. 冬受寒毒, 卽時發病 — 傷寒(狹義)

ㄴ. 冬受寒毒, 不卽時發病, 藏於肌膚, 待機而成

寒毒與春溫之氣相搏 — 春溫

寒毒與夏暑之氣相搏 — 暑病

寒毒與暑濕之氣相搏 — 濕病

寒毒與風熱之氣相搏 — 風溫

寒毒與四時風邪相搏 — 中風

2. 龐安時의 五大溫證은 본절의 둘째 중점사항이다. 이를 표로 요약하면 아래와 같다.

病證名稱	侵入臟腑	由來한 經絡	季 節	五行	症 狀	治療
靑筋牽	病毒在肝	少陰少陽	春	木	頸背雙筋牽急, 腰强急, 脚縮不伸, 先寒後熱, 府中欲拆, 眼中生花, 眼黃 등.	柴胡地黃湯, 石膏竹葉湯
赤脈攢	病毒在心	少陰太陽	夏	火	身熱, 皮肉痛, 口乾舌破, 咽塞, 戰掉不定而驚動 등.	石膏地黃湯
白氣狸	病毒在肺	太陽太陰	秋	金	乍寒乍熱, 暴嗽, 嘔逆, 體熱生斑, 氣喘引飮 등.	石膏杏仁湯, 石膏葱白湯
黑骨溫	病毒在腎	太陽少陰	冬	水	裏熱外寒, 意欲守火而引飮, 腰痛欲折, 胸脇掣痛類如刀刺, 心腹膨脹, 頭痛, 骨肉煩疼, 口燥心悶, 自利, 虛熱煩渴 등.	苦蔘石膏湯, 知母解肌湯
黃肉隨	病毒在脾	太陰陽明	사계의 마지막 18일	土	頭重項直, 皮肉强, 結核起于頸下, 布熱毒于分肉之中, 上散入髮際, 下貫顳顬, 隱隱而熱, 不相斷離 등.	玄參寒水石湯

3. 五大溫證의 命名에 대해 잠시 살펴 보면, 그에 대한 이해가 비교적 어려우나 다만 그 기본적인 命名方法을 파악하기만 하면 쉽게 이해할 수 있다. 이는 龐安時가 당시의 역사적 상황에서

五種의 時行溫病의 증상에 근거하여 四時 · 五行 · 臟腑 · 經絡을 종합하여 정한 것이다. 青筋牽證의 경우는 환자의 증상 중에 頸背部雙筋牽急의 증상이 있다. 이것은 봄에 발생하는 時行溫病이며 病毒이 肝臟을 침범한 것이다. 肝은 筋을 主하며 少陽經이 서로 결합되고 少陰經과 밀접히 관계되며 五行 중 木에 배합된다. 木이 五色 중 青色에 배합되므로 青筋牽이라고 이름붙인 것이다. 그 밖의 네 가지의 溫證인 赤脈攢("攢"는 病이라는 의미이다.), 白氣狸, 黑骨溫, 黃肉隨는 기본적으로 命名方法이 동일하다. "五大溫證"의 이와 같은 명명법에 대해 이해하기는 어렵지 않다.

4. 五大溫證을 치료하는 方劑의 효용

柴胡地黃湯과 石膏竹葉湯은 肝熱을 淸하고 肝腎의 陰을 養하는 작용이 있어 病毒이 肝에 있는 青筋牽證을 치료한다. 石膏地黃湯은 瀉心火하고 아울러 養陰하는 작용을 가지고 있어 病毒이 心에 있는 赤脈攢證을 치료한다. 石膏杏仁湯과 石膏葱白湯은 淸熱宣降肺氣의 작용이 있어 病毒이 肺에 있는 白氣狸證을 치료한다. 苦蔘石膏湯과 知母解肌湯은 淸下焦熱毒하고 養腎陰하는 작용이 있어 病毒이 腎에 있는 黑骨溫證을 치료한다. 玄蔘寒水石湯은 淸熱解毒의 작용이 있어 病毒이 脾에 있는 黃肉隨證을 치료한다.

【학습과제】

1. 龐安時의 광의적 傷寒의 病因 및 發病은 무엇인가?
2. 龐安時는 暑病에 대해 어떻게 『傷寒論』을 기초로 하여 辨證治療를 하였는가?
3. 龐安時는 五大時行溫病을 어떻게 命名하였는가? 그 病因, 證候 및 用方은 어떠한가?
4. 柴胡地黃湯, 石膏地黃湯, 石膏杏仁湯, 苦蔘石膏湯, 玄蔘寒水石湯의 처방조성의 의미를 분석하라.

4 朱肱

【학습목표】

1. 傷寒의 치료에 관한 朱肱의 주요 관점과 업적을 파악한다.
2. 朱肱의 "病名을 바탕으로 환자의 병을 알아내고, 병을 바탕으로 증상을 식별한다(因名識病, 因病識證)"는 사상을 숙지한다.
3. 朱肱의 생애와 저작을 이해한다.

【생애와 저작】

朱肱은 字가 翼中이고, 號가 無求子인데, 만년에는 號를 大隱翁이라 하였다. 浙江省 吳興 사람으로서 宋나라 元祐 3년(서기 1088년)에 관직에 올랐다. 宋나라 徽宗이 그에게 醫學博士, 奉議郎 등의 직책을 맡겼으므로 사람들이 그를 朱奉議라 불렀다. 朱肱은 여러 질병을 잘 치료하였는데,

특히 傷寒에 정통하여 20년 동안 傷寒을 깊이 연구하여 『南陽活人書』를 지었다. 이 책은 元祐 4년(서기 1089년)에 저작을 시작하여 大觀 2년(1108년)에 완성되었는데, 처음에는 『無求子傷寒百問』이란 이름이었는데, 이후 여러 차례 거듭 교정되고 武夷張의 서문이 붙어 政和 8년(1118년)에 거듭 간행되었다. 이 때 張仲景이 南陽 사람이고 華佗가 일찍이 자신의 醫書에 "活人"이란 칭호를 사용한 바 있었다는 사실에 바탕하여 『南陽活人書』라는 명칭을 새로 붙이게 되었다. 같은 시기에 四明의 王作肅은 이 책을 底本으로 하고 여기에 수십 명의 저서들을 수집하고 그 요점을 뽑아 주석을 첨부하여 『增釋南陽活人書』라는 제목의 책을 내었다. 명나라 萬曆 시기(1573~1620)에는 王肯堂과 吳勉學이 이 책을 『古今醫通正脈全書』에 수록하고 교감을 행하였는데, 이 때 책 머리에 『增注無求子類證活人書』라는 제목을 붙였다. 이를 줄여서 『類證活人書』라 부른다.

이 책은 모두 20권(22권으로 되어있는 판본도 있다)으로 나뉜다. 1~11권에서는 101가지 질문을 제시하여 『傷寒論』의 本旨를 풀었고, 12~15권에는 桂枝湯 등 112가지 처방을 모아 놓았다. 16~18권에는 升麻湯으로부터 麥門冬湯에 이르기까지 126개의 처방을 모아 놓았는데, 이 처방들은 『外臺秘要』, 『千金要方』, 『太平聖惠方』 등에서 뽑아 『傷寒論』의 미비점을 보완하고 있다. 책의 끝 부분인 19~20권에서는 婦女子의 傷寒病을 논하고 이어 小兒의 痘疹을 논하였다. 이 책은 전체적으로 종합분석의 방법을 사용하고 있는데, 통속적으로 쉽게 이해할 수 있는 글로 문답의 형식을 빌어 傷寒證治의 차이를 밝혀 독자가 쉽게 『傷寒論』을 이해할 수 있도록 하였다. 이 책이 張仲景의 학설을 발전시키는 데 공헌한 점이 바로 여기에 있다.

【학술내용】

1. 經絡을 알아서 三陰三陽을 해석함

張仲景의 『傷寒論』에 등장하는 三陰三陽의 實質이 무엇인가에 대해 후세 醫家들은 각자 자기의 견해를 고집하여 설이 분분하였다. 朱肱은 최초로 『傷寒論』의 三陰三陽이 足三陰經, 足三陽經의 6개 經脈을 가리킨다고 주장하였다. 朱肱의 『活人書』를 펼치면 제일 앞에서 經絡을 논하고 있으며, 아울러 經絡圖까지 첨부되어 있다. 그는 "傷寒을 치료할 때는 먼저 經絡을 알아야 한다. 經絡을 알지 못하면 마치 길을 더듬으면서 어두운 길을 걷는 것과 같이 邪氣가 어디 있는지 알지 못하게 된다. 따라서, 흔히 병이 太陽에 있는데 도리어 少陰을 치고 증상이 厥陰인데 도리어 少陽을 和解시켜 寒邪는 없어지지 않은 채로 眞氣가 사라지게 된다"[33]고 하였다. 여기서 그가 "경락을 아는 것(識經絡)"의 중요성을 적극 강조하였으며, 足六經(즉 足太陽膀胱經, 足陽明胃經, 足少陽膽經, 足太陰脾經, 足少陰腎經, 足厥陰肝經)의 순행 및 생리·병리적 특징으로 傷寒病의 三陰三陽病證의 發生, 傳變, 病位와 병리기전을 해석하고자 힘썼음을 알 수 있다. 三陽經을 예를 들어 그의 논리를 아래에서 살펴보자.

"足太陽膀胱之經, 從目內眥上頭連於風府, 分爲四道, 下項幷正別脈上下六道以行於背, 與身爲

---

33) 治傷寒先須識經絡, 不識經絡, 觸路冥行, 不知邪氣之所在, 往往病在太陽, 反攻少陰, 證是厥陰, 乃和少陽, 寒邪未除, 眞氣受斃.(『類證活人書 · 卷第一』에 보임)

經. 太陽之經爲諸陽主氣, 或中寒邪, 必發熱而惡寒, 緣頭項腰脊, 是太陽經所過處, 今頭項痛, 身體疼, 腰脊强, 其脈尺寸俱浮者, 故知太陽經受病也."[34]

"足陽明胃之經, 從鼻起夾於鼻, 絡於目, 下咽分爲四道, 幷正別脈六道上下行腹冈維於身. 盖諸陽在表, 陽明主肌肉, 絡於鼻, 故病人身熱, 目疼, 鼻乾, 不得臥, 其脈尺寸俱長者, 知陽明經受病也."[35]

"足少陽膽之經, 起目外眥, 絡於耳, 遂分爲四道, 下缺盆, 循於脇, 幷正別脈六道上下主經營百節流氣三部, 故病人胸脇痛而耳聾, 或口苦咽乾, 或往來寒熱而嘔, 其脈尺寸俱弦者, 知少陽經受病也."[36]

三陽經은 위와 같다. 三陰經도 이와 마찬가지이다. 朱肱이 足六經으로 『傷寒論』의 三陰三陽을 논하였으므로 후세 醫家들은 관습적으로 傷寒의 三陰三陽病證을 "六經病證"이라고 稱하게 되었다. 실제로는 『傷寒論』 原書의 각 篇을 보면 "六經"이라는 말을 사용한 곳은 한 군데도 없고 각 편마다 모두 "辨××病脈證幷治"라고 되어 있을 뿐 "辨××經病脈證幷治"라고 하지는 않았다. 이와 같은 "經絡說"로 三陰三陽을 해석한 것은 부분적으로는 합당하지만 三陰三陽病證을 완벽하게 해석할 수는 없으므로 張仲景의 本旨와 완전하게 부합되는 것은 아니다. 다만 최초로 "經絡說"로 『傷寒論』의 三陰三陽의 實質을 논하여 학술적 논쟁을 유도한 것이 가치가 있을 뿐이다.

2. 脈과 證을 함께 살펴 表裏와 陰陽을 辨別함

朱肱은 "무릇 질문하여 알아내는 방법으로 환자의 겉을 살피고, 切診하여 알아내는 방법으로 환자의 안을 살피므로, 證과 脈은 어느 한 쪽이라도 배제되어서는 안 된다"[37]고 하였다. 이러한 脈과 證을 함께 고려해야 한다는 주장은 張仲景의 "平脈辨證"의 정신에 부합하는 것이다. 朱肱은 切脈을 중시하였을 뿐만 아니라 辨證도 역시 중시하였다. "傷寒을 치료할 때는 먼저 脈을 식별하여야 한다. 脈을 식별하지 못하면 表證인지 裏證인지 구분하지 못하게 되고 虛證인지 實證인지도 변별하지 못하게 된다. 脈이 浮한 것은 病邪가 表에 있는 것이고, 脈이 沈한 것은 病邪가 裏에 있는 것이다. 陽部에서 鼓動하면 有汗하고, 陰部에서 鼓動하면 發熱이 있다. 땀을 흘리고 나서 脈이 안정된 자는 살고, 땀을 흘리고 나서 脈이 躁動하는 자는 죽는다. 陰病에 陽脈이 나타나면 큰 병을 이루지 않고 陽病에 陰脈이 나타나면 오래 살지 못한다. 이렇듯 脈과 證狀에 生死吉凶이 마치 龜鏡에 부합되는 것 같다"[38]고 하였다. 아울러 그는 結胸을 예로 들어 診脈의 중요성을 다음과 같이 설명하였다. "환자의 心下가 꽉 찬 듯 그득하고 눌러보았을 때 돌처럼 단단하면서 통증이 있는 것은 結胸이다. 結胸證은 통상적인 치료법에 의하면 마땅히 下法을 써야 하니, 삼척동자라도 누구든 大黃甘遂陷胸湯으로 攻下할 줄은 안다. 그러나 張仲景이 '結胸證에 脈이 浮하면 下法을 사용해서는 안 되니, 下法을 사용하면 죽는다'라고 하였다. 이로 미루어 보건데, 만약 단

34) 『類證活人書 · 卷第一』.
35) 上同.
36) 上同.
37) 大抵問而知之以觀其外, 切而知以察其內, 證之與脈不可偏廢.(『類證活人書 · 卷第二』에 보임)
38) 治傷寒先須識脈, 若不識脈, 則表裏不分, 虛實不辨. 脈浮爲在表, 脈沈爲在裏. 陽動則有汗, 陰動則發熱. 得汗而脈靜者生, 汗已而脈躁者死. 陰病陽脈則不成, 陽病陰脈則不永. 生死吉凶, 如合龜鏡.(『類證活人書 · 卷第二』에 보임)

지 外證에만 의거하여 陷胸湯을 사용하는 것은 잘못된 것이다.(病人心下緊滿, 按之石硬而痛者, 結胸也. 結胸證於法當下, 雖三尺之童, 皆知用大黃甘遂陷胸湯下之. 然仲景云, 結胸脈浮者不可下, 下之則死, 以此推之, 若只凭外證, 使用陷胸湯則誤矣.)"[39] 辨證에 있어서는 表裏와 陰陽의 변별을 강조하였다. 그는 다음과 같이 말한다. "傷寒을 치료할 때는 表裏를 구분해야 한다. 表裏를 나누지 못하면 汗法과 下法을 구분하여 적용하는 데 착오가 있게 된다. 이러한 이유로 古人들이 桂枝湯을 복용하였는데 陽氣가 성한 경우라면 곧 죽게 되고 承氣湯을 복용하였는데 陰氣가 성한 경우라면 또한 그 때문에 죽게된다고 한 것은 이 때문이다. 傷寒에는 表證, 裏證, 半表半裏證이 있고, 表證과 裏證이 함께 나타나는 경우와 表證과 裏證이 모두 드러나지 않는 경우가 있다. 表證일 때는 發汗시켜야 하고, 裏證일 때는 攻下시켜야 하며, 半表半裏證일 때는 和解시켜야 하고, 表證과 裏證이 함께 나타날 때는 증상에 따라 滲泄시켜야 한다."[40] 또한, 朱肱은 "傷寒을 치료할 때는 陰證, 陽證의 두 證을 알아야 한다", "陽候일 때는 말을 많이 하고, 陰證일 때는 소리가 없다. 陽病일 때는 새벽에 안정되고, 陰病일 때는 밤에 안정된다. 陽虛일 때는 저녁 때 증상이 심해지고, 陰虛일 때는 한밤중에 병사가 심해진다. 이처럼 陰陽의 消息에 따라 證狀이 각각 다르게 된다. 그러나 事物은 極에 달하면 돌아오는 법이니, 寒暑는 변한다. 陽이 거듭되면 반드시 陰이 나타나게 되고, 陰이 거듭되면 반드시 陽이 나타나게 되며, 陰證이 陽證과 흡사하게 되고, 陽證이 陰證과 흡사하게 된다. 陰이 盛하면 陽을 가로막게 되어, 어떤 證인 듯하면서도 아니게 되고, 같은 듯하면서도 다르게 된다"[41]고 하여 陰證과 陽證의 證狀과 病機를 설명하였다. 朱肱이 辨證에서 表證·裏證과 陰證·陽證을 특별히 강조한 것은 어느 정도 이유가 있다. 즉 『傷寒論』에서 表裏陰陽을 辨證의 大綱領으로 삼고 있다는 점이다. 表裏陰陽 가운데 陰陽이 더 중요하다. 表裏陰陽의 辨證을 제대로 해내면 寒熱虛實은 그 안에 포괄되어 있기 때문에 저절로 파악된다.

3. 病名을 확정하여 病과 證을 알아냄

朱肱은 治療學과 臨症의 두 방면에서 모두 辨病과 辨證의 관계를 대단히 중시하였다. 그는 우선 病名을 확정해야 하고 病名이 확정되면 더욱 병을 잘 이해할 수 있게 되어 辨證을 진행할 수 있다고 생각하였다. 그리하여 그는, "지금 각 問을 따라 그 아래에 일일이 症狀을 상세히 적고 모두 아무개 病이라고 이름을 붙여 두었으니, 바라건대 이들 病名을 바탕으로 환자의 病을 알아내고, 알아낸 病을 바탕으로 證을 알아낸다면, 어두운 곳에서 빛을 만나는 것과 같이 가슴속이 훤해질 것이므로 병을 치료함에 착오가 없을 것이다"[42]라고 말하였다. 그는, "天下의 일이란, 名

---

39) 上同.

40) 治傷寒須辨表裏, 表裏不分, 汗下差誤. 古人所以云桂枝下咽, 陽盛卽斃, 承氣入胃, 陰盛以亡. 傷寒有表證, 有裏證, 有半表半裏在裏, 有表裏兩證俱見, 有無表裏證. 在表宜汗, 在裏宜下, 半在裏半在表宜和解, 表裏俱見, 隨證滲泄.(『類證活人書 · 卷第三』에 보임)

41) 陽候多語, 陰證無聲, 陽病則旦靜, 陰病則夜寧, 陽虛則暮亂, 陰虛則夜爭. 陰陽消息, 證狀各異. 然而物極則反, 寒暑之變, 重陽必陰, 重陰必陽, 陰證似陽, 陽證似陰, 陰盛格陽, 似是而非, 若同而異.(『類證活人書 · 卷第四』에 보임)

42) 今於逐問下, 詳載疾狀而名之曰某病, 庶幾因名識病, 因病識證, 如暗得明, 胸中曉然, 而處病不差矣.(『類證活人書 · 卷第六』에 보임)

稱이 확정되면 그 實質이 辨別되어 말이 순조롭게 되어 일이 이루어지는 법이다. 더욱이, 傷寒의 名稱은 여러 가지로 다른데, 만약 그 名稱을 알아낸다면 비록 치료에 실수를 하더라도 그저 치료의 공과에 수준의 차이가 있을 뿐이며 효과가 나타나는 시간의 차이가 있을 뿐이다. 病名을 확정하지 못하고서 함부로 治療를 행하니, 이따금 中暑를 熱病으로 오인하여 도리어 따뜻한 약을 사용하고, 濕溫을 風溫으로 오인하여 다시 發汗시키는 약을 가하게 된다. 名稱과 實際가 뒤섞여 是非를 가르기 어지러워지므로 목숨이 바람 앞의 등불보다 위태롭게 된다(天下之事, 名定而實辨, 言順則事成. 又況傷寒之名, 種種不同, 若識其名, 縱有差失, 功有淺深, 效有遲速耳. 不得其名, 妄加治療, 往往中暑乃作熱病治之, 反用溫藥, 濕溫乃作風溫治之, 復加發汗. 名實混淆, 是非紛亂, 性命之寄, 危於風燭.)"[43]고 하였다. 朱肱이 病名을 확정할 것을 강조한 목적은 질병에 대해 보다 나은 鑑別診斷을 진행하기 위한 것으로, 名實이 相符하고 辨病이 확실해야만 治法, 處方을 적용하는 과정에 착오가 없게 된다. 때문에 그는 『類證活人書』에서 傷寒과 傷風, 熱病, 中暑, 溫病, 溫瘧, 風溫, 溫疫, 中濕, 濕溫, 痓病, 溫毒 등 病의 鑑別診斷을 상세히 논하고 있다. 확실히 한의학은 辨證을 장점으로 하지만, 朱肱은 辨病을 기초로 하여 그 위에 辨證을 진행하여 치료 효과를 높이고 있다. 症狀은 疾病의 외재적 반영이며, 證型은 각종 症狀이 종합되어 이루어지는 것이다. 發熱은 太陽病에서 볼 수 있을 뿐만 아니라 少陽病에서도 볼 수 있으며, 惡寒은 三陽病 모두에서 볼 수 있을 뿐 아니라 三陰病에서도 볼 수 있다. 그리고 桂枝湯證, 麻黃湯證, 抵當湯證, 五苓散證, 柴胡湯證, 白虎湯證, 承氣湯證, 理中湯證, 四逆湯證, 烏梅丸證 등의 證型은 症狀의 조합을 살펴야 확정된다. 반드시 종합분석의 방법으로 세세히 분별하여 각각 그 증후를 상세히 살펴서 치료해야 하는 것이다.

【평가】

朱肱은 醫學에 밝았는데, 특히 傷寒에 정통하였다. 그는 20년간 『傷寒論』을 연구하여 『活人書』를 저술하였다. 許叔微(1079~1154)는 朱肱의 『活人書』에 대하여 "『活人書』는 내용이 가장 충실하며 이해하기 쉽고 고전에 잘 부합되므로, 내가 평소에 심히 아끼는 책이다"[44]라고 하였다. 劉完素는 이 책에 대해 "하위 분류가 다양하고, 처방이 많으며, 어투가 직설적이고, 유사한 것들이 잘 구분되어 있다"[45]고 평가하였고, 徐大椿(1693~1771)은 "宋代 학자의 책 중에, 『傷寒論』의 뜻을 밝혀 후세 사람들로 하여금 『傷寒論』을 붙들고 쉽게 이해할 수 있게 하여 張仲景에 큰 공을 남긴 책으로는 『活人書』가 첫째 가는 책이다"[46]라고 높이 평가하였다. 그가 "經絡說"로 『傷寒論』의 三陰三陽을 해석한 것만으로 완전히 그 實質을 밝힐 수는 없지만 "六經"을 최초로 제창하여 학술적 논쟁을 촉발시켜 傷寒學派의 발전을 추동시킨 것에서 그 의의를 찾을 수 있을 것이다. 朱肱은 脈과 證을 함께 살펴 傷寒病證의 表裏·陰陽의 속성을 변별할 것을 중요하게 여기고 "病名을 바탕으로 환자의 病을 알아내고, 알아낸 病을 바탕으로 證을 알아낸다"고 하여 辨病과 辨證을

---

43) 上同.
44) 『中國醫籍考 · 卷三十』의 方論八에 보임.
45) 上同.
46) 上同.

서로 결합시킬 것을 강조하였다. 이것은 오늘날『傷寒論』을 연구하여 임상에 적용시키는 데에 가치가 있는 것이다.

【복습자료】

1. 이 절의 요점은 다음의 두 가지이다. 첫째, 朱肱은 經絡으로『傷寒論』의 三陰三陽을 해석하여 三陰三陽의 實質이 足六經의 病變인 것으로 인식하고, 傷寒病證의 定位問題를 밝히려 하였다. 그의 독특한 견해는 후세의 醫家들에게『傷寒論』연구의 한 가지 모형을 제시함으로써 열띤 논쟁을 불러 일으켜 仲景學說의 발전을 촉발시켰다. 둘째, 脈과 證을 함께 살펴 病證의 表裏, 陰陽, 虛實의 속성을 변별할 것을 주장하였는데, 이것은 仲景의 "平脈辨證"의 정신에 부합되는 것이다.

2. 朱肱의 "病名을 바탕으로 환자의 病을 알아내고, 알아낸 病을 바탕으로 證을 알아낸다(因名識病, 因病識證.)"는 것은 우리에게 어떤 시사점을 던져 준다. 어떤 사람들은 한의학이 단지 辨證할 필요만 있고 辨病을 할 필요는 없다고 말하는데, 이는 사실상 한의학에 대해 깊이 이해하지 못한 것이거나 오해를 한 결과이다. 한의학에는 다양한 病名이 있는데, 이것은 이미 辨病과 辨證을 한 것이니, 이는 바로 辨病의 기초 위에서 辨證을 진행한 것이다. 예를 들어『傷寒論』과『金匱要略』의 매 절마다 "辨××脈證病治"라는 제목이 붙어 있는 것을 볼 때, 이것은 韓醫學과 西洋醫學의 병 개념이 완전히 일치하지 않고 그 이론체계가 같지 않다는 증거의 하나이기도 하다. 그러나, 韓醫學과 西洋醫學 사이에 적지 않은 病名이 동일하며 그 내용에 있어서도 동일한 경우가 있다. 예를 들어 麻疹, 痢疾, 瘧疾, 感冒(感氣), 破傷風, 百日咳 등이 그러하다. 우리들은 마땅히 한의학의 病名을 발굴, 정리하고 표준화하여 辨病과 辨證의 수준을 향상시켜야 할 것이다. 따라서 위에 서술한 朱肱의 관점은 현재에도 여전히 어느 정도의 현실성이 있는 것이다.

【학습과제】

1. 朱肱은『傷寒論』에 등장하는 三陰三陽의 實質에 대해 어떠한 인식을 가지고 있었는가? 예를 들어 설명하고 그에 대해 평가하라.
2. 朱肱이 脈과 證을 함께 고려한 것이 診斷에 얼마만큼의 정확성을 보여주었는지 예를 들어 설명하라.
3. 『活人書』란 책 이름의 유래와 이 책에 대한 역대 醫學者들의 평가를 간략히 기술하라
4. 朱肱이 "病名을 바탕으로 환자의 病을 알아내고, 알아낸 病을 바탕으로 證을 알아낸다(因名識病, 因病識證)"는 것을 중시한 점은 우리에게 어떠한 교훈을 주는가?

5 方有執

【학습목표】

1. 方有執이 『傷寒論』의 錯簡을 주장하고 교정한 그의 견해와 구체적인 조치에 대하여 알아본다.
2. 方有執의 위와 같은 주장이 傷寒學派의 발전에 미친 영향을 알아본다.
3. 方有執의 생애와 저작에 대해 알아본다.

【생애와 저작】

方有執의 자는 中行이며 安徽省 歙縣사람이다. 明代 嘉靖2년(1523년)에 태어나서 萬曆 21년(1593년) 71세까지 생존하였으나 구체적인 사망일시는 자세하지 않다. 그는 의학을 배울 때 적지 않은 시련을 겪었다. “나는 우둔하여 의학을 처음에는 공부하지 않았다. 나 자신 계속하여 병마로 피곤하였고 두 차례에 걸쳐서 喪妻를 하였는데, 병이 모두 風寒에 맞아 상하여 생긴 것이었고, 이에 두루 많은 의사들을 찾아다니면서 여러 가지로 치료하였지만 효과가 없음을 개탄하였다. …… 마침내 30을 채우지 못하고서 죽었다. 전후로 한결같이 소녀가 驚風을 당하여 일찍 죽은 자가 다섯이었다.”[47] 이에 분개하여 의학을 배울 것을 결심하고 仲景의 책을 사서 읽었다. 아울러 “여기에 오로지 뜻을 두고 예리하게 힘써 노력하여 여러 방면의 고초를 겪은 끝에 구레나룻이 하얗게 된 나이가 되어서 깨달음이 열리게 되었다.”[48]

方有執은 『傷寒論』을 수십년동안 연구하여 明나라 萬曆 20년(1592년)에 『傷寒論條辨』 8권을 저술하였다. “단서를 찾아 구하여 비슷한 것들은 빼버리고 엮었는데, 일일이 작자의 뜻을 미루어서 考訂하였다. 條辨이라고 이름 붙인 것은 바로 이러한 이유이다.”[49] 이 책은 그가 일생동안 『傷寒論』을 연구한 결정체이다. 그는 王叔和와 成無已의 舊本『傷寒論』의 錯簡을 주장하여 처음으로 교정하여 明代의 傷寒學硏究로 유명한 대표적 인물이 되었다.

【학술내용】

1. 『傷寒論』의 ‘錯簡’에 대한 주장

晋代의 王叔和가 張仲景의 『傷寒論』을 편차한 이후에 역대의 醫家들은 기본적으로 王叔和의 版本을 토대로 이를 연구하였다. 그러나 王叔和의 『傷寒論』의 編次에 대하여 의심을 품은 사람이 있었다. 元代의 王履는 “王叔和는 仲景의 여러 논의들 가운데 흩어져 있던 것들을 수집하여 한 권의 책으로 엮었으니, 그 공적이 매우 크다. 그러나 자신의 論을 仲景의 말 가운데에 섞어 놓은

---

47) 余以魯鈍, 於醫初未學也. 慨自連困, 兩番喪內, 病皆起於中傷風寒, 遍求多醫, 治殊弗效,……竟墮不滿三十而短世. 前後若一, 兒女遭驚風, 歷殤者五.(『傷寒論條辨 · 痙書叙』에 보임)

48) 篤志專此, 銳利憤敏, 涉苦萬端, 鬢霜而後豁悟.(上同)

49) 尋求端緖, 排比成編, 一一推作者之意, 爲之考訂, 故名曰條辨.(『四庫全書總目提要』권104에 보임)

것은 매우 유감이다. 그리고 雜脈과 雜病을 책머리에 어지럽게 나열해 놓았으니 玉石을 가리지 못한 것이고 主客이 전도된 것이다(王叔和搜采仲景舊論之散落者以成書, 功莫大矣. 但惜其旣以自己之說, 混於仲景所言之中, 又以雜脈雜病紛紜並載於卷首, 故使玉石不分, 主客相亂.)"[50]라고 하였다. 그러나 王履는 王叔和가 編次한 『傷寒論』의 '相亂', '자신의 論을 仲景의 말 가운데에 섞어 놓은 것(以自己之說, 混於仲景所言之中)' 등 따위의 것들만 문제삼은 것으로, 王叔和를 심하게 책망하는 데 목적이 있는 것은 아니었다. 그는 기본적으로 비난과 치하의 중간적인 태도를 취하고 있다. 그리고 비록 편차가 錯簡되어 있기는 하지만 그것을 수정해야 한다고 하지는 않았다. 그 밖의 註家들도 모두 "弗置理會"(이해함을 두지 않음)라는 입장을 가지고 있었다. 明代에 와서 方有執은 『傷寒論』이 錯簡된 정도가 심하여 다시 편집해야 하므로 錯簡重訂할 것을 주장하였다. 그는 『傷寒論』의 저술연대가 오래되었고 仲景의 원래 저술이 일찍이 소실되었기 때문에 王叔和가 編纂한 『傷寒論』은 後人들이 고치고 바꾼 것이라고 하였다. 그래서 『傷寒論』을 철저히 연구해서 仲景의 원래 의도를 재조명해야 한다고 하였다. 그리고 考證과 校訂을 해서 본래의 모습을 회복하였다고 하였다. 그리고 "條辨이란 곧 王叔和의 方位를 근거로 하여 본래대로 조리를 세우고 돌이켜 놓는 것을 말하는 것이다"[51]라고 하여 목적을 분명히 밝히고 있다. 『傷寒論』이 錯簡이라는 그의 주장은 많은 의사들의 적극적인 호응을 얻었다. 喩嘉言, 張璐, 黃元御, 吳儀洛, 周揚俊, 程應旄, 章楠 등이 그러한 인물들이다.

2. 『傷寒論』을 교정하는데 썼던 방법

方有執은 削, 改, 移, 調 의 4가지 방법을 사용하여 뒤섞인 『傷寒論』의 편제를 교정하였다.

(1) 削: 方有執은 『傷寒論』 제3편의 '傷寒例'를 순전히 王叔和의 위조라고 인식하고 비록 成無己가 註解를 달기는 했지만 仲景의 원래의 문장이 아니라 하고 삭제하였다.

(2) 改: 方有執은 『傷寒論』의 '太陽篇'을 많이 개정하여 이 篇을 '衛中風', '營傷寒', '營衛俱中傷風寒'의 세 편으로 나누었다. 桂枝湯證과 그 辨證에 속하는 條文들을 '衛中風篇'에 배열하였는데, 모두 66條文 20方이다. 麻黃湯證과 그 辨證에 속하는 條文들과 "傷寒"이라는 두 글자가 들어가 있는 條文들을 모아 별도로 '營傷寒篇'으로 하였는데, 모두 57條文, 32方이다. 그리고 靑龍湯證과 그 辨證과 관련된 條文들을 모아 '營衛俱中傷風寒篇'이라고 하였는데, 모두 38條文, 18方이다. 이상의 세 편은 나누어 1,2,3권으로 하였다. 이것이 『傷寒論條辨』이 중점을 둔 곳이다.

(3) 移: 方有執은 王叔和가 편찬한 『傷寒論』 제1편의 辨脈法과 제2편의 平脈法이 비록 仲景의 저작은 아니지만 그 안에는 仲景의 사상을 담고 있으므로 보존할 필요가 있다고 하였다. 그래서 이것들을 『傷寒論』의 뒷부분으로 옮기고 篇名도 두 편을 합쳐 辨脈法이라고 명명하는 것이 마땅하다고 하였다. 이외에 『辨痓濕暍病脈證』篇은 원래 仲景의 『傷寒雜病論』의 내용 중에 있던 것이었는데, 『傷寒論』과 『金匱要略』에 중복되어 있으므로 없애는 것보다는 뒤로 옮겨야 한다고 하였

---

50) 『醫籍考』卷二十三. 方論一에 보임.

51) 條辨者, 正叔和故方位, 而條還之之謂也.(『傷寒論條辨 · 跋』에 보임)

다. 그래서 이 세 개의 편을 합하여 제7권을 만들었다.

(4) 調: 方有執은 그 밖의 篇들에 대해서 그에 상응하게 편차를 조정하였다. 陽明과 少陽을 묶어 제4권으로 만들고, 太陰과 少陰과 厥陰 세 篇을 묶어 5권으로 하였다. 溫病과 風溫과 雜病과 霍亂病, 陰陽易差後勞復은 6권으로 하였고, 가장 뒤인 제8권은 王叔和의 可不可에 관한 편들의 내용들을 남겨두어 임상에 참고가 되게 하였다.

方有執은 『傷寒論』을 교정하는 일을 하면서 단지 조문의 편제를 바꾸는 일에만 몰두한 것이 아니라 傷寒病의 發生과 發展 그리고 傳變과 轉歸의 경험과 인식을 반영하였다. 예로 太陽病을 改訂하면서 3층적 의미를 분명히 밝히고 있다. 첫 번째는 風寒의 邪氣를 感受받는 것이 다르므로 인체가 받는 病位의 層次가 다르기 때문에 發病方式과 類型이 다르게 되어 '衛中風', '營傷寒', '營衛俱中傷風寒'의 3종이 있게 되는 것이다. 두 번째로 發病方式과 類型이 다르기 때문에 그 傳變과 轉歸가 같지 않아 각각에 變證이 있게 되는 것이다. 세 번째로 發病方式과 傳變, 轉歸가 같지 않지만 모두 太陽病에 속하는 것이기 때문에 반드시 공통적인 병리적 기초가 있으니, 그것은 '營衛不和'이다. 이것은 方有執이 太陽病篇을 개편하면서 條文과 病證을 가지고 '衛中風', '營傷寒', '營衛俱中傷風寒'에 따라 편차를 바꾼 실질적인 의의이다.

3. 『傷寒論』은 傷寒病의 치료에만 국한되지 않는다는 주장

方有執은 『傷寒論』이 방법을 갖춘 책이지만 傷寒病의 치료에만 국한되는 것이 아니라고 인식하였다. 그 辨證治法은 모든 병을 다 포괄한다고 생각하였다.

그는 말한다. "읽는 사람들은 모두 『傷寒論』이라는 것은 안다. 그러나 傷寒病을 위하여 만들어졌지만 논하고 있는 것이 傷寒뿐만이 아니라는 것을 알지 못한다.……그러한 까닭에 法을 냄에 대대로 천하의 법칙이 되었고 方을 냄에 대대로 모든 병을 다스리는 원조가 되었다."[52]

그의 견해는 확실히 고명하여 清代 程郊倩의 호평과 호응을 받았다. 程郊倩은 "仲景이 각각 논한 것은 비록 傷寒을 말하였지만 실제로는 治法의 모든 根源이다"[53]라고 하였고, 또 "『傷寒論』의 六經은 傷寒病의 六經이 아니라 傷寒을 바탕으로 六經을 만들어서 갈라서 헤아려 관할하도록 한 것이다. 무릇 이 한 권의 책은 완전히 脈을 변별하고 證狀을 변별하고 있는데, 傷寒의 각도에서 처방을 세우고 방법을 정하거나 傷寒과 비슷한 곳은 경계를 마련해 놓지 않은 것이 없다. 곳곳의 내용들이 傷寒이며, 곳곳의 내용들이 傷寒이 아니다"[54]라고 하였다. 方有執과 程郊倩 두 사람은 모두 공통적으로 臨床에 많은 시사점을 던져준다. 『傷寒論』을 배우는 것은 단지 傷寒病을 치료하기 위한 것만이 아니라 실제로 外感과 內傷의 각종 질병의 辨證論治를 이끌어내기 위해서이다. 만약 方有執이 임상과 이론에 대한 정밀한 연구가 없었다면 이런 탁월한 견해를 이끌어 내

52) 讀之者, 皆知其爲傷寒論也. 不知其乃有所爲於傷寒而立, 所論不啻傷寒而已.……所以法而世爲天下則, 方而世爲萬病祖.(『傷寒論條辨·序』에 보임)

53) 仲景各論, 雖曰傷寒, 實是法之總源也.(『傷寒論後條辨·辨傷寒論一』에 보임)

54) 傷寒論之有六經, 非傷寒之六經也, 乃因傷寒而說六經, 辨以勘轄之. 凡一部書, 諄諄辨脈辨證, 無非從傷寒角立處定局, 從傷寒疑似處設防, 處處是傷寒, 處處非傷寒也.(『傷寒論後條辨·辨傷寒論二』에 보임)

는 것은 불가능했을 것이다. 후세의 많은 의학자들이 이 점에 찬동하고 있다.

【평가】

方有執은 明代 傷寒學派의 大家 중의 한 사람이다. 그는 『傷寒論』이 錯簡되었다고 주장하고, 이를 개정하면서 독창적인 견해를 제시하였다. 그는 『傷寒論』을 개정하여 仲景의 『傷寒論』 원래의 모습을 부활시켰다. 전해오는 古典에 과감히 의구심을 품고 과거의 방법을 고집하지 않고 새로운 주장을 제기한 그의 정신은 용기있는 일로 가치있는 것이라 하겠다. 그의 주장은 당시의 의학계에 대단한 반향을 불러일으켜 '錯簡重訂'을 둘러싼 학계의 치열한 논쟁을 일으켰다. 그리하여 傷寒學派의 내부에 새로운 系派가 다투어 일어나게 되는 서막을 열었다.

方有執의 주장에 찬동하고 추종하는 학자들은 錯簡重訂派를 형성하였다. 明末清初의 喩嘉言은 方有執의 견해를 따라 錯簡重訂의 설을 말하였을 뿐 아니라 方有執이 改訂한 太陽篇을 응용하여 '風傷衛, 寒傷營, 風寒兩傷營衛'라는 이른바 '三綱鼎立'의 학설을 제창하였다. 한편 方有執의 견해를 폄하하고 반대하는 醫家들은 三綱鼎立의 학설에 대해서도 아울러 이의를 제기하고 『傷寒論』의 舊本의 권위를 지키는데 힘을 기울였다. 維護舊論派가 이들이다. 그리고 『傷寒論』의 辨證論治의 규율을 연구하는 醫家들은 辨證論治派를 형성하게 되었다. 이로 말미암아 의학자들의 깊은 연구가 진행되었고 『傷寒論』研究는 제2의 高潮期를 맞이하게 되었고(제1차 高潮期는 宋金時代이다), 이후 『傷寒論』 연구는 성숙단계로 접어들게 되었다.

그러나 『傷寒論』이 진정으로 方有執이 언급한 바대로 이러저러하게 錯簡되었다고 말하는 것은 수용하기 어렵다. 王叔和와 成無己는 하나도 옳은 것이 없고 方有執은 진정으로 仲景의 『傷寒論』의 원래 모습을 복원하였을까? 반드시 그러하지 않을까 염려스럽다. 앞으로 더욱 연구가 요망된다.

【복습자료】

1. 方有執은 『傷寒論』의 錯簡重訂論을 힘써 주장하였고, 아울러 '衛中風', '營傷寒', '營衛俱中傷風寒'의 '風寒中傷營衛說'을 주장하였다. 그의 『傷寒論』의 編次에 대한 改訂과 整理를 통하여 한편으로는 『傷寒論』의 系統性과 條理性을 부각시켰고, 한편으로는 傷寒의 發病과 傳變, 轉歸의 실제적인 인식을 표출하였다. 그의 창조적인 정신은 傷寒學派 내부의 논쟁을 촉발하였다. 이것으로 그는 傷寒學派를 발전시킨 중요한 인물의 하나가 되었다.

2. 方有執이 『傷寒論』의 정리에 사용한 네 가지의 방법은 太陽篇의 改訂에 커다란 영향을 미쳤다. 그의 衛中風, 營傷寒, 營衛俱中傷風寒의 관점은 후에 喩嘉言에 의해 정식으로 三綱鼎立의 학설을 이루게 되었다.

3. 方有執은 『傷寒論』이 단지 傷寒病의 치료에만 국한되는 것이 아니고 그 辨證治法은 모든 病證에 적용할 수 있다는 관점을 제시하여 임상에 새로운 길을 제시하였다. 즉, 傷寒病 혹은 外感病뿐만 아니라 內傷, 婦人, 小兒 등 各科의 疾患의 辨證論治에 새로운 길을 제시하였다. 이것은

바로 『傷寒論』의 이론과 임상을 동시에 연구하여 체득한 것이다.

4. 독자들이 方有執의 『傷寒論』을 교정한 후에 편찬한 『傷寒論條辨』과 王叔和가 편집한 舊本 『傷寒論』이 어떠한 구별이 있는지 이해하기 편리하도록 두 가지의 편차목록을 아래에 싣는다.

〈王叔和가 編次한 舊本『傷寒論』의 목록〉

제1권	제1편	辨脈法
	제2편	平脈法
제2권	제3편	傷寒例
	제4편	辨痓濕暍脈證
	제5편	辨太陽病脈證幷治上
제3권	제6편	辨太陽病脈證幷治中
제4권	제7편	辨太陽病脈證幷治下
제5권	제8편	辨陽明病脈證幷治
	제9편	辨少陽病脈證幷治
제6권	제10편	辨太陰病脈證幷治
	제11편	辨少陰病脈證幷治
	제12편	辨厥陰病脈證幷治
제7권	제13편	辨霍亂病脈證幷治
	제14편	辨陰陽易差後病脈證幷治
	제15편	辨不可發汗病脈證幷治
	제16편	辨可發汗病脈證幷治
제8권	제17편	辨發汗後病脈證幷治
	제18편	辨不可吐
	제19편	辨可吐
제9권	제20편	辨不可下病脈證幷治
	제21편	辨可下病脈證幷治
제10권	제22편	辨發汗吐下後病脈證幷治

〈方有執이 編次한 『傷寒論條辨』의 목록〉

제1권	衛中風篇(太陽病上篇)
제2권	營傷寒篇(太陽病中篇)
제3권	營衛俱中傷風寒篇(太陽病下篇)
제4권	陽明, 少陽病篇
제5권	三陰病篇

제6권 辨溫病, 風溫, 雜病脈證幷治篇

辨霍亂病脈證幷治篇

辨陰陽易差後勞復病脈證幷治篇

제7권 辨脈法, 痓濕暍病篇

제8권 汗吐下可不可諸篇

【학습과제】

1. 方有執은 傷寒學을 연구하면서 왜 '錯簡重訂'을 주장하였는가?
2. 方有執은 『傷寒論』을 교정하면서 구체적으로 어떤 방법들을 사용하였는가?
3. 方有執이 傷寒學派의 발전에 미친 영향은?
4. 三綱鼎立說이란 무엇이며 어떻게 형성되었는가?

6 柯琴

【학습목표】

1. 柯琴의 傷寒病 치료의 관점과 방법을 파악한다.
2. "六經地面"說의 내용과 의의를 숙지한다.
3. 柯琴의 생애와 저작에 대해 이해한다.

【생애와 저작】

柯琴의 자는 韻伯이며 호는 似峰이다. 淸代 浙江省 慈溪사람인데 후에 虞山(지금의 江蘇省 常熟縣)으로 옮겨가서 살았으며 거기에서 노년을 마쳤다. 구체적인 생몰연대는 미상이다. 趙爾巽 등이 편집한 『淸史稿』에 따르면, 그는 "박학다식하여 詩와 古文辭에 능했으며, 과거보는 일을 포기하고는 의학에 뜻을 가졌다. 집이 가난하였는데, 吳(역주: 江蘇省 남부와 浙江省 북부 일대) 지역을 돌아다니다 虞山에 머물러 살았다. 醫家로서 스스로를 자랑하지 않아 당시 세간에서 아는 사람이 드물었다"[55]고 적고 있다. 그와 동향사람인 孫介夫, 친구인 馮明五, 季楚重 등이 그의 저작을 위해 쓴 서문을 분석해 볼 때, 젊은 시절 柯琴은 다만 빈궁한 수재로, 과거에 실패한 후에는 부득이 과거응시를 포기하고 의학을 연구했다는 사실을 알 수 있다. 비록 그는 문학과 의학 양 방면에서 모두 탁월한 성취를 하였지만, 벼슬길을 얻지는 못했고, 진료하는 일 또한 부진하여 여러 곳을 전전해 가며 외지에서 삶을 도모하지 않을 수 없었고, 마침내 최후에는 한벌의 옷만 걸친채로 마지막을 고하게 된다.

55) 博學多聞, 能詩古文辭, 棄擧子業, 矢志醫學, 家貧, 游吳, 棲息於虞山, 不以醫自鳴, 當世亦鮮知者.(趙爾巽 등의 『淸史稿』第四十六分册, 藝術에 보임)

柯琴의 저서로는 『傷寒論注』四卷, 『傷寒論翼』二卷, 『傷寒附翼』二卷이 있는데, 이를 합하여 『傷寒來蘇集』이라고 한다. 이 책은 후세에 전하는 名著로, 그가 虞山에서 타향살이 할 때 쓴 것으로 저작 시기는 淸代 康熙 8年(서기 1669년)이다. 이 책은 일찍이 葉天士의 추앙과 찬사를 받았으며, 馮明五의 序文 중에는 "그 때에 吳門의 葉天士 선생이 虞山에 와서 이 책을 펴보고는, 이만한 注疏가 있으면 앞서간 성인이 못 다 전한 비밀을 확실히 밝힐 수 있으리라 생각되며 능히 후학들의 지침이 될 만하다고 여겼다"[56]라고 쓰여 있다.

柯琴은 傷寒에 관한 서적 세 권을 지은 것 외에도 『內經合璧』이란 책을 지었으나 안타깝게도 망실되고 전하지 않는다. 이로 볼 때 그는 『傷寒論』을 정밀하게 연구했을 뿐만 아니라 『黃帝內經』도 자못 깊이 연구했음을 알 수 있다.

【학술 내용】

1. 처방을 가지고 證을 분류하고, 證은 經에 따라서 구분함(以方類證, 證從經分).

柯琴은 『傷寒論』을 연구할 때 仲景의 辨證論治 정신을 밝히는 것에 치중하여, 임상에서의 실용성을 중요한 원칙으로 삼아, 처방을 가지고 證을 분류하는 방법을 채택했다. 太陽病篇을 예로 들면, 그는 桂枝湯證, 麻黃湯證, 葛根湯證, 大靑龍湯證, 五苓散證, 十棗湯證, 陷胸湯證, 瀉心湯證, 抵當湯證, 火逆諸證, 痙濕暑證 등 11개의 大證 그룹을 한데 모아 나열했고, 陽明病篇의 경우는 梔子豉湯證, 瓜蒂散證, 白虎湯證, 承氣湯證, 茵蔯湯證 등 5개의 大證 그룹을 한데 모아 나열했으며, 기타 각 편 역시 이와 같이 분류하였다. 또한 개개의 大證 분류 아래에 약간의 관련있는 脈證, 加減方證 및 變證, 壞證, 疑似證 등을 한데 모아 나열했는데, 그 方證의 귀속과 순서의 안배는 기본적으로 病候의 성질과 深淺의 단계를 보여준다. 예를 들어 桂枝湯證이라는 대그룹 아래에는, 그것과 관계있는 脈證 16條, 桂枝壞證 18조, 桂枝疑似證 1조를 모두 한데 모아 편집했고, 또한 加減方으로 桂枝麻黃各半湯, 桂二麻一湯, 桂枝加附子湯, 桂枝去芍藥生薑加人蔘湯 등의 19首를 덧붙이는 식으로 큰 그룹에 체계적으로 배열하였다. 기타 각 湯證도 이와 같은 식으로 분류하여 편집했다.

柯琴은 비록 처방을 가지고 證을 분류하고 명명했지만, 모든 方證을 계통적으로 六經 아래 귀속시켜 중경의 六經大綱을 흐트러뜨리지 않고, 太陽, 陽明, 少陽, 太陰, 少陰, 厥陰의 六經을 그대로 보존시켜 이를 바탕으로 분류한 까닭에 "처방을 가지고 證을 분류하고, 證은 經에 따라서 구분하였다(以方類證, 證從經分)"고 한다. 이러한 편집 방법은 임상에서 辨證施治를 시행하는데 크게 도움이 된다. 이 때문에 柯琴은 『傷寒來蘇集 · 凡例』에서 "시작 부분에 總綱 한 편을 먼저 세워 사람들이 책을 펼치면 傷寒病 환자의 脈證의 得失의 커다란 국면을 금방 알게 하였다. 매 經마다 각각 總綱 한 편을 세워 놓아서, 이것을 읽으면 금방 그 本經의 脈證의 대략을 알게 된다. 매 편마다 한 證을 제목으로 표시하여, 이 제목만 보면 금방 이 처방의 脈證과 治法을 알게 된다."[57]

56) 時吳門葉天士先生至虞, 且展卷而異之, 以爲有如是之注疏, 實闡先聖不傳之秘, 堪爲後學指南.(『傷寒論翼 · 自序』에 보임)

또한 "이것의 편집은 證을 위주로 삼고 있기 때문에 六經의 여러 이론을 한데 모아 각각 그 證에 따라 분류하여, 어떤 經에 중요하다고 생각되는 것은 그 經으로 구별하였으니, 桂枝, 麻黃 등의 證은 太陽에 배열하고, 梔子, 承氣 등의 證은 陽明에 배열하였다. 또한 變證에 따른 처방의 변화의 경우에, 예를 들어 桂枝證에 다시 가감한 것은 桂枝證의 뒤에, 麻黃證을 변경하여 가감한 것은 麻黃證의 뒤에 실었다"[58]고 말하고 있다.

이렇게 『傷寒論』 전체의 내용을 더욱 체계적이고 조리있게 만들고, 綱을 들고 目을 넓혀 辨證施治에 편리하도록 하였다.

2. 王叔和와 方有執의 編次法에 대한 반대

柯琴은 『傷寒論』이 晉代 王叔和에 의해 편집된 후 篇章의 순서가 더욱 뒤섞여 仲景의 原篇은 이미 더 이상 찾아볼 수 없다고 생각했다. 그런 까닭에 그는 "張仲景의 책은 모두 王叔和가 앞부분을 고치고 겁질을 바꾸어 본래의 면목이 아니라는 것을 알지 못한다. 脈法, 序例를 앞에 붙여 놓고서 可汗不可汗 등을 뒤에 놓고, 痙濕暍 등의 편은 太陽의 앞에 끌어다 놓고, 霍亂, 勞復 등 편은 厥陰과 구분해서 다른 곳에 두는 등, 六經 속에 뒤섞여져 있는게 보이는 것이 王叔和의 책이다"[59] 라고 비판하였다.

그는 方有執 및 그 추종자인 喩嘉言의 錯簡重訂說에 대해서도 역시 반대 의견을 피력했다. 그는 王叔和의 編次가 비록 仲景 작품의 원래 모습은 아니지만 仲景 작품의 본 모습과 그리 멀지는 않은데 비해, 方有執 · 喩嘉言의 編次는 仲景의 원 모습과 상당한 거리가 있다고 보았다. 그는 林億, 成無已, 程應旄, 喩嘉言 등이 앞뒤로 내놓은 "397法"說에 반대했을 뿐 아니라, 方有執, 喩嘉言이 제시한 "三綱鼎立"說에 대해서도 반대했다.

그는 다음과 같이 말한다. "397法이란 말은 仲景의 序文에도 없을 뿐 아니라, 王叔和의 序例에도 없다. 林億이 먼저 제창하고, 成無已와 程應旄가 뒤에 동조했고, 그 부족한 점을 보완하여 王安道가 얼마 후 변별하였다. 유독 이상하게 大青龍湯의 適應證에 대해 仲景은 傷寒中風으로 無汗과 煩躁를 겸한 경우를 내세웠는데 이는 사실 加味麻黃湯일 뿐이다. 그런데 傷寒見風을 말하고 또 傷風見寒을 말하면서, 麻黃湯은 寒이 營을 傷한 것을 主하여 營은 병이 되었으나 衛는 병이 되지 않은 것을 治하고, 桂枝湯은 風이 衛를 傷한 것을 主하여 衛는 병이 되었으나 營은 병이 되지 않은 것을 治하며, 大青龍湯은 風寒이 營衛를 모두 상하여 營衛가 모두 병이 된 것을 治하기 때문이라고 한다. 세 가지 처방을 할거하여, 太陽病이 寒多風少와 風多寒少를 主하는 것으로 분할하고 여러 가지 蛇足과 날개(青龍湯을 의미함)를 덧붙여 억지로 三綱鼎立說을 만들어 교묘한 말

---

57) 起手先立總綱一篇, 令人開卷, 便知傷寒家脈證得失之大局矣. 每經各立總綱一篇, 讀此便知本經之脈證大略矣. 每篇各標一證爲題, 看題便知此方之脈證治法矣.

58) 是編以證爲主, 故匯集六經諸論, 各以類從其證, 是某經所重者, 分別某經, 如桂枝麻黃等證列太陽, 梔子承氣等證列陽明之類. 其有變證化方, 如從桂枝證更變加減者, 卽附桂枝證後, 從麻黃證更變加減者, 附麻黃證後.

59) 不知仲景書皆叔和改頭換面, 非本來面目也. 冠脈法序例於前集, 可汗不可汗等於後, 引痙濕暍於太陽之首, 霍亂勞復等於厥陰之外, 雜鄙見於六經之中, 是一部王叔和之書矣.(『傷寒論翼 · 自序』)

로 현혹함이 심히 큰 것은 마치 鄭나라의 음악(역주: 음탕한 음악)이 雅樂을 혼란하게 하는 것과 마찬가지이다."[60]

그가 宗古編次法에 반대하고 또 錯簡重訂編次法에도 반대한 것은, 자신의 "처방을 가지고 證을 분류하고, 證은 經에 따라서 구분함(以方類證, 證從經分)"에 따른 배열 방법이 『傷寒論』의 원래의 모습을 회복했다고 여겼기 때문이 아닐까? 그렇지는 않다. 오히려 그의 태도는 비교적 객관적이다. 그는 "證으로 篇의 이름을 짓고 논리적으로 순서를 잡아서 비록 仲景의 편집 순서는 아닐지라도 仲景의 정신은 잃지 않았다"[61]고 말한다. 이로 볼 때 『傷寒論』을 편집한 柯琴의 의도는, 仲景이 저술한 원래의 모습(그렇게 회복할 방법도 없지만)을 회복하는데 있는 것이 아니라, 그것을 통해 仲景의 辨證論治의 정신에 더 잘 부합하는, 즉 仲景의 정신을 잃지 않는 데 있음을 알 수 있다.

3. "六經地面"說을 창안하여 모든 病의 法으로 삼다

『傷寒論』의 六經은 辨證의 강령이기도 하지만 論治의 준칙이 되기도 하므로, 후세 醫家들이 극진히 숭상하고 모범으로 떠받들었다. 다만 傷寒의 "六經"에 대한 실제적 이해는 여러 갈래로 나뉜다. 『傷寒論』의 註釋家들과 독자들은 습관적으로 三陰과 三陽을 "六經"이라 칭해 왔기 때문에, 사람들로 하여금 쉽게 經絡의 "經"이라는 좁은 의미로 誤認해왔다. 朱肱, 汪琥 같은 이들도 모두 이러한 주장을 견지한다. 다만 經絡說에 반대한 이들도 많이 있었는데, 柯琴도 그 중의 한 사람이다. 그는 傷寒의 六經이 "經絡의 經"이라는 것을 부정하고 "王叔和는 仲景의 六經이 經界의 經이지, 經絡의 經이 아니라는 것을 알지 못했다"[62]라고 말한다. 이른바 "經界"는 지역의 경계와 같으며, "地理로 비유하자면 六經은 列國과도 같다"[63]는 것이다. 그는 "六經" 개념의 범위를 확대하여 영역을 구분하는 식으로, 마치 하나의 국가가 광범한 범위를 관할하는 것 같이, 매 經마다 하나의 구역을 배속시켰다. "무릇 仲景의 六經 개념은 지역을 나누는 것과 같이 포괄하는 바가 넓어서, 脈을 經絡으로 볼 수도 있지만, 전적으로 經絡으로만 立論한 것은 아니다. 모든 風寒濕熱, 內傷과 外感, 表와 裏, 寒과 熱, 虛와 實을 포함하지 않는 것이 없다."[64] 이러한 언급에서 분명히 제시하는 것은 "六經"은 經絡의 "線"이라는 개념이 아니라, "經界"를 그어 나눌 수 있는 6개의 "分區地面"이라는 개념으로, 그 통괄하는 범위가 상당히 넓다는 것이다. "一身의 병은 어떤 병이든 모두 六經의 범위 안에 들어간다는 것은, 『周禮』에서 六官과 百職을 나누어 天의 六氣

60) 三百九十七法之言, 旣不見於仲景之序文, 又不見於叔和之序例, 林氏倡於前, 成氏程氏和於後, 其不足取信, 王安道已辨之矣. 獨怪大青龍湯, 仲景爲傷寒中風, 無汗而兼煩躁者設, 卽加味麻黃湯耳. 而謂其傷寒見風, 又謂之傷風見寒, 因以麻黃湯主寒傷營, 治營病而衛不病, 桂枝湯主風傷衛, 治衛病而營不病, 大青龍主風寒兩傷營衛, 治營衛俱病. 三方割據, 爪分太陽之主寒多風少, 風多寒少, 種種蛇足, 羽翼青龍, 曲成三綱鼎立之說, 巧言簧簧, 洋洋盈耳, 此鄭聲所爲亂雅樂也.(『傷寒論註 · 自序』)

61) 以證名篇, 而以論次第之, 雖非仲景編次, 或不失仲景心法.(『傷寒論註 · 凡例』)

62) 叔和不知仲景之六經, 是經界之經, 而非經絡之經.(『傷寒論翼 · 六經正義』)

63) 請以地理喩, 六經猶列國也.(上同)

64) 夫仲景之六經是分區地面, 所賅者廣, 雖以脈爲經絡, 而不專在經絡上立論. 凡風寒濕熱, 內傷外感, 自表及裏, 有寒有熱, 或虛或實, 無乎不包.(上同)

를 나누어 맡겨 만물이 이루어지게 하는 것과 같다."[65)]

柯琴은 왜 "六經地面"說을 제창해야 했을까? 그 목적은 바로 六經辨證論治의 범위를 확대하기 위해서였다. 그렇기 때문에 그는 "仲景의 六經의 기원을 살펴보면, 모든 병을 위해 세운 法이지 傷寒 한 가지만을 위한 것이 아니다. 傷寒과 雜病을 치료하는 데는 두 가지 理致가 있는 것이 아니고 모두 六經의 지휘 통솔을 받는다. 六經에는 각기 傷寒이 있으니, 傷寒에만 유독 六經이 있는 것도 아니다"[66)]라고 하였다. 또한 "仲景의 요약된 방법은 모든 병을 六經에 포괄시켜 六經의 바깥을 벗어날 수 없어서, 오로지 六經에서 근본을 구할 수 있으니, 여러 症狀의 이름에서 지엽적인 것을 구해서는 안 된다"[67)]고 말한다. 그의 이러한 견해는 方有執, 程應旄 등의 관점과 유사한데, 이는 『傷寒論』이 傷寒에만 專用되는 것이 아니라 雜病 치료에도 이용할 수 있음을 강조하기 위한 것이다. 柯琴은 이러한 점을 반복해서 강조하면서 "세간에서 傷寒을 치료하면 곧 雜病도 능히 치료할 수 있다고 말하니, 仲景의 雜病論이 곧 傷寒論 가운데에 있다는 것을 어찌 알리오?"[68)] 또한 "王叔和가 傷寒과 雜病을 두 책으로 나누어 편집하면서부터, 本論 가운데서 雜病을 삭제했어도 論中에는 雜病이 여전히 없어지지 않고 남아 있는 것이 상당히 많은데, 이는 王叔和가 '傷寒論'이라고 專的으로 이름 붙였어도 종내는 傷寒과 雜病의 合論이라는 뿌리를 잃지 않고 있기 때문이다"[69)]라고 말하고 있다. 이상을 종합해 볼 때, 六經을 區域으로 나눈다는 그의 이론은 外感뿐 아니라 內傷에 있어서도, 배우는 이로 하여금 辨證論治에서 六經의 중요한 의의를 전체적으로 충분히 이해할 수 있게 하여, 우리에게 "六經"의 實質을 정확히 이해하고 인식하는데 큰 도움을 주었고, 후세에도 큰 영향을 미쳤다.

【요약평가】

淸代의 名醫 柯韻伯은 그 학문이 엄밀하고 객관적이어서 仲景學說을 견실하게 계승했을 뿐 아니라 새롭게 발전시켰다. 그가 "처방을 가지고 證을 분류하고, 證은 經에 따라서 구분함(以方類證, 證從經分)"의 방법을 채용하여 編注한『傷寒論』은 臨床에서 辨證施治를 시행하는데 비교적 큰 실용적 가치를 가지고 있다. 그의『傷寒論』에 대한 注疏 작업은 대단히 많은 공을 들인 것이기 때문에, 그의 『傷寒論註』는 일반 임상가들이 자못 즐겨 읽고 배울 만한 것이다. 徐大椿의 『傷寒論類方』같은 책은 대체적으로 柯琴의 방법을 채택하고 있다.

그는 이전 사람이 편집한 『傷寒論』을 과감히 변혁시키고, 原書의 착오와 잘못된 문장을 과감히 교정하였으며, 다른 학술적 관점에 대해서는 과감하게 논쟁을 전개했다. 그는 王叔和의 編次

---

65) 一身之病, 俱受六經範圍者, 猶周禮分六官而百職擧, 司天分六氣而萬物成耳.(上同)

66) 原夫仲景之六經, 爲百病立法, 不專爲傷寒一科. 傷寒雜病, 治無二理, 咸歸六經之節制, 六經各有傷寒, 非傷寒中獨有六經也.(『傷寒論翼 · 自序』)

67) 仲景約法, 能令百病, 兼賅於六經, 而不能逃出六經之外, 只在六經上求根本, 不在諸症名目上求枝葉.(『傷寒論翼 · 全論大法』)

68) 世謂治傷寒, 卽能治雜病, 豈知仲景雜病論, 卽在傷寒論中.(『傷寒論翼 · 自序』)

69) 自王叔和編次傷寒雜病, 分爲兩書, 於本論削去雜病, 然論中雜病, 留而未去者尙多, 是叔和有傷寒論之專名, 終不失傷寒雜病合論之根蒂也.(上同)

에 반대했을 뿐 아니라 方有執, 喻嘉言의 개정 및 "三綱鼎立"의 학설에도 반대했다. 그는 仲景의 『傷寒論』의 원래 모습을 회복할 도리는 없지만 다만 辨證論治의 정신만은 파악할 수 있을 것으로 생각했다. 그는 "六經地面"說을 제창하여 傷寒의 六經을 全身의 6개의 區域으로 인식하여 관련된 臟腑, 經絡, 肌表, 組織, 官竅 등을 유기적 연계에 따라 함께 분별하여, 經絡을 단지 六經의 통로로만 국한시키지 않았다. 이러한 『傷寒論』의 六經의 實質에 대한 생각은 一家의 說을 이루었고, 후세에도 일정한 영향을 주었다.

다만 학술논쟁에서 과감성 때문에 과격한 말을 잘하여 때로 다른 사람들의 비난을 면키 어려웠다. 淸末의 唐大烈 같은 醫家는 柯琴의 문장이 억지로 끌어 붙인 데가 많다고 비판하지만, 이론을 세우고 책을 저술하는 어려움을 생각하면, 다소의 결점은 있다 해도 대체로 괜찮다고 볼 수 있으므로 심하게 책해서는 안될 것이다.

【복습자료】

1. 여기에서는 辨證施治를 지도하는데 실제적 의의가 있는 柯琴의 "以方類證, 證從經分"에 따른 編次法과 "六經地面"說을 파악하는데 중점을 둔다. 두 가지 비교를 할 수 있는데, 그 첫째는 王叔和, 方有執, 柯韻伯 세 사람의 編次法을 비교해 봄으로써 그 가운데에서 각자의 編次의 특징 및 저작을 통한 공헌을 뽑아낸다. 둘째는 柯琴과 朱肱 및 기타 傷寒家들의 "六經"의 實質에 대한 해석을 비교함으로써, 六經의 實質에 대한 정확한 인식과 이해를 돕는다.

2. 柯琴과 方有執, 程應旄 등의 傷寒家들은 모두 傷寒病의 치료 뿐 아니라 雜病의 치료도 가능할 수 있는 『傷寒論』의 辨證理論을 내놓아, 六經辨證理論을 실제로 모든 병의 法으로 삼았다. 이것은 절대로 우연한 일치가 아니라 그들이 각자의 臨床에서 얻은 경험을 진술하는 데서 나온 것으로, 우리들이 깊이 생각해 볼 가치가 있다. 臨床에서 『傷寒論』의 六經辨證方法을 융통성있게 운용할 수 있는 사람은 반드시 이러한 사실에 공감할 수 있을 것이다.

3. 앞에서 다섯 사람의 傷寒大家에 대해 함께 학습했지만, 그들의 학문하는 방법과 학술적 견해 및 傷寒學派의 발전에 끼친 공헌은 각각 서로 다르므로 마땅히 전체적으로 총괄해 봐야 한다. 아울러 한가지 사실로부터 다른 것을 미루어 알아내고, 위로 연결짓고 아래로 관통시켜, 더 많은 傷寒家와 傷寒著作을 이해하여 끊임없이 자신의 지식을 넓혀 간다면 傷寒學派에 대한 이해가 더 한층 깊어질 것이다.

【학습과제】

1. 柯琴이 編次한 『傷寒論』은 어떤 식으로 "以方類證" 하였는지 예를 들어 설명하라.
2. 柯琴은 왜 王叔和와 方有執의 編次를 반대했는가?
3. "六經地面"說이란 무엇인가? 臨床에서 어떤 의미가 있는가?
4. 당신은 柯琴의 "六經은 모든 병의 法이 된다"는 이론을 어떻게 보는가? 한가지 臨床的 실례를 들어 그 정확성 여부에 대한 예를 들어 보라.

7 陳念祖

【생애와 저작】

陳念祖는 字가 修園으로, 福建省 長樂사람이다. 淸나라 乾嘉年間(A.D. 1736~1820)에 생존한 것으로 보이지만, 구체적인 생몰 연대는 정확하지 않다. 일찍이 과거에 합격하여 知縣을 지냈고, 만년에는 고향으로 돌아와 의학을 전수하였다. 문하의 제자들이 매우 많아 중국 남방에서는 크게 이름을 떨쳤다. 그가 저작하거나 편집한 醫書는 수십 종에 달하는데,『傷寒論』연구에 큰 영향을 미쳤다. 그의 저술 가운데『傷寒論淺注』,『傷寒眞方歌括』,『長沙方歌括』,『傷寒醫訣串解』등이 세상에서 전해지고 있다.

【학술내용】

1.『傷寒論』에 친주(襯注)를 달고 노래형식으로 엮었다.

陳念祖는 襯註의 방식을 사용하여『傷寒論』의 條文을 해석하였는데, 자못 특색이 있다. 原文과 注文을 이어서 읽을 수 있고, 구별하여 읽을 수 있도록 하였다. 문장은 매끄럽고 語句는 통속적이면서 이해하기 쉽게 하였다. 이것은 곧『傷寒論淺註 · 凡例』의 "이 책의 원문에 작은 주를 넣어 단지 경전의 뜻을 명확하게 드러나도록 하였고, 감히 실례와 맞지 않거나 먼 뜻을 쓰지 않아 독자로 하여금 입문하는 뜻을 두게 하였다. 漢文은 말이 짧고 뜻이 길어 종종 한두 개의 虛字 가운데에 실제 뜻을 부여하고 또 없는 글자 가운데 모든 뜻을 운용하기 때문에 내가 작은 주를 넣어 各家의 精華를 채록하여 한마디 말과 한 글자로 요약하였다. 독자들은 이러한 점에 주의를 기울여야 할 것이다"[70]라고 하였다. 太陽病의 提綱에 襯註를 넣은 것을 예로 들면, "太陽 (主人身最外一層, 有經之爲病, 有氣) 之爲病, (主乎外則) 脈 (應之而) 浮, (何以謂經?『內經』云, '太陽之脈連風府, 上頭項, 挾脊抵腰至足, 循身之背', 故其爲病) 頭項强痛, (何以謂氣?『內經』云, '太陽之上寒氣主之', 其病有因風而始惡寒者, 有不因風而自惡寒者, 雖有微甚) 而 (總不離乎) 惡寒."[71]이 있다. 陳修園은 주석을 쉬우면서 통속적인 언어를 사용하고 있는데, 이것은 그가 실제로 정밀하게 연구하고 넓게 공부하였기 때문에 가능하였다.『傷寒論淺注』가 비록 새로 창안한 견해가 적지만, 여러 醫家들의 精華를 모아 이를 融會貫通시켜 요약해내어 어려운 것을 쉽게 설명해낸 것은 그의 傷寒學의 연구가 매우 깊었음을 설명해주는 것이다.

陳修園은 의학을 보급하는 데에도 힘쓴 醫家이다. 배우는 사람들이 기억을 하거나 외우기 편하도록 辨證論治의 원칙에 입각하여『傷寒論』의 方劑와 主治를 七言絶句로 만들어『傷寒眞方歌括』,『長沙方歌括』의 2권의 책을 만들었다. 예로 桂枝湯括은 "發熱自汗是傷風, 桂草生薑芍棗逢, 頭痛項强浮緩脈, 必須稀粥合成功"[72], 麻黃湯括은 "太陽脈緊喘無汗, 身痛腰疼必惡寒, 麻桂爲君甘

---

70) 此書原文中, 襯以小註, 只求經旨明暢, 絶不敢騖及高遠, 致讀者有涉海問津之嘆. 惟是漢文, 語短味長, 往往於一二虛字中, 寓其實理, 且於無字中運其全神, 余襯以小註, 采各家之精華, 約之於一言一字, 讀者最宜於此處着眼.

71)『傷寒論淺註 · 卷一』에 보임.

杏佐, 邪從汗散一時安"[73]이라 하여, 문자가 쉽고 입에 붙어 읽기 좋아, 요점을 잡아 임상실제에서 외워 상용하기 쉽다. 이것은 『傷寒論』의 보급에 어느 정도 영향을 미쳤다.

2. 錯簡論에 반대하여 維護舊論을 주장함.

『傷寒論』의 연구는 明代의 方有執을 시작으로 錯簡이라는 설이 많아지게 되었다. 이후 喩嘉言과 程郊倩 등이 흔쾌히 이 설을 좇아 "錯簡論"이라는 一派를 형성하였다. 이들은 王叔和를 배척하고 成無己를 비난하였다. 그러나 이와 반대로 王叔和를 추존하고 成無己에 찬성한 많은 醫家들이 있었는데, 이들은 소위 말하는 "維護舊論"이라는 一派를 형성하였다. 이러한 주장을 가장 힘있게 편 사람은 먼저 明末淸初의 張遂辰(字는 卿子)이다. 그를 이어서 淸代에는 浙江省의 錢塘지방의 張志聰(字는 隱庵), 張錫駒(字는 令韶)가 있었는데, 陳念祖도 또한 錢塘지방의 두 張氏 이래로 가장 영향을 많이 미친 醫家이다. 그는 張仲景을 추숭하여 "儒門의 孔子"라고 비유하였으며, "『傷寒論』과 『金匱要略』은 萬古에 바뀌지 않는 원칙"[74]이라고 하였다. 아울러 "王叔和가 編次한 『傷寒論』은 공적이 千古에 미친다"[75]라고 하였다. 또 『傷寒論』에 대해서는 "文意가 높고 오래되어 종종 뜻이 文字의 밖에 있어서 註釋家들이 그 뜻을 해득하지 못하고서는 王叔和가 변조한 것이 아닌가 하고 의심을 한다. 그러나 이것은 王叔和가 晋代에 태어나 仲景과 그리 멀지 않은 것을 알지 못하는 것이니, 어찌 원래의 책이 없었겠는가? 만약 仲景이 별도로 원서를 두었다면 어찌 王叔和가 모두 湮沒시켜 지금 전해오는 것이 단지 王叔和가 編次한 것만 있겠는가? 요컨데 예로 平脈法, 辨脈法, 傷寒例 등과 모든 可不可 등의 篇들은 王叔和가 집어넣은 것이지만, 그가 집어넣은 것은 그 부족한 뜻을 상세히 하고자하는 것이지 변조할 뜻이 있어서는 아니다. 그러므로 仲景은 儒門의 孔子이며 叔和는 子游나 子夏에 해당하므로 같은 말로 찬양할 수 없으니 넣은 것은 빼야 한다"[76]라고 하여 平脈法, 辨脈法, 傷寒例와 모든 可不可 등의 篇은 王叔和가 넣은 것이지만, 王叔和를 책망하지는 않았다. 그 제거하여 기록하지 않는 것은 仲景을 과분하게 추숭하여 叔和는 그에 비길 바가 되지 못하기 때문이다. 이것은 孔子와 孔子의 학생 子游, 子夏를 같은 반열로 논하지 않은 것과 같은 것이다. 별도로 그는 成無己와 2명의 張氏(張志聰, 張錫駒)를 칭찬하였다. 그는 "成無己는 『傷寒論』에 註를 달면서 감히 조금의 의견도 넣지 않았다. 그리하여 넣고 빼고 옮기고 하는 것들은 믿을 만하다. 후배들이 仲景의 뜻을 얻지 못하고 마침내 王叔和의 오류라고 의심하여 三綱의 설을 내어 傳經을 熱로 直中을 寒이라 하는 논술을 하였다. 條目마다 誤謬가 있는 것은 모두 믿지 못하였기 때문이다. 오직 張隱庵과 張令韶 두 사람은 모두 원문의 주해를

72) 『傷寒眞方歌括 · 卷一』에 보임.

73) 上同.

74) 『陳修園醫書五十種 · 十藥神書註解』의 自序에 보임.

75) 『傷寒論淺註 · 凡例』에 보임.

76) 文意高古, 往往意在文字之外, 註家不得其解, 疑爲王叔和之變亂, 而不知叔和生於晋代, 與仲景相去未遠, 何至原書無存耶! 若仲景另有原書, 叔和何能盡沒, 以致今日之所存者, 僅有叔和之編次耶! 要知平脈, 辨脈, 傷寒例, 諸可與不可與等篇, 爲王叔和所增, 增之欲補其未詳, 非有意變亂也. 然仲景卽儒門之孔子也, 爲叔和者, 亦游夏不能贊一辭耳! 故於其所增者削之.(『傷寒論淺註 · 凡例』)

따랐으니, 비록 그 사이에 잘못된 것을 바로잡으려 하다가 지나친 것도 있기는 하지만 五運六氣와 陰陽交會의 이치를 천명하여 仲景의 自序에 있는 『素問』, 『九卷』, 『陰陽大論』의 뜻과 부합하였으니 나는 감탄하였다"[77]라고 하였다. 이로써 陳念祖는 錯簡說에 반대하는 維護舊論派였으며, 王叔和와 成無己와 錢塘지방의 두 張氏의 學說을 추존하는 대표적인 인물이었음을 알 수 있다.

3. 經을 나누어 證狀을 살펴 融會貫通함(分經審證, 融會貫通).

仲景의 『傷寒論』은 辨證論治의 大經과 大法을 넓힌 책이다. 陳修園은 分經審證하는 방법을 사용하여 綱을 들고 目을 넓혀 배우는 사람으로 하여금 전체를 파악해 臨床에 응용하기 쉽도록 하였다. 三陽經病을 예로 들면 陳修園은 太陽病을 太陽經證, 太陽腑證과 太陽變證의 세 종류로 나누었다. 이를 설명하면 다음과 같다. 太陽經證은 頭痛項强, 發熱惡寒을 전형적인 증상으로 하는데, 虛實의 구별이 있다. 脈緩하면서 自汗하고 惡風하면 表虛한 것으로 보고 桂枝湯을 쓰고, 脈浮緊하면서 無汗하면 表實한 것으로 보고 麻黃湯을 쓴다. 太陽腑證은 表邪가 없어지지 않고 경락을 따라 膀胱으로 들어간 것으로 蓄水와 蓄血의 구분이 있는데, 蓄水證에는 五苓散, 蓄血證에는 桃仁承氣湯이 마땅하다. 太陽變證은 잘못 땀을 내거나 설사를 잘못시켜 생긴 것으로 從陰과 從陽의 구별이 있다. 무릇 汗法과 下法이 지나쳐 正氣를 손상시키면 陽이 虛해지는데 陽이 虛해지면 이로부터 寒으로 변해 下利淸穀, 四肢厥冷의 四逆湯證이 된다. 땀이 그치지 않는 桂枝加附子湯證과 陽虛하여 水氣가 정체되는 眞武湯證이 이에 속한다. 만약 汗法과 下法을 잘못하여 熱이 쌓이면 陰을 손상시키는데 陰이 상하면 즉 이로부터 熱로 변한다. 熱盛하여 傷津하는 白虎加人蔘湯證과 腸燥하여 熱結하는 承氣湯證이 여기에 속한다. 陽明經病에도 또한 陽明經證과 陽明腑證의 두 가지 종류가 있다. 經證은 身熱, 目痛, 鼻乾不能臥, 反惡熱을 전형적인 증상으로 삼는데, 太陽證이 이미 없어진 證과 아직 없어지지 않는 證의 구별이 있다. 頭痛과 惡寒을 겸하고 있으면 太陽證이 아직 없어지지 않은 것이므로 桂枝加葛根湯과 葛根湯의 類가 마땅하다. 頭痛과 惡寒이 없고 壯熱口渴하면 이것은 太陽證이 이미 없어진 것이므로 白虎湯이 마땅하다. 腑證은 潮熱譫語하고 手足과 겨드랑이에 濈然하게 땀이 나오는 것으로 腹滿便硬을 전형적인 증상으로 삼는데 太陽陽明과 少陽陽明, 正陽陽明의 차이가 있다. 少陽經病도 또한 少陽經證과 少陽腑證의 두 종류가 있다. 少陽經證은 口苦, 咽乾, 目眩을 전형적인 증상으로 하는데 虛火와 實火의 차이가 있다. 만약 寒熱往來하며 胸脇苦滿하면서 默默不欲食하면 虛火이니 小柴胡湯이 마땅하고, 寒熱往來하는데 心中痞硬하고 鬱鬱微煩하면서 嘔吐가 그치지 않는 경우는 實火이므로 大柴胡湯이 마땅하다. 少陽腑證은 밖으로 寒熱往來의 증상이 없이 가운데에서 寒熱이 相搏하는데 痛, 痞, 利, 嘔의 4개의 증상으로 나뉜다. 嘔吐하면서 痞한데 아프지는 않는 경우는 半夏瀉心湯을, 胸中에 熱이 있어서 토하려는 것과 胃中에 邪氣가 있어서 배가 아픈 경우는 黃連湯을, 邪氣가 이미 속으로 들어가 膽

77) 成無己註『傷寒論』不敢稍參意見, 而增刪移易蓋好由於信也. 後輩不得仲景之旨, 遂疑王叔和之誤, 以致增出三大綱之說, 傳經爲熱, 直中爲寒之論. 種種謬妄皆由不信故也. 惟張隱庵, 張令韶二家, 俱從原文註解, 雖間有矯枉過正處, 而闡發五運六氣陰陽交會之理, 恰與仲景自序撰用『素問』, 『九卷』, 『陰陽大論』之旨吻合, 余最佩服.(『傷寒論淺註 · 凡例』)

火가 脾를 공격하여 自利한 경우는 黃芩湯을, 膽火가 胃로 上逆하여 嘔吐를 하는 경우는 黃芩加半夏生薑湯이 마땅하다. 기타 三陰經病에 대해서 陳念祖가 비록 經證과 腑證의 구별을 두지 않았지만 다만 證을 살펴 論治하는 데에도 또한 같은 類를 나누어 서로 연결되도록 하였다. 만약 陳念祖가 六經의 要旨를 깊이 연구하지 못하여 仲景의 辨證論治의 學說을 이해하지 못하였다면, 이러한 것들을 꿰뚫어볼 수 없었을 것이다.

【평가】

陳念祖는 傷寒學에 자못 조예가 깊었다. 그는 方有執, 喩嘉言 등의 錯簡重訂說에 반대하였고, 王叔和, 成無己, 錢塘의 2명의 張氏(張志聰, 張錫駒)를 추존하여 清代 維護舊論派의 중견 인물이 되었다. 그는 襯註하는 방법을 사용하여 통속적으로 이해하기 쉬운 용어로 『傷寒論』을 주석하였으며, 七言絶句를 만들어 배우는 사람들로 하여금 기억하고 외우기 쉽게 하여 이를 보급하는데 공헌하였다. 傷寒理論의 운용은 經을 나누어 증상을 살피는 "分經審證"의 방법을 사용하여 綱을 들어 目을 넓혀 전체를 장악하는데 편리하게 하여 임상에 도움이 되도록 하였다. 그는 의심할 수 없이 清代 傷寒學의 大家의 한 사람이다. 미흡한 점은 독창적인 견해가 많지 않아 傷寒理論의 응용과 학술 발전에 그다지 큰 공로가 없다는 것이다.

제 2 장

河間學派

1 槪說

【학습목표】

1. 河間學派의 중심적인 학술사상을 이해하고 河間學派가 한의학에 어떠한 공헌을 하였는지 파악한다.
2. 河間學派의 師承關係와, 그러한 사승관계가 河間學派에 어떠한 영향을 미쳤는지 숙지한다.
3. 河間學派란 무엇을 말하는지 이해하고 河間學派가 형성된 외부적 조건과 학술적 연원을 파악한다.

宋金時代에 중국 북부의 河間縣(지금의 하북성 하간현)에서 저명한 醫家 劉完素가 등장하였다. 劉完素를 필두로 火熱病機를 이론적 기초로 하여 이를 診斷·治療의 중심 내용으로 하는 일단의 醫學流派를 河間學派라고 부른다.

어떤 학술사상의 탄생이나 醫學流派의 형성이든지 모두 구체적인 외부적 원인, 즉 사회적 배경, 지리적 환경, 철학사상 등의 요인이 있다. 河間學派의 형성과정도 당연히 예외일 수가 없다. 우선, 河間學派가 형성된 데에는 사회적 배경이 있다. 劉完素는 송나라가 남쪽으로 천도한 동란의 시기에 중국에서 태어나 성장하였다. 당시 중국에서는 전쟁이 여러 해 동안 그치지 않아 민중들은 추위와 배고픔으로 매우 절박한 상황이었고 게다가 溫熱病까지 광범위하게 유행하여 사망률이 놀랄만한 정도에 달해 있었다. 한가지 예로, 1127년 금나라 군사가 汴梁[78]을 포위하였을 때 성 안에서 전염병으로 사망한 자가 거의 반 수에 달하였다고 하니 당시의 참상을 침작할 수 있다.

78) 당시 開封府의 별칭. 開封은 전국시대에 魏나라의 수도인 大梁이었으며 후세에 줄곧 大梁, 줄여서 梁이라고 칭하였다. 唐나라 때 이곳에 卞州를 두었고 간칭하여 卞이라 하였다. 金元이후에는 이 두 명칭을 합하여 卞梁이라 하였다.

河間學派 형성의 역사적 배경이 바로 이것이다. 둘째로, 지역 환경과 관계가 있다. 劉完素는 중국 북부에서 태어나 성장하였다. 중국의 북부 지역은 기후가 건조하고 사람의 체질은 강건하다. 또한 사람들의 성격이 급하고 거칠며 흔히 거친 음식을 먹고 술을 잘 마시는데다 어떤 지방에서는 소와 양의 고기를 식량으로 하고 있어 체내에 열이 축적되기 쉽다. 때문에 風寒에 外感되더라도 쉽게 熱과 火로 化한다. 즉, 『四庫全書總目』에서 말한 대로 "劉完素는 북부 지방에서 태어났는데, 이 지역 사람들은 대체로 체질이 강건하고 진한 술[醇酉良]을 먹어 오래 되면 열이 축적된다. 이는 남방의 風土와는 크게 다른 점이다. 劉完素가 금나라 때 태어났는데 사람들의 정서가 순박하고 고된 노동에 익숙해져 있어 대체로 체격이 충실하고 강건했다. 이 역시 남방 사람들의 여리고 약한 것과는 차이가 나는 점이었다. 劉完素의 논지는 흔히 寒凉한 처방으로 實證을 치는 것이었는데, 이상의 이유로 모두 투약하자마자 효과를 거둘 수 있었다."[79] 셋째로, 당시 『和劑局方』의 성행으로 香燥辛溫한 약이 만들어낸 폐단과 관계가 있다. 북송과 남송에 걸쳐서 『太平惠民和劑局方』은 대단히 성행하였는데, 이 책에 수록한 처방은 香燥辛溫한 藥性에 치우쳐 있었으므로 이의 폐단이 누적되게 되었다. 그러나, "세상 사람들은 종종 寒한 약을 기피하고 溫한 약을 즐겨 찾아 酷熱한 독을 달게 감수하여 죽음에 이르러도 후회함이 없었다."[80] 이러한 처방들은 당시에 유행한 熱性病과 水火氷炭의 관계에 있어 증상에 맞기가 대단히 어려웠다. 劉完素의 학설은 이와 같은 香燥辛溫한 약의 流弊를 바로잡으려는 것이었다. 넷째로, 당시 의학계의 方藥을 중시하고 理法을 경시하였던 분위기와 관계가 있다. 한의학은 晋·唐으로부터 전환을 맞아 醫家들의 저술이 方藥의 수집과 정리에 편중되게 되었고 病機理論의 연구를 소홀히 하게 되었다. 北宋·金의 교체기에 이르러서는 張仲景의 『傷寒論』의 원형을 墨守하여 여전히 溫熱病의 치료가 어려웠다. 劉完素는 실제 임상에서의 요구를 해결해야 하는 현실에 직면하여 溫熱病의 病機를 탐구, 새로운 의학이론과 溫熱病의 치료방법을 만들어내야만 했다. 河間學派는 바로 이러한 역사적 조건과 환경 속에서 형성된 것이다.

河間學派의 형성에는 외부적 조건과 대량의 임상 경험 이외에도, 그 학술적 연원이 존재한다. 劉完素는 『내경』을 35년간이나 손에 쥐고 있었는데, 그는 五運六氣로 『素問 · 至眞要大論』의 病機十九條를 개괄한 후 病機十九條의 火熱病機를 확대하여 "火熱論"을 도출해냄으로써 그 학술 사상의 체계를 형성하였다. 이 밖에 그의 학술 사상은 『素問』의 「熱論」, 「刺熱篇」, 「評熱病論」, 「水熱穴論」과 『靈樞』의 「熱病」 및 『傷寒論』으로부터 역시 啓發을 받았다. 그러므로 그는 『素問玄機原病式 · 自序』에서 "나의 法과 術은 모두 『內經』의 玄機(심오한 이치)에서 나왔다"고 한 것이다.

河間學派는 독특한 理論體系와 師承關係를 가지고 있다. 학파의 시조인 劉完素는 『內經』 病機十九條의 火熱病機를 啓發, 확충을 하였을 뿐 아니라 "兼病同化"의 이론을 통해 "육기가 모두

79) 完素生於北地, 其人秉賦多强, 兼以飮食醇釀, 久而蘊熱, 與南方風土厚殊. 完素生於金時, 人情淳朴, 習於勤苦, 大抵充實剛勁, 亦異於南方之脆弱, 故其持論, 多以寒凉之劑, 攻其有餘, 皆能應手奏功. (『醫籍考』 素問玄機原病式·下)
80) 世人往往惡寒喜溫, 甘受酷熱之毒, 雖死而無悔.

火로 변할 수 있다[六氣皆能化火]"는 설을 역설하였다. 火熱病의 치료에 대해서 그 자신이 病理機轉을 제시하고 새로운 처방을 만들었는데, 약은 寒凉한 것이 많다. 이를 통해 체계적인 火熱病機 및 火熱의 治療에 관한 이론을 만들어내어 "主火論"과 "寒凉派"의 시조가 되었다.

劉完素로부터 직접 학문을 전수받은 사람으로는 穆大黃, 穆子昭, 董系, 馬宗素, 荊山浮屠 등이 있다. 穆大黃은 大黃이란 약의 명칭을 이름으로 삼은 것으로 보아 寒凉한 약을 잘 사용했던 자임에 틀림 없으나 그의 字號와 출생지 등에 대해 알 수 있는 자료가 남아 있지 않다. 穆子昭[81]는 그의 아버지인 穆大黃과 함께 劉完素에게서 의학을 배웠는데 그 역시 火熱病을 치료하는 데 뛰어났다. 董系는 天德年間(1149~1152)에 河間의 학술을 익혔는데 程道濟의 『素問玄機原病式 · 序』에서 그가 辛甘寒藥을 잘 이용하였다고 언급한 것을 볼 때, 董系는 河間의 辛凉한 약물을 위주로 한 治法을 전수받았음을 알 수 있다. 馬宗素[82]는 『素問 · 熱論』의 三陰三陽證이 모두 熱證으로 전화된다는 이론을 밝혔는데, 이는 傷寒病의 측면에서 劉完素의 火熱論을 밝힌 경우이다. 荊山浮屠는 姓氏와 출생지에 대해 알 수 없지만 『明史 · 列傳』에 "戴思恭은 또한 宋의 內侍 錢塘 羅知悌에게서 의학을 배웠고, 羅知悌는 荊山浮屠에게서 의학을 배웠는데, 荊山浮屠는 河間 劉守眞의 門人이다"라고 한 기록이 있다. 이상 劉完素의 제자인 穆大黃, 穆子昭, 董系, 馬宗素의 제자, 즉 이들을 통해 의학을 배운 劉完素의 再傳弟子에 대해서는 고증할 자료가 없다. 荊山浮屠는 羅知悌에게 의학을 전수하였고 羅知悌는 다시 朱震亨에게 의학을 전수하였다. 朱震亨은 羅知悌의 학설에 뿌리를 두면서 또 다른 學派를 세웠다. 이외에도 張從正, 葛雍, 鏴洪 세 사람이 있는데 이들은 비록 劉完素의 門人은 아니었지만 분명히 劉完素의 火熱論을 가장 견실히 따른 사람들이다. 張從正은 劉河間의 학설을 私淑하여 별도의 學派를 세웠다. 葛雍은 『傷寒直格』을 저술하였고, 鏴洪은 『傷寒心要』를 저술하였는데, 이것은 모두 傷寒의 측면에서 劉完素의 火熱論을 發揚한 저술이다.

금원시대에 유행하였던 河間學派의 학술 이론은 수백년에 걸쳐 火熱病에 대한 인식을 풍부하게 함으로써 病機學說의 발전을 촉진시켜 후세 醫學流派의 성립에 큰 영향을 끼쳤다. 금나라의 張從正은 河間의 학문을 私淑하여 "질병은 邪氣로부터 생기므로 邪氣를 쳐서 병을 낫게 해야 한다"고 역설하고 汗, 吐, 下의 3法을 잘 이용, 河間의 寒凉瀉熱을 苦寒攻邪로 바꾸어 攻邪學派를 열었다. 元初의 朱震亨은 河間의 학문을 私淑하고 아울러 東垣의 학문의 영향을 받아 "陽有餘陰不足論"과 "相火論"을 제창하여 河間의 外感火熱을 內傷火熱로 바꾸고 滋陰을 강조, 丹溪學派를 새로 열었다. 淸代에 이르러서는 溫病學의 諸家들이 또한 河間의 學說을 繼承하여 溫病學을 발전시켜 溫病學派를 형성하게 되었다. 그러므로 河間學派는 사실상 攻邪學派, 丹溪學派의 형성에 기초를 마련한 것이며, 또 溫病學派의 형성을 先導한 것이다.

81) 第錦溪野叟가 跋文을 쓴 『三消論』에 "麻徵君이 『三消論』만을 취하여 친구인 穆子昭에게 주었는데, 穆子昭는 河間의 門下生인 穆大黃의 후손이다"라고 한 것에 따르면 그가 河間의 門人임을 알 수 있다.

82) 馬宗素에 대해 『宋以前醫籍考』에서는 "……그러므로 馬宗素 역시 금나라 사람으로서 劉完素의 문하에서 직접 학문을 전수받았을 것이다(…… 則宗素亦金人, 當得親炙於守眞之門者)"라 하였다.

【복습자료】

1. 河間學派란: 宋·金 시기의 劉河間을 대표로 火熱病機理論을 밝혀, 이로써 치료를 시행한 醫學流派를 河間學派라고 부른다.

2. 河間學派가 나타난 배경과 원인: ① 宋·金 시대의 전쟁 빈번, 熱性病의 광범위한 유행. ② 북부 지방의 지리 환경, 생활 관습. ③『和劑局方』이 성행하여 香燥辛溫한 약물이 만들어낸 流弊. ④ 당시 의학계의 方藥을 중시하고 理法을 경시하던 분위기.

3. 河間學派의 학술적 연원: 주된 것은『內經』의 運氣學說과 病機十九條이다.

4. 河間學派의 중심적 학술 사상: 六氣가 병을 일으키는 데 있어 火熱에 의한 것이 가장 많다고 인식한 것과 "六氣皆能化火"說, 치료에 寒凉藥을 잘 썼다는 것.

5. 河間學派의 師承 관계

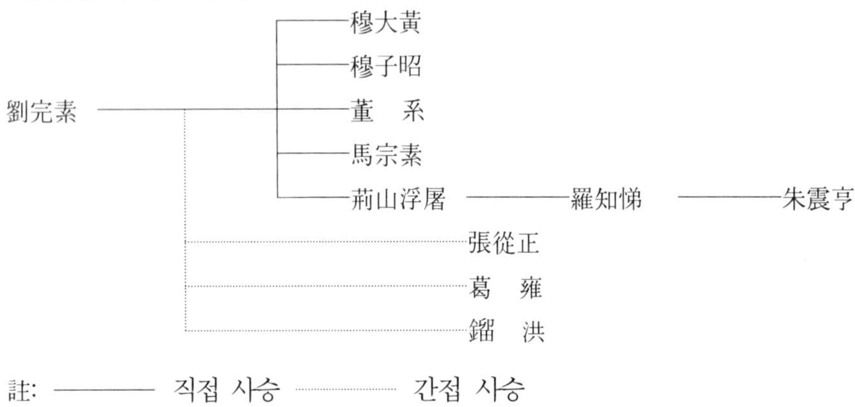

註: ———— 직접 사승 ········ 간접 사승

6. 河間學派가 한의학에 기여한 바 및 기타 學派에 끼친 영향: 河間學派는 火熱病에 대한 인식을 풍부화시켜 病機學說의 발전을 촉진시켰다. 攻邪學派, 丹溪學派의 형성에 기초를 마련하였으며 溫病學派의 先導가 되었다.

【학습과제】

1. 河間學派가 의미하는 것을 간략히 기술하고 河間學派가 출현하게 된 원인과 학술적 연원을 설명하라.
2. 河間學派의 師承 관계를 서술해 보라.
3. 河間學派의 주요 학술 사상은 무엇인가? 한의학사에서의 河間學派의 공헌은 어떠한 것인가?

2 劉完素

【학습목표】

1. 劉完素의 火熱病機學說과 熱病治療의 특징을 이해한다.
2. 劉完素의 陽氣怫鬱學說, 五運六氣學說, 亢害承制學說을 숙지한다.
3. 劉完素의 일생과 주요저작을 이해한다.

【생애와 저작】

劉完素는 字가 守眞, 自號는 玄通處士로 金나라 河間(河北省 河間縣)人이기에 후세에 劉河間으로 불리웠다. 宋 大觀四年(1110년)경에 태어났으며, 사망한 연도는 분명치 않다. 그는 "일찍이 총명하여 어릴 때부터 의서를 좋아했다.(夙有聰慧, 自幼耽嗜醫書)"고 전해지며, 25세부터 『內經』을 연구하기 시작하여 "『素問』한 권을 보며 온종일 깊이 생각하여 손에서 책을 놓지 않았고, 35년간 침식을 잊고 공부했다(披閱『素問』一書, 朝勤夕思, 手不釋卷, 三十五年間, 廢寢忘食)"라고 전해지듯이 60세가 될 때까지도 공부를 중단하지 않았다. 金나라 章宗 完顔璟은 재위시(1190~1208)에 劉完素에게 세차례에 걸쳐 관직을 주려 했으나 모두 거절당하자 그에게 "高尙先生"이란 칭호를 내렸다. 그는 민간의 의사로서 일생 동안 대부분 농민들을 치료하였는데, 의술이 고명하여 "長沙復生"이라고 칭송되었다.

劉完素의 주요저작에는 1186년에 완성된『素問玄機原病式』一卷이 있다. 이 책 2萬餘字 속에는 그의 학술사상과 "火熱論"의 주요논점이 나와 있는데, 그 내용을 살펴보면『素問·至眞要大論』중의 病機十九條를 五運六氣學說과 결합하여 설명하고, 火熱病機를 중점적으로 논술하여 病을 치료함에 있어 寒凉한 약물을 많이 사용할 것을 주장한 것이다. 이는 크게 "五運主病", "六氣爲病"의 두 부분으로 나뉜다.『素問病機氣宜保命集』三卷은 1188년에 완성되었는데, 上卷은 의학논문으로 養生, 脈診, 望診 등의 문제를 논술했다. 그 중 이와 관련된 "病機", "氣宜"의 두 가지 論은『素問·至眞要大論』의 "謹候氣宜, 無失病機"의 정신을 바탕에 깔고 寒·暑·燥·濕·風 등의 病邪가 일으킨 여러가지 病證을 "機理"의 측면에서 분석하였다. 또한 "五運六氣"에 대해 자세히 논술하였다. 中·下 2권은 임상치료를 위한 것으로 여러가지 病症에 대해 먼저 醫理를 논한 다음 證候를 열거하고 마지막으로 治法을 자세히 기록하였다.『宣明論方』十五卷은 첫머리에『內經』의 61證을 실어 놓고 매 證마다 각기 主治하는 處方을 실어 놓았다. 그 다음으로 風·熱·傷寒·積聚·水濕·痰飮·勞·燥·泄利·婦人·保養·諸痛·痔瘻·眼目·小兒·雜病 등의 17門을 실어 놓았다. 매 門마다 각기 總論이 있고, 또한 運氣의 이치를 밝혀 놓았고 겸하여 醫家들의 方論을 언급해 놓았다. 이 외에『傷寒標本心法類萃』二卷,『三消論』一卷,『保童秘要』二卷 등이 있다. 失傳된 저작으로는『內經運氣要旨論』이 있는데,『素問要旨』로 불리기도 한다.

【학술내용】

1. 火熱致病의 광범성

劉完素는 火熱이 여러 종류의 病症의 원인이 된다고 인식하여『素問』의 病機十九條를 火熱病症의 범위에 넣어 확대시키고 火熱이 광범위하게 病을 일으킨다는 것을 설명했다.『素問·至眞要大論』에서 서술한 病機 가운데 火에 속하는 것은 단지 瞀冒·口噤·瘈瘲·鼓慄·浮腫·酸疼·衝逆·驚駭·狂·躁 등의 10가지가 있다. 熱에 속하는 것은 단지 轉戾·脹滿·嘔吐·吐酸·下迫·泄瀉·水液混濁의 7가지가 있다. 그런데, 劉完素는 그가 쓴『素問玄機原病式』에서 이를 더 확대시켜, "諸病喘嘔, 吐酸, 暴注, 下迫, 轉筋, 小便混濁, 腹脹大鼓之如鼓, 癰, 疽, 瘍, 疹, 瘤氣[83], 結核[84], 吐下霍亂, 瞀, 鬱, 腫脹, 鼻塞, 鼽[85], 衄, 血溢[86], 血泄[87], 淋, 閟[88], 身熱惡寒, 戰慄, 驚, 惑, 悲, 笑, 譫, 妄, 衄衊, 血汙[89], 皆屬於熱." 등의 34종, "諸熱瞀瘈, 暴瘖[90], 冒昧[91], 躁擾, 狂越, 罵詈, 驚駭, 浮腫, 疼酸, 氣逆衝上, 禁慄如喪神守, 嚏, 嘔, 瘡瘍, 喉痹, 耳鳴, 聾, 嘔涌嗌食不下, 目眛[92]不明, 暴注, 瞤瘈, 暴病暴死, 皆屬於火." 등 23종, 합하여 57종의 病症으로 확대시켰다. 그 중 氣喘, 氣鬱은 病機에 있어 단지 肺에 속하며, 腫滿嘔吐는 단지 脾에 속하거나 上에 속하는데, 劉完素는 모두 火熱에 포함시켰으며, 아울러 이를 "熱이 있으면 숨이 빨라지고 氣가 거칠어 喘이 나타나는데, 熱과 火는 陽으로서 急하고 數한 症狀이 주로 나타난다. 胃膈의 熱이 심하면 嘔가 있게 되는데, 火氣가 炎上하는 象이다. 무릇 鬱結이 심한 경우에 惡寒으로 바뀌어 따뜻한 것을 좋아하는 것은 이른바 '亢則害, 承乃制'라 하는 것으로, 陽이 極하여 도리어 陰과 같아지는 것이다"[93]라고 설명하였다. 나머지 다른 病症이 火熱에 포함되는 것도 대략 이와 같다.

2. 六氣皆能化火說

劉完素는 火熱과 風, 濕, 燥, 寒 등 諸氣의 관계를 논함에 있어 風, 濕, 燥, 寒 등의 諸氣가 病理的 變化 중에 모두 火로 化하여 熱이 생겨나게 할 수 있음을 강조했다. 火熱은 또한 왕왕 風, 濕, 燥, 寒이 생겨나게 하는 원인 중 하나가 된다.

1) 風과 火熱

劉完素는 風이 木에 속하고, 木은 火를 生할 수 있다고 여겨, "火本不燔, 遇風冽乃焰"[94]이라고

83) 瘤氣: 赤瘤丹熛 즉 丹毒.
84) 結核: 火氣의 熱이 심하여 울결되어 생긴 果核처럼 단단한 것.
85) 鼽: 鼻出清涕也.
86) 血溢: 血이 상부로 나오는 것.
87) 血泄: 大小便便血.
88) 閟: 秘와 같다. 병증명으로 小便澁痛을 말한다.
89) 汙: 汚와 같다.
90) 暴瘖: 暴啞.
91) 冒昧: 目昏不明.
92) 目眛: 目赤腫痛, 翳膜眦瘍 등의 증상.
93) 熱則息數氣粗而爲喘, 熱火爲陽, 主乎急數也. 胃膈熱甚則爲嘔, 火氣炎上之象也. 凡鬱結甚者, 轉惡寒而喜暖, 所謂亢則害, 承乃制, 而陽極反似陰者也.(『素問玄機原病式·熱類』에 보임)

했다. 반대로, 病理的으로 風은 대개 熱이 심해서 생기게 된다. 劉完素는 "風은 본래 熱로부터 생겨나기에 熱을 本으로 하고 風을 標로 한다. 무릇 風이라고 말하는 것은 熱이니, 熱이 있으면 風이 動한다"[95]고 하였다. 風과 火熱은 서로 轉化될 수 있을 뿐 아니라 病變過程 중에 같이 나타나는 경우가 많다. 그래서, 그는 "諸風掉眩"의 病機를 해석하면서 "이른바 風氣가 심하여 頭目眩暈이 있는 것은 風木이 旺하기 때문인데, 바로 金이 衰하여 木을 억제하지 못하고 木이 다시 火를 生하는 것이다. 風과 火는 모두 陽에 속하여 함께 나타나는 경우가 많은데, 陽은 動함을 主로 하니 둘이 動하여 서로 치받으면 旋轉하게 된다"[96]라고 하였다.

火로 인해 生한 風을 치료하면서 반드시 淸凉한 處方을 써야 하는데, 『素問』에서 이른바 "風淫於內, 治以辛凉"이라는 이치와 같은 것이다.

2) 濕과 火熱

濕과 火熱은 "積濕成熱"이라는 면에서뿐만 아니라, 더욱 중요한 것은 "濕爲土氣, 火熱能生土濕"[97]한다는 점이다. 劉完素는 "濕病은 본래 저절로 생기는 것이 아니라, 火熱이 뭉쳐서 水液이 宣通되지 못하여 정체되어 水濕이 생기는 것이다"[98]라고 하였다. 이런 病變들은 임상에서 水腫으로 나타나는 경우가 많음을 볼 수 있다. 그래서, 劉完素는 "모든 水腫病은 濕과 熱을 서로 겸한다"[99], "濕과 熱이 서로 다투면 뭉쳐서 막혀 소변이 잘나오지 않아 水腫病이 된다"[100]라고 한 것이다.

劉完素는 이렇게 濕과 熱이 함께 나타나 있는 水腫腹脹에 대해 "辛苦寒한 약을 君藥(辛苦寒藥爲君)"으로 하여 大小便을 원활하게 해줄 것을 주장하면서, 아울러 "辛苦寒한 약물이 濕熱이 뭉쳐서 막힌 것을 잘 제거하기 때문이다"[101]라고 하였다.

3) 燥와 火熱

燥邪는 쉽게 津을 상하여 熱과 火로 변하게 할 수 있다. 임상에서 燥는 津虧, 血少, 陰虛를 일으킨다. 津虧, 血少, 陰虛는 모두 陽을 亢盛시켜 內熱을 발생시킬 수 있는데, 이에 대해 劉完素는 『素問玄機原病式 · 燥類』에서 『周易 · 說卦』를 인용해 "만물을 건조하게 하는 것 가운데 火만한 것이 없다"[102]라고 말하고 있다. 燥病의 형성에 대해 劉完素는 寒凉한 약물로 수렴시켰거나 氣血이 不通하는데서도 생길 수 있다고 여겼는데, 이에 "冬月甚, 夏月衰"[103]하고, 혹 中寒吐瀉로 인

94) 『素問玄機原病式 · 火類』에 보임.

95) 風本生於熱, 以熱爲本, 以風爲標. 凡言風者, 熱也, 熱則風動.(『素問病機氣宜保命集 · 中風論』에 보임)

96) 所謂風氣甚而頭目眩暈者, 由風木旺, 必是金衰不能制木, 而木復生火. 風火皆屬陽, 多爲兼化, 陽主乎動, 兩動相搏, 則爲之旋轉.(『素問玄機原病式 · 五運主病』)

97) 『宣明論方 · 水濕門』

98) 濕病本不自生, 因於火熱怫鬱, 水液不能宣通, 卽停滯而生水濕也.(上同)

99) 諸水腫者, 濕熱之相兼也.(『素問玄機原病式 · 熱類』)

100) 濕熱相搏, 則怫鬱痞膈, 小便不利而水腫也.(上同)

101) 以其辛苦寒藥, 能除濕熱怫鬱痞膈故也.(上同)

102) 燥萬物者, 莫熯乎火.

해 亡液하여 燥하게 될 수도 있다고 하였다. 다만 더욱 많이 보이는 燥病은 바로 "風은 濕을 勝할 수 있고 熱은 液을 소모시킬 수 있어서 도리어 燥하게 만들 수 있는데, 陽이 實하고 陰이 虛하면 風과 熱이 水濕을 勝하여 燥하게 된다"[104]와 같은 경우이고, "風과 熱이 水液을 모손시켜 氣의 運行이 옹체되고 원활하고 윤택하게 通利되지 못하면 피부가 건조해 갈라지고 肢體가 麻木不仁하게 된다"[105] 라고 하는 경우나 "대변이 마르고 시원스럽게 나오지 않는 것은 대장이 熱을 받아 燥澁하게 된 것이다"[106]라고 하는 경우도 역시 자주 볼 수 있는 경우들이다. 가을철의 凉氣가 燥하게 되는 경우도 역시 많은 경우가 火熱과 同化한 까닭이다. 그러므로, 劉完素는 "金의 燥함이 비록 秋陰에 속하지만 그 性은 寒濕과는 다르고 오히려 風熱의 火와 같다"[107]라고 하였다. 이처럼 燥는 風熱과 불가분의 관계에 있다.

그 치료에 대해 劉完素는 "마땅히 道路를 열어 통하게 하여 陰을 기르고 陽을 물러가게 해야 하니, 凉藥으로 조리해야 하며 草烏나 附子와 같은 藥을 복용하는 것은 삼가해야 한다"[108]고 하였다.

4) 寒과 火熱

寒과 火熱은 陰盛陽衰로 "中寒(卽裏寒)"이 되는 경우를 제외하고, 寒邪로 인한 感冒나 內傷生冷의 "冷熱相幷"[109]도 모두 "陽氣怫鬱, 不能宣散"[110]하여 熱이 생겨나게 되니, 寒으로 인식하여서는 않되고 "마땅히 나타난 증상으로만 변별해야 한다."[111] 이 외에도 劉完素는 熱이 극하면 寒을 生할 수 있다고 여겨 "火甚似水"라고 하였는데, "心의 火熱이 심하여 亢함이 極에 이르러 벌벌 떠는 것은 도리어 水化를 겸하여 이를 억제하므로 寒慄이 나타나게 되었기 때문이다"[112]와 같은 경우를 들 수 있다.

劉完素의 "六氣皆能化火"說의 논점은 대략 위와 같다.

3. 五志過極皆爲熱說

劉完素는 일반적으로 "外感火熱論"者로 여겨지고 있지만 실제로는 "內傷火熱"에 대해서도 상당한 인식을 가지고 있었는데, 다만 비교적 간단하여 전반적이면서도 계통적인 이론을 이루지는 못했다. 그의 "內傷火熱"에 대한 인식의 특징은 다음과 같다. 五志가 過極하면 모두 火熱이 될 수 있으며, 반대로 火熱도 또한 情志의 失常을 가져올 수 있다. 劉完素는 이에 대해 "五臟의

---

103) 『素問玄機原病式 · 火類』
104) 風能勝濕, 熱能耗液而反燥, 陽實陰虛則風熱勝於水濕而爲燥也.(『宣明論方 · 燥門』)
105) 風熱耗損水液, 氣行壅滯, 不得滑澤通利, 則皮膚燥裂, 肢體麻木不仁.(『素問玄機原病式 · 燥類』)
106) 大便乾澁, 乃大腸受熱, 化成燥澁.(『宣明論方 · 燥門』)
107) 金燥雖屬秋陰, 而其性異於寒濕, 反同於風熱火也.(上同)
108) 宜開通道路, 養陰退陽, 凉藥調之, 愼毋服烏附之藥.(『素問病機氣宜保命集 · 病機論』)
109) 『宣明論方 · 傷寒門』.
110) 上同.
111) 當以成症辨之.(上同)
112) 心火熱甚, 亢極而戰, 反兼水化制之, 故寒慄也.(『素問玄機原病式 · 熱類』)

志는 怒, 喜, 悲, 思, 恐이다(悲를 憂로 하기도 한다). 만약 志가 과도하면 勞하고, 勞하면 그 해당되는 臟을 상한다. 무릇 五志에 상하는 것은 모두 熱 때문이다.……情에 상하는 것은 모두 火熱에 속한다"[113]라고 하였다. 또한 "놀라거나 미혹되거나 슬퍼하거나 웃거나 헛소리하거나 노래하거나 욕지거리하거나 미쳐날뛰면 모두 熱이 된다"[114]라고 하였다. 五志가 過度하면 반드시 精神이 煩勞해져 陽氣를 요동시키므로 火, 熱로 化할 수 있으며, 火熱이 亢盛하면 神明을 혼란스럽게 하여 情志의 失常을 일으킬 수 있다. 예를 들어 그의 驚에 대한 해석을 보면, "驚은 心이 갑자기 動하여 평안하지 못한 것으로서, 火는 動함을 主하므로 心의 火熱이 심한 것이다.……熱이 裏에서 極하면 火가 極하여 水와 같아지므로 驚하기를 잘한다"[115]라고 하였다. 이렇듯, 驚은 쉽게 心의 火熱이 심하게 되도록 할 수 있으며, 心의 火熱이 심한 경우도 역시 쉽게 驚하게 될 수 있다. 恐에 대한 해석은, "恐하게 되면 腎을 손상시켜 水가 쇠퇴하고(恐則傷腎而水衰)", 水가 쇠퇴하면 "心火가 저절로 심하게(心火自甚)" 되니 "心火가 저절로 심하므로 驚하다(心火自甚故驚也)"이다. 喜笑에 대한 해석은, "喜는 心火의 志이니, 喜가 極에 달하여 笑하는 것은 타서 빛나는 불과 같다(喜爲心火之志, 喜極而笑者, 猶燔爍火)"하여 火熱이 생겨나, "心의 熱이 심하면 喜가 많으니(心熱甚則多喜)", "笑의 병을 앓는 것은 熱이 심하기 때문이다(病笑者熱之甚也)"[116]이다. 이 외에도 "비통해하면서 고뇌하는 자는 心의 神이 煩熱로 어지러이 날뛴다(悲痛苦惱者, 心神煩熱躁亂)", "아끼거나 미워하여 肝이 손상되는 것은 모두 火熱에 속한다(愛惡, 肝之所傷, 則皆屬火熱)"[117]란 說이 있다. 情志가 病을 일으킨다는 것은 일찍이 역대 의가들에 의해 논증된 바이지만, 情志에 의해 傷한 바가 모두 火熱과 관계된다는 것은 劉完素의 독창적인 견해이다.

4. 火熱病의 治法

劉完素는 火熱病을 치료하는데 있어서 表證과 裏證의 두가지 면에서 접근해야 한다는 것을 강조하였다.

1) 表證

劉完素는 表證을 마땅히 汗解시켜야 한다고 여겼지만, 다만 表가 "怫熱鬱結"한 경우에는 절대로 辛熱한 藥을 써서는 안 된다고 하였으니 이것은 비록 表가 解하여도 熱이 제거되지 않기 때문이다. 오직 辛凉 또는 甘寒한 藥을 써서 表를 解해야 하니, 이렇게 表가 解하고 熱이 제거되는 것이 바른 治法이라고 여겼다. 임상에 있어서의 구체적인 응용은 다음과 같다.

여름철에는 暑熱한 것이 時令에 맞기 때문에 일반적으로 麻黃湯, 桂枝湯 등의 辛熱한 약물로

---

113) 五臟之志者, 怒, 喜, 悲, 思, 恐也(悲一作憂). 若志過度則勞, 勞則傷本藏. 凡五志所傷, 皆熱也……情之所傷, 則皆屬火熱.(『素問玄機原病式・熱類』)

114) 驚惑悲笑, 譫妄歌唱, 罵詈癲狂, 皆爲熱也.(上同)

115) 驚, 心卒動而不寧也, 火主乎動, 故心火熱甚也.……熱極於裏, 乃火極似水, 則喜驚也.(上同)

116) 上同.

117) 上同.

解表하는 것은 마땅하지 않다. 만약 어쩔 수 없이 사용해야 한다면 적당히 寒性의 약물을 가하여야 하는데, 그렇지 않으면 熱邪를 조장하여 다른 병변을 일으킬 수 있다. 그러므로, "甘草, 滑石, 葱, 豉 등으로 발산시키는 것이 가장 묘한 방법이다"[118]라고 하였다.

陽熱이 表에 뭉쳐 있어 막고 있으면 비록 惡寒戰慄 등의 諸證도 보이지만, 실제로는 陽熱이 뭉친 것이 極하여 생긴 假象이므로, 辛熱한 解表藥으로 그 熱을 조장하는 것은 옳지 않으며, 마땅히 石膏, 滑石, 甘草, 葱, 豉 등의 약물로 그 뭉친 것을 발산시켜야 하니[119], 반드시 이를 脈과 證을 세심히 살펴 분별해야 한다.

表證이 內熱을 겸한 경우는 일반적으로 表裏雙解의 治法을 쓸 수 있는데, 防風通聖散, 雙解散[120] 등이 이러한 경우에 쓰는 表裏之劑이다. 혹은 天水散[121] 한첩 분량에 凉膈散[122] 반첩 분량을 섞어 쓰거나 혹은 天水散과 凉膈散을 각각 반씩 섞어 써서 風壅을 散하고 結滯를 開하여 氣血을 宣通시키면 鬱熱이 자연히 해제된다.[123] 表證을 法에 따라 發汗시켰으나 풀리지 않고 증상에 별다른 변화가 없는 경우에는 대개 凉膈散으로 그 熱이 물러나게 한다. 만약 發汗 후에도 熱이 다 물러나지 않으면 天水散, 黃連解毒湯,[124] 凉膈散 등을 써서 "調順陰陽, 洗滌臟腑" 해야 한다. 만약 發汗 후에도 풀리지 않고 下證이 온전해지지 않으면 白虎湯을 써서 淸할 수 있다.[125]

2) 裏證

裏證에는 下法을 쓰는데, 아래에 서술한 세가지에 의거하여 운용할 수 있다.

表證은 이미 풀어졌으나 裏熱이 鬱結해 있는 경우, 汗이 나왔는데도 熱이 물러나지 않은 경우는 모두 下法을 쓸 수 있다. 下法을 쓸 수 있는 증상은 目睛不了了, 腹滿實痛, 煩躁譫妄, 脈來沈實 등인데, 이는 熱邪가 裏에 鬱結된 것을 반영하는 것으로, 반드시 大承氣湯, 三一承氣湯[126]으로 그 裏熱을 下해야 한다.[127]

熱毒이 極深하여 遍身淸冷疼痛, 咽乾或痛, 腹滿實痛, 悶亂喘息, 脈來沈細한 경우는 熱이 극심하게 쌓인 것으로 陽厥陰傷한 소치이다. 그 病變은 이미 血分에 영향을 미쳐, 단순히 承氣湯만을 써서 攻下할 수는 없으며, 반드시 黃連解毒湯을 배합하여 사용해야 한다.[128]

크게 下한 후에도 熱의 기세가 여전히 성하거나 혹은 下한 후에 濕熱이 오히려 심하여 下利不止한 경우에는 黃連解毒湯을 써서 餘熱을 淸할 수 있으며, 필요하다면 養陰시키는 약물을 겸할

---

118) 以甘草, 滑石, 葱, 豉 等發散爲最妙.(『素問玄機原病式 · 火類』)
119) 『素問玄機原病式 · 熱類』.
120) 雙解散: 防風, 川芎, 當歸, 芍藥, 薄荷葉, 大黃, 麻黃, 連翹, 芒硝, 石膏, 桔梗, 滑石, 白朮, 山梔子, 荊芥, 甘草, 黃芩, 蔥白, 豉, 生薑.(『傷寒直格』卷下)
121) 즉 六一散. 滑石, 甘草로 구성됨.
122) 連翹, 梔子, 大黃, 薄荷, 黃芩, 甘草, 朴硝, 蜜.(『傷寒直格』卷下)
123) 『傷寒標本心法類萃』, 『傷寒直格』.
124) 黃連解毒湯: 黃連, 黃柏, 梔子, 黃芩.(『傷寒直格』卷下)
125) 『傷寒標本心法類萃』, 『傷寒直格』.
126) 三一承氣湯: 大黃, 芒硝, 厚朴, 枳實, 甘草, 生薑.(『傷寒直格』卷下)
127) 『素問玄機氣宜保命集 · 傷寒論』.
128) 『傷寒標本心法類萃』, 『傷寒直格』.

수 있다. 만약 下한 후에 熱이 미진하더라도 盛하지만 않다면 작은 양의 黃連解毒湯 또는 凉膈散을 쓸 수 있다.[129]

이상에서 볼 수 있듯이 劉完素의 이런 치료경험은 임상에서 총괄해 낸 것이다. 그러므로, 劉完素는 "내가 스스로 雙解散, 防風通聖散이라는 辛凉한 처방을 만든 것은 桂枝, 麻黃과 같은 發表藥을 쓰는 仲景의 法을 따르지 않은 것인데, 내가 스스로 뛰어나다고 생각해서가 아니라 이치가 그 가운데에 있기 때문이다. 그러므로, 이 때와 그 때에 어찌 五運六氣의 바뀜이 있고 세태와 백성들의 변함이 있겠는가. 天에는 항상된 火가 있고 人에는 항상된 動함이 있다. 動은 陽에 속하고 靜은 陰에 속하니, 內外가 모두 요동하므로 辛溫大熱한 처방을 峻用하는 것은 옳지 않다"[130]라고 하였다.

5. 陽氣怫鬱說

劉完素는 『素問玄機原病式』에서 "陽氣怫鬱"의 문제를 많이 제기하였는데, 비록 "六氣皆能化火"의 논점과 동일한 것처럼 보이지만 이에는 나름대로의 내용과 규칙성이 있다. 이는 陽氣怫鬱을 轉機로 삼고 病變을 六氣에만 국한시키지 않은 것이다.

劉完素는 火熱病機뿐만 아니라 氣의 開通과 宣行을 중시하였는데, 그는 "큰 道에는 形이 없으니 氣가 아니면 만물을 기르기에 부족하다. 이로 말미암아 氣가 化하면 物이 생겨나고, 氣가 변하면 物이 바뀌고, 氣가 강하면 物이 굳세지고, 氣가 약하면 物이 쇠하고, 氣가 바르면 物이 조화롭고, 氣가 어지러우면 物이 병들고, 氣가 끊어지면 物이 죽는다"[131]라고 하였다. 만약 陽氣가 怫鬱하여 "玄府閉密"하면 氣機가 저체되어 많은 종류의 病變이 생길 수 있다. 陽氣怫鬱의 구체적인 病機는 두가지로 볼 수 있다. 하나는 六氣, 五志가 火로 化하는 것으로 "鬱"의 과정을 거치는 경우가 많은데, 즉 六氣, 五志가 陽氣怫鬱을 일으켜 陽氣의 鬱結로 말미암아 氣機가 저체되어 火熱로 化하는 것이다. 寒이 鬱하여 熱을 生하는 경우에 있어서는, "寒은 閉藏을 주로 하므로 陽氣가 散越되지 못하면 怫鬱이 안에서 일어나는 까닭이다"[132]라 할 수 있다. 또한 濕鬱生熱의 경우에는 水濕이 怫鬱하여 發散되지 못하여 營衛가 통하지 않아 "積濕成熱"하는 것이다. 다른 하나는 "陽熱"이 "怫鬱"함을 일으켜 病變이 발생한다는 것이다. 劉完素는 "陽熱發則鬱"[133], "陽熱易爲鬱結"[134]이라 했다. 또한 "鬱은 怫鬱함이며, 結滯壅塞하여 氣가 通暢하지 못하는 것이다. 이른바 熱이 심하면 腠理가 閉密하여 鬱結한다는 것이다. 火로 어떤 물건을 달구면 熱이 極하여 서로 달라

---

129) 上同.

130) 余自制雙解, 通聖辛凉之劑, 不遵仲景法桂枝, 麻黃發表之藥, 非余自衒, 理在其中矣. 故此一時, 彼一時, 奈五運六氣有所更, 世態居民有所變. 天以常火, 人以常動, 動則屬陽, 靜則屬陰, 內外皆擾, 故不可峻用辛溫大熱之劑.(『素問玄機氣宜保命集 · 傷寒論』)

131) 大道無形, 非氣不足以長養萬物. 由是氣化則物生, 氣變則物易, 氣甚則物壯, 氣弱則物衰, 氣正則物和, 氣亂則物病, 氣絶則物死.(『素問玄機原病式 · 火類』)

132) 由寒主閉藏, 而陽氣不能散越, 則怫鬱內作故也.(『素問玄機原病式 · 熱類』)

133) 『素問玄機原病式 · 熱類』.

134) 『素問玄機原病式 · 火類』.

붙어 떨어지지 못하는 것과도 같이 熱이 鬱하면 閉塞하여 通暢하지 못한다"[135]라고 하였다. 熱極怫鬱而生風, 火熱怫鬱而生濕, 熱鬱氣行壅滯不得滑澤而生燥, 熱鬱陽氣不行則生寒 등은 모두 陽氣怫鬱로 인한 결과이다.

陽氣怫鬱은 또한 광범위하게 病을 일으킬 수 있다. 陽氣怫鬱은 氣機升降出入의 길을 폐색시킬 수 있으므로 氣機가 鬱滯될 수 있다. 그러므로, 劉完素는 『素問玄機原病式』에서 喘嘔吐酸, 吐下霍亂, 暴注下迫, 腫脹便秘, 轉筋, 戰慄動搖, 中風癱瘓, 暴病暴死, 鼻衄鼻窒, 血泄淋證, 暴瘖狂越, 齒腐, 毛髮墮落, 皮膚不仁, 瘡疹癰疽 등의 病證을 모두 陽氣怫鬱, 玄府閉密, 氣血營衛不能升降出入으로 인한 것으로 보았다. 또한 그는 陽氣怫鬱이 전신의 病變을 일으킬 뿐 아니라 국소의 기능장애와 각종 기관의 손상을 일으킬 수도 있다고 보았다. 그는 "만약 病의 熱이 극심하면 鬱結되어 氣血이 宣通되지 못하고 神이 쓰이지 못하여 그 기능을 다하지 못하는데, 그 鬱結된 정도에 따라 氣血과 神이 쓰이지 못하는 정도가 결정된다. 이런 까닭에 目이 鬱하면 색을 보지 못하고, 耳가 鬱하면 소리를 듣지 못하며, 鼻가 鬱하면 냄새를 맡지 못하고, 舌이 鬱하면 맛을 알지 못하니, 筋痿와 骨痺에 이르기까지 쓰이지 못함이 생기는 모든 경우는 다 熱이 심하여 鬱結되어 생기는 것이다"[136]라고 했다.

이제 陽氣怫鬱의 주요 治法을 논하겠다. 劉完素는 陽氣怫鬱을 치료하는 데 있어 주로 宣·淸·通의 三法과 辛苦寒한 藥을 썼다. 宣法에 대해 劉完素는 "鬱而不散爲壅, 必以宣劑以散之."[137]라고 설명한다. 宣法에 대해서는 藥을 씀에 있어 辛凉한 것을 쓰며, 또한 辛甘熱한 것도 쓸 수 있는데, 단지 그 목적이 發汗解表에 있는 것이 아니라 宣散하여 去壅開鬱시키는 점에 있다고 하였다. 만약 辛熱한 藥을 써서 鬱結된 것을 開發시키면 氣液이 宣通하여 氣가 和하게 된다. "그러나 病이 微하면 나을 수 있지만, 甚하면 鬱結된 것이 開通되지 못해 病이 더해져 죽게 된다"[138]라 했다. 通法에 대해서 劉完素는 "留而不行爲滯, 必通劑以行之"[139]라고 하였다. 通法은 당연히 下法을 포괄하지만 완전히 동일한 것은 아니다. 그는 通法이 結滯된 데에 쓰는 것이라고 명확히 말하고 있는데, "이른바 結했다고 하는 것은 怫鬱하여 氣液이 宣通되지 못하는 것일 뿐 大便이 맺혀 굳어져 있는 것을 말하는 것이 아니다"[140]라고 하였다. 그러므로, 通法은 鬱結된 것을 開通시키는 것이다. 通法은 辛苦寒한 藥을 써서 淸法과 通法을 같이 하는 것으로 大辛大熱한 약물은 금하는 것이다. 예를 들어 大承氣湯, 三一承氣湯, 大柴胡湯, 茵蔯胡湯, 大陷胸丸 등이다. 만약 크게 毒한 熱性의 藥으로 下하면 비록 鬱結이 開한다 하더라도 陰氣를 손상시켜 怫熱이 다시 結할 수 있다.

---

135) 鬱, 怫鬱也, 結滯壅塞, 而氣不通暢. 所謂熱甚則腠理閉密而鬱結也. 如火煉物, 熱極相合, 而不能相離, 故熱鬱則閉塞而不通暢也.(『素問玄機原病式 · 熱類』)

136) 若病熱極甚則鬱結, 而氣血不能宣通, 神無所用, 而不遂其機, 隨其鬱結之微甚, 有不用之大小焉. 是故目鬱則不能視色, 耳鬱則不能聽聲, 鼻鬱則不能聞香臭, 舌鬱則不能知味, 至如筋痿骨痹, 諸所出不能爲用, 皆熱甚鬱結之所致也.(上同)

137) 『素問病機氣宜保命集 · 本草論』.

138) 然病微者可愈, 甚者鬱結不開, 其病轉加而死矣.(『素問玄機原病式 · 熱類』)

139) 『素問病機氣宜保命集 · 本草論』.

140) 所謂結者, 怫鬱而氣液不能宣通也, 非謂大便之結硬耳.(『素問玄機原病式 · 熱類』)

淸法은 "陽氣怫鬱"의 本治法으로서 苦寒한 藥을 써서 淸熱시키는 것이다. 劉完素는 苦寒한 약이 淸熱시킬 뿐만 아니라 散結시키는 작용도 있다고 보았고, 또한 어떤 寒凉藥들은 鬱結을 開發시키는 작용이 있다고 보았다. 石膏, 滑石 등이 그러한 것들이다.

6. 五運六氣病機學說

五運六氣는 四時의 기후변화에 따르는 인체의 生理, 病理의 氣化活動, 그리고 인간과 자연계의 상호 연계를 설명하고 있는 학설이다. 인간은 자연계에서 생활하면서 시간과 장소에 따라 자연환경의 변화에 영향을 받고 있다. 四時의 기후변화를 인식하여 이를 질병의 발생과 발전의 이치를 연구하는데에 활용하는 것이 『內經』의 五運六氣學說의 기본적 내용이다. 劉完素의 이 학설에 대한 연구는 아래와 같이 두가지 면에 포인트가 있다.

1) 五運六氣에 대한 인식

劉完素의 運氣學說에 대한 견해는 그의 사람과 자연의 관계에 대한 인식과 일치하는 것이다. 劉完素는 인체의 生理·病理와 자연환경의 변화가 비록 같지는 않지만 자연계의 변화가 인체의 生理活動과 病理現象에 매우 밀접한 영향을 끼친다고 보았기에 의학의 연구에서도 자연계의 변화규칙을 소홀히 할 수 없으며 生理·病理·診斷·治療를 불문하고 모두 자연조건과 연관시켜 생각하지 않을 수 없다고 하였다. 그리하여, 의학을 연구하는데 있어 五運六氣學說을 연구하는 것이 필수적이라고 하였다. 劉完素는 "經에서 '치료함에 있어 天의 紀와 地의 理를 본받지 않으면 災害가 이른다.'라고 했다. 또한 '年의 加臨[141]과 氣의 盛衰와 虛實이 생기는 것을 알지 못하면 의사가 될 수 없다.'고 하였다. 이로써 볼 때 運氣를 모르고서 醫를 구하면 실패하지 않는 경우가 드문 것이다"[142]라고 하였다. 동시에 劉完素는 자연의 변화가 질병의 발생과 발전에 매우 밀접한 영향을 미치는 것은 물론이지만, "主性命者在乎人", "修短壽夭, 皆自人爲"[143]라고 여겼다. 사람이 자연계에서 살아나갈 수 있는 능력과 生老病死의 근본적 원인을 인체 이외에서 찾을 수는 없는 것이다. 이처럼, 그는 인체의 질병이 발생하고 발전하는 것이 완전히 자연의 기후 변화의 지배를 받는 것이라는 일방적인 관점에는 반대하고, 아울러 당시 劉溫舒 등이 주장한 某年이 某氣를 主하고 某病을 發한다는 등의 기계적인 추산방법을 비판했다. 그는 이런 연구가 단지 "자신만을 믿고 남을 미혹시키고 효험을 보이지 못하는(矜己惑人而莫能彰驗)"[144] 잘못된 결론을 이끌어내는 것으로 여겼다. 劉完素는 五運六氣의 변화가 질병의 발생과 밀접한 관계가 있다는 것에는 동의하였다. 그는 이에 "一身의 氣는 모두 四時五運六氣의 興함과 衰함을 따르며 상반되지는 않는다"[145]

141) 加臨: 非其時而有其氣, 客氣加於主氣之上, 如春天太熱.

142) 經日 '治不法天之紀, 地之理, 則災害至矣.' 又云: '不知年之所加, 氣之盛衰, 虛實之所起, 不可爲工矣.' 由是觀之, 則不知運氣而求醫無失者鮮矣.(『素問玄機原病式·自序』)

143) 『素問病機氣宜保命集·原道論』.

144) 『素問玄機原病式·自序』.

145) 一身之氣, 皆隨四時五運六氣興衰, 而無相反矣.(『素問玄機原病式·熱類』)

라 하였다. 동시에 그는 인체 자체의 내재적 조건과 질병 발생의 중요한 관계를 인식하였는데, 이렇듯 그의 五運六氣에 대한 인식은 비교적 정확한 것이다. 아울러, 運氣學說을 病理와 긴밀히 결합시켜 病機를 밝히고 있다.

2) 運氣學說의 운용

劉完素는 『內經』의 "人與天地相應"의 이론을 종합하여 정상적인 정황을 다음과 같이 제시했다. 木主春, 在六氣爲風(溫), 在人體爲肝. 火主夏, 在六氣爲熱, 在人體爲心. 土主長夏, 在六氣爲濕, 在人體爲脾. 金主秋, 在六氣爲燥(淸), 在人體爲肺. 水主冬, 在六氣爲寒, 在人體爲腎. 만약 변화가 발생한다면, 즉 "肺本淸, 虛則溫. 心本熱, 虛則寒. 肝本溫, 虛則淸. 脾本濕, 虛則燥. 腎本寒, 虛則熱."[146]하게 된다. 이렇듯, 五運六氣와 人體의 臟腑를 연결시키고 아울러 溫淸寒熱에 따라 각 臟氣의 虛實을 관찰하면 熱屬實, 寒屬虛, 熱屬心, 寒屬腎과 같이 일방적으로 인식하지는 않게 된다는 것이다. 劉完素는 이에 대해 "근래에 五運六氣의 虛實을 나누지 않고 일률적으로 熱은 實이고 虛는 寒이라고 말하는 것은 단지 心火陽熱 一氣의 虛實만을 아는 것이요, 臟腑六氣의 虛實은 알지 못하는 것이다"[147]라고 하였다. 또한 "무릇 臟腑의 모든 氣는 꼭 腎水만이 寒에 해당하고 心火만이 熱에 해당한다고 할 수 없다"[148]라 했다. 이는 바로 질병의 虛實寒熱에 있어서 반드시 전면적으로 臟腑六氣의 상호 연계를 살펴 인식해야 한다는 것을 말하는 것이다.

臟腑六氣의 사이에는 모두 상호제약, 상호의존의 관계가 있으며, 이로 인해 임상에서 五行의 生剋關係로써 病理의 변화를 이해해야 한다. 예를 들어 土가 旺하여 水를 勝하여 火를 制하지 못하면 火의 化함이 저절로 심해져 胃痛, 呑酸, 腹脹, 瘡瘍 등의 熱에 속하는 病症이 생길 수 있다. 火가 旺하여 金을 勝하게 되어 木을 制하지 못하면 木의 化함이 절로 심해져 眩暈, 痙攣 등 風에 속하는 病症이 생길 수 있다. 木이 旺하여 土를 勝하게 되어 水를 制하지 못하면 水의 化함이 절로 심해져 飧泄, 逆冷 등 寒에 속하는 病症이 생길 수 있다. 그러므로, 劉完素는 "五行의 이치는 갈마들어 서로를 기르는데 이를 和平이라고 이르고, 서로 교류하거나 克하고 伐하는 것을 興衰라고 이르니, 變亂이 있어 항상됨을 잃으면 災害가 생긴다"[149]라고 했다. 이처럼, 臟腑經絡의 病變은 반드시 "本氣興衰"의 직접적 결과인 것만은 아니며, "六氣互相干而病"의 경우에도 자주 보인다.[150]

그 다음으로, 劉完素는 또한 "比物立象"의 방법을 운용하여 『素問』의 "病機"에서 나열하고 있는 諸證을 해석함으로써, 五運六氣 안에 분별, 귀납시켰는데 이를 명명하여 "原病式"이라 하였다. 이는 바로 劉完素가 이 책의 自序에서 말한 바와 같은데, "比物立象으로써 天地運氣造化의 이치를 자세히 논하였다. 비록 모든 疾病을 논하지는 못했지만, 이로써 미루어 보건대 疾病의 六

146) 『三消論』.
147) 叔世不分五運六氣之虛實, 而一槪言熱爲實而虛爲寒, 彼但知心火陽熱一氣之虛實, 而非臟腑六氣之虛實也.(上同)
148) 凡臟腑諸氣, 不必腎水獨當寒, 心火獨當熱.(上同)
149) 五行之理, 遞相濟養, 是謂和平; 交互克伐, 是謂興衰, 變亂失常, 災害由生.(『素問玄機原病式・火類』)
150) 上同.

氣의 陰陽虛實이 거의 갖추어졌음을 알 수 있다"[151]라 한 것이다. 疾病의 변화가 비록 다양하지만 그 변화의 이치는 모두 五運六氣로 개괄할 수 있다. 이에 따라 劉完素는 "病機"중의 五臟諸病을 "五運主病"으로 귀납시켰다. 예를 들어 諸風掉眩, 皆屬於木; 諸病痒瘡瘍, 皆屬心火; 諸濕腫滿, 皆屬脾土; 諸氣膹鬱病痿, 皆屬肺金; 諸寒收引, 皆屬腎水 등이다. 기타의 諸病은 風·熱·濕·火·寒으로 분별, 귀납시켰는데, 아울러 "諸澁枯涸, 乾勁皴揭, 皆屬於燥"라는 조문을 덧붙여 "六氣爲病"의 하나로 하였다.

이렇게 五運六氣를 창조적으로 운용하여 질병의 분류강령으로 삼았으니 상당히 계통성이 있을 뿐 아니라 임상에서의 활용에도 편리하며, 病機의 제시와 診斷, 治療에 있어서도 많은 아이디어를 주는 것이다. 당연히 이런 분류 방법은 전체적으로 볼 때는 불충분한 것이며, 모든 질병을 다 개괄하는 것은 아니다. 그러나, 病機를 분석하는데 있어서는 五運六氣를 관통하고, 臟腑經脈의 病變을 十一病類로 나누었으니, 가히 핵심을 파악한 것이라 할 수 있다.

7. 亢害承制論

劉完素는『內經』에서의 運氣過亢則害物, 相互承制則生物의 이론을 운용하여 病理現象의 本質과 標象의 내재적 연계를 설명했다. 劉完素는 五運六氣의 相互承制를 통해 事物이 영원히 非平衡 중에서 상대적 平衡을 구하여 그 정상적 생리운용의 필요조건을 유지한다고 생각했다. 그래서, 劉完素는 "무릇 五行의 이치는 甚함에도 制함이 없으면 造化가 사라지게 되는 것이다"[152]라고 하였다. 예를 들어 봄에는 "風木이 旺하여 風이 많으니, 風이 大하면 도리어 서늘해지는데, 이는 金化를 겸하여 木을 制한 것이다. 매우 서늘한 후에 天氣가 도리어 溫한 것은 火가 化하여 金을 承한 것이다. 여름에 火熱이 極할 때 몸에 도리어 液이 나오는 것은 水가 化하여 火를 制한 것이다"[153]라고 하였다. 이런 관계의 존재로 말미암아 기후가 太過나 不及에 이르지 않으며, 만물이 生化不息할 수 있게 된다. 인체 臟氣 사이의 관계도 또한 이와 같다. 예로 心火가 過勝하면 肺金에 영향을 미쳐 肺金의 子인 腎水가 다시 火의 偏勝을 制하여 肺金을 돕게 된다. 이러한 상호의존, 상호 承制를 통해 五臟 사이의 협조적 통일을 유지할 수 있으며 정상적인 生理活動을 유지할 수 있다. 그러므로, 劉完素는 "大法은 我의 子가 鬼賊(我를 克하는 氣)을 制할 수 있으면 我가 당연히 저절로 實해진다는 것이다"[154]라 하였다. 만약 이런 관계가 파괴되어 一氣가 偏勝하는데도 다른 氣가 제약하지 못하면 病變이 발생하게 된다. 예로 火氣가 過勝하여 肺金을 克制하면 金이 水를 生하지 못하여 水가 火를 制하지 못하니 火多水少하게 되어 熱病이 생긴다. 반대로 寒病을 만들어낼 수도 있다. 劉完素는 이에 대해 "이는 水少火多로 인해 陽實陰虛로 熱病이 되고, 水多火少로 인해 陰實陽虛로 寒病이 되는 것이다"[155]라고 하였다.

---

151) 遂以比物立象, 詳論天地運氣造化之理. 雖未備論諸疾, 以此推之, 則識病六氣陰陽虛實, 幾於備矣.

152) 夫五行之理, 甚而無以制之, 則造化息矣.(『素問玄機原病式·寒類』)

153) 風木旺而多風, 風大則反凉, 是反兼金化制其木也. 大凉之下, 天氣反溫, 乃火化承於金也. 夏火熱極而體反出液, 是反兼水化制其火也.(上同)

154) 大法, 我子能制鬼賊, 則己當自實.(『素問玄機原病式·火類』)

水가 多하여 寒한 것이나 火가 多하여 熱한 것은 이해하기 어렵지 않다. 그러나, 病理변화의 과정 중에는 本質과 現象이 일치하지 않는 상황이 있을 수 있다. 五運六氣의 偏亢이 과도하여 "勝己之化"의 假象이 나타날 수도 있는데, 예를 들어 濕氣가 매우 과다하여 筋脈强直이 나타나는 것은 바로 "濕極反兼風化制之"의 현상이다. 風氣가 매우 과다하여 筋脈拘急이 나타나는 것은 바로 "風極反兼金化制之"의 현상이다(劉完素는 筋脈拘急이 燥金勁急의 象이라고 여겼다). 또한, 惡寒戰慄은 寒病의 本象이지만 熱氣가 매우 과다하면 寒戰振慄 등의 假寒證이 나타날 수 있으니, 바로 "火極反兼水化制之"의 현상이다. 무릇 이런 "兼化"(이는 相兼同病의 兼化가 아니다)는 모두 "假象"이며 절대로 眞象이 될 수는 없는 것이다. 劉完素는 이에 대해 "木이 極하면 金과 같아지고, 金이 極하면 火와 같아지고, 火가 極하면 水와 같아지고, 水가 極하면 土와 같아지고, 土가 極하면 木과 같아지는데, 이에 經에서 '亢則害, 承乃制.'라고 하였다. 己가 亢함이 過하여 極하면 도리어 己를 勝하는 변화가 나타난 것처럼 보인다는 것이다. 속세에서 이를 알지 못하고 같은 것처럼 보일 뿐인 것을 옳은 것으로 여기고 陽을 陰으로 여기니 그 뜻을 잃은 것이다. 經의 이른바 '잘못이 없는 것을 벌하니 이름하여 大惑이라 한다'는 것과도 같다"[156]고 하였다.

劉完素의 假象에 대한 인식은 중요하게 여길 필요가 있는데, 그는 반드시 假象을 뚫고 本質을 인식해야만 치료에 있어 착오가 없을 것이라고 생각하였다. 그래서, 劉完素는 "단지 마땅히 過한 氣를 瀉하는 것을 病을 다스리는 근본으로 삼아야지, 도리어 겸하여 나타난 것을 잘못 치료해서는 안 된다"[157]고 하였다. 만약 醫者가 "不治已極, 反攻王氣", "但隨兼化之虛象, 妄爲其治"의 잘못을 이해하지 못하면 생명이 위태롭게 된다.[158] 이런 독창적인 견해는 이치에 맞고 실제적인 효과도 있는 것으로 볼 수 있는 것이다.

이상에서 서술한 바를 종합해 보면, 劉完素는 亢害承制의 이치를 밝혀서 病理變化를 논증하였을뿐 아니라 病後의 疑似眞假를 깊이 분석하여 후세의 진단학과 치료학에 대해 매우 큰 영향을 미쳤다는 것을 알 수 있다.

8. 雜病에 대한 연구

劉完素는 熱病에 대해서 뿐만 아니라 雜病에 대해서도 연구하였다.

1) 『內經』雜病症治에 대한 응용

『內經』에는 100여종의 病症이 서술되어 있는데, 病機를 밝힘, 治則의 확립, 制方의 大法, 鍼刺의 자세한 분석은 줄곧 역대 醫家들의 본보기가 되어 왔다. 그런데, 病症에 대한 구체적인 處方과 治療에 관해서는 도리어 간략하여 상세하지 않아, 그 안에서 들고 있는 처방은 湯液醪醴, 生鐵落

155) 是以水少火多, 爲陽實陰虛而病熱也. 水多火少, 爲陰實陽虛而病寒也.(『三消論』)

156) 木極似金, 金極似火, 火極似水, 水極似土, 土極似木, 故經曰: '亢則害, 承乃制.' 謂己亢過極, 則反似勝己之化也. 俗未之知, 認似作是, 以陽爲陰, 失其意也. 經所謂 '誅罰無過, 命曰大惑'.(『素問病機氣宜保命集・自序』)

157) 但當瀉其過甚之氣以爲病本, 不可反誤治其兼化也.(『素問玄機原病式・寒類』)

158) 『素問玄機原病式・熱類』.

飮, 左角髮酒 등 12가지 정도에 불과하다. 劉完素는 『內經』이 주로 기초이론을 논술하고 있다고 여겨, "病에 임해 처방을 내리는 법에 정통하지 못한 후학이 혹시나 쓰기 어려워할 것을 염려하여 다시 仲景의 책을 본보기로 하고 聖賢의 說을 참고하여 運氣의 造化와 自然의 이치를 미루어 傷寒雜病脈證方論의 문장을 모으게 되었다"[159])고 하였다.『宣明論方』十五卷을 지을 때는 그 가운데 제1권, 제2권의 두권에 『素問』에 기술된 61개 病症을 모아 분별하고 이에 대응하는 處方을 부여했다. 또 그 나머지 각 권에는 십여 門에 걸쳐 『內經』의 雜病症治에 대해 논술하고 있는데, 비교적 임상적 접근을 목적으로 『內經』의 病症을 탐구한 경우 가운데 비교적 시기적으로 빠른 경우라고 볼 수 있다. 예를 들어 結陽, 結陰證의 경우는 『素問·陰陽別論』에는 간단하게 "結陽, 腫四肢. 結陰者, 便血一升, 再結二升, 三結三升."이라고 설명하고 있다. 劉完素는 이 설명에 대해 "結陽證은 四肢에 주로 나타나는데, 四肢가 부어오르는 것은 熱이 勝하여 붓게 되는 것이다. 四肢는 諸陽의 本이라 하는데, 陽氣가 結한 까닭에 陰脈으로 行하지 못하고, 陰脈이 行하지 못하므로 머물러 結하는 것이다. 犀角湯을 주로 쓰는데, 結陽으로 四肢腫滿, 熱鬱不散, 或毒攻注, 大便閉澁한 것을 치료한다. 犀角, 玄參, 連翹, 柴胡 각 半兩, 升麻, 木通 각 3돈, 沈香, 射干, 甘草 각 1푼, 芒硝, 麥門冬 각 1兩을 쓴다. 結陰證은 便血로 주로 나타난다. 結陰은 便血이 1升, 再結이면 2升, 三結이면 3升이 되는데, 陰氣가 안에 結하여 通行하지 못하므로 血氣가 의지할 만한 것이 없어 腸 아래로 스며들어 가는 것이 점점 많아지는 것이다. 地楡湯을 주로 쓰는데, 結陰으로 下血不止, 漸漸極多, 腹痛不已한 것을 치료한다. 地楡 4兩, 甘草 3兩(半은 炙, 半은 生), 縮砂仁 7枚를 쓴다"[160]라고 하였다. 이렇게 『內經』의 病症을 나열하고, 임상경험을 결합하여 病變의 기전을 밝힌 후, 매 證마다 主治하는 處方을 배열하는 방법은 매우 현실적인 것으로 볼 수 있다. 宋代의 駱龍吉은 『素問』, 『靈樞』 두 經典의 62가지 病症을 모아 역시 각기 方藥을 배열하여 『內經拾遺方論』이라 이름붙였는데, 후세 明代의 劉浴德·朱練은 『內經拾遺方論』을 기초로 그 위에 다시 『素問』, 『靈樞』 두 經典에서 88가지 病症을 뽑아 모두 150가지 病症을 기록하여 『重訂駱龍吉內經拾遺方論』이라 이름붙였으니, 이에 이르러 『內經』에 서술된 病症이 기본적으로 모두 포함되게 되었다. 근대에는 陳無咎가 다시 『素問』, 『靈樞』의 病症 100例를 밝혀 『明教方』을 지어 모든 學理를 검증하고자 노력했다. 이러한 노력들은 모두 河間의 遺旨를 따른 것이다.

2) 雜病病機辨證의 해명

仲景이 『傷寒雜病論』을 지은 때부터 雜病之學은 점차 세상에 알려지게 되었다. 그 후, 後漢부터 北宋까지 『諸病源候論』, 『千金方』, 『外臺秘要』, 『三因極一病證方論』, 『聖濟總錄』 등에 열거

159) 『素問玄機原病式·自序』.

160) 結陽證, 主四肢, 四肢腫, 熱勝則腫, 四肢者, 謂諸陽之本, 陽結者, 故不行於陰脈, 陰脈不行, 故留結也. 犀角湯主之, 治結陽, 四肢腫滿, 熱菀不散, 或毒攻注, 大便閉澁, 犀角, 玄蔘, 連翹, 柴胡 各半兩, 升麻, 木通, 各三錢, 沈香, 射干, 甘草 各一分, 芒硝, 麥門冬 各一兩. 結陰證, 主便血. 結陰便血一升, 再結二升, 三結三升, 以陰氣內結, 故不得通行, 血氣無宗, 滲入腸下, 致使漸多. 地楡湯主之, 治陰結下血不止, 漸漸極多, 腹痛不已, 地楡四兩, 甘草三兩(半炙半生), 縮砂仁 七枚.(『宣明論方』권1)

된 雜病이 수백종 혹은 천종 이상에 달하니 그 수록된 바가 이미 광범위하다고 할 수 있다. 金元代에 이르러서는 雜病의 門類를 많이 수록하는 것을 중요시하지 않고, 雜病의 病機와 辨證論治의 탐구를 중요시하게 되었다. 劉完素는 이에 "처음으로 현묘한 病機를 기술하였다(首述玄機)." 劉完素는 『素問玄機原病式』을 지어 熱病에 대한 독창적인 견해를 내놓았을 뿐 아니라 雜病에 대해서도 견해를 밝혔다. 만년에는 『素問病機氣宜保命集』을 지어 오로지 雜病만을 다루었는데, 23論에 이론에서부터 실제에 이르기까지의 雜病에 대한 풍부한 경험을 담아 놓았다. 예를 들어 中風에 대한 논술을 살펴 보면 다음과 같다.

中風의 病機를 논한 것: 中風과 관계되는 기록은 『內經』에서 시작되어 후세의 각 醫家들이 모두 이를 근본으로 삼아 연구하였는데, 唐宋 이전에는 주로 "外風"으로써 立論하다가 金代에 이르러 劉完素가 돌연 "內風"으로 立論하기 시작하여 "心火暴甚"을 주장하니 中風病機의 새로운 면을 연 것이다. 劉完素는 "中風癱瘓이라는 것은 肝木의 風이 實함이 심하여 卒中한 것을 말하는 것이 아니고, 또한 밖으로 風에 적중한 것도 아니며, 將息失宜로 心火가 暴甚한데 腎水가 虛衰하여 이를 억제하지 못한 것이니, 즉 陰虛陽實하여 熱氣가 怫鬱하고 心神이 昏冒하며 筋骨을 쓰지 못하고 갑자기 쓰러져 사람을 알아보지 못하는 것이다. 많은 경우가 喜, 怒, 思, 悲, 恐의 五志가 過함이 極하여 卒中하는 것이다"[161]라고 하여, 中風이 外風으로 인한 것이 아니고 內臟이 먼저 손상된 데서 생긴다고 설명하고 있다. 本質은 心火暴甚, 腎水虛衰, 陰虛陽實이며, 病因은 將息失宜, 情志刺戟이다. 이런 논술은 후세의 中風病機의 발전에 탁월한 공헌을 하였다. 河間은 火를 주장하여 그 실마리를 만들었고, 東垣은 氣를 주장했고, 丹溪는 痰을 논하여 그 논의를 넓혔으니, 이로 말미암아 中風의 病機는 날로 완벽해지게 되었다.

中風의 證治를 논한 것: 劉完素는 『素問病機氣宜保命集 · 中風論』에서 中腑 · 中臟 두 가지 證의 證治를 중점적으로 논술했다. 劉完素는 "中腑라는 것은 얼굴에 五色이 더해지고, 表證이 있고 脈이 浮하며 惡風, 惡寒이 있고 拘急不仁한데, 몸의 뒷부분이나 앞부분이나 옆부분에 적중된 것으로 모두 中腑라고 하며, 치료하기 쉬운 경우가 많다. 中臟이라는 것은 입술을 다물지 못하고, 혀를 돌리지 못해 소리를 내지 못하고, 코로 냄새를 맡지 못하고, 귀가 들리지 않고 눈도 희미하고, 大小便이 秘結한 것으로 모두 中臟이라고 하며, 치료하기 어려운 경우가 많다."[162] "中腑는 四肢에 부착되어 나타나는 경우가 많고, 中臟은 九竅에 정체되어 나타나는 경우가 많은데, 비록 中腑라 해도 中臟의 證을 겸하는 경우가 많다"[163]라 했고, 그 치료에 대해서는 "만약 中腑이면

161) 所以中風癱瘓者, 非謂肝木之風實甚而卒中之也, 亦非外中於風爾, 由乎將息失宜而心火暴甚, 腎水虛衰不能制之, 則陰虛陽實而熱氣怫鬱, 心神昏冒, 筋骨不用, 而卒倒無所知也. 多因喜怒思悲恐之五志, 有所過極而卒中者.(『素問玄機原病式 · 火類』)

162) 其中腑者, 面加五色, 有表證, 脈浮而惡風惡寒, 拘急不仁, 或中身之後, 或中身之前, 或中身之側, 皆曰中腑也, 其治多易; 中臟者, 脣吻不收, 舌不轉而失音, 鼻不聞香臭, 耳聾而眼瞀, 大小便秘結, 皆曰中臟也. 其治多難.(『素問病機氣宜保命集 · 中風論』)

163) 中腑者, 多着四肢, 中臟者, 多滯九竅, 雖中腑者, 多兼中臟之證.(『素問病機氣宜保命集 · 中風論』)

먼저 加減續命湯으로 證에 따라 表를 發하고, 갑자기 中臟이 된 경우이면 大便이 秘澁한 경우가 많으니, 마땅히 三化湯으로 그 막힌 것을 통하게 해야 한다"[164]라 하였다. 陽熱의 경우라면 "鬱結된 것이 통하지 않을 때 억지로 이를 攻하면 陰氣가 갑자기 絶하여 죽게 된다. 그러므로, 모든 처방 중에 至寶丹, 靈寶丹이 가장 뛰어난 藥이다"[165]이라 했다. 劉完素는 病機上에서 돌연 "內風"을 말하였지만, 證治上에서 外邪가 유발하는 바를 완전히 배제한 것은 결코 아니었으니, 따라서 "表證"이 있으면 "發其表"하라고 하였다.

中風의 先兆를 논한 것: 劉完素는 "中風에서는 먼저 조짐으로 나타나는 證이 있는데, 무릇 엄지와 검지가 麻木不仁하거나 손발을 쓰지 못하거나 肌肉이 꿈틀대는 경우에는 3년 내에 반드시 大風이 이르게 된다. 經에서 '肌肉이 꿈틀대는 것을 이름하여 微風이라 한다.'라고 했다. 마땅히 먼저 八風散, 愈風湯, 天麻丸 각 1料를 복용하는 것이 효험이 있다"[166] 라고 생각했는데, 中風을 未病의 상태에서 치료하기 위한 근거를 마련해 준 것이다.

中風의 豫後를 논한 것: "만약 미미한 경우라면 단지 쓰러지는 정도이니 氣血이 유통되므로 筋脈이 오그라들지는 않으며, 緩한 경우는 원칙대로 發하여 넘긴다. 熱氣가 매우 심하여 鬱結되고 壅滯됨으로써 氣血이 宣通되지 못해 陰氣가 갑자기 絶하면 陽氣도 나중에 고갈되어 죽게 된다"[167]라고 했다. 또 이르기를, "모든 筋攣은 비록 형세가 안좋아도 쉽게 낫지만, 筋이 緩한 모든 경우에는 회복되기 어렵다"[168]라 했다. 中風의 輕重과 筋脈抽搐의 緩急의 측면에서 豫候를 추측했는데, 이런 견해는 정확하고 적절하여 믿고 검증해 볼 만하다.

3) 雜病의 治療에 대한 用藥原則

劉完素는 熱病治療에 있어서는 물론 寒凉法을 잘 썼지만 雜病治療에는 寒凉法에 구애됨이 없었는데, 이는 寒熱溫凉의 辨證施治를 因病制宜하였기 때문이다. 대략 다음과 같은 내용이다.

(1) 治則

劉完素는 치료원칙에 대해 "무릇 病을 치료함에 반드시 그 소재를 알아야 하니, 病이 上部에 있으면 上部를 치료하고, 病이 下部에 있으면 下部를 치료하니, 中, 外, 臟, 腑, 經, 絡 등이 모두 그러하다. 病氣가 熱하면 그 熱을 제거하고, 寒하면 그 寒을 물러가게 하니, 六氣가 法을 같이 한다. 實한 것을 瀉하고, 虛한 것을 補하고, 邪氣를 제거하고, 正氣를 기르고, 平하면 항상됨을 지키는 것은 醫의 道이다"[169]라고 했고, 또한 "寒한 것은 熱하게 하고, 熱한 것은 寒하게 하고,

---

164) 若中腑者, 先以加減續命湯, 隨證發其表, 若忽中臟者, 則大便多秘澁, 宜以三化湯通其滯.(上同)

165) 鬱結不通, 而强以攻之, 則陰氣暴絶而死矣, 故諸方之中, 至寶靈寶丹, 最爲妙藥.(『素問玄機原病式 · 火類』)

166) 中風者, 俱有先兆之證, 凡人如覺大拇指及次指麻木不仁, 或手足不用, 或肌肉蠕動者, 三年內必有大風之至. 經曰: '肌肉蠕動, 名曰微風', 宜先服八風散, 愈風湯, 天麻丸, 各一料爲效.(『素問病機氣宜保命集 · 中風論』)

167) 若微者但僵仆, 氣血流通, 筋脈不攣, 緩者發過如故. 或熱氣太甚, 鬱結壅滯, 氣血不能宣通, 陰氣暴絶則陽氣後竭而死.(『素問玄機原病式 · 火類』)

168) 諸筋攣雖勢惡而易愈也, 諸筋緩者難以平復.(上同)

溫한 것은 淸하게 하고, 散한 것은 收하게 하고, 仰한 것은 折하게 하고, 燥한 것은 潤하게 하고, 急한 것은 緩하게 하고, 剛한 것은 軟하게 하고, 衰한 것은 補하고, 强한 것은 瀉하고, 堅한 것은 削하고, 留한 것은 攻하고, 客한 것은 除하고, 勞한 것은 溫하게 하고(溫은 養의 의미), 結한 것은 散하게 하고, 燥한 것은 濡하게 하고, 損한 것은 溫하게 하고(溫은 補의 의미), 逸한 것은 行하게 하고, 勞한 것은 動하게 하고, 驚한 것은 平하게 한다(平은 常의 의미이니, 항상 보고 듣는 것이다). 올리고 吐하며, 내리고 泄하며, 摩하고 灸하며, 浴하고 薄하며, 劫하고 燔하며, 鍼으로 그 아래를 劫하여 開하고 發하는 것을 법도에 맞게 하여 각기 그 氣를 평안하게 하여 반드시 맑고 깨끗이 하면, 즉 病氣가 쇠퇴하여 물러가고 근본이 되는 바로 돌아오니, 이것이 치료의 큰 요체이다. 이런 까닭에 聖人의 法은 정해진 요체가 없이 요체가 변하면서 베풀어지고, 藥도 정해진 처방에 얽매이지 않고 그 마땅함에 합해 쓰는 것이다(寒者熱之, 熱者寒之, 溫者淸之, 散者收之, 仰者折之, 燥者潤之, 急者緩之, 剛者軟之, 衰者補之, 强者瀉之, 堅者削之, 留者攻之, 客者除之, 勞者溫之(溫, 養也), 結者散之, 燥者濡之, 損者溫之(溫, 補也), 逸者行之, 勞者動之, 驚者平之(平, 常也, 常見常聞), 上之吐之, 下之泄之, 摩之灸之. 浴之薄之, 劫之燔之, 針劫其下, 開之發之, 適可爲故, 各安其氣, 必淸必淨, 則病氣衰去, 歸其所宗, 此治之大體也. 是以聖人法無定體, 體變布施, 藥不執方, 合宜而用.)"[170]라고 밝혔는데, 그 치료원칙이 平正, 寒熱溫凉, 虛實補泄 등을 병에 따라 사용하는 것임을 볼 수 있다.

(2) 調劑

劉完素는 調劑를 하여 사용함에 대하여 "흘러 변화함은 病에 있고, 주된 치료는 약물에 달려 있고, 만들어 사용함은 사람에게 달려 있으니, 세 가지에 모두에 밝으면 가히 七方十劑를 말할 수 있다"[171]라고 하여, 病은 변화하는 것이고 藥物로 病을 치료하는 것이지만, 관건이 되는 것은 사람의 調劑에 달려 있는 것이니, 疾病의 변화규율을 파악하고 藥性을 숙지하여 調劑한 處方이 꼭 알맞아야 비로소 七方十劑를 말할 수 있다고 하였다. 그리고, 구체적으로 치료하는 調劑에 대해서는 독특한 견해가 있었는데 공허한 이야기가 아니다. 『本草論』에서 "鬱한데도 散하지 않아 壅이 되면 반드시 宣劑로 散하게 해야 하니, 痞滿不通과 같은 경우에 生薑, 橘皮 등을 쓰는 것이 그것이다. 留한데도 行하지 않아 滯한 것은 반드시 通劑로 行하게 해야 하니, 水病痰癖과 같은 경우에 通草, 防己 등을 쓰는 것이 그것이다. 不足하여 弱하게 된 것은 반드시 補劑로 도와야 하니, 氣形羸弱과 같은 경우에 人蔘, 羊肉 등을 쓰는 것이 그것이다. 有餘하여 閉한 것은 반드시 泄劑로 내보내야 하니, 腹脹脾約과 같은 경우에 葶藶子, 大黃 등을 쓰는 것이 그것이다. 實하면 氣가 壅하는데 반드시 輕劑로 이를 揚해야 하니, 寒이 發하지 못해 腠理가 密하고 邪가 勝하여 안에 쌓이면 麻黃, 葛根 등을 쓰는 것이 그것이다. 怯하면 氣가 뜨는데 반드시 重劑로 이를 눌러야 하니, 神이 지킴을 잃어 驚悸가 생기고 氣가 위로 厥하여 顚疾이 있으면 磁石, 鐵粉 등을 쓰는 것이 그것이다. 滑하면 氣가 脫하는데 반드시 澁劑로 이를 거두어 들여야 하니, 開腸洞泄, 便溺遺

169) 大凡治病必求所在, 病在上者治其上, 病在下者治其下, 中, 外, 臟, 腑, 經, 絡 皆然; 病氣熱則除其熱, 寒則退其寒, 六氣同法; 瀉實, 補虛, 除邪, 養正, 平則守常, 醫之道也.(上同)

170) 『素問病機氣宜保命集·本草論』.

171) 流變在乎病, 主治在乎物, 制用在乎人, 三者幷明, 則可以語七方十劑.(『素問病機氣宜保命集·本草論』)

矢와 같은 경우에 牡蠣, 龍骨 등을 쓰는 것이 그것이다. 澁하면 氣가 着하는데 반드시 滑劑로 이를 利하게 해야 하니, 便難內閉인 경우에 冬葵子, 楡皮 등을 쓰는 것이 그것이다. 濕한 기운이 넘쳐 勝하면 반드시 燥劑로 이를 없애야 하니, 腫滿脾濕과 같은 경우에 桑白皮, 赤小豆 등을 쓰는 것이 그것이다. 津液이 소모되어 마르면 반드시 濕劑로 이를 潤하게 해야 하니, 五臟이 痿弱하여 營衛의 흐름이 메마른 경우에 紫石英 등을 쓰는 것이 그것이다. 物의 性에는 다함이 있으나 制하여 씀으로써 다함이 없도록 해야 한다. 物의 쓰임에는 다함이 있으나 변화시켜 通하게 함으로써 다함이 없도록 한다. 또한 그 性으로 인해 쓰이게 되는 것이 있고, 그 勝하는 바로 인해 制하게 되는 것이 있으니, 원활하게 변통시켜 病에 따라 調劑해야지 편벽 되어서는 안 된다"[172]라고 했다.

(3) 用藥

劉完素는 雜病에 대한 약을 씀에 있어 결코 寒涼의 치우침이 없었다. 雜病을 주로 치료한 『宣明論方』에 실린 350여개의 방제는 "藥味가 화평하여 寒熱에 아울러 쓰는 것이 66%, 溫熱에 치우친 것이 21%, 寒凉에 치우친 것이 13%"[173]이며, 또 학질을 치료하는 여섯 방제를 스스로 지었는데 뜻밖에도 모두 大溫한 방제이다. 이 외에도 雜病에 약을 쓸 때 食補를 강조하고 藥攻은 중히 여기지 않았다. 사람들이 음식으로 보양하는데 의지해야 한다고 생각하여 "五穀五畜五菜五果, 甘苦酸辛鹹, 此爲補養之要.", "故治病之法, 必以穀氣爲先.", "毒藥攻邪, 如國之用兵, 蓋出於不得已也."[174]라 하여 "善藥"을 강조하고 "大毒"을 중히 여기지 않았다. 다른 설명에서 "무릇 매우 독한 약을 쓰는 것은 반드시 순한 약이 효험이 없을 때 부득이하게 쓰는 것이 옳다. 순한 약은 비록 효험이 없을 지라도 도움이 되어 손상을 입히지는 않는다. 어찌하여 매우 독한 약을 써서 위험을 초래하는가."[175]라 했는데 약을 보냄에 삼가고 신중하며 寒凉에 구속되지 않았음을 알 수 있다.

【평가】

劉完素는 대담하게 객관적 실제를 기초로 하여 당시의 관습대로 하지 않고 『內經』의 運氣學說과 病機19條를 결합시켜 발표한 火熱이 病이 된다는 주장을 펴 河間學派의 창시자가 되었다. 火熱病은 매우 광범위하여 六氣가 모두 火로될 뿐만 아니라 五志의 過極도 역시 火로 된다. 그는 寒凉한 藥을 사용하여 熱病을 治療하는 방법을 창조하여 사용하였고, 아울러 『傷寒論』을 기초로

---

172) 鬱而不散爲壅, 必宣劑以散之, 如痞滿不通之類, 用薑橘之屬; 留而不行爲滯, 必通劑以行之, 如水病痰癖之類, 用通草防己之屬; 不足爲弱, 必補劑以扶之, 如氣形羸弱之類, 用人參羊肉之屬; 有餘爲閉, 必泄劑以逐之, 如腹脹脾約之類, 用葶藶大黃之屬; 實則氣壅, 必輕劑揚之, 如汗不發而腠密, 邪勝而中蘊, 用麻黃葛根之屬; 怯則氣浮, 必重劑以鎭之, 如喪神守而驚悸, 氣上厥以顚疾, 用磁石鐵粉之屬; 滑則氣脫, 必澁劑以收之, 如開腸洞泄, 便溺遺失, 用牡蠣龍骨之屬; 澁則氣著, 必滑劑以利之, 如便難內閉, 用冬葵楡皮之屬; 濕淫氣勝, 必燥劑以除之, 如腫滿脾濕, 用桑白皮赤小豆之屬; 津耗爲枯, 必濕劑以潤之, 如五臟痿弱, 營衛涸流, 用紫石英之屬. 物之性有盡, 制而用之將使之無盡; 物之用有窮, 變而通之將使無窮. 且有因其性而爲用者, 有因其所勝爲制者, 靈活變通, 因病調劑, 不可偏執.

173) 劉河間學說管窺.『上海中醫雜誌』 2, 1963.

174) 『素問病機氣宜保命集・本草論』.

175) 凡用大毒之藥, 必是善藥不能取效, 不得已而用之 可也. 幸有善藥雖不能取效, 但有益而無損者, 何必用大毒之藥而謾勞巇嶮也.(『素問玄機原病式・熱類』)

하여 外感熱病 치료의 여러 가지 방법을 결합시켜 매우 유명한 처방인 天水散, 防風通聖散, 凉膈散, 黃連解毒湯 등을 만들어내었다. 그의 火熱學說은 宋金時期에 溫燥한 藥物을 濫用한 惡習을 바로잡았을 뿐만 아니라 당시 의학계가 仲景이 이루어 놓은 규율을 지키기만 하고 침묵하는 상황을 타파하여 因地, 因時, 因人의 辨證施治의 범주를 수립하였고,『傷寒論』을 발전시켜 후세에 攻邪學派, 丹溪學派 및 溫病學派의 형성에 기초를 다졌다. 그는 金元四大家의 학술논쟁의 서막을 열어 한의학의 발전에 탁월한 공헌을 하였다.

劉完素의 陽氣怫鬱學說, 五運六氣學說, 亢害承制學說은 人與天地相應, 人體氣機升降浮沈關系 등으로부터 인체의 生理, 發病, 病機理論을 천명했으니, 病機學說에 공헌하여 후세에 상당한 영향을 끼쳤음을 분명히 알 수 있다.

劉完素는 비록 "火熱論", "寒凉派"로 세상에 이름이 났지만 그는 "悉以實火言病"이 아니라 또 "用藥悉取寒凉"도 아니다. 雜病에 대한 응용도 역시 "精微至要"해서 臨床에 매우 부합된다. 雜病治療에 있어서도 方을 선택함이 기민하고 藥을 쓰는 것이 平正하여 寒凉에 구애되지 않았다. 우리는 마땅히 그 학술사상을 전체적으로 평가해야만 현재와 장래에 유익할 것이다.

劉完素의 火熱論은 矯枉過正하는 것이 있음을 면하기 어려워, 뒤에 張景岳은『質疑錄』에서 비판하였다. 세상에는 본래 절대적인 것은 없다. 학술은 계속 발전, 전진해야만 지난 것을 계승하여 앞길을 개척하여 새로운 발전을 기약할 수 있는 것이다.

【醫案選錄】

劉完素 본인의 醫案記錄은 없다. 여기서는 張子和의『儒門事親』중에서 劉完素의 의학과 관계 있는 醫案 3개를 뽑아서 劉完素의 의학이 실제 임상에서 갖는 의의를 설명하고자 한다.

1. 面腫風

南鄕의 陳君兪가 장차 秋試(鄕試)를 보러 하던 중 頭項의 한쪽 부위에 종기가 생겨 눈에까지 잇닿은 것이 호리병을 반으로 쪼갠 모양이었고 脈은 洪大하였다. 戴人이 나가 보았다.『內經』에서는 '面腫은 風이니 風이 陽明經을 乘한 것이다.'라고 하였다. 陽明은 氣와 血이 모두 많고 風腫은 마땅히 땀을 내야 하므로, 이에 通聖散에 生薑, 葱根, 豆豉를 함께 큰그릇에 넣어 달였다. 복용하니 땀이 약간 났고, 다음날 풀의 줄기로 코를 찔러 피를 많이 내니 종기가 바로 사그러 들었다.

南鄕陳君兪, 將赴秋試, 頭項偏腫連一目, 狀若半壺, 其脈洪大. 戴人出視.『內經』: 面腫者風, 此風乘陽明經也. 陽明氣血俱多, 風腫宜汗, 乃與通聖散入生薑, 蔥根, 豆豉, 同煎一大盞. 服之微汗, 次日以草莖鼻中, 大出血, 立消.(『儒門事親』卷六)

2. 狂

나이가 60인 노인이 徭役으로 煩擾하여 갑자기 發狂하고 입과 코에 벌레가 기어다니는 것처럼 느껴져 수년동안 양손으로 계속 긁는 것을 치료하게 되었다. 戴人이 양손을 진찰해 보니 脈이 모두 동아줄처럼 洪大했다. 진단하여 다음과 같이 말하였다. "口는 胃의 上源이고, 鼻는 콧마루에서 足陽明經이 시작되는데… 그러므로 病이 다음과 같다. 무릇 徭役으로 煩擾한 것은 火化한 것에 속하니, 火가 陽明經을 乘하므로 發狂하게 되는 것인데, 즉 經에서도 陽明의 病은 높은 곳에 올라가 노래하고, 옷을 버리고 달리고, 친하건 소원하건 상관없이 욕을 해댄다고 하였다. 또한 肝은 謀慮를 주관하고 膽은 決斷을 주관하는데, 徭役으로 핍박됨이 심해 재물이 감당해내지 못하니, 肝이 계속 謀해도 膽이 決斷을 하지 못해 屈한 것이 伸하지 못하고 怒한 것이 泄하지 못하게 되어 心火가 드세지고 결국은 陽明金을 乘한 것이다. 그런데, 胃는 본래 土에 속하고, 肝은 木에 속하고, 膽은 相火에 속하니, 火가 木氣를 따라 胃에 들어오므로 갑자기 發狂하게 되는 것이다." 이에 더운 방에 있도록 하여 샘솟듯이 땀을 내기를 3차례 하였다. 『內經』에서 "木이 鬱하면 達하게 하고, 火가 鬱하면 發하게 한다"는 것은 실로 이를 두고 한 말이다. 또한 調胃承氣湯 半斤을 물 5되와 함께 반이 남도록 달인 후 3번에 나누어 복용하니, 크게 20번 下하면서 血水와 瘀血이 서로 섞여 여러 되가 나온 후 기력을 회복하게 되었다. 후에 通聖散으로 조리했다.

一叟年六十, 治徭役煩擾而暴發狂, 口鼻覺如虫行, 兩手爬搔, 數年不已. 戴人診其兩手, 脈皆洪大如絙繩. 斷之曰, 口者, 胃之上源也, 鼻者, 足陽明經起於鼻交頞之中.……故其病如是. 夫徭役煩擾, 便屬火化, 火乘陽明經, 故發狂. 故經言陽明之病, 登高而歌, 棄衣而走, 罵詈不避親疏. 又況肝主謀, 膽主決, 徭役迫遽, 則財不能支, 則肝屢謀而膽屢不能決, 屈無所伸, 怒無所泄, 心火磅礴 遂乘陽明金. 然胃本屬土, 而肝屬木, 膽屬相火, 火隨木氣而入胃, 故暴發狂. 乃命置燠室中, 涌而汗出, 如此三次. 『內經』曰, 木鬱則達之, 火鬱則發之, 良謂此也. 又以調胃承氣湯半斤, 用水五升, 煎半沸, 分作三服, 大下二十行, 血水與瘀血相雜而下數升, 取之乃康. 以通聖散調其後矣. (『儒門事親』 卷六)

3. 白帶

息城 李左衙의 처가 물과 같은 白帶下를 앓았는데, 깊은 곳에서 면면히 끊이지 않아 좋지 않은 냄새가 나 가까이 할 수 없을 정도였고, 얼굴이 누렇게 변하고 식사량이 줄기가 이미 3년이 된 상태였다. 모든 의사들이 다 積冷이라 하여 陽起石, 硫黃, 乾薑, 附子 등의 藥을 써서 계속 燥補하니, 汚水로 바뀌어 나왔다. 쑥을 태워 燒鍼을 한 것도 3년에 걸쳐 이루 헤아릴 수 없을 정도였다. 戴人이 진단하고서는, 이 帶下의 탁한 물은 본래 熱이 太陽經을 乘한 것을 寒水가 勝하지 못해 이와 같이 된 것이라고 하였다. 무릇 水는 높은 곳에서부터 아래로 흐르므로 마땅히 먼저 그 上源을 끊어야 하니, 이에 痰水 2, 3되를 토해 내게 하였다. 다음날에 汚水를 10여 차례 下하고 3차례 땀이 전신에서 흘러 나왔다. 그 다음날이 되자 환자가 汚水가 나오는 것이 멈추었다고 하였다. 그 다음부터는 寒凉한 처방을 썼는데, 복용한 지 반년만에 아들을 낳았다. 帶下를 치료하는 것은 濕을 치료하는 것과 같으니, 瀉痢를 치료하는 것과도 같이 모두 逐水利小溲의 治法을 쓴다. 赤을 熱로만, 白을 寒으로만 여겨서는 안 되니, 지금 劉河間의 책 가운데 자세히 밝혀 놓은 바를 빌어온 것이다.

息城李左衙之妻，病白帶如水，窈滿中綿綿不絶，臭穢之氣不可近，面黃食減，已三年矣．諸醫皆云積冷，起石，硫黃，薑，附之藥，重重燥補，汚水轉移．焫艾燒鍼，三年之間，不可勝數．戴人斷之曰，此帶濁水，本熱乘太陽經，其寒水不可勝如此也．夫水自高而趨下，宜先絶其上源，乃涌痰水二三升．次日下汚水十余行，三遍，汗出周身．至明日，病人云，汚已不下矣．次用寒凉之劑，服及半載，産一子．治帶下同治濕，法瀉痢，皆宜逐水利小溲．勿以赤爲熱，白爲寒，今代劉河間書中言之詳矣．(『儒門事親』 卷六)

【복습자료】

1. 本節의 중점은 劉完素의 火熱論이다. 그 중에서

1) 火熱의 병은 광범위하여 五運主病과 六氣爲病으로 『內經』의 病機19條를 개괄하고 뒤에 病機19條 중의 火熱病症을 확대하였다. 아래의 표에 설명하였다.

〈표 1〉

『內經』 五臟病機	劉完素五運主病
諸風掉眩 皆屬於肝	諸風掉眩 皆屬肝木
諸寒收引 皆屬於腎	諸寒收引 皆屬腎水
諸氣膹鬱 皆屬於肺	諸氣膹鬱 病痿 皆屬肺金
諸濕腫滿 皆屬於脾	諸濕腫滿 皆屬脾土
諸痛痒瘡 皆屬於心	諸痛痒瘡瘍 皆屬心火

〈표 2〉

六氣	『內經』病機	劉完素病例	比較	
			『內經』	劉氏
風	諸暴强直	諸暴强直 支痛 軟戾裏急 筋縮	1	5
熱	諸脹腹大 諸病有聲 鼓之如鼓 諸轉反戾 水液渾濁 諸嘔吐酸 暴注下迫	諸病喘嘔 吐酸 暴注 下迫 轉筋 小便渾濁 腹脹大鼓之如鼓 癰 疽 瘍 疹 瘤氣 結核 吐下霍亂 瞀 鬱 腫脹 鼻塞 鼽 衄 血溢 血泄 淋 閟 身熱惡寒 戰慄 驚 惑 悲 笑 譫妄 衄衊血汚	7	34
濕	諸痙項强	諸痙强直 積飮 痞 膈 中滿 霍亂吐下 體重 肉如泥按之不起	1	8
火	諸熱瞀瘈 諸禁鼓慄 如喪神守 諸躁狂越 諸逆衝上 諸病胕腫 疼痠驚駭	諸熱瞀 瘈 暴瘖 冒昧 躁擾 狂越 罵詈 驚駭 胕腫 疼酸 氣逆衝上 禁慄如喪神守 嚏 嘔 瘡瘍 喉痺 耳鳴 聾 嘔涌 嗌食不下 目昧不明 暴注 瞤瘈 暴病暴死	10	23
燥		諸澁枯涸 乾勁皺揭		2
寒	諸病水液 澄徹清冷	諸病上下所出水液澄徹清冷 癥瘕 癩疝 堅痞腹滿急痛 下利淸白 食已不飢 吐利腥穢 屈伸不便 厥逆禁固	4	10
上下病機	諸痿喘嘔皆屬於上 諸厥固泄皆屬於下		7	

앞의 표로부터 다음을 볼 수 있다.

(1) 五運主病으로 『內經』의 病機19條 중의 오장병기를 귀납시키고 있다. 心火 한 조의 병기에 痛, 痒, 瘡, 瘍의 4개 病症을 추가시켰다.

(2) 『內經』의 上下病機를 없앴다. 上의 痿證은 肺金에 귀속시키고 喘, 嘔는 熱에 귀속시켰으며, 下의 諸厥과 固泄은 寒에 귀속시켰다.

(3) "燥"의 조를 두 개의 병증과 함께 넣었다.

(4) 火熱의 병기에 속하는 병증들을 늘였다. 熱에 속하는 병기 19조의 7개 병증이 34개의 증으로 늘었고, 火에 속하는 병기 19조의 10개 병증이 23개의 증으로 늘었으며 心火의 4개 증까지 더하면 전부 27개 증이 된다. 이렇게 劉完素는 火熱이 병이 되는 광범위함을 찾아서 이론을 세우는 근거로 삼고 火熱病機를 확대시켰다.

2) 六氣가 모두 火로 化한다는 표현법은 劉完素의 저작 중에는 직접 언급된 것이 없으며 단지 그 대표저작인 『素問玄機原病式』 중 곳곳에서 六氣가 火로 化할 수 있다는 관점을 피력하고 있다. 그 중에서 暑와 熱에 대해서는 하늘에 있는 것이 暑이고 땅에 있는 것이 熱이라고 하였다. 火와 熱에 대해서는 火는 熱의 極이고 火와 熱은 同類라고 하였다. 즉 暑, 火, 熱은 同屬이며 同類인데 단지 표현의 형식이 다르고 정도가 같지 않을 뿐이며 化하거나 不化하는 문제는 존재하지 않으며, 六氣가 모두 크게 化하기 때문에 실제로는 風, 濕, 燥, 寒 四氣와 火熱이 互化하고 兼化한다고 하였다. 그것의 관계는 다음과 같다.

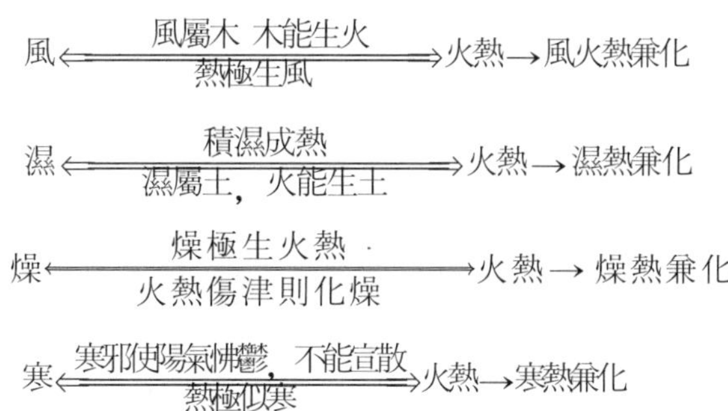

3) 火熱病의 治法

(1) 表證은 마땅히 땀을 내어 풀어야 한다. 그렇지만 응당 辛凉甘寒한 약으로 解表시키는 것을 위주로 해야한다.

- 辛凉解表法은 여름에 暑熱에 傷한 것을 主治한다. "甘草, 滑石, 葱白, 豆豉, 등으로 발산시킴이 매우 묘하다."(그 중에 甘草와 滑石은 天水散이고, 葱白과 豆豉는 葱豉湯이다.) 辛溫한 것은 꺼려야 한다.
- 開發鬱結法은 陽分의 熱이 鬱滯된 것이 極하여 惡寒戰慄이 나타나는 것을 主治한다. "石膏, 知母, 甘草, 滑石, 葱白, 豆豉 등의 찬 약을 복용하면 땀이 나서 풀린다. (곧 白虎湯, 天水散,

葱豉湯이다.) 辛溫한 것은 꺼린다.

- 表裏雙解法은 表證에 內熱을 겸한 것을 主治한다.

表證兼內熱 { 表裏雙解 — 防風通聖散, 雙解散
表散風壅　內開結滯 { 表熱多裏熱少 — 天水一凉膈半
裏熱多表熱少 — 凉膈一天水半 }

- 洗滌臟腑法은 땀을 낸 후에 열이 다 가시지 않은 것을 주치한다.

表證汗後 { 熱仍不退 — 退熱 — 凉膈散
熱退不盡 — 洗滌臟腑餘熱 — 天水散, 黃連解毒湯, 凉膈散
熱不解下證未全 — 淸熱 — 白虎湯 }

(2) 裏證. 劉完素의 裏證 열병에 대한 치료는 주로 『傷寒論』의 경험을 받아들였다. 그렇지만 스스로 새로운 사실을 밝혀낸 것이 있다. 下法을 많이 썼으며 아울러 淸法도 썼다.

- 熱結於裏, 用 { 大承氣湯
三一承氣湯 }
- 陽厥傷陰 - 承氣湯合黃連解毒湯
- 下後餘熱未淸 { 熱盛或濕熱猶甚 — 黃連解毒湯
熱不盛 — 小劑黃連解毒湯, 或凉膈散 }

2. 본 節의 어려운 점은 陽氣怫鬱學說, 五運六氣學說 및 亢害承制學說이다.

1) 陽氣怫鬱學說은 병리기전의 하나를 논술한 것이다. 陽氣가 鬱結된 것으로 말미암아 인체의 氣機의 升降出入이 阻滯되어서 病變이 발생한다. 陽氣怫鬱은 外邪로부터 말미암아 생길 수도 있고 內傷으로 말미암아 생길 수도 있다. 陽氣怫鬱은 여러 가지 질병을 발생시키니, 즉 전신의 병변을 만들기도 하고 또한 국소적인 기능장애 및 여러 기관의 손상를 일으킨다.

2) 五運六氣病機學說과 亢害承制學說은 주로 사람과 자연과의 밀접한 관계를 언급하여 설명하고 있는 것이다. 사시기후와 자연계의 변화는 인체의 생리활동, 병리변화와 밀접한 관계가 있다. 그러므로 의학을 연구함에 이러한 요소들을 가벼이 여겨서는 안 되며 生理, 病理, 診斷, 治療를 막론하고 모두 자연과 연계시켜 종합분석을 해야한다. 劉完素는 四時, 五運, 六氣와 인체의 장부가 연계된 것이라 여겨 질병의 寒熱虛實을 진단하였고, 五運六氣 중에 어느 한 運氣가 過하면 자기를 이기는 運氣가 서로 承하면서 制한다고 인식하였는데, 이는 사물이 영원히 평형하지 않은 가운데에서 상대적인 평형을 구하여 사시기후와 자연의 변화가 太過나 不及에 이르지 않게 하는 것을 보증하는 것이다. 五運六氣는 각각 亢하지 않을 수 없으며 또한 制하지 않을 수 없으니, 만일 亢이 지나친 데도 制함이 없으면 만물을 해친다. 인체의 臟氣 사이의 관계도 역시 이와 같다. 예를 들면 心火가 過하여 勝할 때에는 肺金에 영향을 미치니, 腎水가 相承하여 制火한다. 이와 같아야만 비로소 오장 사이의 통일을 유지할 수 있게 되어 정상적인 생리가 유지된다. 만일 이런 관계가 파괴되면 하나의 氣가 偏勝하여 다른 氣가 制約하지 못하게 되어 病變이 발생한다. 만일 하나의 氣의 偏亢이 과도하면 다시 "勝己之化"의 假象이 나타나니, 질병을 진단 치료할 때에 반드시 이 假象을 통해 본질을 인식해야 한다.

3. 五志過極이 모두 熱이 된다는 이야기는 劉完素가 처음 주장한 것인데 비록 그 주장이 전체를 대상으로 한 것은 아니었지만 후세에 朱丹溪의 陽有餘陰不足論과 相火論을 만드는데 매우 큰 영향을 주었다. 이를 반드시 이해해야 할 것이다.

4. 劉完素는 순수한 火熱論者는 아니다. 그는 雜病의 病機, 辨證, 治療에 있어서도 독창적인 주장이 있었고, 게다가 平正한 藥을 써서 寒凉에 구애되지 않았다. 특히 中風의 病機에 대한 주장은 독창성이 있다.

5. 뽑아놓은 醫案에 대한 분석

1) 面腫風案.

본 醫案에서는 防風通聖散에 生薑, 葱白, 豆豉 등을 넣은 藥을 써서 땀을 내게 하였는데, 완전히 이것은 劉完素의 解表法이다. 본 醫案으로부터 防風通聖散과 葱白, 豆豉 등의 임상에서의 사용범위를 간파할 수 있을 뿐만 아니라 아울러 劉完素가 "熱爲本, 風爲標"라고 한 것과 腫이 熱에 속한다고 언급한 논점의 실제적 의의를 설명할 수 있다. 張子和가 비록 이 醫案을 설명함에 "風乘陽明"이라고 했지만 "陽明氣血俱多"라고 했으니, 실제로는 劉完素의 風熱兼化의 논점을 나타낸 것이다.

2) 狂案.

본 醫案은 劉完素의 "躁擾狂越"이 모두 火에 속한다고 인식하여 치료한 것이다. 劉完素는 "心火旺則腎水衰, 乃失志而狂越"이라고 인식하였다. 그는 "火實制金, 不能平木, 故肝實則多怒而爲狂."이라 했고, 또, "五志所發皆爲熱, 故狂者五志兼發."이라 했다. 張子和의 본 醫案에 대한 인식이 "徭役煩擾, 便屬火化", "肝屢謀而膽屢不能決, 屈無所伸, 怒無所泄, 心火磅礴"인데, 주요 논점은 모두 劉完素의 인식과 서로 같다. 치료에 있어서 劉完素는 "治顚狂病久不已, 用三聖散吐之, 後大下之."라 했다. 본 醫案에서 먼저 涌吐法을 쓰고 뒤에 調胃承氣湯을 써서 크게 下之시키는 것을 20번 행하여 나은 것은 劉完素가 주장한 치료법과 완전히 서로 부합한다.

3) 白帶案.

劉完素가 『素問玄機原病式』 중에서 白帶下가 熱에 속한다는 이론을 주장한 것은 당시의 白帶下가 寒에 속한다는 인식을 바로잡은 것이다. 그는 "下部任脈濕熱甚者, 津液涌溢而爲帶下"라고 인식하였는데, 그 色이 赤白한 것이나 下痢가 赤白한 것의 이치는 서로 같으며(그는 白痢는 金이 燥하여 熱로 化하여 白色이 된다고 인식하였다), 寒에 의한 것이라고 인식할 수는 없다. 張子和는 본 醫案에서 吐法을 써서 "先絶其上源"(이는 그의 독특한 견해이다)한 후, 寒凉한 약을 오랜 동안 복용시켜 치료하였다. 醫案의 뒤에 또 醫師에게 간곡하게 "勿以赤爲熱, 白爲寒"하라고 타이르고 있는데, 그 治法과 논점을 완전히 劉完素로부터 취한 것이다.

【학습과제】

1. 劉完素 火熱論의 기본적인 내용을 서술하시오.
2. 劉完素는 어떻게 『內經』病機十九條 중 火熱病機를 확대시켰는가?
3. 風濕燥寒과 火熱은 어떻게 轉化하는가? 病例를 들어 그 兼化의 과정을 설명하시오.
4. 劉完素는 火熱病의 치료에 대해 어떻게 설명했는가?
5. 陽氣怫鬱의 病機, 病症과 治療를 설명하시오.
6. 劉完素는 五運六氣病機學說을 어떻게 설명했는가?
7. "亢害承制"란 무엇인가? 劉完素는 亢害承制를 어떻게 설명했는가?
8. 劉完素는 雜病에 대해 어떻게 설명했는가?
9. 당신은 劉完素가 火熱論者라고 생각하는가? 그렇다면 왜인가?
10. 당신은 劉完素가 寒凉派라고 생각하는가? 그렇다면 왜인가?

3 馬宗素

【생애 및 저작】

馬宗素는 金代의 平陽人으로 그 생애가 잘 밝혀져 있지 않으나 『醫學源流』에서 『列代名醫圖』를 인용하여 "宗素亦金人, 當得親炙於守眞之門者"라고 하였다. 또한 『新刊圖解素問要旨論 · 馬宗素序』에서 어릴 때부터 의술을 공부하여 『內經』, 『玉冊』의 문장을 매우 좋아하였으며 劉守眞의 문하에서 공부했다고 스스로 말하고 있다. 『傷寒醫鑑』 1권을 저술했는데, 脈證, 六經의 傳受, 汗下등의 治法을 먼저 논하고 마지막으로 小兒瘡疹에 이르기까지 모두 11조를 논했는데, 각 조마다 모두 『活人書』를 앞에 인용하고 이어서 劉守眞의 말을 인용하여 잘못을 변별하고 있고, 끝 부분에서는 또 『素問』의 문장으로 바로잡고 있다. 그 요지는 모두 傷寒을 熱病으로 본 것이다. 치료면에서도 寒凉한 藥을 잘 썼다.

【학술내용】

1. 人之傷寒皆爲熱病

馬宗素는 河間의 학문을 이어받아 그 또한 火熱이 病을 일으킴을 주장했으며, 傷寒의 관점에서 劉完素의 火熱論을 밝혔다. 그는 傷寒의 發病, 傳變에 대해 陰陽을 表裏로 하여 傷寒이 모두 熱病이 됨을 설명했다.

사람의 傷寒은 모두 熱病이 된다. 傷寒은 일체의 外感熱病을 총칭한 것이다. 『內經』에서는 "今夫熱病者, 皆傷寒之類也.", "人之傷於寒也, 則爲熱病."이라고 했다. 馬宗素는 이 說에 근거하여 "사람이 傷寒으로 熱病이 되는 것은 예나 지금이나 한가지이며 모두 일러 傷寒病이라 한다.(人之傷寒, 則爲熱病, 古今一同, 通謂之傷寒病.)"[176]이라고 했다. 또한 "內外가 傷한 모든 경우는 다 寒

을 받은 病이며, 이름하여 熱病이라 하고 통틀어 傷寒이라 이른다. 지금 봄에 溫하고, 여름에 熱하고, 가을에 凉하고, 겨울에 寒하니, 이것은 四時天氣의 感한 바의 輕重에 따라 주된 치료를 消息하여 같지 않게 하는 것으로, 합하여 말하면 하나인 것이다. 겨울에 寒邪가 잠복하여 肌肉의 사이에 藏했다가 봄이 되면 변하여 溫病이 되고, 여름이 되면 변하여 暑病이 되고, 가을이 되면 변하여 濕病이 되고, 겨울이 되면 변하여 正傷寒이 되는데, 겨울에 그 氣를 冒하여 내부에 怫熱이 생겼을 때, 미미하여 病이 되지 않은 경우에는 앞으로 陽熱로 변동할 수도 있으며, 혹은 다시 이를 感하여 熱病이 될 수도 있다. 經에서 '冬傷於寒, 春必病溫'이라 한 것도 그런 뜻이다. 그러나, 陰證인 경우에는 단지 雜病이 될 뿐 결코 汗病이 되지 않으니, 이로 말미암아 傷寒汗病은 바로 熱病을 말하는 것이지 寒을 말하는 것이 아니다. 『素問』의 刺熱, 評熱兼雜病, 熱論의 세 편에서 寒을 말하지 않은 것은 말할 것이 없어서가 아니다. '熱論' 이외에 『素問』에서 傷寒의 證을 말한 것이 없다. '熱論'에서는 '熱病은 모두 傷寒의 類이다'라고 했고, 또 '사람이 寒에 傷하면 熱病이 된다'라고도 했다.(一切內外所傷, 俱受寒之病, 名曰熱病, 通謂之傷寒. 今春溫, 夏熱, 秋涼, 冬寒是隨四時天氣所感輕重及主療消息不等, 合而言之則一也. 冬伏寒邪, 藏於肌肉之間, 至春變爲溫病, 夏變爲暑病, 秋變爲濕病, 冬變爲正傷寒, 冬冒其氣, 而內生怫熱, 微而不病者, 以至將來陽熱變動, 或又感之, 而成熱病也. 經曰: '冬傷於寒, 春必病溫', 亦其義也. 然其陰證者, 止爲雜病, 終不爲汗病, 由是傷寒汗病, 直言熱病, 不言其有寒也. 『素問』三篇: 刺熱, 評熱兼雜病, 熱論, 不說其寒, 非無謂者也. '熱論'之外, 『素問』更無說傷寒之證. '熱論'云: '熱病者, 皆傷寒之類也.' 又云: '人之傷於寒也, 則爲熱病.')"[177]이라 한 것은 熱이 있는 症狀을 나타내는 疾病 혹은 "傷寒汗病"을 內外傷의 구분, 발생한 계절, 病邪의 특징을 막론하고 모두 熱病이라 설명한 것이다. 그래서, 『素問』의 3篇은 단지 '熱論', '刺熱論', '評熱病論'뿐이며, 寒論은 없다. 이렇듯 病名으로부터 熱病의 개념을 세워나간 것이다.

六經을 따라 전해지는 것은 모두 熱病이다. 馬宗素는 六經을 통해 전해지는 것에 관해 "前 3일에는 巨陽, 陽明, 少陽이 받아 熱이 表에 있으므로 發汗시키면 낫는다. 後 3일에는 太陰, 少陰, 厥陰이 받아 熱이 裏에 있으므로 下하면 낫는다. 六經에서의 傳受는 얕은 곳에서부터 깊은 곳에 이르며, 모두 熱證이고 陰寒의 證은 없다(前三日巨陽, 陽明, 少陽受之, 熱在於表, 汗之則愈; 後三日太陰, 少陰, 厥陰受之, 熱傳於裏, 下之則愈. 六經傳受, 由淺至深, 皆是熱證, 非有陰寒之證.)"[178]라고 하였다. 『素問·熱論』에서는 "傷寒一日, 巨陽受之, 二日陽明受之, 三日少陽受之, 四日太陰受之, 五日少陰受之, 六日厥陰受之. 未滿三日, 可汗而已; 其滿三日, 可泄而已."라고 명확히 밝히고 있다. 馬宗素가 『素問』의 說에 근거하여 三陽의 熱은 表에 있고 三陰의 熱은 裏에 있다고 하고, 六經의 傳變이 表로부터 裏로, 淺部로부터 深部로 이르는 것이 모두 熱證이라고 한 것은 일정한 근거가 있는 것이다. 그 一日, 二日, 三日이라 한 것은 단지 三陽三陰의 經氣가 운행되는 순서가 이와 같다는 것을 말한 것일 뿐이니, 실제 상황에서는 마땅히 객관적인 증상을 근거로 삼아야 하는 것이다. 예를 들어 "頭項痛, 腰脊强"이 있어야 太陽經의 熱病이라 불릴 수 있고, "身熱, 目痛, 鼻乾, 不得

176) 『傷寒醫鑑·論六經傳受』.
177) 『傷寒醫鑑』.
178) 『傷寒醫鑑·論六經傳受』.

眠"이 있어야 陽明經의 熱病이라 불릴 수 있다. 證에 근거하지 않고 헛되이 날수로만 病을 판단하려는 것은 '熱論'의 요지가 아닐뿐더러 劉河間, 馬宗素의 뜻도 아닌 것이다.

陰陽을 表裏로 보아 傷寒이 모두 熱病이라고 했다. 馬宗素는 傷寒에 있어 陰陽을 表裏로 보아 朱肱이 陰陽을 寒熱로 본 것에 반대했는데, 그 뜻은 傷寒이 모두 熱病이라고 본 데 있다. 그는 "옛날 聖人이 陰陽이 表裏가 되는 것이라고 가르쳤는데, 오직 仲景만이 그 뜻을 깊이 깨달았다. 그 후 朱肱이 『活人書』를 지었는데, 仲景의 본의를 잃어버리고 陰陽의 두 글자를 寒熱로 해석했으니, 이런 작은 차이가 엄청난 잘못을 가져오는 것이다(古聖訓陰陽爲表裏, 惟仲景深得其意, 厥後朱肱編『活人書』, 特失仲景本意, 將陰陽二字釋作寒熱, 此差之毫釐, 失之千里矣.)"[179]라고 했다. 또한 "傷寒陰陽의 이치를 변별함에 있어 邪熱이 表에 있으면 府病으로 陽이 되고, 邪熱이 裏에 있으면 藏病으로 陰이 된다. 세속에서 寒熱陰陽의 차이를 함부로 말하니 사람을 잘못 치료하는 경우가 많다. 寒病도 물론 있지만 汗病을 말하는 것이 아니며, 단지 雜病일 뿐인 것을 汗病과 같은 부류에 넣을 수는 없는 것이다. 또한 造化하여 汗液의 氣가 된 것은 陽氣에 속하는 氣일 뿐 陰寒으로 생길 수 있는 것이 아니다(辨傷寒陰陽之理者, 邪熱在表, 府病爲陽, 邪熱在裏, 藏病爲陰. 世俗妄謂有寒熱陰陽之異, 誤人多矣. 寒病固有, 然非汗病之謂也, 止爲雜病不可與汗病同科. 且造化爲汗液之氣者乃陽氣之氣, 非陰寒之所能也.)"[180]라고도 했다. 傷寒의 陰陽을 表裏로 보아 邪熱이 表에 있어 府가 滿한 것을 陽으로 보았고, 邪熱이 裏에 있어 臟에 病이 있는 것을 陰으로 본 것이다. 즉 傷寒에서 陽으로부터 陰에 이르고 表로부터 裏에 이르는 것이 모두 火熱의 病이라고 보았다.

2. 治療傷寒多用寒涼

傷寒은 모두 熱病이라는 것이 馬宗素의 관점이며, 또한 그가 傷寒을 치료하는 데 있어 寒涼한 藥을 많이 쓴 이론적 근거가 되기도 한 것이다. 傷寒이 모두 熱病이라고 했으므로, "熱病에 熱藥을 써서 치료하는 것은 교만한 군주가 아첨하는 신하를 얻어 제멋대로 하여 멸망을 자초하는 것과 같다. 더욱이 아첨하는 신하의 잘못을 깨닫지 못하고 같이 즐거움만을 좇으면 熱의 勢가 심해져 陽厥이 되어 身冷, 脈微하게 되니, 陽이 바뀌어 陰이 되고 죽더라도 깨닫지 못하게 된다. 熱로 인한 모든 變證에 이르러서는 거의 열에 여덟아홉이 위태롭게 된다(熱病用熱藥治之者, 譬如驕主得佞臣縱恣, 禍急滅亡, 更不覺佞臣之惡, 惟其同好之可樂, 使熱勢轉甚, 以至陽厥身冷脈微, 反陽爲陰, 雖死不悟, 至於諸熱變證, 十損八九, 莫不皆然也.)"[181]라고 하였다. 그러므로, 『傷寒醫鑑』의 11論 중에서 치료를 논한 부분이 모두 寒涼한 것을 위주로 하게 된 것이다. 예를 들어 '論不得眠'에서는 "『活人書』에서 이르기를, 下한 후 다시 發汗하여 낮에는 煩躁하고 잠을 자지 못하다가 밤이 되면 안정되고, 嘔하거나 渴하지 않고 表證, 裏證이 없으며, 脈이 沈微하고 몸에 大熱이 없는 경우에는 乾薑附子湯을 쓴다고 하였다. 劉守眞은 무릇 傷寒病으로 懊憹心煩, 反復顚到하면서 잠을 이루지 못하는 것은 燥熱이 내부에 怫鬱하여 氣液이 宣通하지 못하기 때문이니 梔子豉湯으로 치료한다고 하였

179) 『傷寒醫鑑 · 論六經傳受』.
180) 『傷寒醫鑑 · 論汗下』.
181) 『傷寒醫鑑』.

다(『活人書』云: 下後復發汗, 晝日煩躁不得眠, 夜而安靜, 不嘔不渴, 無表裏證, 脈沈微, 身無大熱者. 乾薑附子湯主之. 守眞云: 夫傷寒病, 懊憹心煩, 反復顚倒, 不得眠者, 燥熱怫鬱於內而氣液不得宣通也, 以梔子豉湯主之.)"고 하고 있다. 朱肱은 大論을 좇아 乾薑附子湯을 썼는데, 馬宗素는 燥熱이 내부에 怫鬱한 것으로 여겨 梔子豉湯을 쓴 것이다. 또한 '論陽厥極深'에서는 "劉守眞이 下한 후에 熱이 退하지 않거나 高熱이 안에서 심하여 陽厥이 극심함으로 인해 陽氣가 怫鬱하여 體表와 四肢로 기운을 운행시키지 못하면 遍身淸凉, 痛甚不堪, 項背拘急, 目睛赤痛, 昏眩恍惚, 咽乾或痛, 燥渴虛汗, 嘔吐下利, 腹滿實痛, 煩冤悶亂, 喘急鄭聲 등이 있게 되며, 熱이 쌓인 것이 극심하여 脈道가 不利해져 脈이 沈細欲絶하게 나타난다고 하였다. 속세에서 이 造化의 이치를 알지 못하고 急하게 下하면 殘陰이 갑자기 絶하고 陽氣도 고갈되어 곧 죽게 되니 下하지 않더라도 또한 죽게 된다. 환자가 여기까지 이르렀다면 命이 경각에 달려 있는 것이다. 治法으로는 凉膈散이나 黃連解毒湯으로 養陰退陽하는 것이 마땅한데, 단지 쌓인 熱을 점차 宣散시키기만 하면 心胸과 腹이 편안해지고 脈에 점차 생기가 돌게 된다. 脈이 다시 有力해지면 三一承氣湯으로 약하게 下하면 되는데, 解毒加大承氣湯을 쓰면 더욱 좋다. 속세에서는 이를 알지 못하고 陰證으로 여기니, 이런 까닭에 치료함에 있어 陰陽을 잃어버리는 것이다(守眞云: 或下後熱不退, 或高熱內甚, 陽厥極深, 以至陽氣怫鬱, 不能營運於身表四肢, 以致遍身淸凉, 痛甚不堪, 項背拘急, 目睛赤痛, 昏眩恍惚, 咽乾或痛, 燥渴虛汗, 嘔吐下利, 腹滿實痛, 煩冤悶亂, 喘急鄭聲, 以其蓄熱極深, 而脈道不利, 以脈沈細欲絶者. 俗未明其造化之理, 若急下之, 則殘陰暴絶, 陽氣復竭而立死, 不下亦死. 病人至此, 命懸項刻. 治法當凉膈散, 或黃連解毒湯, 養陰退陽, 但欲蓄熱漸漸宣散, 則心胸腹暖, 脈漸以生. 至於脈復有力, 可以三一承氣湯微下之, 或解毒加大承氣湯尤良. 俗未明此, 故認作陰證, 是以陰陽失其治也.)"라 하고 있다. 馬宗素는 實症과 虛脈의 모순을 파악하여 實證이 본질이고 虛脈은 하나의 현상일 뿐이라고 여김으로써 "陽氣怫鬱, 脈道不利, 不能營運於身表四肢"라고 한 것이 實症과 虛脈이 생기게 되는 관건이 되는 것이라고 인식하였다. 또한, 『傷寒論』에서의 "厥應下之"라 한 것을 변화시켜 "養陰退陽, 宣散蓄熱"의 治療大法을 정하여 寒凉한 藥을 원활하게 운용하였는데, 이 또한 후세의 溫病學者들이 養陰淸熱의 大法을 확립하는 데에도 일정한 영향을 미쳤다.

【평가】

馬宗素는 河間의 학문을 전수받아 金元代의 名醫가 된 사람이다. 河間의 "火熱論"을 계승하여 『傷寒醫鑑』을 지었는데, 朱肱의 『活人書』의 관점에는 전적으로 반대하였다. 朱肱이 말한 寒을 馬宗素는 河間의 說에 의거하여 熱이라고 했고, 다시 이를 『素問』의 說에 근거하여 공고히 하였다. 그는 傷寒이 모두 熱病이며, 陰寒의 證은 없다고 하였다. 傷寒에서 六經을 따라 表로부터 裏로, 淺部로부터 深部로 들어가는 것이 모두 熱證이라고 본 것이다. 그리고, 傷寒에서 陰陽을 表裏로 나누고 陽은 表熱, 陰은 裏熱로 구분하여 모두 火熱의 病이라고 하였다. 藥을 쓰는 데 있어서는 모두 寒凉한 藥을 취하여 凉膈散, 黃連解毒湯, 三一承氣湯을 잘 썼다. 馬宗素는 傷寒의 관점에서 劉河間의 火熱論을 밝힌 셈이다. 그리고, 그의 학설은 후세의 溫病學派의 형성과 溫病의 치료원칙에도 일정한 영향을 미치게 되었다.

제3장

易水學派

1 概說

【학습목표】

1. 易水學派의 중심이 되는 학술사상 및 한의학에서의 공헌을 파악한다.
2. 易水學派의 사승관계 및 발전 과정을 숙지한다.
3. 易水學派의 있는 개념, 기원 및 다른 학파에 미친 영향을 이해한다.

易水學派는 宋金시대 易州의 名醫 張元素를 대표로 하는데, 臟腑病機와 辨證治療를 연구과제로 삼은 醫學流派이다.

의학의 발전은 역사의 발전과 밀접한 관계를 지닌다. 宋金時代는 전쟁이 매우 빈번하였다. 소란스러운 분쟁과 쉼 없는 싸움 때문에 백성들은 고통스러운 환경 속에서 어렵게 버티며 살았다. 한편으로는 外感熱病이 널리 유행했고, 다른 한편으로는 飢餓, 勞役, 놀람과 두려움, 寒溫失調 등으로 인해 생기는 內傷虛損病變 또한 적지 않았다. 그럼에도 漢代로부터 隋唐代를 거치면서 적지 않은 고대의학 서적들이 점차 전해지지 못하게 되었고, 그나마 후세에 남은 것들도 결손되어 온전하지 못한 것들이 많게 되었다. 당시의 이러한 역사적 상황에서는 원래부터 있던 의학이론과 임상경험만으로는 의학적 수요를 만족시킬 수가 없었다. 그런 까닭으로 많은 醫家들이 자신들의 다양한 경험에 근거하여 새로운 견해를 주장하여 다양한 學派를 형성하여, 이전에 없었던 "新學肇興"의 국면이 출현하게 되었다. 이러한 점들이 易水學派가 생겨나게 된 시대적 배경이다.

臟腑學說은 『內經』에서 기원한다. 『內經』은 최초로 臟腑病機 및 그 辨證治療의 理論에 대한 기록을 싣고 있지만, 당시의 제한적 조건 때문에 각 편에 흩어져 보이기는 해도 체계적이지는 못했다. 그 후, 『難經』에서 臟病과 腑病의 治療의 難易에 대해 논한 것이 있었다. 漢末 張仲景의 『傷寒雜病論』 16卷 중의 6권 즉 오늘날의 『金匱要略』이 首篇으로 싣고 있는 「臟腑經絡先後病脉

證」에서는 『難經』의 이론에 따라 五臟病의 치료와 臟腑를 이용하여 病名, 症狀을 분별하는 내용을 서술하고 있다. 後漢 華佗의『中藏經』에서는 『素問』의 「玉機眞藏論」, 「平人氣象論」, 「藏氣法時論」, 「脈解篇」 및 『靈樞』의 몇 편의 관련된 내용들을 한데 모아 「論五臟六腑虛實寒熱生死逆順之法」篇을 두고 있는데, 여기에서 臟腑의 虛實寒熱辨證을 비교적 체계적으로 서술하고 있다. 唐代 孫思邈은 自書 『千金要方』에서 역시 臟腑虛實病證을 나열해놓고 있다. 宋代 錢乙은 그의 저서인 『小兒藥證直訣』에서 寒熱虛實로 五臟病證을 분석하고 五臟을 補瀉하는 여러 처방들을 들고 있다. 이러한 諸家들의 서술은 臟腑學說의 형성을 선도하여 그 학술의 근원이 되었다. 그 외에 唐代의 王氷과 宋金時代 劉完素의 五運六氣에 관한 이론도 臟腑學說의 형성에 큰 영향을 끼쳤다.

易水學派는 일련의 발생, 발전 및 학술상의 변화 과정을 거치며 형성되었다. 그 始祖인 張元素는 "運氣가 不齊하기에, 옛날과 지금은 그 궤도가 다르다(運氣不齊, 古今異軌)", "옛날 처방과 요즘 질병은 심히 서로 맞지 않는다(古方新病, 甚不相宜)"라고 생각하고, 스스로 새로운 학설을 창제하여, "스스로 일가의 법을 세웠다(自爲家法)." 그는 일부 醫家들이 刻舟求劍(사태의 변화를 모르는 어리석은 행동을 이름)하는 폐단을 크게 없앴다. 그는 이전 醫家들의 이론을 계승하여 臟腑辨證의 이론을 제창했다. 이는 臟腑의 寒熱虛實로써 疾病의 證候를 귀납하여 분석하고, 아울러 藥物의 歸經, 氣味, 陰陽屬性 등을 근거로 臟腑病變에 대해 溫寒, 淸熱, 補虛, 瀉實을 시행하고, 臟腑의 標本寒熱虛實로 藥物을 분류하여 五臟病理에 따라 다섯 가지의 制方하는 큰 원칙을 정한 것이다. 그는 臟腑學說을 보충하고 발전시켜 臟腑辨證 및 用藥制方의 체계를 확립하고 스스로 一家의 이론을 세워 易水學派의 문을 열었다. 그의 제자들은 그의 學說을 계승하여 몇 갈래로 발전시켰는데, 어떤 한두 臟腑를 깊이 연구하는 방향으로 발전시켜 나가게 된다.

李杲는 張元素의 학문을 전수받아 臟腑虛實의 변별로 疾病을 논의하는 것을 보여 주면서 특별히 『素問』의 "土者生萬物"의 이론을 상세히 설명하여, "脾胃論"과 "內外傷辨惑論"을 창안하였다. 그가 脾胃를 논하는 요점은 네가지이다. 사람은 天陽의 氣를 힘입어서 生하는데 이 陽氣는 반드시 脾胃에서 만들어진다는 것이 첫째요, 사람은 地陰의 氣를 힘입어서 長하는데 이 陰氣는 반드시 脾胃에서 만들어진다는 것이 둘째요, 사람은 陰精의 받듦을 힘입어 壽를 누리는데 이 陰精은 반드시 脾胃에서 근원한다는 것이 셋째요, 사람은 營衛의 충실함을 힘입어서 養하게 되는데 이 營氣는 반드시 脾胃에서 통솔한다는 것이 넷째이다. 脾胃의 病은 또한 虛損으로 인한 것이 많은데, 이 때문에 그는 病因의 인식에 있어서 內傷을 중시하다. 그는 『內外傷辨惑論』에서, 비록『素問』에 기본을 두어 病因으로 天地의 邪氣와 水穀의 寒熱이라는 두가지를 제시하였지만, 水穀으로 인한 內傷을 이야기하는 데에 더 주의를 기울였다. 그는 임상에서 補中, 升陽, 益胃하는 치법을 일상적으로 운용하여 스스로 "補土"派를 이루어 易水學派의 중견인물이 된다.

李杲에 비해 좀 어리지만 張元素에게서 함께 배운 趙州의 王好古란 사람이 있다. 그는 후에 李杲에게서도 배워 張, 李 兩家의 영향을 받았는데, 外感과 內傷을 함께 논하면서도 病變 중 內因을 더 중시하여 體內가 虛하지 않으면 外邪를 감수하더라도 발병하지 않는다고 생각했다. 그는 "비록 傷寒을 치료하는 데 있어서도 특히 陰證의 病例를 전문으로(雖治傷寒, 獨專陰例)"하여, "陰

證論"을 창시하고 "內傷三陰例"를 밝히는 데에 뜻을 두어 病變의 작용 중에서 肝, 脾, 腎 三陰의 陽虛를 강조하여, 肝, 脾, 腎 세 臟의 病因, 病機, 辨證, 論治에 대한 이론을 발표하였다. 治療에 있어서는 溫養脾腎과 溫補三陰을 중시했다. 王好古는 그 스승의 이론을 계승하면서 또다른 모습을 보여주지만, 그 요지는 臟腑學說을 설명하는 것에 지나지 않는다.

張元素의 학문을 전수받은 사람 중 張璧이란 사람이 있다. 그의 號는 雲岐子이며 張元素의 아들이다. 『傷寒保命集』, 『脉訣』, 『論經絡迎隨補瀉法』을 지었는데, 모두 『濟生拔粹』(杜思敬, 1308년)에 수록되어 있다. 다른 것으로는 『醫學新說』이 있는데 전하지 않고 『醫籍考』에 書目만 남아있다. 그는 "부친의 업을 이어 당대에 이름이 높았다(得父業, 名著當時)"[182]라고 전해진다. 그의 處方과 藥의 사용은 "옛 處方을 쓰지 않고 스스로 일가의 방법을 세워(不用古方, 自爲家法)", 寒, 熱, 補, 瀉를 證에 따라 실시했던 張元素와 일맥상통한다. 다만 張璧은 傷寒의 오묘한 뜻을 깊이 탐구하고 또한 脉訣과 針灸를 설명하는 데에도 치중한 것이 그 스승과 좀 다른 점이다.

羅天益은 李杲에게서 師事하여 張元素의 再傳弟子가 된다. 그는 스승의 유업을 계승하여 脾胃虛損의 病機를 설명하는 데 힘을 쏟았는데, 李杲가 언급한 飮食不節, 勞役過度, 七情所傷 등의 內傷脾胃의 이론에 얽매이지 않고, 飮食飽甚, 飮酒無度, 房事內傷 등을 주장했다. 그는 脾胃內傷의 病證은 虛中有熱뿐 아니라 虛中有寒일 때도 있다고 하였고, 脾胃病을 치료하는 데에도 升陽瀉火하는 用藥法만을 고수하지 않고 溫補脾胃와 健脾消滯하는 治法도 강조했다. 그는 또한 三焦辨治에 대한 설명도 상세히 했는데, 三焦가 五臟六腑를 모두 포괄하고 또 "元氣之別使"가 되므로 元氣가 충실하면 脾胃도 또한 저절로 쉬지 않고 건강하게 運化한다고 인식하였다. 이는 張元素와 李杲 두 사람의 이론을 잘 운용하여 자기 나름대로의 이론을 세운 것이다.

王好古의 학문을 전수 받은 醫家는 『三三醫書』本의 『陰證略例』의 麻信의 序文 말미에 "門人 황보불(皇甫黻), 張沌, 宋延圭, 張可, 익구영(弋彀英)이 함께 교정함"이라는 기록에서 볼 수 있듯이 이 다섯 사람이 모두 王好古의 弟子라는 사실을 의심할 수 없다. 다만 그 외엔 전하는 바나 저술이 없어서 그 생애와 학술사상을 살펴볼 수는 없다.

易水學派의 시조인 張元素는 주로 臟腑病機와 辨證治療에 대한 연구를 하였다. 그로부터 전수 받은 弟子들은 그의 學說을 계승하여 이를 바탕으로 각자 여러가지 각도에서 어떤 한 臟腑에 대한 독특한 설명을 보충하여 그 이론체계를 정교화시켜 學派를 형성하게 되었다. 이 學派는 한의학의 臟腑學說을 풍부하게 했으며, 臟腑에 대한 病機, 辨證, 治療의 발전에 중대한 공헌을 하였다. 明代 醫家인 薛己, 趙獻可, 張介賓 등은 이 이론을 계승하고 발전시켜 溫補學派를 이루게 된다. 이런 까닭에 易水學派는 溫補學派를 형성하는 데 있어 기초를 세웠다고 볼 수 있을 것이다.

---

182) 『古今圖書集成 · 醫部全錄』 509卷.

【복습자료】

1. 易水學派는 張元素를 대표로 하고 李杲를 중견인물로 하는 臟腑病機 및 辨證治療를 중시한 일군의 學派이다. 이 學派는 臟腑學說을 풍부하게 해주어 臟腑病機 및 辨證治療의 발전에 중요한 공헌을 하였다. 아울러 明代의 溫補學派의 형성에 기초를 제공했다.

2. 易水學派의 학술연원: (1)『內經』의 이론을 주요 근거로 삼았다. 張元素는 病機에 대한 연구에서부터 用藥制方에 이르기까지 한결같이 『素問』, 『靈樞』의 내용에 기초하여 그 내용을 취하여 변통을 주로 하였다. (2)『中藏經』의 관련된 이론을 이어 받았다. 張元素는 臟腑의 寒熱虛實病機를 분석하는 데 있어『中藏經』의 관련 기록에다가 『靈樞』, 『素問』 중의 관련 내용을 보충하여 설명을 덧붙였다. (3)『難經』, 『金匱要略』, 『千金方』 과 錢乙의 『小兒藥證直訣』의 영향을 받았는데, 특별히 『小兒藥證直訣』의 五臟을 補瀉하는 처방 가운데 일부는 張元素에 의해 五臟補瀉의 표준방제로 분류되었다. (4) 王冰의 『素問釋文』과 劉完素의 『素問玄機原病式』 중의 運氣學說의 영향을 받았다. 따라서 張元素는 五運六氣를 이용하여 약물을 다시 정리하고 처방을 만드는 큰 원칙을 정한 것이다.

3. 易水學派의 전승 관계:

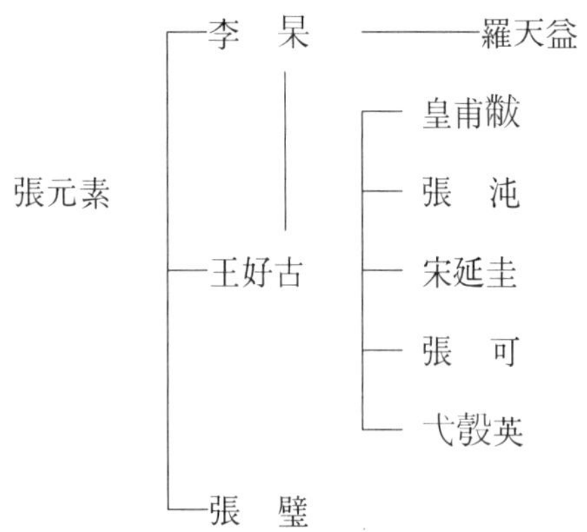

4. 易水學派의 학술적 발전 과정: 시조인 張元素는 학술적으로는 臟腑寒熱虛實辨證을 중시하였고, 치료에 있어서는 "不用古方, 自爲家法"함으로써, 寒, 熱, 補, 瀉를 證에 따라 시행하였고, 用藥制方을 중시하여 "臟腑辨證說"과 "用藥制方論"을 그 대표적인 학술이론으로 삼았다. 중견인물인 李杲는 학술적으로는 脾胃의 생리작용과 병리변화를 강조하였고, 치료에서는 升陽益胃를 중시하여 "脾胃內傷論"을 그 대표적인 학술이론으로 하였다. 王好古는 학술적으로는 臟腑의 陰證과 虛損證을 강조하였고, 치료에서는 溫補"三陰"(즉 足太陰脾, 足少陰腎, 足厥陰肝)을 중시하여 "陰證論"을 그 대표적인 학술이론으로 삼았다. 羅天益은 학술적으로는 脾胃虛損과 三焦寒熱辨證을 강조하였고, 치료에서는 氣機의 調理와 처방 선택의 기민한 운용을 중시하였다.

【학습과제】

1. 易水學派의 개념은 무엇인가? 어떤 醫家들이 이에 속하는가?
2. 易水學派의 학술적 연원을 간단히 기술하시오.
3. 易水學派의 전승관계는 어떻게 되는가?
4. 易水學派의 중심 되는 학술사상과 발전과정에 대해 서술하시오.
5. 한의학에서의 易水學派의 공헌은 무엇인가? 다른 醫學流派에 어떤 영향을 끼쳤는가?

2 張元素

【학습목표】

1. 張元素의 臟腑辨證說과 用藥制方說을 이해한다.
2. 張元素의 학술사상이 후대에 미친 영향을 이해한다.
3. 張元素의 생애와 주요저작을 이해한다.

【생애와 저작】

張元素의 字는 潔古이며 金代의 易州사람(지금의 河北省 易水縣)이다. 생졸연대는 자세하지 않으나 대략 劉完素와 동시대의 사람이며 劉完素보다는 나이가 어렸다. 8세에 童生시험을 보았고, 27세에는 進士시험을 보았으나 廟諱를 범하였다 하여 낙제하였는데[183], 이로 인해 의학을 배우게 되었다. 그는 20여년 동안 임상경험을 쌓았는데, 후에 劉完素의 傷寒病을 잘 치료하여 이름이 높아지게 되었다. 예로 『王褘忠文集』에서 "張潔古, 劉守眞, 張子和, 李明之 네 사람이 일어나 이에 醫道가 중흥하였다"[184]라고 하였다. 그는 일생동안의 임상경험을 총결하여 臟腑辨證學說과 用藥制方의 이론을 발표함으로써 易水學派의 수장이 되었다.

張元素의 주요저작은 『醫學啓源』 3권이다. 이것은 張元素의 가르침을 근거로 제자들이 만든 것이다. 上卷은 臟腑, 經絡, 病因, 主治證 등을 서술한 내용들로 되어 있고, 中卷은 "內經主治備要"와 "六氣方治"이며, 下卷은 "用藥備旨"이다. 『臟腑標本藥式』 1권은 臟腑로써 강령을 삼고 病으로 目을 삼아 標本虛實을 나누고 治法을 세우고 구체적인 응용약물을 제시한 것이다. 일찍이 李時珍의 『本草綱目』 권1의 序例에는 이것의 제목이 『臟腑虛實標本用藥式』으로 되어 있다. 그 다음으로는 『珍珠囊』 1권이 있다. 이것은 주로 『內經』의 이론을 근거로 약물의 性味, 陰陽, 厚薄, 升降, 浮沈, 補瀉 등의 원리와 六氣, 十二經의 증상에 따르는 用藥의 방법을 설명한 것이다. 아깝게도 이 책에서는 단지 약물 100종만 언급하고 있다. 이 외에 『潔古家珍』(『濟生拔粹』에 수록되어 있다)과 遺失된 『潔古注叔和脈訣』 12권, 『醫方』 13권, 『潔古本草』, 『藥注難經』 등이 있다.

183) 황제의 조상의 이름을 '廟諱'라고 하였다. 과거시험에서 이 廟諱를 범함으로 인해 탈락한 것이다.
184) 任應秋 點校, 『醫學啓源』敍言.

【학술내용】

1. 臟腑辨證說

臟腑辨證說은 『內經』에서 기원하였다. 『素問』에서도 이미 이에 대해 언급하고 있고, 『靈樞』에서도 적지 않게 언급하고 있다. 「邪氣藏府病形」, 「經脈」, 「經筋」, 「本藏」 등에 있는 내용들이 그러한 것들이다. 後漢의 華佗의 『中藏經』은 그것들을 종합하여 五臟六腑의 「虛實寒熱生死逆順脈證之法」 11편을 만들었다. 唐의 孫思邈은 『千金要方』을 저술하여 다시 臟腑의 虛實病證을 분류하여 수십편의 글을 썼다. 宋代의 錢乙은 『小兒藥證直訣』을 저술하였는데, 역시 寒熱虛實로 五臟의 病證을 분석하고 있다. 이 세가지를 서로 비교하면 華佗의 것은 너무 간략하고, 孫思邈의 것은 너무 포괄된 것이 많으며, 錢乙의 것은 小兒의 病證에 너무 치우쳤다. 張元素는 『內經』의 관련 조문을 깊이 연구하여 "꿈속에서도 구하였다(夢寐以求)"라고까지 하였다. 그는 고전을 학습하고 아울러 앞시대의 경험을 수집하고 자신의 수십년간의 임상경험을 종합하여 자신의 학설을 창안하였다. 臟腑의 寒熱과 虛實을 따라 病機를 말하고 辨證을 한 것은 전대의 의학자들의 논술과 비교해 볼 때 실로 발전된 것이다. 그 구체적인 내용은 주로 다섯가지 면으로 나뉘어져 있는데 肝臟을 예로 들면 다음과 같다.

(1) 肝臟의 정상적인 생리를 제시하였다. 그는 "肝脈은 本部가 筋에 있고 膽과 表裏가 되며 足厥陰이다. 봄에 왕성하여 이에 만물이 始生한다. 그 氣는 軟하고 弱하며 그 脈은 弦長하고 平하다. 病이 들면 양쪽 옆구리 아래가 당기면서 아프다(肝脈本部在於筋, 與膽爲表裏, 足厥陰也, 王於春, 乃萬物之始生也, 其氣軟而弱, 其脈弦長而平, 病則兩脇下引痛.)"[185]라고 했다. 이것은 肝의 성질, 기능, 부위, 특징 등을 모두 포괄하고 있는 것이다.

(2) 肝脈의 서로 다른 6종의 병리변화를 서술하였다. 그는 "脈이 急甚하면 惡言의 증상이 있고, 微急하면 氣가 脇下에 있다. 緩甚하면 嘔逆이고 微緩하면 水痺이다. 大甚하면 內癰, 吐血이고, 微大하면 筋痺이다. 小甚하면 多飮이고 微小하면 痺이다. 滑甚하면 㿗疝이고 微滑하면 遺尿이다. 澁甚하면 流飮이고 微澁하면 瘲攣이다(脈急甚, 主惡言, 微急, 氣在脇下. 緩甚, 則嘔逆, 微緩, 水痹. 大甚, 內癰, 吐血, 微大, 筋痹. 小甚, 多飮, 微小, 痹. 滑甚, 㿗疝, 微滑, 遺尿. 澁甚, 流飮, 微澁, 瘲攣.)"[186]라고 하였다. 脈의 緩, 急, 大, 小, 滑, 澁으로 臟腑의 病證을 판단하는 것은 『靈樞 · 邪氣藏府病形篇』에 나오는데, 張元素는 이것을 근거로 삼고 있는 것이다. 다만 『靈樞』와 완전히 같지는 않고 그 안에 자신의 경험을 첨가하고 있다.

(3) 肝의 虛實寒熱과 是動病과 所生病을 서술하였다. "肝中寒하면 두 팔을 들 수 없고 혀가 마르며 한숨쉬는 경우가 많고 가슴이 아프고 몸을 뒤척일 수 없으니 그 脈이 左關에서 遲澁한 것이 이것이다. 肝中熱하면 喘滿하고 성을 많이 내며 눈이 아프고 배가 불러 먹으려 하지 않고 하는 일이 불안하며 꿈을 꾸다가 놀라서 깨며 눈이 붉고 보는 것이 분명하지 않으니 그 脈이 左

185) 『醫學啓源 · 五臟六腑除心包絡十一經脈證法』.
186) 『醫學啓源 · 五臟六腑除心包絡十二經脈證法』.

關에서 陽實한 것이 이것이다. 肝虛冷하면 脇下堅痛, 目盲臂痛하며 학질처럼 열이 나고 식욕이 없고 부인은 月經이 없으며 氣急하니 그 脈이 左關에서 沈弱한 것이 이것이다. 是動病은 腰痛이 있어 심하면 구부리고 펴지 못하니, 남자는 癩疝이고 부인은 小腹腫이다. 심하면 목구멍이 마르고 얼굴색이 지저분해진다. 所生病은 胸中嘔逆, 飧泄, 狐疝, 遺尿, 閉癃 등의 증상이다(肝中寒, 則兩臂不擧, 舌燥, 多太息, 胸中痛, 不能轉側, 其脈左關上遲而澁者是也. 肝中熱, 則喘滿多嗔, 目痛, 腹脹不嗜食, 所作不定, 夢中驚悸, 眼赤視物不明, 其脈左關陽實者是也. 肝虛冷則脇下堅痛, 目盲臂痛, 發寒熱如瘧狀, 不欲食, 婦人則月水不來, 氣急, 其脈左關上沈而弱者是也. 是動則病腰痛, 甚則不可俯仰, 丈夫癩疝, 婦人小腹腫, 甚則嗌乾, 面塵色. 主肝所生病者, 胸中嘔逆, 飧泄, 狐疝, 遺尿, 閉癃病)"[187]라고 하였다. 이상 논술한 것은 모두 『靈樞』를 근본으로 하고 있고, 『金匱要略』에서 취한 것도 있으며, 자신의 경험을 기록한 것도 있다. 그 脈證을 아울러 기술한 점에서 더욱 발전된 면이 있다.

(4) 肝病의 전변과 예후에 대하여 서술하였다. "肝脈이 沈急하면 浮한 것과 마찬가지로 주로 脇支滿, 小便難, 頭痛眼眩하게 된다. 肝病은 아침에 조금 낫고 저녁에 심해지며 밤에는 변화가 없다. 肝病에 頭痛目眩, 脇滿囊縮, 小便不通이 있으면 10일만에 죽는다. 또 身熱惡寒, 四肢不擧하면 그 脈이 弦急해야 하는데, 도리어 短澁하면 이것은 金이 木을 克하는 것이므로 죽게 된다(脈沈而急, 浮之亦然, 主脇支滿, 小便難, 頭痛眼眩. 肝病旦慧, 晩甚, 夜靜. 肝病頭痛目眩, 脇滿囊縮, 小便不通, 十日死. 又身熱惡寒, 四肢不擧, 其脈當弦而急. 反短澁者, 乃金克木也, 死不治.)"[188]라고 하였다. 이것은 『中藏經』에서 취한 것이다.

(5) 肝病의 치료법. "肝苦急, 急食甘以緩之하니 甘草를 쓴다. 肝欲散者 急食辛以散之하니 川芎을 쓴다. 細辛의 辛味로 補하고 白芍藥의 酸味로 瀉한다. 肝虛하면 陳皮 生薑의 類로 補한다. 經에 虛則補其母라고 하였으니 水는 능히 木을 생하고 水는 이에 肝의 어미가 된다. 만약 腎을 補하고자 하면 熟地黃, 黃柏이 이것이다. 만약 다른 증상이 없고 오직 부족하기만 하다면 錢乙의 地黃丸으로 補한다. 實하다면 芍藥으로 瀉하는데 다른 증상이 없다면 錢乙의 瀉靑丸을 쓴다. 實하다면 그 아들을 瀉하는데 心이 肝의 아들이 되므로 甘草로서 瀉한다(肝苦急, 急食甘以緩之, 甘草. 肝欲散者, 急食辛以散之, 川芎. 補以細辛之辛, 瀉以白芍藥之酸. 肝虛, 以陳皮, 生薑之類補之. 經曰, '虛則補其母.' 水能生木, 水乃肝之母也, 若以補腎, 熟地黃, 黃柏是也. 如無它證, 惟不足, 錢氏地黃丸補之. 實則芍藥瀉之, 如無它證, 錢氏瀉靑丸主之, 實則瀉其子, 心乃肝之子, 以甘草瀉之.)"[189]라고 하였다. 張元素의 이러한 치료원칙은 기본적으로 『素問·藏氣法時論』에서 본받은 것이며, 여기에 자신의 경험을 결합하여 補虛, 寫實, 溫寒, 淸熱의 몇 가지 면에서 구체적으로 처방과 약물을 제시하였다.

그밖의 臟腑도 대략 이와 같다. 이처럼 스스로 체계를 세움으로써 이론과 경험을 포괄하였는데, 臟腑의 변증방법으로 당시 학계를 선도하였으니 현시대의 임상에서도 가치가 높다.

187) 上同.
188) 上同.
189) 上同.

2. 用藥制方論

1) 약물학의 연구에 대하여

張元素의 內經에 대한 연구는 자못 깊이 체득한 면이 있었다. 그렇기 때문에 그의 약물의 氣味와 補瀉와 歸經의 이론들은 모두 內經에서 근원하지 않은 것이 없다.

⑴ 氣味의 厚薄陰陽과 升降浮沈의 관계를 밝혔다.

약물의 氣味는 각각 陰陽으로 나뉘는데, 氣는 陽이 되고 味는 陰이 되며, 陽氣는 주로 상승하고 陰味는 주로 하강한다. 이것은 氣味升降의 기본적인 이론이다. 단지 그중 厚薄의 구분이 있다. 즉,『素問 · 陰陽應象大論』에서 말한, "味가 厚한 것은 陰이고 薄한 것은 陰中의 양이다. 기가 厚한 것은 陽이고 薄한 것은 陽中의 陰이다(味厚者爲陰, 薄爲陰之陽. 氣厚者爲陽, 薄爲陽之陰.)"라는 것이다. 氣味를 좇는 가운데서도 厚薄을 나눈 것은 陰陽 중에 다시 陰陽의 구분을 둔 것이니, 氣 가운데 薄한 것은 반드시 모두 올라가지는 못하고, 味 가운데 薄한 것은 반드시 다 내려가지는 못한다는 것을 설명한 것이다. 張元素는 이러한 이론적 체계를 자못 깊이 이해하였다. 그는 "茯苓의 淡味는 天의 陽이 되는데, 陽이라는 것은 마땅히 위로 상행해야 한다. 그런데, 왜 利水하여 泄下시키는가? 經에서 '氣의 薄한 것은 陽中의 陰이다'라고 하였기 때문에 茯苓은 利水泄下시킨다. 또한 陽體에서 떨어지지 않기 때문에 手太陽으로 들어간다. 麻黃의 苦味는 땅의 陰이 되는데 陰이라는 것은 마땅히 아래로 내려가야 하는데 왜 麻黃은 發汗하여 상승시키는가? 經에서 '味의 薄한 것은 陰中의 陽이다'라고 하였기 때문에 麻黃은 發汗시키고 상승시키는 것이다. 또한 陰體에서 떨어지지 않기 때문에 手太陰으로 들어간다. 附子는 氣의 厚한 것이니 이에 陽中의 陽이며, 따라서 經에서 熱을 낸다고 하였다. 大黃은 味의 厚한 것으로 陰中의 陰이므로, 經에서 泄下시킨다고 하였다. 竹葉의 淡味는 陽中의 陰이므로 소변을 잘 통하게 하고 茶의 苦味는 陰中의 陽이므로 머리와 눈을 맑게 한다(茯苓淡, 爲天之陽, 陽也, 陽當上行, 何謂利水而泄下?『經』云, 氣之薄者, 陽中之陰, 所以茯苓利水而泄下, 亦不離乎陽之體, 故入手太陽也. 麻黃苦, 爲地之陰, 陰也, 陰當下行, 何爲發汗而上升?『經』曰, 味之薄者, 陰中之陽, 所以麻黃發汗而升上, 亦不離乎陰之體, 故入手太陰也. 附子, 氣之厚者, 乃陽中之陽, 故『經』云發熱. 大黃, 味之厚者, 乃陰中之陰, 故『經』云泄下. 竹淡, 爲陽中之陰, 所以利小便, 茶苦, 爲陰中之陽, 所以淸頭目.)"[190]라고 하였다. 따라서 그는 약물을 분류할 때 모두 氣味厚薄을 따라 升降浮沈의 작용에 구별을 두었다.

⑵ 臟腑의 補瀉作用에 대한 氣味의 영향을 밝히다

인체내부의 각 臟腑의 氣味에 대한 반응이 각기 다르다. 때문에 서로 다른 氣味는 여러 臟腑에 각기 다른 작용을 미친다. 張元素는『素問 · 藏氣法時論』의 五臟喜惡苦欲의 이론을 기준으로 하여 여기에 자신의 경험을 종합하여 氣味의 臟腑에 대한 補瀉原則을 확정하였다. 氣는 "肝, 膽은 辛味로 補하고 酸味로 瀉하며 氣가 溫한 것으로 補하고 凉한 것으로 瀉한다.……心, 小腸은 鹹味로 補하고 甘味로 瀉하며 氣가 熱한 것으로 補하고 寒한 것으로 瀉한다.……脾, 胃는 甘味로

190)『醫學啓源 · 氣味厚薄陰陽升降之圖』.

補하고 苦味로 瀉하며 氣가 溫熱한 것으로 補하고 寒凉한 것으로 瀉한다.……肺, 大腸은 酸味로 補하고 辛味로 瀉하며 氣가 凉한 것으로 補하고 溫한 것으로 瀉한다.…… 腎, 膀胱은 苦味로 補하고 鹹味로 瀉하며 氣가 寒한 것으로 補하고 熱한 것으로 瀉한다(肝膽, 味辛補, 酸瀉, 氣溫補, 凉瀉.……心小腸, 味鹹補, 甘瀉, 氣熱補, 寒瀉.……脾胃, 味甘補, 苦瀉, 氣溫熱補, 寒凉瀉.……肺大腸, 味酸補, 辛瀉, 氣凉補, 溫瀉.……腎膀胱, 味苦補, 鹹瀉, 氣寒補, 熱瀉.)"[191]라고 하였다.

(3) 약물의 歸經과 引經報使의 說을 창안하였다.

張元素는 증상을 보고 약을 투여할 때에 臟腑辨證을 매우 중시하여 藥物歸經의 학설을 창안하였다. 그는 각 약물의 性味의 특징을 취하여 각기 그 經絡으로 귀속시킴으로써 약의 힘이 최고로 발휘되게 하여 치료효과를 더욱 높였다. 예로 동일한 瀉火藥이라도 黃連은 心火를 내리고, 黃芩은 肺火를 내리며, 白芍藥은 肝火를 내리고, 知母는 腎火를 내리며, 木通은 小腸火를 내리고, 黃芩은 또한 大腸火를 내리며, 石膏는 胃火를 내린다. 柴胡로 三焦火를 내리는 데는 반드시 黃芩을 佐使藥으로 쓰고, 柴胡로 肝火를 내리는 데는 반드시 黃連을 佐使藥으로 하며, 膽火를 내릴 때도 마찬가지이다. 黃柏은 또한 膀胱의 火를 내린다. 만약 歸經이 분명하지 않으면 목표없이 활을 쏘는 것과 같아 정확한 약효를 얻기는 어렵다. 그래서 『珍珠囊』안에는 歸經이 없는 약이 수록되어 있지 않다. 이 외에도 처방을 구성할 때도 반드시 引經報使를 해야만 더욱 뛰어난 작용을 나타낼 수 있다고 하였다. 예로 太陽의 小腸과 膀胱經의 病이 상부에 있으면 羌活을 쓰고 하부에 있으면 黃柏을 쓰며, 陽明의 胃와 大腸經의 病이 상부에 있으면 升麻, 白芷를 쓰고 하부에 있으면 石膏를 쓴다. 少陽의 膽과 三焦經의 病이 상부에 있으면 柴胡를 쓰고 하부에 있으면 靑皮를 쓴다. 太陰의 脾와 肺經의 病에는 芍藥을 쓰고 少陰의 心과 腎經의 病에는 知母를 쓴다. 厥陰의 肝과 心包經의 病이 상부에 있으면 靑皮를 쓰고 하부에 있으면 柴胡를 쓴다. 약물의 歸經은 약물을 사용할 때 그 오로지 하는 바를 알아야 한다는 것이고, 引經藥의 의의는 주치하는 효능이 완전히 발휘되도록 하는 데에 있다. 藥性과 制方에 각기 그 오로지 하는 바가 있다면 임상에서의 치료효과가 반드시 높아질 것이다.

(4) 약물의 氣味와 臟腑의 病機를 가지고 약물을 분류하였다.

① 약물을 氣味厚薄의 升降浮沈作用으로 분류함

風은 升生한다. 味가 薄한 것은 陰中의 陽이다. 味가 薄한 것은 通하게 하니 酸苦鹹平한 것이 이것이다. 防風, 羌活, 升麻, 柴胡, 葛根, 威靈仙, 細辛, 獨活, 白芷, 鼠粘子, 桔梗, 藁本, 川芎, 蔓荊子, 秦艽, 天麻, 麻黃, 荊芥, 薄荷, 前胡 등이 여기에 속한다.

熱은 浮長한다. 氣가 厚한 것은 陽中의 陽이다. 氣가 厚하면 熱을 내게 하므로 辛甘溫熱한 것들이 이것이다. 黑附子, 乾薑, 生薑, 川烏頭, 良薑, 肉桂, 桂枝, 草豆蔻, 丁香, 厚朴, 益智仁, 木香, 白豈蔻, 川椒, 吳茱萸, 茴香, 玄胡索, 砂仁, 紅藍花, 神麴 등이 여기에 속한다.

濕은 化成한다. 戊土의 本氣는 平하고 兼氣는 溫凉寒熱하며 胃가 그것에 응한다. 己土의 本味

191) 『醫學啓源 · 用藥升降浮沈補瀉法』.

는 淡하며 兼味는 辛甘鹹苦하니 脾가 이에 응한다. 黃芪, 人蔘, 甘草, 當歸, 熟地黃, 半夏, 白朮, 蒼朮, 橘皮, 靑皮, 藿香, 檳榔, 廣茂[192], 京三棱, 阿膠, 訶子, 桃仁, 杏仁, 大麥蘗[193], 紫草, 蘇木 등이 이에 속한다.

燥는 降收한다. 氣의 薄한 것은 陽中의 陰이니, 氣가 薄하면 發泄시킨다. 辛甘淡平寒凉한 것이 여기에 속한다. 茯苓, 澤瀉, 猪苓, 滑石, 瞿麥, 車前子, 木通, 燈心草, 五味子, 白芍藥, 桑白皮, 天門冬, 犀角, 烏梅, 牡丹皮, 地骨皮, 枳殼, 琥珀, 連翹, 枳實 등이 여기에 속한다.

寒은 沈藏한다. 味의 厚한 것은 陰中의 陰이니, 味가 厚하면 瀉하게 한다. 酸苦鹹寒한 것이 여기에 속한다. 大黃, 黃柏, 黃芩, 黃連, 石膏, 龍膽草, 生地黃, 知母, 漢防己, 茵陳蒿, 朴硝, 栝樓根, 牡蠣, 玄參, 苦參, 川楝子, 香豉, 地楡, 梔子 등이 여기에 속한다.

이상의 氣味厚薄의 升降浮沈의 작용은 五行의 성질에 의한 약물분류를 포괄하는 것으로 張元素의 독창적인 견해이다.

② 臟腑標本寒熱虛實病機의 분류

張元素는 『臟腑標本寒熱虛實用藥式』을 만들어 五臟六腑의 用藥을 모두 臟腑의 標本寒熱虛實에 근거하여 귀납시켰다. 이것은 약물의 효능을 쉽게 알아볼 수 있도록 하였을 뿐만 아니라 여러 가지로 응용할 수 있게 하여 후대에 처방을 구성하고 약을 쓰는데 매우 편리하게 하였다. 肝을 예로 들어 설명하면 다음과 같다.

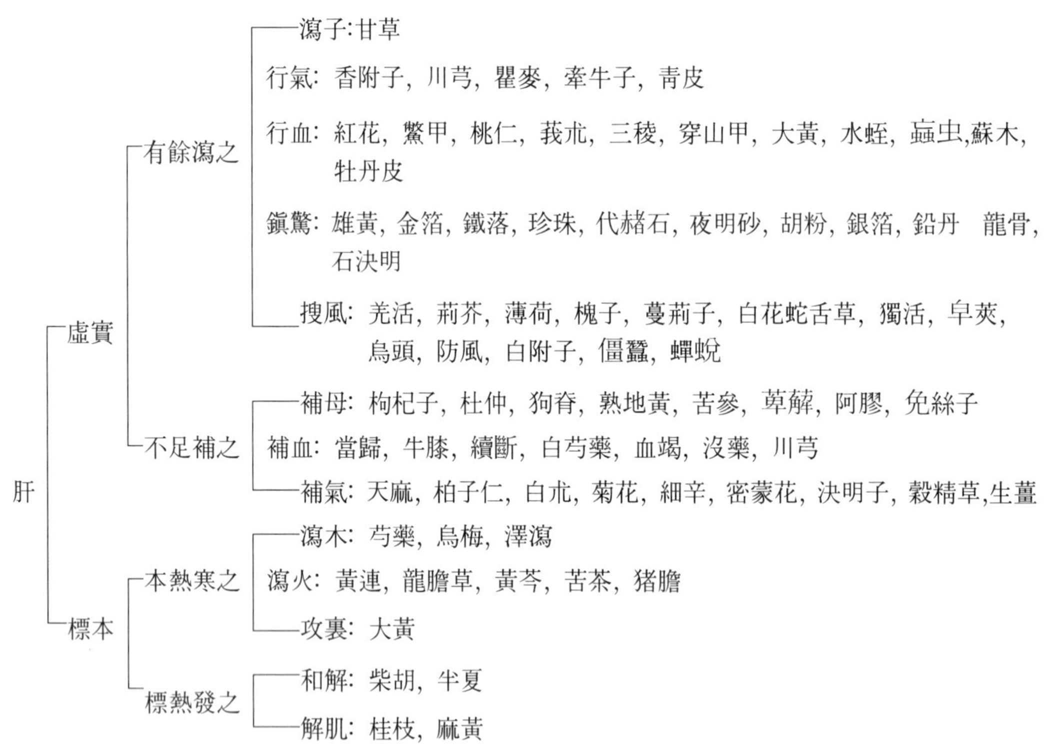

192) 廣茂: 茂은 莪朮을 말한다. 淸 · 嚴西亭 등이 편찬한 『得配本草』를 참조함.
193) 大麥蘗: 蘗은 大麥麴을 말한다.

2) 方劑學에서의 업적

張元素의 治療學은 古方에 집착하지 않고 있다. 古方으로 현재의 병을 치료하기에는 부적합한 점이 있다고 하였다. 이 때문에 "古方과 新病은 매우 맞지 않으니 오히려 사람을 해친다(古方新病, 甚不相宜, 反以害人.)"[194]라고 하였다. 이러한 그의 사상은 새로운 처방을 만드는 길을 개척한 것으로 가치있는 일이다.

⑴ 古方의 법칙을 잘 따라 新方을 창제하였다.

古方을 만드는 법을 따라 新方을 만든 醫家로는 張元素 이전에 錢乙이 있었고 張元素와 동시대의 사람으로 劉完素가 있었다. 이러한 錢乙과 劉完素 두 사람의 노력은 자연히 張元素가 新方을 만드는 모범이 되어 임상에서 그들의 新方을 즐겨 사용하게 되었다. 예로 그는 五臟의 補瀉에서 錢乙의 地黃丸, 安神丸, 瀉青丸, 導赤散, 益黃散, 瀉黃散, 瀉白散, 阿膠散 등을 사용하였다. 그리고 張元素의 학술사상은 비록 劉完素와는 다르지만 단지 熱性病의 치료에 있어서는 일치된 견해를 보이고 있다. 이러한 까닭에 張元素는 劉完素의 益元散, 防風通聖散, 三一承氣湯 등을 자주 사용하였다. 張元素는 이러한 이유로 處方學 분야에서도 커다란 성취를 이룰 수 있었다. 이것은 다른 사람의 장점을 취하고 단점을 보충하면서 前人의 처방에 대한 경험을 받아들인 것이다. 예를 들어 九味羌活湯은 張元素가 麻黃湯과 桂枝湯 主證의 핵심을 가려내서 四時에 두루 응용할 수 있는 發散通劑로 만든 것이다. 왜냐하면 發散을 하는데 傷寒 처방을 사용하면 그 법도가 극히 엄하여 有汗에는 麻黃湯을 쓸 수 없고 無汗에는 桂枝湯를 쓸 수 없으니, 함께 쓰면 착오가 생겨 바로 壞證을 유발하기 때문이다. 이렇게 通劑를 제방한 張元素의 정신은 그것을 사용할 때 三陽의 금기를 범하지 않게 하려는 데에 있다. 王海藏은 이 處方을 解利하는 데만 쓰는 것이 아니라 雜病에도 사용할 수 있다고 하였다. 임상에 있어서도 증험할 수 있다. 일반적으로 經에 있는 傷風의 證이나 風濕疼痛 등의 모든 證에 이 처방은 확실히 효과가 있다. 그러나 寒邪가 肺를 속박하여 肺氣가 막혀서 생긴 咳嗽에는 효과가 신속하지 못하기 때문에 本 方은 비록 장점은 있지만 완전히 麻黃湯과 桂枝湯의 효과를 대체할 수 있는 것은 아니다. 또 枳朮丸은 張元素가 仲景의 枳朮湯을 근거로 丸方을 만든 것이다. 枳朮湯은 心下가 단단한 것이 크기가 사발만 하고 그 경계가 사발의 가장자리 같은 증상을 치료하는데, 枳朮丸은 痞證을 치료하고 消食, 强胃하는 작용이 있다. 枳朮湯, 枳朮丸 두 처방의 主證은 虛實의 구분이 확실하다. 枳朮湯은 實證에 속하며 水氣로 인해 생긴 것을 치료한다. 仲景은 이 처방에서 枳實을 많이 사용하여 뭉친 것을 깨뜨리고 氣를 내리게 하여 정체된 水氣를 돌게 하였다. 枳朮丸은 虛證에 속하면서 脾가 健運하지 못하여 음식이 소화되지 않고 氣가 정체되어 痰이 모여 心下에 痞悶이 생긴 것을 치료한다. 張元素는 이 처방에서 白朮의 苦甘한 味를 많이 사용하여 脾陽을 補하여 濕痰을 없애고 枳實의 苦降한 성질을 도와 痞悶한 증상을 내리고 積滯를 없앴다. 荷葉의 방향성은 醒胃하는 작용을 한다. 또 米飯을 사용해 丸을 만들어 白朮과 협력하게 하여 胃氣를 자양하도록 하였다. 이 두가지 처방은 용량에서 차별

194) 『醫學啓源 · 張序』.

이 있을 뿐 아니라 補瀉緩急의 작용도 크게 다르다. 이것은 분명히 張元素가 古方을 다시 制方한 기묘한 방법을 보여주고 있다. 또 예를 들면 加減白通湯은 白通湯과 理中湯의 두 처방을 참고하여 만든 것이다. 白通湯은 少陰의 陽氣를 소통시키고 理中湯은 太陰의 虛를 補하는 처방인데 임상에서는 少陰寒厥과 太陰吐利의 증상이 종종 같이 나타나기 때문에 확실히 구분하기 어렵다. 張元素는 이러한 특징을 간파하여 두 개의 처방을 조합하여 加減白通湯을 만들어 太少陰의 虛寒을 치료하였다. 게다가 처방의 효력이 미약할까 염려하여 半夏의 苦辛한 맛으로 溫胃하여 內濕을 말리고, 生薑의 辛溫한 味를 表로 가게 하여 外濕을 없앴으며, 다시 官桂와 草豆蔻 등의 氣가 厚한 약을 써서 生薑과 附子가 脾腎의 陽氣를 회복하는 것을 도왔다. 이 처방을 만든 본래의 뜻은 실제로 『內經』의 "寒淫於內, 治以甘熱"과 "濕淫於內, 治以苦熱" 이라는 뜻과 "補下治下制以急, 急則氣味厚"라는 심오한 뜻을 얻은 것이다.

(2) 風暑濕燥寒 5종의 制方原則을 세우다

張元素는 氣味와 病機를 연결시켜 그 기초 위에 5종의 制方原則을 세웠다.

"風制法: 肝, 木, 酸은 春生의 道이니, 정상을 잃으면 病이 된다. 風이 안으로 침입하면 辛凉한 것으로 다스리고 苦辛한 것으로 돕고 辛味로 散한다(肝, 木, 酸, 春生之道也, 失常則病矣. 風淫於內, 治以辛凉, 佐以苦辛, 以甘緩之, 以辛散之.).

暑制法: 心, 火, 苦는 夏長의 道이니, 정상을 잃으면 病이 된다. 熱이 안으로 침입하면 甘寒으로 다스리고 甘苦로 돕고 酸으로 거두고 苦味로 發한다(心, 火, 苦, 夏長之道也, 失常則病矣. 熱淫於內, 治以鹹寒, 佐以甘苦, 以酸收之, 以苦發之.).

濕制法: 脾, 土, 甘은 中央化成의 道이니, 정상을 잃으면 病이 된다. 濕이 안으로 침입하면 苦熱로 다스리고 鹹淡으로 돕고 苦味로 말리고 淡味로 泄한다(脾, 土, 甘, 中央化成之道也, 失常則病矣. 濕淫於內, 治以苦熱, 佐以鹹淡, 以苦燥之, 以淡泄之.).

燥制法: 肺, 金, 辛은 秋收의 道이니, 정상을 잃으면 病이 된다. 燥가 안으로 침입하면 苦溫으로 다스리고 甘辛으로 돕고 辛味로 潤하고 苦味로 下한다(肺, 金, 辛, 秋收之道也, 失常則病矣. 燥淫於內, 治以苦溫, 佐以甘辛, 以辛潤之, 以苦下之.).

寒制法: 腎, 水, 鹹은 冬臧의 道이니, 정상을 잃으면 病이 된다. 寒이 안으로 침입하면 甘熱로 다스리고 苦辛으로 돕고 辛味로 散하고 苦味로 굳게 한다(腎, 水, 鹹, 冬藏之道也, 失常則病矣. 寒淫於內, 治以甘熱, 佐以苦辛, 以辛散之, 以苦堅之.)."[195)]

그는 이를 해석하여 "酸, 苦, 甘, 辛, 鹹은 肝木, 心火, 脾土, 肺金, 腎水의 근본이다. 四時의 변화에 따라 五行이 化生하여 각기 그 道를 따르니, 거스르면 病이 생긴다. 聖人이 法을 만들고 그 변화를 만들어 말씀하시기를, 風이 안으로 침입하면 肝木이 정상을 잃게 되고 火가 따라와 타오르게 되어 辛凉한 것으로 다스려야 한다고 하였으니, 이것은 辛金이 木을 克하는 것으로 凉水가 火를 끄는 것이니 그 治法의 예는 모두 이와 같다(酸, 苦, 甘, 辛, 鹹, 卽肝木, 心火, 脾土, 肺金,

---

195) 『醫學啓源 · 五行制方生克法』.

腎水之本也. 四時之變, 五行化生, 各順其道, 違則病生. 聖人設法制其變, 謂如風淫於內, 卽是肝木失常, 火隨而熾, 治以辛涼, 是謂辛金克其木, 凉水沃其火也, 其治法例皆如此.)"[196]라고 하였다.

동시에 그는 當歸拈痛湯[197]의 처방구성을 예를 들어 다음과 같이 설명하였다. "當歸拈痛湯은 濕熱로 肢節煩痛, 肩背沈重, 胸膈不利, 遍身疼, 下注於脛, 腫痛不可忍한 病證을 치료하는데, 經에서 '濕이 안에 침입하면 苦溫으로 다스린다.'라고 하였으니, 羌活의 苦辛은 관절을 소통시켜 濕을 없애고, 防風의 甘辛溫은 經絡 중에 정체된 濕邪를 발산시키므로 君藥이 된다. 水의 性은 潤下하니, 升麻, 葛根은 苦辛平하여 味의 薄한 것이고 陰中의 陽이므로 끌고 올라가 苦味로 발산시키는 것이다. 白朮의 苦甘溫함은 中氣를 조화시키고 濕을 없애며, 蒼朮은 體가 가벼워 뜨므로 힘이 매우 세어 皮膚腠理의 濕을 없애므로 臣藥이 된다. 血의 운행이 막혀 흐르지 않으면 통증이 있게 되니, 當歸身의 辛溫으로 발산시켜 氣血이 각각 제자리로 돌아가게 한다. 人蔘, 甘草의 甘溫함은 脾를 補하여 正氣를 기르므로 苦한 藥이 胃氣를 상하지 못하도록 한다. 仲景은 '濕과 熱이 서로 합하면 肢節이 煩疼한다.'라고 하였으니, 苦參, 黃芩, 知母, 茵蔯의 苦味로 그것을 내리게 한다. 대개 술로 약을 법제하여 그 힘을 빈다. 濕을 치료할 때 소변을 보지 못하면 치료가 되지 않은 것이다. 猪苓의 甘溫平과 澤瀉의 鹹平으로 淡滲시켜 留飮을 이끌어내니 佐藥이 된다. 氣味가 서로 합하여 위아래로 나누어 삭히면 그 습기가 능히 소통될 수 있는 것이다(當歸拈痛湯, 治濕熱爲病, 肢節煩痛, 肩背沈重, 胸膈不利, 遍身疼, 下注於脛, 腫痛不可忍. 『經』云, '濕淫於內, 治以苦溫', 羌活苦辛, 透關利節而勝濕. 防風甘辛溫, 散經絡中留濕, 故以爲君. 水性潤下, 升麻, 葛根苦辛平, 味之薄者, 陰中之陽, 引而上行, 以苦發之也. 白朮苦甘溫, 和中除濕. 蒼朮體輕浮, 氣力雄壯, 能去皮膚腠理之濕, 故以爲臣. 血壅而不流則痛, 當歸身辛溫以散之, 使氣血各有所歸. 人蔘, 甘草, 甘溫, 補脾養正氣, 使苦藥不能傷胃. 仲景云, '濕熱相合, 肢節煩痛', 苦參, 黃芩, 知母, 茵蔯者, 乃苦以泄之也. 凡酒制藥, 以爲因用. 治濕不利小便, 非其治也. 猪苓甘溫平, 澤瀉鹹平, 淡以滲之, 又能導留飮, 故以爲佐. 氣味相合, 上下分消, 其濕氣得宣通矣.)."[198]

張元素가 정한 制方의 대원칙은 風暑濕燥寒의 5개 조목을 나누는 것인에, 이것은 모두『素問·至眞要大論』에 있는 諸氣在泉의 治法으로부터 나온 것이다. 이는 그의 藥性을 따라 처방을 만드는 방법이 모두『素問』의 氣味理論을 발전시킨 것이라는 것을 보여주는데, 그 중에서도 특히 五運六氣의 설을 참고하여 木火土金水, 風暑濕燥寒, 酸苦甘辛鹹 등의 相生相克의 관계를 취하여 치료의 이론을 설명한 것이다. 이는 辨證에 있어 뛰어난 관점을 지니는 것으로 자못 귀중한 가치가 있는 것이다.

【평가】

張元素는 커다란 업적을 남긴 탁월한 醫家이다. 그의 학술사상은 두가지 면에서 두드러졌는데 하나는 臟腑辨證說이고 하나는 用藥制方論이다. 臟腑辨證說의 수립은 이전의 학술사상을 계승

196)『醫學啓源·五行制方生克法』.

197) 當歸拈痛湯: 羌活 반냥, 防風 3돈(二味爲君), 升麻 1돈, 葛根 2돈, 白朮 1돈, 蒼朮 3돈(四味爲臣), 當歸身 3돈, 人蔘 2돈, 甘草 5돈, 苦參 2돈(酒浸), 黃芩 1돈, 知母 3돈(酒浸), 茵蔯 5돈(酒炒), 猪苓 3돈, 澤瀉 3돈.

198)『醫學啓源·五行制方生克法』.

하여 여기에 자신의 임상경험을 결합시킨 것으로 臟腑의 辨證과 治療에 계통적인 이론체계를 세운 것이다. 이로써 한의학의 臟腑病機와 證治理論이 발전하여 완비되게 되었다. 用藥制方論은 前人의 이론을 기초로 하여 약물의 氣味厚薄陰陽升降浮沈의 관계를 밝혀 氣味가 臟腑를 補瀉하는 작용을 명확히 해주었으며, 약물의 歸經과 引經報使理論을 주창하여 약물을 귀납, 분류하였다. 古方의 처방이론을 연구하여 新方을 창제하였으며 風暑濕燥寒 5종의 처방원칙의 토대를 마련하였다. 또 五行의 承制規律을 用藥制方의 이론에 운용하였다. 이러한 학설은 자못 특색이 있는 것이며 지금까지도 실용적인 가치가 있다. 이로서 그가 一代의 宗主가 되었다는 것은 의심할 수 없다.

張元素의 학술사상은 그 제자인 李杲, 王好古, 張璧, 羅天益 등이 여러 측면에서 연구를 진행하면서 충실해지고 발전되었다. 그래서 점차 후대에 막대한 영향을 미친 학파를 형성하였다.

그러나 반드시 지적해야 할 것은 역사적 조건과 張元素 개인의 한계때문에 어느 한 측면만을 주장한 점이 없지 않아 있다는 점이다. 또 약물의 歸類와 구체적인 운용에 있어서도 따져보아야 할 것들이 없지는 않다. 이러한 것들은 후대학자들이 연구하여 개선, 발전시켜야 할 것들이다.

【醫案選錄】

風痰頭痛: 頭痛이 오래되어 광대뼈가 청황색으로 변하고 현기증이 나고 눈이 나른하게 늘어지며 말소리에 힘이 없고 몸은 무거우며 토하려고 하는 증상은 厥陰과 太陰이 合病한 것이니, 이것을 風痰頭痛이라고 한다. 『和劑局方』의 玉壺丸으로 치료하고 다시 俠溪穴에 뜸을 뜨니 바로 나았다.

生南星 生半夏 각 1냥, 天麻 5돈, 頭白面 3냥을 가루내어 물을 떨어뜨리면서 梧桐子 크기로 丸을 만들고 매번 30알씩 복용하는데, 맑은 물을 큰 그릇에 담아 먼저 끓인 후 약을 넣고 5, 7번을 끓여 약이 익어 뜨면 꺼내어 식혀 生薑湯으로 삼키되 때를 가리지 않고 복용한다. (『名醫類案』卷六)

風痰頭痛

病頭痛久矣, 發則面頰青黃, 暈眩, 目慵張而口懶言, 體沈重, 兀兀欲吐. 此厥陰太陰合病, 名曰風痰頭痛. 以『局方』玉壺丸治之, 更灸俠溪穴, 尋愈.

生南星, 生半夏各一兩, 天麻五錢, 頭白面三兩, 硏爲細末, 滴水爲丸如梧桐子大, 每服三十丸, 清水一大盞, 先煎令沸, 下藥煮五七沸, 候藥浮卽熟, 漉出放溫, 另以生薑湯送下, 不計時服. (『名醫類案』卷六)

【복습자료】

1. 張元素는 本章의 중요 醫家의 한사람이다. 그는 各家의 長點을 취합하여 여기에 자신의 경험을 더하여 臟腑病機, 辨證, 論治, 立法, 處方을 계통적으로 개괄하여 臟腑辨證學說의 체계를 확립하였다.

2. 張元素는 生理, 脈, 證, 豫後 및 治療의 5가지 방면에서 臟腑의 病機와 證治의 이론을 세웠다. 예로 肝의 生理的 屬性은 膽과 表裏가 되며 봄에 旺하고 그 특성은 軟弱하며 脈은 弦長하고 平하다. 肝의 病脈은 緩, 急, 大, 小, 滑, 澁이 있고, 肝의 病證에는 寒, 熱, 虛冷, 是動病, 所生病이 있다. 肝病의 예후는 아침에는 조금 낫고 저녁에는 심해지며, 밤에는 그럭저럭하다가 십일이 되면 죽는 것이다. 肝病의 치료는 甘草로 肝을 緩하게 하고 川芎으로 散하며 細辛으로 補하고 白芍藥으로 瀉하는 것이다.

3. 藥物氣味의 厚薄陰陽과 升降浮沈의 관계를 표로 만들면 다음과 같다.

氣		味	
屬陽主浮升		屬陰主降沈	
氣厚者 爲陽中之陽	氣薄者 爲陽中之陰	味厚者 爲陰中之陰	味薄者 爲陰中之陽
主升浮, 如附子溫陽	主沈降, 如淡竹葉利小便	主沈降, 如大黃泄下	主升浮, 如麻黃發汗

4. 氣味가 臟腑의 補瀉에 미치는 작용을 표로 만들면 다음과 같다.

臟腑	五味補瀉		四氣補瀉	
	味補	味瀉	氣補	氣瀉
肝膽	辛	酸	溫	凉
心小腸	鹹	甘	熱	寒
脾胃	甘	苦	寒凉	溫熱
肺大腸	酸	辛	凉	溫
腎膀胱	苦	鹹	寒	熱

(이 안의 五味補瀉는『素問 · 藏氣法時論』의 내용을 바탕으로 한 것이다.)

5. 歸經과 引經報使藥

○ 歸經

瀉火類藥

黃連 (入心經) - 瀉心火

黃芩 (入肺經) - 瀉肺火

白芍 (入肝經) - 瀉肝火

知母 (入腎經) - 瀉腎火

木通 (入小腸經) - 瀉小腸火

黃芩 (入大腸經) - 瀉大腸火

石膏 (入胃經) - 瀉胃火

柴胡 (入三焦經) - 瀉三焦火 黃芩佐之

柴胡 (入肝經膽經) - 瀉肝火膽火, 黃連佐之

黃柏 (入膀胱經) - 瀉膀胱火

○ 引經報使藥

太陽經病: 在上 - 羌活
在下 - 黃柏
陽明經病: 在上 - 升麻, 白芷
在下 - 石膏
少陽經病: 在上 - 柴胡
在下 - 靑皮
太陰經病: 白芍
少陰經病: 知母
厥陰經病: 在上 - 靑皮
在下 - 柴胡

6. 張元素의 다섯가지 制方原則

風制法: 風이 안으로 침입하면 辛凉한 것으로 다스리고 苦辛한 것으로 돕고 辛味로 散한다.
暑制法: 熱이 안으로 침입하면 甘寒으로 다스리고 甘苦로 돕고 酸으로 거두고 苦味로 發한다.
濕制法: 濕이 안으로 침입하면 苦熱로 다스리고 鹹淡으로 돕고 苦味로 말리고 淡味로 泄한다.
燥制法: 燥가 안으로 침입하면 苦溫으로 다스리고 甘辛으로 돕고 辛味로 潤하고 苦味로 下한다.
寒制法: 寒이 안으로 침입하면 甘熱로 다스리고 苦辛으로 돕고 辛味로 散하고 苦味로 굳게 한다.

7. 본절의 난제는 是動病과 所生病이다. 이것은 『靈樞 · 經脈篇』에서 취한 것이다. 이에 대하여 歷代醫家들의 해석이 분분한데, 예로 『難經』에서는 是動病을 氣病으로 所生病을 血病으로 인식하였고, 張隱庵은 是動病은 밖으로부터 病이 생긴 것이고 所生病은 안으로부터 病이 생긴 것이라고 하였다. 陳璧琉(『靈樞經白話解』) 등은 是動病은 本經의 經脈이 外邪로 인하여 발생한 것이고 所生病은 本經이 서로 연결되어있는 臟腑에서 발생한 病이라고 하였다. 지금까지도 통일된 견해는 없는데, 단지 통상적으로 是動病은 經脈의 순행을 따라 생기는 病이며 所生病은 臟腑의 病이라고 할 수 있다. 혹은 臟腑의 病이 經脈으로 영향을 주어 생긴 것을 지칭하기도 한다.

8. 醫案의 분석: 六經에는 모두 頭痛이 있는데 靑色은 肝을 主하고 黃色은 脾를 主한다. 肝은 눈으로 開竅하고 脾는 입으로 開竅한다. 모든 風證의 掉眩은 모두 肝에 속한다. 脾病이 생기면 몸이 무겁고 胸膈에 痰이 있으면 토할 것같은 증상이 있다. 머리는 諸陽이 모이는 곳이고 胸膈은 陽氣가 발생하는 곳이다. 病이 생겨 얼굴색이 靑黃色이며 토할 것같은 증상은 肝과 脾의 經에 病이 있는 것이다. 그래서 厥陰과 太陰이 合病된 것이라고 진단하였다. 風氣가 위로 거슬러 올라가

면 痰濁이 이를 따라 올라가므로 風痰이라고 한 것이다. 玉壺丸의 南星과 半夏는 去痰하며, 天麻는 熄風하고, 白面으로 佐使藥을 삼아 脾의 健運作用을 회복시키고 아울러 濕邪를 없앤다. 또 俠溪에 뜸을 떠서 甲膽의 陽氣를 깨워 風痰을 없애 청명한 기운이 회복되게 하였으니, 張元素가 이 처방을 사용한 이치를 가히 믿을 만하다.

【학습과제】

1. 張元素는 臟腑辨證에 어떤 공헌을 하였는가?
2. 張元素의 用藥理論의 특징은?
3. 張元素는 方劑學說에 어떤 성취를 이루었는가?
4. 張元素와 劉完素가 五運六氣의 연구와 운용은 어떻게 다른가?

3 李杲

【학습목표】

1. 李杲의 脾胃學說 중 脾胃와 元氣와의 관계와 脾胃가 인체의 精氣升降에 작용하는 바를 이해한다.
2. 李杲의 用藥劑方의 특징을 숙지한다.
3. 李杲의 생애, 시대적 배경, 학술적 연원 및 脾胃內傷學說이 후세에 미친 영향을 이해한다.

【생애와 저작】

李杲의 字는 明之, 만년의 號는 東垣老人이며, 宋, 金 시대의 眞定(지금의 河北 保定市) 사람으로 1180년에서 1251년까지 살았다. 그는 "貲雄鄕里"라고 불리우는 부잣집의 자손으로 어려서부터 글을 배웠으며 또한 의학도 좋아하였다. 20대에 어머니가 庸劣한 의사에 의해 죽게되자 의학에 뜻을 세웠다. 당시에 易水의 張元素가 燕과 趙 사이에서 의사로 이름이 났는데, 李杲는 천금을 주고 그를 좇아 배우고 익혀 그의 의학이론과 경험을 계승하였다. 나중에 金나라 조정에서 李杲를 山西의 濟源에 보내어 세무관을 맡긴 적이 있다. 1232년에 몽고병사들이 汴梁(開封)을 포위하자 이를 피하여 山東의 聊城 東平에서 살다가 1244년에 고향으로 돌아왔다.

李杲가 살았던 시대는 金元 교체의 혼란기로 사람들이 飢餓, 勞役, 寒溫失調, 起居不時, 恐懼憂傷 등으로 말미암아 內傷脾胃病에 걸리는 사람들이 많았다. 이를 당시의 醫家들이 『太平惠民和劑局方』및 劉完素, 張從正의 경험을 제대로 배우지 않고 溫燥한 약물을 남용하거나 寒凉藥으로 攻下시켰다. 이로 인하여 그는 張元素의 臟腑辨證學說의 영향을 받아 『內經』의 "人以胃氣爲本", "得穀者昌, 失穀者亡", "五臟六腑皆稟氣於胃", 등의 이론을 근거로 하여 『難經』, 『傷寒論』 등 醫書들의 관련 기록을 참고로 하여 여기에 자기의 임상경험을 결합시켜 "內傷脾胃, 百病由生"이라는 주장을 제기하였다. 아울러 체계화된 독창적 이론을 내놓아 한의학 발전에 공헌을 하였다.

李杲의 주요 저작으로는『脾胃論』3권,『內外傷辨惑論』3권,『蘭室秘藏』3권 등이 있다. 여기에서 그는 脾胃의 생리기능, 內傷病의 致病原因, 發病機轉, 鑑別診斷, 治療方法 등을 밝히고 있는데, 이것이 李杲의 학술사상의 대표작들이라고 할 수 있다. 이 저작들 외에『脈訣指掌病式圖說』1권(옛 표제에는 朱震亨의 撰으로 되어 있는데 잘못이다),『活法機要』1권,『醫學發明』1권,『東垣試效方』9권 등이 있다. 유실된 저작으로『傷寒會要』,『傷寒治法舉要』,『萬愈方』등이 있다.

【학술내용】

1. 脾胃의 생리기능을 밝힌 것에 대하여

1) 脾胃는 元氣의 근본이다.

"氣"는 인체의 생명활동의 동력 및 원천이며, 그것이 臟腑機能의 표현인 이상 또한 臟腑活動의 산물이다. 이로 인하여 氣는 인체의 건강과 병리변화와 매우 밀접한 관계가 있다. 李杲는 內傷病의 형성이 인체내부의 "元氣"不足의 결과라고 인식하였는데, 元氣가 不足한 까닭은 또한 脾胃가 損傷을 받은 탓이다. 즉 元氣가 인체의 건강여부를 결정하는 관건이며, 脾胃 또한 元氣의 虛實을 결정하는 관건이다. 따라서, 그 논저 중에서 脾胃와 元氣의 밀접한 관계를 반복하여 논술하였다. 그는 "眞氣는 또한 元氣라고도 하며 몸에 앞서 생겨나는 精氣이니 胃氣가 아니면 자양되지 못하는 것이다(眞氣又名元氣, 乃先身生之精氣也, 非胃氣不能滋之.)"[199]라 하였고, 또, "무릇 元氣, 穀氣, 營氣, 淸氣, 衛氣, 生發諸陽之氣 등 이 여섯 가지는 모두 음식이 胃로 들어와 穀氣가 상부로 운행된 것으로, 胃氣의 다른 이름일 뿐 실은 하나이다(夫元氣, 穀氣, 營氣, 淸氣, 衛氣, 生發諸陽之氣, 此六者, 皆飮食入胃, 穀氣上行, 胃氣之異名, 其實一也.)"[200], "비위의 기가 상해 있으면 원기도 또한 채워질 수 없어 모든 병이 이로 말미암아 생겨난다(脾胃之氣旣傷, 而元氣亦不能充, 而諸病之所由生也)"[201]라고 말하여 脾胃가 元氣의 근본이고, 元氣가 건강의 근본이며, 脾胃가 상하면 元氣가 衰하고, 元氣가 衰하면 질병이 생겨난다고 설명하였다. 이것이 李杲의 脾胃內傷學說의 기본이론 가운데 하나이다.

2) 脾胃는 升降의 樞紐가 된다.

李杲는 자연계의 모든 사물은 모두 시간에 따라 변화한다고 인식하였는데, 그 형식은 升降浮沈의 變化이다. 이러한 변화는 곧 "天地陰陽生殺之理"이다. 예를 들어, 일년의 四季는 봄을 첫머리로 삼아 春夏에는 地氣가 升浮하고 生長하여 만물에서 싹이 트고 무성하며, 秋冬에 이르러서는 天氣가 沈降하고 殺藏하여 만물이 凋落하고 죽게 된다. 일년의 氣의 升降이 오직 長夏의 土氣가 中央에서 中樞가 된다. 사람과 자연계는 관계가 매우 밀접하여 유사한 升降浮沈의 운동이 있

199)『脾胃論・脾胃虛則九竅不通論』.
200)『內外傷辨惑論・辨陰證陽證』.
201)『脾胃論・脾胃虛實傳變論』.

다. 인체의 升降浮沈運動의 관건은 곧 脾胃에 있다. 그는 "만물 가운데 사람이 첫째이다. 호흡의 升降은 天地를 본받아 모방하고 陰陽을 기준으로 한다. 대개 胃는 水穀의 海가 되어 음식이 胃에 들어오면 精氣가 먼저 脾로 운반되었다가 肺로 들어가며, 상행하는 春夏의 때에는 온몸을 자양하므로 淸氣는 天이 되는 것이다. 상승을 마치면 아래로 膀胱으로 운반되고 秋冬을 운행하는 때에 糟粕으로 전화되어 轉味하여 나오므로 濁陰은 地가 되는 것이다(萬物之中, 人一也. 呼吸升降, 效象天地, 準繩陰陽. 蓋胃爲水穀之海, 飮食入胃, 而精氣先輸脾歸肺, 上行春夏之令, 以滋養周身, 乃淸氣爲天者也; 升已而下輸膀胱, 行秋冬之令, 爲傳化糟粕, 轉味而出, 乃濁陰爲地者也.)"[202]라고 설명하였다. 만일 脾胃가 손상을 받으면 두 종류의 다른 病變이 출현하는데, 곧 "아래로 泄하여 오래도록 올라가지 못하는 경우는 秋冬이 있고 春夏가 없는 것으로, 生長의 用이 殞殺의 기운에 빠져 있어 온갖 病이 생겨나게 된다. 오래도록 올라가 있어 내려오지 못하는 경우도 또한 病이 된다(或下泄而久不能升, 是有秋冬而無春夏, 乃生長之用陷於殞殺之氣, 而百病皆起; 或久升而不降, 亦病焉.)"[203]라고 한 것과 같다. 그는 비록 脾胃가 升降運動의 樞紐가 된다고 생각했지만 단지 生長과 升發의 일면만을 특별히 강조하였다. 그는 단지 穀氣가 상승하면 脾氣가 升發하게 되어 元氣가 넘쳐흘러 生機가 충만하여 활기를 띠게 되니 陰火가 비로소 거두어져 감추어질 수 있다고 생각하였다. 이와 반대로 만약에 穀氣가 올라가지 못하여 脾氣가 아래로 흐르면 元氣가 곧 부족하여 사라지며, 生機가 영향을 받아 평소와 같이 활기를 띠지 못하며, 陰火가 따라서 上衝하여 病變이 발생하게 된다. 이로 인하여 그는 이론상으로 脾의 陽氣를 升發시키는 것을 특별히 강조하였으며, 치료에 있어서 升麻, 柴胡 등을 상용하였으니 그 生升하는 성질을 얻기 위한 것이었다. 아울러 이로부터 나온 "胃虛則臟腑經絡皆無所受氣而俱病", "脾胃虛則九竅不通", "胃虛, 元氣不足, 諸病所生" 등의 논점을 發病論에서 크게 주장하여 胃氣가 元氣, 眞氣 및 일체 諸陽의 升發之氣를 이루는 것을 설명했을 뿐만 아니라 脾胃의 氣를 升發시키는 것의 중요성을 강조했다.

李杲는 脾胃의 氣를 升發시키는 것을 주장한 것과 동시에 陰火를 潛降시키는 측면에도 주목하고 있는데, 胃氣를 올리는 것과 陰火를 내리는 것을 아울러 인식한 것으로 이는 서로 相反되는 것이 상호 待對하는 것이다. 胃氣의 升發은 곧 陰火의 潛降에 이로움이 있고, 陰火의 潛降 또한 胃氣의 升發에 이로움이 있다. 그러나, 실제에 있어서는 升發이 기본이 되고, 潛降은 부차적이고 일시적이다.

2. 內傷의 病因, 病機의 인식에 대하여

1) 發病原因

李杲는 內傷病의 발병원인을 주로 아래에 열거한 세 가지 면으로 인식하였다.

---

202) 『脾胃論 · 天地陰陽生殺之理在升降浮沈之間論』.
203) 上同.

(1) 飮食不節

"음식에 절제가 없으면 胃가 병드는데, 胃가 병들면 氣短, 精神少하고 大熱이 생기며, 어떤 때에는 火가 上行하여 얼굴을 달군다. 『黃帝內經』에서 '面熱은 足陽明病이다'라고 했는데, 胃가 병들면 脾가 받아들이는 것이 없으므로 따라서 병들게 된다(飮食不節則胃病, 胃病則氣短精神少, 而生大熱, 有時而顯火上行, 獨燎其面. 『黃帝鍼經』 云: '面熱者足陽明病', 胃病則脾無所稟受, 故亦從而病焉.)."[204]

(2) 勞役過度

"형체가 수고로우면 脾가 병들고, 脾가 병들면 怠惰嗜臥, 四肢不收, 大便泄瀉가 있게 된다. 脾가 병들면 胃가 홀로 津液을 운행시키지 못하므로 따라서 병들게 된다.(形體勞役則脾病, 脾病則怠惰嗜臥, 四肢不收, 大便泄瀉. 脾旣病則其胃不能獨行津液, 故亦從而病焉.)"[205]

(3) 七情所傷

"이는 喜怒憂恐으로 인해 元氣를 소모시켜 心火를 조장한 것이다. 火와 元氣는 양립하지 못하는 것으로 火가 勝하면 土位를 乘하는데, 이것이 病이 되는 까닭이다.(此因喜怒憂恐, 損耗元氣, 資助心火. 火與元氣不兩立, 火勝則乘其土位, 此所以病也.)"[206]

內傷病의 형성은 흔히 위에서 서술한 세 가지 원인이 합해진 결과이며, 특히 때때로 정신적인 원인에 의해 생기는 경우가 많다. 그는 "모두 먼저 喜怒悲憂恐으로 말미암아 五賊에 상하는 바가 되어 나중에 胃氣가 운행되지 못하고, 勞役과 飮食不節이 이를 이으니 元氣가 상하게 된다(皆先由喜怒悲憂恐, 爲五賊所傷, 而後胃氣不行, 勞役飮食不節繼之, 則元氣乃傷.)"[207]라고 설명했다.

이외에도, 신체가 평소에 약한 사람이 더욱 쉽게 발병한다. 예를 들면, 『蘭室秘藏』에서 "혹은 평소에 心氣가 부족한데 飮食, 勞倦으로 인하여 心火가 脾를 乘하게 한다(或素有心氣不足, 因飮食勞倦, 致令心火乘脾.)"[208]라고 설명한 것이다.

여기서 더 주의할 만한 것은 內傷病을 조성하는 원인이 실제로는 이에 그치지 않는다는 것이다. 그런데, 李杲가 內傷學說을 내놓았을 때는 中原에 전란이 빈번하여 백성의 생활이 극도로 궁핍하고 정신적으로는 불안하며 쉴새없는 勞役과 飢餓와 추위 등의 열악한 조건이 內傷病의 발병에 주된 원인으로 작용했을 때이다. 그러므로, 李杲가 房室不節 등의 기타 원인을 제기하지 않은 것을 이해할 수 있다.

2) 病理變化

內傷病의 病理變化에 대한 李杲의 서술에는 다음과 같은 두 가지 중요한 점들이 있다.

(1) 元氣와 陰火의 關系失調.

李杲는 元氣와 陰火가 상호 대립, 통일하는 관계에 있으며, 元氣가 충만하면 陰火가 下焦에

---

204) 『脾胃論 · 脾胃盛衰論』.
205) 上同.
206) 『脾胃論 · 脾胃虛實傳變論』.
207) 『脾胃論 · 陰病治陽, 陽病治陰』.
208) 『蘭室秘藏 · 經漏不止有三論』.

갈무리되고 정상의 생리기능을 발휘하며(少火生氣), 元氣가 부족하면 陰火가 亢盛하고 사납게 자라(壯火散氣) 각종 病變이 발생한다고 인식하였다. 그는 "元氣가 부족하면 心火가 홀로 성해지는데, 心火는 陰火로서 下焦에서 일어나 心에 잇닿는다. 心은 令을 주관하지 않고 相火가 이를 대행하는데, 相火는 下焦包絡의 火로서 元氣의 賊이 되니 火와 元氣는 양립할 수 없어 하나가 이기면 하나는 지게 된다(元氣不足而心火獨盛, 心火者, 陰火也, 起於下焦, 其系繫於心, 心不主令, 相火代之, 相火, 下焦包絡之火, 元氣之賊也, 火與元氣不兩立, 一勝則一負.)"[209]라고 설명하였다. 이로부터 李杲가 칭하는 陰火라는 것이 실제로는 相火임을 알 수 있다. 그는 陰火熾盛의 원인을 두 가지로 인식하였는데, 하나는 脾胃氣虛로 "脾胃의 氣가 虛하면 아래로 腎으로 흘러들어 陰火가 土位를 乘한다(脾胃氣虛, 則下流於腎, 陰火得以乘其土位.)"[210]라고 하였고, 다른 하나는 情志가 鬱遏된 것으로 "무릇 陰火가 熾盛한 것은 心에 凝滯가 생겨 七情이 평안하지 못한 까닭이다(夫陰火之熾盛, 由心生凝滯, 七情不安故也.)"[211]라고 하였다. 前者는 飮食不節, 勞役으로 인해 생기는 것이다. 後者는 七情의 자극에 의한 情志의 變化로 인해 생기는 것이다. 이 두 가지의 원인은 모두 元氣를 손상시키고 陰火가 熾盛하게 할 수 있다. 陰火가 上衝하는 것으로 말미암아 "氣高而喘, 身熱而煩, 脈洪大而頭痛, 或渴不止"의 內傷熱中의 病變이 출현한다. 그 증상이 비록 外感風寒과 유사한 점이 있지만 실제로는 元氣의 손상으로 인한 것이며, 이 점이 李杲가 특별히 補中益氣湯을 만들어 치료한 까닭이 되는 것이다.

(2) 脾胃升降의 失常.

脾胃는 中焦에 자리잡고 있어 인체의 升降運動의 축이 되는데, 升하면 위로 心肺에 전해지고 降하면 아래로 肝腎에 돌아간다. 이로 인해 脾胃가 건강하게 운행되면 비로소 "淸陽出上竅, 濁陰出下竅, 淸陽發腠理, 濁陰走五臟, 淸陽實四肢, 濁陰歸六腑"의 정상적인 생리기능이 유지될 수 있다. 만일 脾胃의 氣가 虛하여 升降이 失常되면 안으로는 五臟六腑에, 밖으로는 四肢와 九竅에 모두 각종 病證이 발생한다. 內傷病에는 모두 脾胃의 氣가 虛함이 있으니, 升降의 失常은 바로 內傷病의 병리기전의 중요한 관건이 되는 것이다.

예를 들면, 李杲는 "陰火가 脾胃를 乘하여 穀氣가 폐색되어 아래로 흐르면 淸氣가 升하지 못해 九竅가 이로 인해 不利해진다(脾胃旣爲陰火所乘, 穀氣閉塞而下流, 則淸氣不升, 九竅爲之不利.)"[212]라고 인식하여 九竅의 病을 설명하였는데, 모두 升降의 失常으로 인하여 발생한 것이라 할 수 있다. 사실상 九竅는 五臟의 지배를 받는데 五臟이 水穀의 營養을 받아 정상적인 생리작용을 발휘해야만 九竅가 비로소 통할 수 있다. 반대로 만일 脾胃의 氣가 虛하면 胃가 水穀을 分化하지 못하며, 脾가 胃를 위하여 津液을 퍼뜨리지 못하고 상하로 돌려 퍼뜨리는 축이 순조롭지 못하여 九竅가 제대로 통할 수 없게 된다. 이것이 『素問·通評虛實論』에서의 이른바 "九竅不利, 腸胃之所生也"의 원리이다.

209) 『脾胃論·飮食勞倦所傷始爲熱中論』.
210) 上同.
211) 『脾胃論·脾胃虛實傳變論』.
212) 『脾胃論·脾胃虛則九竅不通論』.

李杲는 內傷病에 惡寒發熱의 증상이 출현하는 것을 升降失常과 나누어 떨어질 수 없는 것으로 인식하였다. 그가 인식한대로 "飮食이 胃에 들어가면 營氣가 상부로 운행하여 心肺로 전해져 上焦皮膚腠理의 元氣를 자양한다(飮食入胃, 其營氣上行, 以輸於心肺, 以滋瀁上焦皮膚腠理之元氣.)"[213]에 의하면 인체의 정상 체온을 유지할 수 있으며, 만일 營氣가 올라가지 못하고 도리어 아래로 흐르면 "心肺가 받아들이는 것이 없고 피부 사이에 陽氣가 없어 營衛가 밖을 지키지 못하므로 陽分의 皮毛 사이가 허약해져 단지 風이나 寒을 만나거나 혹은 차고 햇빛이 없는 곳에 거처하면 바로 이를 싫어하게 된다(心肺無所稟受, 皮膚間無陽, 失其營衛之外護, 故陽分皮毛之間虛弱, 但見風見寒, 或居處陰寒無日處, 便惡之也.)"[214]의 상황을 야기하게 되는데, 이것이 內傷惡寒의 기본적인 病變이다. 內傷病의 發熱에 대해서는 "腎 사이에서 脾胃로부터 아래로 흐른 濕氣를 받아 하부가 폐색되어 陰火가 上衝하면 躁熱이 끓어 위로는 頭頂에 이르고 밖으로는 皮毛에 이르러 온몸에 躁熱이 생기니, 모름지기 옷을 벗고 寒凉한 곳에 있으면 그치게 된다(乃腎間受脾胃下流之濕氣, 閉塞其下, 致陰火上衝, 作蒸蒸而躁熱, 上徹頭頂, 傍徹皮毛, 渾身躁熱作, 須待袒衣露居, 近寒凉處卽已.)"[215]라고 하여 內傷發熱의 기전을 설명했을 뿐만 아니라 또한 外感傷寒의 發熱과는 같지 않음을 설명하였다.

李杲는 또한 中焦脾胃의 虛損이 위로는 肺에 미치고 아래로는 腎에 미치게 되는 病機에 근거하여 "肺之脾胃虛"와 "腎之脾胃虛"의 두 문제에 대해 자세히 밝혔다. 그가 설명한 "肺之脾胃虛"는 실제로는 脾胃의 虛損으로 인해 肺로 精微를 전하지 못하는 病變으로 관습적으로는 "土不生金"이라고 부른다. 『內經』에서 "脾氣散精, 上歸於肺", "脾生肉, 肉生肺"라고 설명한 것으로 볼 때 둘 사이의 관계가 밀접함을 알 수 있다. 脾胃虛損의 때를 당하면 肺氣가 부족해지고 肺가 또한 皮毛를 주관하므로 그는 肺之脾胃虛의 病變 중에서, "怠惰嗜臥, 四肢不收"의 脾虛症狀을 제외하고도 또한 "洒淅惡寒, 慘慘不樂, 面色惡而不和"등의 肺虛症狀을 지적했는데, 그는 이러한 증상을 "陽氣不伸"으로 개괄하여 鍼을 놓고 아울러 升陽益胃湯을 만들어 補脾胃시키고 升淸陽시켰다. 그가 설명한 "腎之脾胃虛"는 脾胃虛損과 연계되어 腎陽不足, 陰寒內盛, 逼陽上越하는 病變이다. 이 證은 많은 경우가 誤治로 인해 생긴다. 왜냐하면, 脾胃가 虛損하면 脾氣가 아래로 흘러 陰火가 上衝하여 煩熱, 口渴의 "熱中"證이 나타나는데, 의사들이 많은 경우 實火로 인식하여 苦寒한 瀉下藥을 잘못 써서 그 脾腎의 陽을 손상하는 지경에 이르게되어 陰寒內盛, 逼陽上越하게 하여 "上熱如火, 下寒如氷, 目中流火, 視物䀮䀮, 耳聾耳鳴,……膝下筋急, 肩胛大痛"등의 症狀이 나타난다. 치료는 마땅히 溫腎回陽시켜야 하니, 그가 만든 沈香溫胃丸[216]은 이러한 종류의 病을 치료하는 方劑이다.

---

213) 『內外傷辨惑論·辨寒熱』.

214) 上同.

215) 上同.

216) 沈香溫胃丸: 附子(炮, 去皮臍), 巴戟(酒浸, 去心), 乾薑(炮), 茴香(炮) 각 1냥. 官桂 7돈. 沈香, 炙甘草, 當歸, 吳茱萸(洗, 炒, 去苦), 人蔘, 白朮, 白芍, 白茯苓(去皮), 良薑, 木香 각 5돈, 丁香 3돈. 위 약들을 잘게 가루낸 후 좋은 식초를 써서 반죽하여 벽오동씨만하게 丸을 만들어 한 번에 50~70丸씩 복용하되, 식전의 빈속에 따뜻한 미음과 함께 하루 3번 복용한다. 그리고, 일체의 차가운 음식물을 삼가도록 한다. (『內外傷辨惑論 卷中·腎之脾胃虛方』)

3. 內傷外感病의 脈證鑑別에 대하여

內傷熱中病變의 發熱, 頭痛, 煩渴 등의 症狀은 外感六淫之邪에 관해 앞에서 설명한 症狀과 표면적으로는 서로 비슷한 점이 있으나 실제로는 상당히 다르다. 만약에 이를 감별해 내지 못하면 치료할 때에 "虛虛實實"의 착오를 범하기 쉽다. 이에 대해 李杲는 『內外傷辨惑論』에서 辨脈, 寒熱, 頭痛 등의 증상으로부터 內傷과 外感을 감별해 내는 법을 소개하였다. 그 내용은 다음 표와 같다.

〈內傷外感脈證鑑別表〉

類　　別	外　　感	內　　傷
病　　因	外感六淫	飮食, 勞倦, 七情內傷
發　　病	急　驟	緩　慢
辨　　脈	人迎大於氣口, 多表現於左手左寸脈浮緊, 按之洪大緊急	氣口大於人迎,　多表現於右手右寸口脈急大溢數, 時一代
辨 寒 熱	發熱惡寒, 寒熱幷作, 得溫不止, 鼻塞呼吸不暢, 語聲重濁有力	寒熱間作. 蒸蒸躁熱, 得涼則止; 見風見寒或居陰處則惡寒, 得溫則止, 鼻利, 呼吸氣短, 語聲怯弱
辨手心手背	手背熱, 手心不熱	手心熱, 手背不熱
辨 口 鼻	口中和, 不惡食, 鼻塞流淸涕	口不知穀味, 無鼻塞症, 淸涕或有或無
辨 頭 痛	頭痛不止, 表解或傳裏後, 頭痛方罷	頭痛時作時止
辨四肢筋骨	骨節疼痛不能動搖, 甚則非扶不起	怠惰嗜臥, 四肢沈困不收
辨渴與不渴	外邪傳裏, 才有渴證	內傷重者起初必有渴證

이러한 감별방법은 모두 李杲가 임상에서 총괄해 낸 경험들로서 모두 상당한 실용적 가치가 있는 것이다.

4. 升陽瀉火의 用藥法度를 중시함.

李杲가 脾胃를 중시하면서 胃氣升發의 한 면만을 강조하여 치료에 있어서도 脾胃를 升陽益氣시키는 藥物의 운용을 강조하였다. 비록 苦味의 藥으로 降하는 방법을 쓸지라도 일시적인 조치에 지나지 않았으니, 그가 만든 補中益氣湯이 바로 이런 관점의 대표적인 처방이다. 그는 內傷不足에 補益法을 응용해야 한다고 여겼는데, 肺가 氣의 근본이므로 黃芪를 많이 써서 肺氣를 補하여 皮毛를 이롭게 하고 腠理를 固密하게 하여, 自汗으로 인해 元氣를 손상시켜서는 안 된다고 생각하였다. 脾는 肺의 母가 되는데, "脾胃一虛, 則肺氣先絶"하므로 人蔘, 甘草로 도우면 "瀉火熱而補脾胃中元氣"하게 된다. 脾氣가 아래로 흐르면 濕熱이 생기는데, 補氣升陽시키고 陽亢을 막아야 하므로 白朮, 當歸를 써서 除濕和陰시킨다. 胃中의 淸氣가 아래에 있으므로 升麻, 柴胡를 써서 淸陽之氣를 끌어올리고, 아울러 黃芪, 甘草 등의 甘溫한 성질을 끌어 올려서 胃氣를 補하고 肌表를 實하게 한다. 종합적으로 그 立方의 큰 뜻을 보면 결국 補氣升陽 외에는 없다. 陽氣가 升發하면

陰火가 아래로 잠겨 熱이 스스로 물러나고, 元氣가 충족되면 肌表가 固密해지고 腠理가 견고해지므로 惡寒發熱의 諸症이 모두 제거된다. 李杲의 이러한 논점은 "甘溫除熱法"이라고 불린다. 무릇 內傷에 속하는 氣虛發熱에 이 방법을 적당히 잘 이용하면 확실히 큰 효과가 있다. 각 과에 대한 李杲의 치료에는 모두 이런 사고가 깔려 있다. 예를 들면 升陽湯[217]으로 "膈咽不利, 逆氣裏急, 大便不行"의 病證을 치료하는 것이다. 처방은 黃芪, 升麻를 위주로 升發陽氣에 중점을 두었는데, 왜냐하면 氣逆裏急의 諸症은 모두 淸陽이 올라가지 못하고 濁陰이 내려가지 못하는 결과로 말미암기 때문이다. 그러나, 氣虛便秘의 치료에서는 새로운 수단을 제시했다. 그는 外科, 眼科 분야의 치료에서도 또한 이러한 원칙을 운용했다. 예를 들면 外科에서 聖愈湯[218]으로 출혈이 많아 생기는 心煩不安을 치료하고, 黃芪肉桂柴胡酒煎湯[219]을 써서 堅硬해진 漫腫과 살점의 색이 변하지 않는 瘡瘍을 치료했다. 眼科에서는 圓明內障升麻湯[220]으로 內障을 치료하고, 當歸龍膽湯[221]으로 眼中에 생긴 白翳를 치료했다. 무릇 이러한 여러 가지는 모두 升散陽氣를 위주로 潛降시키는 법을 첨가한 것이다. 升陽이 扶正이고 潛降이 祛邪인데, 李杲의 "扶正祛邪"法 중 하나가 되는 것이다.

苦寒瀉火 혹은 解表散火의 治法에 대해, 李杲는 어떠한 상황에 있어서도 둘 다 포기하지는 않았다. 그는 苦寒瀉火와 解表散火의 목적이 元氣를 보호하는 것으로 升陽降火와 같이 相反相成의 작용이 있다고 인식하였다. 일반적인 상황에서는 陽氣를 올려야만 陰火를 내릴 수 있지만, 단지 때에 따라서는 반드시 瀉火 혹은 散火시켜야만 비로소 胃氣를 升發시킬 수 있다. 따라서 瀉火, 散火를 막론하고 모두 胃氣를 升發시키는 데 유리한 조건을 제공하는 것이다. 그러므로, 李杲의 硃砂安神丸[222], 升陽散火湯[223] 등이 비록 散火 혹은 瀉火에 중점을 두었지만, 모두 補益和中시키는

---

217) 升陽湯(升陽瀉濕湯라고도 함): 靑皮, 槐子 각 2푼. 生地黃, 熟地黃, 黃柏 각 3푼. 當歸身, 甘草梢 각 4푼. 蒼朮 5푼, 升麻 7푼, 黃芪 1돈, 桃仁(따로 갈은 것) 10개. 이 藥들을 녹두 크기로 빻아 큰 그릇으로 두 그릇의 물이 한 그릇 만큼의 양이 될 때까지 달인 후 찌꺼기를 제거하고 조금 뜨거울 때 식전에 복용한다. (『蘭室秘藏 · 大便結燥門』)

218) 聖愈湯: 生地黃, 熟地黃, 川芎, 人蔘 각 3푼. 當歸身, 黃芪 각 5푼. 위 藥들을 녹두 크기로 빻아 큰 그릇으로 두 그릇의 물이 한 그릇만큼 될 때까지 달인 후 찌꺼기를 제거하고 시간에 관계없이 복용한다. (『蘭室秘藏 卷下 · 瘡瘍門』)

219) 黃芪肉桂柴胡酒煎湯: 黃芪, 當歸梢 각 2돈. 柴胡 1돈 5푼. 鼠粘子(炒), 連翹, 肉桂 각 1돈, 升麻 7푼. 炙甘草, 黃柏 각 5푼. 위 약들을 빻은 후 좋은 糯酒와 물을 큰 그릇으로 각기 한 그릇 반만큼씩 하여 한 그릇 정도의 양이 남을 때까지 달여 찌꺼기를 제거하고 빈속에 따뜻하게 복용한다.(『蘭室秘藏 · 瘡瘍門』)

220) 圓明內障升麻湯: 乾薑 1돈, 五味子 2돈, 白茯苓 3돈, 防風 5돈, 白芍 6돈, 柴胡 7돈, 人蔘, 炙甘草, 當歸身(酒洗), 白朮, 升麻, 葛根 각 1냥, 黃芪, 羌活 각 1냥 5돈. 위 藥들을 빻아 한 번에 5~7돈씩 큰 그릇으로 세 그릇의 물이 두 그릇만큼 될 때까지 달이고, 黃芩, 黃連 각 2돈씩을 넣어 달여 끓게 되면 찌꺼기를 제거하고 한 그릇만큼의 물이 남을 때까지 달인 후 식간에 뜨겁게 복용한다.(『蘭室秘藏 · 眼耳鼻門』)

221) 當歸龍膽湯: 防風, 石膏 각 1돈 5푼, 柴胡, 羌活, 五味子, 升麻 각 2돈, 甘草, 酒黃連, 黃芪 각 3돈, 酒黃芩, 酒黃柏, 當歸身(酒洗), 草龍膽(酒洗), 芍藥 각 5돈. 위 약들을 빻아 한 번에 5돈씩 두 그릇의 물이 한 그릇만큼 남을 때까지 달인 후 찌꺼기를 제거하고 술을 조금 넣어 자기 전에 뜨겁게 복용하되 말을 삼가도록 한다. (『蘭室秘藏 · 眼耳鼻門』)

222) 朱砂安神丸: 朱砂 5돈(따로 갈아 水飛한다), 甘草 5돈 5푼, 黃連(去須淨, 酒洗) 6돈, 當歸 (去蘆) 2돈 5푼, 生地黃 2돈 5푼, 朱砂를 제외하고 네 가지 藥들을 잘게 가루내어 물에 넣고 찐 후 쌀알 크기로 丸을 만들고 朱砂로 옷을 입혀 한 번에 15丸이나 20丸씩 복용하되 침과 함께 삼키며, 식후에 따뜻한 물이나 찬물과 함께 服用하는 것도 또한 좋다. (『內外傷辨 · 飮食勞倦論』)

223) 升陽散火湯: 升麻, 葛根, 獨活, 羌活, 白芍, 人蔘 각 5돈, 炙甘草 柴胡 각 3돈, 防風 2돈 5푼, 生甘草 2돈. 위 藥들을 녹두 크기로 빻아 한 번에 5돈씩 두 그릇의 물이 한 그릇만큼 될 때까지 달인 후 찌꺼기를 제거하고 때에

藥物이 포함되어 있다. 이를 통해 인체 자체의 기능을 증강시키는 것을 위주로 劉完素, 張子和의 부족한 점을 보완하여 치료법칙을 가일층 확대한 면이 있음을 알 수 있다.

李杲의 處方用藥은 종류는 다양하나 용량은 적다. 예를 들어 補中益氣湯은 모두 여덟 개의 약물인데 총 중량이 겨우 2돈 4푼에서 2돈 8푼에 지나지 않는다. 升陽益胃湯과 補脾胃瀉陰火升陽湯도 모두 빻아서 "每服三錢"한다. 이것은 그가 張元素의 氣味升降浮沈學說을 받아들인 데다가 자신의 의학이론을 더하여 用藥은 비록 많으나 氣味의 升降浮沈의 배합에는 법도가 엄격하였기 때문이다. 그러므로 王綸이 "李杲用藥, 如韓信將兵, 多多益善"[224]이라고 하였으니, 이것이 李杲의 用藥의 특징의 하나이다.

【평가】

李杲는『內經』의 이론을 열심히 연구하여 張元素의 臟腑辨證을 師承하였다. 脾胃內傷의 임상에 통달하여 脾胃의 생리, 병리의 주요작용을 심도있게 연구하여 內傷脾胃病變의 계통적 이론과 치료방법을 제기하여 臟腑學說의 내용을 한층 풍부하게 하였다. 사람들이 그를 易水學派를 계승, 발전시킨 중견인물이자 "補土"派의 창시자로 칭하니, 易水學派의 발전과 출현에 중요한 작용을 한 셈이다.

李杲는 특별히 脾胃를 중시하여 생리상으로 "脾胃元氣之本", "脾胃爲人體精氣升降之樞紐"라고 인식하였고, 병리상으로 "內傷脾胃, 百病由生"이라고 인식하였고, 치료에 있어서는 補脾胃를 강조하여 "升陽益氣", "甘溫除熱" 등의 방법을 주장하였다. 이러한 논점은 金元 이후의 의학발전에 깊은 영향을 끼쳤다. 예를 들어, 明代의 李中梓는 李杲의 학술사상의 영향을 받아 "後天之本在脾", "胃氣一敗, 百藥難施"라고 인식하였을 뿐만 아니라, 또한 이를 바탕으로 "先天後天根本論"을 주창하였다. 明代 外科學者인 陳實功은 外科의 치료에서 李杲의 脾胃學說을 받아들여 外科治療를 행할 때 脾胃와 飮食調養을 중요시하여 "諸瘡全賴脾土", "脾胃傷敗, 使瘡毒不得外發, 必致內攻之候", "故外科尤以調理脾胃爲要"라고 주장하였다. 明末의 綺石은 虛勞를 잘 치료하였는데, 그는 李杲가 脾胃를 중시하는 것이 虛勞에 유익하다고 인식하여 "陽虛之證統於脾"라고 주장하였고, 淸代의 葉天士 또한 李杲의 脾胃內傷學說을 받아들여 "脾胃爲病, 最詳東垣"이라고 인식하여, "補腎不如補脾"를 주장하였으며 아울러 李杲의 "溫養脾胃之氣"라는 治法을 계승하여 이를 기초로 "養胃陰"의 治法을 더하였다.

李杲의 공헌은 중요한 것이지만, 단지 역사적 조건의 제한, 처한 환경과 시대적 배경의 차이로 그의 學說이 완전무결한 것은 아니며 오히려 어느 정도의 제한적인 측면이 있게 마련이다. 예를 들어, 李杲는 비록 脾胃가 인체에 있어서 중요한 작용을 한다고 제기하였지만, 단지 脾胃의 陽을 중시하여 脾胃의 陰을 소홀히 보았는데, 이로 인해 치료에 있어서도 또한 관습적으로 辛燥하여 升發시키는 약품을 썼으니, 葉天士가 "養胃陰"의 방법을 제시함에 이르러서야 內傷脾胃病

관계없이 따뜻하게 복용한다. 寒凉한 음식물을 삼가도록 한다. (『內外傷辨 · 暑傷胃氣論』)

224) 王綸의『明醫雜著 · 醫論』.

의 처치가 비로소 비교적 완전한 면이 갖추어지게 되었다. 그 다음으로 李杲는 臟腑 사이의 상호 영향에 대한 인식이 충분하지는 않았다. 왜냐하면, 사람은 완전한 통일체이며, 각각의 臟器사이에는 모두 상호연계, 상호제약의 관계가 존재한다. 李杲는 이에 대해 비록 어느 정도 이해한 바가 있었지만, 단지 脾胃와 肺腎의 상호 영향에 중점을 두어 밝혔으며, 脾胃와 心肝의 상호관계에 대해서는 서술을 충분히 분명하게 하지는 않았다. 이 외에 "陰火"의 개념에 대해서는 논술이 비교적 모호한데, 그는 "陰火"는 心火를 가리킨다고 파악하여, 쉽게 "心主火"의 개념과 서로 뒤섞어 한가지로 여겼다. 이러한 점들은 모두 우리가 李杲를 공부할 때에 마땅히 주의해야 할 점들이다.

【醫案選錄】

1. 麻木

李正臣의 부인이 병을 앓았는데 진찰해 보니 六脈에 모두 弦洪緩한 脈이 합해 있었다. 弦한 脈이 위에 있는 것은 風熱이 陰中에 下陷하여 陽道가 운행되지 못하는 것이다. 그 증상은 눈이 감기고 麻木이 있으며, 낮에는 증상이 가볍다가 밤이 되면 심해지는데, 깨어나 눈을 뜨면 麻木이 점차 풀리고, 오래 되면 완전히 그친다. 평상시에 눈을 뜨고 있으면 이 증상이 나타나지 않는데, 麻木이 두려워 눈을 감지 못하므로 잠을 이루지 못하며, 온몸이 다 무겁고 때때로 痰이 섞인 기침을 하고 가슴 안에 항상 痰이 있는 것 같아 편하지 못하며, 때때로 煩躁가 있고 氣가 短促하여 喘한데, 肌膚는 팽팽하고 음식은 줄지 않았으며 대소변은 평상시와 같다. 麻木이 風 때문이라는 것은 삼척동자도 다 아는 사실이지만, 자세히 비교해 보면 구별되는 점이 있기 마련이다. 오래 앉아 있다가 일어나도 또한 麻木이 있고, 오래 묶여 있다 풀려나도 麻木으로 움직이지 못하다가 시간이 지나면 저절로 낫게 된다. 이로써 살피건대, 風邪가 아니라 즉 氣가 운행되지 못하기 때문이다. 주된 치료는 마땅히 肺中의 氣를 補해야 하니, 이리하면 麻木이 저절로 없어지게 된다. 經脈 안에서 陰火가 陽分을 乘함으로 인해 火가 안에서 動하여 麻木이 된 경우에는 마땅히 겸하여 陰火를 없애면 낫게 된다. 때때로 痰이 섞인 기침을 하는 경우는 가을의 서늘한 기운이 바깥 부분이나 윗 부분에 있기 때문이니, 마땅히 溫劑로 皮毛를 충실하게 해야 한다. 몸이 무겁고 脈이 緩한 경우는 濕氣가 숨어 있기 때문이다. 때때로 躁함이 있으면 升陽助氣益血하고 陰火와 濕을 약간 瀉하며, 經脈을 통행시키고 陰陽을 조화롭게 하면 낫게 된다.

補氣升陽和中湯: 生甘草(去腎熱), 酒黃柏(瀉火除濕), 茯苓(除濕導火), 澤瀉(除濕導火), 升麻(升陽助經), 柴胡 이상 각 1돈. 蒼朮(除濕補中), 草豆蔻仁(益陽退外寒) 이상 각 1돈 5푼. 橘皮, 當歸身, 白朮 이상 각 2돈. 白芍藥, 人蔘 이상 각 3돈. 佛耳草, 炙甘草 이상 각 4돈, 黃芪 5돈. 위 약들을 빻아서 한 번에 5돈씩을 물 두 그릇이 한 그릇만큼 남을 때까지 달여 찌꺼기를 제거하고 식간에 복용한다. (『蘭室秘藏 · 婦人門』)

李正臣夫人病, 診得六脈俱中得弦洪緩相合, 弦在上, 是風熱下陷入陰中, 陽道不行. 其症閉目渾身麻木, 晝減而夜甚, 覺而開目, 則麻木漸退, 久則絶止. 常開其目, 此症不作, 懼其麻木, 不敢合眼,致不得眠, 身體皆重, 時有痰嗽, 覺胸中常似有痰而不利, 時煩躁, 氣短促而喘, 肌膚充盛, 飮食不減, 大小便如常. 痲木爲風, 三尺之童, 皆以爲然, 細較之則有區別耳. 久坐而起, 亦有痲木, 如繩縛之久, 釋之覺痲作而不敢動, 良久則自已. 以此驗之, 非風邪, 乃氣不行. 主治之當補其肺中之氣, 則痲木自去矣. 如經脈中陰火乘其陽分, 火動於中爲痲木也, 當兼去其陰火則愈矣. 時痰嗽者, 秋凉在外在上而作也, 當以溫劑實其皮毛. 身重脈緩者, 濕氣伏匿而作也. 時見躁作, 而升陽助氣益血, 微瀉陰火與濕, 通行經脈, 調其陰陽則已矣.

補氣升陽和中湯: 生甘草(去腎熱), 酒黃柏(瀉火除濕), 茯苓(除濕導火), 澤瀉(除濕導火), 升麻(升陽助經), 柴胡以上各一錢, 蒼朮(除濕補中), 草豆蔻仁(益陽退外寒) 以上各一錢五分, 橘皮, 當歸身, 白朮以上各二錢, 白芍藥, 人蔘以上各三錢, 佛耳草, 炙甘草以上各四錢, 黃芪五錢. 㕮咀, 每服五錢, 水二盞, 煎至一盞, 去渣, 食遠服之. (『蘭室秘藏 · 婦人門』)

2. 目疾

白文擧는 62세인데, 평소에 脾胃가 虛損한 병이 있었다. 目疾이 때로 생기면 얼굴과 몸, 눈이 모두 누렇게 되고, 소변은 누렇거나 하얗게 되고, 대변이 조화롭지 못하며 음식이 줄고, 氣短과 上氣가 있고, 게을러져 눕기를 좋아하며 四肢를 거두어들이지를 못한다. 6월에 이르러 目疾이 다시 생기자 의사가 瀉肝散으로 몇 차례 下法을 쓰자 앞선 증상이 더욱 심해졌다. 내가 이르기를, 大黃, 牽牛子는 비록 濕熱을 없애지만 經絡으로 운행되지 못하여 복용해도 肝經으로 들어가지 않으니, 먼저 胃 안으로 들어가되 大苦大寒하여 胃를 더욱 虛하게 하며, 牽牛子는 味가 매우 辛하여 氣를 瀉하여 肺를 더욱 虛하게 하므로 큰 기침이 나오게 된다. 대개 表實이 없어지지 않으면 本虛함이 더욱 심해진다. 때마침 여름이 되어 비라도 내리면 평소에 黃症이 있던 사람이 더욱 심해지는 것도 이런 이유 때문이다. 이런 경우는 마땅히 脾胃肺와 같은 本臟을 補하고 經脈 밖의 濕熱을 瀉해야 하니 清神益氣湯으로 치료하면 낫게 된다.

清神益氣湯: 茯苓, 升麻 이상 각 2푼. 澤瀉, 蒼朮, 防風 이상 각 3푼. 生薑 5푼. 青皮 1푼. 橘皮, 生甘草, 白芍藥, 白朮 이상 각 2푼. 人蔘 7푼. 黃栢 1푼. 麥門冬 2푼. 五味子 3푼. (『脾胃論』 下卷)

白文擧年六十二歲, 素有脾胃虛損病. 目疾時作, 身面目睛俱黃, 小便或黃或白, 大便不調, 飮食減少, 氣短上氣, 怠惰嗜臥, 四肢不收. 至六月中, 目疾復作, 醫以瀉肝散下數行, 而前疾增劇. 予謂: 大黃, 牽牛雖除濕熱, 而不能走經絡, 下咽不入肝經, 先入胃中, 大苦大寒, 重虛其胃, 牽牛其味至辛, 能瀉氣, 重虛肺本, 嗽大作. 盖標實不去, 本虛愈甚. 加之適當暑雨之際, 素有黃症之人, 所以增劇也. 此當補脾胃肺之本臟, 瀉外經中之濕熱, 制清神益氣湯主之而愈.

清神益氣湯: 茯苓, 升麻以上各二分, 澤瀉, 蒼朮, 防風以上各三分, 生薑五分, 青皮一分, 橘皮, 生甘草, 白芍藥, 白朮以上各二分, 人蔘七分, 黃柏一分, 麥冬二分, 五味子三分. (『脾胃論』 下卷)

3. 大頭瘟

泰和 2년 4월에 민간에 疫病이 많았는데, 처음에는 憎寒壯熱體重을 느끼다가 나중에는 頭面腫甚, 目不能開, 上喘, 咽喉不利, 舌乾口燥가 있게 되니, 세상에서 말하는 大頭傷寒으로 發病하면 치료되지 못하는 경우가 많은데, 張縣丞이 이 病을 앓자 의사가 承氣湯에 板藍根을 더해 下했는데, 조금 나아지다가 다음날이 되면 다시 전과 같아지고 또 下하면 다시 조금 좋아지니, 결국 나아지지 못하고 점차 위중한 지경에 이르자 東垣에게 치료를 부탁했다. 東垣이 이르기를, 상반신은 天의 氣인데 邪熱이 心肺의 사이에 客하여 위로 頭面으로 몰려 오면 腫이 되니, 承氣湯으로 胃를 瀉하는 것은 잘못이 없는 것을 벌주는 것으로서 病이 만들어진 바를 알지 못하는 것이다. 마침내 黃芩, 黃連 각 5돈을 써서 苦寒한 味로 心肺의 火를 瀉하고, 元參 2돈, 連翹, 板藍根, 馬勃, 鼠粘子 각 1돈을 써서 辛苦平한 味로 淸火, 散腫, 消毒시키고, 僵蠶 7푼으로 淸痰利膈시키고, 甘草 2돈으로 풀어 주고, 桔梗 3푼으로 藥을 실어 올리니 보든 藥이 뜨고 가라앉지 않는다. 升麻 7푼으로 오른쪽으로 氣를 올리고, 柴胡 5푼으로 왼쪽으로 氣를 올린다. 淸陽의 氣가 머리 끝까지 올라가면 濁한 邪氣가 다시 그 자리에 머물지 못한다. 內經에서 "邪之所湊, 其氣必虛."라고 하였다. 人蔘 2돈으로 虛함을 補하고, 다시 陳皮 2돈으로 막힌 氣를 뚫어 주니, 이름하여 普濟消毒飮子라고 한다. 대변이 잘 나오지 않는 경우에는 大黃을 더해 함께 잘게 가루낸 다음, 반은 湯劑로 만들어 때때로 복용하고, 반은 꿀로 丸을 만들어 복용한다. 그 처방을 베풂에 생명을 보전함이 매우 뛰어나다. (『古今醫案按』)

泰和二年四月, 民多疫病, 初覺憎寒壯熱體重, 次傳頭面腫甚, 目不能開, 上喘, 咽喉不利, 舌乾口燥, 俗云大頭傷寒, 染之多不救, 張縣丞患此, 醫以承氣湯加藍根下之, 稍緩, 翌日其病如故, 下之又緩, 終莫能愈, 漸至危篤, 請東垣視之, 乃曰: 半身以上, 天之氣也, 邪熱客於心肺之間, 上攻頭面而爲腫, 以承氣瀉胃, 是誅伐無過, 殊不知適其病所爲故. 遂用芩連各五錢, 苦寒瀉心肺之火; 元參二錢, 連翹, 板藍根, 馬勃, 鼠粘子各一錢, 辛苦平淸火, 散腫, 消毒; 僵蠶七分, 淸痰利膈; 甘草二錢以緩之, 桔梗三分以載之, 則諸藥浮而不沈; 升麻七分, 升氣於右, 柴胡五分, 升氣於左. 淸陽升於高巓, 則濁邪不能復居其位. 經曰: "邪氣所湊, 其氣必虛." 用人蔘二錢以補虛, 再佐陳皮二錢以利其壅滯之氣, 名普濟消毒飮子. 若大便秘者, 加大黃, 共爲細末, 半用湯調, 時時服之, 半用密丸噙化. 且施其方, 全活甚衆. (『古今醫案按』)

【복습자료】

1. 李杲는 전쟁으로 혼란스러웠던 金元代에 살았는데, 이 시기에는 기아, 노역, 공포감 등으로 인한 脾胃의 內傷이 많았다. 이러한 까닭으로 그는 『內經』을 연구하면서 張元素의 臟腑學說을 계승하여 이를 토대로 '脾胃論'과 '內外傷辨惑論'을 저술하여 독창적인 이론체계를 형성하였다.

2. 脾胃와 元氣의 관계. 脾胃의 기능이 정상이면 元氣가 충실하여 臟腑組織의 기능이 왕성해지므로 인체가 건강할 수 있다. 이에 반하여 脾胃에 內傷을 입으면 元氣가 쇠약해져 臟腑組織의

기능이 쇠퇴하므로 각종 질병이 발생하게 된다.

3. 脾胃는 인체 精氣升降의 樞紐이다. 升降浮沈은 인체의 생명활동의 기본적인 형식이며, 脾胃는 또한 인체 精氣의 升降浮沈의 樞紐가 된다. 음식이 胃로 들어온 후 소화흡수된 精氣는 위로 脾로 보내어지고, 脾氣는 精을 산포시켜 위로 肺로 傳受함으로써 영양분을 전신에 퍼뜨리는데, 이것이 脾胃의 升浮作用이다. 肺氣는 淸肅하여 水道를 通調한다. 아래로 膀胱으로 전수되고, 食物이 변화하여 생겨난 糟粕은 大腸을 통해 배설되는데, 이런 濁氣下降의 작용도 또한 脾胃의 升降과 관계된다. 脾胃의 升降이 정상적으로 진행되지 못하여 단지 下降만 하고 元氣를 升浮시키지 못하거나 혹은 단지 脾氣의 升浮만 있고 濁氣의 下降이 없으면 질병이 발생하게 된다.

4. 脾胃內傷의 발병원인. (1) 飮食不節. (2) 勞役過度. (3) 七情所傷. 이런 세가지 원인은 內傷病을 형성할 때 이따금 함께 작용하여 나타나는데, 정신적인 원인도 또한 그 바탕에 깔려 공통된 원인이 되기도 한다.

5. 氣火失調. 脾胃의 內傷, 즉 元氣의 虧損은 氣火의 失調를 일으킨다. 脾氣가 아래로 흘러 陰火가 위로 치받으면 "氣高而喘, 身熱而煩, 脈洪大而頭痛, 或渴不止"의 熱中病이 생길 수 있다.

6. 升降失常. 脾胃의 氣가 虛하여 인체 精氣의 升降이 정상적이지 못하면 이로 말미암아 온갖 병이 생겨나게 된다. 만약 升降이 정상적이지 못해 五臟이 水穀의 영양을 받지 못하면 九竅不利의 병변이 생겨난다. 升降이 정상적이지 못해 脾胃의 營氣가 상승하지 못하여 피부간에 陽氣가 없으면 內傷惡寒이 생길 수 있다. 脾胃가 肺로 精氣를 전수해 주지 못하면 肺氣가 부족해지고 陽氣가 升하지 못해 "怠惰嗜臥, 四肢不收", "灑淅惡寒, 慘慘不樂, 面色惡而不和" 등의 症이 생길 수 있다. 脾胃의 虛損으로 腎陽이 부족해져 陰寒이 안에서 盛하면 陽을 핍박하여 상부로 發越해 上熱下寒 등의 症이 생길 수 있다.

7. 脾胃內傷 치료의 특징. 補脾胃, 升陽氣, 降陰火. 아울러 升發의 측면을 특히 강조하여 脾胃에 대해 升陽益氣시키는 약물의 운용에 중점을 두었는데, 만약 苦하여 降下시키는 약물을 사용하였더라도 단지 일시적인 조치에 지나지 않을 따름이었다. 그가 창제한 補中益氣湯, 升陽益胃湯 등이 바로 이런 치료원칙에 따른 대표적인 방제이다.

8. 본절의 難題는 다음과 같은 두가지가 있다.

1) 陰火에 관한 문제. 李杲의 저작 안에서 '陰火'라는 개념은 곳곳에 보이는데, 『脾胃論』에서만도 40여 곳에서 보이고 있다. 그러나 陰火의 개념에 대한 李杲의 논술은 모호한 면이 있어서 후세 醫家들의 논쟁거리가 되어 왔는데, 지금까지도 여전히 일치된 견해가 나오지 않고 있다. 역

대 의가들의 의견을 종합해 보면 다음과 같은 몇 가지가 있다. ① 陰火는 相火이다. ② 陰火는 心火이다. ③ 陰火는 자리를 벗어나 망동하는 相火이다. ④ 陰火는 心火와 相火의 合稱이다. ⑤ 陰火는 陰經에서 일어난 邪火이다. ⑥ 陰火는 腎 중의 水火이다. ⑦ 陰火는 壯火이다. ⑧ 陰火는 下焦包絡의 火이다. ⑨ 陰火는 氣가 虛하여 생긴 火이다. ⑩ 陰火는 陰盛格陽으로 인한 假火이다. 이 가운데 『脾胃論注釋』(인민위생출판사 76년판)에서는 "由於飮食勞倦失於調節, 致傷脾胃, 脾胃中元氣下陷所導, 致腎肝相火離位, 上乘脾胃, 干擾心包, 所以謂之陰火."라고 하였는데, 이 견해가 비교적 합리적이다.

2) "甘溫除熱"의 熱의 기전에 대한 문제. 역사적으로 항상 논쟁이 있어 왔는데, 종합해 보면 대략 다음과 같은 몇 가지 의견이 있다. ① 脾胃氣虛發熱은 元氣의 不足으로 陰火가 上衝한 것이다. ② 脾胃의 氣가 虛하여 안이 寒하고 밖에 熱象이 있는 것은 中焦의 虛陽이 밖으로 發越하는 것이다. ③ 元陽이 부족하여 水穀을 腐熟시키지 못하여 陰液의 生化가 정상적이지 못할 때, 陰虛則內熱이니 즉 陽의 손상이 陰에 미쳐 陰虛로 인해 熱이 생기는 것이다. ④ 脾胃의 元氣가 虛損되어 血이 虛해지고, 血虛로 心火가 熾盛하여 發熱하는 것이다. 이런 문제는 기초이론에 대한 많은 논쟁을 불러 일으키는데, 아직까지 통일된 견해가 나오지 않고 있다. 앞으로 더욱 발전된 견해를 기다린다.

9. 두 醫案에 대한 분석

1) 麻木案. 본 醫案은 補氣升陽을 치료의 중점으로 삼고 去濕調經으로 보좌한 것이다. 李杲는 麻木이 氣가 운행되지 못하는 것인데, 氣가 운행되지 못하는 까닭은 陽氣가 升發되지 못해 濕邪가 정체되었기 때문이라고 보았다. 陽氣가 升發되면 濕邪가 자연히 운행되는데, 이 내용과 "陽氣升發, 陰火自降"의 이치는 일치하는 것이다. 처방 중의 瀉火시키는 약물은 "火者元氣之賊"의 이론을 바탕으로 하는 것으로서, 賊火를 없앰으로써 陽氣의 升發을 돕는 것이다.

2) 目疾案. 본 醫案의 중점은 脾胃를 補益하는 데 있는데, 脾胃의 氣가 足하면 淸陽이 상승하여 目疾面黃 등의 症이 자연히 없어진다.

이상의 두 醫案을 볼 때, 李杲는 內傷脾胃病의 치료에 모두 中氣를 升補하는 것을 위주로 하고 祛濕瀉火는 상황에 따라 적당히 증감시켰음을 알 수 있다. 그러므로 두 醫案의 처방은 모두 中氣를 升補시키는 약물을 위주로 하고 瀉火祛濕시키는 약물을 佐使藥으로 하고 있다.

3) 大頭瘟案. 본 醫案에서는 李杲가 필요에 따라 瀉火를 위주로 하는 方劑를 썼음을 알 수 있다. 다만 여기에서 瀉火시킨다는 것은 바로 升陽을 위한 것이므로, 많은 양의 苦寒한 瀉火藥 중에 人蔘을 더하여 元氣를 보살폈고, 다시 升麻, 柴胡를 조금 가해 淸陽을 升하게 한 것이다.

세 醫案을 종합해 보면 李杲의 이론과 임상에서의 일관된 주장을 알 수 있다. 그는 임상에서 脾胃를 補하는 것과 升陽益氣를 중시하였다. 특별한 경우에는 苦寒瀉火의 法을 쓰기도 하였지만, 다만 瀉火의 목적은 바로 元氣를 보살피는 데 있었다.

【학습과제】

1. 李杲의 "脾胃論"의 주요논점은 무엇인가? 후세에 어떤 영향을 미쳤는가?
2. 脾胃內傷의 주요 病因에 대해 기술하시오.
3. 內傷熱中證의 병리기전과 주요증상을 기술하시오.
4. 李杲는 脾胃內傷을 치료하는 데 있어 어떤 특징이 있었는가? 그 대표적인 方劑에는 어떤 것이 있는가?
5. "甘溫除熱"에 대해 어떻게 이해하고 있는가?

4 王好古

【학습목표】

1. 陰證의 病因, 病機 및 證治를 파악한다.
2. 王好古가 內因을 중시한 것과 內傷이건 外感이건 六經에 따라 辨證施治할 수 있다고 한 주장을 이해한다.
3. 王好古의 생애와 학술의 연원 및 저작을 이해한다.

【생애 및 저작】

王好古는 字가 進之이고, 號는 海藏이다. 元代의 趙州(河北省 趙縣) 사람으로 대략 1200~1264년에 생존했던 인물이다. 일찍이 經書에 통달하여 進士에 오르기도 하였고, 本州敎授를 지내기도 하였다. 李杲와 함께 張元素에게서 의학을 배웠는데, 李杲보다 20세가 어렸다. 그는 다시 李杲에게서 私事를 받아 李杲의 모든 학문을 전수받아 金元時代의 저명한 醫家 중 한 사람이 되었다.

王好古의 저작은 매우 많은데, 현존하는 것으로는 다음과 같은 것들이 있다. 『陰證略例』一卷은 그의 대표작으로 1236년에 완성되었는데, 주로 傷寒陰證의 危害와 그 證治를 밝힌 것으로 古人들이 陰證을 논하고 있는 문헌들을 수집하여 여기에 자신의 설명을 덧붙여 證狀, 藥物, 辨證, 醫論 등에 결쳐 모두 30여 조로 정리한 것이다. 『醫壘元戎』十二卷은 1231년에 처음 쓰여지고 1237년에 다시 편집되었는데, 十二經을 기본으로 하며 전체적으로 傷寒을 첫머리에 놓고 雜證을 덧붙여 놓았다. 주로 張仲景의 이론을 기본으로 하고 張元素, 李杲 등의 法을 참고하였으며, 또한 『和劑局方』을 많이 인용하고 있다. 『湯液本草』三卷은 1306년에 발간되었는데, 상권에는 李東垣의 藥類法象과 用藥心法이 실려 있고, 五宜·五傷·七方·十劑가 덧붙여져 있다. 중권과 하권에서는 모든 약물들을 三陰三陽, 十二經絡에 배합하고 다시 病을 主治하는 것을 앞에 놓고 臣佐使藥을 다음에 놓았다. 매 약물에는 氣를 앞에 味를 다음에 써두었고, 그 다음으로 어느 經絡에 들어가는지를 말했다. 『此事難知』二卷은 1308년에 발간되었는데 李杲의 醫論을 모아 만든 것으로 보여지며 이 책의 주요 내용은 傷寒病과 관련된 문제들에 대한 토론이다. 『癍論萃英』一卷, 『伊尹

湯液仲景廣爲大法』四卷, 『醫家大法』, 『仲景詳辨』, 『傷寒辨惑論』, 『活人節要歌』 등의 책은 판본이 발견되지 않으며, 다만 그의 다른 책에서 언급되고 있을 뿐이다.

【학술내용】

1. 陰證論

1) 陰證論의 제시

陰證論은 주로 張元素의 臟腑虛實論의 영향을 받았는데, 臟腑虛損의 한 측면을 특히 중시하였다. 아울러 "潔古老人內傷三陰例"를 열거해놓고 이를 응용하여, "易老有內傷之陰證"이라고 말했다. 또한 "潔古에게 이미 三陰可下之法이 있으니, 반드시 三陰可補之法이 있게 마련이다(潔古既有三陰可下之法也, 必有三陰可補之法.)"[225]라고 말했다. 따라서 溫補法이 三陰虛寒을 치료하는 大法이 되었다. 이외에도 또한 李杲의 脾胃氣虛論의 영향을 받아 三陰陽虛의 측면도 중시했다. 王好古는 李杲가 단지 "飮食失節, 勞倦傷脾"가 만들어낸 "陰火熾盛"의 熱中病變만을 밝혔고 內傷冷物에 의한 "陰證"의 病變에 대해서는 논술이 완벽하지 못하다고 여겼다. 兩者는 각기 陰證學說의 기초를 닦은 것으로, 재차 『傷寒論』의 영향을 받은 것이다. 일반적인 『傷寒論』연구자들은 外感에는 밝으나 內傷에는 밝지 못하며, 實證에는 밝으나 虛證에는 그렇지 못하고, 三陽에는 상세하나 三陰에는 밝지 못하다. 王好古는 『傷寒論』을 깊이 연구하였는데, 그는 "傷寒은 사람의 큰 질병으로서 그 증후가 가장 급한데, 陰證의 毒은 더욱 참담하다. 陽證은 쉽게 변별되고 쉽게 치료되지만 陰證은 변별하기 어렵고 치료하기도 어렵다(傷寒, 人之大疾也, 其候最急, 而陰證毒爲尤慘, 陽則易辨而易治, 陰則難辨而難治)"[226]라고 여겼다. 따라서, 王好古는 "雖治傷寒, 獨專陰例."[227] "既擧仲景藥, 分而三之, 皆得知有三陰也."라 하였다.

2) 陰證의 病因

王好古는 "陰證"이 만들어지는 주요 원인이 인체의 元氣에 먼저 虛損이 생기는데 있다고 보았다. 그는 "옷을 얇게 입어 밖으로 感한 경우, 빈속에 안으로 感한 경우, 얇은 옷과 빈속으로 안팎으로 모두 感한 경우 등 여러 경우의 輕重이 같지 않으니, 사람의 元氣의 虛實에 따른 것일 따름이다. 어찌 특별히 外寒飮冷에 凉藥을 잘못 복용하여서만 陰證이 생기겠는가. 重하여 치료할 수 없게 된 경우는 사람이 본래 몸이 虛하여 안에 이미 伏陰이 있는 데다가 밖으로 또 感寒하여 內外가 모두 병들어 치료할 수 없게 되는 것이다(有單衣而感於外者, 有空腹而感於內者, 有單衣空腹而內外俱感者, 所品輕重不一, 在人本氣虛實之所得耳; 豈特外寒飮冷, 誤服凉藥而獨得陰證哉! 重而不可治者, 以其虛人, 內已伏陰, 外又感寒, 內外俱病, 所以不可治也.)"[228]라고 했다. 外로 感寒하고 內로 飮冷한 것은

225) 『陰證略例 · 潔古老人內傷三陰例』.
226) 『陰證略例 · 麻信之序』.
227) 『陰證略例 · 祭神應王文』.
228) 『陰證略例 · 扁鵲仲景例』.

모두 외재적인 조건이며, "人本氣의 虛實"이 바로 내재적인 근거이다. 인체의 元氣가 實하면 感寒飮冷해도 인체에 病을 일으키기에는 부족하다. 인체의 元氣가 虛하면 感寒飮冷함이 비록 심하지 않거나 혹은 아직 感寒하지 않았거나 飮冷하지 않았어도 陰證이 될 수 있으니, 이른바 "內已伏陰"이다. 王好古의 이런 논점은 실제 임상에 있어 훌륭한 가치를 지니는 것이다.

3) 陰證의 진단

陰證의 진단은 주로 色脈을 진찰하여 "各在何經"인지를 보는데 있는데, 王好古는 "若面青黑, 脈浮沈不一, 弦而弱者, 傷在厥陰肝之經也."[229]라 하여 肝陽이 虛損하여 血에 升發之氣가 결여되어 정상적으로 經脈中에 산포되지 못하면 面色青黑, 脈弦한데 모두 內傷에 속하므로 弦하고 弱하게 나타난다고 하였다.

"若面紅而赤, 或紅赤俱見, 脈浮沈不一, 細而微者, 傷在少陰腎之經也."[230]라고 하였는데, 이런 종류의 面赤은 순수하게 虛陽이 위로 뜬 것이며, 아울러 腎陽이 虛하므로 脈이 細하고 微하다.

"若面黃或潔[231], 或黃潔俱見, 脈浮沈不一, 緩而遲者, 傷在太陰脾之經也."[232]라고 하였는데, 色이 黃潔한 경우는 萎黃으로 윤택하지 못한 경우를 말한다. 즉 脾胃가 虛損하고 津氣가 肌膚를 영양하지 못한 까닭이다. 王好古의 "內傷三陰例"를 종합해 보면 실제로 肝陽虛損, 腎陽虛損, 脾陽虛損을 가리키는데, 즉 厥陰, 少陰, 太陰의 三陰의 陽虛를 말하는 것이다.

4) 陰證의 감별

王好古는 "陰證"을 중시하였기에 陰證의 감별에는 매우 세밀하였다. 그는 앞 시대의 "陰證"과 관련된 기록을 수집하여 "陰證"의 구체적인 증상들을 총체적으로 소개했을 뿐 아니라, 나아가 "陰證"이 특정 상황하에서 나타내는 變證과 假象을 분석했고, 그 病機를 자세히 밝혀 임상에서 이해하기 쉽도록 하였다. 예를 들어 "論元陽中脫有內外"에서 "혹은 飮冷으로 인한 內傷의 경우 온몸의 陽이 안에서부터 소모되어 身表凉, 四肢冷, 脈沈細한데, 이를 陰證이라 하니 쉽게 알 수 있는 것이다. 만약 밖으로 走하여 身表熱, 四肢溫, 頭重不欲擧, 脈浮弦, 按之全無力한데 醫者가 제대로 살피지 않고 表藥으로 雙解하려 하면 汗出로 인해 三焦의 氣가 絶하여 사람을 죽게 하는 경우가 많다(或有人飮冷內傷, 一身之陽, 便從內消, 身表凉, 四肢冷, 脈沈細, 是謂陰證, 則易知之; 若從外走, 身表熱, 四肢溫, 頭重不欲擧, 脈浮弦, 按之全無力, 醫者不察, 便與表藥雙解等, 復使汗出, 三焦之氣絶, 以此殺人者多矣.)"라고 하였다. "身表熱, 四肢溫"은 단지 元陽이 밖으로 脫하는 현상이며 脈이 "按之無力"한 것은 陽이 이미 脫失된 것을 말하는 것이니, 현상을 뚫고 본질을 바로 인식하지 못하면 解熱藥을 어지럽게 써서 "三焦氣絶"하게 되는 큰 착오를 일으킬 수 있다. 이런 辨證方法은 임상에서 매우 큰 실용적 가치가 있는 것이다.

---

229) 『陰證略例 · 海藏老人內傷三陰例』.
230) 上同.
231) 潔: 『正韻』: "淸也." 이 곳에서 枯燥無光澤의 象을 해석하고 있다.
232) 『陰證略例 · 海藏老人內傷三陰例』.

5) 陰證의 치료

王好古는 "內傷三陰可補"라고 생각했는데, 厥陰을 상하면 當歸四逆湯을 쓰고, 少陰을 상하면 通脈四逆湯을 쓰고, 太陰을 상하면 理中丸을 쓴다. 그러나, 王好古가 수집한 처방을 보면 그는 脾腎을 溫補할 것을 더욱 주장한 것을 알 수 있다. 예를 들어 返陰丹[233], 回陽丹[234], 火焰散[235], 霹靂散[236], 正陽散[237] 등은 모두 附子를 主藥으로 하는 溫腎의 처방인데, 어떤 것은 硫黃과 함께 쓰는 峻劑이다. 예를 들어 附子散[238], 白朮散[239], 肉桂散[240] 등은 脾腎을 雙補하는 처방이다. 王好古는 張, 李의 학설을 전수받았기에 약물의 歸經도 역시 매우 중요시하였다.

2. 發病에 있어 內因을 중시하다

王好古는 內因을 매우 중시하였는데, 內傷 또는 外感發病을 막론하고 모두 인체가 본래 虛함에 기인한다고 여겼다. 인체가 虛함이 없고 腠理가 固密하면 六淫의 侵襲을 받더라도 저항할 수 있어 쉽게 발병하지 않는다. 그래서, 王好古가 말하는 傷寒病의 원인 중 하나는 다음과 같다. "房室勞傷과 辛苦之人은 腠理가 열려 少陰이 藏해지지 못해 腎水가 고갈되어 생기는 것이다.(房室勞傷與辛苦之人, 腠理開泄, 少陰不藏, 腎水涸竭而得之.)"[241] 또한 "少陰이 藏해지지 못하였거나 房室勞傷, 辛苦之人 등의 경우는 陽氣가 밖으로 새나가고 腎水가 안에서 虧損되는데, 봄철이 되어 木이 長하는 시기에 生化之源을 자양하지 못해 溫病이 생긴다(少陰不藏, 房室勞傷, 辛苦之人, 陽氣泄於外, 腎水虧於內, 當春之月, 時强木長, 無以滋生化之源, 故爲溫病.)"[242]라고 했는데, "君子가 겨울에 周密하

---

233) 返陰丹: 硫黃 3냥, 太陰玄精石, 硝石 各 2냥, 附子 반냥, 乾薑 반냥, 桂心 반냥, 用生鐵銚鋪玄精石末一半, 次鋪硝石一半, 中間下硫黃末, 着硝, 硫黃, 都以玄精石蓋上訖, 用小盞合着. 以三斤炭末, 燒令得所, 勿令烟出, 直俟冷取出, 細研如面. 後三味搗爲末, 如前藥同研令勻, 軟飯和丸桐子大, 每服十五丸, 艾湯下, 頻服, 汗出爲度, 重則加三十丸, 喘促吐逆者, 入口便止.

234) 回陽丹: 硫黃(硏) 반냥, 木香 반냥, 蓽澄茄 반냥, 附子(制) 반냥, 乾薑 1푼, 乾蝎(炒) 반냥, 吳茱萸(湯洗炒) 반냥. 이 약들을 잘게 가루내어 酒煮한 후 벽오동씨 크기로 丸을 만들어 한번에 30丸씩을 生薑 달인 물과 함께 자주 복용한다. 또한 煮한 술 한잔을 마시고 옷을 입어 땀을 낸다.

235) 火焰散: 舶上硫黃, 附子(去皮生用) 新臘茶 各1냥을 잘게 가루내어 먼저 좋은 술 1되에 약을 섞어 큰 새 그릇에 나누어 불 위에 벌려놓고 쬐어 마르게 한 다음, 기와 위에 놓고 매 그릇마다 밑에 주먹만한 크기의 쑥을 사르되 기와를 받쳐 놓아 불꽃이 닿지 않도록 한다. 연기가 다하기를 기다렸다가 식으면 긁어 취하여 잘게 가루내어 옹기에 담는다. 한번에 2돈씩을 복용하는데 술 1잔과 함께 7/10이 남을 때까지 달이며, 화염이 일어나더라도 놀라지 않도록 한다.

236) 霹靂散: 附子 一枚(반냥의 것)를 炮하여 익혀 취한 다음 冷灰로 덥혔다가 잘게 가루낸다. 眞臘茶 一大錢을 넣어 고루 섞어 2회에 나누어 복용한다. 물 1그릇을 6/10이 남을 때까지 달이되 끓을 때쯤 꿀 반 숟가락을 넣고 뜻하게 혹은 차갑게 복용한다.

237) 正陽散: 附子 1枚(炮制, 去皮臍), 皁莢1挺(醋炙, 去皮弦子), 乾薑1푼, 炙甘草1푼, 麝香 1푼(另硏). 이 약들을 잘게 가루내어 한번에 1돈씩을 물 한 그릇이 절반 가량 남을 때까지 달여 시간에 관계없이 찌꺼기까지 뜨겁게 복용한다.

238) 附子散: 附子 3푼(炮裂, 去皮臍) 桂心 반냥, 當歸(炒), 半夏 1푼(薑制), 炮薑 1푼, 白朮 반돈을 물이 6/10 정도 남을 때까지 달여 찌꺼기를 없에고 시간에 관계없이 뜨겁게 복용하되 옷을 입어 땀을 낸다.

239) 白朮散: 川烏頭 1냥(炮去皮臍), 桔梗 1냥, 附子(炮) 1냥, 白朮 1냥, 細辛 1냥(去苗), 炮乾薑 반냥을 잘게 가루내어 한번에 1돈씩을 물 한 그릇이 6/10정도 남을 때까지 달여 시간에 관계없이 찌꺼기까지 약간 뜨겁게 복용한다.

240) 肉桂散: 肉桂 3푼, 赤芍藥 1냥, 陳皮 1냥, 前胡 1냥, 附子 1냥(炮), 當歸 1냥, 白朮 3푼, 吳茱萸 반냥(洗炒), 木香 3푼, 制厚朴 3푼을 찌꺼기를 없애고 시간에 관계없이 약간 뜨겁게 복용한다.

241) 『此事難知 · 傷寒之源』.

242) 『此事難知 · 冬傷於寒春必溫病』.

여 少陰이 안에서 藏해지면 腠理가 閉拒하여 비록 大風苛毒이 있을 지라도 害할 수 없으니 어찌 溫病이 있을 수 있겠는가? ……사람의 陽氣가 腎 가운데 藏해지면 腎이 약해지지 않아 六陽이 안에서 안정되니, 안이 이미 평안해지면 밖에서 들어오는 것이 없게 된다. 이처럼 傷寒의 근원은 天이 사람을 상하게 하는 것이 아니라 사람이 스스로 상하는 것이다(君子周密於冬, 少陰得藏於內, 腠理以閉拒之, 雖有大風苛毒莫之能害矣, 何溫病之有哉?……人之陽氣俱藏於一腎之中, 人能不擾乎腎, 則六陽安靜於內, 內旣得以安, 外無自而入矣, 此傷寒之源, 非天之傷人, 乃人自傷也.)"[243]라 한 바와 같다. 이런 설명은 분명히 『素問』의 "邪之所湊, 其氣必虛"의 이론과 일치하며, 또한 李杲의 "飮食失節, 勞倦所傷" 등의 주장과 공통된 점이 있다. 그러나, 李杲는 內傷脾胃에 중점을 두어 밝혔고, 王好古는 外感을 겸하여 논하고 아울러 腎을 중시하였다는 점에서 차이가 있다.

3. 傷寒六經辨證의 응용범위를 확대하다

王好古는 內傷과 外感을 모두 六經에 따라 辨證施治할 수 있다고 생각하여 張仲景의 六經分證의 응용범위를 확대시켜 많은 雜病들을 六經에 포함시켜 논증, 치료했다. 예를 들어 虛勞裏急, 榮衛不和의 黃芪健中湯證과 十全大補湯證은 모두 太陽經에 귀납시켰다. 痰飮內溢 혹은 津液內傷의 五飮湯[244]證과 增損理中丸[245]證은 陽明經에 귀납시켰다. 痰飮이 뭉쳐 있어 발열하는 參蘇飮證은 少陽經에 귀납시켰다. 理中湯加減證과 平胃散加減證은 太陰經에 귀납시켰다. 八物定志丸[246]證과 天麻丸證은 少陰經에 귀납시켰다. 四物湯과 八物湯證은 厥陰經에 귀납시켰다. 王好古의 이런 사상은 후세 사람들에게 미친 영향이 매우 크다. 예를 들어 柯琴이 "仲景約法, 能合百病, 兼該於六經, 而不能逃於六經之外."[247]라 한 것이 그 분명한 예이다.

【평가】

王好古는 金元시대의 저명한 醫家의 한 사람이다. 그는 일찍이 李東垣과 함께 張潔古의 문하에서 수학하기도 하였는데, 다시 東垣으로부터 의학을 전수받았다. 王好古 이전에 傷寒을 논한 저술은 많으나, 陰證을 중심으로 논한 서적은 많지 않았다. 王好古는 『傷寒論』을 깊이 연구하였는데, 張元素, 李東垣이 臟腑虛損의 측면을 중시한 점을 이어받아 傷寒의 治療에서 陰證의 例를 강조했다. "三陰論"을 주창하여 肝, 脾, 腎 三陰의 陽虛가 病變에서 나타내는 작용을 강조하였다. 또한, "內傷三陰例"를 정리하여 陰證의 病因, 病機, 辨證, 論治를 상세히 분석하였다. 藥을 쓸 때

243) 上同.

244) 五飮湯: 旋覆花, 人蔘, 陳皮, 枳實, 茯苓, 厚朴, 半夏, 澤瀉, 猪苓, 前胡, 桂心, 芍藥, 甘草. 上等分銼, 每兩分四服, 물 두 그릇과 生薑 10조각을 함께 물이 7/10 정도 남을 때까지 달여 즙을 취해 시간에 관계없이 따뜻하게 복용한다. 고기와 生冷, 滋味한 음식물을 삼가도록 하고, 술로 인해 飮이 있으면 葛根花, 縮砂仁을 가한다.

245) 增損理中丸: 人蔘, 白朮, 括蔞, 牡蠣 各 2냥, 甘草(炒) 3냥, 乾薑(炮) 1냥반, 枳實(炮) 24개, 黃芩去枯 1냥. 이 약들을 잘게 가루내어 꿀과 함께 煉하여 彈子大로 丸을 만들어 湯盞에 달여 복용한다. 멈추지 말고 계속 복용하도록 한다. 5, 6일이 지나지 않아 가슴 속이 시원해지게 된다. 渴한 경우는 括蔞根, 汗한 경우는 牡蠣를 가한다.

246) 八物定志丸: 人蔘 반냥, 菖蒲, 遠志, 茯神, 茯苓 各 1냥, 朱砂 1돈, 白朮, 麥門冬 반냥, 牛黃 2돈. 이 약들을 잘게 가루낸 다음 꿀과 함께 煉하여 벽오동씨 크기로 丸을 만들어 시간에 관계없이 米飮과 함께 30丸씩을 복용한다.

247) 『傷寒論翼』.

는 주로 溫補에 힘썼다. 이리하여 臟腑證治가 날로 완전해지게 되었다. 王好古의 傷寒陰證의 연구는 傷寒外感의 학설에 구애되지 않고 內因이 發病에 미치는 영향을 중시한 것이다. 그는 外感病에만 六經分證할 수 있는 것이 아니고, 內傷病에도 六經에 따라 辨證施治할 수 있다고 생각했다. 그가 홀로 독특한 이론을 세운 탓으로 후세에 간혹 그가 藥을 쓰는 것이 溫熱에 치우쳤다고 지적하기도 하였는데, 이것은 그가 陰證을 주로 논한 것을 모르기 때문에 생긴 오해이니, 어찌 陽證의 治法과 함께 논할 수 있겠는가.

【醫案選錄】

1. 外陽內陰證

牌印將軍 完顔公子의 小將軍이 傷寒을 앓은지 6, 7일이 되어 寒熱間作, 腕後有斑三五點, 鼻中微血出하니 의사가 白虎湯, 柴胡 등의 藥으로 치료했으나 낫지 않았다. 내가 진찰해 보니 양손의 脈이 沈澁하고 흉격에서 四肢까지 만져 보아도 大熱이 느껴지지 않았으니, 이는 寒으로 인한 것이었다. 그 까닭을 물어 보니, 暑熱로 인해 殿角의 옆쪽에 누워 먼저 寒에 상하고 또 大渴하여 찬유즙을 큰 그릇으로 마셨으니, 外感은 가볍고 內傷은 중하여 外가 內로부터 病이 된 것으로 모두 陰證이 되었다. 그러므로, 먼저 斑疹과 鼻衄이 나타나고 후에 內陰이 나타난 것이다. 寒熱間作은 脾에도 또한 있으니 少陽의 寒熱往來가 아니다. 調中湯을 주니 몇차례 먹고 나았다. (『陰證略例 · 治驗』)

牌印將軍完顔公子之小將軍, 病傷寒六七日, 寒熱間作, 腕後有斑三五點, 鼻中微血出, 醫以白虎湯, 柴胡等藥治之不愈. 及余診之, 兩手脈沈澁, 胸膈間及四肢按執之殊無大熱, 此因寒也. 問其故, 因暑熱臥殿角之側, 先傷寒, 次大渴, 飮冰酪水一大碗, 外感者輕, 內傷者重, 外從內病, 俱爲陰也, 故先斑衄, 後顯內陰, 寒熱間作, 脾亦有之, 非往來少陽寒熱也. 與調中湯, 數服而愈. (『陰證略例 · 治驗』)

2. 陰血證

潞州 議井街 北浴堂 秦二母가 太陰證을 앓은지 3일이 되어도 풀어지지 않고 후에 嘔逆惡心하고 脈이 浮하지 않으니 文之(王好古의 아들)가 半硫丸을 주어 2, 3번 복용시켰으나 낫지 않자, 다시 黃芪健中湯 등의 藥을 주었다. 脈은 매우 緊하고 表裏의 구분이 없으며 胸中이 大熱하고 갈증으로 물을 마시려 한다. 많은 사람들이 陽證으로 생각했으나 나와 文之는 물을 마시지 못하게 하였다. 다음날 乾薑, 附子 등의 藥을 주니 緊脈이 도리어 沈細해지고 陽脈이 나타나지 않아 桂枝, 乾薑, 附子, 烏頭 등의 藥物을 술과 함께 丸을 빚어 매번 100알을 만들어 이틀 동안 십여 차례 복용시키니 갈증은 그쳤지만 脈은 여전히 沈細했다. 病因이 身熱, 躁煩不寧, 欲作汗, 不禁其熱, 去其衣被蓋覆, 體之眞陽營運未全한데, 또 風寒을 만나 汗不能出, 神憒不醒하니 집안 사람이 옷을 매우 두텁게 입히고 증상이 사그라들기를 기다리는데, 단지 음식을 삼킬 수는 있게 되어 앞의 알약을 투여하니 陽脈이 바야흐로 나타나고 크게 땀이 났다. 이것은 그 사람이 오랜 동안 三生茶를 좋아하여 寒이 쌓인 까닭이다. 나은 후에 대소변이 비로소 통하기 시작했다. 다음 날에 다시 瘀血

을 한 접시 쏟아 내었는데, 돼지의 肝과 같이 보였다. 그런데, 文之가 의심스러워하며 판단을 하지 못하여 내가 胃風湯에 桂枝, 附子를 가하여 쓰라고 가르쳐 주었는데, 세 번 복용하자 血이 그쳤다. 寒이 이처럼 심한 것은 일찍이 보지 못한 경우이니 치료할 때에 마땅히 자세히 보아야 할 것이다. 대개 전후의 證이 변하는 바가 같지 않아서 脈으로 구별하는 것이 가장 정확하니 外證으로만 감별해서는 안 된다. (『陰證略例 · 治驗』)

潞州義井街北浴堂秦二母病太陰證, 三日不解, 後嘔逆惡心, 而脈不浮, 文之(卽宋廷圭, 爲好古子)與半硫丸二三服不止, 復以黃芪建中湯等藥. 脈中得之極緊, 無表裏, 胸中大熱, 發渴引飮. 衆皆疑爲陽證, 欲飮之水, 余與文之爭不與. 又一日, 與薑附等藥, 緊脈反沈細, 陽猶未生, 以桂附薑烏之類酒丸, 每百丸接之, 二日中凡十餘服, 渴止, 脈尙沈細. 以其病人身熱, 躁煩不寧, 欲作汗, 不禁其熱, 去其衣被盖覆, 體之眞陽營運未全, 而又見風寒, 汗不能出, 神憒不醒, 家人衣之, 裝束甚厚, 以待其斃, 但能咽物, 又以前丸接之, 陽脈方出, 而作大汗, 盖其人久好三生茶, 積寒之所致也. 愈後, 大小二便始得通利. 翌日, 再下瘀血一盆, 如豚肝然. 然文之疑不能判, 余教以用胃風湯加桂附, 三服血止, 其寒甚如此, 亦世之所未嘗見也, 治宜詳之. 大抵前後證變之不同, 以脈別之, 最爲有准, 不必求諸外證也. (『陰證略例 · 治驗』)

【복습자료】

1. 王好古는 張元素의 臟腑虛實辨證에 크게 영향을 받았는데, 특히 臟腑虛損의 측면을 중시했다. 李杲가 말한 脾胃氣虛라는 관점의 영향도 받아 三陰陽虛의 측면을 중시했다. 이 두가지가 바로 陰證學說의 기초를 마련한 것이다. 이 외에, 그는 역대에 『傷寒論』을 연구한 醫家들이 모두 三陽은 자세히 밝혔지만 三陰에 대해서는 간략하였다고 여겨 三陰의 예에 중점을 두어 논하여 그 부족함을 보충하였다.

2. 王好古는 發病學에 있어 內因의 작용을 중시하여 內傷 또는 外感으로 인해 생기는 모든 질병은 인체가 본래 虛하기 때문에 생긴 것으로 보아 인체 내에 虛함이 없으면 外邪의 침입을 받더라도 發病하지 않는다고 하였다.

3. 王好古는 『傷寒論』을 깊이 연구하여 內傷 또는 外感은 모두 六經에 따라 辨證할 수 있다고 여겼다. 이에 따라 많은 雜病을 六經에 귀납시켜 辨證施治하였으니, 傷寒六經辨證의 응용범위를 확대시키게 되었다.

4. 본절의 중심은 陰證論으로 陰證의 病因, 辨證, 治療를 중심으로 삼아 이해해야 한다.

- 陰證의 病因

  內因: "人本氣虛", "內已伏陰".

  外因: "冷物傷脾, 外感風寒"

• 陰證의 진단:

從脈色診在何經 — 若面青黑, 脈浮沈不一, 弦而弱者, 傷在厥陰肝之經: 肝陽虛損
— 若面紅而赤, 脈浮沈不一, 細而微者, 傷在少陰腎之經: 腎陽虛損
— 若面黃或潔, 脈浮沈不一, 緩而遲者, 傷在太陰脾之經: 脾陽虛損

• 陰證의 治療

溫補三陰 — 傷在厥陰 用當歸四逆湯
傷在少陰 用通脈四逆湯
傷在太陰 用理中丸

溫補脾腎: 附子를 위주로 하는 溫腎의 처방 또는 附子, 白朮, 肉桂를 위주로 하는 脾腎雙補의 처방을 쓴다.

5. 醫案에 대한 분석

案一: 이 案은 飮食冷物에 관계된 것으로 冷傷脾胃로 인하여 外로 假熱이 나타나는 것이며, 李杲가 말한 脾胃內傷의 熱中病과 대략 비슷하다. 다른 점은 本案이 脾陽이 상한 것으로 脾陽下陷이 아니기 때문에 柴胡, 升麻를 쓰지 않고 調中湯(理中湯 加 茯苓)으로 脾胃를 溫養하면 된다는 것이다. 그 內寒을 감별하는 관건은 脈이 沈澁하고 胸膈과 四肢에 大熱이 없다는 것이다. 그렇지 않으면 脈이 弦數하고 胸膈과 四肢가 매우 뜨거울 것이다.

案二: 王好古의 『陰證略例 · 論下血如豚肝』에서 "下血如豚肝者, 飮冷太極, 脾胃過寒, 肺氣又寒, 心包凝泣, 其毒沈滲入於胃中, 亦注腸下, 所以便血如豚肝, 非若熱極妄行下血, 而爲鮮色也."라 하여 血이 寒을 입어 응결된 것이 오래 되었을 때 乾薑, 附子 등의 藥物로 溫化하면 응결되어 쌓인 血이 化하여 배설되니 胃가 多氣多血한 經이기 때문이라고 설명하고 있다. 脈이 극히 沈緊한 것은 寒이 응결한 것의 근거로 볼 수 있는데, 寒이 응결하여 胸中이 大熱하고 渴飮하는 것은 寒極生熱의 變證이며, 熱이 寒으로 인해 생긴 것이므로 寒이 化하면 자연히 退하며, 그 堅한 것이 水飮과 같지 않으니 熱藥을 복용하면 바로 그 寒이 化하고 그 冷한 것이 더하지 않게 된다.

【학습과제】

1. 王好古의 학술의 연원과 그 주장하는 바를 서술하시오.
2. 王好古의 陰證論의 주요한 내용은 무엇인가? 당신은 어떻게 평가하는가?
3. 王好古는 『傷寒論』에 대해 어떤 공헌을 하였는가?
4. 王好古의 학설은 李東垣의 학설과 어떤 차이가 있는가?

5 羅天益

【학습목표】

1. 羅天益이 脾胃의 生理와 病理를 밝힌 것과 治療의 특징을 이해한다.
2. 羅天益의 三焦寒熱에 대한 辨證施治를 이해한다.
3. 羅天益의 생애, 저작, 학술연원 및 用藥에서 제기한 주장을 이해한다.

【생애 및 저작】

羅天益은 字가 謙甫이고 金末元初의 眞定 藁城(지금의 河北省 藁城) 사람으로 대략 1220년에서 1290년 사이에 생존했다. 그는 어릴 때에 부친의 가르침을 받들어 文學과 詩書에 뜻을 두었는데, 후에 元나라 군대가 남하하여 북쪽 지방이 함락되면서 전쟁이 빈번해지자 儒學을 버리고 醫學을 공부하게 되었다. 그는 李杲의 제자가 되었는데, "십수년간 추운 겨울이나 더운 여름에도 쉬지 않고 가르침을 받아 열심히 노력한 끝에 私淑으로도 전수되지 못할 묘한 이치까지도 모두 전수받았다(十數年間, 雖祁寒盛暑[248], 親炙不少輟, 眞積力久, 盡傳其私淑不傳之妙.)"[249]라고 하였다. 그는 의술에 정통했을 뿐 아니라, 또한 "말하는 바가 조예가 깊었고, 그 스승과 매우 닮았으니, 앞 시대의 사람들이 갖추지 못한 바를 보충해주었다(發言造詣, 酷類其師, 有裨於前人之未備.)"[250]라고 하였듯이 당대 名醫의 반열에 올랐다. 그는 元나라에서 太醫를 지냈고, 여러차례 종군하여 元나라 군대에서 복무했다. 한편 몇차례에 걸쳐 命에 따라 六盤山에 가 承相, 長官들을 치료해 주기도 하였다. 이렇듯 그가 만년에 치료한 환자들 중에는 왕족, 귀족들이 많았다.

羅天益의 저작으로는『衛生寶鑑』,『藥象圖』,『東垣先生試效方』등이 있다. 이 외에『內經類編』과『經驗方』이 있으나 아깝게도 이 두 저작들은 失傳되어『醫籍考』에 書名만 보이고 있다.『衛生寶鑑』은 羅天益의 대표작으로서 모두 24권인데, 補遺 1권이 별도로 더 있다. 내용은 네 부분으로 나뉜다. 첫째는 '藥誤永鑒'(卷 1~3)으로 자신의 견해를 요약해 적은 짧은 글들로서 모두 25편이며, 주로 服藥製方 등에 있어서의 주의사항을 논하였다. 둘째는 '名方類集'(卷 4~20)으로 본서의 중심적인 부분으로 28門에 걸쳐 이론과 처방을 싣고 있다. 셋째는 '藥類法象'(卷 21)으로서 약물을 五方, 五時, 生長化收藏, 升降浮沈 등에 따라 분류한 후 그 性을 논하고 약간의 短論을 붙여 놓았다. 넷째는 '醫驗紀述'(卷 22~24)로서 주로 羅天益의 治驗例이며, 간간이 短論을 붙여 놓았다. 補遺는 주로 傷寒諸證의 치방이다.

248) 祁寒盛暑: 祁는 盛大하다는 뜻.
249)『衛生寶鑑 · 王序』.
250)『衛生寶鑑 · 胡序』.

【학술내용】

1. 李杲의 脾胃學說의 계승발전

羅天益은 脾胃의 생리기능에 대해 논술하였는데, 『素問』, 『靈樞』을 근본으로 하여 李杲의 학설을 계승하였다. 그는 脾胃가 인체의 근본이 된다고 여겼다. 그래서 그는 "四時에 五臟은 모두 胃氣를 근본으로 하니, 五臟에 胃氣가 있으면 화평하여 몸이 편안해진다(四時五臟, 皆以胃氣爲本, 五臟有胃氣, 則和平而身安)"[251]라고 하였다. 또한 『內經』을 인용하여 "五穀이 胃에 들어가면 糟粕, 津液, 宗氣가 세 길로 나뉘어진다. 그리하여 宗氣는 胸中에 쌓여 喉嚨으로 나와 心肺를 貫하여 호흡을 행하게 하는 것이다. 營氣는 津液을 간직하여 脈으로 흘러들고, 化하여 血이 되어 四末을 영양하고 안으로 五臟六腑에 흘러드는 것이 刻數에 應한다. 衛氣는 慓疾한 悍氣를 내어 먼저 四肢의 分肉 사이에 운행하는데, 그 운행에 그침이 없는 것이다(五穀入胃, 糟粕, 津液, 宗氣分爲三隧. 故宗氣積於胸中, 出於喉嚨, 以貫心肺而行呼吸焉; 營氣者, 秘其津液, 注之於脈, 化而爲血, 以營四末, 內注五臟六腑, 以應刻數焉; 衛氣者, 出悍氣之慓疾, 而先行於四末分肉之間, 行而不休者也.)"[252]라고 하였다. 이는 宗氣, 營氣, 衛氣가 모두 脾胃之氣에서 나와 인체의 五臟, 六腑, 四肢百骸를 영양하고 있음을 설명해 주고 있는 것이다. 그러므로, "脾胃健而營衛通"이라고 하는 것이다.

羅天益은 脾胃의 病因病機에 대해서도 더욱 자세히 분석하였다. 그는 비록 그 스승인 李杲와 같이 전쟁이 많았던 시대에 살았지만, 李杲가 飢餓, 驚恐, 勞役 등으로 인한 脾胃의 內傷을 특히 강조한 반면에 羅天益은 太醫로서 치료대상이 주로 권문세가의 귀족들이었으므로 飮食自倍, 飮酒無度, 醉以入房 등으로 인한 內傷을 많이 다루었다. 따라서 그 스승의 부족한 점을 보충할 수 있었던 것이다.

1) 食傷脾胃: 羅天益은 음식은 많이 먹으려 해서는 안 되고 절제가 중요하다고 생각했다. 만약 먹고 싶은 욕구를 자제하여 항상 적절한 식사량을 유지한다면 脾胃가 상하지 않게 되어 糟粕이 잘 운반되어 溲便이 때에 맞게 나오며, 정미로운 기운이 잘 운행되어 상하로 津液이 함축되고, 神臟이 안에서 지키고 榮衛가 밖을 견고하게 하여 邪毒이 침범할 수 없으니 질병이 생기지 않는다고 하였다. "만약 욕심껏 배불리 먹어 음식물이 막혀 소화하기 어려우면, 그 쌓인 것이 암암리에 몸을 해쳐 질병을 불러 온다. 대개 음식을 배불리 먹으면 여러 가지로 氣를 소모하게 된다. 음식이 내려가지 않고 위로 솟음으로 인해 吐하여 靈源을 모손시키거나, 음식이 소화되지 못하고 痰이 만들어져 咯唾하여 神水를 모손시키거나, 大便이 자주 배설되어 穀氣가 化生된 것을 耗損시키고, 溲便이 滑利하면서 濁하여 源泉의 浸潤한 바를 모손시킨다(若貪多務飽, 飫塞難消, 徒積暗傷, 以召疾患. 蓋食物飽甚, 耗氣非一. 或食不下而上涌, 嘔吐以耗靈源; 或飮不消而作痰咯唾, 以耗神水; 大便頻數而洩, 耗穀氣之化生; 溲便滑利而濁, 耗源泉之浸潤.)"[253]라고 하였다. 食傷脾胃의 치료에 있어서는 증상

251) 『衛生寶鑑 · 胃氣爲本』.
252) 『衛生寶鑑 · 北方下疰脚氣論』.

과 氣口脈의 緊盛 여부에 따라 輕重을 나누어 치료하였다. 輕한 경우는 枳朮丸을 써서 治痞, 消食, 强胃하였고, 重한 경우는 木香檳榔丸이나 枳穀丸[254]을 써서 消氣滯, 化宿食, 祛痰逐飮하였다. 만약 太陰을 상하여 塡塞悶亂, 心胃大痛하면 備急丸, 神保丸, 消積丸 등을 썼다. "上部有脈, 下部無脈, 其人當吐."니, 不吐할 때에는 瓜蒂散을 써서 吐하게 한다.

2) 酒傷脾胃: 羅天益은 술이 大熱有毒하고 氣와 味가 모두 陽에 속하므로 오래도록 마실 수는 없고 오래 마시면 神을 상하여 수명이 줄게 된다고 하였다. 그는 "만약 술을 지나치게 탐익하면 그 맹렬한 性이 밖을 흔들고, 몸에 沈注되어 안에서 정체되어 百脈을 끓어오르게 하여 七神이 어지러워지니, 그 지나쳐서 손상을 입히는 毒이 한번 발하면 眞氣를 모손시키는 병들이 여러가지로 생겨난다(若耽嗜過度, 其酷烈之性, 撓擾於外, 沈注之體, 淹滯於中, 百脈沸騰, 七神迷亂, 過傷之毒一發, 耗眞之病百生)"라고 하였다. 만약 음주에 절도가 없어 주야로 때가 없이 술에 취하면 "沖和한 기운을 상하여 精神을 손상시키고, 榮衛를 마르게 하고 天癸를 고갈시켜 사람의 수명을 단축시킨다(傷沖和, 損精神, 涸榮衛, 竭天癸, 夭人壽.)"[255]고 하였고, 아울러 中風, 虛勞, 消狂, 瘡瘍, 癖積, 衄衊, 藏毒, 下血 등의 症을 발생시킨다고 하였다. 음주에 절제가 없고 취한 채로 入房하면 氣가 脾에 뭉쳐 흩어지지 않아 酒氣와 穀氣가 서로 부딪치므로 熱이 가운데에서 盛하여 熱厥이 발생하게 된다. 酒病의 치료에 대해 羅天益은 下法이 陰液을 손상시킨다고 하여 반대했고, 發汗利小便하여 濕을 上下로 分消할 것을 주장하였다. 처방으로는 葛花解酲湯, 法製生薑散[256] 등을 썼다. 다만 이 처방들은 간혹 어쩌다 취했을 때 쓸 수 있는 것들이지 이 처방들을 믿고 항상 취할 정도로 술을 마셔도 된다는 것은 아니다.

3) 勞倦傷脾: 羅天益은 勞倦으로 脾를 상했을 때 "虛中有寒"과 "虛中有熱"의 두 종류의 病證이 생길 수 있다고 여겼다. 虛中有寒은, 脾胃가 土에 속하여 中州에 위치하며 榮衛를 생육하고 津液을 운행시키므로, 脾胃의 기능이 조화를 잃어 榮衛가 길러지지 못하고 津液이 운행되지 못하여 虛寒病證이 생겨나게 된 것이다. 이에 대한 치료는 "獨治在中"하는 것이니, 理中湯, 建中湯 등을 써서 溫中祛寒하여 "以建中洲"한다. 虛中有熱은 勞倦傷脾로 인해 陰虛陽浮, 陰虛發熱 등의 病證이 있게 되는 것이다. 脈芤, 男子失精, 女子夢交, 虛勞客熱, 肌肉消瘦, 四肢倦怠, 惡心煩熱, 骨蒸壯熱, 脣紅頰赤, 困倦盜汗 등이 있게 된다. 치료에 있어서는 "甘寒之品"으로 "瀉熱補氣"한

---

253) 『衛生寶鑑 · 飮食自倍腸胃內傷論』.

254) 枳殼丸: 三稜(炮), 廣莪(炮), 黑牽牛(炒) 각 3냥, 白茯苓(去皮), 白朮, 青皮 各 1냥 반, 陳皮(去白) 1냥 2돈, 木香, 枳殼(麸炒), 半夏(炮), 檳榔 各 1냥. 위 약물들을 가루내어 식초와 白) 1냥 2돈, 木香, 枳殼(麸炒), 半夏(炮), 檳榔 各 1냥. 위 약물들을 가루내어 식초와 식후에 복용한다.

255) 『衛生寶鑑 · 飮傷脾胃論』.

256) 法製生薑散: 生薑 10냥(썰어 조각낸 후 青鹽과 섞고 또 밀가루로 반죽한 다음 구워 말려 쓴다), 華澄茄 2냥 반, 縮砂仁, 白荳蔻, 白茯苓(去皮), 木香 각 1냥 반, 丁香 2냥, 官桂(去皮), 青皮(去白), 陳皮(去白), 半夏(薑製), 白朮 각 1냥, 甘草(炙), 葛根 각 반냥. 이와 같은 14가지 약물을 가루내어 한번에 1돈에서 2돈씩을 따뜻한 술과 함께 시간에 관계없이 복용한다.

다. 桂枝加龍骨牡蠣湯, 人蔘黃芪散, 秦艽鱉甲湯 등을 쓴다.

2. 脾胃病 치료의 특징

羅天益은 李杲가 脾胃病을 치료하는 데 쓴 益氣升陽의 用藥法을 따랐는데, 다만 이를 그대로 좇지는 않고 李杲의 방법에 구애됨이 없이 溫補脾胃와 健脾消滯하는데 힘썼다.

1) 善用溫補脾胃之劑: 羅天益은 "무릇 사람의 脾胃는 溫한 것을 좋아하고 冷한 것을 싫어한다(凡人脾胃, 喜溫而惡冷.)"[257]라고 하였다. 따라서 脾胃病의 치료에 있어서도 甘溫한 약물을 위주로 하고 辛熱한 약물로 보좌하였다. 예를 들어 그의 理中丸과 建中湯의 운용이 바로 이런 사상을 잘 보여주고 있다.

理中丸: 心肺는 膈上에 있어 陽이 되고 肝腎은 膈下에 있어 陰이 되니 이는 上下의 臟이다. 脾胃는 土에 속하여 中州에 위치하니 五臟에서는 孤臟이라 하고 三焦에서는 中焦라 하는데, 中焦가 홀로 中을 다스리므로 여기에 조화롭지 못한 바가 있으면 이 丸으로 주로 다스리니 이름하여 理中丸이라 한다. 人蔘은 味가 甘溫하다. 『素問·藏氣法時論』에서는 "脾欲緩, 急食甘以緩之."라고 하였다. 緩하는 가운데 益脾해야 하니 반드시 甘味를 위주로 하는데, 이런 까닭에 人蔘이 君藥이 된다. 白朮은 味가 甘溫하다. 『素問·宣明五氣』에서는 "脾惡濕, 甘勝濕."이라고 하였다. 溫한 가운데 勝濕해야 하니 반드시 甘味로 보조하는데, 이런 까닭에 白朮이 臣藥이 된다. 甘草는 味가 甘平하다. 『內經』에서는 "五味所入, 甘先入脾, 脾不足者, 以甘補之."라고 하였다. 補하는 가운데 脾를 도와야 하니 반드시 甘劑로 하며, 이런 까닭에 甘草가 佐藥이 된다. 乾薑은 味가 辛熱하며, 胃는 喜溫而惡寒하여 寒하면 中焦가 다스려지지 못한다. 『內經』에서는 "寒淫所勝, 平以辛熱."이라 하였다. 散寒溫胃하는 데는 반드시 먼저 辛劑를 쓰는데, 이런 까닭에 乾薑이 使藥이 된다.

建中湯: 『素問·刺禁論』에서는 "肝生於左, 肺藏於右, 心位在上, 腎處在下, 左右上下, 四臟居焉."이라고 하였다. 脾는 土로서 中에 응하여 中央이 되며, 四臟의 中州에 자리하여 中焦를 다스리면서 생육번영하고 津液을 통행시키는데, 만약 조화롭지 못한 바가 있으면 반드시 이 처방으로 溫中益脾하니 建中이란 이름이 붙게 되었다. 膠飴는 味가 甘溫하고 甘草는 甘平한데, "脾欲緩, 急食甘以緩之"라고 했고 建脾하는 데는 반드시 甘味를 위주로 하므로 膠飴를 君藥으로 하고 甘草를 臣藥으로 한다. 또한 桂枝는 辛熱한데 辛味는 散하게 하고 潤하게 하니 榮衛가 부족할 때에는 潤하게 하고 散하게 한다. 芍藥은 味가 酸하고 微寒한데, 酸味는 收하게 하고 泄하게 하며, 津液이 이르지 못하면 收하여 行하게 한다. 이로써 桂枝, 芍藥이 佐藥이 된다. 生薑은 味가 辛溫하고 大棗는 味가 甘溫하며, 胃는 衛氣의 근원이 되고 脾는 榮氣의 근본이 되므로, 衛氣가 부족한 경우에는 반드시 辛味로써 더해주며, 榮氣가 부족할 때에는 반드시 甘味로써 補해 주니, 甘味와 辛味가 서로 합하면 脾胃가 건실해져 榮衛가 통하게 된다. 이런 까닭에 生薑, 大棗가 使藥이 된다. 종합

---

257) 『衛生寶鑑·輕易服藥戒』.

해 볼 때, 脾胃病을 치료하는 요체는 甘溫辛熱한 약물로 溫補脾胃하는 데서 벗어나지 않는다. "溫中益脾", "溫中勝濕", "辛熱散寒溫胃"하여 脾胃가 溫함을 얻으면 健運하게 되며, 脾胃가 健運하면 榮衛가 통하여 五臟六腑를 자양하게 된다.

2) 兼用健脾消滯之方: 羅天益은 李杲의 正統을 홀로 이었지만 李杲의 脾胃學說에 食物過傷, 醉飽入房 등의 病因病機를 보충했다. 따라서 치료에 있어서도 健脾消滯하는 처방을 많이 썼다. 예를 들어 枳朮丸으로 健脾消痞하고, 木香化滯湯[258]으로 憂氣와 冷濕이 中脘에 맺힌 것을 다스렸고, 消滯丸[259]으로 心腹의 痞悶이 적체되어 없어지지 않는 것을 다스렸고, 煮黃丸[260]으로 酒食으로 인한 心腹滿悶不快를 다스렸고, 上二黃丸[261]으로 熱食에 상하여 痞悶兀兀欲吐한 것을 다스렸고, 消積集香丸[262]으로 차가운 음식에 상하여 心腹滿悶疼痛한 것을 다스렸고, 開結妙功丸[263]으로 怫熱內盛, 痃癖堅積, 酒食積, 一切腸垢積滯, 癥瘕積聚를 다스렸다. 이와 같은 것들이 모두 健脾消滯를 위주로 하고 理氣化積으로 보좌하여 消補兼施하는 것으로서, 또한 羅天益의 '扶正祛邪'방법 중의 하나라고 할 수 있다. 李杲의 法이 이로 인해 다시 한번 변한 것이다.

3) 愼用苦寒攻下之法: 張元素, 李東垣은 모두 寒凉峻利의 害를 논했는데, 이는 劉河間, 張子和가 寒凉攻下를 주장한 것과 서로 상반되는 것이다. 羅天益은 비록 苦寒攻下之法을 꺼리지는 않았지만 매우 신중하게 씀으로써 남용을 경계했다. 그는『衛生寶鑑』에서 "藥誤永鑒" 3권을 앞에 놓아 25편에 걸쳐 당시 方藥의 치우침과 남용을 바로잡고자 하였는데, 그 요지는 苦寒한 약물로 攻下하여 脾胃를 손상시키는 것에 대한 비판이었다. 羅天益은 脾胃가 사람의 근본이 되므로 마땅히 奉養升發하여야 하는데, 만약 苦寒瀉土之劑를 과용하면 升해야 할 것이 도리어 降하게 되어 脾胃를 伐하고 津液을 소모시키므로 營運之氣가 줄어들어 臟腑가 稟受받을 것이 없게 된다고 하였다.

---

258) 木香化滯湯: 半夏 1냥(泡), 草豆蔻, 炙甘草 각 5돈, 柴胡 4돈, 木香, 橘皮 각 3돈, 枳實(麸炒) 1돈, 當歸身 2돈, 紅花 5푼. 위 아홉가지 약물을 짓찧어 한번에 5돈씩을 물 한 그릇, 生薑 5편과 함께 달여 찌꺼기를 없앤 후 약간 뜨겁게 복용한다. 식사한지 한참 후에 복용하고 生冷한 음식과 술, 밀가루는 삼가도록 한다

259) 消滯丸: 黑牽牛 2냥(炒末), 五靈脂(炒), 香附子(炒) 각 1냥. 이 약들을 가루낸 후 식초와 함께 반죽하여 小豆大로 丸을 만들어 한번에 30丸씩을 식후에 生薑달인 물과 함께 복용한다.

260) 煮黃丸: 雄黃 1냥(研), 巴豆 5돈(去皮生用, 研爛, 入雄黃末於內, 再研). 이 약들을 잘게 가루내어 밀가루 3냥과 섞은 다음 물로 반죽하여 벽오동씨만하게 丸을 만든다. 복용할 때마다 먼저 물을 끓인 후 24丸을 넣어 20번 끓인 다음 찬물에 넣어 식혀 한번에 2丸씩을 복용하되 하루에 24丸을 다 복용한다. 약간 下利가 있게 되는 것이 나으려는 징후이다.

261) 上二黃丸: 黃芩 2냥, 黃連 1냥(酒洗), 枳實(麸炒) 반냥, 升麻, 柴胡 각 3돈, 甘草 2냥. 이와 같은 여섯 가지 약물을 매우 잘게 가루낸 후 끓는 물에 담갔다가 綠豆大로 丸을 만들어 한번에 50~70丸씩을 따뜻한 물과 함께 복용하되 복용량은 증상의 정도에 따른다.

262) 消積集香丸: 木香, 陳皮, 青皮, 三棱(炮), 廣茂(炮), 黑牽牛(炒), 白牽牛(炒), 茴香(炒) 각 반냥, 巴豆 반냥(不去皮, 同白米一撮同炒, 米黑去米). 이 약들을 가루낸 후 식초와 반죽하여 벽오동씨만하게 丸을 만들어 한번에 7~10丸씩을 生薑달인 물과 함께 시간에 관계없이 복용한다. 下利가 있으면 나으려는 징후이며, 生冷하고 硬한 음식물을 삼가도록 한다.

263) 開結妙功丸: 三棱(炮), 神麴(炒) 각 1냥, 川烏 1냥반(去皮臍), 大黃 4냥(同前四味爲末, 加醋半升熬成膏, 不破堅積不用膏), 麥蘖(炒), 茴香(炒) 각 1냥, 半夏 반냥, 巴豆 2개(堅積을 破할 때에는 4개), 乾薑(炮), 官桂 각 2돈, 牽牛子(揀淨) 3냥. 이 약들을 가루낸 후 앞의 膏藥과 함께 小豆大로 丸을 만들어 生薑달인 물과 함께 10~15丸을 복용한다.

3. 三焦寒熱辨治를 자세히 논하다

三焦辨證의 說은 『內經』, 『難經』, 『傷寒雜病論』 등에 두루 보인다. 華佗의 『中藏經 · 論三焦虛實寒熱生死逆順脈證之法』에서는 그 생리상의 특징과 병리변화에 근거하여 먼저 上中下 三焦의 寒熱虛實의 病證에 분석을 가하고 있지만, 구체적인 치료법에 대한 언급은 하지 않았다. 그후 張元素의 『臟腑標本寒熱虛實用藥式 · 三焦部』와 『醫學啓源 · 三焦』에서 이를 응용하여 내용을 보충하여 三焦虛實標本用藥式으로 정리하였지만, 이 또한 三焦寒熱病證의 치료에 대해서는 여전히 자세한 언급이 없었고, 『醫學啓源』에서 간단한 언급이 있었을 뿐이었다. 羅天益은 三焦寒熱病證을 자세히 밝혀 놓았을 뿐 아니라 氣機를 調理하는 것으로부터 하여 먼저 三焦寒熱證의 치료에 대해 구체적인 논술을 하였다. 三焦는 "原氣之別使"로서 五臟六腑와 榮衛經絡을 총괄하여 內外左右上下의 氣가 온몸을 돌면서 內外를 조화시키고 左右를 영양하고 上下로 퍼지도록 하는 작용을 한다. 생리상 三焦의 氣化는 다른 臟腑器官들과 관계가 매우 밀접하므로 三焦에 病變이 생기면 다른 臟腑器官에도 그 해가 미치게 된다. 그래서 羅天益은 三焦氣化의 병리에 근거하여 三焦病證을 변별했는데, 上焦病은 心肺의 病變, 中焦病은 脾胃의 病變, 下焦病은 肝腎의 病變을 포괄하는 것으로 여겼다. 아울러 氣機를 조리하는 것으로부터 시작하여 구체적인 證治를 자세히 설명하였다. 그 내용을 살펴보면 다음과 같다.

上焦熱: 積熱煩躁, 多渴, 面熱脣焦, 咽燥舌腫, 喉閉, 目赤, 鼻衄, 頷頰結硬, 口舌生瘡, 譫語狂妄에는 凉膈散을 쓴다. 胸中鬱熱, 肺熱咳嗽吐血에는 龍腦鷄蘇丸[264]을 쓴다. 心肺積熱, 風壅上攻, 頭目昏痛, 肩背拘急, 肢節煩疼, 口苦脣焦, 咽喉腫痛, 痰涎壅滯, 涕唾稠粘에는 洗心散[265]을 쓴다.

中焦熱: 胃中實熱而不滿하면 調胃承氣湯을 쓴다. 脾熱目黃에는 瀉脾散[266]을 쓴다. 食毒, 酒毒, 藥毒 등의 모든 熱毒에는 貫衆散[267]을 쓴다.

下焦熱: 痞滿燥實, 地道不通에는 大承氣湯을 쓴다. 腎水不足, 虛火上浮에는 三才封髓丹[268]을 쓴다. 下焦陰虛, 脚膝軟而無力, 陰汗陰痿, 足熱不能履地, 不渴而小便閉에는 滋腎丸[269]을 쓴다.

---

264) 龍腦鷄蘇丸: 柴胡 2냥(剉, 同木通, 以沸湯大半升浸一兩宿, 絞汁後, 入膏), 木通 2냥(剉, 同柴胡汁), 阿膠, 蒲黃, 人蔘 각 2냥, 麥門冬 4냥, 黃芪 1냥, 鷄蘇淨葉 1근(즉 龍腦薄荷), 甘草 1냥반, 生乾地黃末 6냥(後膏). 이 약들을 잘게 가루낸 후 꿀 2근을 먼저 한두번 끓이고 여기에 生地黃末을 넣어 계속 손으로 저으면서 때때로 쥐어짠 데에다가 柴胡, 木通汁을 넣고 천천히 졸여 膏藥을 만들되 타지 않도록 한다. 그후 남은 藥末을 함께 섞어 豌豆大로 丸을 만들어 한번에 20丸씩을 끓인 물과 함께 복용한다.

265) 洗心散: 白朮 1냥반, 麻黃, 當歸, 荊芥, 芍藥, 甘草, 大黃 각 6냥. 이 약들을 잘게 가루내어 한번에 2돈씩을 복용하되 물 한그릇에 生薑, 薄荷를 약간 넣고 물이 7/10 정도 남을 때까지 함께 달여 따뜻하게 복용한다.

266) 瀉脾散: 藿香, 山梔子 각 7돈, 石膏 반냥, 甘草 3냥, 防風 4냥(去蘆). 이 다섯가지 약들을 꿀과 함께 炒하여 가루낸 후 한번에 2~3돈씩을 물 한그릇이 7/10 정도 남을 때까지 달여 淸汁을 시간에 관계없이 따뜻하게 복용한다.

267) 貫衆散: 黃連 3돈, 貫衆 3돈, 甘草 3돈, 駱駝蓬 3돈. 이 약들을 가루내어 한번에 3돈씩을 찬물과 함께 식전에 복용한다.

268) 三才封髓丹: 天門冬(去心), 熟地黃, 人蔘 각 반냥, 黃柏 3냥, 砂仁 1냥 반, 甘草(炙) 7돈 반. 이 약들을 가루낸 후 밀가루로 반죽하여 벽오동 씨 크기로 丸을 만들어 한번에 50丸씩을 복용하되, 蓯蓉 반냥을 切片하여 술 한 대접에 하룻밤 동안 담가 두었다가 다음날 3~4번 끓여 찌꺼기를 없애고 식전 빈속에 복용한다.

上焦寒: 積寒痰飮, 嘔吐不止, 胸膈不快, 不下飮食에는 鐵刷湯[270)]을 쓴다. 風邪冷氣, 入乘心絡, 臟腑暴感風寒, 上乘於心, 令人卒然心痛에는 桂附丸을 쓴다.

中焦寒: 脾胃冷弱, 嘔吐瀉利, 體冷微汗, 手足厥冷, 腹中雷鳴에는 附子理中丸을 쓴다. 內虛裏急少氣, 手足厥冷, 小腹攣急에는 大建中湯을 쓴다.

下焦寒: 腎氣不足에는 八味丸을 쓴다. 下焦陽虛에는 天眞丹[271)]을 쓴다.

【평가】

羅天益은 李杲의 학문을 전수받아 金元代의 名醫가 되었다. 그는『內經』을 깊이 연구하고 張元素, 李杲의 학설을 계승했으며, 諸家의 학설과 자신의 임상경험을 참고하여『衛生寶鑑』을 저술했다. 그리하여 脾胃學說을 통해 三焦寒熱證治를 밝힘으로써 스승의 학문을 발전시켰다. 羅天益은 李杲의 脾胃學說을 계승하고 그 위에 飮食自倍, 飮酒無度 및 房室所傷 등 內傷의 病因과 病理를 보충하였다. 아울러 脾胃內傷에 虛中有熱 뿐 아니라 虛中有寒도 있다고 하였다. 脾胃病의 치료에 대해서는 李杲의 升陽瀉火의 法度를 黙守하지 않고 脾胃를 溫補하는 治法을 잘 썼으며, 또한 健脾消滯하는 처방을 잘 썼고 苦寒한 약물로 攻下하는 治法은 잘 쓰지 않았다. 그는 三焦寒熱의 病證에 대해 辨證을 자세히 하여 治法과 처방이 탁월하여 앞 시대 의학의 부족한 점을 보충해주는 면이 있었다. 그래서 明代의 太醫院判淮南 蔣用文은 "李氏之學得羅氏而益明."[272)]이라 하였다.

후세의 의가들은 羅天益의 처방용약이 溫補에 치우쳤다고 여겼으나 사실은 다 그런 것은 아니다. "각 처방 중에 麻黃, 葛根 같은 汗劑나 瓜蒂, 赤小豆 같은 吐劑나 大黃, 芒硝, 牽牛子, 巴豆 같은 下劑를 쓴 것을 보면 세 가지 攻法을 많이 썼고, 특히 攻法과 補法을 선후를 살펴 적절하게 씀으로써 각기 마땅함이 있었다(觀各方中所用麻黃, 葛根汗劑也; 瓜蔕, 赤豆吐劑也; 大黃, 芒硝, 牽牛, 巴豆下劑也. 三攻之法, 未嘗不用, 特其攻補隨宜, 施之先後, 各有攸當)."[273)]

【醫案選錄】

1. 陰證陽證辨

靜江府提刑 李君의 장자가 19세의 나이인 壬午年 넷째 달에 傷寒을 9일 동안 앓았는데, 의사

269) 滋腎丸: 肉桂 2돈, 知母 2냥(酒洗焙乾), 黃柏 2냥(酒洗焙). 이 약들을 가루낸 후 끓인 물과 함께 鷄頭實大로 丸을 만들어 한번에 100~200丸을 百沸湯으로 빈속에 복용한다.

270) 鐵刷湯: 半夏 4돈(湯泡), 草豆蔻, 丁香, 乾薑(炮), 訶子皮 각 3돈, 生薑 1냥. 이 약들을 빻은 다음 물 다섯 그릇이 두 그릇 반이 될 때까지 달여 찌꺼기를 없애고 시간에 관계없이 3번에 나누어 복용한다.

271) 天眞丹: 沈香, 穿心巴戟(酒浸), 茴香(炒), 萆薢(酒浸, 炒), 胡蘆巴(炒香), 破故紙(炒香), 杜仲(麸炒, 去絲), 琥珀, 黑牽牛(鹽炒, 去鹽) 각 1냥, 官桂 반냥. 이 약들을 가루낸 후 술에 담갔다가 반죽하여 벽오동 씨 크기로 丸을 만들어 한번에 50丸씩을 빈속에 따뜻한 술과 함께 복용한다. 鹽湯과 함께 복용하는 것도 좋다.

272)『衛生寶鑑 · 蔣序』.

273)『衛生寶鑑 · 韓序』.

가 陰證으로 여기고 附子理中丸을 몇 차례 복용시키자 그 證이 더욱 심해졌다. 또 다른 의사는 陽證으로 보았으나 감히 약을 먹지는 못하였다. 이에 李君이 친히 나에게 와 의심을 풀어줄 것을 부탁하였지만, 나는 사양하였다. 李君이 절하고 눈물흘리면서 “太醫께서 와주시지 않는다면 제 아들놈은 죽을 수밖에 없습니다”라고 하였다. 가서 보니 몇 사람이 환자 주위에 둘러 앉아 있었는데, 나는 그 證을 바로 말하지 않고 세밀히 나누어 스스로 헤아리도록 하였다.

무릇 陽證은 身須大熱而手足不厥, 臥則坦然, 起則有力, 不惡寒, 反惡熱, 不嘔不瀉, 渴而飮水, 煩躁不得眠, 能食而多語, 脈浮大而數하다.

陰證은 身不熱而手足厥冷, 惡寒, 踡臥, 面向壁臥, 惡聞人聲, 或自引衣蓋覆, 不煩渴, 不欲食, 小便自利, 大便反快, 脈沈細而微遲하다.

脈을 살펴보니 沈數하여 6~7번씩 뛰는데, 그 어머니가 말하기를 밤이 되면 계속 소리지르며 잠을 못이루고 얼음물을 찾는다고 하였다. 내가 그 말을 듣고 보니 陽證을 다 갖추고 있었다. 또한 3일 동안 대변을 보지 못했다고 하여 급히 下法을 썼다. 酒煨大黃 6돈, 炙甘草 2돈, 芒硝 2돈을 달여 복용하도록 하였다. 저녁이 되기까지 몇 차례 下하니 燥屎 20여 덩어리가 나왔고 밤에 땀이 많이 났다. 다음 날 다시 가 보니 몸이 서늘해지고 脈이 고요해졌다. 나는 『素問 · 熱論』의 “治之各通其臟腑”라는 말을 생각했는데, 仲景도 『傷寒論』에서 六經이 각기 달라 傳受됨이 같지 않다고 하였다. 『活人書』에서도 또한 “凡治傷寒, 先須明經絡, 若不識經絡, 觸途冥行.”이라 하였다. 前聖, 後聖의 생각이 같은데, 몽매한 자가 經絡을 공부하지 않고 病源을 묻지 않으며, 寸尺을 살펴 멋대로 證을 헤아리면서 邪氣가 있는 곳을 알지 못하니, 잘못을 저질러 놓고도 뉘우칠 줄을 모른다. 韓文公이 “醫之病, 病在少思”라고 하였다. 일리가 있는 말로 사람들에게 학문을 권하는 것이니 생명을 구제하는 마음이 중한 것이라. (『衛生寶鑑 · 醫驗記述』)

靜江府提刑李君長子, 年一十九歲, 至元壬午四月間, 病傷寒九日, 醫者作陰證治之, 與附子理中丸數服, 其證增劇, 別易一醫, 作陽證議論, 差互不敢服藥, 李君親來邀請予爲決疑, 予避嫌辭. 李君拜泣而告曰; 太醫若不一往, 太子祗待死矣. 不獪已, 遂往視之, 坐間有數人, 予不欲直言其證, 但細爲分解, 使自忖度之.

凡陽證者, 身須大熱而手足不厥, 臥則坦然, 起則有力, 不惡寒, 反惡熱, 不嘔不瀉, 渴而飮水, 煩躁不得眠, 能食而多語, 其脈浮大而數身, 陽證也.

凡陰證者, 身不熱而手足厥冷, 惡寒, 踡臥, 面向壁臥, 惡聞人聲, 或自引衣蓋覆, 不煩渴, 不欲食, 小便自利, 大便反快, 脈沈細而微遲, 皆陰證也

診其脈, 沈數得六七至, 其母云: 夜來叫呼不絶, 全不得睡, 又喜冰水. 予聞其言, 陽證悉具, 且三日不見大便, 宜急下之. 予遂稱酒煨大黃六錢, 炙甘草二錢, 芒硝二錢, 水煎服之. 至夕, 下數行, 燥糞二十餘塊, 是夜汗大出. 翌日, 又往視之, 身凉脈靜矣. 予思『素問 · 熱論』云: “治之各通其臟腑”, 故仲景述『傷寒論』, 六經各異, 傳受不同. 『活人書』亦云: “凡治傷寒, 先須明經絡, 若不識經絡, 觸途冥行.”前聖後聖, 其揆一也, 昧者不學經絡, 不問病源, 按寸握尺, 妄意疾證, 不知邪氣之所在, 動致顚覆, 終不肯悔. 韓文公曰: “醫之病, 病在少思.” 理道之言, 勉人學問, 救生之心重矣. (『衛生寶鑑 · 醫

驗記述』)

2. 執方用藥辨

省掾曹德裕男婦가 3월 초에 傷寒을 8, 9일 동안 앓아 나에게 치료를 부탁했는데, 脈이 沈細而微하고 四肢逆冷, 自利腹痛, 目不欲開, 兩手常抱腋下, 昏昏嗜臥, 口舌乾燥하였다. 그러면서 앞에 본 의사가 白虎加人蔘湯을 한 번 복용할 만큼 남겨 놓았다고 하면서 복용해야 하는지를 물어왔다. 나는 白虎湯이 비록 口燥舌乾한 것을 치료한다고는 하지만 이 말에만 집착해서는 않된다고 하였다. 이 證에 白虎湯을 써서는 안 되는 세 가지 이유가 있다. 『傷寒論』에서 立夏 이전, 處暑 이후에는 함부로 써서는 안 된다고 한 것이 그 첫째이다. 太陽證에 無汗而渴한 경우에 쓸 수 없다고 한 것이 둘째이다. 더구나 환자가 陰證을 모두 갖추고 있고 때가 봄이라 아직 쌀쌀하여 쓸 수 없는 것이 셋째이다. 仲景은 "下利清穀, 急當救裏, 宜四逆湯."이라고 하였다. 이에 四逆湯 3兩에 人蔘 1兩, 生薑 10여 片, 수염이 달린 蔥白 9莖을 큰그릇으로 5그릇 정도되게 담아 3그릇 정도 남을 때까지 달여 찌꺼기를 제거하고 3번으로 나누어 복용한다. 하루동안 복용하자 밤이 되어 그치고 손발이 따뜻해졌으며, 다음날 크게 땀이 나면서 解하였고, 이어 理中湯을 몇차례 복용하자 병이 나았다. 孫眞人은 '習業篇'에서 "무릇 큰 의사가 되려거든 반드시 『甲乙』, 『素問』, 『黃帝鍼經』, 『明堂』, 流注十二經, 三部九候, 本草藥性을 외우고 仲景, 叔和의 학설을 아울러 깊이 익혀야 하니, 이런 후에야 바야흐로 큰 의사가 될 수 있다. 그렇지 않으면 눈이 없이 밤에 다니는 것과 같아 움직이면 쓰러지게 된다"라고 하였다. 처방을 두어 약을 쓰는 자들이라면 다시금 새겨볼 일이다. (『衛生寶鑑 · 醫驗記述』)

省掾曹德裕男婦, 三月初病傷寒八九日, 請予治之, 脈得沈細而微, 四肢逆冷, 自利腹痛, 目不欲開, 兩手常抱腋下, 昏昏嗜臥, 口舌乾燥, 乃曰: 前醫留白虎加人蔘湯一服, 可服否? 予曰: 白虎雖云治口燥舌乾, 若執此一句亦未然. 今此證不可用白虎者有三: 『傷寒論』云: 立夏已前, 處暑以後不可妄用, 一也. 太陽證無汗而渴者不可用, 二也. 況病人陰證悉具, 其時春天尙寒, 不可用, 三也. 仲景云: "下利清穀, 急當救裏, 宜四逆湯." 遂以四逆湯三兩, 加人蔘一兩, 生薑十餘片, 連鬚葱白九莖, 水五大盞, 同煎至三盞, 去滓, 分三服. 一日服之, 至夜得止, 手足溫, 翌次大汗而解, 繼以理中湯數服而愈. 孫眞人「習業篇」云: "凡欲爲大醫, 必須諳『甲乙』, 『素問』, 『黃帝鍼經』, 『明堂』, 流注十二經, 三部九候, 『本草』藥性, 仲景, 叔和, 幷須精熟, 如此方爲大醫, 不爾, 猶無目夜游, 動致顚隕." 執方用藥者, 再斯可矣. (『衛生寶鑑 · 醫驗記述』)

【복습자료】

1. 羅天益의 학술사상은 張元素, 李東垣으로부터 비롯된 것이다. 李東垣의 脾胃學說과 張元素의 臟腑辨證은 羅天益의 학술사상에 큰 영향을 주었다.

2. 본절의 중심이 되는 것은 脾胃와 三焦에 대한 羅天益의 辨證治療이다.

3. 羅天益이 脾胃疾患의 病因, 病機, 辨證, 治療에 대해 말하고 있는 내용을 학습할 때 3절에 있는 李東垣의 脾胃學說과 서로 비교하면서 그 차이점을 찾아볼 필요가 있다. 이렇게 함으로써 복습과 아울러 羅天益의 脾胃學說에 대한 이해를 더 깊이있게 할 수 있게 되어 임상에서 운용할 때 유리할 것이다.

4. 羅天益의 三焦寒熱病證의 辨證施治는 三焦와 상응하는 臟腑에서 발생하는 病變을 서로 결합시켜 분석, 치료하는 것이다. 그 가운데 上焦는 心과 肺의 病證을 포괄하고, 中焦는 脾와 胃의 病證을 포괄하고, 下焦는 肝과 腎의 病證을 포괄한다. 따라서 이 내용을 학습하는 데 있어서는 이처럼 상응하는 臟腑의 病變을 결합시켜 이해할 필요가 있다.

5. 醫案에 대한 분석

案一: 이 醫案은 陰證, 陽證에 대한 변별로서, 매우 분명한 경우이기 때문에 한가지 약만으로서 낫게 되는 경우이다. 『素問 · 熱論』의 내용을 인용했는데, 본래는 "治之各通其臟脈"이 맞으니, 바로 각 臟腑의 經脈을 통하게 해야 한다는 뜻이다. 본 醫案에 나오는 질병은 邪熱이 陽明胃經에 있어 『傷寒論』에서 말하는 胃家實證에 속하며, 따라서 調胃承氣湯을 써서 熱實을 瀉하면 病이 물러나게 되는 것이다. 더불어 다른 의사들이 附子理中丸을 쓴 것이 매우 잘못된 것임을 반증하고 있다.

案二: 白虎加人蔘證은 『傷寒論』에서 다섯 조문에 보이는데, (1) "服桂枝湯, 大汗出後, 大煩渴不解, 脈洪大者." (2) "傷寒若吐若下後, 七八日不解, 熱結在裏, 表裏俱熱, 時時惡風, 大渴, 舌上乾燥而煩, 欲飮水數升者." (3) "傷寒無大熱, 口燥渴, 心煩, 背微惡寒者." (4) "渴欲飮水, 無表證者."와 "若渴欲飮水, 口乾舌燥者." 등이다. 종합해 볼 때 白虎加人蔘湯은 裏熱傷津證에 쓰는 것이다. 따라서 煩渴, 脈洪大, 熱結在裏 등이 모두 적응증이 된다. 또한 白虎證의 渴은 모두 渴하면서 飮冷하는 것이다. 四逆證의 渴은 반드시 飮冷하지 않는다.

【학습과제】

1. 羅天益의 학술사상의 연원에 대해 기술하시오.
2. 羅天益은 李杲의 脾胃學說을 어떻게 보충, 발전시켰는가?
3. 羅天益의 脾胃內傷病의 치료는 어떤 특징이 있는가?
4. 三焦寒熱에 대한 羅天益의 辨證施治와 대표적인 方劑를 기술하시오.

제 4 장

攻邪學派

1 槪說

【학습목표】

1. 攻邪學派의 주된 학술사상 및 한의학에 공헌한 점을 이해한다.
2. 攻邪學派의 師承關係 및 다른 학파에 미친 영향을 이해한다.
3. 攻邪學派의 개념과 학파 형성의 역사적 배경 및 그 학술연원에 대해 이해한다.

宋金時代에 張從正을 대표로 攻邪를 전문으로 하여 寒凉한 藥物을 잘 쓴 醫學流派를 일러 攻邪學派라 한다.

攻邪學派가 형성되게 한 사회적 원인은 河間學派의 그것과 거의 차이가 없다. 張從正은 劉完素보다 46세 연하로 두 사람은 동시대인으로서, 당시의 시대적 배경은 河間學派에서 서술한 것과 대략 같다. 서기 1115년 북방에 金이 건립되면서 宋은 강남으로 내몰려 100여년간 대치하는 국면을 형성하게 된다. 얼마 후 북방에서 몽고족이 흥기하여, 金과 南宋은 몽고와의 싸움에 직면하게 되고, 1234년에는 金이, 1279년에는 南宋이 각각 멸망되고 元나라가 건립된다. 이러한 역사적 소용돌이 속에 민족간에는 전쟁이 끊이지 않았고, 통치자들은 많은 백성들을 잔혹하게 착취하며 횡포를 행하는 가운데, 백성들은 계속 봉기하여 일어났고 전쟁은 그치지 않았다. 때문에 劉完素가 살았던 시대는 빈번한 전쟁으로 인해 瘟疫이 광범하게 유행하였다. 또한 張從正이 살았던 시기까지도 이러한 상황은 개선되지 않았다. 그는 "泰和 6년(1206년) 丙寅年에 내가 직접 보니 남쪽으로 정벌갈 군대가 많이 동원되어 이듬해 돌아왔는데, 그 해 瘴癘로 죽은 사람의 수를 헤아릴 수 없었다. 昏瞀와 懊憹으로 십중팔구가 죽었는데 모두 火化로 인한 것이었다(余親見泰和六年丙寅, 征南師旅大擧, 至明年軍回, 是歲瘴癘殺人, 莫知其數, 昏瞀懊憹, 十死八九, 皆火化也.)"[274]고 말한다. 또한 劉完素는 河北人이고 張從正은 河南人으로 두 사람이 살았던 지역은 서로 연접해 있어 지리환경이나 주민들의 생활습관이 서로 비슷하여, 外邪를 받으면 熱이 쌓여 燥로 변하기 쉬웠다. 두 사람이 처했던 시대와 지리적 환경이 비슷했기 때문에 접촉했던 환자들도 비슷했다. 宋金시대에는 『和劑局方』의 성행으로, 辛溫한 芳香性 약품의 남용으로 인한 악습을 낳아, 俗醫들은 "補는 좋아하고 瀉는 싫어하며, 溫한 것은 좋아하고 寒한 것은 꺼려하여, 大黃이나 芒硝를 뱀이나 전갈을 보듯 하고, 乾薑이나 附子를 엿이나 꿀처럼 달게 여겼다(好補而惡瀉, 喜溫而畏寒, 大黃芒硝, 視如蛇蝎, 乾薑附子, 甘如飴蜜.)"[275]고 하였다. 비록 劉完素가 火熱論을 창안하여 당시의 폐습을 애써 바로잡으려고 했지만 한 사람이 일시에 교정할 수 있는 일이 아니였기에, 張從正도 강하게 목소리를 높여 당시의 잘못을 벗어나려는 노력을 기울였다. 그는 "용렬한 의사가 병을 치료할 때 순전히 虛한 것을 補하려고만 하고 감히 그 實한 것은 치료하지 않아도, 온 세상 사람들이 모두 평온하다고 말하니, 사람을 잘못되게 하는데도 그 흔적이 나타나지 않아 그도 또한 그 잘못된 점을 돌아보려고 하지 않는다. 의사는 늙어서까지도 뉘우치지 않고 '내가 보약을 쓰는 것이 무슨 죄가 된단 말인가?' 라고 말하니, 대개 병자는 따뜻한 약을 쓴다는 말을 들으면 기뻐하고 찬약을 쓴다고 하면 두려워하며, 補를 애기하면 따르고 瀉를 말하면 거역하니 이러한 폐단이 한가지만이 아니다(庸工之治病, 純補其虛, 不敢治其實, 擧世皆曰平穩, 誤人而不見其迹, 渠亦自不省其過, 雖終老而不悔, 且曰 '吾用補藥也, 何罪焉?' 蓋病者聞煖則悅, 聞寒則懼, 說補則從, 說瀉則逆, 此弊非一也.)"[276]라고 말한다. 아울러 "무릇 補하는 것은 사람들이 좋아하는 바이고 攻하는 것은 싫어하는 바라서, 의사가 병자의 마음을 거스리면서 사용하느니보다 병자의 마음을 따라서 이득을 얻는 것이 더 낫다고 여긴다(夫補者人所喜, 攻者人所惡, 醫者與其逆病人之心而不見用, 不若順病人之心而獲利也.)"[277]하는 까닭에 張從正은 苦寒한 藥으로 攻邪하는데 주력하여, 치우친 것을 바로 잡으려고 애썼다.

張從正의 학술사상은 주로 두가지에서 연원하고 있다. 첫째는,『內經』과 『傷寒論』에 기반을 두고 있다. 經典을 연구하여, 독창적인 주장을 피력한 것이다. 그는 당시 사람들을 개탄하여 "종내 기꺼이 여러 해를 공들여 『內經』을 힘써 읽지 않고, 단지 대중의 기호에만 따라서 명예를 더럽히니, 이와같은 자들은 다 허튼 논의나 벌이는 자들이다(終不肯以數年之功, 苦讀『內經』, 但隨衆好惡, 爲之毁譽, 若此者, 皆妄議者也.)"[278]라고 말한다. 그 밖에 그의 질병에 대한 견해는 『素問·評熱病論』의 "邪가 이르는 것은, 氣가 반드시 虛하기 때문이다(邪之所湊, 其氣必虛)"라는 관점과 일치한다. 그의 치료에 대한 주장은 『內經』으로부터 길을 열었을뿐 아니라, 『傷寒論』으로부터도 경험을 받아들이고 있다. 그는 "나는 일찍부터 장중경의 汗, 吐, 下 三法을 이용했다(余嘗用張長沙汗, 吐, 下三法.)"[279]고 말한다. 이런 점들로 볼 때, 張從正의 의학이론과 치료방법은 『內經』에 그 기원을 두고 있는 것이다. 둘째로는 劉完素의 학술사상으로부터 영향을 받았다. 張從正은 劉完素의

274) 『儒門事親·瘧非脾寒及鬼神辯四』.
275) 『儒門事親·叙』.
276) 『儒門事親·汗下吐三法該盡治病詮十三』.
277) 上同.
278) 『儒門事親·立諸時氣解利禁忌式三』.
279) 『儒門事親·瘧非脾寒及鬼神辯四』.

私淑弟子로, "從正은 河間의 劉守眞을 종주로 삼아 用藥함에 寒凉藥을 많이 썼다(從正宗河間劉守眞, 用藥多用寒凉.)"라고 『四庫全書提要』는 적고 있다. 劉完素는 火熱을 주장하여 주로 辛凉한 藥으로 淸散시켰고, 張從正은 그 학문을 이어 받기는 했지만 오히려 攻하는데 힘써서 劉完素의 寒凉派를 개변시켜 苦寒攻邪派를 이루게 된다.

攻邪學派는 치밀한 이론과 독특한 치료경험을 가지고 있다. 張從正은 河間을 私淑하여 역시 火와 熱을 많이 말하면서 "風은 火를 좇아서 변화하고, 濕과 燥를 겸한다(風從火化, 濕與燥兼)"라는 이론을 주장하였다. 그는 또한 질병이 되는 것은 內傷外感을 막론하고 모두 邪氣가 나쁜 영향을 미치는 것이며, 이러한 邪氣는 인체에 원래부터 있던 것은 아니라고 인식하였기 때문에, 반드시 인체로부터 이것을 쫓아 내보내어 病邪를 제거시킨 이후에야 비로소 건강을 회복하는 것이 가능해진다고 여겼으므로, "邪氣가 나가면 元氣는 저절로 회복된다(邪去而元氣自復.)"라고 이야기하였다. 치료에 있어서는 汗, 吐, 下 三法을 잘 썼다. 『金史 · 方技傳』은 "汗, 吐, 下 三法의 운용에 가장 정밀하여, 세칭 張子和汗吐下法이라 한다(於汗, 吐, 下三法, 運用最精, 世稱爲張子和汗吐下法.)"라고 적고 있다.

張從正의 학술을 전해 받은 者로는 麻九疇, 常德, 李子範등이 있다. 麻九疇는 자가 知幾이며 莫州사람으로 經史에 뛰어 났고, 자신의 질병으로 인해 일찍이 張從正으로부터 의학을 배우게 되어 그 묘함을 다 전해 받게 된다. 그는 후세에 전하는 저작을 남기지 않았지만, 張從正의 著述중 많은 것이 그의 손을 거쳐 나왔다. 『儒門事親』의 序에서 張頤齋는 "宛丘 張子和는 興定年間(1217~1222)에 太醫로 부름을 받았지만 아무 이유없이 그만둘 것을 구하였으니 아마도 좋아하지 않았기 때문이리라. 물러나서 徵君(학문과 덕행이 높아 임금이 부르나 나아가 벼슬을 하지 않는 은사) 麻知幾와 더불어 常仲明의 무리들과 더불어 날마다 㶏上에서 交遊하여, 서로 함께 깊은 뜻을 밝히고 정확한 이치를 판별하였다. 法과 이론의 大義는 子和가 모두 드러내면, 徵君(常仲明)은 文에 박식하였기에 이를 사양하지 않았다. 論하는 자들이 다 이르기를 宛丘(張從正)의 醫術이 아니었다면 徵君(常仲明)의 문장이 칭찬받지 못했을 것이고, 徵君의 문장이 아니었다면 宛丘의 의술이 알려지지 못했을 것이기 때문에 세칭 二絶이라고 한다(宛丘張子和, 興定中召補太醫, 居無何求去, 蓋非好也. 於是退而與麻徵君知幾, 常公仲明輩, 日游㶏上, 相與講明奧義, 辨析至理, 一法一論, 其大義皆子和發之, 至子博之於文, 則徵君所不辭焉. 議者咸謂, 非宛丘之術, 不足以稱徵君之文, 非徵君之文, 不足以弘宛丘之術, 所以世稱二絶.)"라고 쓰고 있다.

常德은 자가 仲明이며 鎭陽人이다. 熊氏의 種德堂本『張子和心鏡』一卷에 나오는 "門人鎭陽常德仲明編"이란 제목으로 보아 常德은 張從正의 弟子인 것이 분명하다. 『心鏡』의 내용은 다만 일곱편으로 되어 있는데 方劑의 방면에서 張從正과 劉河間의 학문을 잘 보여주고 있다.

李子範은 字가 林慮이다. 『儒門事親 · 後序』에서는 "隱士인 林慮 李子範이라는 자가 있는데 그 老母가 살아 계셔서 岐伯과 黃帝의 학문에 진력하였는데, 이 책을 얻고서는 기뻐하며 놓지 않아 드디어는 宛丘(張從正)가 전한 것을 다 체득했다(有隱士林慮李君子范者, 以其老母在, 刻意岐黃, 及得是書, 喜而不舍, 遂盡得宛丘之傳.)"라고 적고 있다. 이로 볼 때 李子範 역시 張從正의 학문을 私淑

하여 깊이 깨우친 사람이다. 李子範은 후세에 저작을 남기지 않아 그 구체적인 학술 내용은 알 수가 없다.

攻邪學派는 후대의 의학 발전 및 학파 창립에 영향을 끼쳤다. 攻邪學說과 그 治療法은 후대의 溫病學派의 先例를 만들어 이론적 기초를 세워주어 치료방향을 제시해 주었다. 吳又可의 『瘟疫論』에서는 逹邪를 가장 중요시하고 있고 下法을 강조하고 있다. 그는 溫疫病을 "戾氣"가 병이 되게 하는 것으로 인식하여 그 치료에 있어서 "開門祛邪"하는 것을 급하게 여겼다. 그런 까닭에 『名醫類案』에서는 "吳又可의 출현은 흡사 張子和가 나타난 것 같다(吳又可出, 儼然一張子和也)"는 말을 하고 있다. 그 후의 葉天士, 薛生白, 吳鞠通, 王孟英 등의 溫熱家들도 이에 기초를 두고 발전해 나간다. 汗法을 쓰는데 있어서는 오히려 麻黃이나 桂枝를 쓰는 것과는 달리, "땀을 내려고 하지 않아도 저절로 땀이 나와 풀린다(更有不求汗而自汗解者)"라는 관점을 제시하여, 苦寒한 약으로 攻邪하여 氣滯한 것은 開導시키고, 血凝한 것은 消瘀시키는 등의 방법으로 모두 땀을 내어 풀린다고 생각하였다. 下法에 있어서도 새롭게 내세운 것이 적지 않은데, 『溫病條辨』(吳鞠通이 1798년 지음) 중의 五首承氣湯과 같은 것을 예로 들 수 있다. 柳寶貽는 "邪熱이 裏로 들어 가면 다시 다른 곳으로 전해지는 것은 아니다. 그러므로 溫熱病에 있어서 熱結胃腑하면 攻下를 하여 풀리는 것이 열 가운데 여섯, 일곱은 된다(邪熱入裏, 則不復他傳. 故溫熱病熱結胃腑, 得攻下而解者十居六, 七.)"고 생각한다. 葉天士가 "三焦를 다시 논한다면, 外로부터 풀리지 않으면 반드시 裏結하게 되니, 裏結은 어디에 있는가 하면 陽明 胃와 腸에 있게 되니 반드시 下法을 써야 한다(再論三焦, 不得從外解, 必致裏結, 裏結在何, 在陽明胃與腸也, 亦須用下法)"는 등의 이야기는 다 攻邪學說의 영향을 받은 것이다. 雜病의 치료에까지 攻邪의 治療法은 후대에 도움을 주었다. 明나라의 呂元膺 같은 이는 張從正을 私淑하여 汗吐下 三法을 써서 병을 잘 치료하였는데, 늘 卓效가 있어 심한 병도 누차 일으켰다. 이는 모두 張從正의 경험을 본받아서 된 것이다.

【복습자료】

1. 本節은 河間學派의 개설 부분을 같이 비교 분석해야만 이해하기 쉽다. 攻邪學派 형성의 배경과 원인은 河間學派와 같다. 또한 攻邪學派는 河間學派를 기반으로 해서 발전한 것이므로 그 학술적 연원과 학술사상 및 개념은 河間學派와 비교 분석하여 귀납시켜 살펴볼 수 있다.

2. 攻邪學派의 私承關係: 張從正 ┬ 麻九疇
├ 常　德
└ 李子範

3. 攻邪學派의 공헌

- "祛邪扶正"의 이론을 발전시켜 汗吐下의 치료법을 풍부하게 해주었다.
- 溫病學派의 이론적 기초를 세웠다.
- 雜病에 대해서 攻邪法으로 치료하는 데에도 일정한 영향을 주었다.

【학습과제】

1. 攻邪學派의 개념을 간단히 기술하라.
2. 攻邪學派 형성의 원인, 학술 사상 연원 및 河間學派와의 다른점은?
3. 攻邪學派의 私承關係는?
4. 攻邪學派의 중심되는 학술 사상은?
5. 攻邪學派가 후대 의학에 끼친 공헌은?
6. 당신은 "祛邪扶正"이 좋다고 생각하나? 아니면 "扶正祛邪"가 좋다고 생각하나? 그렇다면 그 이유는?

2 張從正

【학습목표】

1. 張從正의 論病觀點, 三邪理論, 祛邪三法 등을 파악한다.
2. 張從正이 血氣流通을 귀하게 여긴 것과 藥攻食養의 주장을 숙지한다.
3. 張從正의 著作을 이해한다.

【생애와 저작】

張從正은 字는 子和, 號는 戴人이며, 宋金시대에 睢州 考城(지금의 河南省 蘭考縣) 사람으로 宛丘에 오랫동안 살았기에 또한 宛丘子和라고도 불린다. 金나라의 正隆 元年에서 正大 5년(서기 1156~1228년)까지 생존하였다. 興定 중(1217~1222년)에는 太醫를 지냈으나, 오래지 않아 사양하고 돌아갔다. 元나라 사람 張頤齋가 『儒門事親』의 序文에서 "근세에 오직 河間 劉守眞만이 張仲景이 남긴 뜻을 깊이 얻었으므로 이 道를 좇아 大定(1161~1189), 明昌(1190~1195) 年間에 알려질 수 있었다. 남쪽으로 건너간 이래로 宛丘에서 張子和가 나와서 옛 성인의 마음을 탐구하여 천년의 비밀을 밝혔는데, 구하고 치료한 것이 취한 것과 같고 쥔 것과 같으니(『詩經 · 大雅』에 나오는 구절), 식자들이 張仲景과 劉河間이 다시 이 시대에 나왔다고 이른다(近世惟河間劉守眞, 深得長沙遺意, 故能從斯道鳴於大定明昌間. 南渡以來, 宛丘張子和出焉, 探歷聖之心, 發千載之密, 凡所拯療, 如取如攜, 識者謂長沙河間, 復生於斯世矣.)"라 하였다. 또 『金史 · 本傳』에서 또한 "張從正은 의학에 정통하였다. 『素問』, 『難經』을 꿰뚫었는데, 劉守眞을 종주로 삼아 寒凉한 약을 많이 써서 병든 사람을 일으켜 죽음에서 구해냄에 효과가 많았다(張從正, 精於醫. 貫穿『素』『難』之學, 其法宗劉守眞, 用藥多寒凉, 然起疾救死多取效.)"고 하였으니, 이는 張從正의 학문이 멀리는 『素問』, 『傷寒論』에서부터 법칙을 취하였고, 가까이는 劉完素를 본받았다는 것이다. 그 汗吐下 三法에 숙련된 것을 볼 수 있으며, 아울러 六氣分證을 좇아 "三消는 마땅히 火를 좇아 판단해야 한다(三消當從火斷)"는 설을 주장하였으니, 河間을 본받은 것이 실로 많은 것이다.

『儒門事親』 15권을 지었는데, “儒門事親이라고 말한 것은, 오직 儒學을 하는 사람이라야 능히 그 이치를 밝힐 수 있고 부모를 섬기는 사람이라면 마땅히 의학을 알아야 하기 때문이다(其曰儒門事親者, 則以爲惟儒者能明其理, 而事親者當知醫也.)”[280]라고 하였다. 本書는 원래 흩어진 10종의 저작을 후인들이 편찬하여 한 권의 책으로 만든 까닭에 사람들이 “이름과 목차가 자못 훼손되어 번잡하다(名目頗傷煩碎)”고 한다. 羅知悌의 『心印紺珠經』에 기재된 내용과 本書의 金元刊本과 현존하는 明나라의 嘉靖 邵伯崔本을 대조하여 보면, 원래의 『儒門事親』은 단지 3권으로 邵本의 제1~3권에 해당하며, 邵本의 제4~5권은 원래 『直言治病百法』이며, 제 6~8권은 『十形三療』이며, 제9권은 『雜記九門』이며, 제10권은 『撮要圖』이며, 제11권은 『治病雜論』이며, 제12권은 『三法六門』이며, 제13권은 『治法心要』이며, 15권은 『世傳神效名方』이다. 별도로 『三復指迷』 1권과 『張氏經驗方』 1권이 있는데, 모두 망실되었다. 이 외에도 『撮要圖』의 뒤에 『扁鵲華佗察聲色定生死訣』과 『病機』의 二門이 붙은 것이 있고, 『治病雜論』의 뒤에 『河間先生三消論』一門이 붙은 것이 있다. 마지막에 다시 『太醫先生辭世詩』에 칠언고시 한 수와 칠언절구 네 수를 실었다. 또한 李濂의 『醫史』의 설명에 근거하면 “이 책은 張從正이 처음에 지었는데, 麻知幾가 윤색하고 또 常德이 남아있는 것을 모아 『治法心要』로 만들었다(本書是子和草創之, 知幾潤色之, 而仲明又摭其遺爲治法必要.)”라 하였으니, 본 책이 일정부분을 제외하고는 張子和 한 사람의 저작이 아님을 알 수 있다.

【학술내용】

1. 病은 邪氣로 말미암아 생긴다.

張子和는 인체가 發病하는 것은 邪氣가 침범하였기 때문이라고 인식하였다. 밖으로부터 침입한 病邪 뿐만 아니라 체내의 변화로 말미암아 생긴 모든 것이 邪氣이니, 이 邪氣는 일체의 병증이 생기는 원인이 된다. 그는 “무릇 병이라는 것은 사람의 몸에 원래 있었던 것이 아니다. 혹은 밖으로부터 들어오기도 하고, 혹은 안으로부터 생겨나기도 하니 모두 邪氣이다(夫病之一物, 非人身素有之也. 或自外而入, 或由內而生, 皆邪氣也.)”[281]라고 하였는데, 邪氣의 由來에 대하여 張子和는 天地에 각각 六氣가 있고, 人에는 六味가 있어서 天地人에 세가지 邪氣가 病을 일으켜 인체의 上中下의 세 부분에 病變이 발생하게 된다고 인식하였다. 그는 “하늘의 六氣는 風, 暑, 火, 濕, 燥, 寒이며, 땅의 六氣는 霧, 露, 雨, 雹, 氷, 泥이며, 사람의 六味는 酸, 苦, 甘, 辛, 鹹, 淡이다. 그러므로, 하늘의 邪氣가 병을 일으키면 흔히 위에서 나타나고, 땅의 邪氣가 병을 일으키면 흔히 아래에서 나타나고, 사람의 邪氣가 병을 일으키면 흔히 가운데에서 나타난다. 이것이 병을 일으키는 세가지이다(天之六氣, 風, 暑, 火, 濕, 燥, 寒, 地之六氣, 霧, 露, 雨, 雹, 氷, 泥, 人之六味, 酸, 苦, 甘, 辛, 鹹, 淡. 故天邪發病, 多在乎上, 地邪發病, 多在乎下, 人邪發病, 多在乎中. 此爲發病之三也.)”[282]라고 주장하였다. 이러한 관점은 한의학의 전통적 개념과 부합하는데, 예를 들면 『靈樞 · 百病始生』의 “무릇 온갖

280) 『中國醫籍考 · 儒門事親 · 四庫全書目錄提要曰』.
281) 『儒門事親 · 汗下吐三法該盡治病詮』.
282) 上同.

병이 처음 생기는 것은 모두 風雨寒暑, 淸濕喜怒에서 생긴다. 喜怒가 不節하면 臟이 상하고, 風雨는 上部를 상하게 하며, 淸濕은 下部를 상하게 한다. 三部의 氣가 傷하는 바가 類를 달리한다. 喜怒가 절제가 없으면 臟을 상하고, 臟이 상하면 病이 陰分에서 일어나며, 淸濕이 虛를 틈타 침입하면 病이 下部에서 일어나고, 風雨가 虛를 틈타 침입하면 病이 上部에서 일어나는데, 이를 三部라 이른다. 그 함부로 넘쳐남에 이르러서는 다 셀 수가 없다(夫百病之始生也, 皆生於風雨寒暑, 淸濕喜怒. 喜怒不節則傷臟, 風雨則傷上, 淸濕則傷下. 三部之氣, 所傷異類. 喜怒不節則傷臟, 臟傷則病起於陰也, 淸濕襲虛, 則病起於下, 風雨襲虛, 則病起於上, 是謂三部. 至於其淫泆, 不可勝數.)"라고 한 것은 內在와 外在의 문제이다. 風雨淸濕은 모두 외재적인 因素에 속하고, 喜怒는 내재적인 변동이다. 內因과 外因을 막론하고 疾病은 모두 病邪가 인체에 강하게 덧붙여짐으로 말미암아 생기니, 인체 자체의 정상적 변화는 아닌 것이다. 張從正은 이와 같이 인식을 하였는데, 비교적 정확하다 할 수 있다.

이 외에도 張從正은 『素問 · 調經論』의 "五藏의 道는 모두 經隧(經脈의 길)를 따라 나와 血氣가 행하는 데, 血氣가 조화되지 못하면 온갖 병이 이에 변화하여 생겨난다(五藏之道, 皆出於經隧以行血氣, 血氣不和, 百病乃變化而生.)"라는 설명으로부터 "『內經』이라는 책은 오직 氣血의 流通을 귀하게 여긴다(『內經』一書, 惟以氣血流通爲貴)"라는 생각을 끌어내어, 이를 바탕으로 하여 血氣가 "흐르는 것을 귀하게 여기고, 머무르는 것을 귀하게 여기지 않는다(貴流不貴滯)"는 관점을 수립하였다. 血氣의 流行이 흐트러지면 內在的인 邪氣를 낳을 수 있어서 혹 밖으로부터 邪氣를 불러들여 여러가지 질병을 낳을 수 있다고 인식하였다.

2. 邪氣를 공격하여 병을 치료한다.

疾病은 대개 病邪가 인체보다 강하기 때문에 생기는 것이기에, 질병을 치료할 때는 먼저 病邪를 공격하여 이를 제거하여야 한다. 그는 "邪氣가 몸에 들어오면 빨리 공격하는 것이 옳으며, 빨리 없애는 것이 옳으니, 잡아서 머무르게 하는 것은 무슨 이유인가? 비록 어리석은 사람이라 할지라도 모두 그것이 옳지 않음을 알고 있다. 또한 공격하는 약을 쓴다는 말을 들으면 기뻐하지 않고, 보하는 약을 쓴다는 말을 들으면 즐거워한다. 지금의 의사들은 '마땅히 먼저 元氣를 굳게 해야하니 元氣가 실하여지면 邪氣는 저절로 제거된다.'라고 말하니, 세간에 이와같이 사람을 속이는 경우가 어찌 그리 많은가! 대개 邪氣가 사람에게 的中됨에, 가벼운 경우에는 오래지나 저절로 다해 없어지지만, 자못 심한 경우에는 오래 되어도 없어지기 어렵고, 더 심한 경우에는 갑자기 죽게 된다. 만일 먼저 元氣를 굳게해야 한다고 말하여 補劑를 써서 補한다면 眞氣가 이겨내지 못하여 邪氣가 마음대로 횡행하여 제어할 수가 없게 된다. 邪氣가 쌓여있는 사람을 補해야 한다고 하는 자들은 모두 鯀(禹王의 아버지로 치수사업에 실패함)이 홍수를 다스리는 것과 같은 무리들이다. 먼저 邪氣를 공격하여 邪氣가 없어지면 元氣가 스스로 회복될 것이다(邪氣加諸身, 速攻之可也, 速去之可也, 攬而留之何也? 雖愚夫愚婦, 皆知其不可也. 及其聞攻則不悅, 聞補則樂之. 今之醫者曰, '當先固其元氣, 元氣實, 邪自去.' 世間如此妄人, 何其多也! 夫邪之中人, 輕則傳久而自盡, 頗甚則傳久而難已, 更甚則暴死. 若先論固其元氣, 以補劑補之, 眞氣未勝而邪已交馳橫騖而不可制矣! 有邪積之人而議補者, 皆鯀湮洪水之

徒也. 先論攻其邪, 邪去而元氣自復也.)"[283)]라고 설명하였다. 이는 張從正이 주장한 攻邪의 주요 근거이니, 비교적 설득력이 있다. 그 이론적 근거는 또한 『素問』에 근거한다. 예를 들면 『素問·陰陽應象大論』의 "가벼운 병은 발산시키며, 중병은 덜어내며, 상부의 병은 내려보내며, 하부의 병은 말려 없애며, 속이 그득한 병은 속을 씻어내며, 사기가 있는 경우는 땀을 내서 몸을 적시며, 피부의 병은 땀을 내서 없애며, 사기가 실한 것은 흩어지게 하여 몰아낸다(因其輕而揚之, 因其重而減之, 其高者因而越之, 其下者引而竭之, 中滿者瀉之於內, 其有邪者, 漬形以爲汗, 其在皮者, 汗而發之, 其實者散而瀉之.)"라는 설명과 같다. 이는 모두 여러가지 방식의 攻邪의 방법이다. 病邪를 공격하여 제거하면 正氣가 저절로 안정되는 것은 또한 바로 『素問·至眞要大論』의 이른바 "病氣가 쇠하여 없어지면 그 마루가 되는 바로 돌아가는데, 이것이 치료의 대체이다(病氣衰去, 歸其所宗, 此治之大體也.)", "난폭한 것은 이를 빼앗으니, 모두 이기는 기를 따라서 그 굴복하는 것을 편안하게 해주며, 그 수를 따지지 않고 평하게 되는 것을 기준으로 삼는다(暴者奪之, 皆隨勝氣, 安其屈伏, 無問其數, 以平爲期.)", "성한 것은 이를 빼앗는 치료를 해야 하니, 땀을 내거나 하법을 쓰거나, 寒熱溫凉을 그 속하는 것을 따라 쇠하게 하여 그 이로운 바를 따라서 한다(盛者奪之, 汗之下之, 寒熱溫涼, 衰之以屬, 隨其攸利.)"라고 한 것과 같다. 이러한 설명으로 인하여 張從正의 攻邪論은 臨床實際뿐 아니라 治療理論의 양측면에서 모두 탁월한 식견을 갖추고 있다고 할만한 것이다.

張從正은 병을 치료함에 邪氣를 공격하는 것을 잘 하였을뿐만 아니라 補養의 방법에 있어서도 독창적인 견해가 있었다. 그는 약으로 공격하고 음식으로 기를 것, 사기를 없애는 데 藥石과 鍼砭을 상용할 것, 補養함에 飮食調攝에 힘쓸 것, 穀肉果菜로 正氣를 기를 것 등을 주장하였다. 그는 "양생에는 마땅히 음식으로 보하는 것을 논해야 하고, 병을 치료함에는 마땅히 약으로 공격하는 것을 논해야 한다(養生當論食補, 治病當論藥攻.)"[284)], "汗下吐法은 초목같은 것으로 병을 치료하는 것이며, 補法은 곡물, 육류, 과일, 채소 등으로 몸을 기르는 것이다(汗, 下, 吐, 以若草木治病者也. 補者, 以穀, 肉, 果, 菜養口體者也.)"[285)]라고 하였다. 또한 "약을 잘 쓰는 사람은 병자로 하여금 오곡을 소화하게 하는 사람이니, 이것이 진실로 보의 방법을 얻은 것이다(善用藥者, 使病者而進五穀者, 眞得補之道也.)"[286)], "만일 금석과 초목을 써서 보하는 것은 반드시 오래되면 기가 쌓이니, 기가 증가하여 오래되면 요절하는 이유가 된다(若用金石草木補之者, 必久而增氣, 氣增而久, 夭之由也.)"[287)]라고 하였다. 張從正은 補法을 飮食으로 하는 것이 마땅하다고 여겼으며, 병을 치료할 때는 오직 약물로 사기를 공격하는 것을 볼 수 있다. 張從正은 임상을 할 때에, 약으로 공격하고 음식으로 기르는 방법을 운용함에, 먼저 공격을 하고 나중에 보하는 방법을 썼다. 그는 "내가 비록 補法을 쓸지라도, 반드시 먼저 약으로 공격을 한다. 왜냐? 대개 邪氣가 없어지지 않았으면 補를 말할 수 없으니, 이 때에 補하면 적을 기르는 것이 된다. 그러므로 병을 몰아낸 후에 五穀으로 기르고,

283) 『儒門事親·汗下吐三法該盡治病詮』.
284) 『儒門事親·推原補法利害非輕說』.
285) 『儒門事親·汗下吐三法該盡治病詮』.
286) 『儒門事親·七方十劑繩墨訂』.
287) 『儒門事親·指風痺痿厥近世差互論』.

五果로 도우며, 五畜으로 더하고, 五菜로 채우는 것만한 것이 없다(予雖用補, 未嘗不以攻藥居其先. 何也? 蓋邪未去而不可言補, 補之適足以資寇. 故病蠲之後, 莫若以五穀養之, 五果助之, 五畜益之, 五菜充之.)"[288]라고 하였다. 또한 "곡물, 육류, 과일, 채소의 종류는 임금이 덕으로 가르치는 것과 같고, 한, 하, 토법의 종류는 임금의 형벌과 같다. 그러므로 '덕으로 가르치는 것은 평화로운 시절을 홍하게 하는 기름진 고기이고, 형벌은 어지러운 시절을 다스리는 藥石이다.'라고 하였다. 만일 사람이 병이 없다면 기름진 고기면 그만이지만, 병이 생기게 되면 마땅히 먼저 지나친 것을 쳐야 한다. 병이 없어지면 기름진 고기로 보할 것이다. 만일 세상이 이미 다스려 졌다면 형벌을 쓰지 말아야 하니, 어찌 약석으로 보를 할 수 있겠는가?(穀, 肉, 果, 菜之屬, 猶君之德敎也, 汗, 下, 吐之屬, 猶君之刑罰也. 故曰 德敎, 興平之梁肉, 刑罰, 治亂之藥石. 若人無病, 梁肉而已. 及其有病, 當先誅伐有過. 病之去也, 梁肉補之. 如世已治矣, 刑措而不用, 豈可以藥石爲補哉?)"[289]라고 하였다. 藥石으로 邪氣를 공격하고 飮食으로 正氣를 扶持하며, 邪氣를 공격하는 것을 먼저하고 飮食으로 기르는 것을 나중에 하는 치료원칙은 張從正이 邪氣를 공격하여 病을 없애는 사상의 요체이다. 邪氣가 제거되고 나서 正氣가 虛하여 지는데 이르면 조금의 약물을 써서 補虛할 수 있는 이유가 되지만, 張從正은 각종의 藥物(補藥을 포함하여)들은 어느 정도의 독성을 갖고 있기에 오래 복용한 후에는 비록 이것이 미미한 독성을 갖고 있다고 할지라도 축적되어 "약물로 인한 사기(藥邪)"가 될 수 있다고 인식하였다. 그는 "무릇 약에는 독이 있는데, 큰 독만이 아니라 작은 독도 독이라 이른다. 비록 감초, 인삼(혹은 고삼) 등이라도 독이라고 하지 않을 수 없다. 오래도록 복용하면 반드시 치우치는 바가 있으니, '기가 증가되어 오래되면 요절하는 이유가 된다(凡藥有毒也, 非止大毒, 小毒謂之毒, 雖甘草, 人參(一作苦參), 不可不謂之毒, 久服必有偏勝, '氣增而久, 夭之由也'.)"[290]라고 하였다.

3. 邪氣를 공격하는 세 가지 방법

發汗, 催吐, 瀉下 등은 張從正이 病邪를 공격하여 제거하는 세 가지 주요한 방법이다. 그는 "세상 사람들이 큰병을 치료하는 것을 논하려고 하면서도 汗, 下, 吐 세 가지 방법을 버리니 그 나머지를 어찌 말할 수 있겠는가!(世人欲論治大病, 舍汗, 下, 土三法, 其餘何足言哉!)"[291] 라고 하였다. 그는 평생동안 三法의 운용에 대하여 풍부한 임상경험을 쌓았으니, "논한 바 三法을 지극히 정미롭고 지극히 숙련되면 얻는 바가 있고 잃는 것이 없다(所論三法, 至精至熟, 有得無失.)"라고 말하였다. 三法의 범위와 구체적인 운용은 『內經』, 『傷寒論』을 기초로 하여 발전시킨 것이니, "또한 나의 三法은 여러 法을 아울러 겸하였다(且予之三法, 能兼衆法.)"[292]라고 말하였다.

288) 『儒門事親 · 七方十劑繩墨訂』.
289) 『儒門事親 · 汗下土三法該盡治病詮』.
290) 『儒門事親 · 五虛五實攻補懸絶法』.
291) 『儒門事親 · 偶有所遇厥疾獲瘳記』.
292) 『儒門事親 · 汗下土三法該盡治病詮』.

1) 汗法

張從正은 發汗의 방법이 여러 종류가 있다고 인식하였는데, 辛溫한 약재만이 發汗시킬 수 있는 것이 아니라, 寒凉한 약재들도 역시 발한시킬 수 있으며, 이외에도 또한 "灸, 蒸, 薰, 渫, 洗, 熨, 烙, 鍼刺, 砭射, 導引, 按摩 등의 모든 解表시키는 것들도 다 汗法이다(灸, 蒸, 薰, 渫, 洗, 熨, 烙, 鍼刺, 砭射, 導引, 按摩, 凡解表者, 皆汗法也.)"[293]라고 하였다.

적응범위: 邪氣가 肌表에 침입하여 아직 깊이 들어가지 않은 경우는 汗法을 많이 쓴다.

張子和는 "모든 風寒의 邪氣가 피부의 사이에 맺혀있어 경락의 안에 갈무리 되어서 머무르면서 제거되지 않으면 혹 疼痛,走注나 麻痺不仁 및 四肢腫痒拘攣이 나타나니, 汗法을 써서 내보낼 수 있다(諸風寒之邪, 結搏皮膚之間, 藏於經絡之內, 留而不去, 或發疼痛走注, 麻痺不仁及四肢腫痒拘攣, 可汗而出之.)"[294], "풍한서습의 기가 피부의 사이에 들어갔지만 아직 깊이 들어가지는 않았을 때, 빨리 제거하고자 한다면 發汗 만한 것이 없다(風寒暑濕之氣, 入於皮膚之間而未深, 欲速去之, 莫如發汗.)"[295]라고 주장하였다. 또한 만일 飧泄이 주야로 계속되어 음식이 소화되지 않고 나오면서 脈이 浮大하면서 長하고 몸에 表熱이 있는 경우는 모두 汗法을 쓸 수 있다. 吐法과 더불어 쓸 수도 있으며 下法에 이어서 쓸 수도 있는데, 혹 吐法과 汗法을 겸용하여 쓸 수도 있다. 예를 들면 破傷風, 驚風, 狂症, 酒病, 痺症 등은 모두 병증을 참작하여 吐下한 후에 이어서 汗法을 쓸 수 있고 심지어 吐法과 汗法을 아울러 쓸 수도 있다.

方藥: 張從正의 汗法에 쓰는 方藥은 辛溫劑의 경우는 대체로 仲景의 麻黃湯과 桂枝湯을 썼고 이 외에는 辛凉劑인 防風通聖散과 雙解散을 통용하였다.

禁忌: 張子和는 辛凉劑와 辛溫劑의 禁忌의 구별을 비교적 상세히 하였다. 그는 "남쪽 변방의 지역은 열이 많으니 辛凉한 약으로 解해야 하고, 북방의 지역은 寒이 많으니 辛溫한 약으로 解해야 한다. 5, 6월은 더위가 많으니 辛凉한 약으로 解해야 하고, 11, 12월은 추위가 많으니 辛溫한 약으로 解해야 한다. 젊고 기가 실한 사람은 辛凉한 약으로 解해야 하고, 나이가 많고 기력이 쇠한 사람은 辛溫한 약으로 解해야 한다. 병자가 추위를 감수한 데다가 찬 것을 먹어 병을 얻은 경우는 辛溫한 약으로 解해야 하고, 힘을 쓴데다 더위를 감수하여 병을 얻은 경우는 辛凉한 약으로 解해야 한다. 환자의 품성이 분노를 잘하고 급한 사람은 辛凉한 약으로 解할 수 있고, 환자의 품성이 원만하고 느긋한 사람은 辛溫한 약으로 解할 수 있다. 환자의 양손의 脈이 浮大한 사람은 辛凉한 약으로 解할 수 있고, 양손의 脈이 遲緩한 사람은 辛溫한 약으로 解할 수 있다(南陲之地多熱, 宜辛凉之劑解之, 朔方之地多寒, 宜辛溫之劑解之. 午未之月多暑, 宜辛凉解之, 子丑之月多凍, 宜辛溫解之. 少壯氣實之人, 宜辛凉解之, 老耆氣衰之人, 宜辛溫解之. 病人因冒寒食冷而得者. 宜辛溫解之, 因役勞冒暑而得者, 宜辛凉解之. 病人稟性怒急者, 可辛凉解之, 病人稟性和緩者, 可辛溫解之. 病人兩手脈浮大者, 可辛凉解之, 兩手脈遲緩者, 可辛溫解之.)"[296]라고 하였다. 이 외에도 發汗의 방법에 陰陽을 辨別하고, 表裏를 구

293) 上同.
294) 上同.
295) 『儒門事親 · 凡在表者皆可汗式』.
296) 『儒門事親 · 立諸時氣解利禁忌式』.

분하고, 虛實을 정한 다음에 汗法을 썼다. 무릇 發汗시켜 병에 적중되면 약 복용을 그치고, 더 이상 약을 쓰지 않는다.

2) 吐法

吐法은 옛날부터 이미 완비되어 있었다. 『內經』에는 "其高者因而越之"라는 방법이 있고, 『傷寒論』에는 瓜蒂散으로 傷寒의 邪氣가 胸中에 맺힌 것을 吐하게 하는 방법이 있었다. 그 후에 『千金方·風論』의 吐方, 『本事方』의 稀涎散, 『普濟方』의 吐風散, 『總錄方』의 常山散 등은 모두 催吐시키는 處方들이다. 그러나, 張從正은 오랜 동안 병자, 의사를 막론하고 吐法에 대해서 늘 모두 염려하였다고 생각했다. 그는 "무릇 토법은 사람이 두려워하는 것이다. 게다가 순조롭게 하여 下法을 써도 기뻐하지 않으니, 더구나 거슬러 吐하게 하는 데에는 기뻐하지 않는 자가 많다(夫吐者, 人之所畏. 且順而下之, 尙猶不樂, 況逆而上之, 不悅者多矣.)"[297]라고 하였다. 그러므로 임상에서 吐法을 쓰는 경우가 줄곧 많지 않았다. 오직 張從正만이 吐法에 대하여 "이에 널리 찾고 많이 구하여 점차로 정미롭고 묘함에 이르렀다. 지나치면 능히 그칠 수 있고, 적으면 능히 더할 수 있으니, 한번 토하는 가운데에 변화가 끝이 없으니, 여러번 써보니 여러번 효험이 있어서 의심하지 않게 되었다(乃廣訪多求, 漸臻精妙. 過則能止, 少則能加, 一吐之中, 變態無窮, 屢用屢驗, 以至不疑.)"[298]라고 하였다. 그렇지만, 張子和가 말한 吐法의 범위는 매우 넓어서, "예를 들면, 引涎, 漉涎, 嚏氣, 追淚 등 모든 위로 행하는 것들은 다 吐法이다(如引涎, 漉涎, 嚏氣, 追淚, 凡上行者, 皆吐法也.)"라고 하였다.

적응범위: 張從正은 "風痰과 宿食이 膈膜이나 上脘에 있으면 토해낼 수 있다(風痰宿食, 在膈或上脘, 可涌而出之.)"[299], "가슴부터 그 위가 크게 그득하고 크게 實하며, 痰이 아교풀과 같은데 미미한 丸劑나 散劑를 쓰는 것은 모두 어린아이의 장난이다. 吐法이 아니면 병이 어찌 나을 수 있겠는가?(自胸以上, 大滿大實, 痰如膠粥, 微丸微散, 皆兒戲也. 非吐, 病安能出?)"[300]라고 하였다. 이 외에도 傷寒과 雜病 중에 頭痛이 있으면 또한 吐法이 마땅하다.

方藥: 張從正이 吐法에 쓴 方藥은 비교적 다양한데, 예를 들면 傷寒頭痛에는 瓜蒂散을 쓰며, 雜病頭痛에는 葱根白豆豉湯을 쓰며, 痰食證에는 瓜蒂末(獨聖散)에 茶가루를 조금 가한 것을 쓰며, 兩脇肋刺痛과 濯濯有水聲(濕이 上部에 있다)에는 獨聖散加全蝎梢를 쓰며, 發狂에는 三聖散을 쓰며, 膈實中滿과 痰厥失音과 牙關緊閉에는 稀涎散을 쓰며, 頭痛眩運과 頭風惡心과 沐浴風에는 鬱金散을 쓰며, 小兒驚風有涎에는 碧雲散을 쓰며, 瘧疾에는 常山散을 쓰며, 痰涎에는 青黛散을 쓰며, 胸中懊憹에는 梔子厚朴湯을 쓴다.

주의사항: 張子和는 吐法을 쓰는데 매우 세밀하고 신중하였다. 매번 먼저 조금 약을 주고 효과가 없으면 점차 양을 늘였다. 아울러 비녀, 닭의 깃털 등을 써서 목구멍을 후벼 구토를 이끌어

297) 『儒門事親·凡在上者皆可吐式』.
298) 上同.
299) 『儒門事親·汗下土三法該盡治病詮』.
300) 『儒門事親·凡在上者皆可吐式』.

냈으며, 그래도 吐하지 않으면 양념즙을 먹여서 다시 찾아 구토를 이끌어 내었다. 병에 적중하면 그치고 약을 다 쓸 필요는 없으니, 지나치면 사람을 상하게 한다. 만일 吐를 그칠 수 없으면, 藜蘆로 인한 것이면 葱白을 써서 풀 수 있으며, 石藥으로 인하여 吐가 그치지 않으면 甘草와 貫衆을 써서 풀리게 할 수 있으며, 瓜蒂로 인한 것이면 麝香煎湯을 써서 풀며, 기타 일체의 초목으로 된 약으로 인하여 吐가 그치지 않으면 모두 麝香湯을 써서 풀리게 할 수 있다.

禁例: 성격이 剛暴하며, 성을 잘내고 음탕한 것을 좋아하며, 信心이 굳지 못하고, 病勢가 위급하며, 老弱하여 기가 쇠하거나, 토하는 것이 그치지 않거나, 亡陽이나 血虛, 여러 종류의 血症 등에는 모두 吐法을 금한다.

3) 下法

張從正은 邪氣가 實한 것이 있을 때에는 下之시키면 막힌 것이 뚫리고, 여러 겹으로 쌓인 것이 덜어져서 氣血이 소통되니 보약을 먹는 것보다 낫다고 인식하였다. 그는 "下之시켜 병을 공격하는 것이 사람들이 또한 듣기 싫어하는 것이다. 그러나, 積聚가 속에 쌓여 있고 寒熱이 안에 맺혀 있는데도 머무르게 하는 것이 옳은 것인가? 쫓아내는 것이 옳은 것인가? 『內經』이라는 책에서는 오직 氣血의 소통을 귀하게 여겼는데, 세상의 용렬한 의사들이 오직 막는 것만을 귀하게 여기고, 또한 단지 下之시키는 것을 瀉하는 것으로만 알고 있으니, 어찌 『內經』에서의 下라는 것이 이른바 補라는 것을 알겠는가! 묵은 것을 없애면 腸胃가 깨끗해지고, 癥瘕를 제거하면 營衛가 창성해지니 補하지 않는 것 가운데 진실로 補하는 것이 있는 것이다(下之攻病, 人亦所惡聞也. 然積聚陳莝於中, 留結寒熱於內, 留之則是耶? 逐之則是耶? 『內經』一書, 惟以氣血通流爲貴. 世俗庸工, 惟以閉塞爲貴. 又只知下之爲瀉, 又豈知『內經』之所謂下者, 乃所謂補也. 陳莝去而腸胃潔, 癥瘕盡而榮衛昌. 不補之中, 有眞補者存焉.)"[301]라고 하였다. 張子和가 말한 下法은 아울러 瀉下通便시키는 데에만 국한된 것이 아니라, 모든 下行作用이 있는 방법은 모두 下法에 속한다. 예를 들면, "催生, 下乳, 磨積, 逐水, 破經, 泄氣 등 모든 下行시키는 것은 다 下法이다(催生, 下乳, 磨積, 逐水, 破經, 泄氣, 凡下行者, 皆下法也.)"[302]라고 하였다.

적응범위: 張從正은 攻下의 治療法은 脾胃의 病邪에 더욱 적용될 수 있다고 인식하였다. 그는 "『內經』에서 '脾는 부리는 것이 되고, 胃는 저자가 된다.'라고 하니, 사람이 먹고 마시는 酸鹹甘苦 등의 온갖 종류의 맛이 이에 섞여서 뭉치어 나가지 못하면 오래된 것을 보내고 새롭게 하는 것이 또한 脾胃가 바라는 바이다. 하물며 中州의 사람들이 여러 가지를 먹고 몸을 움직이지 않음에 있어서랴! 中州는 土인데, 아울러 四象을 싣고 있으니, 木, 金, 火, 水가 모두 이 가운데에 모여 있으므로 脾胃가 병이 드는 것이다. 中州의 의사들이 倉廩을 쓸어내는 것을 잘하지 못하여 오래되어 쌓인 것을 제거하지 못해서야 되겠는가!(『內經』曰 脾爲之使, 胃爲之市. 人之食飮酸鹹甘苦百種之味, 雜湊於此, 壅而不行, 蕩其舊而新之, 亦脾胃之所望也. 況中州之人, 食雜而不勞者乎! 中州土也, 兼載四象,

301) 『儒門事親 · 凡在下者皆可下式』.

302) 『儒門事親 · 汗下吐三法該盡治病詮』.

木, 金, 水, 火, 皆聚此中, 故脾胃之病. 奈何中州之醫不善掃除倉廩, 使陳莝積而不能去也.)"[303]라고 하였다. 脾는 運化를 주관하고, 胃는 消磨를 주관하는데, 총괄하면 通暢시키는 것을 귀하게 여긴다. 한번 적체가 있으면 모든 증이 따라서 일어나니, 오직 攻下시켜 쌓인 것을 없애서 막힌 것을 끌어내야 하는데, 바로 이것이 근본적으로 도모해야 하는 것이다. 그러므로, 張從正은 大承氣湯의 效能을 매우 찬양하여 "土가 鬱한 것을 奪하는 데에는 비록 大承氣湯이라도 또한 해가 없을 것이다. 시험삼아 大承氣湯의 藥論을 이야기해보면, 大黃은 苦寒하여 九竅를 통하게 하고 대소변을 이롭게 하며 五臟六腑에 쌓인 熱을 제거한다. 芒硝는 甘寒하여 痰을 삭이고 熱을 흩트리며 腸胃를 적시어 준다. 枳實은 苦寒하여 佐使藥이 되는데, 지체된 기를 흩고 痞滿을 없애며 腹脹을 제거한다. 厚朴은 辛溫하여 脾胃를 和하고 가운데를 누그러뜨려 기를 통하게 한다. 이 네가지 약물은 비록 下藥이지만 泄의 효능도 있고 補의 효능도 있으니, 효능이 탁월하다(土郁之爲奪, 雖大承氣湯亦無害也. 試擧大承氣之藥論, 大黃苦寒, 通九竅, 利大小便, 除五臟六腑積熱. 芒硝鹹寒, 破痰散熱, 潤腸胃. 枳實苦寒爲佐使, 散滯氣, 消痞滿, 除腹脹. 厚朴辛溫, 和脾胃, 寬中通氣. 此四味雖爲下藥, 有泄有補, 卓然有奇功.)"[304] 라고 하였다. 이외에도, 張從正이 攻下法을 쓴 것은 또한 脾胃의 積滯에만 局限된 것이 아니다. 그는 다음과 같이 생각하였다. 傷寒病에 크게 땀을 낸 후에 다시 發汗을 해도 熱氣가 가시지 않는 경우는 下之시킬 수 있으며, 雜病에 腹中滿痛이 그치지 않는 것은 속이 實한 것이니 下之시킬 수 있으며, 傷寒發熱에 크게 땀을 낸 후에 脈이 沈實하고 寒熱往來하며 때때로 침을 흘리며 기침을 하는 경우는 下之시킬 수 있으며, 目黃과 九疸과 食勞 등도 下之시킬 수 있으며, 말에서 떨어졌거나 우물에 빠졌거나 넘어져서 손상을 입어 부기가 생겨 달아올라 아파서 낮밤으로 울음을 그치지 않는 경우도 下之시킬 수 있으며, 杖瘡이 발작하여 붓고 아프면서 위아래로 달아오르면서 언어가 뒤틀리고 때때로 구토를 하는 경우도 下之시킬 수 있다.

방약: 張子和는 方藥을 쓸 때 寒凉藥을 주로 하고 溫下에는 반대하였다. 그의 『三法六門』에 下劑는 33개의 처방이 있다. 예를 들어, 腸胃의 實熱積滯를 瀉下시키는 데는 大承氣湯, 小承氣湯, 調胃承氣湯, 三一承氣湯, 大柴胡湯 등을 쓰며, 逐瘀에는 桃仁承氣湯, 抵當湯, 三和湯 등을 쓰며, 逐水에는 導水丸, 禹功散, 十棗湯, 神祐丸 등을 쓰며, 通經에는 通經散 등을 쓴다. 총괄하면, 辨證을 하여 實熱인지, 水實인지, 痰實인지, 濕積인지, 血瘀인지 등을 구별하여 썼다.

禁例: 만일 實證이 아니면 마음대로 마구 공격할 수는 없다. 예를 들어 洞泄寒中, 傷寒에 浮脈이 나타나는 경우, 表裏가 다 虛한 경우, 心下의 虛痞, 厥證으로 입술이 푸른 경우, 手足이 冷한 경우, 小兒의 泄瀉가 변하여 慢驚風이 된 경우, 小兒가 두 눈을 곧바로 뜨는 경우, 물고기처럼 호흡하는 경우 및 십이경맥의 敗證 등은 모두 下法을 금하는 예이다.

4. 刺血療法

張從正은 血氣의 유통을 매우 중시하였다. 血氣流行의 失調를 치료하는데 있어, 그는 『內經』

---

303) 『儒門事親・凡在下者皆可下式』.
304) 上同.

의 "혈이 실하면 마땅히 터야 한다(血實宜決之)"는 원칙에 근거하여, 三法 외에도 鍼刺出血을 잘 이용하여 血氣를 소통시키는 효과를 거두었다. 그는 "출혈시키는 것은 혈을 기르는 방법이다(出血者, 乃所以養血也.)"[305), "出血과 發汗은 명칭은 비록 다르나 실제로는 같다(出血之與發汗, 名雖異而實同.)"[306)라고 하였다. 또한 出血療法으로 發汗만으로는 치료할 수 없는 모종의 질병들을 치료하였다. 예를 들면 "喉痺를 치료하는 데는 鍼을 써서 出血시키는 것이 가장 좋은 방법이다. 『內經』에서 '火가 鬱하면 發하여야 한다.'라고 하였는데, 發이란 發汗을 이르는 것이다. 그러나 咽喉 가운데를 어찌 發汗 시킬 수 있겠는가? 그러므로, 出血시키는 것이 곧 發汗의 한 실마리이다(治喉痺, 用鍼出血, 最爲上策. 『內經』'火鬱發之.' 發, 謂發汗. 然喉咽中, 豈能發汗? 故出血者, 乃發汗之一端也.)"[307)라고 하였다. 종합적으로 보면 『儒門事親』의 刺血治療法의 응용범위는 십여종에 달한다. 표로 나열하면 다음과 같다.

病　名	症　　狀	刺　　法
目　盲	目暴盲, 視物不見, 屬相火者.	刺鼻中, 攢竹, 頭頂五穴出血.
目　赤	目睛常紅赤腫脹.	以涌吐及刺血法, 穴同.
舌　腫	舌根腫起, 舌尖赤腫, 腫至滿口, 比原舌大二倍, 且身熱不退.	鍼磨極尖, 輕砭之, 日砭八九次, 出血一二盞, 痛退腫消.
喉　閉	喉閉腫痛不能言.	微刺兩手大拇指少商穴以비鍼刺出血.
面腫風	頭頂偏腫連目, 狀如水壺, 脈洪大, 乃風乘陽明.	風腫宜汗, 服後微汗, 次日以草莖鼻中大出血立消.
丹　瘤	小兒丹瘤, 浮赤走引遍身, 乃邪熱之毒.	以磁片砭出血卽愈.
眉　煉	患於小兒面部, 瘙痒起粟發赤, 在面曰眉煉, 在耳曰輒耳, 在足曰靴癬.	用비鍼刺出血, 一刺不愈, 再刺三刺卽愈矣.
腎　風	面黑, 畏風, 爬搔不已, 眉毛脫落如癩.	宜先刺其面出血, 其血當如墨色, 三刺血變色漸愈.
雷頭風	面部有赤腫結核.	鍼刺腫處出血.
背　疽	背部疽毒初起焮腫.	藥治外以銚鍼刺腫處泄血, 如此三刺, 以陽起石散敷之.
痤　癤	痤癤瘡瘍布竄不已.	先以涌泄, 次以委中砭血, 病更不復作.
濕　癬	濕毒癬瘡流滋瘙痒不已.	以銚鍼刺痒處, 濕淫於內, 不可不砭也.
目　環	目赤多淚.	以瓜蒂散加鬱金幷刺眉上鼻中出血立愈.
膠　瘤	發於手背突起如瘤.	以銚鍼十字刺破, 按出黃膠液二三匙卽平.
風搐反張	風搐目眩, 角弓反張, 數日不食, 諸作風癎治無效, 乃火盛木旺.	先涌痰, 次以寒劑, 又以一鍼刺百會出血二盞而愈.

305) 『儒門事親 · 目疾頭風出血最急說』.

306) 上同.

307) 『儒門事親 · 喉舌緩急砭藥不同解』.

刺血法의 禁忌: ① 모든 血이 적고 氣가 쇠한 자는 出血을 금한다. ② 後頂, 强間, 腦戶, 風府 및 소아의 숫구멍 등에는 가벼이 쓸 수 없다. ③ 出血을 시킬 때는 마땅히 經絡의 氣血多少를 알아야 하니, 血이 적은 경우에는 가벼이 出血을 시켜서는 안 된다. 예를 들면 少陽經은 血少多氣하니 출혈시켜서는 안 된다. ④ 出血 후에는 "風을 일으키거나 生冷한 것들을 먹는 일과 우울해하거나 화내거나 힘쓰는 일(動風生冷等物, 及憂忿勞力之事)" 등을 꺼려야 한다.

【평가】

張子和의 학문은 가까이는 劉河間을 본받았고, 멀리는 『內經』 및 仲景의 학설을 계승하여 "攻邪"의 이론을 세웠다. 그는 병이 邪氣로 말미암아 생긴다고 인식하였기에 치료는 攻邪를 위주로 하여 대체로 汗吐下 三法을 채용하였다. 그는 汗吐下 三法을 운용하여 풍부한 경험을 쌓아 張仲景의 『傷寒論』에 있는 汗吐下 三法의 응용범위를 넓혔다. 이리하여 한의학의 "治則"理論의 발전에 공헌을 하였다. 특별히 吐法은 근래의 한의사들이 쓰는 경우는 매우 드물지만, 그의 경험에 근거하면 가끔 완고한 질환에 한번 토하게 하여 낫게할 수 있을 것이므로, 자못 연구할 가치가 있다 하겠다. 그는 인체의 血氣의 流通을 중시하여 血氣는 "흐르는 것을 귀하게 여기고, 흐르지 않는 것을 귀하게 여기지 않는다(貴流不貴滯)"라고 인식하였으며, 아울러 여러 종류의 질병을 치료하는 데에 刺血療法을 썼는데, 이는 모두 그의 임상경험으로부터 얻은 견해이므로, 연구해볼 가치가 있다. 그는 攻邪理論으로 유명하였기에 그의 食補, 食療 등과 관련한 것들은 주목을 받지 못하여 적지 않은 학자들이 그에 대해 "攻邪에는 能하나 補虛에는 부족하다(長於攻邪而絀於補虛.)"라고 하였다. 그러나 실제로는 그렇지 않다. 정확히 말한다면, 그는 攻邪에는 매우 뛰어났고, 食補에는 독창적인 면이 있었다. 淸代의 醫家 魏玉璜이 張從正과 관계가 있는 醫案을 뽑아 모은 책의 뒤에서 "張子和의 持論이 이와 같다면, 어찌 攻邪만 하고 손을 놓고 元氣를 돌보지 않았겠는가? 단지 그 補는 오로지 飮食의 調攝을 중요하게 여기고 藥餌에는 의지하지 않는 것이다. 그러므로 완전하면서도 폐단이 없는 것이며, 또한 공을 드러내지 않는 것이다. 그 책이 다 있으니 오직 배우기를 좋아하고 깊이 생각하는 선비라면 그 뜻에 통할 수 있을 것이다(子和之持論如此, 豈放手攻瀉而不顧元氣者哉? 第其用補, 專重飮食調攝而不持藥餌, 故萬全無弊, 而亦無可擧之功, 其書具在, 惟好學深思之士能通其意耳.)"라고 한 것과 같다. 張從正은 "천하에 변고가 많았던 시기(天下多故之時)", "內火와 外火가 모두 動하고(內火與外火俱動)", "의사들이 시대의 변화를 알지 못하고서 여전히 辛溫한 약을 사용하는(醫者不達時變, 猶用辛溫)" 등의 시대적 상황에 처하였으므로, 劉河間의 火熱論을 계승하고 그 기초 위에서 苦寒한 藥으로 攻邪에 주력하여 홀로 기치를 내세워 자기만의 流派를 형성하여 金元四大家의 한사람으로 대우를 받게 되었다. 그러나, 우리가 반드시 주의해야 할 것은 攻邪가 진실로 중요하지만 扶正도 또한 필수적인 것이라는 점이다. 張從正의 攻邪理論은 치우친 점이 있다. 비록 飮食으로 補한다고는 하였지만 藥物의 補로는 대체할 수 없다고 하였다. 이외에도 그의 寒, 吐, 下는 단지 八法(汗吐下和溫淸補消) 중의 三法이다. 비록 張從正의 三法의 응용범위가 넓다고는 하나 그 나머지 五法을 포괄하기에는 부족하다. 우리가 선인들의 뛰어난 점을 공부할 때에는 전체를 포괄할 수 있는 辨證의 觀點을 수립할 필요가 있으니, 한 쪽을 소홀하게 여겨서는 안될 것이다.

【복습자료】

1. 攻邪三法과 병이 邪氣로 인해 생긴다는 것과 邪氣를 공격하여 병을 治療한다는 이론은 張從正의 주요한 학술사상으로 本節의 중요한 요점이다.

2. 병이 사기로 인해 생기는 것은 病因, 病機 및 發病의 문제인데, 天地人의 세 邪氣가 병을 일으키는 것을 上中下 세 部位의 發病으로 설명하고 있다. 이는 다음과 같다.

疾病의發生
- 或自外內入
  - 天之六氣 : 風暑火濕燥寒
  - 地之六氣 : 霧露雨雹冰泥
- 或自內而生 － 人之六味 : 酸苦甘辛鹹淡
- RIGHT皆邪氣也
  - 天邪發病多在乎上
  - 地邪發病多在乎下
  - 人邪發病多在乎中

3. 邪氣를 공격하여 병을 제거하는 것은 治法理論의 문제이다. 邪氣가 몸에 들어오면 三種에 귀속시키지 않는 경우가 없지만, 治療하는 방법은 총체적으로 去邪의 방법이다. 이는 다음과 같다.

邪加諸身
- 輕者傳久而自盡
- 頗甚則傳久而難已
- 更甚則暴死

→ 速攻之, 速去之, 先論攻邪, 邪去而元氣自復

4. 汗, 吐, 下 三法은 張從正이 질병을 치료하는 데에 사용한 세가지 주요한 방법이다. 그의 三法을 학습할 때에 반드시 주의해야 할 것이 있는데, 張從正이 설정한 汗, 吐, 下 三法의 응용범위가 매우 광범위하다는 점이다. 그러므로, 우리는 治法의 八法 중 汗, 吐, 下라는 관점에서 三法을 축소하여 연구할 것이 아니라 張從正이 攻邪하는 데에 적용한 三法의 適應症을 이해하는 방향에서 연구해야 할 것이다.

5. 본절의 어려운 문제는 다음과 같다.

(1) 張從正은 飧泄不止, 日夜無度, 完穀不化 등을 치료하는 데에도 汗法을 사용하였다. 설사를 치료하는데 汗法을 사용한 것은 이해하기 어렵다. 단지, 후세에 喩嘉言(1585~1664)이 人參敗毒散을 써서 飧泄이 오래도록 그치지 않는 것을 치료하면서 "물의 흐름을 거슬러 배를 끌고 올라가는 방법(逆流挽舟之法)"이라고 칭하였는데, 이와 같은 뜻이다.

(2) 張從正의 『儒門事親』 중에는 吐法의 운용이 실려 있는데, 매우 많은 어려운 질병과 완고한 질병을 치료하여 매번 만족할 만한 치료효과를 얻고 있다. 이러한 것들은 연구할 가치가 있으니,

이들을 발굴하여 계승할 것이 기대된다.

(3) 말에서 떨어지고 우물에 빠지거나, 타박 손상을 입거나 杖瘡이 생긴 경우는 下法과는 무관한 듯하나, 『儒門事親』에서는 각각 峻下法을 삼사십번 실시하여 痛證을 멎게하고 腫氣를 없애고 있다. 임상에서 이를 더욱 연구하여야 할 것이다.

【학습과제】

1. 張從正의 三邪致病의 理論을 서술하라.
2. 張從正의 吐法의 立論根據, 응용범위, 적응증, 주의사항, 禁例 및 대표적 方劑를 서술하라.
3. 張從正의 下法의 立論根據, 응용범위, 적응증, 주의사항, 禁例 및 대표적 方劑를 서술하라.
4. 張從正의 汗法의 立論根據, 응용범위, 적응증, 주의사항, 禁例 및 대표적 方劑를 서술하라.
5. 당신은 張從正이 汗吐下三法으로 병을 치료하는 것을 어떻게 생각하는가?
6. 張從正은 어떻게 劉河間의 학술사상을 계승, 발전시켰는가? 어떤 특징을 가지고 있는가? 임상에서 어떤 의미가 있는가?
7. 飧泄不止에 汗法을 쓴 것은 어떤 의미인가? 후대에 어떤 영향을 미쳤는가?
8. 張從正은 補法을 어떻게 인식하였으며, 임상에서 어떻게 응용하였는가? 당신은 이것을 어떻게 평가하는가?

3 常德

【생애와 저작】

常德은 字는 仲明으로 金代 州崞縣 사람으로 㶏水郾城에 살았다. 생졸연대는 정확하지 않고, 대략 금의 興定(서기 1217~1221년)년간의 사람이다. 張從正에게서 私事받았는데, 늘 그의 스승과 麻知幾와 함께 㶏上에서 交遊하면서 의학을 연구하였다.

그는 『傷寒心鏡』一卷을 지었는데, 이 책은 『古今醫統證脈全書』에는 張從正의 著作으로 분류되어 있다. 『四庫全書提要』를 고찰하여 보면 "『傷寒心鏡』一卷, 一名『張子和心鏡』 別集, 舊本題鎭陽常德編."[308]이라고 되어 있다. 汪琥도 또한 "『傷寒心鏡』別集, 鎭陽常德編."[309]이라 하였으니, 이 책이 常德의 손에서 나온 것을 믿어 의심치 않는다. 그 책은 겨우 七條만을 논하고 있다. 처음은 傷寒論雙解散인데 여기에는 劉完素의 雙解散의 용법과 이에 대한 張子和의 응용법을 기록하고 있다. 이어서 論發汗, 論攻裏, 論攻裏發表, 尋衣撮空何臟所主, 傷寒只傳足經不傳手經論, 亢則害承乃制의 순으로 논하고 있다. 이 말들이 비록 仲景의 뜻을 밝힌 것에 불과한 것 같지만, 河間, 子和의 책에 깊이 통달하였으므로 두 의가의 실마리를 논하고 있는 것이다.

308) 『中國醫籍考 · 方論十』.
309) 上同.

【학술내용】

1. 子和의 학문을 傳受받아 汗下法에 모두 寒凉藥을 사용하였다.

常德은 張從正의 汗吐下三法으로 병을 치료하는 치료법을 이어 받아 寒凉藥을 위주로 用藥하였다. 그는 寒凉한 藥物을 써서 發汗시키는 것이 辛溫한 藥物로 發汗시키는 것에 비하여 더욱 안전하다고 인식하였다. 그는 "세상 사람들이 단지 桂枝와 麻黃이 發汗시킨다는 것은 알고 있지만 凉藥도 發汗을 시켜 잘 치료할 수 있다는 사실을 모른다. 熱藥을 써서 땀이 나오지 않으면 도리어 병이 심해지지만 凉藥으로 땀을 내면 전혀 해가 없다(世人只知桂枝麻黃發汗, 獨不知凉藥能汗大有盡善者, 熱藥汗不出者, 反益病, 凉藥發之百無一損)"[310]라고 하였다. 또한 "承氣湯에 生薑과 大棗를 넣어 끓이는 것은 辛甘發散의 의미이다(承氣用薑棗煎以辛甘發散之意)"라고 하여 發汗시킬 수 있다고 인식하였다. 裏를 공격하는데 있어서도 또한 寒凉藥을 썼는데, 그는 "裏를 공격하는 약은 마땅히 寒凉한 약을 사용해야 하는데도 세상 사람들이 이를 두려워하니 이것은 약이 병을 따라 모두 나가버리는 것을 알지 못하기 때문이다. 어찌 몸 가운데에 남아 있겠는가(攻裏之藥, 當用寒凉, 世人畏之, 是不知藥隨病而俱出, 何曾留於中乎)"[311]라고 설명하였으니, 寒凉藥을 써서 攻下시키면 藥을 따라 病邪가 나와 가운데에 머무르지 않으니, 攻下에 寒凉藥을 쓰는 것을 두려워 할 필요가 없다는 것이다. 그는 『素問』의 "攻裏不遠寒, 發表不遠熱"에 대해서도 또한 다른 견해를 지니고 있었는데, 그는 "『素問』에서 裏를 공격하는 데는 찬약을 멀리하지 말고 發表시키는 데는 뜨거운 약을 멀리하지 말라고 하였다. 이에 대해 啓玄子 王冰은 세상사람들이 단지 裏를 공격하는 데에 찬약을 합하여 사용하거나 發表시키는 데에 뜨거운 약을 합하여 사용하는 것을 의심하는데, 옳은 것 같지만 옳지 않다고 하였다. 무릇 裏를 공격함에 찬약을 멀리하지 말라는 것은 司天之氣의 寒을 멀리하지 말라는 것이니, 비록 매우 추운 시절에도 만약 裏를 공격하는 약을 합한다면 날씨가 춥다고 두려워하여 찬약을 사용하지 않아서는 안 된다. 發表시키는 데에 뜨거운 약을 멀리하지 말라는 것은 司天之氣의 熱을 멀리하지 말라는 것이니, 비록 쇠와 돌이 녹는 무더운 여름이라도 發表시키는 약을 합해서 사용함에 날씨가 덥다고 하여 뜨거운 약을 사용하지 않아서는 안 된다. 이것이 찬약 혹은 뜨거운 약을 멀리하지 말라는 이치이다(『素問』云 攻裏不遠寒, 發表不遠熱. 啓玄子云 世人直疑攻裏合用寒藥, 發表合用熱藥, 似是而非也. 蓋攻裏不遠寒, 是不遠司氣之寒, 雖嚴凝盛寒之際, 若合攻裏不可畏天寒, 而不用寒藥, 發表不遠熱者, 是不遠司氣之熱, 雖流金爍石, 炎蒸盛暑, 合用發表之藥, 不可畏暑而不用熱藥. 此不遠寒熱之理也.)"[312]라고 설명하였다. 子和는 寒熱의 약을 씀에도 지역적으로 南北의 구분과 때에 寒暑의 구분을 두었다. 常德은 寒暑를 가리지 않고 총괄하여 辨證施治하였으며, 단지 病情의 요점을 파악하여 苦寒한 藥으로 攻下하였는데, 추운 날씨를 두려워하지 않았다.

310) 『古今醫統證脈全書 · 傷寒心鏡別集 · 論發汗』.

311) 『古今醫統證脈全書 · 傷寒心鏡別集 · 論攻裏』.

312) 『古今醫統證脈全書 · 傷寒心鏡別集 · 論攻裏發表』.

2. 雙解散의 임상운용

劉河間이 만든 雙解散은 表와 裏를 雙解하기 위하여 만든 것이다. 張子和는 일찌기 이를 常德의 아들의 風痰病을 치료하는데 사용하였다. 『儒門事親 · 十形三療 · 風形』의 기재에 의하면 "상중명의 아들이 네 살부터 風痰疾을 얻어 15세가 되어 심해져 매달 한두차례 발작하였다. 心頭痛을 일으켰는데, 아플 때마다 주먹쥐고 백여차례 치면 누러면서 초록색을 띤 침을 한두잔 뱉어낸 후에 풀렸다. 해가 갈수록 심해졌고, 눈앞에 검은 꽃이 보였는데, 발작하면 사람을 알아보지 못하고 삼사일이 지나야 깨어났다. 모든 의사들이 다 南星, 半夏 같은 化痰시키는 약을 썼지만 끝내 효과를 보지 못했다. 張子和를 㶏水의 南鄉에서 만나게 되었다. 張子和는 雙解散으로 發汗시키고 다음에 쓴 약제로 吐痰시키니, 병이 8~9할이 없어졌다. 이어서 별도의 약으로 조리하기를 봄에서부터 가을까지 수차례 시행하니, 바야흐로 병이 완전히 없어졌다(常仲明之子, 自四歲得風痰疾, 至十五歲轉甚, 每月發一兩次, 發心頭痛, 痛則擊數百拳, 出黃綠涎一兩盞方已, 比年發益頻, 目見黑花, 發作昏不知人, 三四日方省, 諸醫皆用南星, 半夏, 化痰之藥, 終無一效. 偶遇戴人㶏水之南鄉, 戴人以雙解散發汗, 次以苦劑吐痰, 病去八九. 續以分劑平調, 自春至秋, 如此數次, 方獲全瘥.)"라고 하였다. 張子和가 雙解散을 써서 風痰疾을 치료한 내용이다. 常德은 『傷寒心鏡』 중에서 "傷寒論雙解散"이라는 편을 두어 "처음으로 劉河間이 雙解散에 대해서 논했는데, 張子和에 이르러서 사용법이 增減되었다(首論河間雙解散, 及子和增減之法.)"라고 하였다. 河間, 子和의 설에 대해서는 "劉河間이 창제한 雙解散, 防風通聖散, 益元散 7~8할의 분량에 生薑과 葱白을 넣어서 끓여 傷寒病 이삼일 된 것을 풀었으니, 이것은 처음의 느낌이 傷寒病과 비슷하여 解表시키면 안이 상할까 두렵고 攻裏하면 表가 상할까 두려워서이다. 그러므로 雙解散을 창제하였으니, 表裏의 증상이 모두 나온 것을 풀어주기 위함이니, 매우 제대로 된 방법이라 하겠다. 그러나 이따금 풀리지 않는 경우도 있으니, 이를 다 활용하지 않았기 때문이다. 張子和가 이 방법을 개량하여 끓이는 약으로 사용하여 한 사발을 끓여 그 반을 마시도록 하고 목구멍을 후벼 風痰을 토하게 하고 다음으로 그 나머지를 복용하도록 하도록 하는데 시면서 매운 따뜻한 물로 하도록 하고 불 가까이 가서 이불을 두터이 덮어 쓰니 땀이 나면서 8~9할이 풀렸다. 이 방법은 張子和가 그 방법을 정립한 것으로 세상에서 알지 못하는 것이다(守眞制雙解散, 通聖, 益元各七八分入生薑, 葱白煎, 解傷寒三二日間, 以其初覺亦傷寒疑似之間, 解表恐傷於內, 然攻裏恐傷於表, 故制雙解, 以其表裏齊見俱解, 甚爲得法. 然間有不解, 猶未盡善也, 子和增作法, 亦用煎藥煎一碗, 令飮其半, 探引出風痰, 次服一半仍用酸辣湯投之, 使近火衣被復蓋, 汗出則解八九分矣, 此法子和得之規繩之, 入世所未知也.)"라고 하였다.

【평가】

張子和는 늘 麻知幾, 常仲明과 함께 㶏上에서 교제하며 經典을 강론하였다. 仲明은 子和의 학문을 전수받아 寒凉法에 주력하였다. 그는 發汗과 攻下를 막론하고 寒凉한 약을 써야 더욱 좋고 또한 寒凉한 약을 씀에 날씨가 차가운 것에 구애되지 말고 단지 그 증을 파악했으면 쓸 수 있다고 인식하였다. 또한 雙解散이 解表攻裏할 수 있으며, 혹은 表裏疑似한 外感病을 치료할 수 있으며, 또한 그 용법이 변통이 있어서 風痰의 질병을 치료할 수 있다고 인식하였다. 이러한 것들은 모두 진일보한 연구의 결과이다. 애석하게도 그의 『傷寒心鏡』의 단지 이천여 글자만으로는 그의 학술사상의 전체적 연구가 불가능하다.

제5장

丹溪學派

1 槪說

【학습목표】

1. 丹溪學派의 槪念, 중심이 되는 學術思想 및 후대에 기여한 貢獻을 파악한다.
2. 丹溪學派의 師承關係를 숙지한다.
3. 丹溪學派가 다른 學派에 미친 영향을 이해한다.

丹溪學派는 朱震亨을 필두로 하여 "陽은 항상 남음이 있고, 陰은 항상 부족하다(陽常有餘, 陰常不足)"는 이론을 새롭게 천명하여 滋陰降火를 중심으로 질병을 치료한 醫學流派이다. 이 學派의 形成과 發展은 한의학의 번영과 진보를 촉진시켰다.

遼와 金의 뒤를 이어 元의 忽必烈이 들어와 중국을 지배하였는데, 권력다툼 때문에 1308년부터 1333년의 이십여년간 여덟 명의 황제가 바뀌었다. 이들 황제는 모두 교만하고 사치스럽고 방탕하였다. 매번 새로운 황제가 계승될 때마다 귀족문벌에게 내린 금은보화가 모두 수백만 錠 이상이었으며, 농지로 내린 것도 천여 頃에 달했다. 제멋대로 국고를 낭비하여 국고가 고갈되었고, "마음대로 관리를 선발하고, 돈을 받고 죄를 경감해주고 벼슬을 팔아(任情放選, 鬻獄賣官)"[313] 백성들의 재물을 착취하고, 마음대로 세금을 부과하여 가혹하게 거두어 들이고, 화폐를 남발하여 결과적으로 통화가 팽창되어 시장이 혼란스럽게 되었다. 정치적인 타락은 사회와 경제를 위기에 빠뜨렸으며, 여기에 자연재해까지 더해져 온갖 병이 생겨났다. 南方地方은 사람들의 체질이 비교적 연약하였다. 부자들은 기름진 음식을 먹으면서 술과 색욕에 빠져 精이 고갈되어 火가 치성한 사람들이 많았고, 가난한 사람들은 변변치 않은 음식을 공급받고 근심이 많아 鬱火가 안에서 맺혀

313) 『元史』卷二·五의 『捌思臨傳』.

병이 생기는 경우가 많았다. 당시에는 『和劑局方』이 매우 성행하여 이를 踏襲하여 쓰는 사람은 많았으나 理論을 연구하는 사람은 적었다. 朱丹溪는 『和劑局方』을 "별도의 병의 근원이나 의론은 없으면서 단지 각 方의 條文에 證候를 기술하여 놓고 이어서 藥石의 분량과 藥餌를 修治하는 방법을 써놓았다. 또한 多服, 常服, 久服에만 힘썼으니, 자못 한 처방으로 여러 병을 치료하는 것이 立法에 간편한 것같지만 넓은 들에 넓게 그물을 쳐서 한두 마리의 짐승이 걸리기를 기대하는 것과 같다는 것을 알지 못하는 것이니, 어찌 許學士(許叔微: 1079~1154)의 꾸짖음을 면할 수 있겠는가?(別無病源議論, 止于各方條述證候, 繼以藥石之分兩, 修制藥餌之法度, 又勉其多服, 常服, 久服, 殊不知一方通治諸病, 似乎立法簡便, 廣絡原野, 冀獲一二, 寧免許學士之誚乎?)"라고 하였다. 그러므로, 단지 "앞 사람들이 이미 효과를 본 처방들을 모아서 지금 사람들의 무한한 병에 대응하려고 하니 어찌 刻舟求劍과 그림에서 천리마를 찾는 것과 다르겠는가?(集前人已效之方, 應今人無限之病, 何異刻舟求劍, 按圖索驥)"[314]라고 하였으니, 이것이 丹溪學派 탄생의 시대적 배경이다.

의학이론의 수준을 높여서 당시 醫師들의 溫燥한 藥物을 남용하는 폐단을 시정하기 위하여, 朱丹溪는 『素問』, 『難經』 등 醫學經典을 연구하였고, 또 劉完素의 二代弟子인 羅知悌로부터 의학을 배웠다. 그러므로, 그는 이미 劉河間의 法統을 잇고 있는 것이다. 그는 여기에 또 張子和, 李東垣 등 諸家의 學說과 자신의 임상경험을 융합시켜 다음과 같은 인식에 도달하게 되었다. 즉, 濕熱이 病이 되는 것이 십중팔구인데, 相火의 動함은 五臟의 厥陽의 火가 서로 부채질하여 마음대로 변화하여 그렇게 된 것이니, 相火가 이미 動하였으면 여러 病이 이로부터 말미암아 생긴다는 것이다. 이로 인하여 그는 劉完素의 主火論의 기초 위에, 劉完素가 주장한 火熱病機學說을 一變시켜 "陽은 항상 남음이 있고, 陰은 항상 부족하다(陽常有餘, 陰常不足)"라는 유명한 論点을 제기하여, 濕熱과 相火가 병이 된다는 說을 주장하였다. 그 의미는 부족한 것은 補하고 남는 것은 瀉한다는 것으로, 그는 丹溪學派의 창시자가 되었다. 이것으로 丹溪學派의 의학이론은 『內經』, 『難經』에 연원을 두고 중심되는 학술사상은 河間學派로부터 발전한 것임을 알 수 있다.

丹溪學說이 탄생하여 충분한 발전을 이루어 하나의 醫學流派를 형성하게 된 원인으로 사회적 원인과 丹溪學說 자체의 학술적 가치를 꼽을 수 있지만, 또 다른 중요한 원인은 丹溪의 많은 제자들이 그 학설을 더욱 계승 발전시켜 넓게 전파한 것에도 있다. 직접 계승한 사람으로는 趙道震, 趙良本, 戴士垚, 戴思恭, 劉叔淵 및 王履 등이 있다.

趙道震은 자가 處仁이다. 그는 軒轅과 岐伯 이후의 醫書들을 정밀하게 연구하여 "丹溪에게 受學하였으나, 이룬 바는 더욱 깊다(受學丹溪, 所造益深)"[315]라고 불렸다. 저작으로는 『傷寒類證』이 있다. 趙良本은 字가 之道, 號는 太初子이다. 그는 처음에 저명한 문학가인 吳萊로부터 배웠기에 經史에 정통하였다. 丹溪는 그의 총명함과 학문을 좋아하는 태도를 보고 醫術을 가르쳤는데, 마침내 『丹溪心法』을 깊이 익혀서 치료하기만 하면 바로 효험이 있었다고 한다. 저작으로는 『丹溪藥要』가 있다. 이것은 丹溪의 견해와 임상경험을 서술하고 여기에 자신의 견해를 첨가한 것이다.

---

314) 『局方發揮』.
315) 『定遠縣志』.

대사요(戴士垚)는 자가 仲積으로 저명한 문학가인 戴良의 형이다. 그의 어머니가 庸醫의 잘못된 치료로 돌아가시자 儒學을 포기하고 醫學을 공부하게 되었는데, 아들 思恭과 함께 義烏까지 가서 丹溪에게서 受學하였다. 당시에 丹溪 문하에는 제자가 매우 많았지만, 丹溪는 戴氏父子를 매우 총애하여 그의 의술을 깊이 전수하였다고 한다. 劉叔淵은 자는 橘泉으로 劉純의 아버지이다. 劉純은 "옛날 丹溪先生이 江東에서 醫學으로 이름을 떨치고 계실 때, 아버지께서 그를 좇아가 학문을 하여 그 마음으로 전해 주신 것을 받아 들이셨다(昔丹溪朱先生以醫鳴江東, 家君親從之游, 領其心授.)"[316]라고 하였다.

丹溪의 학문이 전해져 가장 성취를 이룬 사람은 戴思恭과 王履 두 사람이다. 戴思恭은 氣는 陽에 屬하는데 움직여 火를 일으키고, 血은 陰에 屬하는데 가장 쉽게 이지러지며, 火가 動하면 五志가 모두 焚하고, 陰이 不足해지면 燥熱이 반드시 이긴다고 하였으니, 『丹溪心法』을 가장 잘 깨달은 자이다. 王履는 丹溪의 補陰, 開鬱의 理論을 밝힌 것이 많았다. 그리하여 이들은 丹溪學派의 양대 중견인물이 되었다. 戴思恭은 祁門의 汪機에게 다시 학문을 전한다. 汪機는 戴思恭으로부터 丹溪의 학문의 근원을 찾아, 丹溪의 陰常不足論을 重視하여 陰陽의 補益에 뜻을 두었다.

이 외에 丹溪에게서 私淑하여 크게 학술적 성취를 이룬 사람으로는 王綸, 虞摶이 있다. 王綸(15세기 중엽~16세기 초)은 丹溪의 학문을 전승하여 雜病을 치료하는 心法을 깊이 체득하였다. 그는 다음과 같이 말하였다. "丹溪先生의 질병 치료는 氣, 血, 痰에서 벗어나지 않는다. 그래서 약을 쓰는 요점은 세 가지이다. 氣는 四君子湯, 血은 四物湯, 痰은 二陳湯, 오래되어 鬱에 속하는 병은 鬱을 치료하는 處方을 만들어 越鞠丸이라고 하였다. 대개 氣, 血, 痰의 세가지 병은 대부분 鬱을 겸하는데, 鬱이 오래되어 병이 생기거나 혹은 久病에 鬱이 생기기도 하며, 혹은 藥을 그릇되게 섞어서 鬱을 이루기도 한다. 그러므로 내가 매번 이 처방을 써서 병을 치료할 때마다 鬱法을 참고하니, 氣病에 鬱을 겸하였으면 四君子湯에 開鬱藥을 加하는데, 血病과 痰病에도 다 그러하다. 그러므로, 이 네가지 法은 병을 치료하고 약을 쓰는 큰 요체이다.(丹溪先生治病, 不出于氣 血 痰, 故用藥之要有三: 氣用四君子湯, 血用四物湯, 痰用二陳湯, 久病屬鬱, 立治鬱之方, 曰越鞠丸. 蓋氣 血 痰三病, 多有兼鬱者, 有鬱久而生病, 或久病而生鬱, 或誤藥雜亂而成鬱, 故余每用此方, 治病時以鬱法參之, 氣病兼鬱則用四君子加開鬱藥, 血病 痰病皆然. 故四法者, 治病用藥之大要也.)"[317] 虞摶(1438~1517)의 경우는 曾叔祖인 虞誠齋가 일찌기 朱震亨의 문하에서 유학하였기에 세대를 이어가면서 모두 朱震亨을 宗主로 삼았다. 그는 『醫學正傳・序』 중에서 "내가 祖父의 학문을 이어 丹溪의 遺風을 私淑하였으니, 『素問』, 『難經』을 깊이 연구하였다(愚承祖父之學, 私淑丹溪之遺風, 其於『素』, 『難』, 靡不苦志鑽研)"고 하였다. 이로 인하여, 그는 丹溪의 心法에 대하여 또한 이해가 비교적 깊었다. 저술한 醫書의 각각의 病證에 모두 "丹溪要語", "丹溪方法", "丹溪活套" 등 몇개의 部門을 열거하여 丹溪의 "陽常有餘, 陰常不足"論을 독창적으로 이해하였다.

그 학술적 源流를 따져보면 丹溪學派가 비록 火熱을 논하였지만 도리어 河間學派의 六淫의

316) 『醫經小學・序』.
317) 『明醫雜著』.

火邪에 대한 연구와 같지 않고, "陽常有餘, 陰常不足"에 뜻을 두어, 濕熱과 相火가 병이 되는 것을 천명하였고, 內傷發熱의 病機를 탐구한 것을 알 수 있다. 비록 內傷雜病의 治療를 강조하였지만 또한 易水學派의 脾胃를 중시한 것과는 같지 않으며, 滋陰降火에 뜻을 두어 새롭게 주장하였다. 이로 인하여, 河間學派를 이어 易水學派의 뒤에 丹溪學派가 또한 별도로 생겨 독자적인 하나의 流派를 형성할 수 있게 되었다.

丹溪學派는 元代에 시작하여 明代에 이르러 홍성하게 되었는데, 河間學派의 火熱學說을 발전시켰을 뿐만 아니라, 內傷發熱의 病變機轉을 깊이 탐구하여, 陰陽氣血의 生理病理를 심도있게 논술하였다. 또한 滋陰降火理論을 크게 주장하여 內傷雜病의 치료를 氣, 血, 痰, 鬱에서 원인을 찾는 귀중한 경험을 발표하였다. 한의학의 이론을 풍부하게 발전시켜 주어 한의학의 번영과 진보를 촉진시킨 중요한 공헌을 하였다.

동시에 丹溪學派의 형성과 발전은 다른 醫學流派의 탄생에 깊은 영향을 미쳤다. 예를 들어, 朱丹溪는 "相火論"을 주창하였는데, 이는 뒤에 溫補學派의 여러 醫家들이 논한 命門火의 이론적 근거가 되었다. 王履는 傷寒, 溫暑를 섞어서 불러서는 안 된다고 인식하여, 溫病과 熱病은 裏熱이 근본이 되므로 치료는 마땅히 淸裏熱이 爲主가 되어야 한다고 주장하여 傷寒과 溫病을 명확히 구분함으로써 明淸代의 溫病學派의 탄생에 중요한 영향을 미쳤다. 明淸代에 확립된 溫病의 養陰, 救液, 塡精의 治療法은 바로 丹溪의 滋陰理論의 영향을 받은 것이다.

【복습자료】

1. 元代 醫家인 朱震亨은 河間의 火熱學說을 계승하고 그 기초 위에 당시의 시대적 상황이 濕熱과 相火가 病이 되는 것이 십중팔구였던 것에 근거하여, "陽常有餘, 陰常不足"說을 제기하여 치료에 있어서 滋陰降火라는 새로운 이론을 주장하였다. 이러한 학술사상은 많은 제자들이 연구, 응용하여 넓게 전파되는데, 이리하여 丹溪學派를 형성하게 되었다.

2. 丹溪學派가 河間學派, 易水學派, 攻邪學派의 뒤를 이어 醫林에 세워질 수 있었던 것은 河間學派의 火熱學說을 발전시켰기 때문이다. 六淫之火가 轉變되어 內傷發熱이 되는 病機를 깊이 탐구하여 內傷雜病研究의 新局面을 열게 되었다.

3. 丹溪學派의 師承關係는 아래표와 같다.

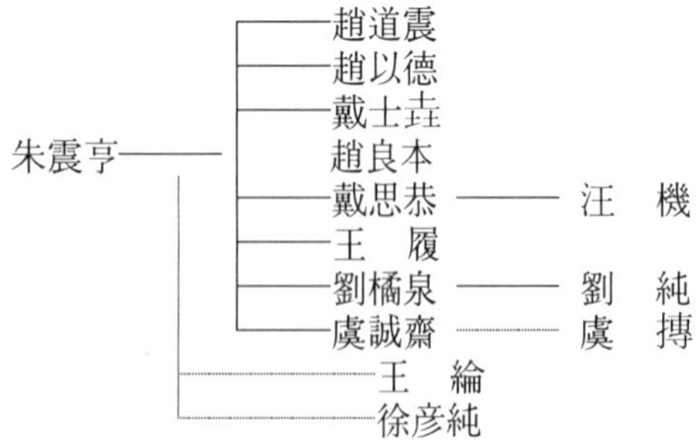

4. 丹溪學派의 理論은 明淸代의 溫補學派는 물론이고, 溫病學派의 탄생에 깊은 영향을 미쳤다. 본 절을 학습할 때는 이 점을 반드시 명확히 알고 있어야 한다.

【학습과제】

1. 丹溪學派란 무엇인가?
2. 丹溪學派 형성의 원인과 그 師承관계를 서술하시오,
3. 丹溪學派의 한의학에의 공헌과 다른 醫學流派에 미친 영향을 간략히 서술하시오.

2 朱震亨

【학습목표】

1. 朱震亨의 陽常有餘陰常不足論과 相火論을 파악한다.
2. 朱震亨의 火熱證에 대한 辨證施治와 滋陰降火의 주장 및 雜病에 氣, 血, 痰, 鬱에 원인을 두어 論治한 특징을 숙지한다.
3. 朱震亨의 생애 및 저작과 학술적 연원 및 후세에 미친 영향을 이해한다.

【생애 및 저작】

朱震亨은 字가 彦修이다. 그는 元代의 저명한 醫家로 1281년에서부터 1358년까지 살았으며, 浙江省 義烏縣 사람이다. 丹溪지방에 살았기에 후세의 학자들은 그를 "丹溪翁"이라고도 불렀다. 그는 "어릴 때부터 학문을 좋아하여, 하루에 천마디를 기억하였다(自幼好學, 日記千言)"[318]라고 하여 文章詞賦를 한번 마음만 먹으면 암기해내었고 의협심도 강하였다. 30세에 어머니가 脾病이 생기자 처음으로 『素問』을 읽기 시작하여 거칠게나마 醫術에 통달하였다. 36세에는 朱熹의 4대 弟子인 許謙에게서 理學을 배웠다. 40세가 되어 許謙의 병이 오래되자 의학을 힘써 배워 마침내 擧子業을 버리고 醫學에만 정진하였다. 朱震亨은 江南에서 생활하였는데, 그 땅이 낮고 약하여 濕熱과 相火로 병이 되는 것이 많았다. 당시 사회에서는 陳師文, 裵宗元 등이 지은 『太平惠民和劑局方』이 성행하였는데, 그는 밤낮으로 이를 연구하여 후에 "古方을 붙들고 지금의 병을 치료하니, 그 시세가 능히 다 부합하지 못한다. 진실로 度量을 일으키고 規矩를 세우고 權衡을 저울질하려면 반드시 『素問』, 『難經』 등 여러 경전이어야만 할 것인져(操古方以治今病, 其勢不能以盡合, 苟將起度量, 立規矩, 稱權衡, 必也素難諸經乎)"[319]라고 인식하게 되었다. 浙江을 건너고 吳中을 달려 宛陵에서 나와 南徐에 다달아 建業(南京)에 도달하여, 책을 짊어지고 선생을 찾아 다녔는데 천리를 멀다하지 않았다. 뒤에 劉完素의 再傳弟子인 羅知悌에게서 배워 河間, 戴人, 東垣, 海藏 등의 醫書

318) 『格致餘論 · 序』.
319) 『丹溪翁傳』.

들을 구하여 읽어 "의학의 책다운 것들이 이에 이르러 비로소 갖추어지게 되었고, 의학의 도다운 것들이 이에 이르러 비로소 분명해졌다(醫之爲書, 至是始備, 醫之爲道, 至是始明.)"[320]라고 탄식하였다. 이에 "세 醫家들의 설을 미루어 넓히고, 세 醫家들의 論을 단점을 버리고 장점만을 쓰며, 또한 다시 太極의 理致와 『易』, 『禮記』, 『通書』, 『正蒙』[321] 등 여러 서적들의 뜻을 참고하고 『內經』의 말씀을 꿰뚫어 그 뜻이 귀착되는 바를 적어 이를 바탕으로 '相火'와 '陽有餘陰不足'의 두 가지 이론을 발표하였다(以三家之說推而廣之, 以三家之論, 去其短而用其長, 又復參之以太極之理, 易 禮記 通書, 正蒙諸書之義, 貫穿內經之言, 以錄其指歸, 因作'相火' 及 '陽有餘陰不足' 二論以發揮之.)."[322] 이로 인하여 그는 의학이론상 독창적 견해를 만들어내었을 뿐만 아니라 풍부한 치료경험도 쌓아서 한의학의 발전에 중요한 공헌을 하였다.

丹溪의 대표작으로는 『格致餘論』 1권이 있는데, 1347년에 지었다. 그는 自序 중에서 "옛 사람들이 醫를 우리 儒學者들의 格物致知하는 일의 하나로 삼았기에 책의 이름을 『格致餘論』이라고 하였다(古人以醫爲吾儒格物致知一事, 故目其篇曰『格致餘論』)"라고 하였다. 이 책은 "陽常有餘, 陰常不足"의 理論을 중점적으로 서술하였고 治法에서도 滋陰降火를 위주로 하고 있는 그의 晩年에 심혈을 기울인 작품이다.

그 다음으로는 『局方發揮』 1권이 있으니 14세기 중엽에 지어졌다. 이 책은 問答體로 『和劑局方』을 평론하는 방식으로 되어 있다. 滋陰降火의 治療法을 중요하게 다루고 있는데, 『和劑局方』의 늘 溫補, 辛溫燥熱한 方劑로 질병을 치료하는 편향성을 지적하여 溫補燥熱의 方法을 경계하는 주장을 하였다.

이 외에도 『金匱鉤玄』 3권, 『本草衍義補遺』 1권, 『脈因證治』 2권 등이 있다. 전해지는 『丹溪心法』, 『丹溪心法附餘』는 그 門人들이 朱震亨의 임상경험을 정리한 것이다.

【학술내용】

1. 陽有餘陰不足論

"陽有餘, 陰不足" 이것은 본래 理學家들이 항상하는 말이다. 예를 들어 程顥가 "天地陰陽의 運行의 오르고 내리고 차고 비는 것은 잠시도 쉬지 않으니, 陽은 항상 차고, 陰은 항상 휴손된다(天地陰陽之運, 升降盈虛, 未嘗暫息, 陽常盈, 陰常虧.)"[323]고 한 것과 같다. 朱震亨는 이러한 哲學理論을 醫學領域에 인용하여 인체를 "陽常有餘, 陰常不足", "氣常有餘, 血常不足"으로 인식하였다.

우선, 丹溪는 "天人相應"의 理論에 근거하여 自然界의 天, 地, 日, 月의 운행을 분석하여 이러한 결론을 낸 것이다. 그는 『格致餘論 · 陽有餘陰不足』 중에서 "天地는 萬物의 부모인데, 天은 큰 것으로 陽이 되어 地의 밖을 운행하고, 地는 天의 가운데에 居하여 陰이 되니, 天의 大氣가 이것

320) 『格致餘論 · 序』.

321) 易은 『易經』을 말함. 禮記는 『小戴記』혹은 『小戴禮記』를 말하니, 儒家經典의 하나이다. 通書는 原名이 『易通』이니, 一名 『固子通書』이다. 北宋의 周敦頤가 저술한 것으로 周敦頤 본인의 『太極圖說』을 응용한 것이다.

322) 『丹溪翁傳』.

323) 『廉洛關閩書』.

을 들어준다. 日은 차있는 것으로 陽에 속하여 月의 밖을 운행하고, 月은 결손되는 것으로 陰에 속하여 日의 빛을 품부받아 빛을 낸다(天地爲萬物之父母, 天大也爲陽, 而運於地之外, 地居於天之中而爲陰, 天之大氣擧之. 日實也, 屬陽, 而運於月之外, 月缺也, 屬陰, 稟日之光以爲明者也.)"라고 하였다. 丹溪는 천체의 운행 중에서 太陽은 陽에 속하여 항상 가득차 있으며 달은 陰에 속하여 늘 이지러지는 자연현상을 깨닭아 이를 정상인의 생리변화와 연계시켜 "사람은 天地의 氣를 받아서 생명을 영위하는데, 天의 陽氣는 氣가 되고, 地의 陰氣는 血이 되므로, 氣는 항상 남음이 있고, 血은 항상 부족하다(人受天地之氣以生, 天之陽氣爲氣, 地之陰氣爲血, 故氣常有餘, 血常不足)"[324]라고 하였다. 또한 해가 달보다 밝기에 "사람의 陰氣의 消長은 달의 차고 기우는 것에 나타난다(人身之陰氣, 其消長視月之盈缺)"[325]라고 하여 陽常有餘, 陰常不足한 이유를 밝혔다.

그 다음으로, 인체의 陰精이 더디게 만들어지고 일찍 고갈되버리는 생리현상을 밝혔다. 그는 『格致餘論 · 陽有餘陰不足』 중에서 "사람이 태어나 男子는 16세에 精이 通하고, 女子는 14세에 생리를 한다. 이는 形體가 있은 후에야 젖을 먹이고 곡식을 먹여서 기르는 것이니, 陰氣가 비로소 이루어져야만 陽氣와 짝이 되어 능히 사람을 이룰 수 있어 사람의 부모가 될 수 있는 것이다. 옛 사람들은 반드시 30, 20 이후에야 결혼하였으니 陰氣를 이루기 어려운 것을 가히 알 수 있다(人之生也, 男子十六歲而精通, 女子十四歲而經行, 是有形之後, 猶有待于乳哺水穀以養, 陰氣始成, 而可與陽氣爲配, 以能成人, 而爲人之父母. 古人必近三十二十而後嫁娶, 可見陰氣之難于成.)"고 하였다. 같은 편에서 그는 "『內經』에서 '나이가 40이 되면 陰氣가 반으로 줄어들어 기거함이 쇠퇴하게 된다.'고 하였고, 또 '男子가 64세가 되면 精이 끊어지며, 女子가 49세가 되면 월경이 끊어진다.'라고 하였다. 무릇 陰氣의 이루어지는 것이 단지 30년 동안의 보고, 듣고, 말하고, 움직이는 것을 공급할 뿐이다(『內經』曰 年至四十陰氣自半而起居衰矣. 又曰 男子六十四歲而精絶, 女子四十九歲而經斷. 夫以陰氣之成, 止供給得三十年之視聽言動.)"라고 했다. 인체가 15, 16세 이전에는 陰氣가 채워져 있지 못하고, 中年 후에는 또한 陰氣가 저절로 半이 되므로, 丹溪는 인체의 陰陽의 차고 기울어짐의 생리적 정황을 분석한 후에, 陰氣는 이루어지기는 어렵고 쉽게 이지러진다고 인식하여 "陽常有餘, 陰常不足"이라는 결론을 내렸다.

또 그 다음으로, 인체의 相火가 쉽게 動하는 병리적 특징에 근거하고 있다. 丹溪는 사람의 陰氣는 먼저는 이루기 어렵지만, 나중에는 이지러지기 쉽다고 인식하여 "사람의 욕정은 끝이 없는데, 이 이루기는 어렵고 이지러지기는 쉬운 陰氣…(人之情欲無涯, 此難成易虧之陰氣…)"[326]라고 하여 인체 활동의 요구에 만족하지 못한다고 하였다. 하물며 또한, "陽主動, 陰主靜"하여, 인체는 늘 "陽動"의 상태에 있다. 그리하여 "閉藏을 主로 하는 것은 腎이며, 疏泄을 주관하는 것은 肝인데, 두 장에 모두 相火가 있다. 이것들의 系는 위로 心에 속해 있다. 心은 君火인데, 事物에 感觸된 바가 있으면 쉽게 動하며, 心이 動한 즉 相火가 또한 움직이게 되는데, 움직이면 정액이 저절로

324) 『格致餘論 · 陽有餘陰不足論』.
325) 上同.
326) 上同.

나오고 相火가 갑자기 일어나니, 비록 교합을 안하였다고 할지라도 또한 모르는 사이에 흘러 나가버리게 된다(主閉藏者腎也, 司疏泄者肝也, 二臟皆有相火, 而其系上屬心. 心, 君火也, 爲物所感則易動, 心動則相火亦動, 動則精自走, 相火翕然而起, 雖不交會, 亦暗流而疏泄矣.)"[327]고 하였다. 이로 인하여, 인체는 쉽게 "陽常有餘, 陰常不足"의 정황이 출현한다.

위의 내용을 통해 丹溪가 말한 "陰不足"은 주로 腎이 갈무리하고 있는 陰精의 이루기는 어렵고 쉽게 이지러지는 것을 말하는 것이고, "陽有餘"는 주로 肝腎 사이의 相火가 쉽게 妄動하는 것을 가리킨 것이라는 것을 알 수 있다. 그는 腎精은 이루기는 어렵고 이지러지기는 쉬우며, 相火는 쉽게 망동하는 것으로 인식하였는데, 이것은 사람의 몸에서 쉽게 발생하는 질병의 관건이 되는 문제이다. 그러므로, 陰精을 충분한 상태로 유지시키고자 한다면 먼저 相火가 妄動하지 않도록 해야 한다. 바꾸어 말하면 "陰不足"을 면하려면 "陽有餘"를 막는 것이 필요하다. 그는 『格致餘論·養老論』 중에서 "옛 사람들의 이른바 '하고자 하는 것을 보지 않아 마음이 어지럽지 않도록 한다'는 것이다. 무릇 따뜻하고 부드러운 것이 몸에 가득차고 소리가 귀에 그득하고, 안색이 눈에 그득하고 향기가 코에 그득한데도 누가 鐵漢이라고 心이 動하지 않겠는가? 攝生을 잘하는 사람은 마땅히 잠시라도 장막에서 멀리 떨어져 각자 스스로를 진중히 한다면 天和를 保全할 것이다(古人所謂不見所欲, 使心不亂. 夫以溫柔之盛于體, 聲音之盛于耳, 顔色之盛于目, 馨香之盛于鼻, 誰是鐵漢, 心不爲之動也. 善攝生者, 宜暫遠帷幕, 各自珍重, 保全天和.)"라고 하였다. 무릇 이러한 溫柔, 聲音, 顔色, 馨香 등의 여러 物欲들은 다 相火를 쉽게 動하게 하는 외적 요소들로서, 이로 인하여 丹溪가 "陽有餘陰不足"을 논하기 전에 앞머리에서 "飮食箴", "色欲箴" 두 편을 두어 음식을 절제하고 색욕을 경계하여 相火가 망동하지 않게 하여 "陰平陽秘"를 유지해야 한다고 하였다.

『格致餘論·養老論』 중에서 丹溪는 다시 "사람이 60, 70세가 되어 精血이 쉽게 소모되어 모든 일이 뜻과 같지 않아 怒火가 쉽게 熾盛하게 된다(人生至六十, 七十以後, 精血易耗, 百不如意, 怒火易熾)"라고 하였다. 이로부터 "머리가 어지럽고 눈꼽이 끼며, 피부가 가렵고 소변이 잦으며, 콧물이 나고 이가 빠지며, 침이 많고 잠이 적어지며, 다리에 힘이 없고 귀가 들리지 않으며, 잘 잊어버리고 어지러우며, 장이 마르고 얼굴에 때가 끼며, 머리카락이 빠지고 눈앞에 꽃무리가 지며, 오래 앉아 있고 잠이 없으며, 바람이 없는데도 먼저 한기를 느끼며, 먹어도 쉽게 배가 고프며, 웃으면 눈물이 나온다(頭昏目眵, 肌痒溺數, 鼻涕牙落, 涎多寐少, 足弱耳聵, 健忘眩暈, 腸燥面垢, 髮脫眼花, 久坐無睡, 未風先寒, 食則易飢, 笑則有泪)"는 등의 諸證이 나타난다. 老衰의 原因이 怒火易熾, 陰氣不足, 精血俱耗에 있다는 것을 상세하게 분석하였다. 이로 말미암아 丹溪의 "陽有餘"의 주장은 사람의 眞陽의 有餘를 마음대로 攻伐해도 괜찮다는 것이 아니라, 相火를 抑制하여 陰精을 보호하는 것에 있음을 알 수 있다. 養生의 각도에서 설명하면, 그의 이와 같은 精血을 保護하는 思想은 병을 없애고 수명을 연장시키는데에 〔일명 却病延年〕 중요한 의의가 있다.

327) 上同.

2. 相火論

丹溪의 "相火論"과 그의 "陽常有餘, 陰常不足"의 學說은 긴밀한 관계가 있는데, 모두 河間의 "凡病多主火化"의 理論에 근거한다. 그의 相火에 대한 논의의 주요한 내용은 두 가지로 나뉜다.

1) 相火는 人身動氣이다.

朱震亨는 생존해 있는 사물은 動과 靜의 두 측면과 떨어질 수 없는데, 그 중에서 動이 기본적인 것이라고 인식하였다. 그는『格致餘論·相火論』에서 "太極이 動하면 陽을 낳고, 靜하면 陰을 낳으며, 陽은 動하여 變하고, 陰이 靜하여 合한다.……火는 안은 陰이고 밖은 陽이니 움직이는 것을 主로 하므로 모든 움직이는 것은 火에 속한다. 이름으로써 말하면 形氣가 서로를 生하여 五行에 배속되므로 君이라고 한다. 자리로써 말하면 虛無에서부터 나서 자리를 지켜 命을 품부받아, 움직이는 것으로 인하여 볼 수 있으니 相이라고 한다(太極動而生陽, 靜而生陰, 陽動而變, 陰靜而合. ……火內陰而外陽, 主乎動者也, 故凡動皆屬火. 以名而言, 形氣相生, 配於五行, 故謂之君. 以位而言, 生於虛無, 守位稟命, 因其動而可見, 故謂之相.)" 하였고, 또한 "天은 사물을 낳는 것을 主하므로 늘 움직이는데, 사람에게는 이러한 생이 있으니 또한 늘 움직인다. 늘 움직이는 까닭은 모두 相火의 작용 때문이다(天主生物, 故恒於動, 人有此生, 亦恒於動, 其所以恒于動, 皆相火之爲也.)"라고 하였다. 즉 사람이 생명력을 풍부히 갖고 있는 까닭은 모두 相火의 운동으로 말미암는다는 것이다. 그리고 相火의 정상작용은 신비한 것이 아니라 "인체의 계속 이어져 그치지 않는 기능활동일 따름이다(人體生生不息的機能活動而已)"라고 하였다. 이러한 기능활동이 비록 각 장부에 모두 다 갖추어져 있지만 단지 肝腎에서 근원하므로 같은 편에서 그는 또한 "天에서 드러나는 것으로, 龍雷에서 나온 것이 木의 氣이고, 바다에서 나온 것이 水의 氣인 것이다. 人에서 드러나는 것으로는 肝腎 두 장에 의탁하는데, 肝은 木에 속하고, 腎은 水에 속한다. 膽은 肝의 腑이며, 膀胱은 腎의 腑이며, 心包絡은 腎의 짝인데, 三焦의 焦로써 말하면 下焦는 肝腎의 分野를 주관하니 모두 陰으로 아래에 있다. 天은 이 火가 아니면 능히 物을 生할 수 없으며, 人도 이 火가 하니면 능히 生을 둘 수가 없다. 肝腎의 陰은 모두 相火를 갖추고 있으니 人은 또한 天과 같은 것이다(見于天者, 出于龍雷則木之氣, 出于海則水之氣也. 具于人者, 寄于肝腎二部, 肝屬木, 而腎屬水也. 膽者肝之腑, 膀胱者腎之腑, 心包絡者, 腎之配, 三焦以焦言, 而下焦司肝腎之分, 皆陰而下也. 天非此火不能生物, 人非此火不能有生. 肝腎之陰, 悉具相火, 人而同乎天也.)"라고 하였다. 왜냐하면, 相火는 百骸를 덥히고, 臟腑를 기르며, 九竅를 충실하게 하므로 元陽 혹은 眞陽, 眞火라고 칭할 수 있는 까닭으로 일반적으로 지칭하는 병리상태의 壯火나 陰火와는 같지 않다. 후세에 薛立齋, 趙養葵, 張景岳 등이 말한 命門之火와 동일한 의미이다. 그러므로, 후세의 命門之火는 모두 丹溪의 相火論이 그 이론적 근거가 되는 것이다.

2) 相火妄動은 賊邪이다.

相火는 인체중에서 缺損되어 적어질 수 없는 것이니, 모든 사물의 경우에 相火는 기능상 그와 같다. 相火에 動과 靜의 두 측면이 있는데, 丹溪는 비록 相火가 動하는 것이 근본적일지라도 靜은 필수적이라고 인식하였다. 相火가 "動而中節"한 것은 인체의 정상적 생리활동을 유지시켜주는 동력이다. "이 五火의 움직임이 모두 節度에 맞아야 相火가 오직 보충하며 조화하는 기능을 수행할 수 있게 되어 生生不息하는 운용을 할 수 있게 되는 것이다(彼五火之動皆中節, 相火惟有裨補造化, 以爲生生不息之運用耳.)."[328] 만약 相火가 動만 있고 靜은 없으면, 이 때문에 妄動하며, 妄動하면 病變이 잇따라 생겨나 相火가 신체를 해치는 賊邪가 되버린다. 그는 『格致餘論·相火論』 중에서 "相火는 쉽게 일어나기에 五性의 厥陽의 火가 서로 부채질하게 되면 妄動하는 것이다. 火가 망령되게 일어나면 변화를 예측할 수 없으며 있지 않은 때가 없게 된다. 眞陰을 끓여 쪼그라들게 하는데, 陰이 虛해지면 病이 생기고 陰이 끊어지면 죽게 된다. 君火의 氣를 經典에서 暑와 濕으로 말하였으며, 相火의 氣는 經典에서 火로 말하였는데, 아마도 사납고 격력한 것이 君火보다 盛한 것을 나타내기 위해서일 것이다. 그러므로 相火를 元氣의 賊이라고 하였다(相火易起, 五性厥陽之火相煽, 則妄動矣. 火起於妄, 變化莫測, 無時不有, 煎熬眞陰, 陰虛則病, 陰絶則死. 君火之氣, 經以暑與濕言之, 相火之氣, 經以火言之, 蓋表其暴悍酷烈, 有盛於君火者也, 故曰相火元氣之賊.)"고 하였다. 相火가 元氣의 賊이라는 설명은 東垣의『脾胃論·飮食勞倦論』에도 나오는데, 東垣은 "陰火"라고 이름을 붙였고, 丹溪는 "相火"라고 하였다. 東垣은 "陰火"로써 氣虛發熱의 기전을 설명하였고, 丹溪는 "相火"로써 "陽有餘, 陰不足"을 추론하였는데, 이것이 두 가지를 구별하는 방법이다.

丹溪가 말한 "人非此火(相火), 不能有生", "相火元氣之賊" 등의 주장은 후대에 張景岳의 반대를 일으켰다. 사실 丹溪가 말한 "人非此火, 不能有生"은 그 常을 말한 것이고, "相火元氣之賊"은 그 變을 말한 것이다. 소위 "常"이라는 것은 相火의 正常情況에서의 기능활동을 가리키는 것이며, 소위 "變"이라는 것은 相火의 異常情況에서의 元氣를 損傷시키는 邪火를 變成하는 것을 가리킨다. 相火가 비록 하나이나, 하나는 生理的인 火에 속하고, 하나는 病理的인 火에 속하는 차이가 있는 것이다.

3. 火熱證의 辨證과 治療

丹溪가 논한 火熱의 病變은 주로 內火를 가리키는 것으로, 소위 "모든 火病은 안으로부터 생겨난다(諸火病自內作)"는 것이다. 실제로는 대부분 相火가 病이 되는 것을 가리키는 것으로, 火가 망녕되게 일어난 것이다. 이로 인하여, 그는 "기가 남음이 있는 것이 火이다(氣有餘便是火)"[329]라는 유명한 주장을 제기하여, 氣機가 막혀 거슬러져서 邪火의 병변을 일으키는 기전을 정밀하게 서술하였다. 치료의 방법으로는 劉完素, 李東垣, 張從正의 장점을 취하여 변통을 다 하였다.

丹溪는 火熱證을 치료함에 대체로 實火, 虛火 및 鬱火로 나누었다. "實火可瀉"라 하여 黃連解毒湯類의 약을 사용하여 苦寒한 性味로 바로 끊어 炎威를 빼앗는 것이 正治의 방법이다. 단지 火만 盛하고 體虛한 사람은 찬약을 쓸 수 없다고 인식되므로 人蔘을 써야 하는 것이 從治의 방법이니 이 때 生薑 등을 兼用하여 溫散시킨다. "鬱者可發"이라 하여 무릇 火邪가 內鬱하여 배설되지

328) 『格致餘論·相火論』.
329) 『局方發揮』.

못하는 증상은 東垣의 瀉陰火升陽湯 혹은 升陽散火湯을 많이 사용하였다. "虛火可補"하니, 무릇 "中氣가 부족한 것은 甘寒한 味를 쓴다(中氣不足者, 味用甘寒)"[330]고 하였는데, 이것은 東垣에게서 法을 취한 것이다. 단지 丹溪의 공적은 陰虛火旺의 病機問題를 해결한 데 있다. 비록 그가 "陰虛火動難治"[331]라고 인식하였지만 그는 滋陰降火法을 창도하였다. 그는 陰虛와 火旺은 밀접한 관계가 있으며 이것은 하나의 문제에 대한 두가지 측면의 인식이라고 보았다. 陰虛는 반드시 火旺에 이르고 火旺은 또한 반드시 陰液이 傷하는 데에 이르니, 그러므로 藥을 쓸 때, 補陰에 반드시 瀉火를 겸하여야 하며, 瀉火가 곧 補陰인 까닭에 滋陰과 瀉火는 단지 증후의 차이에 근거하여 약을 다르게 쓰는 것일 따름이다. 그의 處方用藥에는 滋陰은 도리어 補陰精과 補陰血의 구분이 있다. 무릇 陰精이 虛하여 相火가 旺한 사람은 大補陰丸[332]을 쓰고, 陰血이 虛하여 相火가 旺한 사람은 四物湯에 加 知母, 黃柏을 쓴다. 이를 통해 丹溪가 滋陰降火法으로 火熱病을 치료한 경험이 풍부함을 볼 수 있다. 河間이 순전히 淸熱瀉火만을 써서 생긴 부족한 점을 보충하였을 뿐만 아니라 東垣의 氣虛發熱 중에 陰虛發熱의 내용을 첨가하고 있는 것이다. 비록 丹溪의 陰虛火亢의 치료방법이 후세에 완비된 내용보다는 못하지만 후세의 養陰, 救液, 塡精 등의 치료법은 바로 이로부터 영향을 받아 발전된 것이다.

4. 氣血痰鬱論에 따라 잡병을 치료함.

丹溪는 氣血痰鬱을 綱으로 삼고 六氣가 병되는 것을 目으로 삼아, 이로부터 標本을 나누고 지방의 풍토의 차이를 고려하여 審病求因하여 雜病을 論治하였다.

丹溪는 『丹溪心法 · 六鬱』에서 "氣血이 沖和하면 萬病이 생기지 않는데, 한번이라도 怫鬱함이 있으면 모든 病이 생겨난다. 그러므로, 人身의 모든 病은 대부분 鬱로부터 생겨난다(氣血沖和萬病不生, 一有怫鬱, 諸病生焉. 故人身諸病多生於鬱.)"고 하였다. 丹溪는 氣血痰鬱로 雜病의 치료를 논하고 있는데, 그 가운데 鬱이 가장 중요한 것임을 알 수 있다. 그래서 그는 六鬱을 칭하여 氣鬱, 濕鬱, 熱鬱, 痰鬱, 血鬱, 食鬱 등이라 하였다. 鬱이 오래되면 또한 모두 熱로 化하여 火를 生하니, 鬱을 치료하는데에는 調氣가 중요하고 久鬱에는 淸火를 겸하여야 하는 것이다. 그가 만든 越鞠丸은 비록 모든 鬱證을 통털어 치료한다고 하지만 氣鬱과 火鬱을 치료하는데 중점을 두고 있다.

痰證을 논함에 丹溪는 "痰이라는 것은 氣를 따라 오르내리는데, 이르지 않는 곳이 없다(痰之爲物, 隨氣升降, 無處不到)"[333]라고 인식하고 있다. 이러한 까닭으로 痰은 여러 종류의 病證을 일으키는데, 예를 들어 "咳嗽, 嘔吐와 泄瀉, 眩暈, 嘈雜, 怔忡, 驚悸, 寒熱痛腫, 痞膈壅塞, 혹은 胸脇間의 꼬록꼬록 소리, 혹은 등 한가운데 한부분이 늘 차가운 것, 四肢의 麻木不仁(咳嗽, 嘔利, 眩暈嘈雜, 怔忡, 驚悸, 寒熱痛腫, 痞膈壅塞, 或胸脇間轆轆有聲, 或背心一片常爲冰冷, 四肢麻木不仁.)"[334] 등이 그러

330) 『丹溪心法 · 火』.
331) 上同.
332) 大補陰丸: 黃栢, 知母 各四兩, 熟地黃, 龜板 各六兩 猪脊髓 十條, 蜜丸, 每服三錢.(『丹溪心法』)
333) 『丹溪心法 · 痰』.
334) 上同.

한 증상들이니, 이는 먼저 本을 치료해야 한다. 그는 "痰을 치료하는 法은 脾土를 實하게 하며, 脾濕을 마르게 하는 것이 그 根本을 治療하는 것이다(治痰法, 實脾土, 燥脾濕是治其本.)"[335]고 하였고, 또한 "痰을 잘 치료하는 자는 痰을 치료하지 않고 氣를 치료한다(善治痰者, 不治痰而治氣)"[336]라고 하여, 氣가 順하면 痰飮이 化하여 津液이 行하게 된다고 인식하였다. 이러한 까닭으로 丹溪는 二陳湯을 治痰의 基本方으로 삼았다. 구체적인 用藥法은 각 痰의 성질과 病證이 나타나는 部位와 體質的 상황을 결합시켜 선택하였다. 예를 들면, 濕痰에는 蒼朮, 白朮을 쓰고, 熱痰에는 青黛, 黃芩을 쓰고, 食積痰에는 神麯, 麥芽, 山楂를 쓰고, 風痰에는 南星을 쓰고, 老痰에는 海石, 半夏, 栝樓, 香附子, 五倍子 등의 藥을 썼다. 丹溪는 다시금 "痰이 脇下에 있을 때는 白芥子가 아니면 도달할 수 없고, 痰이 皮裏膜外에 있을 때는 薑汁, 竹瀝이 아니면 도달할 수 없으며, 痰이 四肢에 있을 때는 竹瀝이 아니면 열 수 없으며, 痰結核이 咽喉 가운데에 있어 건조하여 숨과 음식물이 제대로 출입할 수 없을 때는 化痰藥에 軟堅시키는 약물을 加하여 쓰며, 痰이 膈上에 있을 때는 반드시 吐法을 써야 하니 瀉下로는 또한 내보낼 수 없으며, 痰이 腸胃 사이에 있을 때는 瀉下시켜서 내보낼 수 있다(痰在脇下, 非白芥子不能達, 痰在皮裏膜外, 非薑汁 竹瀝 不可導達, 痰在四肢, 非竹瀝不開, 痰結核在咽喉中, 燥不能出入, 用化痰藥加減藥軟堅之味, 痰在膈上, 必用吐法, 瀉亦不能出, 痰在腸胃間者可下而愈.)"[337]라고 했다.

中風을 논함에 丹溪는 "東南쪽 사람들은 濕土가 痰을 生하고, 痰이 熱을 생하고, 熱이 風을 生한 경우가 많다(東南之人, 多是濕土生痰, 痰生熱, 熱生風也.)"[338]라고 인식하여, 치료에 있어서 그는 "中風은 대체로 血虛有痰이 주원인이니, 痰을 치료하는 것이 먼저이며, 養血과 行血이 다음이다. 혹 火와 濕을 끼고 나타나는 경우가 있으니 또한 반드시 氣虛와 血虛로 나누어야 한다(中風大率主血虛有痰, 治痰爲先, 次養血行血, 或屬挾火與濕, 又須分氣虛血虛.)"[339]라고 주장하여, 氣虛에는 人蔘, 黃芪를 쓰고, 血虛에는 四物湯을 쓰고, 化痰에는 二陳湯을 쓰고, 痰涎壅塞에는 藜蘆를 써서 吐하게 한 후 다시 麝香을 加하고, 陰虛火盛에는 四物湯에 黃芩, 黃柏, 牛膝, 竹瀝 등을 加하여 썼다. 그는 痰을 치료하는 方藥 중에서 竹瀝, 薑汁이 중요하다고 강조하였는데, 中風의 病理에서도 痰이 熱을 生하고 熱이 風을 생한다는 것이 關鍵이라고 주장하였다. 이러한 丹溪의 中風에 대한 주장은 劉完素의 心火가 暴盛하여 水가 火를 제어하지 못하여 생긴다는 주장을 기초로 하여 痰火從熱이라는 새로운 견해를 제기한 것이다.

痛風을 논함에 丹溪는 痛風이 대체로 血熱인 데다가 風寒과 濕邪에 感하여 血凝氣滯, 經絡不通한 所致라고 인식하였다. 그는 『丹溪心法 · 痛風』에서 "이 痛風이라는 것은 대체로 血이 熱을 받아 스스로 끓어 올라 그런 것으로, 그 후에 혹 찬물을 건넜거나, 혹 濕한 곳에 서 있었거나, 혹 부채질하여 서늘함을 취하였거나, 혹은 누워서 바람을 맞았거나 하여 寒涼한 기운이 밖에서

335) 上同.
336) 上同.
337) 上同.
338) 『丹溪心法 · 中風』.
339) 上同.

부딪쳐서 뜨거운 血이 寒氣를 얻어서 탁한 기운이 응체된 것이다. 이러한 까닭으로 통증을 일으키는 것이다(彼痛風者, 大率因血受熱, 已自沸騰, 其後或涉冷水, 或立濕地, 或扇取涼, 或臥當風, 寒涼外搏, 熱血得寒, 淤濁凝澁, 所以作痛.)"라고 서술하였다. 이로 인하여, 痛風을 치료하는 데는 마땅히 疏散寒濕시키고 開發腠理시켜야 하니, 그 血이 좋아지면 氣와 더불어 서로 和하게 되어 그 병이 저절로 낫게 된다.

痿를 논함에, 丹溪는 『丹溪心法 · 痿』에서 "모든 痿病은 肺熱에서 생겨난다고 한, 이 한마디 구절은 바로 治法의 큰 뜻을 나타내는 것이다(諸痿生於肺熱, 只此一句便見治法大意.)", "肺가 熱하면 온몸을 통제하지 못하고, 비가 상하면 四肢를 쓸 수 없다(肺熱則不能管攝一身, 脾傷則四肢不能爲用)", "陽明이 實하면 宗筋이 윤택해져서 骨을 묶어서 機關을 이롭게 할 수 있다. 痿病을 치료하는 방법은 이를 벗어나지 않는다(陽明實則宗筋潤, 能束骨而利機關, 治痿之法, 無出於此.)"라고 하였다. 그는 東垣이 痿를 치료한 법을 받아들여 黃栢을 君藥으로 하고, 黃芪 등을 補佐藥으로 하여 여러 痿를 치료하였으니, 정해진 처방은 없었다. 만약에 氣虛하면 四君子湯에 蒼朮, 白朮, 黃芩, 黃栢을 加하고, 痰은 竹瀝을 加하고, 血虛는 四物湯을 加하고, 濕痰은 二陳湯에 蒼朮, 白朮, 黃芩, 黃栢, 竹瀝 등을 가하여 補陰丸[340]을 삼켜 먹는다.

上述한 것으로부터 丹溪는 氣血痰鬱의 病理變化로부터 雜病의 治療를 논하였음을 알 수 있다. 이러한 내용들은 풍부한 경험을 바탕으로 하고 있기에 후세에 많이 사용한 방법이 되었다.

【평가】

朱震亨은 창조력이 풍부한 醫家이다. 그는 『內經』의 이론을 깊이 연구하고 그 기초 위에 河間, 子和, 東垣 등 이전 현인들의 학술적 정화를 계승하여 자기의 의학적 기초를 세웠다. 또한, 理學을 醫學에 융해시켜 "陽常有餘, 陰常不足" 및 "相火論" 등 새로운 의학이론을 주창하였다. 養身의 방면에서는 특별히 "動靜"과 長壽의 관계를 강조하였는데, 생명이 연속되는 것은 모두 動으로부터 말미암는다고 인식하였다. 그는 相火가 動을 主한다는 것을 인식하였고, 또 생명의 물질적 측면인 陰氣의 保養을 매우 중시하여 陰氣의 保存과 動靜의 節度의 長壽와의 관계를 천명하였는데, 이는 老年醫學의 연구에 중요한 의의를 띤다. 그는 치료에 있어서 기존의 견해를 고수하지 않고 宋代부터 이어진 『和劑局方』의 溫燥한 藥物의 사용의 惡習을 一掃하였다. 그는 병을 논하고 원인을 분석함에 氣, 血, 痰, 鬱을 원인으로 삼아 濕熱의 內蘊과 相火의 上炎을 중시하였다. 처방을 구성하고 약을 선택함에 그 뜻을 淸, 泄, 利, 散, 疏調 등에 두었다. 특히 滋陰降火를 창도하였는데, 이전의 賢人들이 갖추지 못한 것을 보충하였다고 할만한 것이다. 朱丹溪가 여러 醫家들의 장점을 모아 그것을 융해시켜 단점을 버리고 장점을 취하였으므로 그 성취는 자못 컸다. 그리하여 그의 제자들이 매우 많았다. 趙道震, 趙以德, 戴思恭, 王履, 虞摶 등이 그들로, 이들은 朱丹溪의 사상을 계승발전시켜 후세에 많은 영향을 미쳤다. 예로, 朱丹溪의 "相火論"은 明代의 薛

340) 側栢葉, 黃栢, 烏藥葉 各二兩, 龜板酒炙 五兩, 苦參 三兩, 黃連 半兩, 冬加乾薑, 夏加砂仁, 共硏細末, 地黃膏丸如梧子大. (『脈因證治 · 痿』, 『丹溪心法 · 補損』)

己, 趙獻可, 張景岳, 孫一奎 등이 이야기한 命門火의 이론적 근거가 되었고, 그가 논한 雜病을 치료한 經驗은 곧바로 후세 의가들의 치료틀이 되었다. 또한, 그가 창도한 養陰理論은 明代 초중기의 風氣를 치료하는 방법으로 변화되었고, 溫病의 養陰, 救液, 塡精 등의 방법에도 영향을 미치게 되었다. 비단 이뿐만이 아니라 그의 학술사상은 또한 국외의 도처로 흘러갔다. 일본의 醫家들은 특별히 "丹溪學社"를 세워 그의 학설을 전문적으로 연구하였다. 학설이 넓게 전파되어 영향도 커지게 되었으므로 후세인들은 "偉然百世之宗師"로 삼아 金元四大家의 한사람으로 꼽게 되었다.

그러나, 丹溪의 학설도 약간의 결함이 있다. 하나는 그가 宋代 理學을 醫學의 영역에 투입시킨 것은 비록 첫 시도라는 점에서 공로가 있다고는 하겠다지만, 유심론적인 면이 존재하는 것은 불가피하다 하겠다. 두번째는 지나치게 인체의 "陽常有餘"라는 측면 만을 강조하여 陽 역시 휴손되는 때가 있음을 알지 못하여 크게 치우친 면을 보여 주었다. 세번째는 生理上의 火와 病理上의 火를 통칭하여 "相火"라고 하여 사람들로 하여금 개념이 모호하게 하였다. 이러한 것들은 그의 이론을 학습하거나 응용할 때 주의해야 할 것이다.

【복습자료】

1. "陽常有餘, 陰常不足論"과 "相火論"은 丹溪學說의 핵심이며, 본절 학습의 중요점이다. 丹溪는 주로 자연계의 天, 地, 日, 月의 변화를 살펴서 인체의 陰精이 늦게 이루어지는 것과 일찍 고갈되는 생리현상 및 인체의 相火가 쉽게 動하는 병리적 특징을 밝혀 "陽常有餘, 陰常不足"이라고 주장하였다. 이른바 陰不足이라는 것은 腎이 갈무리하는 陰精의 이루기 어렵고 휴손되기 쉬운 것을 가리키며, 이른바 陽有餘라는 것은 肝腎 중에 존재하는 相火가 쉽게 妄動하는 것을 가리킨다. 그의 말은 사람의 眞陽이 남음이 있어 마음대로 伐할 수 있음을 말한 것이 아니라, 相火를 억제하여 陰精을 보호해야 한다는 것이다. 이러한 점은 반드시 명확하게 해야 할 점이다.

2. "陽常有餘, 陰常不足"論과 더불어 밀접한 상관관계가 있는 "相火論"은 그 내용이 주로 두 개 측면을 반영하고 있다. 하나는 '動而中節'하는 相火가 人身動氣이며, 이것이 인체생리를 유지하는 동력이라는 것이며, 다른 하나는 妄動한 相火가 인체를 해치는 賊邪가 된다는 것이다. 丹溪가 말한 "人非此火(相火), 不能有生"이나, "相火元氣之賊"은 이러한 점을 이해하기 어렵게 하고 있으니, 이것이 본절을 학습하는 어려운 점이다. 이러한 점을 잘 이해해야 할 것이다.

3. 丹溪의 火熱病에 대한 주장은 주로 相火가 병이 되는 것을 가리킨 것이다. 그는 陰虛가 반드시 火旺을 일으키며, 火旺은 또한 반드시 陰液을 다시 상하게 한다고 인식하여, 치료를 할 때 補陰에 반드시 瀉火를 겸하여야 하고 瀉火에 곧 補陰해야 한다고 주장하였다. 이로 인하여 그는 滋陰降火法을 처음으로 만들어 내어 四物湯에 知母, 黃栢 등을 가한 처방 혹은 大補陰丸 등을 상용하였다.

4. 丹溪의 雜病에 대한 論治는 氣血痰鬱의 병리로부터 분석한 것이다. 그는 六鬱, 痰, 中風, 痛風, 痿 등의 병증을 논함에 있어서 이러한 특색을 반영하고 있다.

5. 丹溪學說은 元末明初의 의학계에서 중요한 지위를 차지하였다. 그의 저작은 중국 안에서 광범위한 영향을 미쳤을 뿐만 아니라 해외에도 전파되었다. 이것은 丹溪學說 자체의 학술적 가치 때문이기도 하지만, 이외에도 그의 제자들 예를 들면, 趙道震, 趙本良, 趙以德, 朱玉汝, 戴士垚, 戴思恭, 張翼, 程常, 樓英, 王履, 徐彦純 등이 그의 학설을 계승발전시켰기 때문이기도 하다. 이로 인하여, 우리가 본절을 학습할 때에는 반드시 그 제자들의 관련 醫書들을 참고하여야 더욱 더 깊이 丹溪學說을 이해할 수 있을 것이다.

【학습과제】

1. 丹溪의 醫學思想의 淵源 및 한의학에의 공헌을 서술하시오.
2. 丹溪가 주장한 "陽常有餘, 陰常不足"論의 근거는 무엇인가?
3. 丹溪가 말하는 相火가 포괄하는 두가지 측면은 무엇인가?
4. 丹溪는 雜病論治에 어떠한 독특한 견해와 用藥經驗이 있는가?

3 戴思恭

【학습목표】

1. 戴思恭이 氣血에 대해 生理, 病理의 측면에서 밝힌 바를 이해한다.
2. 戴思恭의 痰證, 鬱證에 대한 치료경험을 숙지한다.
3. 그의 주요저작과 丹溪學說과의 관계를 이해한다.

【생애와 저작】

戴思恭은 字가 原禮, 號는 肅齋이다. 明代의 醫家로서 1324~1405년간 생존했으며, 浦江(지금의 浙江 浦江) 사람으로 戴士垚의 아들이다. 어릴 적에 아버지를 따라 "朱丹溪로부터 의학의 지도를 받았는데, 주단계는 그 영민함을 보고 마음을 기울여 학문을 전수하였다(從朱先生彦修學醫, 先生見其穎悟倍常, 傾心授之.)"[341]라고 한다. 그는 학문을 모두 전수받은 후에 丹溪의 학설을 계승한 제자가 되었다. 戴思恭의 醫術은 매우 뛰어나 기이한 病을 치료한 경우가 많아 "그의 약물을 복용하면 깊은 고질도 씻은듯이 낫았다(服其劑者, 沈痾豁然如洗)"[342]라고 하였다. 洪武年間에는 조정의 御醫가 되어 太醫院使를 지냈고, 늘 胡濙과 함께 『內經』, 『難經』 등의 經書를 연구했으며 여러

341) 『宋文★全集』.
342) 上同.

차례 뛰어난 인재들을 천거하였다. 永樂 初年(1405년)에는 나이를 이유로 사직하고 집에 머물면서 세월을 보내다가 세상을 떠났다. 戴思恭은 丹溪의 學術思想의 영향을 받아 스승의 뜻을 연구하여 그 學術을 더욱 발전시켰다. 이론적인 면에서는 丹溪의 "陽常有餘, 陰常不足"論과 "相火論"의 미진한 부분을 더욱 자세히 기술했고, 雜病에서는 痰과 鬱에 중점을 두어 많은 것을 밝혔다.

戴思恭의 저서로는『秘傳證治要訣』이라고도 불리는『證治要訣』12권이 있다. 이 책은 丹溪의 學說을 기본으로 여기에『內經』,『難經』등과 宋元代 醫家들의 經驗을 모아 자신의 견해를 첨가하여 많은 종류의 雜病을 논술한 것이다. 또한『證治要訣類方』4권이 있는데, 1443년 경에 간행되었다. 이 책은『證治要訣』중 각 門의 病證에서 인용된 處方들을 모아 湯·散·丸·丹·膏로 분류하고 그 主治, 配伍와 복용법 등을 간략하게 설명해 놓은 것이다. 1955년 商務印書館에서 이 책과『證治要訣』을 합하여『秘傳證治要訣及類方』이라는 이름으로 출판하였다. 그 밖에『推求師意』2권이 있는데 1403년에 쓰여진 것이다. 여기에는 각종 病證의 病因, 病理, 證脈, 治法 등이 논술되어 있는데, 그의 스승 朱震亨의 養陰學說의 뜻을 고루 담아 이를 더욱 밝히고 그 응용을 깊이 있게 분석하고 있다. 본래 刻本이 없었는데, 嘉靖年間에 汪機가 이를 歙縣에서 구하게 되어 그의 제자인 陳桷이 校刊함으로써 세상에 나오게 되었으니, 책 이름도 또한 汪機가 붙인 것이다. 이 외에 戴思恭은 丹溪의『金匱鉤玄』3권을 보충하였는데, 그 정리해 놓은 바가 매우 정확하여 醫家들에게 좋은 참고가 되었다.

【학술내용】

1. 氣血盛衰論

戴思恭은 丹溪의 "陽常有餘, 陰常不足"論, "氣有餘便是火"論과 "相火論"을 기초로 하여 그 위에 氣血의 生理, 病理에 대한 인식을 심화하여 다음과 같은 두가지 측면에서 주장하였다.

1) 氣屬陽, 動作火論

丹溪는 일찍이 "氣有餘便是火"라 하였는데, 戴思恭은 이 이론에 의거하여『金匱鉤玄·氣屬陽動作火論』에서 "氣와 火는 하나의 이치일 따름이다. 動과 靜의 변화로 도리어 둘이 되는 것이다(氣之與火, 一理而已, 動靜之變, 反化爲二)."라고 하였다. 氣는 陽에 속하고 陽은 動을 主하는데 動함이 節度에 맞으면 전신에 周流하여 순환함에 그침이 없으니 밖으로는 體表를 護衛하고 안으로는 臟腑百節을 溫養한다. 氣가 周流不息하고 이르지 않는 데가 없는 것은 肺氣가 부단히 敷布하고 있기 때문이니, 따라서 肺氣가 治節을 主한다고 하는 것이다. 그러나, 氣가 動함이 太過하여 乖戾失常하면 淸한 것이 濁하게 변하고 行하던 것이 멈추게 되며, 심한 경우 順降之勢를 뒤집어 衝逆之象을 낳기도 한다. 喘躁, 驚駭, 狂越, 癰疽, 瘡疹과 같은 類의 證狀도 이에 따라 생기게 된다. 戴思恭은, 이런 여러 종류의 病證이 비록 氣行失節로 일어난다고 말하지만, 실제로는 氣機의 火化로 인한 것이라고 주장했다. 그래서, 그는 "충화한 기운을 막고 지키는 것을 쉬지 않는 것을 氣라 이르고, 흔들리고 어지러워 항상된 기운이 바꾸는 것을 火라 한다(悍衛沖和不息之謂氣, 擾亂變

常之謂火)"[343)]라고 하였다. 火와 氣는 본래 一家에 속하는데, 그 常變이 같지 않으므로 둘로 나뉘는 것이다. 常에 해당하는 것은 氣로서 만물을 化生시키는 바이고, 變에 해당하는 것은 火로서 生氣를 어지럽히는 것이다. 그러므로, 戴思恭은 "氣屬陽, 動作火"의 논점을 제기했는데, "무릇 動은 모두 火에 속하니, 龍火가 한번 마음대로 움직이면 元氣가 손상을 받아 기세가 양립되지 못하여 한쪽이 치우쳐 세력을 잡으면 병이 다른 經에 옮겨지게 되니, 아무런 이유없이 動이 極에 달하여 病들어 죽게 된다(凡動者皆屬火, 龍火一妄行, 元氣受傷, 勢不兩立, 偏勝則病移他經, 事非細故, 動之極也, 病則死矣)"[344)]라고 하였다. 이에 戴思恭의 氣化火說이 劉完素의 五志化火, 李東垣의 "火與元氣不兩立" 및 丹溪의 "相火論" 등의 학설을 종합하여 완성한 것임을 알 수 있다. 이로 인해, 戴思恭은 疾病에 대한 분석과 그 치료에 있어 특별히 '火'를 중시했다. 그는 "火가 병을 일으키면 그 해가 매우 크고 그 변화가 매우 급속하고 그 기세가 매우 현저하며 그 죽는 것도 매우 빠르다(火之爲病, 其害甚大, 其變甚速, 其勢甚彰, 其死甚暴)"[345)]라 했다. 아울러 火는 君火, 相火로 나뉠뿐 아니라 臟이 없으면 火가 있을 수 없다고 했다. 즉 五臟이 갑자기 發하고 七情이 變攻하면 모두 臟氣의 化火를 일으킬 수 있으니, 예를 들어 "크게 분노하면 火가 肝에서 일어나고, 술취하거나 배가 부르면 火가 胃에서 일어나고, 房勞하면 火가 腎에서 일어나고, 悲哀가 가운데에서 일어나면 火가 肺에서 일어나고, 心은 君主이므로 자신이 불타면 죽게 된다(大怒則火起于肝, 醉飽則火起于胃, 房勞則火起于腎, 悲哀動中則火起于肺, 心爲君主, 自焚則死)"[346)]와 같은 경우이다. 五臟에 모두 火가 있고 또 情志가 動함으로 인해 臟氣가 化火할 수 있으니, 치료함에 있어서는 마땅히 五臟化火의 症候를 살펴 그 속한 바를 분별하여야 한다. 君, 相으로 말하면, 心과 小腸의 氣는 君火가 되어 가히 濕을 伏하게 하고 直한 것을 折하게 하니 오직 黃連의 類로써만 이를 制할 수 있다. 心包絡과 三焦의 氣는 相火로서 그 性을 좇아 伏하게 해야 하니 오직 黃栢의 類로만 降하게 할 수 있다. 예로 黃連은 心火를 瀉하고, 黃芩은 肺火를 瀉하고, 芍藥은 脾火를 瀉하고, 柴胡는 肝火를 瀉하고, 知母는 腎火를 瀉한다. 飮食勞倦內傷에 있어서는 元氣와 火는 양립할 수 없어 陽虛의 病이 되니 甘溫之劑로 除해야 하는데, 예로 黃芪, 人蔘, 甘草 등이 이에 속한다. 陰微陽强한 바 相火가 熾盛하게 되어 陰位를 乘하면 날로 煎熬하여 火虛의 病이 되니 甘寒之劑로 降하게 해야 하는데, 當歸, 地黃 등이 이에 속한다. 腎水가 손상되어 그 陰을 지키지 못하게 되고 無根之火로 인해 水虛의 病이 되면 壯水之劑로 制해야 하는데, 生地黃, 元參 등이 이에 속한다. 右腎, 命門의 火가 쇠하여 陽脫의 病이 되면 溫熱之劑로 濟해야 하는데, 附子, 乾薑 등이 이에 속한다. 實火의 경우는 寒冷之劑를 쓰는데, 硝黃, 冰水 등이 이에 속한다. 胃가 虛한데 冷한 음식을 과하게 먹어 脾土의 陽氣를 누르면 火鬱의 病이 되는데, 升散之劑로 發하게 해야 하니 升麻, 乾葛, 柴胡, 防風 등이 이에 속한다. 戴思恭은 火를 치료함에 있어 審證求因하여 원인에 따라 치료해야만 虛實에 대한 착오를 면할 수 있다고 생각한 것이다.

343) 『金匱鉤玄 · 氣屬陽動作火論』.
344) 上同.
345) 『金匱鉤玄 · 火豈君相五志俱有論』.
346) 上同.

2) 血屬陰, 難成易虧論

戴思恭은 다음과 같이 생각했다. 血은 陰에 속하고 陰은 靜을 主하는데, 靜하여 지켜지면 능히 五臟에서 조화되어 六腑에 퍼지며 血脈 중에 約束되니, 營血이 內外를 두루 영양하고 一身을 관개하는 것은 반드시 心이 主가 되고 肝이 藏하며 脾가 裹하고 肺가 布하고 腎이 施泄하는 것에 힘입게 되는 것이다. 그러므로, 눈이 이를 얻어 볼 수 있고, 귀가 이를 얻어 들을 수 있고, 손이 이를 얻어 당길 수 있고, 손바닥이 이를 얻어 쥘 수 있고, 발이 이를 얻어 걸을 수 있고, 臟이 이를 얻어 적셔질 수 있고, 腑가 이를 얻어 숨쉴 수 있다. 따라서, "生化됨이 왕성하면 모든 經이 이에 힘입어서 長養되고, 쇠모되어 고갈되면 모든 脈이 이로 말미암아 비게 된다(生化旺則諸經恃此而長養, 衰耗竭則百脉由此而空虛)."[347] 동시에, 戴思恭은 "血이란 神氣이다. 이에 가지고 있으면 살고 이를 잃으면 죽는다. 이에 血이 융성하면 形이 차고 血이 약하면 形이 쇠퇴하고 神이 靜하면 陰이 생겨나고 形이 수고하면 陽이 亢盛됨을 알 수 있다(血者, 神氣也, 恃之則存, 失之則亡. 是知血盛則形盛, 血弱則形衰, 神靜則陰生, 形役則陽亢)"[348]라고 했다. 陰血이 인체의 정상적인 생리활동중에 이처럼 중요하지만 사람이 氣가 交하는 가운데에 처하여 항상 動함이 많고 靜함이 적어 陽이 動하는 것이 쉽게 火로 化하여 陰血이 가장 쉽게 耗損된다. 이는 바로 丹溪의 "陽常有餘, 陰常不足"의 이치이다. 예를 들어 여자가 "나이가 14세에 이르러 월경이 나오기 시작하여 49세에 이르면 월경이 끊어지니, 陰血은 이루기는 어렵고 쉽게 이지러짐이 이와 같음을 볼 수 있음이라(年至十四而經行, 至四十九而經斷, 可見陰血之難成易虧如此)"[349]라 하는 바와 같다. 만약 陰血이 虧損되고 또 陽이 擾亂되면 온갖 病이 생기게 된다. 예를 들어 "위로 마음대로 올라가면 吐血하고, 밖에서 쇠퇴하여 말라버리면 虛勞가 되고, 마음대로 아래로 돌아가면 대변이 붉어지고, 약간 血에 熱이 있으면 膀胱이 癃閉되고, 溺血이 腸間에 세어들어가면 腸風이 되고, 陰이 虛한데 陽이 이를 치면 崩中이 되고, 濕이 쪄올라가 熱이 뭉치면 滯下가 되고, 熱이 極에 달하여 부패되면 膿血이 되고, 火가 極에 달하여 水와 비슷해지면 피색깔이 紫黑色을 띠고, 熱이 陰分에서 융성하면 瘡瘍이 되고, 濕이 血分에 정체되면 痛痒隱疹이 되는데, 皮膚에서는 冷痺가 된다. 위에 쌓이면 잘 잊어버리고, 아래에 쌓이면 미친 지랄을 잘한다(妄行于上則吐血, 衰涸于外則虛勞, 妄反于下則便紅, 稍血熱則膀胱癃閉, 溺血滲透腸間則爲腸風, 陰虛陽搏則爲崩中, 濕蒸熱瘀則爲滯下, 熱極腐化則爲膿血, 火極似水, 血色紫黑, 熱盛于陰發爲瘡瘍, 濕滯于血則爲痛痒癮疹, 皮膚則爲冷痺, 畜之在上則人喜忘, 畜之在下則爲喜狂)"[350]이다. 戴思恭은 陰血이 虧損되어 생기는 病變이 매우 많은데 치료함에 있어 마땅히 症에 따라 가감해야 하니 처방이 응하여 변하는 바가 무궁하다고 하였다. 만약 氣虛血弱하면 仲景의 法을 써서 人蔘으로 補하니, 이는 陽旺生陰血의 이치이다. 氣는 虛하지 않으나 濁하여 血分이 傷하게 되는 경우는 반드시 血屬의 藥을 써서 血을 다스려야 하니 四物湯을 위주로 한다. 이 처방 가운데 川芎은 血中의 氣藥이고, 地黃은 血中의 血藥이며, 當歸는 血中의 主藥이고, 芍藥은 陰分의 主藥이니, 四物

347) 『金匱鉤玄・血屬陰難成易虧論』.
348) 上同.
349) 上同.
350) 上同.

湯은 실로 血을 다스리는 要方이다. 다만 證에 따라 輔佐하는 약을 쓰는데, 血滯에는 桃仁, 紅花, 蘇子, 血竭, 牧丹皮를 쓰고; 血崩에는 蒲黃, 阿膠, 地楡, 百草霜, 櫚炭을 쓰고; 血痛에는 乳香, 沒藥, 五靈脂, 凌霄花를 쓰고; 血虛에는 蓯蓉, 鎖陽, 枸杞, 益母草, 夏枯草, 龜板을 쓰고; 血燥에는 乳酪을 쓰고; 血寒에는 乾薑, 肉桂, 血熱에는 生地黃, 苦蔘 등의 藥을 쓴다.

2. 鬱證痰證의 論治

1) 鬱證論治

戴思恭은 丹溪의 "氣血이 조화로우면 모든 병이 생기지 않는데, 한번이라도 怫鬱이 되면 모든 병이 생긴다. 그러므로 사람 몸의 모든 병은 흔히 鬱로 생긴다(氣血冲和, 百病不生, 一有怫鬱, 諸病生焉. 故人身諸病, 多生于鬱)"라는 이론에 기초하여 여기에 자신의 임상경험을 결합시켜 鬱證에 대해 더욱 깊이 있게 논술하였다. 먼저, 鬱證病機에 대해 戴思恭은 독특한 견해를 지녔다. 그는 『金匱鉤玄·六鬱』에서 "鬱이라는 것은 結聚되어 發越되지 못하는 것이다. 마땅히 올라가야 할 것이 올라가지 못하고, 마땅히 내려가야 할 것이 내려가지 못하고, 마땅히 변화되어야 할 것이 변화되지 못하니, 이에 傳化되는 것이 항상된 법도를 잃어 六鬱의 병이 나타나게 된다(鬱者, 結聚而不得發越也. 當升者不得升, 當降者不得降, 當變化者不得變化也. 此爲傳化失常, 六鬱之病見矣)"라고 하였다. 傳化失常은 鬱을 이루는 관건이 되는데, 따라서 "中焦致鬱多也"라고 하였다. 中焦는 脾胃가 있는 곳이고 위로는 心肺, 아래로는 肝腎이 있다. 무릇 六淫七情, 勞役妄動, 上下에 소속된 臟의 氣에 나타나는 虛實克勝의 변화는 반드시 中焦의 氣에 영향을 미치니, 四臟의 하나가 화평하지 못하면 中氣가 반드시 먼저 鬱하게 된다. 또한 飮食失節, 停痰積飮, 寒濕不通은 모두 脾胃에 鬱하게 된다. 이로 인해, 戴思恭은 모든 鬱證에 있어 中焦가 鬱하게 되는 경우가 매우 많다고 하였다.

다음으로, 戴思恭은 六鬱의 主證과 脈象의 분류에 대해 자세히 기록하였다. 그는 "氣鬱者, 胸脇痛, 脈沈澁; 濕鬱者, 周身走痛或關節痛疼, 遇陰寒則發, 脈沈細; 痰鬱者, 動則卽喘, 寸口脈沈滑; 熱鬱者, 瞀悶, 小便赤, 脈沈數; 血鬱者, 四肢無力, 能食, 便紅, 脈沈; 食鬱者, 噯酸, 腹飽不能食, 人迎脈平和, 氣口脈盛."[351]이라 하였다. 이렇게 主證과 脈象으로 복잡한 鬱證을 변별하는 것은 간략하게 요점을 제시한 것으로 임상에서 중요한 의미를 지니는 것이다.

그 다음으로, 戴思恭은 鬱證의 치료에 대해 더욱 깊이 있는 의견을 내어 놓았다. 그는 鬱證을 다스리는 법에 中外四氣의 차이가 있으니 즉, 表裏, 風寒, 熱濕이라고 하였다. 表에 있으면 汗하게 하고, 內에 있으면 下하게 하고, 風을 겸한 경우는 散하게 하고, 微熱이 있으면 寒和하며, 熱이 심한 경우는 陽을 瀉하여 水를 救하며 養陰潤燥하여 이미 쇠한 陰을 補한다. 濕을 겸한 경우는 濕의 太過不及 즉 土가 燥한지 濕한지를 살펴 寒濕이 勝한 경우에는 苦味로써 燥하게 하고 辛味로써 溫하게 한다. 不及하여 燥熱한 경우는 辛味로써 溫하게 하고 寒味로써 조화시킨다. 鬱이 中

351) 『金匱鉤玄·六鬱』.

焦에 있는 경우가 많으므로 藥을 씀에 있어 升降을 겸하게 해야 한다. 그는 모든 藥 중에 蒼朮, 香附子, 撫芎이 鬱을 다스리는 要藥이라고 하였다. 蒼朮은 陽明藥이므로 諸經을 거쳐 陽明의 濕을 疎泄시키고 그 氣味가 雄壯하고 辛熱하여 强胃健脾하며 水穀之氣를 開發하므로 그 功이 가장 크다. 香附子는 陰血 중에 氣를 통하게 하는 藥으로 氣를 下하게 하는 바가 가장 빠르니 두 藥을 배합하면 一升一降하여 그 鬱을 散하게 한다. 撫芎은 手足厥陰藥으로 三焦에 直達하여 生化之氣가 위로 頭目에 이르게 하고 아래로 血海에 이르게 하여 陽明을 소통시키고 氣血을 조화시키며, 上中二焦를 開發함과 아울러 胃氣를 三陽에 행하게 하고 脾氣를 三陰에 행하게 하여 脾胃의 水穀之氣가 고루 퍼지게 함으로써 울체된 臟腑의 氣가 모두 宣發하게 하므로, 天眞의 氣가 이로 인해 두루 통하게 된다.

2) 痰證論治

戴思恭이 痰證을 論治한 것은 역시 丹溪의 학설을 위주로 하였는데, 痰證의 원인을 飮食不謹, 外傷六淫, 內傷七情, 또는 飮食厚味로 인해 穀氣가 升하지 못하여 營衛가 鬱滯되어 津液이 행하지 못하는 것으로 보았다. 이로 인해 그는 "因氣成積, 積氣成痰."[352]이라 하였다.

정상적인 상황에서는 "經脈의 津液과 血은 모두 水의 精을 포산시키는 것이다(經脈之津液與血者, 皆布水精之所也)"[353]이며, 비정상적인 상황에서는, "진실로 잘 化해지지 않으면 水의 쌓인 것이 行해지지 않아서 또한 마치 濕이 떠다니면서 해를 미치는 것 같다. 그러므로 水가 융성하여 血과 섞여서 營氣의 운행을 자양하지 않아 혹 液을 化하지 않아 衛氣의 작용을 좇지 않아 經脈에 모여 병이 된다. 차가우면 맑은 것이 飮과 같고, 뜨거우면 탁한 것이 마치 痰과 같다(苟不善于化, 則水積不行, 亦如濕漂之爲害, 故其水盛與血雜混而不滋營氣之運, 或不化液而不從衛氣之用, 聚于經脈爲病, 冷則淸如其飮, 熱則濁如其痰)"[354]라고 한다. 이는 실제로 丹溪의 "무릇 痰을 치료할 때 利藥을 지나치게 사용하여 脾氣가 아래에서 虛하게 되면 痰이 쉽게 생기고 많아진다(凡治痰用利藥過多, 致脾氣下虛, 則痰易生而多)"는 설을 이어받아 응용한 것이다. 아울러 戴思恭은 "내가 생각하기로는, 痰飮은 脾胃에서 생겨나는 경우도 있고 六淫에 의해 생겨나는 경우도 있어서 원인은 같지 않지만 만약 사기에 감염되는 것과 병이 되는 形證을 논한다면 한가지이다(竊謂痰飮之先, 有生于脾胃, 有生于六淫, 所起不同, 若論感邪與爲病之形證則一也)"[355]라고 하였다.

"치료할 때는 반드시 먼저 그 邪氣가 일어난 것으로부터 하여야 하며, 이후에 병이 머무르고 있는 곳을 다스려야 한다(至于治之, 必先從其邪之所起, 而後及于病之所止.)."[356] 戴思恭은 자세하게 분석하여 "飮에는 무릇 여섯가지가 있으니, 懸飮, 溢飮, 支飮, 痰飮, 伏飮, 留飮이 그것이다. 痰飮은 단지 이 六淫 가운데 하나일 뿐이다. 사람이 이것을 앓음에 단지 痰飮이라고 말하는 것은 아마도

352) 上同.
353) 『推求師意 · 卷下』.
354) 『金匱鉤玄 · 六鬱』.
355) 『推求師意 · 卷下』.
356) 上同.

飮이 오랜동안 머물면 얼마안되서 痰이 되기 때문이다. 흔히 氣가 거슬러 올라가 閉塞시켜 津液이 통하지 못함으로 인하여 생긴다. 그러므로, 痰을 잘 치료하는 사람은 痰을 치료하지 않고 氣를 치료하니, 氣가 순조로워지면 온몸의 津液도 또한 氣를 따라 순조로워진다. 痰飮의 병을 앓아서 변화되어 생겨난 모든 증상들은 모든 증상들이 이끄는대로 病名을 作名해서는 않된다. 마땅히 飮을 치료하는 것을 먼저해야 할 것이니, 飮이 사그라들면 모든 증상들이 저절로 낫는다(飮凡有六, 懸·溢·支·痰·伏·留, 痰飮特六飮之一耳. 人病此而止曰痰飮者, 盖停飮久未有不爲痰, 多因氣逆閉塞, 津液不通. 故善治痰者, 不治痰而治氣, 氣順則一身之津液亦隨氣而順矣. 病痰飮而變生諸證, 不當爲諸證所牽掣, 妄言作名, 宜以治飮爲先, 飮消則諸證自愈)"[357]라 하였다. 이는 확실히 痰飮을 치료하는 大法이다. 임상에서 그는 이 기본법칙에 근거하여 痰飮으로 인한 여러 증상들을 가려내어 處方을 가려내고 藥을 운용하여 치료에 임했다. 예를 들어 喘, 咳, 嘔, 泄, 眩, 暈, 心嘈, 怔忡, 驚悸에 있어 寒熱, 腫痛이 있기도 하고 痞膈, 癃閉가 있기도 하며, 혹은 胸脇間漉漉有聲, 背心一片常如氷冷하기도 하니, 이런 증상들은 모두 痰飮의 症으로, 치료함에 있어 마땅히 蘇子降氣湯, 導痰湯 각 반 첩을 같이 달여 먹이거나, 또는 小半夏茯苓湯 加 枳實, 木香 각 半錢이나 五套丸[358]을 먹이기도 한다. 五套丸을 반으로 나누어 湯藥으로 달여 먹이기도 한다. 만약 평소에 다른 증상이 없이 단지 痰이 약간 있어 淸하거나 堅하면 二陳湯, 小半夏茯苓湯을 쓴다. 痰이 많은 경우는 靑州白丸子[359]를 사이사이 복용시킨다. 痰飮眩暈 또는 痰厥의 경우는 木香二生湯[360]을 따로 加하여 靑州白丸子와 靈砂丹을 복용시키거나 養正丹[361], 半硫丸을 복용시킨다. 痰飮이 四肢에 유입되어 肩背痠痛, 兩手軟痹한데 의사가 風으로 생각하여 잘못 치료한 경우에는 導痰湯 加 木香, 薑黃 각 半錢을 쓴다.

【평가】

明代의 醫家 戴思恭은 朱丹溪의 "陽常有餘, 陰常不足", "相火論" 및 "氣有餘便是火" 등 이론의 계시를 받아 스승 朱丹溪의 학문을 추숭하면서 朱丹溪의 다하지 못한 것을 밝혔으니, 氣血의 生理, 病理에 대한 정미로운 논술이 그것이다. 『四庫全書總目提要』에서는 "戴思恭은 본래 朱震亨의 뛰어난 제자인데, 스승의 전하는 바를 잘 전수받았으므로 그 기록한 내용들이 모두 비밀스러운 뜻과 미요한 말들이라. 귀로 표절하고 눈으로 훔친 자들에 비교될 바가 아니다(原禮本震亨高弟, 能得師傳, 故所錄皆秘旨微言, 非耳剽目竊者可比.)"라고 하였다. 戴思恭이 氣血에 대해 밝힐 때 丹溪의 학설을 바탕으로 자신의 독창적인 견해를 첨가하고 있으므로, 戴思恭은 丹溪의 학문을 가장 잘 心得한 학자의 한 사람이 되는 것이다. 이것은 후에 汪機가 병을 치료할 때 氣血을 중요시한 것에 깊은 영향을 미쳤다. 이외에 朱丹溪가 補陰을 위주로 하여 제대로 공부하지 않은 사람들에 의해 생겨나는 폐단도 많게 되었는데, 戴思恭이 "홀로 마음대로 이를 상황에 맞게 원활하게 활용할

357) 『證治要訣·卷六』.
358) 五套丸: 南星, 半夏, 白朮, 茯苓, 良薑, 木香, 靑皮, 陳皮.
359) 靑州白丸子: 半夏, 南星, 白附子, 川烏.
360) 木香二生湯: 附子 半夏生用各等分, 每服四錢, 薑五片, 水煎, 入木香尤佳.
361) 養正丹: 水銀, 鋁錫, 朱砂, 硫黃.

수 있어서 배우는 자들로 하여금 그 뜻을 얻어 폐단이 생겨나지 않도록 하였으니, 또한 가히 朱震亨에게 공적이 있는 자라 할 만하다(獨能委曲圓融, 俾學者得其意, 而不滋流弊, 亦可謂有功震亨矣)"[362]라고들 말한다.

戴思恭은 氣血理論에 있어서만 朱丹溪의 의학사상을 계승한 것이 아니라, 雜病의 辨治의 측면에서도 그 학설을 바탕으로 이를 잘 發揮하였다. 丹溪가 강조한 氣, 血, 痰, 鬱의 네가지 가운데 戴思恭은 痰과 鬱을 더욱 중요시 하였다. 이와 같이 戴思恭은 痰과 鬱의 病理에 대해 그 기본이론을 탐구하였고, 그 치료의 강령도 정립하였고, 처방의 선택과 약물의 운용도 뛰어남이 있었다. 胡濙은 『證治要訣類方 · 序』에서 "그 논단한 것을 맛보면 법도 가운데 새로운 뜻을 낸 것이다. 병의 원인을 추측함에는 그 의미의 극한 것 가운데 뛰어난 것을 내보였다. 그 병에 따라 가감함의 묘를 보건데, 약에만 모두 정미로운 것이 아니라 병 치료에도 근거가 있으니, 진실로 醫門의 기준이라 할만한 것이다(味其論斷, 出新意于法度之中. 推測病原, 著奇見于理趣之極, 觀其隨病加減之妙, 不特藥之咸精, 抑亦治療之有據, 誠醫門之規矩準繩也)"라고 하였다. 이러한 평가는 戴思恭이 한의학에의 중요한 공헌을 말한 것이라 할 것이다.

【醫案選錄】

1. 鬱證

姑蘇 朱子明의 부인이 病이 길게 수십 聲을 號하는데 잠시 그쳤다가 다시 전과 같아지니 사람들이 疫疾로 생각하여 치료하지 못했다. 戴思恭이 "이 病은 鬱病이다. 痰이 위에 閉하고 火가 아래에 鬱하여 있으니 길게 號하면 氣가 조금 편안해지는 것이다. 經에서 '火鬱發之'라 한 바가 바로 이 경우이다"라고 하였다. 重한 處方을 써서 吐하게 하니 끈적한 痰을 數升 吐하고 낫게 되었다. (『續名醫類案』 卷二十一 · 哭笑)

姑蘇朱子明之婦, 病長號數十聲, 暫止復如前, 人以爲厲所凭, 莫能療. 戴曰, 此鬱病也. 痰閉于上, 火鬱于下, 故出長號則氣少舒. 經曰, 火鬱發之是也. 遂用重劑涌之, 吐痰如膠者數升, 乃愈. (『續名醫類案』卷二十一 · 哭笑)

2. 惡寒

松江 諸仲文이 한여름에도 畏寒하여 항상 두터운 솜옷을 입고 음식도 매우 뜨거운 것만 먹어 미지근한 것은 토하곤 하였다. 다른 의사가 胡椒와 함께 암탉을 삶아 먹이는 치료법으로 하루 3번씩 먹였는데, 病이 더욱 심해졌다. 戴思恭이 "脈이 數大하며 弱하지 않다. 劉守眞이 '火極似水'라 한 것이 바로 이것을 말한 것이다. 胡椒는 三陰의 火를 발하게 하며 닭은 痰을 더욱 助長하니 그 病을 더하게 할 따름이다"라고 하였다. 이에 大承氣湯으로 下하게 하기를 晝夜로 이십여 차례를 한 후 옷을 껴입는 것이 반으로 줄었다. 후에 黃連導痰湯에 竹瀝을 더하여 복용하니 마침내 나았다. (『續名醫類案』 卷六 · 惡寒)

362) 『四庫全書總目提要』.

松江諸仲文, 盛夏畏寒, 常御重纊, 飮食必令極熱始下咽, 微溫卽吐. 他醫投以胡椒煮伏雌之法, 日啖鷄者三, 病更劇. 戴曰, 脈數而大且不弱. 劉守眞云, 火極似水, 此之謂也. 椒發三陰之火, 鷄能助痰, 只益其病耳. 乃以大承氣湯下之, 晝夜二十餘度, 頓減纊之半. 後以黃連導痰湯加竹瀝飮之, 竟瘳. (『續名醫類案』 卷六・惡寒)

【복습자료】

1. 戴思恭은 朱丹溪의 제자로서 주로 丹溪의 의학사상을 계승하였다. 그는 丹溪學說 중 미진한 부분을 많이 보충하였다. 그는 "氣屬陽, 動作火", "血屬陰, 難成易虧"의 관점을 제기하였고, 氣血의 生理와 病理에 대해 자세히 논술하였다.

1) 戴思恭은 氣와 火는 원래 한가지 이치인데 단지 動靜의 변화로 인해 달리 변하여 둘로 나뉜다고 하였다. 정상적인 生理下에서는 氣가 動하는 바가 節度에 맞아 만물을 化生시키지만 病理的인 상황에서는 氣가 動하는 바가 太過하면 氣가 火로 변하여 生機를 어지럽게 한다. 그러므로, 그는 "冲和한 기운을 막고 지키는 것을 쉬지 않는 것을 氣라 이르고, 흔들리고 어지러워 항상된 기운이 바꾸는 것을 火라 한다(捍衛冲和不息之謂氣, 擾亂妄動變常之謂火)"라 하였고, 또한 "火가 병을 일으키면 그 해가 매우 크고 그 변화가 매우 급속하고 그 기세가 매우 현저하며 그 죽는 것도 매우 빠르다(火之爲病, 其害甚大, 其變甚速, 其勢甚彰, 其死甚暴)"라 하였다. 아울러 火는 君, 相 이외에도 情志의 변화가 臟氣의 火化를 일으킬 수 있으니, 따라서 臟이 없으면 火가 있을 수 없는 것이다. 치료에 있어서는 반드시 그 속한 바를 구별하여 원인에 따라 치료해야 한다.

2) 戴思恭은 血에 대해서 다음과 같이 생각하였다. 血은 五臟六腑 나아가 全身과 밀접한 관계가 있으니 인체에 있어 매우 중요한 영양물질이 된다. 血은 陰에 속하는데, 陰은 靜을 主하니 靜하면서 지켜짐이 있어야만 능히 五臟을 조화시키고 六腑에 散布되고 血脈 안에 約束되게 된다. 다만 生理적인 면에서 陰血은 어렵게 만들어지면서도 쉽게 虧損되는데, 더구나 사람이 氣가 交하는 가운데에 처하여 늘 動함이 많고 靜함이 적으니 陽이 動함이 쉽게 火로 化하여 陰血이 가장 소모되기 쉽게 된다. 虧損된 陰血이 다시 陽으로 인해 어지럽혀지니 온갖 病이 생기게 된다. 그 치료에 있어 戴思恭은 血을 다스리는 면에 중점을 두어 반드시 血屬의 藥을 썼으니 四物湯을 위주로 하였다.

2. 戴思恭은 雜病 중 주로 痰과 鬱을 논하였다. 鬱證의 論治에 대해서는 먼저 鬱證의 病機에 있어 傳化의 失常이 鬱이 생기게 하는 관건이라고 하였으며, 따라서 中焦에 鬱이 생기는 경우가 많다고 하였다. 그 다음으로, 그는 氣鬱, 濕鬱, 痰鬱, 熱鬱, 血鬱과 食鬱의 主症과 脈象에 대해 깊이 있게 분석하였다. 또한 鬱을 치료하는 법에 中外四氣의 다름이 있으니 藥을 씀에 있어 升降을 兼施해야 하며 蒼朮, 香附子, 撫芎이 鬱을 치료하는 要藥이라고 하였다.

痰證의 論治에 대해 그는 脾胃의 升降失常과 氣機의 阻滯가 痰證을 이루는 기본적인 病理라고 생각했다. 그는 丹溪의 "治痰先治氣"의 원칙에 근거하여 "痰을 잘 치료하는 사람은 痰을 치료하지 않고 氣를 치료한다(善治痰者, 不治痰而治氣)"라는 治痰의 大法을 밝혔는데, "氣가 순조로워지면 온몸의 津液도 또한 氣를 따라 순조로워진다(氣順則爲一身之津液亦隨氣而順矣)"라고 하였다. 아울러 痰飮으로 인한 여러 症狀들을 가려내고 이에 대한 處方과 藥物을 운용하였다.

3. 丹溪의 많은 제자 중에서 戴思恭은 丹溪의 학문을 가장 깊이 있게 전수받은 사람으로, 『明史』에서는 "학문이 순수하고 학식이 심원하다(學純粹而識深遠)"라고 하였다. 다만 그는 스승의 이론에 얽매이지 않고 이를 더욱 세심하게 연구하여 그 요지를 밝혔으며, 또한 실제 임상을 결합하여 더욱 발전시켰다. 따라서, 그는 丹溪의 학문을 전수받은 학자 중에서 가장 큰 업적을 남겼으며, 그의 이러한 학문의 방법과 정신은 우리들에게 좋은 본보기가 되고 있다.

4. 醫案에 대한 분석

案一, 『素問 · 至眞要大論』에서의 "燥淫所勝, 則病善嘆息"과 『素問 · 陰陽應象大論』에서의 "肝之病, 于聲爲呼"에 근거한 것이다. 환자가 길게 號하는 것은 金이 旺하여 木을 克하는 것으로 木이 鬱하여 達하지 못하기 때문이다. 戴思恭은 涌痰之劑를 썼는데, 痰을 없애면 肺가 淸하게 되어 肝을 制하지 않으니 肝이 生發하는 性을 얻게 되어 鬱閉하지 않게 되며, 따라서 火가 發하고 木이 達하여 病이 낫게 되는 것이다.

案二, 환자가 처음 한여름에 惡寒하여 솜옷을 두텁게 입어도 따뜻하지 않고 음식이 조금만 차도 吐하게 되는 것은 어찌 보면 沈寒痼冷의 症狀이다. 胡椒와 함께 수탉을 삶아 먹으니 病이 더욱 심해지고 脈이 數大而不弱한 것은 내부에 熱이 있는 것이다. 戴思恭이 大承氣湯으로 下하여 옷을 덜 두텁게 입게 된 것은 火極似水의 象이 분명해진 것으로 "熱深厥深"의 뜻과 같은 것이다. 이로 인해, 이 證을 자세히 살펴 보면 痰火가 鬱한 것에 속하는 것으로 陽熱이 外로 퍼지지 못한 것이니, 다시 黃連導痰湯에 竹瀝을 加하여 痰火가 鬱한 바를 없애니 病이 낫게 되었다.

【학습과제】

1. 戴思恭의 의학사상과 丹溪學說의 관계를 서술하시오.
2. 戴思恭은 "氣屬陽, 動作火", "血屬陰, 難成易虧"의 관점을 어떻게 설명했는가?
3. 戴思恭이 鬱證과 痰證에 대해 辨證, 治療한 경험을 쓰시오.

4 王履

【학습목표】

1. 王履의 "亢害承制"理論의 논술과 四氣發病, 陰陽虛實補瀉에 대한 주장을 파악한다.
2. 王履의 傷寒, 溫暑의 치료가 다르다는 論을 숙지한다.
3. 王履의 생애와 저작 및 학술연원을 이해한다.

【생애와 저작】

王履의 자는 安道이고, 호는 畸叟이며, 別號는 抱獨山人인데, 元末明初의 醫家로 1332년에서 1391년까지 살았으며, 江蘇省 昆山縣 사람이다. 소년시절에 "의학을 금화 주진형에게서 배워 그 의술을 다 얻었다(學醫於金華朱震亨, 盡得其術.)."[363] 洪武初에 秦王府良醫正이 되었으며, 글과 그림에도 능했다. 『古今醫統』에서 "하늘과 사람을 배우고 연구하여, 문장이 세간에서 뛰어났으며, 醫源을 극진히 탐구하여 바로 오묘한 이치를 궁구하였다(學究天人, 文章冠世, 極探醫源, 直窮奧妙.)"라고 하였다. 王履는 醫를 논함에 의학이론에 대한 연구가 많았는데, 『內經』, 『難經』, 『傷寒論』 등의 經典의 醫理와 宋 이후의 저명한 醫家들의 論点에 이르기까지의 내용에 적잖은 독창적인 주장을 하였다. 그 중의 "亢害承制", "四氣發病" 등 앞 사람들이 밝히지 못한 많은 주장을 하였다. 溫病과 熱病의 나뉨, 三陰寒熱의 구별과 瀉南補北 등 여러 이론들은 더욱더 지극한 이치를 갖추고 있다.

王履의 저작으로는 『醫經溯洄集』一卷이 있는데, 1368년에 지은 것이다. 이 책에는 23편의 論이 있다. 이 책은 醫學의 근원을 찾고 원류의 뜻을 관철시키는데에 목적을 두고 있기에 이름을 『醫經溯洄集』이라고 하였다.

이외에도, 또한 『標本原病式』一卷, 『百病鉤玄』二十卷, 『醫韻統』百卷 등이 있는데, 애석하게도 모두 일찍 망실되었다.

【학술내용】

1. "亢害承制"에 대한 논술

『素問·六微旨大論』에서는 五運六氣를 밝힐 때 "亢則害, 承乃制"를 중시하고 있는데, 이는 사물의 一常一變하는 變化와 관련이 있다. 唐의 王冰, 金의 劉完素 등은 이에 대하여 모두 약간의 주장을 하였다. 王履에 이르러서 그 論은 더욱더 정밀해지게 되었다.

王履는 "亢則害, 承乃制"는 "조화의 벼리(造化之樞紐)"라고 인식하였는데, 이는 "언컨데, 제어되는 常과 제어되지 못하는 變이 있는 것이다. 承은 따르는 것인데, 막는다는 뜻이 있다. 亢은 지나쳐 극하다는 것이다. 害는 사물을 해치는 것이다. 制는 극복하여 이기는 것이다. 그래서, 承

363) 『明史·王履傳』.

하는 것은 亢하지 못하면 즉 따를 뿐이다. 그러므로 비록 承하여도 나타나지 않는 것이다. 이미 亢한 즉 이겨서 平하기에 承이 이에 나타나는 것이다. 대개 造化의 常은 亢이 없을 수 없으며 제어함이 없을 수 없는 것이다(言有制之常與無制之變也. 承, 猶隨也, 有防之之義存焉. 亢者, 過極也. 害者, 害物也. 制者, 克勝之也. 然所承也, 其不亢, 則隨之而已, 故雖承而不見. 既亢, 則克勝以平之, 承斯見矣. 蓋造化之常, 不能以無亢也, 不能以無制焉耳.)"[364]라 한 것이다. 亢은 氣가 甚한 것이고, 承은 그 甚한 것을 막는 바이다. 예를 들어, 木이 甚한 즉 風이 되고, 火가 甚하면 熱이 되는데, 甚하지 않으면 風이 없고 熱이 없어서 木, 火의 작용을 잃게 된다. 甚한 데도 過極에 이르지 않은 경우에는 木을 제어하는 金과 火를 제어하는 水가 단지 그것을 따를 뿐이다. 심하여 過極하게 된 경우에는 金氣가 또한 일어나 木을 제어하고, 水氣가 또한 일어나 火를 제어하여 상대적 평형을 유지하는데, 이는 모두 정상적인 生化現象이다. 이로부터 "亢害承制"가 사람의 인체에 있어서는 "亢하였으나 저절로 제어됨(亢而自制)"[365] 및 "亢하였는데 저절로 제어되지 못함(亢而不能自制)"[366]의 두 가지 상황을 말한다는 것을 알 수 있다. "亢而自制"는 한 장이 평탄하지 못하면 단지 이기지 못하는 오장이 다시 서로 평하게 하는 것으로, 예를 들면 "心火로써 말하자면, 亢하지 않으면 즉 腎水가 비록 心火의 두려워하는 바이지만, 또한 막는 것에 지나지 않을 따름이며, 하나가 혹 亢함이 있으면 즉 일어나서 극복하여 이기는 것이다(以心火而言, 其不亢, 則腎水雖心火之所畏, 亦不過防之而已, 一或有亢, 卽起而克勝之矣.)"[367]와 같으며, 나머지의 臟도 다 그러하다. 平해지면 萬物의 낳고 또 낳는 작용이 쉬지 않아서 변화가 끝이 없다. 만일 "亢而不能自制"하면 發하기만 하면 病이 되니, 그러므로 湯液, 鍼石, 導引 등의 방법으로 보조하여 그 亢한 것을 制하여 그 害를 제거하는 것이다.

王履는 이러한 논술 가운데에서 두 가지 문제를 천명하였는데, 하나는 自然界의 일체 사물이 모두 부단한 운동과 부단한 변화의 가운데에 있으니, 우주만물이 하나의 고정불변의 것은 있지 않다고 주장한 것이다. 바로 그가 『醫經溯回集 · 亢則害承乃制』 중에서 주장한 "易이라는 것은 造化의 항상될 수 없는 것이니, 오직 그 항상될 수 없는 고로 신묘한 조화를 예측할 수 없고, 예측할 수 없는 고로 쉬지 않는 것이라. 항상될 수 있다면 그쳤을 것이리라!(易也者, 造化之不可常也, 惟其不可常, 故神化莫能以測, 莫測故不息也, 可常則息矣!)"라고 한 것과 같으니, 常은 고정되고 정지한 의미를 가리킨다. 可常則息은 사물이 정지하고 불변하여 생명이 정지하는 것을 말한 것이다. 단지 처한 곳에서 부단한 운동변화를 해야만 만물이 비로소 생명력이 풍부해지는 것이다. 다른 한 방면으로 王履는 또한 사물의 운동변화는 반드시 상호간의 協調와 平衡이 있어야 한다고 인식하였다. 그는 책의 같은 편에서 "일찍이 무릇 음양오행이 하늘과 땅 사이에 있는 것을 본다면, 높은 것은 억누르고, 낮은 것은 들어올리며, 강한 것은 꺾고, 약한 것은 구제하는데, 대개 혹 그렇게 하지 않아도 저절로 능히 그러하지 않을 수 없는 것이다(嘗觀夫陰陽五行之在天地間也, 高者抑之, 下者擧之, 强者折之, 弱者濟之, 蓋莫或使然而自不能不然)"라고 주장했다. 만일 필요한 협조와 평형을 유

364) 『醫經溯回集 · 亢則害承乃制論』.
365) 上同.
366) 上同.
367) 上同.

지하지 못한다면, 즉 만물이 생하는 기미가 어지러워져서 인체에는 질병이 생겨나고 심지어는 생명을 잃게 된다. 이로 인하여 그는 "조화의 항상됨은 亢이 없지 않을 수 없으며, 또한 制도 없게 할 수 없다(造化之常, 不能以無亢, 亦不能以無制)"라는 관점을 주장하였다. 이것은 설은 후대에 張介賓이 찬양하기도 하였다.

2. 四氣發病에 대한 분석

四氣發病의 설은 원래『內經』에서 나왔다.『素問』중의「生氣通天論」과「陰陽應象大論」에서 반복적으로 봄에 風에 傷하면 여름에 泄瀉病을 앓고, 여름에 暑에 傷하면 가을에 痎瘧을 앓고, 가을에 濕에 傷하면 겨울에 咳嗽病을 앓고, 겨울에 寒에 傷하면 봄에 溫病을 앓는다는 등의 이론을 주장하고 있다. 이에 대하여 歷代 醫家들은 모두 四氣를 원인으로 하는 致病의 理致를 추론하였는데, 유독 王履만은 마땅히 나타나는 病情으로 그 병의 원인을 분석하여야 임상실제와 부합한다고 주장하였다. 그는『醫經溯回集 · 四氣所傷論』중에서 "무릇 洞泄, 痎瘧, 咳嗽와 痿厥, 溫病 등은 모두 발동하는 때에 근거해야만 분명하게 드러나 진찰할 수 있다. 이에 거슬러 추적하여 보면 옛날에 致病의 원인이 傷風, 傷暑, 傷濕, 傷寒 등이었음을 알 수 있다. 이는 처음 손상을 받은 때가 아니라도 지금 반드시 이 병이 나타나도록 예정할 수 있는 것이다(夫洞泄也, 痎瘧也, 咳與痿厥也, 溫病也, 蓋是因其發動之時, 形診昭著, 乃逆推之, 而知其昔日致病之原, 爲傷風, 傷暑, 傷濕, 傷寒耳. 非是初受傷之時, 能預定其今日必爲此病也.)"라고 설명하였다. 또한 "또한 사기에 손상됨에, 그 때에 발병하는 자가 있고, 때가 지나서 발병하는 자가 있으며, 오래지난 후에 발병하는 자가 있고, 때가 지난지 오래되어 저절로 흩어져 병을 이루지 않는 자가 있으니 무슨 까닭인가? 대개 사기의 전변함과 흩어지고 모이는 것이 항상된 것이 아님과 정기의 허실이 같지 않은 까닭에서 말미암는 것이다(且夫傷于四氣, 有當時發病者, 有過時發病者, 有久而後發病者, 有過時久自消散而不成病者, 何哉? 蓋由邪氣之傳變聚散不常, 及正氣之虛實不等故也.)"라고 설명하였다. 이것은 四氣의 손상이 필연적인 것이 아니므로 發病하였다 하더라도 病情에는 또한 차이가 있다는 것을 말하는 것이다. 王履는 傷風을 예로 들면서 이러한 관점을 논증하였다. 그는 "또한 傷風으로 말하면, 그 때에 발하면 癘風, 熱中, 寒中, 偏枯, 五臟之風 등의 병이 된다. 여기의 洞泄, 飧泄은 때가 지나서 發한 병들 가운데 하나일 따름이다. 洞泄, 飧泄 등의 병이 생긴 것을 形으로써 診斷하여 미루어 보면, 그것이 봄에 風에 傷하여 갈무리되어 흩어지지 않아 이를 이룬 것을 알 수 있다. 만일, 洞泄, 飧泄의 병이 생기지 않으면 누가 능히 이미 전에 傷風이 있었고, 나중에 發病한 것을 알겠는가? 만일 오랜 시간이 지난 후에 저절로 흩어져 병을 이루지 않은 경우에는 사람이 또한 능히 알 수 있겠는가?(且以傷風言之, 其當時而發, 則爲癘風, 熱中, 寒中, 偏枯, 五臟之風等病. 是則洞泄, 飧泄者, 乃過時而發之中之一病耳. 因洞泄, 飧泄之病生, 以形診推之, 則知其爲春傷風, 藏蓄不散而致此也. 苟洞泄, 飧泄之病未生, 孰能知其已傷風於前, 將發病於後耶? 假若過時之久自消散而不成病者, 人亦能知乎.)"[368]라고 주장하였다. 여름에 暑에 傷하여 痎瘧이 되고, 가을에 濕에 傷하여 咳嗽가 되며, 겨울에 寒에 傷하여 溫病이 되는 것

368)『醫經溯回集 · 四氣所傷病』.

등에 이르러서도, 뜻이 또한 이와 같다. 이로부터 알 수 있는 것은 무릇 때가 지난 후에 발하는 질병은 그 病因을 왕왕 임상으로 드러나는 것들을 역추적하여 알 수 있다는 것이다. 만일 단지 四氣의 原因만을 좇아 마침내 반드시 어떤 병이 발한다고 단정한다면, 분명히 임상실제와는 부합하지 않는 경우가 있을 것이다. 形으로 드러난 것을 진단한 것에 근거하여 아울러 病邪의 聚散, 正氣의 虛實, 體質의 强弱, 時令의 太過不及 등의 측면으로부터 受病의 원인을 추측하여 장래의 변화를 고려하여야 바야흐로 穿鑿의 폐해를 면할 수 있을 것이다.

3. 陰陽虛實補瀉에 대한 주장

『難經·五十八難』에 "傷寒에 陽이 虛하고 陰이 盛하면 땀을 내면 낫고, 下之시키면 죽는다. 陽이 盛하고 陰이 虛하면 땀을 내면 죽고, 下之시키면 낫는다(傷寒陽虛陰盛, 汗出而愈, 下之則死. 陽盛陰虛, 汗出而死, 下之而愈.)"라고 하였다. 후세의 傷寒學者들은 매번 이 설을 인용하였으나, 여러 설이 하나같지 않다. 예를 들면『外臺秘要』는 陰陽을 表裏로 말하고 있으며,『傷寒微旨』(宋代 韓祗和가 1086에 지음)에서는 陰陽을 尺寸脈으로 말하였으며,『難經集註』(明代 王九思)에서는 陰陽을 六氣病과 六經으로 말을 하는 등 해석이 전부 확실하지 않다. 오직 王履의 해석만이 간명하면서도 이치가 밝다. 그는 陰盛陽虛를 寒邪가 밖에서 客한 것으로, 陽盛陰虛를 熱邪가 안에서 熾盛한 것으로 인식하였다. 평소에 陽虛한데 밖으로부터 寒邪에 감수한 고로 衛陽을 도와 解表시켜야 하니, 땀이 나면 낫으며, 만일 下之시키면 사기를 안으로 당길 수 있으니 表邪를 攻裏하는 것을 크게 꺼리는 것이다. 陽熱이 속에서 盛하면 형세로 보아 반드시 음을 상할 것이니 열이 안에서 성하면 下之를 늦출 수 없다. 陽熱을 下之시키면 적당히 陰津을 보존할 수 있으며, 만일 땀을 내면 도리어 邪熱이 熾盛하는 것을 돕는 것이기에 裏熱無表證에는 크게 汗法을 꺼리는 것이다. 그는 陰陽의 성한 것을 寒熱의 병사로 여겼으며, 陰陽의 虛는 表裏의 精氣로 여겼으니 이치가 통할뿐 아니라 또한 임상에서도 가히 증험될 수 있는 것이다.

『難經·七十五難』에서 또 "東方이 實하고 西方이 虛하면, 南方을 瀉하고 北方을 補한다. 東方은 肝이니 즉 肝이 實한 것을 알고, 西方은 肺이니 즉 肺가 虛한 것을 안다. 南方은 火인데, 火는 木의 아들이며, 北方은 水인데, 水는 木의 어머니이다. 水가 火를 이기면 아들은 능히 그 어머니를 實하게 하고, 어머니는 아들을 虛하게 하므로 火를 瀉하고 水를 補하는 것이다(東方實, 西方虛, 瀉南方, 補北方. 東方肝也, 則知肝實, 西方肺也, 則知肺虛. 南方火, 火者木之子也, 北方水, 水者木之母也. 水勝火, 子能令母實, 母能令子虛, 故瀉火補水, 欲令金不得平木也.)"라고 하였다. 후세에『難經』을 해석하는 자들이 虛實補瀉의 깊은 뜻을 제대로 밝히지 못하였다. 王履는 이에 대하여 홀로 탁월한 지식을 갖추고 있었다. 그는 火는 木의 아들이니 아들인 火가 이미 어머니인 木을 도와서 肝氣가 항진되어 實하여 졌으므로 補水瀉火하여 水로 하여금 火를 이기게 하고, 火의 세력이 물러나면 木氣가 저절로 衰한다고 인식하였다. 이것이 母가 능히 子를 허하게 할 수 있다는 의의이다. 이른바 虛라는 것은 그 太過한 것을 억제하여서 衰하게 하는 것이다. 補水瀉火의 法은 火로 하여금 물러나게 한 즉 金이 克하는 것을 받지 않아 木을 제어하고, 土도 또한 克하는 것을 받지 않아서 金을 生하게 하는 것이다. 그리고, "肝이 實한 것은 그 원인이 두 가지이다. 心이 肝을 돕는 것이 肝實의 하나의 원인이며, 肺가 肝을 制하지 못하는 것이 肝實의 다른 원인이다. 肺의 虛도 그 원인이 또한 둘이 있다. 心이 肺를 克하는 것이 肺虛의 하나의 원인이며, 脾가 肝의 克함을 받아 肺를 生하지 못하는 것이 肺虛의 다른 원인이다. 지금 水를 補하고 火를 瀉하는 것은 火가 물러나면 木氣가 깎이고, 또한 金이 克함을 받지 않아 木을 制하니, 東方이 실하여 지지 않는 것이다. 金氣가 平함을 얻고 또한 土가 克함을 받지 않아 金을 生하니, 西方이 虛해지지 않는 것이다(肝之實也, 其因有二, 心助肝, 肝實之一因也. 肺不能制肝, 肝實之二因也. 肺之虛, 其因亦有二, 心克肺, 肺虛之一因也. 脾受肝克而不能生肺, 肺虛之二因也. 今補水而瀉火, 火退則木氣削, 又金不受克而制木, 東方不實也. 金氣得平, 又土不受克而生金, 西方不虛矣.)"[369]라고 하였다. 이로 인하여, 비록 金을 補하지 않더라도 金이 저절로 북돋움을 받으니, 이른바 "不治之治"라는 이치가 이와 같다.

4. 傷寒과 溫暑는 치료가 같지 않다는 論

옛사람들은 겨울에 寒에 傷하고 감촉되어 병이 되는 것을 "傷寒"이라고 칭하였으며, 바로 병이 되지 않고 때를 지나서 봄, 여름에 발병하는 것을 溫暑라고 칭하였다. 그 치료에 대해서도 溫病學說이 아직 미성숙한 단계에 있어서 醫家들이 대부분 傷寒方으로 통치하였다. 그러나, 王履는 傷寒, 溫病 및 暑病은 각각 "病因이 있고, 病名이 있으며 病形이 있다. 그 原因을 辨別하고, 그 이름을 바로잡고, 그 形을 살펴서 이 세가지가 모두 마땅함을 갖추면 비로소 치료를 말할 수 있다. 하나라도 혹 밝히지 못한 것이 있으면, '사람을 그르칠 수 없으니, 나는 믿지 못하겠다.'라고 말하여야 한다(有病因, 有病名, 有病形. 辨其因, 正其名, 察其形三者俱當, 始可以言治矣. 一或未明, 而曰不誤於人, 吾未之信也.)"[370]라고 하였다. 그리하여 王履는 審因, 正名, 察形 세가지의 진단에 있어서의 통일성을 강조하여 정확한 진단을 하여야만 비로소 정확한 치료를 할 수 있다고 주장하였다. 그러므로 그는 『醫經溯回集·張仲景立法考』에서 "무릇 寒에 傷하면, 바로 병이 나는 자가 있고, 바로 병이 나지 않는 자가 있다. 바로 병이 나는 자는 감촉된 때에 發한 것이고, 바로 병이 나지 않은 자는 때를 지나서 봄, 여름에 發하는 것이다. 바로 病이 나는 것을 傷寒이라 하고, 바로 병이 나지 않은 것을 溫暑라고 한다. 무릇 傷寒, 溫暑는 그 종류가 비록 다르지만 받은 원인이 다르지 않은 것이다. 그 원인이 다르지 않은 까닭에 한가지로 傷寒이라고 稱하는 것이다. 그 종류가 다르기 때문에 치료를 하는 것도 서로 섞을 수는 없다. 稱하는 것으로써 그 치료를 섞는다면 당연히 뒷사람들에게 화를 미칠 것이다(夫傷於寒, 有卽病者焉, 有不卽病者焉. 卽病者, 發於所感之時. 不卽病者, 過時而發於春夏也. 卽病謂之傷寒, 不卽病謂之溫暑. 夫傷寒, 溫暑其類雖殊, 其所受之原則不殊也. 由其原之不殊, 故一以傷寒而爲稱. 由其類之殊, 故施治不得以相混. 以所稱而混其治, 宜乎貽禍後人.)"라고 주장하였다. 王履의 관점은 다음과 같다. 傷寒은 病因으로 病名을 삼은 것으로, 날씨가 한랭한 시기에 발하여 寒邪가 表에 있어서 그 腠理가 닫히므로 辛甘溫한 약이 아니면 흩어지게 할 수 없다. 溫

369) 『醫經溯回集·瀉南方補北方論』.
370) 『醫經溯回集·傷寒溫暑熱病爲治不同論』.

病, 熱病은 天時와 病形으로 病名을 삼은 것으로, 날씨가 暄熱한 때에 發하여 안으로부터 밖까지 열이 나서 腠理를 막아 表에는 寒이 없으므로 辛涼 혹은 苦寒 혹은 酸苦한 약이 아니면 풀리게 할 수 없다. 이로부터 溫病은 "裏熱爲本"이며 治療에 있어서도 "淸裏熱爲主"로 해야 한다는 것과 "治裏而表自解"의 원칙을 제시하였다.

【평가】

王履는 元末明初의 저명한 의학이론가 중의 한 사람이다. 그는 의학개념의 정확한 운용을 매우 중시하였고, 임상치료 효과의 분석에도 무게를 두었다. "亢害承制"의 이치를 깊이 깨닭아 常과 變의 개념을 제시하여 醫의 수단은 인체가 본디 갖추고 있는 기능 사이의 상호제약적인 조절작용을 회복시키는 것이라고 인식하였다. 그는 증후의 세밀한 분석을 중시하였는데, 歲運을 복잡하게 말하는 것과 時氣의 요소에 대한 기계적 이해와 唯心的 추측에도 반대하였다. 外感病方面에 있어서는 그는 전통적인 表로부터 裏에 들어온다는 傳變觀念에서 벗어나서, 溫病, 暑病에 대하여 裏熱爲主의 특징과 淸裏熱爲主의 治療大法을 밝혔다. 그가 주장한 "瀉南補北"說은 溫病을 치료함에 淸熱과 養陰의 兩大原則으로 구성되어 후대 溫病學의 정립과 발전에 매우 큰 영향을 미쳤다. 그러므로 『四庫全書總目提要』에서 "회통시켜 연구하여 근본을 통찰하여 본다. 醫道에 있어서는 실로 源流를 꿰뚫고 있으니, 거만하게 크게 말하여 과시하지 않는다(會通硏究, 洞見本原. 於醫道中實能貫徹源流, 非漫爲大言以夸世也.)"라고 칭하였다. 그의 학문하는 태도가 엄숙하고 진실하였고 과학적 태도와 역사적 비판정신이 있었기에 各家의 장점을 기초로 이를 융합하여 응용한 것이 독창적이다. 그리하여 그는 한의학 이론을 발전시키는 데에 크게 공헌하였다 할 것이다.

【복습자료】

1. "亢則害承乃制論"은 원래 『內經』에서 나왔지만, 王履는 이에 대하여 자신의 주장을 폈다. 그는 "亢則害, 承乃制"를 인체 生理, 病理의 기초규율로 인식하였으며, 아울러 "造化의 常은 亢이 없을 수 없으며 제어함이 없을 수 없는 것이다(造化之常, 不能以無亢也, 不能以無制)"라는 주장을 하였다. 인체 내의 본래 있는 "自制"의 조절능력이 일시적 비정상(亢)을 극복할 수 있는데, "亢而不能自制"와 유기체가 잠시 相互制約的 조절작용을 상실 혹은 저하되었을 때에 비로소 醫藥이 요구되며, 醫藥의 목적도 단지 "爲之助"로 "自制"능력의 회복을 돕는 정도로 해야 한다고 주장하였다. 왜냐하면 "制則生化"하여 체내의 오장이 다시 서로 平하여져서 각종 기능간의 상호제약이 조절되는데, 이것이 정상적 생리기능 유지의 관건이 되는 것이다. 이러한 관점은 초학자들이 이해하기 힘든 것이므로 본절을 학습할 때 세심하게 따져보아 중요한 점을 파악해야 할 것이다.

2. 王履의 특징은 의학이론의 연구를 중시한 것이다. 그는 단지 다른 사람이 말한 것을 반복해서 언급하거나 문장만을 따라서 글을 해석하거나 옛 것을 단지 숭상하기만 한 것이 아니라, 과학적 태도와 역사적 비판정신을 갖추고 있었다. 經典理論의 해석에 있어서도 여러 설을 배제하고

임상에서 깨닭은 자신의 견해를 좇았다. 예를 들어, 봄에 風에 傷하면 여름에 설사병을 앓고, 여름에 暑에 傷하면 가을에 痎疾을 앓으며, 가을에 濕에 傷하면 겨울에 咳嗽를 앓고, 겨울에 寒에 傷하면 봄에 溫病을 앓는다는 이론에 대하여, 역대 醫家들은 모두 四氣를 원인으로 삼아 그 치병의 이론을 추측하였는데, 그는 그 병의 원인을 임상표현을 통하여 역추적하여 알아낼 수 있다고 인식하였다. 『難經』에서 말한 "傷寒에 陽이 虛하고 陰이 盛하면 땀을 내면 낫고, 下之시키면 죽는다. 陽이 盛하고 陰이 虛하면 땀을 내면 죽고, 下之시키면 낫는다(傷寒陽虛陰盛, 汗出而愈, 下之則死. 陽盛陰虛, 汗出而死, 下之而愈)"를 그는 陰陽의 盛은 寒熱病邪를 가리키며, 陰陽의 虛한 것은 表裏의 精氣를 가리키는 것이라고 인식하였다. 이러한 해석은 앞사람들의 말과는 반대이나 이치에 있어서는 통하는 바가 있다.

3. 王履가 말한 傷寒, 溫暑의 치료가 다르다는 이론은 당시의 傷寒, 溫病에 대한 혼동을 깨끗하게 해소해 주었다. 그는 傷寒, 溫暑를 "以所稱而混其治"할 수 없다고 인식하여 審因, 正名, 察形의 세가지를 진단에서 중요한 기준으로 삼아야 한다고 강조하고, 傷寒은 病因으로 病名을 지은 것으로 날씨가 寒冷한 시기에 발하여 寒邪가 表에 있으면서 그 腠理를 닫는데, 辛甘溫한 약이 아니면 흩어지게 할 수 없다고 주장하였다. 溫病, 熱病은 天時와 病形으로 病名을 삼은 것으로 하늘이 暄熱한 때에 發하여 안으로부터 밖까지 熱이 나는 것으로 치료는 반드시 "淸裏熱爲主"로 하여야 한다고 주장하였다. 이는 溫病學의 발전을 촉진시키는데 중요한 공헌을 하였다.

【학습과제】

1. 王履의 학술사상의 연원 및 한의학이론에 대한 중요 공헌을 서술하시오.
2. 王履의 "亢則害, 承乃制"論을 어떻게 이해할 것인가?
3. 王履는 四氣發病과 虛實寒熱補瀉에 대하여 어떠한 독특한 견해가 있었는가?
4. 王履는 傷寒, 溫暑를 어떻게 다르게 치료해야 한다고 보았는가?

제 6 장

溫補學派

1 槪說

【학습목표】

1. 溫補學派의 중심되는 학술사상 및 의학상의 공헌을 파악한다.
2. 溫補學派의 대표적인 醫家와 학술연원을 숙지한다.
3. 溫補學派의 개념을 이해한다.

脾腎 및 命門水火의 생리적 특성과 병리적 변화를 연구하여 치료를 溫養과 補虛를 중심으로 한 一群의 醫學流派를 溫補學派라 한다. 이 학파는 明代에 형성되어 中國 南方에서 성행하였다.

易水學派가 明代까지 발전해오면서 적지 않은 醫家들이 그 학설을 이어나갔다. 溫補學派는 바로 易水學派의 臟腑病機學說의 연구를 바탕으로 脾腎의 관계 및 命門水火에 중점을 두어 연구를 진행하여 나오게 되었다. 이 학파의 형성 원인은 세가지가 있다. 첫째, 그들은 易水學派의 영향을 깊이 받아 인체에서 臟腑를 중시하였는데, 특히 腎命水火의 기능을 더욱 중시하였다. 그들은 이를 통해 인간의 생명활동의 신비를 밝히려고 노력했다. 둘째는 이들의 처한 시대적 배경과 관계가 있다. 明 왕조는 몽고의 귀족통치 정권을 전복시킨 후 백성들의 부담을 줄이고 생활을 안정시켜 원기를 북돋우는 것이 정권을 공고히 하는데 중요하다고 생각하였다. 이 때문에 사회적 불평등이 어느 정도 완화되어 농업생산은 비교적 빨리 회복 발전되었고 도시의 상공업 또한 그에 따라 번영하게 되어 백성들의 생활이 한층 나아지게 되었다. 이러한 시대였기에 부자들은 補益하여 오래 살기를 구했고, 가난한 이들은 脾腎虧損한 경우가 많아서 溫養補虛가 필요했다. 셋째는 치우친 것을 보완하고 폐단을 없애기 위해서였다. 河間學派, 攻邪學派, 丹溪學派는 火熱을 많이 말하면서 寒凉攻下, 滋陰降火를 중시하여,『和劑局方』의 溫熱剛燥한 약을 남용하는 풍조를 바로잡았다. 明代에 이르자 일부 醫家들이 그 법을 제대로 배우지 않고 걸핏하면 寒凉한 약물을 마음대로 사용하여 腎陽을 억제하고 치게 되자, 溫補學家들은 "腎命의 眞陽과 眞火는 생명의 지극한 보배로 늘 보호하고 보양해도 오히려 부족한데 어찌 공격하여 치는 것을 남용한단 말인가."라고 생각하였다. 그리하여 그들은 腎命水火學說을 크게 부르짖고 溫補腎陽이 養生과 질병 예방에 필수적임을 힘써 주장하면서 寒凉한 약을 過用하여 공격하는 것에 반대하였다. 이상의 세가지 내용이 溫補學派 형성의 원인으로 작용하였다.

薛己(1486~1558)는 이 學派의 선도적인 인물이다. 그는 張元素와 李東垣의 학술을 채용하였고, 여기에 멀리는 王冰과 錢乙의 학설을 이어 받아 補脾와 益腎을 잘했다. 그는 陽虛發熱에는 補中益氣하는 방법을 써야 하지만, 陰虛發熱에는 六味地黃丸으로 補益腎精해야만 한다고 생각하였다. 그가 이렇게 甘溫한 약으로 補脾益腎하는 것을 중시하여 脾와 腎을 함께 중요시한 학술사상은 이후의 醫家들에게 큰 영향을 끼쳤다.

孫一奎(1522~1619)는 命門의 부위가 兩腎의 사이에 있다고 생각했지만, 거기 존재하는 것은 水火가 아니고 일종의 原氣가 발동하는 벼리로서 臟腑의 근본이 되고 생명의 근원이 된다고 생각하였다. 그리하여 그는 命門學說을 밝혀 腎間動氣說을 제시하였고, 아울러 질병의 치료에 있어서도 溫補를 숭상했다.

趙獻可(16세기 후반)는 薛己의 학문을 私淑하여 薛己의 補腎하는 일면을 더욱 더 밝혀 腎命水火學說을 크게 주창하였다. 그는 兩腎이 모두 水에 속하고 命門은 그 가운데 있어 火에 속하며, 命門火는 腎水에서 길러져 生機와 관련이 있는 것으로 여겼다. 趙獻可는 이러한 腎命水火學說을 제창하여 溫補學派의 연구내용이 진일보 발전하도록 하였다.

뒤를 이어 山陰의 저명한 의가인 張介賓(1563~1640)은 李東垣과 薛己의 학술사상을 계승하면서 또한 王冰의 水火學說을 가장 많이 연구하였다. 그는 당시의 醫家들이 河間과 丹溪의 치우친 면을 지지하여 寒凉한 약을 남용하는 것에 반대했다. 그는 힘써 腎命學說을 밝힘으로써 命門의 火는 元氣가 되고 腎中의 水는 元精이 되어, 陰精이라는 形이 없으면 元氣를 실어 나르기에 부족하고 元氣가 없으면 陰形을 생성하기에 부족하다고 생각하여, 사람 몸의 陽이 有餘한게 아니고 眞陰이 늘 부족하다는 이론을 주장했다. 이렇게 腎, 命門으로 元氣를 논한 것은 李杲의 "脾胃論"을 보충한 것이었을 뿐 아니라 朱丹溪의 "陰不足論"에 있어서도 큰 발전을 이룬 것이다.

明末의 李中梓(1588~1655)는 멀리 易水學派를 계승하면서 더욱 脾腎을 학술사상의 핵심으로 삼았다. 그는 앞 사람의 이론을 종합하고 그 위에 先後天의 根本論을 제시하여 先天의 근본은 腎에 있고 後天의 근본은 脾에 있다고 인식하였다. 그는 脾에는 陰과 陽이 있고 腎은 水와 火로 나뉘어 있으므로 마땅히 균형을 이루어 치우치지 말아야 하고 서로 만나야 하고 분리되어서는 안된다고 하면서, 治法을 운용할때에는 補氣를 補血보다 당연히 먼저해야 하고 養陽을 滋陰보다 우선해야 한다는 것을 주장하였다. 이러한 점은 薛己의 학설과 비슷하지만 똑같은 것은 아니니, 이러한 과정을 통해 溫補學派의 학설이 점차 완벽해지게 되었다.

이상으로 볼 때 溫補學派 醫家들의 공통적인 특징은, 첫째, 그들이 모두 脾腎과 命門水火의 생리적 특성 및 병리 변화를 밝히는 것을 중심 과제로 삼은 것이다. 둘째는 그들이 經典의 理論

의 연구를 중시했을 뿐만 아니라 실제임상의 경험을 쌓는 것도 중시했다는 점이다. 셋째는 內傷雜病을 치료하는데 있어 寒凉한 약을 과용함으로 인해 生氣가 억눌려지고 공격당하는 데 반대하고, 또한『和劑局方』이 辛熱剛燥한 처방을 남용하여 溫補를 숭상하는 것에도 반대하고 甘溫柔潤한 약을 많이 사용하여 眞陰과 元陽을 補하였다. 이 때문에 溫補學派의 주요한 공헌은 易水學派의 臟腑病機學說를 계승, 발전시킨 데에 있다. 아울러 脾胃를 調理하는 것을 강조하여 內傷雜病의 치료를 더 적극적으로 하도록 하였고 腎命學說을 더욱 깊이 있게 연구하여 眞陰과 眞陽의 두 가지로부터 인체 陰陽의 평형이 조절되는 기전 및 그 의의를 밝혔다. 또한 命門의 부위와 그 생리작용에 관하여 적지 않은 학술적 견해를 제시하여 의학의 이론적 발전을 더욱 촉진시켰다. 이리하여 溫陽補虛로써 脾胃 및 腎命의 질병을 치료하는 값진 경험들이 풍부하게 쌓이게 되었다.

溫補學派의 의학사상은 후세 임상 각 과에 모두 깊은 영향을 미쳤기에 추종하는 학자가 매우 많았다. 예를 들어 李中梓의 학설은 沈朗仲, 馬元儀에게 전해졌고, 馬元儀는 또한 尤在涇(?~1749)에게 전하였다. 沈朗仲은 李中梓의 학설을 충실히 따라 일찍이『病機滙論』18권을 撰集하였는데, 60門으로 나누어 먼저 脈, 그 다음은 원인, 증상, 치료의 순서로 앞선 여러 이론들을 열거하였다. 그는 여기에서 모두 李中梓의 학설로 마무리를 하고 있다. 馬元儀는 李中梓로부터 배워 모든 것을 전수받았던 당시의 名醫로『印機草』1권을 편찬하였고, 별도로 沈朗仲이 찬집한『病機滙論』을 교정하였다. 尤在涇은 馬元儀에게서 배웠는데, 역시 李中梓의 학술사상을 계승하였다. 또한 清初의 의가인 張璐는 雜病을 변증치료하는데 있어 薛己, 趙獻可, 張景岳 等 諸家의 方論에서 법을 많이 취했는데, 이로부터 그가 溫補學派의 영향을 받았음을 확실히 알 수 있다. 또한 清代 醫家인 高鼓峰도 薛己와 趙獻可의 說을 본보기로 삼아 五臟의 여러 병들의 변증치료를 중시하였는데, 그 중에서도 특히 養腎하는 一面에 치중하여 薛己와 趙獻可가 益腎한 뜻을 더 크게 밝혔다고 볼 수 있다. 呂留良, 董廢翁 역시 薛己와 趙獻可의 학문에 뜻을 두었다. 이러한 의가들은 모두 여러 면에서 溫補學派의 의학사상을 계승 발전시킨 것이다.

【복습자료】

1. 溫補學派는 易水學派의 발전으로부터 생기게 된 것이다. 그 주요 학술내용은 脾와 腎의 관계를 밝히고, 命門水火의 연구를 중시하며, 溫養과 補虛를 치료상의 특징으로 삼는 것이다.

2. 薛己는 溫補學派의 선도적인 인물이다. 그를 계승하여 일어난 孫一奎, 趙獻可, 張介賓, 李中梓 등의 諸家들은 薛己가 논한 기초위에서 끊임없이 새로운 것을 창안하여 각자의 학술적 견해를 제시하였다. 아울러 풍부한 溫養補虛의 치료경험을 쌓음으로써 溫補學派가 형성되고 발전할 수 있게 하였다.

3. 溫補學派는 腎命의 생리기능과 병리변화 및 溫補하는 치료적 특징에 이르기까지 깊이 있게 연구하였기 때문에 의학의 이론을 풍부히 하는데 큰 공헌을 하여 후세에 깊은 영향을 미쳤다. 다만 우리들이 반드시 알아야 할 것은 溫補學派가 인체의 陽的인 一面만을 지나치게 강조함으로 말미암아 후세에 일부 醫家들의 반대에 부딪치기도 했다는 점이다. 이는 건전한 학술적 논쟁이므로

우리들의 정확한 이해가 요구된다.

【학습과제】

1. 溫補學派란?
2. 溫補學派가 한의학에 미친 공헌을 간단히 기술하라.
3. 溫補學派의 학술연원과 후세의 醫家에 미친 영향을 서술하라.

2 薛己

【학습목표】

1. 薛己가 脾胃 뿐만 아니라 腎命도 중시한 학술 사상을 파악한다.
2. 薛己가 溫補를 중시하고 苦寒한 약을 중시하지 않은 用藥傷의 특징을 숙지한다.
3. 주요 저작과 학술 연원 및 후세에 미친 영향을 이해한다.

【생애와 저작】

薛己는 字가 新甫, 호는 立齋인 明代의 醫家로 江蘇省의 呈縣(현 蘇州) 사람이다. 대략 1486년에 태어나 1558년에 죽었다. 薛己는 世醫 출신으로, 부친인 薛鎧는 당시의 名醫로 太醫院에서 직책을 맡았는데 兒科에 뛰어났다. 薛己는 어려서부터 家學을 이어 받아 처음에는 瘍醫가 되었으나 후에 內科로 명성을 날렸다. 明의 正德年間(1506~1521)에 御醫로 뽑혀 太醫院判에 발탁되었고, 嘉靖年間(1522~1566)에 太醫院使로 옮겼으며, 중년이 되어서는 고향으로 돌아갔다. 薛己는 의학을 하는데 있어 岐黃의 학문을 중심으로 하였고, 아울러 諸家의 장점을 모아 임상 각 과에 능통하였으며, 미세한 부분의 뜻까지도 모두 근본을 찾아 철저히 연구하였다. 그는 外科를 정밀하게 연구하지 않으면 經絡의 本末을 관통할 수 없고, 『內經』을 정밀하게 연구하지 않으면 반드시 陰陽의 變合을 깊이 연구할 수 없다고 생각하였다. 또한 內外科가 비록 달라도 그 이치는 하나로 관통한다고 생각하였다. 그는 張元素, 李東垣 등의 영향을 받아 病의 大小를 불문하고 그 본원을 힘써 찾을 것을 주장하여 本을 치료하는 것을 중요하게 여겼다. 이러한 학술사상은 明淸以來의 의학 발전에 매우 큰 영향을 미쳤다.

薛己는 만년에 편찬과 저술에 진력하여 저서가 굉장히 많았다. 그 자신의 저작으로는『內科摘要』2권, 『婦科撮要』2권, 『保嬰金鏡錄』1권, 『外科發揮』8권, 『外科心法』7권, 『外科樞要』4권, 『正體類要』2권, 『口齒類要』1권, 『癘瘍機要』3권, 『外科經驗方』1권 등 모두 10종에 31권이 있다.

그가 校注한 醫書는 宋代 陳自明의『婦人大全良方』24권, 『外科精要』3권, 宋代 錢乙의 『小兒藥證直決』3권, 宋代 陳文仲의 『小兒痘疹方論』1권, 明代 王綸의 『名醫雜著』6권, 明代 倪維德의

『原機發微』 3권, 薛鎧의 『保嬰撮要』 20권 등으로 모두 7종에 60권이다.

이 외에 그가 또한 校刊한 것은, 元代 滑壽의 『十四經發揮』 3권, 元代 杜本의 『敖氏傷寒金鏡錄』 1권, 明代 徐用成의 『本草發揮』 4권, 明代 陶華의 『癰疽神秘驗方』 1권 등으로 모두 4종 9권이다.

【학술내용】

1. 脾胃 뿐 아니라 腎命을 중시함

薛己는 東垣의 脾胃理論을 계승했을 뿐 아니라 또한 멀리는 王冰과 錢乙의 說을 잇고 있기 때문에 그의 주된 학술 사상은 脾胃와 腎命이 主이다. 그는 다음과 같이 말하였다. "사람은 脾胃를 근본으로 삼아 五穀을 받아 들여 정미로운 액체로 변화시키니, 그 맑은 것은 營에 들어가고 탁한 것은 衛로 들어가서 陰陽이 이를 얻는데, 이것을 풀무(橐籥: 대장간에서 불을 일으키는 도구)라고 말한다. 그러므로 陽은 四肢에 발현하고 陰은 五臟에 발현하며, 土는 사계절에 왕성하여 만물에 잘 실려 있으니, 사람이 土를 얻어 百骸를 기르고, 몸이 土를 잃으면 四肢를 마르게 한다. 東垣은 음식으로 스스로를 상한 데에 의사가 下法을 잘못 써서 淸氣가 下陷하고 濁氣가 내려가지 못하게 되면 이에 䐜脹이 생긴다고 여겼다. 그래서 胃脘의 陽이 위로 올라가지 못하는 것은 그 氣가 中焦에서 무너졌기 때문이니, 마땅히 補中益氣하여 濁氣가 내려갈 수 있게 하면 치료하지 않아도 저절로 편안해진다. 내 의견으로는 배불리 먹어 崩證이 나타난 것은 脾氣가 상하여 腎으로 下陷하여 相火와 합쳐져서 濕熱이 下迫하여 생긴 것으로, 마땅히 甘溫한 약을 써서 脾氣를 調補하면 血이 저절로 歸經하여 그치게 된다. 만약 寒凉한 약을 잘못 써서 거듭 胃氣를 손상시키면 血이 구속됨이 없어 어렵게 되지 않겠는가! 대체로 脾胃가 허약하여 攝血하지 못하면 마땅히 脾氣를 補하는 것을 위주로 해야 한다(人以脾胃爲本, 納五穀, 化精液, 其淸者入營, 濁者入衛, 陰陽得此, 是謂之橐籥. 故陽則發于四肢, 陰則行于五臟, 土旺于四時, 善載乎萬物, 人得土以養百骸, 身失土以枯四肢. 東垣以食自傷, 醫多妄下, 淸氣下陷, 濁氣不降, 乃生䐜脹. 所以胃脘之陽不能升擧, 其氣陷于中焦, 當用補中益氣, 使濁氣得降, 不治自安. 竊謂飽食致崩者, 因傷脾氣, 下陷于腎, 與相火協合, 濕熱下迫而致, 宜用甘溫之劑, 調補脾氣, 則血自歸經而止矣. 若誤用寒凉, 復損胃氣, 則血無所羈, 不亦難哉! 大凡脾胃虛弱, 而不能攝血, 宜用補脾氣爲主.)."[371] 만약 營血이 虧損되었다면 營血을 補해야 하는데, 반드시 脾胃를 調補하는 것을 중시해야 한다. 대개 "脾胃는 氣血의 근본이 되는데, 陽氣가 허약하여 陰血을 生하지 못하는 사람은 六君子湯을 쓰고, 陽氣가 虛寒하여 陰血을 生하지 못하는 사람은 이 처방에다 炮薑을 가미한다. 만약 胃土가 燥熱하여 陰血을 生하지 못하는 사람은 마땅히 四物湯을 쓰고, 脾胃가 虛寒하여 陰血을 生하지 못하는 사람은 八味丸을 쓴다(脾胃爲氣血之本, 陽氣虛弱而不能生陰血者, 宜用六君子湯, 陽氣虛寒而不能生陰血者, 亦用煎湯加炮薑. 若胃土燥熱而不能生陰血者, 宜用四物湯. 若脾胃虛寒而不能生陰血者, 宜用八味丸.)"[372]라고 하였다. 따라서 證을 진찰할 때 脾胃虛損에 속하는 사람은 補中益

371) 『名醫雜注 · 醫論注』.
372) 上同.

氣湯을 위주로 다스리면서 혹 四君子湯, 六君子湯을 쓰기도 하였다.

薛己는 腎과 命門의 질환에 대해서는 그 陰陽虛實의 偏盛을 보고 논치하였으며, 丹溪의 "陽常有餘 陰常不足"說을 고집하지는 않았다. 그는 火證이 진실로 많지만 虛와 實이 같지 않아서 治法 역시 그에 따라 달라진다고 생각하였다. 王綸이 "大寒이 심하여 熱하게 해도 熱하지 않는 것은 火가 없는 것이다. 大熱이 심하여 寒하게 해도 寒해지지 않는 것은 水가 없는 것이다. 갑자기 왔다갔다 하면서 때때로 생겼다 그쳤다 하는 것은 火가 없는 것이다(大寒而甚, 熱之不熱, 是無火也. 大熱而甚, 寒之不寒, 是無水也. 倏忽往來, 時發時止, 是無火也.)"[373)]라고 말한 것과도 같다. 대저 병이 熱하여 갈증이 나고 찬물을 마시고 便秘가 있는 것은 實熱證에 속한다. 혹 惡寒發熱하면서 옷을 끌어 입고 몸을 굽혀 눕거나, 혹 四肢逆冷하면서 대변이 淸利한 것은 眞寒에 속한다. 혹 조급하게 요동하고 미쳐 날뛰며 물속으로 뛰어들려 하고 옷을 걸치려고 하지 않는 것은 虛證에 속하는데, 모두 겉으로는 假熱이 보이면서 안에는 眞寒이 있는 증후이다. 그런 까닭에 虛勞로 發熱하는 증상을 치료하면서 이것을 모르고 寒한 약으로 치료하여 낫지 않는 것은 바로 이런 까닭이다. 그러므로 證을 진찰하여 發熱을 치료할 때 만약 無火인 것이 관찰되면 당연히 바로 八味丸, 즉 "益火之源, 以消陰翳"하는 治法을 쓴다. 만약 無水인 것이 관찰되면 곧바로 六味丸을 쓰는데, 이것은 "壯水之主, 以鎭陽光"하는 처방이다. 때문에 이러한 것은 왕왕 血氣가 막 커가는데 勞心하여 虧損시키거나, 혹 精血이 차지 않았는데 정욕을 마음대로 방자하게 하여 근본이 견고하지 못하게 되고 火가 歸經하지 못해서 생기는 것이다. 이러한 病變은 비록 보통 그 陰을 補해 주어 그 火를 제어하는 것이 보통이지만, 腎命에는 각각 陰陽이 있고 水火가 서로 生化하므로, 마땅히 두 臟 중에서 陰陽虛實을 판단하여 어디에 속하는지를 찾아서 균형을 이루게 해주어야 한다. 만약 左尺脈이 虛弱하고 細數한 사람은 腎水眞陰이 부족한 것이므로 六味地黃丸을 써야 하고, 右尺脈이 遲軟하거나 沈細하면서 數하여 끊어질 듯한 사람은 命門眞火가 늘 부족한 것이므로 八味丸을 쓰며, 양쪽 尺脈이 다 微弱한 것은 陰水와 陽火가 모두 虛한 것이므로 十補丸[374)]을 쓴다. 이것은 모두 그 化源을 滋養하는 治法이다. 또한 만약 "腎經의 陰精이 부족하여 陽이 化하는 바가 없고 虛火가 妄動하여 앞의 증상(勞瘵, 咳嗽, 咯血, 吐血 등의 증상)에 이른 사람은 六味地黃丸으로 補하여 陰을 왕성하게 해주면 陽이 化하게 된다. 또한 腎經의 陽氣가 燥熱하여 陰이 生하지 못하고 虛火가 안으로 動하여서 앞에 언급한 증상에 이른 사람은 八味地黃丸으로 補하여서 陽을 왕성하게 해주어 陰을 生하게 한다. 만약 脾肺가 모두 虛하여 腎을 生하지 못해 陰陽이 모두 虛하여 앞에서 말한 증상에 이른 사람은 補中益氣湯과 六味地黃丸을 써서 元氣를 補해 줌으로써 腎水를 길러 준다. 만약 陽絡을 傷하여 血이 氣를 따라 넘쳐 흘러 血證을 앓는 사람은 四君子湯에 當歸를 加해야만 脾氣가 순전히 補해져서 攝血歸經하게 된다(腎經陰精不足, 陽無所化, 虛火妄動, 以致前症(勞瘵, 咳嗽, 咯血, 吐血等症)者, 宜用六味地黃丸以補之, 使陰旺則陽化. 若腎經陽氣燥熱, 陰無以生, 虛火內動而致前

373) 見『名醫雜注 · 補陰丸注』.

374) 十補丸: 附子(炮), 五味子各二兩, 山茱萸, 山藥, 牧丹皮, 鹿茸, 桂心(制), 茯笭, 澤瀉各一兩, 上爲末, 煉蜜丸桐子大, 每服六, 七丸 鹽湯下. (『薛氏醫案 · 名醫雜著』卷六).

症者, 宜用八味地黃丸補之, 使陽旺而陰生. 若脾肺兩虛, 不能生腎, 陰陽俱虛而致前症者, 宜補中益氣湯, 六味地黃丸, 培補元氣, 以滋腎水. 若因陽絡傷, 血髓氣泛行而患諸血證者, 宜用四君子湯加當歸, 純補脾氣以攝血歸經.)."[375]

이상으로 薛己가 脾胃 뿐 아니라 腎命을 중시한 것을 충분히 알 수 있다. 이 외에 그가 분류하여 모은 『外科摘要』 202病案(그 중 元氣虧損에 속하는 것이 29案, 命門火衰가 8案, 腎虛火動이 7案, 脾肺虧損이 20案, 脾肺腎虧損이 39案, 飮食勞倦이 13案, 脾胃虧損이 29案, 肝腎虧損이 4案, 肝脾腎虧損이 14案)도 또한 이러한 학술관점을 반영하고 있다.

2. 溫補를 중시하고 苦寒한 약물을 중시하지 않음

薛己의 질병치료는 五臟을 중심으로 하는데, 특히 脾胃와 腎命을 중시했다. 그래서 그는 처방과 用藥에서 溫補를 중시하고 苦寒한 약물을 중시하지 않았다. 그가 임상에서 상용한 처방은 십여가지를 넘지 않았으니 六味地黃丸, 金匱腎氣丸, 補中益氣湯, 歸脾湯, 六君子湯, 十全大補湯, 人蔘養營湯 등이 그것이다. 왕왕 하룻 동안에 脾胃를 補하는 처방을 복용시켜 後天을 배양하면서 동시에 腎命을 補하는 처방을 복용시켜 化源을 滋養하기도 하였다. 그가 치료한 예를 하나 들어보면, "어떤 儒家가 調養을 잘못하여 음식이 소화가 안 되고 胸膈이 편하지 않았다. 行氣消導藥을 쓰니 기침하고 숨이 차서 行氣化痰藥을 복용시켰다. 배가 점점 脹滿해져 行氣分利藥을 복용시켰더니 잠을 자지 못하고 양쪽 발이 붓고 소변이 不利하고 대변이 不實하며, 脈은 浮大한데 누르면 微細해지고 양쪽 寸脈이 모두 短하였는데, 이것은 脾胃가 虧損된 것이었다. 아침에는 補中益氣湯에 生薑, 附子를 加하여 쓰고, 저녁에는 金匱腎氣丸에 補骨脂, 肉果를 각각 몇 劑를 썼더니 모든 증상이 점차 나았다. 다시 八味丸으로 도와주기를 두 달 동안 하자 능히 걸을 수 있게 되어 補中益氣湯과 六味地黃丸의 복용을 중단하였고, 반년 후에는 건강해졌다(一儒者, 失于調養, 飮食難化, 胸膈不利. 或用行氣消導藥, 咳嗽喘促, 服行氣化痰藥. 肚腹漸脹, 服行氣分利藥, 睡眠不能, 兩足浮腫, 小便不利, 大便不實, 脈浮大, 按之微細, 兩寸皆短, 此脾腎虧損, 朝用補中益氣加薑, 附, 夕用金匱腎氣加骨脂, 肉果, 各數劑, 諸症漸愈. 再佐以八味丸, 兩月乃能步履, 却服補中, 八味, 半載而康.)"[376]라고 적고 있다. 薛己는 오로지 脾腎兩虛證에 대해서만 溫補를 한 것이 아니라 陰虛水虧로 火旺하여 반드시 養陰해야 하는 경우에서도 苦寒한 처방에 집착하지 않고 溫化를 위주로 하였다. 그는 "만약 힘든 노동으로 고생하거나 성생활을 부절제하게 함으로 인하여 精血이 虧損되어 虛火가 妄動하고 發熱이 생긴 사람은 마땅히 六味地黃丸을 써서 그 陰을 補해야지 有餘한 火가 있다고 知母나 黃柏같은 종류의 약을 생각해서는 안 된다(若因勞力辛苦, 入房不節, 虧損精血, 虛火妄動而致發熱者, 宜用六味地黃丸以補其陰, 不可認作有餘之火而用知母, 黃柏之類也.)."[377] "비록 黃柏이나 知母와 같이 滋陰瀉火시키는 약을 복용하더라도 오히려 병세는 반드시 脾胃를 해쳐서 낫지 않는 경우가 많다(設使概服黃柏, 知母滋陰瀉火之藥, 勢必反戕脾胃, 多致不起.)"[378]라고 하였다. 이 때문에 薛己의 方案 가운데 六味地黃丸

375) 『明醫雜注 · 補陰丸注』.
376) 『內科摘要』卷下.
377) 『明醫雜注 · 醫論注』.

과 八味丸은 모두 늘 잘 쓰는 처방이며, 더우기 補中益氣湯과 地黃丸을 같이 사용하는 것도 또한 자주 보인다. 이것은 상황에 맞게 처방을 운용한 것으로 그 자신의 독창적인 경지를 보여주는 것이다.

【평가】

薛己는 明代 중엽의 저명한 醫家로서 어려서부터 家學을 계승하여 經論을 숙독하고 두루 諸家에 미치어 임상 각 과에 능통하였다. 그는 張元素와 李東垣이 脾胃를 중시한 점을 계승했을 뿐 아니라 멀리는 王冰과 錢乙의 說을 계승하여 腎命을 중시하였다. 이 때문에 임상의 辨證論治에 있어 薛己의 특징이라 할 수 있는 것은, 한편으로는 脾胃를 調理하는 것을 중시하여 後天을 배양하고 다른 한편으로는 腎命을 補하여 化源을 滋養한 것이다. 처방과 用藥에 있어서는 溫補를 중시하였고 苦寒한 약물은 중시하지 않았다. 그가 상용한 처방들은 六味, 八味, 六君子, 十全大補, 補中益氣 등 10여 方을 넘지 않았다. 또한 六味地黃丸으로 腎水虧損을 치료할 때 補中益氣湯을 자주 배합하여 土를 배양함으로써 金을 生하고, 金이 다시 水를 生하게 하였는데, 즉 두 가지 처방을 간격을 두고 동시에 쓰는 治法을 창시한 것이다. 그러나 薛己가 溫補를 중시한 것은 『和劑局方』에서 辛熱剛燥한 약을 많이 쓴 것과는 달라서, 甘溫 혹은 甘潤한 계열의 和平하고 純正한 것으로서 오래 복용해도 폐가 없는 것이다. 沈啓源은 그의 治病을 일러 "빠른 효과가 없고 가까운 기약도 없으며 서서히 늦추어 여유있게 하여 힘들게 애쓰지 않아도 병이 저절로 낫는다(無急效, 無近期, 紓徐從容, 不勞而病自愈.)"[379]라고 하였는데, 매우 타당한 말이라고 할 수 있다.

薛己는 임상경험이 풍부했을 뿐 아니라 저술 또한 비교적 많았다. 자신이 저술한 의서가 10종이고 校注한 것이 8종이다. 薛己가 校注한 의서는 문장만을 따라 주석한 것이 아니라 문자를 바꾸어 잘못을 교정하고 해석하는 작업과 아울러 자신의 醫案을 부가하였고, 실제 임상을 통해 原著를 평가하면서 이를 통해 자신의 학술적 관점을 나타냈다. 이러한 校注방식은 의학사에 있어 이채로운 것이라고 할 수 있다.

薛己가 脾胃를 중시한 것은 비록 東垣에 뿌리를 두고 있지만 서로 같은 것은 아니기 때문에, 그는 능히 金元四大家의 밖에서 새로운 국면을 열어 독자적인 기치를 세운 것이라고 할 수 있다. 明代 黃承昊는 薛己에 대해 "앞 시대의 賢人이 드러내지 못한 것을 드러내었고, 千古의 무지함을 깨우쳐 주었다(發前賢所未發, 開千古之聾聵.)"[380]라고 하였다. 그의 학술사상이 후세 의가들에 미친 영향이 매우 크다는 것을 알 수 있다. 예를 들어 明代의 汪機, 胡愼柔, 趙獻可, 張景岳, 李士材, 清代의 陳士鐸, 高鼓峰, 呂晩村 등의 여러 명의들은 그 실마리를 간직하거나 그 미비된 바를 밝혀 학술상에 있어서 모두 그와 밀접한 관계를 갖고 있다. 그 중에서 특히 趙獻可는 薛己의 학설의 정미함을 상세히 밝혀 『醫貫』을 저술함으로써 薛己를 선도로 하는 明清代 溫補學派를 형성하게

378) 『名醫雜著 · 或問東垣丹溪治病之法』.
379) 『癘瘍機要 · 沈序』.
380) 『醫案摘要』.

하였다.

당연히 그의 학술관점에 대한 반대도 적지 않았다. 예로 『醫貫砭』을 지은 徐靈胎는 薛己를 "庸醫之首, 邪說之宗"이라고 말하였는데, 이러한 언급은 매우 극단적인 것이다. 비록 薛己의 학설이 다 좋고 훌륭한 것은 아니지만, "치병하는데는 그 본원을 힘써 찾아 六味와 八味를 써서 眞陽과 眞陰을 補함으로써 化源을 滋養한다는 것은 실은 薛己가 말한 것이다. 그 治病은 古方을 많이 쓰면서 加減을 통해 지극한 이치를 갖추어 1兩의 味로도 神明變化의 기묘함을 보일 때가 많다(治病務求本原, 用六味八味丸直補眞陽眞陰, 以滋化源, 實己發之. 其治病多用古方, 而出入加減, 具有至理, 多在一兩味間見神明變化之妙.)"[381]라고 하였다. 이러한 치료방법은 확실히 임상에 있어서 상당히 많은 雜證을 해결할 수 있으므로 계승하고 발전시킬 가치가 있는 것이다.

【醫案選錄】

1. 脾元虧損

六尹 徐克明이 飮食失宜로 인해 日晡發熱, 口乾体倦, 小便赤澁, 兩腿痠痛하여 내가 補中益氣湯을 써서 이를 치료했다. 그가 醫學을 알아 스스로 四物湯, 黃柏, 知母의 처방을 썼는데, 도리어 頭眩目赤, 耳鳴脣燥, 寒熱痰涌, 大便熱痛, 小便赤澁했다. 또한 四物湯, 黃芩, 黃連, 枳實 등을 쓰자 膈痞滿, 飮食少思, 汗出如水했다. 다시 二陳湯, 黃芩, 黃連, 黃柏, 知母, 麥門冬, 五味子를 쓰자 言語譫妄, 兩手擧拂하니, 치료할수록 도리어 심해졌다. 다시 나에게 치료를 구하여, 人蔘, 黃芪 각 5돈, 當歸, 白朮 각 5돈, 遠志, 茯神, 酸棗仁, 炙甘草 각 1돈을 써서 服用하자 한동안 깊이 잠들었고, 4劑만에 조금 편안해졌다. 다시 八珍湯을 써서 조리하니 나았다.

六尹徐克明因飮食失宜, 日晡發熱, 口乾体倦, 小便赤澁, 兩腿痠痛, 余用補中益氣湯治之. 彼知醫, 自用四物, 黃栢, 知母之劑, 反頭眩目赤, 耳鳴脣燥, 寒熱痰涌, 大便熱痛, 小便赤澁; 又用四物, 芩, 連, 枳實之類, 膈痞滿, 飮食少思, 汗出如水; 再用二陳, 芩, 連, 黃栢, 知母, 麥冬, 五味, 言語譫妄, 兩手擧拂, 屢治反甚. 復求予, 用蔘, 芪各五錢, 歸, 朮各五錢, 遠志, 茯神, 酸棗仁, 炙草各一錢, 服之熟睡良久, 四劑稍安, 又用八珍湯, 調補而愈.

2. 陰虛咳嗽

司廳 陳國華가 평소에 陰이 虛하여 咳嗽를 앓았다. 스스로 醫學을 아는 까닭에 發表化痰之劑를 복용했지만 듣지 않았다. 清凉化痰시키는 약을 쓰자 證이 더욱 심해졌다. 내가 "이는 脾와 肺가 虛한 것이다"라고 하였다. 그는 믿지 않고 牛黃淸心丸을 썼는데, 胸腹作脹, 飮食少思가 더 심해지고 足三陰證이 모두 나타났다. 아침에 六君子湯에 桔梗, 升麻, 麥門冬, 五味子를 加하여 써서 脾土를 補하여 肺金이 生하도록 하였고, 저녁에는 八味丸을 써서 命門火를 補하여 脾土를 生하도록 하자 모든 證이 점차 나아졌다. 經에서 "그 虛함을 治療하지 않는다면 그 나머지를 말해 무엇하겠는가?"라고 하였다. 이것은 脾土가 虛하여 肺金을 生하지 못하여 金이 병든 것인데, 다시 앞

381) 『四庫全書總目提要』.

의 약을 써서 도리어 그 火를 瀉한다면 나로서도 어찌할 바를 모르는 것이다.

司廳陳國華, 素陰虛, 患咳嗽. 以自知醫, 用發表化痰之劑, 不應; 用清凉化痰等藥, 其證益甚. 余曰:"此脾肺虛也." 不信, 用牛黃清心丸, 更加胸腹作脹, 飮食少思, 足三陰證悉見, 朝用六君, 桔梗, 升麻, 麥冬, 五味, 補脾土以生肺金: 夕用八味丸, 補命門火而生脾土, 諸證漸愈. 經曰:"不能治其虛, 安問其余?" 此脾土虛不能生肺金而金病, 復用前藥而反瀉其火, 吾不得而知也. (『內科摘要 · 脾肺虧損咳嗽痰喘等證』)

【복습자료】

1. 脾胃뿐 아니라 腎命 역시 중시한 薛己의 固本思想이 본 절 학습의 중점사항이다. 薛己는 임상 각 과의 병증에 대해 모두 그 本源을 구하는 것을 가장 중요한 일로 삼았다. 그러나 그의 이러한 固本思想은 東垣이 유독 脾胃를 중시한 것과는 다르고, 또한 張景岳이 오직 腎命을 중시한 것과도 다르다. 그는 東垣의 脾胃理論의 장점을 계승했고, 겸하여 王冰과 錢乙이 腎命을 중시한 說을 받아들여 脾腎을 함께 중시하였다. 무릇 脾胃虛損에 속하는 사람은 대개 補中益氣湯을 위주로 하면서 혹 四君子湯, 六君子湯 사이를 드나들면서 後天의 本을 배양하고 補한다. 腎命의 질환은 그 陰陽虛實을 가려서 어디에 속하는지를 찾아 腎命을 다 補하여 줌으로써 化源을 滋養한다.

2. 본 절에서 좀 이해하기 어려운 것은 薛己가 서로 다른 두 종류의 治法을 사용하는 것을 창시한 점이다. 즉 腎水虧損을 치료하는데 六味地黃丸을 쓰는 동시에 補中益氣湯을 배합하여 土를 길러주어 金을 生하고, 金이 다시 水를 生하게 한다. 이것은 臟腑의 五行相生을 통해 土生金, 金生水하는 원리에 근거하여 창안된 것이므로 주의해서 이해해야 한다.

3. 溫補를 중시하고 苦寒을 중시하지 않은 점은 薛己의 처방과 用藥상의 특징이다. 常用方은 六味地黃丸, 金匱腎氣丸, 補中益氣湯, 歸脾湯, 六君子湯, 十全大補湯 등으로서, 이러한 처방은 甘溫하거나 甘潤한 계열로 和平하고 純正하여 오래 복용해도 폐가 없어『和劑局方』의 菟蓉大補丸, 鍾乳白澤丸(앞의 처방은 木香, 附子, 茴香, 菟蓉, 川椒의 다섯가지를 위주로 각 10兩을 쓰고, 뒤의 처방은 檀香, 乳香, 麝香, 陽起石, 附子, 鍾乳石 등 여섯가지로 모두 향이 짙고 辛溫한 약들이다) 등의 辛熱剛燥한 처방이 陰을 상하게 하고 津液을 빼앗는 것에는 비교가 안 된다. 精血이 虧損되어 陰虛火旺한 사람에게 오히려 火가 有餘하다고 여겨 知母, 黃柏과 같은 종류의 찬 약을 쓰는 것에 반대하여, 치료에 있어서 甘潤하며 매우 靜한 약으로 補陰配陽할 것을 주장했다.

4. 薛己는 脾胃와 腎命을 중시하여, 溫補를 중시하고 苦寒을 중시하지 않는 치료로 明淸代의 溫補學派의 선도자가 되었다. 이 때문에 본 절을 학습할 때 그 밖의 溫補學派에 속하는 趙獻可, 張景岳 등의 저작에 대한 학습을 결합시켜야 할 것이다. 이것은 薛己의 학술사상을 한층 더 깊이

이해할 수 있게 해주는 동시에 서로 보충하여 더 발전되도록 하는 효과를 거둘 수 있게 한다.

5. 薛己의 醫書校注는 글만 따라서 주석한 것이 아니라 經으로써 經을 논하고 자신의 醫案을 이용하여 原著의 우열을 평가하고 설명하여 자신의 학술관점을 표명한 것이다. 이러한 實事求是적인 태도와 治學방법은 오늘날 우리들의 古典醫籍 학습에도 귀감으로 삼아 운용할 가치가 있다.

6. 醫案選錄에 대한 분석

案1: 이 병의 초기에 저녁 때에 發熱하고 입이 마르고 오줌이 붉은 것은 腎陰이 虧損되어 相火가 뜨는 것과 자못 비슷하다. 四物湯에 知母, 黃栢을 加한 것을 쓴 후 나타나는 증상에 미쳐서는 또한 熱象과 분명히 비슷하다. 이 증상이 유사해서 판단하기 어려워지면 반드시 脈과 舌로 판단해야 한다. 만약 腎虛하여 火가 旺하면 脈은 반드시 細數하고 舌은 紅하다. 만약 脾虛하여 發熱이 되면 脈은 반드시 虛大하고 舌은 淡하다. 환자 徐氏는 이 점을 분명히 가리지 못하고 다시 한번 더 四物湯에 苦寒한 약을 가하여 마침내 脾元이 虛憊한데 이르러 衛陽이 견고하지 못하여 저절로 땀이 나고 헛소리를 하며 병세가 虛脫에 빠지려고 한 것이다. 薛己가 人蔘, 黃芪, 當歸, 白朮을 투여하여 脾氣를 補하고, 酸棗仁, 遠志, 茯神으로 心神을 滋養한 것은 證을 인식하는데 일정한 견해가 있어, 用藥에 흔들림이 없다는 것을 말해주는 것이다. 이와같은 重症에 4劑로 편안해지게 한 것은 그 식견이 특별하여 보통 사람은 미치지 못하는 바이다.

案2: 陰이 평소에 虛한데 發表劑를 쓰면 그 陰이 더욱 상하게 된다. 陰虛로 인한 熱은 또한 苦寒한 약으로 淸解할 수 있는 것이 아니니, 脾와 肺가 더욱 虛해져 먹고 싶은 생각이 없게 될 뿐이다. 薛己는 남다른 수완으로 두가지 방법을 병행하여 아침에는 六君子加味方으로 培土生金하고, 저녁에는 八味丸으로 補火生土하였다. 이리하여 陰精의 化源이 滋養함을 얻고 陽도 자양됨이 있어, 熱이 저절로 물러가고 脾가 능히 健運하여 痰이 저절로 없어지고 肺도 능히 肅降하게 되어서 咳嗽가 가라앉은 것이다.

【학습과제】

1. 薛己의 학술사상의 이론적 연원과 明淸代의 溫補學派 형성에 미친 영향에 대해 서술하라.
2. 薛己가 脾胃 뿐 아니라 腎命도 중시한 주요 내용을 개괄적으로 서술하라.
3. 薛己의 處方用藥의 특징은 무엇인가? 두가지 治法을 사이를 두고 병행한 治法은 무엇을 말하는 것인가?

3 孫一奎

【학습목표】

1. 孫一奎의 命門, 三焦學說을 이해한다.
2. 孫一奎의 火와 氣에 관한 이론을 이해한다.
3. 孫一奎의 저작과 치료이론의 특징을 파악한다.

【생애와 저작】

孫一奎는 字가 文垣이며 號가 東宿, 生生子이다. 明代의 醫家로서 安徽省 休寧縣 사람이다. 嘉靖, 萬曆 년간(1522~1619)에 활동하였다. 그는 일찍이 括蒼 지방을 여행하던 중 어떤 도사가 비방을 주어 써보니 효험이 많아 의학에 뜻을 두게 되었다. 그러나 그는 틀에 얽매여 마음으로 융통할 수 없었기 때문에 方을 제대로 쓰지 못할 수 밖에 없었다. 이에 그는 의학을 배우는 동안 먼저 汪機의 제자인 黃古潭에게 의학을 배웠고, 후에 江蘇, 浙江 등지로 스승을 찾아다녔다. 뛰어난 바가 있으면 바로 가서 가르쳐 주기를 청하였는데, 우연히 뛰어난 사람을 만나게 되면 감복하여 복종하였다. 30년간을 널리 배우고 삼가 물어 그의 의학은 갈수록 향상되었다. 그래서 "天地간의 浮沈升降의 機, 陰陽闔闢의 運, 氣化의 推薦, 盈縮의 數의 消息, 人身의 寒熱虛實, 順逆表裏의 다름(于凡天地間浮沈升降之機, 陰陽闔闢之運, 氣化推薦, 消息盈縮之數, 人身之寒熱虛實, 順逆表裏之異.)"[382]에 있어서는 모두 정밀한 논술을 함으로써 '鏡瑩于中'[383]의 경지에 도달했다. 그는 사람을 치료할 때 "天時를 살피고 運氣를 헤아리며 병이 생긴 원인을 살피고 君臣佐使의 쓰임을 배합하여 투약하였으므로 좋은 효과를 보았다(察天時, 稽運氣, 審受病之因, 酌君臣佐使之用, 故投劑輒效.)"[384]라고 했는데, 이로 말미암아 이름이 크게 알려졌고 저술도 날로 증가하였다. 그는 『赤水玄珠』, 『醫旨緖餘』, 『醫案』 등의 책을 저술하여 의학의 발전에 큰 공헌을 하였다.

『赤水玄珠』는 전 20권으로 1584년에 간행되었다. 모두 風門, 瘟疫門, 火熱門 등 70개의 門으로 되어 있고, 매 門마다 病症이 나열되어 있는데, 內科, 外科, 婦人科, 小兒科 등 각 과 질병의 변증치료를 포괄하고 있다.

『醫旨緖餘』는 총 2권으로 明代 萬曆 년간에 저술되었다. 이 책은 저자의 의학적인 견해를 모은 것이다. 아울러 『內經』원문의 일부를 발췌하여 기록하고 있다. 내용은 脈象, 診法, 病機, 藥性과 醫案 등 60편에 대해 다양하게 논하고 있다. 현재 인쇄본이 나와있다.

『孫文垣醫案』은 또 『生生子醫案』, 『赤水玄珠醫案』이라고도 하는데 총 5권이다. 이 책은 孫一奎의 아들 泰來와 明來 그리고 제자 余煌이 편집하여 완성한 것이다. 이 책에는 의안 250여 개가 수록되어 있는데, 치료한 구역에 따라 三吳醫案, 新都醫案, 宜興醫案이라고 하여 치료한 병증의

382) 『醫旨緖餘 · 叙』.
383) 鏡瑩于中: 가슴 속이 밝은 거울처럼 환히 비치는 모양.
384) 『醫旨緖餘 · 叙』.

子目을 나열했다. 현재 『中國醫學大成』本이 있다.

【학술내용】

1. 論命門

孫一奎는 命門에 대해 많은 이론을 내놓았다. 먼저 命門의 부위를 兩腎의 중간에 있다고 하였는데, 즉 命門穴이 있는 곳을 말한다. 그러나 그 사이는 火도 아니고 水도 아니며, 단지 일종의 原氣가 발동하는 기미가 존재하는 곳이다. 孫一奎는 이와 같은 動氣命門說을 힘써 주장하였다. 『醫旨緖餘』에서 그는 "二五의 精이 妙合하여 응체하면 男女가 나눠기 전에 먼저 이 2개의 腎이 생기는데 그 모양은 콩이 땅에서 나와 두 개의 떡잎이 갈라지는 것과도 같다. 중간에 생기는 根蒂는 그 안에 한 점의 眞氣를 간직하고 있어서 生生不息하는 기틀이 되니, 이름하여 動氣라고 하고 또 原氣라고도 한다. 태어나는 시초에 품부받아 無로부터 有가 있게 되는 것인데, 이 原氣라는 것은 太極의 本體이다. 動氣라고 이름붙인 것은 무릇 움직이면 生함은 또한 陽이 動하는 것이니 太極의 用이 행하는 것이다. 兩腎은 靜物이다. 靜하면 化하므로 또한 陰의 靜함이며, 太極의 體가 세워지는 것이다. 動靜에 사이가 없고 陽이 變하여 陰이 合하면 水, 火, 木, 金, 土를 生하니, 이를 두고 命門이라 함이라(夫二五之精[385], 妙合而凝, 男女未判, 而先生此二腎, 如豆子果實, 出土時兩瓣分開, 而中間所生之根蒂, 內含一點眞氣, 以爲生生不息之機, 命曰動氣, 又曰原氣, 禀于有生之初, 從無而有, 此原氣者, 卽太極之本體也. 名動氣者, 蓋動則生, 亦陽之動也, 此太極之用所以行也. 兩腎, 靜物也, 靜則化, 亦陰之靜也, 此太極之體所以立也. 動靜無間, 陽變陰合, 而生水, 火, 木, 金, 土也, 其斯命門之謂歟.)"[386]라고 하였다. 孫一奎의 이 動氣命門說은 기본적으로 難經의 "命門은 모든 精神이 깃든 곳이고, 原氣가 매인 곳이다(命門爲諸精神之所舍, 原氣之所系)" 및 "腎間動氣라는 것은 五臟六腑의 本이고 十二經脈의 本이고 呼吸의 門이고 三焦의 原이다(腎間動氣也, 此五臟六腑之本, 十二經脈之根, 呼吸之門, 三焦之原)"[387]라는 말에서 깨달은 것이다. 그래서 그는 "命門의 의미는 더욱 여기에서 근본한다(命門之義, 益本于此.)[388]"라고 하였다. 다른 점은 『難經』에서는 겨우 "왼쪽의 것이 腎이고 오른쪽의 것이 命門이다(左者爲腎, 右者爲命門)"[389]라고 하여 兩腎의 가운데 있다고 하지는 않았다. 孫一奎는 命門을 兩腎 사이의 일종의 原氣라고 말하고 있는데, 그렇다면 그는 命門을 결코 形體가 있는 臟器로 인식하지 않고 있다고 할 수 있다. 그는 "右腎은 水에 속하고, 命門은 兩腎의 가운데에 있는 動氣로서 水도 아니고 火도 아니며, 造化의 樞紐이자 陰陽의 根蒂 즉 先天의 太極이 되니, 五行이 이로부터 생겨나고 臟腑가 이어서 이루어진다. 만약 水나 火나 臟이나 腑에 속한다고 말한다면 이것은 形質이 있는 물체가 되니, 즉 밖으로는 응당 經絡의 動脈으로 진찰할 수 있어야 하니, 『靈樞』와 『素問』에서도 반드시 經絡으로 밝혀 놓았을 것이다(右腎屬水也, 命門乃

385) 二五之精: 二는 陰陽, 五는 五行을 말하니, 陰陽五行의 정미롭고 오묘함을 말한다.
386) 『醫旨緖餘 · 命門圖說』.
387) 『難經 · 三十六難』.
388) 『醫旨緖餘 · 命門圖說』.
389) 『難經 · 三十九難』.

兩腎中間的動氣, 非水, 非火, 乃造化之樞紐, 陰陽之根蒂, 卽先天之太極, 五行由此而生, 臟腑以繼而成. 若謂屬水, 屬火, 屬臟, 屬腑, 乃是有形質之物, 則外當有經絡動脈而形于診, 『靈』『素』亦必著之于經也.)"[390]라고 하였다. 孫一奎의 견해에 있어서는 命門은 動脈으로 드러나 진찰할 수 있는 것이 아니며 經絡을 가리키는 것도 아니다. 그러므로 形質이 없는 것이라고 한 것이다. 또한 命門은 腎間動氣이며 臟腑의 근본이자 생명의 근원이다. 다만 火가 아니다는 것을 강조하여, "만약 이것이 하나의 陽이 두 陰의 사이에 있다고 한다면 이 하나의 陽은 火가 아니겠는가? 그렇다면 離卦의 하나의 陰이 두 陽의 사이에 있다는 것은 무엇으로 설명할 것인가? 坎卦 중의 陽은 즉 兩腎 가운데의 動氣이니 陽이라고 하는 것이 옳을 것이요 火라고 하는 것은 不可하다(如彼謂一陽居二陰之間, 無乃指一陽爲火耶? 然則, 離以一陰居二陽之間, 又作何說也. 坎中之陽, 卽兩腎中間動氣, 謂之陽則可, 謂之火則不可.)"[391]라고 하였다.

2. 論三焦

『難經』에서 三焦無形의 說을 제시한 이후에 『中藏經』, 『脈訣』, 『千金方』 등의 醫書에서 모두 이 說을 계승하였다. 孫一奎는 여기에 더욱 강하게 찬동하는 의견을 피력하였다.

그는 三焦가 본래 上中下 세 부위를 합하여 말하는 것이라고 인식하였다. 上焦는 들이되 내보내지 않는 것을 주관하고 다스림은 膻中에 있다. 中焦는 水穀을 삭이는 것을 주관하며 다스림은 배꼽 주위에 있다. 下焦는 淸濁을 분별하는 것을 주관하여 내보내되 들이지 않으며 다스림은 배꼽 아래에 있다. 三焦의 氣는 膈膜 안에 충만하여 五臟五腑의 모든 틈, 表裏와 四方에 이르지 않는 곳이 없어 膈膜을 데우고 皮膚分肉에까지 도달하니, 決瀆의 官이 되고 膀胱의 用이 되고 原氣의 使가 된다. 三焦는 비록 그 經脈이 體表를 지나지만 체내에 있어서는 실제로 독립된 형체가 없다. 그래서 六腑 가운데 오직 三焦만이 형체가 없는 것이다. 그래서 外腑 또는 孤腑라고 한다. 有形의 五腑는 모두 五臟과 서로 합하는데, 예를 들어 大腸은 肺와 합하고, 小腸은 心, 膽은 肝, 胃는 脾, 膀胱은 腎과 합한다. 三焦는 형체가 없으므로 단지 膀胱에 붙어 의지하고 있다. 그래서 말하기를 "腎合三焦膀胱."[392]이라 한 것이다. 五腑에는 形이 있고 각각 상응하는 形體가 있는데, 예를 들어 大腸은 皮와 상응하고, 小腸은 脈, 膽은 筋, 胃는 肉, 膀胱은 腠理毫毛와 상응한다. 三焦는 形이 없으므로 역시 膀胱에 붙어 의지하고 있으므로, "三焦膀胱者, 腠理毫毛其應."[393]이라 한 것이다. 經脈에 비록 有形의 手少陽經이 있지만 반드시 衝任督帶 등의 脈과 같이 모두 그 經이 근본하고 있는 有形의 臟腑가 없는 것이다. 따라서 經脈이 존재한다고 해서 三焦를 有形의 臟腑라고 할 수는 없는 것이다. 그래서 그는 馬元臺가 『難經正義』에서 말한 "上中下三焦爲無形之氣, 手少陽三焦乃是有形之體."라는 주장에 반대하였고, 또한 陳無擇이 『三因方』에서 徐遁이 臟腑를 檢視한 것을 인기록하고 있는 『龍川志』를 인용하여, 右腎의 아래에 손바닥만한 脂膜이 있는데

390) 『醫旨緖餘 · 命門圖說』.
391) 『醫旨緖餘 · 右腎水火辯』.
392) 『靈樞 · 本臟篇』.
393) 上同.

膀胱과 바로 마주보고 있고 두 개의 白脈이 그 가운데서 나와 척추를 끼고 올라가는 것을 두고 三焦의 形體라고 한 주장에도 반대하였다. 『靈樞 · 本臟篇』에서 "腠理가 치밀하고 피부가 두터운 사람은 膀胱三焦가 두텁다. 腠理가 거칠고 피부가 얇은 사람은 三焦膀胱이 얇다. 腠理가 성긴 사람은 三焦膀胱이 늘어져 있고 皮膚가 急하고 털이 없는 사람은 三焦膀胱이 急하고, 털이 수려하면서 거친 사람은 三焦膀胱이 곧고, 털이 적은 사람은 三焦膀胱이 뭉쳐 있다(密理厚皮者, 三焦膀胱厚. 粗理薄皮者, 三焦膀胱薄. 疎腠理者, 三焦膀胱緩. 皮急而無毫毛者, 三焦膀胱急. 毫毛美而粗者, 三焦膀胱直. 稀毫毛者, 三焦膀胱結.)"라 하였는데, 孫一奎는 厚, 薄, 緩, 急, 直, 結 등에 대해 비록 三焦, 膀胱을 가지고 말하였지만 실제로는 膀胱만을 가리켜 말한 것이라고 하였다. 三焦는 원래 五行의 正腑가 아니기 때문에 본래부터 상응하는 바가 없어서 '孤腑'[394]라고 하였다. 그런데, 『本臟篇』의 윗 문장에서 "六腑之應"에 대해 물으면서 三焦를 또한 "膀胱之用", "原氣之使"라 하였는데, 아랫 문장에서는 膀胱과 三焦를 합하여 대응시킴으로써 "六腑之應"에 답하였다.

3. 論火

孫一奎는 火를 논하면서 3가지 면을 반영하였다. 우선 그는 火가 일종의 生化의 기틀이라고 주장하였는데, "火라는 것은 化한다는 것이니, 능히 만물을 化生시킬 수 있다는 것을 말하는 것이다(火之爲言, 化也, 言能化生萬物也.)"[395]라고 하였다. "무릇 天에는 六氣가 있는데, 君火는 二之氣를 주관하고 相火는 三之氣를 주관한다. 이것은 君火와 相火 모두 天火를 가지고 말한 것이다. 사람에게는 12經이 있고 12經 중에서 心은 君火이고 包絡과 三焦는 相火이다. 이것은 君火와 相火를 人火를 가지고 말한 것이다. 따라서 天의 六氣를 가지고 말한다면 즉 二之氣와 三之氣는 歲歲토록 이와 같아 변하지 않는 항상된 움직임이다. 사람의 몸을 보면 心은 君火이고 包絡과 三焦는 相火가 된다는 것이 영원히 변하지 않는 정론이다. 君火와 相火는 모두 정해진 體가 있어서 生生不息의 功을 도우니 하루라도 없을 수 없다. 그래서 天이 이 火가 아니면 능히 만물을 生하게 할 수 없고, 사람이 이 火가 아니면 능해 生을 유지할 수 없다고 하였다(蓋天有六氣, 君火主二之氣, 相火主三之氣, 是君相皆可以天火稱也. 人有十二經, 十二經中心爲君火, 包絡三焦爲相火, 是君相可以人火稱也. 故以天之六氣言, 則二之氣, 三之氣, 歲歲若是, 爲亙古不易之常運. 以人身言, 則心爲君火, 包絡三焦爲相火, 亦亙古不易之定論. 君火相火, 皆有定體, 以裨助生生不息之功, 不可一日而無, 故曰, 天非此火, 不能生物, 人非此火, 不能有生.)."[396] 火는 五行에서 두 번째로서 動을 주관한다. 生化의 기틀을 갖추고 있어 天과 人을 막론하고 쉬지 않고 운동하여 만물의 발생과 발전을 촉진시킨다.

그 다음으로 孫一奎는 火가 비록 天과 人의 구별이 있지만 君火와 相火를 天과 人에 나누어 배속할 수는 없는 것이라고 인식하였다. 丹溪는 "火에는 두가지가 있으니, 君火라고 하는 것은 人火이고 相火라고 하는 것은 天火이다. 天에서 나타나는 것은 龍雷에서 나오니 즉 木의 氣이다. 海에서 나오는 것은 水의 氣이다. 사람에게 갖추어진 것은 肝과 腎의 두 부분에 의지하니, 肝은

394) 孤腑: 『靈樞 · 本輸篇』의 "三焦者中瀆之腑, 水道出焉, 屬膀胱, 是孤之腑也."

395) 『醫旨緒餘 · 相火篇』

396) 『醫旨緒餘 · 丹溪「相火篇」辯』.

木에 속하고 腎은 水에 속한다(火有二, 曰君火, 人火也. 曰相火, 天火也. 見于天者, 出于龍雷, 則木之氣. 出于海, 則水之氣也. 具于人者, 寄于肝腎二部, 肝屬木而腎屬水也.)"[397]라고 하였다. 孫一奎는 丹溪가 말한 바 君火는 사람에게 相火는 天에 속한다는 이론에 동의하지 않았다. 또한 龍雷의 火는 天에 속하고 肝腎의 火는 사람에게 속한다는 주장에도 동의하지 않았다. 孫一奎는 만약 龍雷를 動하는 物로 여긴다면 火는 모두 動함을 주로 하므로 動함과 動하지 않음에 따라 君火와 相火를 구분할 수 없게 된다고 여겼다. 肝腎이 비록 모두 火에 속하지만 이는 五志의 淫火로서 五行의 正火와는 다르니, 肝腎의 火가 動하면 병이 되어 原氣의 賊이 되는 바 하루라도 있어서는 안 되는 것이며, 이를 '하루라도 없어서는 않되는 五行의 正火'와 혼동하여 한가지로 합해 논할 수 없는 것이라고 하였다. 또한 孫一奎는 令氣의 火와 病機의 火에 구별을 두었는데, 暑熱을 감수하여 병이 들었을 경우는 모두 四時節令의 火에 속하지만 『內經』의 病機[398]에서 말한 五臟厥陽의 火와는 다르다고 주장하였다. 그는 "令氣의 火는 밖으로부터 온것이고 病機의 火는 안으로부터 생기는 것이다. 안과 밖의 병이 생기는 원인이 같지 않으니 치법도 마땅히 그 속하는 바를 구하여 합당하게 해야할 것이다(令氣之火, 自外而致者. 病機之火, 自內而生者. 內外致疾之原不同, 則治法當合求其所屬矣.)"[399]라고 하였다. 이것으로 알 수 있는 火에 대한 孫一奎의 이론은 단지 內外의 구별과 正邪의 구별이 있을 뿐이지 天에 속하느냐 人에 속하느냐 하는 구별은 없다는 것이다. 正火에 속하는 것은 모두 生化를 주관하는 元氣이고, 邪火에 속하는 것은 밖으로부터 들어온 것이나 안에서 생긴 것을 막론하고 모두 元氣에 해를 미치는 賊邪인 것이다.

4. 論氣

孫一奎는 인간의 생명과 자연계의 변화가 '생겨나고 생겨나서 쉬지 않는 것(生生不息)'이 모두 '一氣의 流行일 따름(一氣之流行爾)'[400]이라고 하였다. 氣는 모든 생명활동의 동력이니 氣가 없으면 생명의 벼리도 없다고 하였다. 또한 사람의 氣에는 原氣, 營氣, 衛氣, 宗氣의 구분이 있다고 하였다.

原氣는 즉 腎間動氣로서, 생명의 시초에는 原氣가 가운데에서 조용히 움직이고 유동하여 그침이 없다가 이후에 臟腑의 조직이 原氣의 자극을 받아 각각의 서로 다른 기능을 발휘할 수 있게 된다. 그러므로 原氣는 인체 생명활동의 원동력이 된다.

營氣는 陰精의 氣로서 "晝夜營周不休"[401]하여 낮에 25度를 돌고 밤에 25度를 行하는데, 手太陰에서 시작하여 50度를 돌고 다시 手太陰으로 합해진다. 그러므로 "營出中焦"[402] "太陰主乎內"[403]한다고 하였다. 그 주요작용은 水穀의 精氣를 經으로 들여 臟腑之間에 운행시켜 전신을 영

397) 『格致餘論 · 相火論』.
398) 病機: 『素問 · 至眞要大論』病機十九條.
399) 『醫旨緖餘 · 相火篇』.
400) 『醫旨緖餘 · 宗氣營氣衛氣說』.
401) 上同.
402) 『靈樞 · 營衛生會第十八』.
403) 上同.

양하는데 있다.

衛氣는 衛外의 氣로서, 낮에는 陽의 부위를 25度 돌고 밤에는 陰의 부위를 25度 돈다. 足太陽에서 시작하여 50번을 돌고 나면 다시 足太陽에서 만난다. 『靈樞·歲露篇』에서 衛氣는 하루 낮과 밤에 風府에서 크게 만나는데, 風府는 足太陽脈, 督脈, 陽維脈의 經氣가 모이는 곳이라고 하였다. 그래서 "衛出下焦"[404], "太陽主乎外"[405]한다고 하였다. 衛氣는 分肉을 덥히고 腠理를 살찌게 하는 작용이 있으므로 인체를 보호하여 外邪의 침습을 받지 않도록 한다.

비록 營氣, 衛氣, 原氣의 작용이 각각 다르지만 반드시 모두 宗氣의 통섭에 의거하여야만 비로소 정상적인 작용을 발휘할 수 있다. 宗氣는 모든 氣의 宗主가 되어 胸中에 모여있다. "胸中은 膻中이니, 膻中에 父母가 거하고 있어서 氣의 바다가 된다. 三焦는 氣의 父이므로 宗氣는 上焦에서 나온다(胸中, 卽膻中. 膻中之分, 父母居之[406], 氣之海也. 三焦爲氣之父, 故曰宗氣出于上焦也.)"[407]라고 하였다. 그것은 또 "經營晝夜, 無少間斷"[408]한다고 하였다. 비록 그 체가 "混混沌沌하여 그 단서를 찾을 수는 없다(混混沌沌, 人莫得而見其端倪)"[409]고 하지만, 반드시 그 行하는 바가 "肺가 그것을 얻으면 숨을 내쉬며 腎이 그것을 얻으면 숨을 들이쉬고 營氣가 그것을 얻으면 中焦를 영양하고 衛氣가 그것을 얻으면 밖을 호위한다(肺得之而爲呼, 腎得之而爲吸, 營得之而營于中, 衛得之而衛于外.)"라고 하였다. 宗氣는 營衛의 운행을 인도할 뿐 아니라 原氣의 생장발전을 촉진시킨다. 만약 이미 탄생한 후에 原氣가 宗氣의 영양을 계속 얻지 못한다면 날로 原氣가 소모되어 생명을 지속할 수 없게 된다.

【평가】

孫一奎가 의학에서 일가를 이룬 탁월한 점은 그의 치료의학에 대한 태도가 매우 엄중하다는데 있다. 孫一奎의 치료의학은 먼저 의서를 착실하게 읽을 것을 주장하고 있다. 그는 史嵩의 주장을 추숭하였다. "무릇 의학을 하는 것은 의서를 읽는 데에 달려 있을 뿐이다. 의서를 읽고서 의학을 하지 않는 사람은 있어도 의서를 읽지 않고도 의학을 할 수 있는 사람은 있지 아니하다(夫爲醫者在讀醫書耳, 讀而不能爲醫者有矣. 未有不讀書而能爲醫者也.)"라고 하였다. 동시에 그는 깊이 사고할 것을 중시하였다. 책을 읽는데 "고인의 말과 글을 모으는 데 힘쓸 뿐 아니라 그 말과 글을 바탕으로 고인의 진수를 융합시켜야 한다(匪徒搜獵古人之言詮, 務因言詮融洽古人之神髓)"라고 하였다. 孫一奎는 『素問』, 『靈樞』, 『難經』, 『甲乙經』, 『諸病源候論』, 『病機氣宜保命集』 등의 醫書들을 기초로 삼아 반복하여 외우고 생각하여 융회관통하도록 하였다. 그는 여러 大家들의 책을 읽었다. 그는 "古人의 法을 바탕으로 하여 法을 쓰는 때를 살피고 法을 세우는 마음을 얻는다(因古人之法, 審其

404) 上同.
405) 上同.
406) 父母居之: 手少陽三焦爲氣父, 手厥陰心包絡爲血母, 二經皆屬相火, 表裏相配.
407) 『醫旨緖餘·宗氣營氣衛氣說』.
408) 上同.
409) 上同.

用法之時, 得其立法之心.)"는 방법을 채용하여 한 가지만을 보고 치우쳐 생각하지는 않았다. 그래서 그는 "仲景은 단지 傷寒에만 뛰어나지는 않았고, 守眞은 火를 치료하는 것만으로 이름을 구한 것이 아니며, 戴人은 단지 攻法만을 쓴 것으로 잘못 알아서는 안 되고, 東垣은 전적으로 內傷에만 뛰어난 것은 아니었으며, 陽有餘陰不足의 이야기로 丹溪의 흠을 잡을 수는 없으니, 攖寧生의 長技를 또 여러 公들과 더불어 견주어도 모자라지 않는다(仲景不徒以傷寒擅長, 守眞不獨以治火要譽, 戴人不當以攻擊蒙譏, 東垣不專以內傷樹績, 陽有餘陰不足之談, 不可以疵丹溪, 而攖寧生之長技, 亦與諸公幷稱不朽.)"[410]라고 하였다. 그가 좋은 점을 가려 따랐고 배우는 데 일정한 스승이 없었음을 가히 알 수 있다. 그러한 까닭에 그는 비록 馬玄臺가 經의 뜻을 깊이 연구한 것은 높이 샀으나 그의 '三焦有二'라는 說에는 반대하였다. 朱丹溪에 대해서도 "認病最眞, 投劑最確"라고 평가하면서도 丹溪의 『相火論』에 대해서는 많은 이견을 보였다.

그 다음으로 그는 이론과 실제의 결합을 강조하여 다음과 같이 말했다. "病機의 상세하고 정확한 것을 참작하고, 經絡의 虛實을 살피고, 藥性의 마땅함을 살피고, 氣味의 나아감과 지킴을 밝히고, 色과 脈을 합하고, 天和를 따라 陰陽을 조절하고, 서로 살펴 조화하여 하나의 이치로 관통하도록 한다. 이치에 통달하면 진실을 알게 되고, 진실을 알게 되면 기전이 순조로와져 저절로 변화에 응하여 교착됨이 없을 것이다(酌病機之詳確, 審經絡之虛實, 察藥性之宜悖, 明氣味之走守, 合色脈, 衍天和, 調燮陰陽, 參相造化, 以一理貫之. 理融則識眞, 識眞則機順, 自然應變而不膠.)."[411]

그는 경전의 이론적 연구를 중시하였고 諸家의 장점을 융합하고 方藥을 임상에 운용하는 데 힘썼기 때문에 그 본원을 탐구하는 정신이 지극히 근엄했다고 할 수 있다. 그러므로 그는 命門과 三焦, 氣, 火를 논함에 있어 모두 뛰어난 면이 있었고 앞 시대에 밝히지 못한 것을 밝힌 바가 있었다. 이로 인해 의학이론의 발전에 많은 기여를 하였다.

【醫案選錄】

舜田臧公이 나이 60에 사람됨이 화가 많고 욕심이 많았는데, 胸膈이 否脹하여 음식량이 작아졌다. 이때 의사가 平胃散, 枳朮丸, 香砂丸을 써서 치료하였으나 효과를 보지 못하였다. 다시 檳榔, 三稜, 蓬朮의 類로 매일 사그러뜨리니 대변이 묽어지고 양족 발꿈치가 모두 붓는 것이 점차 손등까지 미치게 되었다. 의사가 또 손발의 浮腫을 보고 黃胖이라고 여겨 針砂丸을 주니 浮腫이 더욱 심해지고 얼굴색이 누렇고 검게 변했다. 2월부터 치료하여 8월까지 몸이 부어 움직일 수 없어서 또 水腫이라고 여겨 치료하였다. 내가 진찰하니 脈이 沈하고 濡弱하였다. 내가 "이것은 氣가 虛하여 中滿한 병이다. 溫補升提해야 하니, 淸陽이 올라오면 대변이 굳어지고, 濁陰이 내려가면 胸膈이 저절로 뚫릴 것이다"라고 하였다. 人蔘, 白朮 각 3돈, 炮薑, 陳皮 각 1돈, 茯苓, 黃芪 각 2돈, 澤瀉, 升麻, 肉桂, 蒼朮, 防風 각 7푼으로 30첩을 쓰니 편안해졌다. 어떤 사람이 의심이 나서 나에게 따지는 투로 "이 증상은 모든 의사들이 消導시키거나 淡滲시켰는데, 선생은 溫補하

410) 『醫旨緖餘 · 張劉李朱滑六名師小傳』.
411) 『醫旨緖餘 · 不執方說』.

는 것으로만 치료하셨으니, 腹中에 積이 있어 滿하고 腫이 된 것이 어떠한 길을 따라 없어진 것입니까?"라고 하기에, 내가 "脹滿은 腫滿에 비할 바가 아니니, 치료하는 법도 같지 않습니다. 腫滿은 脾가 虛하여 水를 제어하지 못하기 때문에 水가 피부로 스며나와 온몸이 먼저 붓는 것입니다. 지금의 腫滿은 먼저 中이 虛함으로 인해 皮가 脹하니, 밖은 굳되 안은 비어 腹皮가 팽팽하게 부은 것이 북과 같아서 세속에서 이름하기를 鼓脹이라고 합니다. 대개 氣가 虛하여 中滿이 생긴 것입니다. 만약 氣가 虛하지 않다면 어떻게 中滿이 있겠습니까? 氣虛가 本이 되고 中滿이 標가 되니, 이런 까닭에 먼저 溫補하여 脾氣를 健運시킨 즉 淸濁이 비로소 나뉘어지고 脹이 이로 인해 낫게 된 것입니다"라고 하였다. (『三吳醫案』 제17조)

舜田臧公, 年將六旬, 爲人多怒多欲, 胸膈否脹, 飮食少, 時醫治以平胃散, 枳朮丸, 香砂丸. 不效, 復以檳榔, 三稜, 莪朮之類日消之, 而大便溏瀉, 兩足跟踝皆浮腫, 漸及兩手背. 醫又以其手足浮腫, 而認爲黃胖者, 以鍼砂丸與之, 腫益加, 面色黃且黑. 自二月醫至八月, 身重不能動, 又有以水腫治者. 予診之, 脈沈而濡弱, 曰: 此氣虛中滿病也, 法當溫補升提, 庶淸陽升則大便可實, 濁陰降則胸膈自寬. 以人蔘, 白朮各三錢, 炮薑, 陳皮各一錢, 茯苓, 黃芪各二錢, 澤瀉, 升麻, 肉桂, 蒼朮, 防風各七分, 三十帖而安. 客有疑而詰予曰: 此證, 諸家非消導則淡滲, 而先生獨以溫補收功, 腹中積而爲滿爲腫者, 從何道而去也? 予曰: 脹滿非腫滿比也, 故治不同. 腫滿由脾虛不能攝水, 水滲皮膚, 遍身先腫. 今腫滿者, 先因中虛, 以致皮脹, 外堅中空, 腹皮脹緊象鼓, 故俗名鼓脹, 蓋由氣虛以成中滿. 若氣不虛, 何中滿之有? 氣虛爲本, 中滿爲標, 是以治先溫補, 使脾氣健運, 則淸濁始分, 而脹斯愈矣. (『三吳醫案』 第十七案)

【복습자료】

1. 본절의 중점은 命門과 三焦의 學說이며 그중 비교적 이해하기 어려운 것이 命門學說이다. 命門에 대한 孫一奎의 논의는 『難經』의 '右腎命門說'과는 같지 않고 또한 李梴의 '包絡命門說'과도 다르다. 그는 경전을 반복적으로 연구하여 그 기초 위에 오랜 동안 임상에 종사한 경험을 바탕으로 독창적인 "動氣命門說"을 주장하였다. 우선 命門은 일개의 형체를 갖춘 장기가 아님을 정확히 인식하였는데, 그것은 脈이 뛰는 것으로 진찰할 수 없고 經絡으로 지칭되는 것도 없기 때문이다. 그 다음으로 그는 命門의 부위가 兩腎의 가운데 즉 命門穴이 있는 곳에 있다고 하였다. 단지 그것은 腎間의 動氣가 있는 곳일 될 뿐 아니라 일종의 生生不息하는 造化의 축이 된다고 하였다. 재차 그는 이러한 축이 매우 중요하여 臟腑의 근본이 되고 생명의 원천이 된다고 인식하였고, 이것이 火라고는 인식하지 않았다. 趙獻可가 논한 命門도 또한 兩腎의 사이를 말하고 있지만 이것과는 같지 않으므로 자세하게 이해하여 구별해야 한다.

2. 孫一奎는 三焦가 형체가 없다는 설을 주장하였다. 그는 三焦는 본래 上中下의 3부위를 합하여 말하는 것인데, 上焦는 들이는 것을 주로 하고 내보내지 않으며 다스림은 膻中에 있고, 中焦는 水穀을 腐熟하는 것을 주로 하며 다스림은 배꼽 주위에 있으며, 下焦는 淸濁을 분별하여 내보

내는 것을 주로 하고 들이지 않으며 다스리는 것은 배꼽 아래에 있다고 하였다.

3. 孫一奎는 火를 논하면서 3가지 면으로 나누어 서술하였다. 먼저 그는 火가 일종의 生化의 기틀이라고 인식하였고, 天과 人에 있어서 모두 영속되고 부단하게 운동하여 만물의 발생과 발전을 촉진한다고 인식하였다. 그 다음으로는 火에는 비록 天과 人의 구분이 있으나 君火, 相火로 갈라서 天과 人에 배속할 수는 없다고 하였다. 그 다음으로는 令氣의 火와 病機의 火의 구분이 있는데, 밖으로부터 안으로 오는 것은 정상적인 자연의 火이며 안으로부터 생기는 것은 病機의 火이기 때문에 치료할때는 그 속한 바를 구하여야 한다고 하였다.

4. 氣는 모든 생명활동의 동력이다. 孫一奎는 인간의 생명과 자연계의 변화는 生生不息하여 하나의 氣의 流行으로 귀결된다고 인식하였다. 또 사람의 氣에는 營氣, 衛氣, 原氣, 宗氣의 부분이 있으며 그 기능은 같지 않다고 하였다. 孫一奎는 이에 대하여 별도의 논술을 하고 있다.

5. 발췌한 醫案의 분석: 『靈樞 · 經脈』편에서 "胃가 차면 脹滿이 생기고, 足太陽經이 虛하면 鼓脹이 생긴다(胃中寒則脹滿. 足太陰虛則鼓脹)"고 하였는데 본 醫案에서 말하는 脹滿은 이와 비슷하다. 脾胃는 모두 健運을 주로 하는데 淸氣가 올라가고 濁陰이 내려가는 것은 모두 이로 말미암는다. 그 氣가 虛하여 운행되지 못하면 升降이 失調하여 그것으로 말미암아 脹이 생긴다. 환자는 자주 화를 내기 때문에 肝이 强해져 있고 욕심이 많기 때문에 脾가 弱하다. 이것은 强木으로 弱土를 제약하는 것이다. 이것이 脹滿의 이유이다. 이때 의사가 이 병의 원인을 알지 못하고 잘못 치료한 것이다. 大便이 묽은 것은 陽土가 쇠약한 것인데, 이를 살피지 못하고 다시 誤治를 하였다. 手足이 모두 붓는 것은 陰土가 허약한 것이다. 이를 살피지 못하였으니 세 번째 誤治가 된 것이다. 따라서 그 中土가 모두 이지러져 陽이 陰을 化하지 못하니 脈이 濡弱하면서 얼굴색이 누렇고 검게 변한 것이다. 孫一奎는 증상을 변별하여 氣虛하여 中滿한 것으로 보았으니 그 핵심을 찌른 것이다. 그래서 理中湯에 補中益氣湯을 合한 複方을 가감하여 30첩을 먹여 낫게 하였다. 증상을 살피는 것이 명확하니 약을 씀에 의심할 것이 없다. 이것은 실로 "塞因塞用"의 의미이다.

【학습과제】

1. 孫一奎의 치료의학의 특징과 한의학에 공헌한 점을 기술하시오.
2. 孫一奎의 命門學說에 어떤 독창적인 견해가 있는가?
3. 孫一奎의 三焦論, 火論의 주된 요점을 기술하시오.
4. 孫一奎는 氣에 대해 어떻게 논했는가?

4 趙獻可

【학습목표】

1. 趙獻可의 腎命門學說과 辨證施治의 특징을 이해한다.
2. 趙獻可의 생애와 저작에 대하여 알아본다.

【생애와 저작】

趙獻可는 字가 養葵이고 自號는 醫巫閭子이다. 明代의 醫家이며 鄞縣(지금의 浙江省 寧波) 사람이다. 16세기 후반에 살았으며 일찍이 陝西, 山西 등지를 여행하였다. 趙獻可는 "학문을 좋아하였고 깊이 통달하였는데, 특히 易學을 잘하였고 醫學에 정통하였다. 그 醫學은 火를 기르는 것을 主로 하였다(好學淹貫, 尤善于易而精于醫, 其醫以養火爲主)"라고 전해진다.

『醫貫』은 趙獻可의 대표적인 저작이다. 총 6권으로 되어 있으며 1617년에 지었다. 玄元膚論, 主客辨疑, 絳雪丹書, 先天要論, 後天要論 등으로 나뉘어 있다. 이 책 전체에는 "命門之火"를 保養하는 것의 養生과 治病의 관계를 연관시켰고 있기 때문에 書名을 『醫貫』이라고 한 것이다. 이 외에 『內經鈔』, 『素問注』, 『經絡考』, 『正脈論』 등의 저작이 있다.

【학술내용】

1. 腎命門의 水火를 중시함

命門學說의 근원은 『內經』까지 거슬러 올라간다. 『靈樞 · 根結篇』에서 "太陽은 至陰에 뿌리를 두고 있고, 命門에서 맺힌다. 命門은 눈이다(太陽根于至陰, 結于命門. 命門者, 目也)"라고 하였다. 후대 사람들은 모두 여기에서의 "命門"을 睛明穴이라고 여기고 太陽의 氣가 모이는 곳으로 인식하였다. 이것은 후세에 말한 命門과는 사뭇 다르다. 『難經 · 三十二難』과 『難經 · 三十九難』에서 "왼쪽이 腎이고 오른쪽이 命門이다. 精神이 깃드는 곳이고 原氣가 닿아 있다(左爲腎, 右爲命門, 精神之所舍, 原氣之所系)"라고 한 이래로 睛明穴을 命門으로 보는 견해는 점차 퇴색되어 갔다. 이후 腎命門의 學說이 크게 융성했다. 薛立齋, 張景岳, 孫一奎 등의 의가들은 이 학설을 기초로 새로운 학설을 제창하였고, 命門이 사람에게 있어서 중요하다는 것을 강조하였다. 趙獻可는 또한 命門이 사람에게 있어서 '眞主'라고 인식하고 다음과 같이 3가지 측면에서 주장을 피력하였다.

1) 人身을 주재하는 것은 心이 아니라 命門이다.

趙獻可는 『內經』을 살펴본 후에 『素問 · 靈蘭秘典論』에서 비록 "心者, 君主之官"이라고 말했지만, 그 밑의 문장에서 "主不明, 則十二官危"라고 하였기 때문에, 心은 12개의 官에 이미 포괄되어 있어서 '主不明'의 主는 心主가 아니라고 하였다. 그렇기 때문에 "君主의 官이라고 하였으니, 마땅히 12개의 官과 평등한 官이어야지 유독 心의 官을 높여 主로 삼을 수는 없다. 만약 心의 官이 主가 된다면 아래 문장에서 말하는 主가 밝지 않으면 12官이 위태롭다는 것은 당연히 11官

이라고 해야 할 것이다(謂之君主之官, 當與十二官平等, 不得獨尊心之官爲主, 若以心之官爲主, 則下文主不明則十二官危, 當云十一官矣.)"[412]라고 하였다. 그러하기 때문에 "心은 主가 아니다. 그리고 君主는 또한 一身의 요체가 된다. 그렇다면 主는 과연 어떤 것인가?(心旣非主, 而君主又是一身之要, 然則主果何物?)"[413]라고 하였다. 그는 12官의 主가 心이 아니며 命門이 되어야 한다고 주장하였다. 『內經』에서는 命門이라고 칭하지는 않았지만 '小心'이라고 하였으니, 『素問·刺禁論』에서 말한 "七節之傍, 中有小心"이라 한 바가 바로 그것이라고 하였다. "七節之傍"은 兩腎이 있는 부위이다. 이 때문에 趙獻可는 "兩腎은 모두 水에 속한다. 단 한쪽은 陰에 속하고 한쪽은 陽에 속한다. 越人이 왼쪽을 腎이라 하고 오른쪽을 命門이라 한 것은 옳지 않다. 命門은 즉 兩腎에서 1.5寸 되는 부위인 몸의 정중앙에 있다. 이것이 眞君이며 眞主이다(兩腎具屬水, 但一邊屬陰, 一邊屬陽. 越人謂左爲腎, 右爲命門, 非也. 命門卽在兩腎各一寸五分之間, 當一身之中, 是爲眞君, 眞主.)"[414]라고 하였다. 趙獻可는 小心이라는 말을 인용하여 命門의 이론적 근거로 삼았다. 이후 후대 사람들의 깊은 연구와 논의를 통해 兩腎의 사이에 命門이 있다는 학설과 左腎右命門이라는 학설은 학계에서 지속적인 논쟁의 주제로 자리잡았다.

2) 命門의 火는 사람의 지극한 보배이다.

사람이 태어나서 생명을 유지하는 것은 실제로 火의 작용에 근본을 두고 있다는 것은 趙獻可가 일관되게 주장하는 관점이다. 그는 火가 陽의 體로 조화를 일으켜 생명의 근본이 된다고 인식하였다. 그래서 사람에게 있어서는 火가 생명의 門이 된다고 하였다. 命門이라고 부르는 까닭은 이것이 바로 생명의 근본이기 때문이다. 즉 그 가운에 火가 존재하는 것이다. 이 火의 작용에 전신의 생명활동이 달려있는 것이다. 火의 기운이 강하면 생명활동도 왕성하고, 火의 기운이 약하면 생명활동도 약하며, 火가 꺼지면 생명활동도 그친다. 그래서 "命門君主의 火는 水중의 火이다. 서로 의지하여 영원토록 떨어지지 않는 것이다(命門君主之火, 乃水中之火, 相依而永不相離也.)"[415]라고 하였다. 만약 병이 생기면 "火가 有餘한 것은 眞水가 부족한 것으로 말미암은 것이므로 절대로 火를 없애려 하지 말고 단지 水를 補하여 火와 짝하게 해야 하니, 水의 主를 壯하게 하여 陽光을 누르는 것이다. 火가 부족할 때는 그것으로 인하여 水가 남음이 있는 것처럼 보이므로 또한 水를 瀉하지 말고 水 가운데서 火를 補해야 하니, 火의 근원을 더해 주어 陰의 가림을 없애는 것이다(火之有餘, 緣眞水之不足也, 毫不敢去火, 只補水以配火, 壯水之主, 以鎭陽光. 火之不足, 因見水之有餘也, 亦不必瀉水, 就于水中補火, 益火之原, 以消陰翳.)"[416]라고 하였다. 이로부터 生機의 火를 갖추고 있는 것은 六淫의 邪火와 가히 비교될 수 있는 것이 아니다. 이것은 사람의 지극한 보배이니. 만약 병이 나더라도 단지 補할 뿐 瀉하지는 말아야 한다. 그가 腎命門의 水火를 강조한 목적은 "세상

412) 『醫貫·內經十二官論』.
413) 上同.
414) 上同.
415) 上同.
416) 上同.

에서 養生을 하는 사람들과 병을 치료하는 사람들이 命門이 진짜 주인이라고 여기고 '火'라는 글자에 의미를 부여하게 되기를 원해서다(欲世之養生者治病者, 的以命門爲眞主, 而加意于火之一字.)"[417] 라고 하였다.

3) 無形의 火는 生機가 닿아 있는 곳이다.

火는 대체적으로 先天과 後天의 둘로 나눌 수 있다. 後天의 火는 離火에 속하며 有形의 火로 水의 克함을 받는다. 先天의 火는 乾火에 속하며 無形의 火로 水의 生함을 받는다. 趙獻可는 命門을 하나의 陽이 두 개의 陰 사이에 있는 것으로 인식하였다. 하나의 陽은 火이며 두 개의 陰은 水이다. 그래서 命門은 水中의 火가 된다. 즉 陰水 중에 陽火가 暗藏되어 있는 것이어서 先天의 無形의 火의 범주에 속한다. 그래서 "命門은 無形의 火이며 有形인 兩腎의 사이에 있어서 黃庭이 된다. 그래서 五臟의 眞氣는 오직 腎이 근본이 된다(命門無形之火, 在兩腎有形之中, 爲黃庭, 故曰五臟之眞, 惟腎爲根.)"[418]라고 하였다. 그 의의는 五臟의 生機를 설명한 것이며, 모두 兩腎 사이의 命門이라는 無形의 火에 근원하고 있다. 이 無形의 火는 실제로 그 생리기능을 총괄하여 말한 것이다. 그는 이 火에 대해 "비유하면 정월 대보름날 밤의 鰲山 走馬燈과 같아 절하거나 춤추거나 날거나 뛰어도 그 가운데에는 오직 하나의 火가 있을 따름이다. 火가 왕성하면 동작이 빠르고 火가 미약하면 동작도 느리며 火가 꺼지면 고요하여 움직이지 않는다(譬之元宵之鰲山走馬燈, 拜者舞者, 飛者走者, 無一不具, 其中間惟是一火耳. 火旺則動速, 火微則動緩, 火熄則寂然不動.)"[419]라고 하였다. 이러한 이유로 "가히 命門이 12經의 主가 됨을 알 수 있다. 腎이 이것이 없으면 作强함이 없어 技巧를 낼 수 없고, 膀胱이 이것이 없으면 三焦의 氣가 化할 수 없으며 水道가 행해지지 않는다. 脾胃가 이것이 없으면 水穀을 腐熟시킬 수 없어 五味가 나올 수 없다. 肝膽이 이것이 없으면 將軍이 決斷을 할 수 없어 謀慮가 나오지 못한다. 大小腸이 이것이 없으면 變化가 행해지지 않아 대소변이 막히게 된다. 心이 이것이 없으면 神明이 어지러워지고 만사에 적응할 수 없게 된다. 이러한 까닭으로 主가 밝지 않으면 12개의 官이 위태로와진다고 한 것이다(可見命門爲十二經之主, 腎無此則無以作强, 而技巧不出矣. 膀胱無此則三焦之氣不化, 而水道不行矣. 脾胃無此則不能蒸腐水穀, 而五味不出矣. 肝膽無此則將軍無決斷, 而謀慮不出矣. 大小腸無此則變化不行, 而二便閉矣. 心無此則神明昏, 而萬事不能應矣. 此所謂主不明則十二官危也.)"[420]라고 하였다. 이것은 인체의 모든 생리활동이 이 無形의 火의 성쇠에 달려 있음을 설명하고 있다. 命門의 火가 식으면 전체적으로 생명활동이 완결되게 된다. 趙獻可의 無形의 火에 관한 학설은 생명활동이 이것으로 말미암는다는 것을 뜻하는 것이다.

2. 八味丸, 六味丸에 대한 설명

趙獻可가 命門에 대해 여러 가지 설명을 한 이유는 인체의 水火陰陽 두 氣의 중요성을 강조하

---

417) 上同.
418) 上同.
419) 上同.
420) 上同.

기 위한 것이다. 그래서 그는 임상에서 나타나는 여러 가지 질병을 분석하고 판단하는 데에 이 陰陽과 水火의 두 측면에서 해석하고자 하였다. 예전부터 내려오던 六味丸과 八味丸은 하나는 補水의 方劑이며 하나는 養火의 方劑이다. 그래서 이 두가지 처방의 응용에 대해 심도있는 논술을 전개하여 적극적으로 추천하였다. 그는 말하기를, "無形의 水(腎)로 無形의 火(命門)를 적시면 합당하여져서 가히 오래할 수 있다. 이것은 眞水와 眞火의 升降이 이미 마땅하여 旣濟를 이룬 것이다. 의사가 先天太極의 요체를 깨닫지 못하고 無形의 水火의 묘한 이치를 궁구하지 않으면 六味와 八味라는 신비한 方劑를 쓸 수 없으니, 의학의 이치에 있어서 여전히 부족함이 실로 큰 것이다(以無形之水(腎)沃無形之火(命門), 當而可久者也, 是爲眞水眞火, 升降旣宜, 而成旣濟矣. 醫家不悟先天太極之眞體, 不窮無形水火之妙用, 而不能用六味, 八味之神劑者, 其于醫理, 尙欠太半.)"[421]라고 하였다. 그는 六味丸에 대해 "壯水之主, 以鎭陽光"하는 主劑라고 하였다. 무릇 腎水가 虛하면 火를 제압할 수 없으므로 이 처방이 아니면 水를 다스릴 수 없다. 八味丸에 대해서는 "益火之原, 以消陰翳"하는 主劑라고 하였다. 무릇 命門의 火가 쇠약해지면 水를 化하게 하지 못하는데, 이 처방이 아니면 火를 다스릴 수 없다. 두가지 처방을 적절하게 운용할 수 있으면 脾胃를 도와 만물의 근본을 배양하는 목적에 도달할 수 있다. 그가 이 두가지의 처방을 神劑라고 하면서 그 용법에 대해 힘써 밝힌 까닭이 바로 여기에 있다. 아래에 임상실례를 몇 가지 들어 그 실례를 보인다.

1) 論治血證

血證은 일반적으로 의사들이 氣, 瘀, 寒, 熱과 유관한 것으로 인식하곤 하였다. "眞陰眞陽이 血과 무슨 관계가 있는가?(眞陰眞陽, 與血何干.)"[422] 趙獻可는 이에 대해 "이것은 단지 血이 血이 됨만을 알뿐 血이 水가 됨을 알지 못하는 것이다. 사람의 涕, 唾液, 津液, 痰, 汗, 小便은 모두 水이다. 濁한 血의 水는 火를 따라 妄行한 것이므로 그 색이 濁하고 紅色인 것이다. 腎中의 眞水가 마르면 眞火가 實해지며, 血 또한 火를 따라 끓어오르게 된다. 腎中의 眞火가 衰하면 眞水가 盛해지는데 血이 또한 의지할 곳이 없어서 위로 뜨게 된다. 오직 水와 火가 그 자리를 지켜야 氣血이 각각 순조롭게 퍼진다. 그래서 眞陰眞陽이 요체가 되는 것이다(但知血之爲血, 而不知血之爲水也. 人身涕唾津液痰汗便溺, 皆水也. 獨血之水, 隨火而行, 故其色獨紅. 腎中之眞水乾, 則眞火實, 血亦隨火沸騰矣. 腎中之眞火衰, 則眞水盛, 血亦無附而泛上矣. 惟水火奠其位, 而氣血各順布焉, 故以眞陰眞陽爲要也.)"[423]라고 하였다. 그렇기 때문에 陰虛火動이 되는 것은 "腎中이 寒冷하여 龍宮이 가히 편안히 거처할 곳이 못되기 때문에 부득이 위로 떠돌아다니고, 血도 또한 火를 따라 망행하는 것(腎中寒冷, 龍宮無可安之穴宅, 不得已而游行于上, 故血亦隨火而妄行)"[424]에서 말미암는 것이라고 하였다. 치료는 "오직 仲景의 八味腎氣丸이 그 증상에 응할 수 있으니, 純陽의 火를 지닌 桂枝, 附子를 六味의 純陰의 水中에 넣어 腎을 온난하게 한다. 마치 겨울에 一陽이 水土 中으로 다시 돌아오는 것과

421)『醫貫 · 水火論』.
422)『醫貫 · 血證論』.
423) 上同.
424) 上同.

같으니, 龍雷의 火가 저절로 그 原室로 돌아오게 된다. 寒凉한 약을 쓰지 않고서도 火가 저절로 내려간다. 굳이 止血하는 약을 쓰지 않고서도 血이 저절로 안정된다(惟仲景八味腎氣丸斯爲對證, 用桂附二味純陽之火, 加入六味純陰水中, 使腎中溫暖. 如冬月一陽來復于水土之中, 龍雷之火, 自然歸就于原室. 不用寒凉而火自降, 不必止血而血自安矣.)"[425]라고 하였다. 만약 腎中의 水가 말라서 火가 炎上한 것이라면 마땅히 "桂枝, 附子를 빼고 순수하게 六味만을 써서 水를 補하여 火와 짝하게 하면 血이 또한 저절로 편안해 질 것이니 또한 반드시 火를 제거할 필요는 없다(去桂附而純用六味, 以補水配火, 血亦自安, 亦不必去火.)"[426]라고 하였다. 그래서 血證을 치료할 때에는 모두 火를 보전하는 것을 위주로 하여야 하니 火가 보전되면 生氣가 어지러워지는 우려가 없을 것이다.

2) 論治痰證

王節齋는 痰이 본래 水이고 腎에서 기원한다고 하였다. 趙獻可는 이에 대해 "節齋가 말한 痰은 痰의 근본이 腎에 속한다는 것을 처음 밝힌 것으로서 前人이 밝혀내지 못한 것이다. 그러나 아깝게도 그 단서만을 열어주었을 뿐 그 설을 완성하지는 못하였다. 그 까닭은 처방이 모두 標를 다스리는 약으로 구성되었기 때문이다(節齋論痰而首揭痰之本于腎, 可謂發前人所未發, 惜乎啓其端而未竟其說, 其所製之方, 皆治標之藥.)"[427]라고 하였다. 그는 "痰이라는 것은 病名이다. 원래 사람 몸속에 가지고 있던 것은 아니다. 水가 넘쳐 痰이 된 것이 아니면 水가 비등하여 痰이 된 것이다. 다만 마땅히 火가 있는지 없는지를 구별해야 할 따름이다(痰者, 病名也. 原非人身之所有, 非水泛爲痰, 則水沸爲痰. 但當分有火無火之異耳.)"[428]라고 하였다. 腎이 虛하여 水를 제어할 수 없으면 水가 근원으로 돌아오지 못한다. 만약 水가 역행하게 된다면 水가 크게 넘쳐 痰이 된다. 그 痰은 반드시 순수하게 맑은 水이며 火가 없는 痰이다. 그런 까닭에 八味丸을 써서 腎火를 補한다. 陰이 虛하여 火가 動하면 水가 들끓어 腎에서 요동하게 되는데, 이는 龍火가 바다로부터 나오는 것과 같아 龍이 興하면 水가 附하게 되는 모양이다. 肝에서 動하는 경우는 雷火가 땅에서 나와 질풍폭우가 생기는 것과도 같으니, 水가 따라서 용솟음쳐 痰이 된다. 그 痰 중에는 반드시 重濁한 흰 거품이 있는데 이것이 火로 인한 痰이다. 그런 까닭에 六味丸을 써서 火와 짝하게 해야한다. 火가 가라앉으면 痰도 저절로 삭게 된다. 무릇 이것들은 모두 痰의 標를 치료해서는 안 되고 痰의 本을 치료해야 한다. 그러므로 痰을 잘 치료하기 위해서는, 만약 腎虛에 속한 것이라면 먼저 六味나 八味를 써서 水의 근본을 건실하게 하거나 火의 근원을 돋우고, 다시 四君子나 六君子로 脾를 補하여 水를 다스려야 한다. 脾虛한 體라면 반드시 補中, 理中하여야 하고, 또 六味나 八味를 써서 水를 제어하여 母를 도움으로써 子母가 서로 生克하도록 해야 한다. 趙獻可는 이러한 것을 痰을 치료하는 大法으로 인식하였다.

---

425) 上同.

426) 上同.

427) 『醫貫·痰論』.

428) 上同.

3) 論治喘證

喘證은 일반적으로 대부분 氣盛, 有餘한 것으로 인식한다. 홀로 趙獻可만은 火가 有餘한 것은 모두 水가 부족하기 때문이고, 陽이 有餘한 것은 모두 陰이 부족하기 때문이라고 하였다. 무릇 모든 거슬러 오르는 火는 모두 下焦의 衝脈의 相火가 肝腎으로부터 나온 것이므로 衝逆이라고 한다. 腎水가 虛衰하여 相火가 偏盛함으로 인해 壯火가 氣를 삼켜 肺金을 녹여 없애는 까닭에 喘證을 발하는 것이다. 무릇 陰虛하여 喘證이 생기는 것은 모두 腎中의 眞陰이 虛損하여 생긴 것이므로 六味地黃에 麥門冬, 五味子를 가한 약을 달여 水의 主를 건실하게 하면 水升火降하여 喘證이 저절로 가라앉는다. 만약 陽이 떠서 喘證이 생기는 경우는 氣가 근원으로 돌아오지 못하는 것이므로 마땅히 근원을 도와 眞氣와 접하게 하여 근원으로 돌이켜야 하는데, 먼저 八味丸, 安腎丸[429], 養正丹[430]의 類로 人蔘生脈散을 달여 복용하면 氣가 점차 안정되는 것을 느낄 것이니, 人蔘, 黃芪의 補劑에 破故紙, 阿膠, 牛膝 등을 써서 아래로 눌러 내리고 또 八味丸에 紫河車를 넣어 丸으로 만들어 쓰면 가히 만전을 기할 수 있을 것이다. 또 일종의 火가 鬱하여 생긴 喘證에 바람이 불듯이 氣가 促急하여 喘證이 있고 有餘한 것 같으면서도 脈도 緊數하지 않고, 陰虛가 되려고 하면서 尺脈이 강하게 뛰면 寒藥으로 瀉下시킬 수 없고 또 熱藥을 투여할 수도 없다. 오직 逍遙散에 吳茱萸, 黃連의 類를 가하여 써서 蓄熱을 발산시킨 후에 六味地黃으로 陰을 기르고 陽을 化하는 것이 바른 치료이다. 마지막으로 그는 "陽이 虛하여 喘證이 된 경우는 東垣이 이미 상세하게 밝혀 놓았다. 外感으로 인한 喘證은 仲景이 이미 상세히 밝혀 놓았다. 이에 補天의 이론을 세워 六味, 八味에 특히 비중을 둔 것이다(若陽虛致喘, 東垣已詳盡矣. 外感發喘, 中經已詳盡矣. 玆爲補天立論, 故加意于六味, 八味云.)"[431]라고 하였다.

【평가】

趙獻可는 明淸代 溫補學派의 주요인물 가운데 하나이다. 그는『內經』의 이론에 대한 깊이 있는 연구를 바탕으로 易水學派의 의학사상의 영향을 많이 받았다. 또한, 薛己의 의학을 높이 받들어『醫貫』6권을 저술하여 薛己의 脾胃, 腎命學說을 자세히 밝혔는데, 그 중에도 命門學說에 대해 더욱 깊이있는 연구를 하였다. 趙獻可는 앞 시대 醫家들이 心을 人身의 君主와 같은 것으로 여기는 생각에 반대하고 命門이 臟腑의 主라고 여겼다. 그 의미가 心을 君主로 여겼던 것보다 더욱 깊은 뜻을 담고 있다. 그는 命門의 火를 人身의 지극한 보배이자 性命의 근본이 되는 것으로 여겼으며, 인체의 生機가 전적으로 命門의 火의 강약에 달려 있으므로 몸을 滋養하고 병을 치료하는 것이 모두 이 이치에서 벗어날 수 없다고 하였다. 그의 이러한 견해는 새로운 견해로서 命門學說을 연구하는 데 있어 새로운 이론적 근거를 제시한 것이다.

---

429) 安腎丸: 川烏頭(炮, 去皮臍), 肉桂(去皮) 각 16냥, 石斛(去根, 酒侵製), 桃仁(麥炒), 白蒺藜(炒, 去刺), 白朮, 破故紙(炒), 萆薢, 白茯苓, 山藥, 肉蓯蓉(侵酒), 巴戟 각 48냥.(『太平惠民和劑局方』)

430) 養正丹: 硫黃(硏細), 水銀, 黑錫(찌꺼기를 없애고 水銀과 섞어 알갱이로 만든다), 朱砂(硏細) 각 1냥. (『太平惠民和劑局方』)

431)『醫貫・喘論』.

趙獻可는 이론 상에서 命門이 臟腑 가운데 매우 중요한 위치에 있어 人身의 先天, 後天을 모두 주재하는 작용이 있다고 여겼다. 이로 인해 그는 臨床에서 雜病을 치료할 때에도 腎命水火의 질환을 변별할 것을 강조하였고, 약을 쓰는 데 있어서도 寒凉한 약으로 克伐하는 것에 반대하고 六味丸, 八味丸을 넓게 운용함으로써 溫補學派의 형성과 발전에 중요한 공헌을 하였다.

그러나 趙獻可가 자신의 학술적 견해를 밝히면서 命門이 인체에서 차지하는 중요한 의의를 지나치게 강조하면서 六味丸, 八味丸만을 주요처방으로 하고 이에 가감하여 모든 證을 치료하여 왕왕 다른 문제들을 가볍게 여기는 편벽됨을 벗어나지 못했다는 점과 그의 저작 중에 주관적인 억측과 현학적인 부분들이 적지 않게 포함되어 있다는 점은 주의해야 할 것이다.

【醫案選錄】

한 남자가 咳嗽吐血, 熱渴痰盛, 盜汗遺精 등의 증상이 있었다. 六味地黃의 약재에 麥門冬, 五味子를 가하여 치료하니 나았다. 후에 勞怒로 인해 갑자기 자줏빛의 血塊를 토했는데, 먼저 花蘂石散을 써서 그 紫色의 血을 化하게 하고 또 獨蔘湯을 쓰니 점차 나아졌다. 후에도 피로하면 咳血을 한두 모금씩 토하였고 脾肺腎의 세 脈이 모두 洪數했다. 이에 歸脾湯, 六味丸을 쓰니 완전히 나았다.

一男子咳嗽吐血, 熱渴痰盛, 盜汗遺精. 用六味地黃料, 加門冬五味治之愈. 後因勞怒, 忽吐紫血塊, 先用花蕊石散, 化其紫血, 又用獨蔘湯漸愈. 後勞則咳血一二口, 脾肺腎三脈皆洪數. 用歸脾湯, 六味丸而全愈.

【복습자료】

1. 腎命水火學說은 趙獻可의 의학이론 가운데 핵심적인 것으로서 본절 학습의 중점적인 내용이기도 하다. 趙獻可는 命門이 『內經』에서 말한 睛明穴이 아니며, 또한 『難經』에서 말한 右腎이 命門이라고 한 것도 아니라고 하였으며, 兩腎 각 1寸 5分의 사이 즉 一身의 가운데 존재한다고 생각했다. 아울러 命門이 臟腑의 主이며, 그 작용은 心에 비해 더욱 중요하다고 생각했다. 命門은 無形의 火이자 水中의 火로서 서로 의지하여 영원토록 서로 떨어지지 않으므로 人身의 지극한 보배이며 性命의 근본이 된다. 그러므로 命門의 火의 강약은 인체 생리기능의 성쇠를 결정한다.

2. 趙獻可는 이론상에서 腎命水火를 중시했을 뿐 아니라 임상의 辨證施治에서도 이런 학술적 관점을 반영하였다. 그는 대다수의 질병이 腎水가 虛하여 火를 제어하기에 부족한 것이거나 命門의 火가 衰하여 水를 化하기에 不足한 것으로 인해 생긴다고 보았다. 그 치료에 있어서는 앞의 경우는 水를 제어하고 뒤의 경우는 火를 기르는 것이라고 하였다. 그는 血證, 痰證, 喘證의 論治에 있어서도 이와 같이 생각하였다.

3. 趙獻可는 命門學說의 설명에 있어 그 뜻이 『內經』과 『難經』의 것과 다를 뿐 아니라 明淸代의 각 醫家들의 것과도 다른 점이 있다. 이로 인해 趙獻可의 腎間命門說을 공부하는 데 있어서는 마땅히 孫一奎의 動氣命門說, 程知의 包絡命門說 등과 구별해야만 비로소 그 뜻을 깊이 이해

할 수 있다.

4. 醫案에 대한 분석: 환자가 초기에 咳嗽吐血한 것은 비록 舌診과 脈診에서 믿을 만한 것이 없더라도 熱渴痰盛, 盜汗遺精 등과 같은 부수적인 證 및 六味丸을 써서 나은 점 등으로 볼 때 이 증은 분명히 腎水가 虧損된 것으로 인한 陰虛咳嗽이다. 그 후 勞怒傷肝으로 氣滯血瘀하여『十藥神書』에 있는 花蕊石散을 써서 그 瘀血을 풀어 주었다. 환자에게 처음 咳嗽가 있었던 것은 腎이 虧損된 것에 속하였는데, 다시 勞怒로 손상되어 脾肺腎 세 臟이 모두 虛해져서 세 脈이 모두 洪數했다. 이 때에는 단지 歸脾丸으로 培土生金하고 六味丸으로 그 化源을 滋養하는 도리밖에 없으니, 두 처방을 이어 사용하여 비로소 온전히 낫게 되었다.

【학습과제】

1. 趙獻可는 왜 溫補學派의 대표적인 醫家들 중 하나로 불리는가?
2. 趙獻可는 命門의 뜻에 대해 어떤 새로운 견해를 내놓았고, 命門이 인체에서 어떤 의미가 있다고 보았는가?
3. 趙獻可는 왜 八味, 六味丸을 매우 중시하였는가?

5 張介賓

【학습목표】

1. 張介賓의 陽非有餘論과 眞陰不足論을 이해한다.
2. 張介賓의 方藥八陣과 審證施治의 방법과 그 특징을 숙지한다.
3. 張介賓의 생애, 저작, 학술연원과 후세에 미친 영향을 이해한다.

【생애와 저작】

張介賓은 字가 景岳 혹은 會卿이다. 明代의 저명한 醫家로서 약 1563~1640년에 걸쳐 생존했다. 조상은 본래 四川 綿竹縣 사람인데 軍功이 있어 紹興衛指揮로 임명되었다. 景岳은『明史』에 전해지지 않고 있으며 그의 일생은 黃宗羲가 쓴『南雷文定 · 張景岳傳』과 景岳 자신이 쓴 저작과 序跋에서 찾아볼 수 있다. 景岳은 어릴 때 아버지를 따라 서울로 가서 夢石先生이라 불리는 金英으로부터 의학을 배웠다. 장성해서는 군대에 몸담았고, 중년 이후 말년까지는 의학에 몰두하여 세상에서 이름을 떨쳤다. 그는 "爲人端靜, 好讀書"[432]했다고 전해지고 있는데, 天文과 音律을 연구하기를 좋아하였고 "魚腹八陣"을 공부하였다. 의학에 대한 조예가 깊고 지식의 폭이 넓어 의학 이론의 연구뿐만 아니라 실제 臨床도 매우 중요시하였다. 그는 초기에 朱震亨의 "陽常有餘, 陰常

432)『浙江通志』.

不足"理論을 매우 신뢰하였으나 40세 이후에 학식과 경험이 풍부해짐에 따라 張元素, 李東垣의 益氣補脾의 학설을 매우 추종하게 되었다. 그는 『內經』의 "陰平陽秘, 精神乃治"의 원리에 따라 "陽非有餘, 陰常不足"의 說을 제창하였고, 치료면에 있어 補陰溫陽을 중시하고 寒凉한 藥으로 攻伐하는 것을 신중히 할 것을 주장하였다. 臨床에서는 溫補하는 方劑를 주로 사용함으로 인해 후세에 一代의 溫補宗師로 칭해져 후세에 중대한 영향을 끼치게 되었다.

景岳의 저서에는 다음과 같은 것들이 있다. 먼저,『類經』은 모두 32권으로 되어 있는데, 1624년에 간행되었다. 이 책은 『素問』과 『靈樞』의 내용을 분류, 개편하여 만든 것으로, 攝生, 陰陽, 藏象, 脉色, 經絡, 標本, 氣味, 論治, 疾病, 鍼刺, 運氣, 會通 등의 12類로 나뉘어 있다. 이 책은 『內經』의 원문을 비교적 광범위하고 자세하게 연구, 해석해 놓았기 때문에 『內經』을 공부하고 연구하는 데 있어 중요한 참고서적이 된다.

『類經附翼』은 모두 4권으로 1624년에 간행되었는데, 『類經』을 보충한 것이다. 『類經圖翼』은 모두 11권으로 1624년에 간행되었다. 이 책은 도해방식으로 『類經』의 문장의 부족한 점을 보충하여 "圖翼"이라는 이름이 붙인 것이다.

『景岳全書』는 모두 64권으로 1640년(明 崇禎 庚辰年)에 간행되었다. 이 책은 傳忠錄, 脉神章, 傷寒典, 雜證謨, 婦人規, 小兒則, 痲疹論, 痘疹論, 外科鈐, 本草正, 新方, 古方, 外科方 등으로 나뉜다.

『質疑錄』은 醫論을 모두 45篇 싣고 있다. 이 책은 처음 淸나라 康熙 丁卯年(1687년)에 東海 땅의 石氏에 의해 간행되었지만 세상에 잘 알려지지는 않았는데, 후에 乾隆年間에 錢塘江의 王琦에 의해 『醫林指月』叢書 중에 포함되어 함께 간행되게 되었다.

【學術內容】

1. 陽非有餘論

景岳은 醫를 논함에 있어 제일 먼저 陰陽을 중시했다. 그는 "사람으로서 醫를 몰라서는 안 되니, 생명은 귀중한 것이기 때문이다. 생명과 관계된 것은 오직 陰과 陽이니, 陰陽을 모르고서 어찌 의학의 이치를 알겠는가?(爲人不可不知醫, 以命爲重也. 而命之所系, 惟陰與陽, 不識陰陽, 焉知醫理?)"[433]라고 하였다. 그는 丹溪의 "陽常有餘, 陰常不足"論을 비판하고 "陽非有餘, 陰常不足"論을 제창하였으며, 陰에는 陽이 없을 수 없으며 氣가 없으면 形을 生할 수 없다고 생각하였다. 陽은 陰이 없을 수 없으니 形이 없으면 氣를 실을 수 없으며, 따라서 物이 陽에서 生하여 陰에서 이루어지게 되므로 陰陽의 두 氣는 치우치는 바가 있어서는 안 되며, 치우치지 않으면 氣가 和平하여 生하고, 치우침이 있으면 氣가 어그러져 죽게 된다. 陰과 陽은 性命의 근본인데, 인체에 있어 陽이 더욱 중요하며 절대로 有餘한 것이 아니라고 하였다. 景岳은 『太寶論』 중에서 形氣, 寒熱, 水火의 세가지 면으로 이에 대해 논술하였다.

433) 『類經附翼 · 求正錄 · 大寶論』.

1) 形氣之辨: 景岳은 "무릇 形氣라는 것은, 陽은 氣로 化하고 陰은 形을 이루는 것인데, 이 形體는 본래 陰에 속하며 온몸이 따뜻한 것은 陽氣 때문이다. 일생 동안 살아가는 것도 陽氣 때문이고, 五官과 五臟의 神明不測한 것도 陽氣 때문이다. 그 죽음에 미쳐서는 몸이 얼음처럼 차가워지고 정신지각이 다 소멸되어 形은 굳게 존재해도 氣는 없어진 것이니, 이는 陽이 먼저 脫하고 陰은 나중까지 남아 있기 때문으로, 이것이 形氣陰陽의 구분이 된다(夫形氣者, 陽化氣, 陰成形, 是形體本屬陰, 而凡通體之溫者, 陽氣也. 一生之活者, 陽氣也. 五官五臟之神明不測者, 陽氣也. 及其旣死, 身冷如冰, 靈覺盡滅, 形固存而氣則去, 此以陽脫在前, 而陰留在後, 是形氣陰陽之辨也.)"[434]라 하였다. 사람의 몸이 전체적으로 따뜻하고 삶에 활력이 있고 五官과 五臟의 氣化變化가 무궁한 것은 모두 陽氣가 있기 때문이며, 반대로 사람이 죽고 몸이 얼음처럼 차가운 것은 陰形은 존재하나 陽氣가 소멸되었기 때문이다.

2) 寒熱之辨: "寒熱이란 것은, 熱은 陽이고 寒은 陰이다. 봄과 여름의 따뜻함은 陽이고 가을과 겨울의 차가움은 陰이다. 長夏의 더위를 맞아서는 온나라가 화로와도 같다. 그 때에는 온갖 초목과 곤충들이 모두 찌는 듯한 더위에 고통을 받지만 더우면 더울 수록 더욱 번성하고 덥지 않으면 번성하지 못한다. 그러다가 하룻 저녁의 風霜에 미쳐서는 말라붙은 잔해가 들판을 덮는다. 이에 熱은 物을 生할 수 있으되 과하게 熱하면 오히려 병이 되고, 寒은 生하게 하는 바가 없지만 과하게 寒하면 伐하여 다하게 되는 것이다. 그러한 즉 熱에는 상함이 없지만 寒은 두려워할만 하니, 이것이 寒熱陰陽의 구분이 된다(寒熱者, 熱爲陽, 寒爲陰. 春夏之暖爲陽, 秋冬之冷爲陰. 當長夏之暑, 萬國如爐, 其時也, 凡草木昆蟲, 鹹苦煎炙, 然愈熱則愈繁, 不熱則不盛. 及乎一夕風霜, 卽殭枯遍野. 是熱能生物, 而過熱者惟病. 寒無生意, 而過寒則伐盡. 然則熱無傷而寒可畏, 此寒熱陰陽之辨也.)."[435] 봄에 生하고 여름에 長하는 것은 陽熱이 만물을 生化함을 나타내 보이는 것이다. 가을에 收하고 겨울에 藏하는 것은 陰寒에 생명력이 결핍되어 있음을 말하는 것이니, 이에 陽氣가 중요하다는 것을 알 수 있다.

3) 水火之辨: 景岳은 "水火의 水는 陰이고, 火는 陽이다. 造化의 권능은 오로지 水火에 달려있다(水火者, 水爲陰, 火爲陽也. 造化之權, 全在水火)"[436]라고 하였다. 다만 그는 "天一生水의 天一은 天의 一이니, 一은 즉 陽이다 一이 없으면 단지 六만 있을 뿐이다. 그러므로 水가 만물을 낳는 것은 이 一에 힘입는 것이고, 水가 氣를 化하는 것도 이 一에 힘입는 것이다(天一生水. 天一者, 天之一也. 一卽陽也, 無一則止于六耳. 故水之生物者, 賴此一也; 水之化氣者, 亦賴此一也)"[437]라고 하였다. 비록 造化의 중심이 水火에 있지만 陰水가 또한 天一의 陽으로부터 生하므로, 水가 物을 生하는 바는 오직 그 陽氣를 품고 있음에 힘입고 水가 氣로 化하는 바도 또한 오직 陽氣에 힘입는 것이다.

이 외에도 景岳은 『素問 · 生氣通天論』에서 말한 바 "陽氣라는 것은 天과 日과 같아서 그 처

434) 上同.
435) 上同.
436) 上同.
437) 上同.

소를 잃으면 수명이 꺾여 창성하지 못한다. 그러므로 天運은 마땅히 日의 光明으로 이루어져야 한다(陽氣者若天與日, 失其所則折壽而不彰, 故天運當以日光明)"는 說에 근거하여 陽氣의 중요성을 한층 더 강조했다. 그는 "天의 큰 보배는 단지 이 하나의 둥그런 붉은 해이고, 사람의 큰 보배는 단지 이 一息의 眞陽이다. 무릇 陽氣가 충만하지 않으면 生하려는 뜻이 넓혀지지 못한다. 그러므로 陽은 오직 그 衰함을 두려워하고 陰은 오직 그 盛함을 두려워하니, 陰이 능히 스스로 盛할 수 있는 것이 아니라 陽이 衰한 즉 陰이 盛하게 되는 것이다. 무릇 만물이 살아가는 것은 陽으로부터 말미암고 만물이 죽는 것도 또한 陽으로부터 말미암으니, 陽이 만물을 죽일 수 있는 것이 아니라 陽이 있으면 살고 陽이 없으면 죽는 것이다(天之大寶, 只此一丸紅日, 人之大寶, 只此一息眞陽. 凡陽氣不充, 則生意不廣, 故陽惟畏其衰, 陰惟畏其盛, 非陰能自盛也, 陽衰則陰盛矣. 凡萬物之生由于陽, 萬物之死亦由乎陽, 非陽能死萬物, 陽來則生, 陽去則死矣.)"[438]라고 하였다.

景岳은 이처럼 사람에게 있어서의 陽氣의 중요성을 강조하였는데, 그 목적은 "陽非有餘"를 주장하여 朱丹溪의 "陽常有餘, 陰常不足"論에 맞서기 위함이었다. 그는 이를 증명하기 위해 "天癸"가 늦게 來하여 일찍 去하는 것을 중요한 논거로 삼고 있다. 景岳은 이것이 단지 "단지 陰陽의 한 견해만을 보고 陰陽의 전체를 보지 못한 것(但見陰陽之一竅, 而未見陰陽之全體)"[439]이라고 생각했다. 그는 "무릇 陰陽의 道는 綱으로써 말하면 즉 天地를 位育하고 있는 것이다. 目으로써 말하면 가을의 터럭을 세밀하게 살피는 것이니, 지극히 크면서도 지극히 작고 往함에 化하지 않음이 없다. 만약 淸濁의 待對로써 말하면 즉 氣는 陽이고 精은 陰이니, 이는 또한 陰陽의 한 이름이다. 만약 死生의 聚散으로 말하면 무릇 精血이 生하는 것은 모두 陽氣 때문이니, 陽을 얻으면 살고 陽을 잃으면 죽는다. 이는 실로 性命의 化源이자 陰陽의 大綱이다(夫陰陽之道, 以綱言之, 則位育天地. 以目言之, 則縷析秋毫, 至大至小, 無往而非其化也. 若以淸濁待對言, 則氣爲陽, 精爲陰, 此亦陰陽之一目也. 若以死生聚散言, 則凡精血之生皆爲陽氣, 得陽則生, 失陽則死, 此實性命之化源, 陰陽之大綱也.)"[440]라고 하였다. 이런 설명은 "天癸"의 陰精이 "天一"의 陽氣가 化生한 데서 비롯되니 "天癸"라고 부르게 된 것이라는 것이다. "天癸"가 늦게 來하는 것은 陽氣의 生機가 이르지 않았기 때문이며, "天癸"가 일찍 去하는 것은 또한 陽氣의 生機가 일찍 衰하기 때문이다. 生理的인 면에서 景岳은 陽氣의 중요성을 특별히 강조하였는데, 치료에 있어서도 특별히 陽氣를 溫補하는 것을 중요시하였다. 그가 창제한 右歸丸, 右歸飮 두 처방은 하나는 右腎의 元陽을 補하고 하나는 命門의 陽衰陰盛을 다스리니 바로 陽氣를 지키는 대표적인 처방이다.

2. 眞陰不足論

眞陰은 일명 元陰으로 또한 眞精이라고 불리며 腎中에 존재하는 가장 기본적인 물질이다. 眞陰과 元陽은 서로 뿌리가 되어 분할할 수 없는 것이다. 그래서, 景岳은 사람의 陽氣는 有餘하지

438) 上同.
439) 『景岳全書 · 傳忠錄 · 陽不足再辨』.
440) 上同.

않으며 陰氣도 또한 不足한 것이라고 생각했다. 그는『眞陰論』중에서 다섯 가지 면으로 眞陰에 대해 논하였다.

1) 眞陰之象

陰은 精이 되고 形을 이루는데, 이 精과 形은 바로 眞陰의 象이다. 景岳은『靈樞 · 本神篇』의 "오장은 精을 갈무리하는 것이다. 손상되어서는 않되니, 손상되면 精을 지키는 작용이 실조되어 陰이 虛해지고, 陰이 虛해지면 氣가 없어지고, 氣가 없어지면 죽게 된다(五臟主藏精者也, 不可傷, 傷則失守而陰虛, 陰虛則無氣, 無氣則死矣)"와『素問 · 三部九候論』에서의 "形肉이 이미 빠져나가면 九候가 비록 고르다 하더라도 죽게 된다(形肉已脫, 九候雖調猶死)"라는 문장을 인용하여 이런 관점을 설명했다. 陰이 虛하면 精이 虛해지고 精이 虛해지면 氣가 의지할 데가 없게 되어 生化之機가 사그러드니 죽음에 이르게 된다. 따라서, 外在하는 形肉은 內在하는 陰精으로부터 생긴 것으로 이른바 "陽化氣, 陰成形"이라 하는 것이니, 精은 內에 藏해지고 肉은 外에 形을 갖춘다는 것이다. 그러므로, 그 形質의 좋고 나쁨을 보면 가히 眞陰이 傷했는지의 여부를 알수 있게 된다.

2) 眞陰之臟

五臟에 비록 각기 陰精이 있지만 모두 腎에 귀속된다. 그래서,『素問 · 上古天眞論』에서 "腎은 水를 주관하니, 五臟六腑의 精을 받아서 저장한다(腎者主水, 受五臟六府之精而藏之)"라고 하였다. 腎에서 精을 藏하는 곳은 命門이라고 불린다. 精을 이에 藏하면 陰中의 水가 된다. 氣가 이로부터 化하면 陰中의 火가 된다. 命門은 兩腎의 가운데 居하며 水와 火를 함께 갖추어 性命의 本이 된다. 따라서, 眞陰을 다스리고자 하면 먼저 命門을 알아야만 한다.

3) 眞陰之用

眞陰은 水로서 命門火의 기초가 되며 命門火는 陰水에서 길러져 그 水火의 기능을 다할 수 있게 된다. 景岳은 "무릇 水와 火의 功은 하나라도 결핍되어서는 안 된다. 命門의 火는 元氣라고 이른다. 命門의 水는 元精이라고 이른다. 五液이 충만하면 形體가 이에 힘입어서 强壯해진다. 五氣가 다스려지면 營衛가 이에 힘입어서 조화로와진다. 이 命門의 水와 火는 즉 十二臟의 化源이다. 그러므로 心은 이에 힘입어 君主로서 빛나게 된다. 肺는 이에 힘입어 治節이 행해진다. 脾胃는 이에 힘입어 倉廩의 富를 다스린다. 肝膽은 이에 힘입어 謀慮의 本을 돕는다. 膀胱이 이에 힘입어 三焦의 氣化가 있게 된다. 大小腸이 이에 힘입어 傳導가 저절로 나뉜다. 여기에서 비록 腎臟의 技巧를 말하였지만, 실제로는 모두 眞陰의 작용이다(凡水火之功, 缺一不可. 命門之火, 謂之元氣. 命門之水, 謂之元精. 五液充則形體賴而强壯. 五氣治, 則營衛賴以和調. 此命門之水火, 卽十二臟之化源. 故心賴之, 則君主以明. 肺賴之, 則治節以行. 脾胃賴之, 濟倉廩之富. 肝膽賴之, 資謀慮之本. 膀胱賴之, 則三焦氣化. 大小腸賴之, 則傳導自分. 此雖云腎臟之技巧, 而實皆眞陰之用.)"[441]라고 하였다.

---

441)『類經附益 · 求正錄 · 眞陰論』.

4) 眞陰之病

眞陰은 본래 有餘하지 않으니, 陰病은 모두 부족한 것이다. 예를 들어 이른바 陰이 하부에서 勝하다는 것은 본래 陰이 勝하는 것이 아니라 命門의 火가 衰한 것이다. 陽이 標에서 勝하다는 것은 본래 陽이 盛한 것이 아니라 命門의 水가 虧損된 것이다. 水가 그 근원이 마르면 陰虛의 病이 계속 생기게 된다. 火가 그 근본이 衰하면 陽虛의 證이 많이 생기게 된다. 王太僕이 "寒하게 하되 寒해지지 않을 때에는 그 水가 없음을 탓한다. 熱하게 하되 熱해지지 않을 때에는 그 火가 없음을 탓한다(寒之不寒, 責其無水. 熱之不熱, 責其無火.)"라 했는데, 水와 火가 없는 것은 모두 命門에 달려 있으니 모두 陰虛의 病이라고 부른다.

5) 眞陰之治

五臟은 사람이 살아가는 데 근본이 되는데, 腎은 五臟의 근본이고 命門은 腎의 근본이며 陰精은 命門의 근본이다. 무릇 陰陽의 모든 病變은 水와 火를 함께 갖추고 있는 命門에 달려 있는 것이다. 그래서, 王太僕은 "壯水之主, 以制陽光. 益火之源, 以消陰翳."라고 하였다. 嚴用和는 脾를 補하는 것이 腎을 補하는 것만 못하다고 했고, 薛立齋는 八味丸과 六味丸으로 水와 火를 나누어 다스렸는데, 王太僕은 이런 방법들이 뛰어난 효과가 있다고 여겼다. 이런 방법들은 모두 陰精을 다스리는 것을 근본으로 삼고 있다. 景岳은 이처럼 眞陰을 중시했는데, 六味丸 또는 八味丸으로 眞陰을 기르는 것도 한편으로는 부족한 점이 있다고 생각했다. 그는 "眞陰이 虛해지면 다시 泄해서는 안 되는데 두 처방은 모두 茯苓, 澤瀉를 써서 滲利함이 太過하고, 仲景의 『金匱要略』에서도 利水를 목적으로 사용했다. 비록 크게 補하는 가운데 이것들을 조금 가한다고 무슨 해로움이 있겠냐고들 한다. 그러나 補하는 힘을 줄이는 것을 피하지 못하게 되어 功을 거두기가 어렵게 되고 만다(眞陰旣虛, 則不宜再泄, 二方俱用茯笭, 澤瀉, 滲利太過, 卽仲景『金匱』, 亦爲利水而設. 雖曰于大補之中, 加此何害? 然未免減去補力, 而奏功爲難矣.)"[442]라고 하였다. 그리하여, 景岳은 左歸丸, 左歸飮의 두 處方을 만들었는데, 전자는 左腎의 元陰을 기르고, 후자는 命門의 眞水를 기르는 것이다.

3. 方藥八陣

景岳은 장성하여 軍에 몸담았는데, 兵法에 밝았으나 뜻을 얻지 못하고 醫學을 익히게 되었다. 이로 인해 兵法의 이치를 醫學에 많이 적용하였다. 그는 고대 군사전술 중 주요 陣形 즉 方陣을 결합하여 處方을 선택하고 藥을 썼다. 그는 유명한 方藥八陣式을 만들어 方劑治法 분류의 새로운 길을 여는 등 方劑學의 발전에 큰 공헌을 하였다.

1) 補陣

"補方之製, 補其虛也".[443] 景岳은 處方을 선택하고 藥을 쓰는 데 있어 특히 인체의 元氣를 중

---

442) 上同.

443) 『景岳全書·新方八陣·新方八略』.

시했는데, 이를 "人之大寶"라고 하였다. 아울러 陰陽互根의 각도에서 眞陰, 眞陽을 관찰함으로써 陽은 陰의 主가 되고 陰은 陽의 根이 된다고 여겨, 元陽을 溫補하고 眞陰을 滋養하여 陰陽이 평형을 이루어 水火旣濟가 되게 하면 오래 된 질병도 나을 수 있다는 점을 강조하였다. 그가 창제한 大補元煎, 左歸飮, 右歸飮, 左歸丸, 右歸丸 등은 그 대표적인 處方이다. 治法을 세워 藥을 선택하는 데 있어 그는 "무릇 氣가 虛하면 마땅히 상부를 補해야 하는데, 人蔘, 黃芪 등이 이에 속한다. 精이 虛하면 마땅히 하부를 補해야 하는데, 熟地黃, 枸杞子 등이 이에 속한다. 陽이 虛하면 마땅히 補하면서 겸하여 煖하게 해야 하는데, 肉桂, 附子, 乾薑 등이 이에 속한다. 陰이 虛하면 마땅히 補하면서 겸하여 淸하게 해야 하는데, 麥門冬, 芍藥, 生地黃 등이 이에 속한다(凡氣虛者宜補其上, 人蔘 黃芪之屬是也. 精虛者宜補其下, 熟地 枸杞之屬是也. 陽虛者宜補而兼煖, 桂 附 乾薑之屬是也. 陰虛者宜補而兼淸, 門冬 芍藥 生地之屬是也.)"[444)]라고 하였다. 다만 陰陽氣血의 사이에는 상호 滋生, 轉化의 관계가 있으므로 상세히 관찰하고 지혜롭게 운용해야 한다. "氣가 精으로 인해 虛해지면 스스로 마땅히 精을 補하여 氣로 化하게 해야 한다. 精이 氣로 인해 虛해지면 스스로 마땅히 氣를 補하여 精이 生하게 해야 한다. 또한 陽이 陰을 잃고 떨어져 나간 경우 陰을 補하지 않으면 어떻게 散亡된 氣를 거두겠는가. 水가 火를 잃어 敗한 경우 火를 補하지 않으면 어떻게 잠들어 있는 陰을 깨우겠는가. 이것이 또한 陰陽相濟의 妙用이다. 그러므로 陽을 잘 補하는 자는 반드시 陰 중에서 陽을 구하니, 즉 陽이 陰의 도움을 얻으면 生化가 무궁하게 된다. 陰을 잘 補하는 자는 반드시 陽 중에서 陰을 구하니, 즉 陰이 陽의 升함을 얻으면 泉源이 마르지 않게 된다(其有氣因精而虛者, 自當補精以化氣. 精因氣而虛者, 自當補氣以生精. 又有陽失陰而離者, 不補陰何以收散亡之氣. 水失火而敗者, 不補火何以蘇垂寂之陰, 此又陰陽相濟之妙用也. 故善補陽者, 必于陰中求陽, 則陽得陰助而生化無窮. 善補陰者, 必于陽中求陰, 則陰得陽升而泉源不竭.)."[445)]

2) 和陣

"和方之製, 和其不和者也."[446)] 景岳은 "病이 虛實氣血의 사이에 있어 補하지도 못하고 攻하지도 못할 때 和平함을 얻으려 하면 반드시 緩하게 치료해야 하니, 이에 方 중에 和陣이 있게 되었다(病有在虛實氣血之間, 補之不可, 攻之又不可者, 欲得其平, 須從緩治, 故方有和陣.)"[447)]이라 하였다. 和法을 씀에 있어서도 證마다의 寒熱虛實에 따라 차이가 있다. "무릇 병이 虛를 겸한 경우는 補하면서 和解시켜야 한다. 滯함을 겸한 경우는 行하게 하면서 和解시켜야 한다. 寒을 겸한 경우는 溫하게 하면서 和解시켜야 한다. 熱을 겸한 경우는 涼하게 하면서 和解시켜야 한다. 和하게 하는 의의는 매우 넓다. 또한 土가 四氣를 겸하는 것과 같아서 그 補瀉溫涼하는 쓰임이 미치지 않는 바가 없다(凡病兼虛者, 補而和之; 兼滯者, 行而和之; 兼寒者, 溫而和之; 兼熱者, 涼而和之; 和之爲義廣矣. 亦猶土兼四氣, 其于補瀉溫涼之用, 無所不及.)."[448)] 和法을 씀에 있어 補, 瀉, 寒, 熱을 다 할 수 있으므로 본

444) 上同.
445) 上同.
446) 上同.
447) 『景岳全書 · 古方八陣 · 古方條序』.

래 通治의 성격이 있는데, 그 목적이 "調平元氣, 不失中和."[449]하는데 있다. 和陣에 속하는 處方들을 보면 모두 行氣를 기초로 하고 病情에 근거하여 상응하는 藥物을 배합하는데, 金水六君煎, 六安煎, 和胃飮, 排氣飮, 大小和中飮 등이 그 예이다.

3) 攻陣

"攻方之製, 攻其實也".[450] "邪氣가 공고하여 질환이 깊어 그 勢가 강한 도적과도 같다면 마땅히 속히 이를 伐해야 하며 緩하게 해서는 안 되니, 이에 方 중에 攻陣이 있게 되었다(邪痼疾深, 勢如强寇, 宜速伐之, 不可緩也, 故方有攻陣.)."[451] 攻法의 운용에 정통한 사람은 그 효과가 매우 신속하지만 잘못 투여하는 경우는 생명을 위태롭게 할 수 있으므로 攻法을 씀에 있어서는 반드시 病情을 자세히 관찰하여 證을 살피고 써야 한다. 이에 대해 景岳은 상세히 밝혀 놓았다. 그는 "攻氣라 함은 모여 있는 것을 攻하면 그 모여 있는 것을 흐트러뜨릴 수 있다는 것이다. 攻血이라 함은 뭉쳐 있는 것을 攻하면 그 뭉쳐 있는 것을 통하게 할 수 있다는 것이다. 攻積이라 함은 그 굳어 있는 것을 攻하는 것이다. 臟에 있는 것은 가히 破하거나 培할 수 있다. 經에 있는 것은 가히 침을 놓거나 뜸을 뜰 수 있다. 攻痰이라 함은 그 急한 것을 攻하는 것으로서, 眞實한 경우는 잠시 마땅히 標를 解해야 한다. 크게 虛한 경우는 단지 마땅히 本을 구해야 한다. 다만 모든 병의 實함에는 미미함과 심함이 있으므로 攻하는 법을 씀에 있어 輕重을 나누어야 한다. 크게 實한 경우에 攻해도 효과가 없으면 가히 다시 쓸 수 있다. 약간 實한 경우에 攻함이 太過하면 매번 해를 입을 수 있으므로 마땅히 삼가도록 해야 한다. 무릇 병이 陽에 있으면 陰을 攻해서는 안 되고, 병이 胸에 있으면 臟을 攻해서는 안 된다. 이와 같은 경우는 邪氣가 반드시 虛함을 틈타 안으로 들어오게 되니, 이른바 賊을 인도하여 방 안으로 들이는 셈이다. 병이 陰에 있으면 陽을 攻해서는 안 되고, 병이 裏에 있으면 表를 攻해서는 안 된다. 이와 같은 경우는 병이 반드시 잘못된 치료로 인해 깊어지니, 이른바 울타리를 스스로 치우는 셈이다. 치료함에 攻法을 쓰는 경우는 어떤 경우든지 반드시 邪가 심할 때라야만 한다(攻氣者, 攻其聚, 聚可散也. 攻血者, 攻其瘀, 瘀可通也. 攻積者, 攻其堅. 在臟者, 可破, 可培. 在經者, 可鍼, 可灸也. 攻痰者, 攻其急, 眞實者, 暫宜解標. 多虛者, 只宜求本也. 但諸病之實, 有微甚, 用攻之法, 分重輕. 太實者, 攻之未及, 可以再加. 微實者, 攻之太過, 每因致害, 所當愼也. 凡病在陽者, 不可攻陰, 病在胸者, 不可攻臟, 若此者, 邪必乘虛內陷, 所謂引賊入室也. 病在陰者, 勿攻其陽, 病在裏者, 勿攻其表, 若此者, 病必因誤而甚, 所謂自撤藩蔽也. 大都治宜用攻, 必其邪之甚者也.)"[452]라고 하였다.

4) 散陣

景岳은 外邪가 인체에 침입하면 衛表不和나 肺衛不宣의 諸症을 일으키므로 치료함에 있어 外

448) 『景岳全書 · 新方八陣 · 新方八略』.
449) 上同.
450) 上同.
451) 『景岳全書 · 古方八陣 · 古方條序』.
452) 『景岳全書 · 新方八陣 · 新方八略』.

邪를 散해야 한다고 하였다. 이에 "邪가 肌表에 있으면 마땅히 밖으로 몰아내야 하는데, 몰아내는 것이 늦으면 병이 반드시 날로 깊어지니, 이로부터 方 중에 散陣이 있게 되었다(邪在肌表, 當逐于外, 拒之不早, 病必日深, 故方有散陣."[453]라 했다. 이른바 "散法을 쓴다는 것은 表證을 散하는 것이다.(用散者, 散表證也.)"[454]라고 한 것이다. 散法의 응용에 대해 景岳은 "마땅히 性力의 緩急과 氣味의 寒溫이 구분됨을 알아서 사용함에 그 마땅함을 얻는다면 모든 經에 있어 묘하지 않음이 없을 것이다. 예를 들어 麻黃, 桂枝는 峻散하는 것이고, 防風, 荊芥, 紫蘇葉은 平散하는 것이고, 細辛, 白芷, 生薑은 溫散하는 것이고, 柴胡, 乾葛, 薄荷는 凉散하는 것이고, 羌活, 蒼朮은 經으로 들어가 濕을 없애고 散하게 하는 것이고, 升麻, 川芎은 陷한 것을 올려 上行하게 하여 散하는 것이다. 邪가 얕게 있는 경우에는 모두 峻利시키는 약물을 금하고, 氣가 약한 경우는 雄悍한 약물을 금하고, 熱이 많은 경우는 溫燥한 약물을 금하고, 寒이 많은 경우는 淸凉한 약물을 금한다. 무릇 熱渴煩躁한 경우에는 乾葛이 좋지만 嘔吐, 惡心이 있으면 쓰지 말아야 한다. 寒熱往來의 경우에는 柴胡가 마땅하지만 설사가 있으면 쓰지 말아야 한다. 寒邪가 상부에 있으면 升麻, 川芎이 마땅하지만 內熱이 炎上하는 경우에는 쓰지 말아야 한다. 사용함에 있어 금해야 할 이런 성질들을 마땅히 변별해야 한다(當知性力緩急及氣味寒溫之辨, 用得其宜, 諸經無不妙也. 如麻黃桂枝峻散者, 防風荊芥紫蘇平散者也, 細辛白芷生薑溫散者也, 柴胡乾葛薄荷凉散者也, 羌活蒼朮能走經祛濕而散者也, 升麻川芎能擧陷上行而散者也. 諸邪淺者忌峻利之屬, 氣弱者忌雄悍之屬, 熱多者忌溫燥之屬, 寒多者忌淸凉之屬, 熱多者忌溫燥之屬, 寒多者忌淸凉之屬. 凡熱渴煩躁者喜乾葛, 而嘔惡者忌之. 寒熱往來者宜柴胡, 而泄瀉者忌之. 寒邪在上者, 宜升麻川芎, 而內熱炎升者忌之, 此性用之宜忌, 所當辨也.)"[455]라고 하였다. 그러나 相配의 法, 즉 "平함에 淸함을 겸하면 저절로 凉散하게 되고, 平함에 煖함을 겸하면 또한 溫經시킬 수 있다(以平兼淸, 自成凉散, 以平兼煖, 亦可溫經.)"함도 또한 알아야만 한다.

5) 寒陣

"寒方之製, 爲淸火也, 爲除熱也."[456] 景岳은 "陽이 亢하면 陰을 상하고, 陰이 고갈되면 죽으므로 혹은 火를 없애고 혹은 水를 기르니, 이로부터 方 중에 寒陣이 있게 되었다(陽亢傷陰, 陰竭則死, 或去其火, 或壯其水, 故方有寒陣.)"[457]이라 하였다. 火熱證의 치료에 대해 古方書는 모두 黃連淸心, 黃芩淸肺, 石斛芍藥淸脾, 龍膽淸肝, 黃柏淸腎이라 하여 이 法을 많이 따랐다. 景岳은 "무릇 寒凉한 藥物은 모두 火를 瀉할 수 있으니, 어찌 이것은 凉하게 하면서 저것은 凉하게 하지 못함이 있겠는가. 다만 마땅히 그 輕淸重濁함과 性力의 微甚을 가림으로써 사용함에 있어 그 마땅함을 얻는 것이 좋다. 무릇 輕淸한 것은 마땅히 상부를 淸하게 하니, 예를 들어 黃芩, 石斛, 連翹, 天花粉과 같은 약들이 그러하다. 重濁한 것은 마땅히 하부를 淸하게 하니, 예를 들어 梔子, 黃柏, 龍膽

453) 『景岳全書 · 古方八陣 · 古方條序』.
454) 『景岳全書 · 新方八陣 · 新方八略』.
455) 上同.
456) 上同.
457) 『景岳全書 · 古方八陣 · 古方條序』.

草, 滑石과 같은 약들이 그러하다. 性力이 厚한 약들은 大熱을 淸하게 할 수 있으니, 예를 들어 石膏, 黃連, 蘆薈, 苦參, 山豆根과 같은 약들이 그러하다. 性力이 緩한 약들은 微熱을 淸하게 할 수 있으니, 예를 들어 地骨皮, 玄參, 貝母, 石斛, 童便과 같은 약들이 그러하다. 攻하는 데 써서 實鬱의 熱을 없애는 약으로는 大黃, 芒硝 등이 있다. 利하는 데 써서 癃閉의 熱을 없애는 약으로는 木通, 茵陳, 猪苓, 澤瀉 등이 있다. 補하는 데 써서 陰虛枯燥한 熱을 없애는 약으로는 生地黃, 天門冬, 麥門冬, 芍藥, 梨漿, 細甘草 등이 있다. 그러나 火가 심한 경우라면 상부에서도 또한 重濁한 약을 쓰는 것이 마땅하고, 火가 미약한 경우에는 하부에서도 또한 輕淸한 약을 쓸 수 있다(大凡寒凉之物皆能瀉火, 豈有凉此而不凉彼者, 但當分其輕淸重濁, 性力微甚, 用得其宜則善矣. 夫輕淸者, 宜以淸上, 如黃芩 石斛 連翹, 天花之屬是也. 重濁者, 宜于淸下, 如梔子 黃柏 龍膽 滑石之屬也. 性力之厚者, 能淸大熱, 如石膏 黃連 蘆薈 苦參 山豆根之屬也. 性力之緩者 能淸微熱, 如地骨皮 玄參 貝母 石斛 童便之屬也. 以攻而用者, 去實鬱之熱, 如大黃 芒硝之屬也. 以利而用者, 去癃閉之熱, 如木通 茵蔯 猪苓 澤瀉之屬也. 補而用者, 去陰虛枯燥之熱, 如生地 二冬 芍藥 梨漿, 細甘草之屬也. 然火之甚者, 在上亦宜重濁, 火之微者, 在下亦可輕淸.)"[458]라고 하였다.

6) 熱陣

"熱方之製, 爲除寒也."[459] 陰邪가 偏勝하면 반드시 形寒肢冷, 腹痛, 脈遲 등의 寒證이 나타나기 마련인데, 또한 陰寒의 邪가 陽을 傷하게 하는 경우가 매우 많으며 오래 되면 陽이 虛해져 虛寒證이 된다. 景岳은 "氣가 부족하면 寒해지는데, 稟受한 바로 인하거나 喪敗함으로 인하여 陽氣가 부족해지면 寒이 안에서 생겨나니, 陽衰의 병이 이르지 않음이 없다(氣不足便是寒, 或因稟受, 或因喪敗, 以致陽氣不足, 寒從中生, 而陽衰之病無所不至.)"[460]라고 하였다. 이를 다스리는 法은, "혹은 寒을 없애고 혹은 火를 도우니, 古方 중에 熱陣이 있게 되었다(或去其寒, 或助其火, 古方有熱陣.)"[461]고 하였다. 四味回陽飮, 溫胃飮, 暖肝煎, 參薑飮이 그 대표적인 處方이다. 熱을 이용한 治法은 반드시 명료해야만 한다. "散함과 溫함을 겸한 것은 寒邪를 散하고, 行함과 溫함을 겸한 것은 寒滯를 行하게 하고, 補함과 溫함을 겸한 것은 虛寒함을 補한다. 땀이 많이 나는 모든 경우에는 生薑을 금하는데, 生薑은 散하게 하기 때문이다. 失血의 경우에는 桂枝를 금하는데, 桂枝는 血을 動하게 하기 때문이다. 氣短, 氣怯의 경우에는 破故紙를 금하는데, 破故紙는 氣를 降하게 하기 때문이다. 무릇 氣에 香이 있는 약들은 모두 氣虛證에는 좋지 않고, 味가 辛한 약들은 血證에는 좋지 않으므로 마땅히 삼가도록 해야 한다(以散兼溫者, 散寒邪也, 以行兼溫者, 行寒滯也, 以補兼溫者, 補虛寒也. 諸多汗者忌薑, 薑能散也, 失血者忌桂, 桂動血也, 氣短氣怯者忌故紙, 故紙降氣也, 大凡氣香者, 皆不利于氣虛證, 味辛者, 多不利于見血證, 所當愼也.)."[462]

---

458) 『景岳全書 · 新方八陣 · 新方八略』.
459) 上同.
460) 上同.
461) 『景岳全書 · 古方八陣 · 古方條序』.
462) 『景岳全書 · 新方八陣 · 新方八略』.

7) 固陣

"固方之製, 固其泄也".[463] "元氣가 상하면 虛하고 滑하여 漏泄이 날로 심해지니 다할 때까지 멈추지 않는다.(元氣旣傷, 虛且滑, 漏泄日甚, 不盡不已.)"[464] 이를 치료하려면 收斂하여 그 脫한 바를 固하게 해야 하므로 方 중에 固陣이 있게 되었다. "久嗽로 喘하면서 氣가 상부에서 泄하면 마땅히 肺를 固하게 해야 한다. 久遺로 淋病이 되어 精이 하부에서 脫하면 마땅히 腎을 固하게 해야 한다. 小便不禁의 경우에는 마땅히 膀胱을 固하게 해야 한다. 大便不禁의 경우에는 마땅히 그 腸, 臟을 固하게 해야 한다. 땀이 나는 것이 멈추지 않는 경우에는 마땅히 皮毛를 固하게 해야 한다. 血이 泄하는 것이 멈추지 않는 경우에는 마땅히 營衛를 固하게 해야 한다. 무릇 寒으로 인해 泄하는 경우에는 마땅히 熱로써 固하게 해야 하고, 熱로 인해 泄하는 경우에는 마땅히 寒으로써 固하게 해야 한다. 종합해 보면, 상부나 表에 있는 경우에는 모두 마땅히 氣를 固하게 해야 하는데, 氣는 肺에서 주관하는 것이다. 하부나 裏에 있는 경우에는 마땅히 精을 固하게 해야 하는데, 精은 腎에서 주관하는 것이다. 그리하여, 虛한 경우는 固하게 해야 하지만 實한 경우는 固하게 해서는 안 되며, 오래 된 경우는 固하게 해야 하지만 갑작스런 경우는 固하게 해서는 안 된다. 固하게 해야 함에도 固하게 하지 않으면 滄海라도 또한 장차 고갈되게 마련이고, 固하게 하지 말하야 하는데도 固하게 하면 문을 닫고 도둑을 머무르게 하는 것이 된다.(久嗽爲喘而氣泄于上者, 宜固其肺. 久遺成淋而精脫于下者, 宜固其腎. 小水不禁者, 宜固其膀胱. 大便不禁者, 宜固其腸臟. 汗泄不止者, 宜固其皮毛. 血泄不止者, 宜固其營衛. 凡因寒而泄者, 當固之以熱. 因熱而泄者, 當固之以寒. 總之, 在上在表者, 皆宜固氣, 氣主在肺也. 在下在裏者, 宜固精, 精主在腎也. 然虛者可固, 實者不可固, 久者可固, 暴者不可固. 當固不固, 則滄海亦將竭. 不當固而固, 則閉門延寇也.)"[465]

8) 因陣

"因方의 製는 그 病因에 따라 쓰는 것이다. 무릇 병에 서로 같은 점이 있으면 모두 證에 따라 쓸 수 있는데, 이를 因方이라 한다.(因方之製, 因其可因者也, 凡病有相同者, 皆可按證而用之, 是謂因方.)"[466] 만약 癰毒이 생겼을 때에는 腫을 敷하게 한다. 蛇蟲에 傷했을 때에는 毒을 解하게 한다. 湯火에 肌膚를 傷했을 때에는 熱을 散하게 한다. 跌打로 肌骨을 傷했을 때에는 斷한 것을 잇게 한다. 이런 것들은 모두 證에 따라 藥을 쓰는 것이다. 그러나, 病因에 따르지 못하는 경우는 證이 같아도 病因이 같지 않을 때이다. 사람의 虛實寒熱은 각기 다름이 있어 表裏陰陽을 나누어 다스리게 된다. 그러므로, 이에는 마땅하나 다른 면으로는 그렇지 못한 경우가 있고, 表에서는 같으나 裏에서는 다른 경우가 있게 된다. 그래서, 病이 비록 서로 비슷하더라도 內傷에 있어서는 血氣 중에서 그 病因을 찾아야 하니 因方이 모든 病因을 두루 포함하여 쓰일 수는 없는 것이다.

---

463) 上同.
464) 『景岳全書 · 古方八陣 · 古方條序』.
465) 『景岳全書 · 新方八陣 · 新方八略』.
466) 上同.

4. 審證施治의 方法과 特徵

1) 二綱六變의 辨證方法

景岳은 病을 치료하는 데 있어 辨證을 매우 중요하게 생각했으며, 오랜 임상경험을 통해 "二綱六變"의 辨證方法을 내어 놓았다. 그는 "무릇 병을 진단하고 치료할 때에는 반드시 먼저 陰陽을 살피는 것이 醫道의 綱領이 된다.(凡診病施治, 必須先審陰陽, 乃爲醫道之綱領.)"[467] "醫道가 비록 繁多하다 해도 한 마디로 말할 수 있으니, 陰陽일 뿐이다.(醫道雖繁, 而可以一言蔽之, 曰陰陽而已.)"[468] "이른바 六變이라 함은 表, 裏, 寒, 熱, 虛, 實을 말하는 것이다. 이는 즉 醫의 관건이 되는 것으로서, 이 여섯 가지에 밝은 자는 만 가지 병이 손바닥 안에 쥐여 있는 셈이다(所謂六變者, 表裏寒熱虛實也. 是卽醫中之關鍵, 明此六者, 萬病指諸掌矣.)"[469]라 했다. 景岳은 陰陽을 辨證의 "綱"으로 삼고, 表裏, 寒熱, 虛實을 綱의 目으로 삼아 綱으로 目을 포괄하여 病證에 대해 분석을 가한 것이다.

陰陽之辨: "表는 陽이 되고, 裏는 陰이 된다. 熱은 陽이 되고, 血은 陰이 된다. 動함은 陽이 되고, 靜함은 陰이 된다. 말이 많은 것은 陽이 되고, 말이 없는 것은 陰이 된다. 밝은 것을 좋아하는 것은 陽이 되고, 어두운 것을 좋아하는 것은 陰이 된다(表爲陽, 裏爲陰. 熱爲陽, 血爲陰. 動爲陽, 靜爲陰. 多言者爲陽, 無聲者爲陰. 喜明者爲陽, 欲暗者爲陰.)"[470]이라 하여 諸症이 비록 복잡하나 모두 陰陽으로 포괄할 수 있다고 하였다.

表裏之辨: "表證은 邪氣가 밖으로부터 들어온 것이다. 무릇 風寒暑濕火燥 등 氣에 不正함이 있는 것이 그러하다.(表證者, 邪氣自外而入者也. 凡風寒暑濕火燥, 氣有不正者是也.)"[471] "裏證은 병이 내부, 臟에 있는 것이다. 무릇 병이 안에서 생긴 것인데, 즉 七情, 勞倦, 飮食所傷, 酒色 등으로 인한 것이 모두 裏證이 된다(裏證者, 病之在內在臟也. 凡病自內生, 則或因七情, 或因勞倦, 或因飮食所傷, 或爲酒色所困, 皆爲裏證.)"[472]라 하였다.

寒熱之辨: "寒熱者, 陰陽之化也."[473] "陰이 부족하면 陽이 이를 乘하고 그 變은 熱이 된다. 陽이 부족하면 陰이 이를 乘하고 그 變은 寒이 된다. 그러므로 陰이 勝하면 陽이 병들고, 陽이 勝하면 陰이 병든다(陰不足則陽乘之, 其變爲熱. 陽不足則陰乘之, 其變爲寒. 故陰勝則陽病, 陽勝則陰病.)"[474]이라 했는데, 이는 辨證에 있어서의 寒熱을 설명한 것으로 실제로는 陰陽의 盛衰를 변별한 것이다.

虛實之辨: 景岳은 虛實을 판단하는 것이 "根本이 무엇인가를 알기 위함(爲欲知根本之何如)"이니 "有餘와 不足(有餘不足也)"을 변별해야 한다고 생각했다.[475] 그는 "무릇 밖으로부터 들어온 병

---

467) 『景岳全書 · 傳忠錄 · 陰陽篇』.
468) 上同.
469) 『景岳全書 · 傳忠錄 · 六變辨』.
470) 『景岳全書 · 傳忠錄 · 陰陽篇』.
471) 『景岳全書 · 傳忠錄 · 表證篇』.
472) 『景岳全書 · 傳忠錄 · 裏證篇』.
473) 『景岳全書 · 傳忠錄 · 寒熱篇』.
474) 上同.

에는 有餘함이 많고, 안으로부터 나온 병에는 不足함이 많다. 實은 邪氣를 말하는 것으로서, 實한 즉 마땅히 瀉해야 한다. 虛는 正氣를 말하는 것으로서, 虛한 즉 마땅히 補해야 한다(凡外入之病多有餘, 內出之病多不足. 實言邪氣, 實則當瀉. 虛言正氣, 虛則當補.)"[476]라고 하였다. 이는 몇 마디 말로 虛實의 속성 및 그 변별의 의의와 중점을 개괄한 것이다. 그는 또 虛實의 변화에는 항상 "有表裏之虛實, 有氣血之虛實, 有臟腑之虛實, 有陰陽之虛實"[477]이라는 점을 강조하였고, 또한 "寒熱之虛實, 亦不可不辨"[478]이라 하였다.

2) 辨證求本, 治貴專精

景岳은 "萬事에는 모두 근본이 되는 것이 있으되, 병을 치료하는 법에 있어서는 더욱 오로지 근본을 찾는 것을 먼저 해야 한다.…… 그러므로 밝게 아는 자는 홀로 病因을 알아 곧바로 그 근본을 취하니, 즉 생겨난 모든 병들이 근본을 좇지 않는 경우가 없어서 모두 물리쳐지게 된다(萬事皆有本, 而治病之法尤惟求本爲首務,……故明者獨知所因而直取其本, 則所生諸病無不隨本皆退矣.)"[479]라고 하였다. 또한, "천하의 병에 변하는 모양이 비록 다양해도 그 근본은 하나이다. 천하의 方에 治法이 비록 많다 해도 證을 대하는 법은 하나이다. 무릇 병을 치료하는 道에 있어, 寒인 것을 알았으면 반드시 그 寒을 散하게 해야 하고, 熱인 것을 알았으면 반드시 그 熱을 淸하게 해야 한다. 한 번 그 근본을 알아내면 모든 證이 다 없어지게 된다(天下之病, 變態雖多, 其本則一. 天下之方, 治法雖多, 對證則一. 凡治病之道, 必確知爲寒, 則竟散其寒. 確知爲熱, 則竟淸其熱, 一撥其本, 諸證盡除矣.)"[480]라고 하였다. 疾病의 발생과 변화는 비록 복잡다단하고 病을 치료하는 방법도 매우 많지만 명확하게 辨證하기만 하면 疾病의 본질을 잡아 내고 寒熱虛實을 분명히 나누어 治病求本할 수 있게 된다. 그렇지만, 치료하고 藥을 씀에 있어 또한 "반드시 精一하여 잡되지 말아야 하니, 이것이 지극한 善이다.……補하는 법을 쓸 때에 先輕後重함을 귀하게 여기면 반드시 功을 이루게 된다. 攻하는 法을 쓸 때에는 반드시 先緩後峻하도록 해야 병이 낫게 된다. 만약 治法을 쓰는 것이 정미롭지 못하면 補해도 虛함을 치료하지 못하고 攻해도 實함을 없애지 못한다(必須精一不雜, 斯爲至善, ……用補之法, 貴乎先輕後重, 務必成功. 用攻之法, 必須先緩後峻, 及病則已. 若用治不精, 則補不可以治虛, 攻不可以去實.)"[481]해야 한다.

3) 調補陰陽, 皆從腎氣

陰은 陽을 主로 하고 陽은 陰을 基로 한다는 것은 景岳의 기본적인 관점이다. 그는 인체가 陰平陽秘함으로써 그 정상적인 기능을 유지할 수 있으며 陰陽이 상대적 평형을 잃으면 病이 생기

475) 『景岳全書 · 傳忠錄 · 虛實篇』.
476) 上同.
477) 上同.
478) 上同.
479) 『景岳全書 · 傳忠錄 · 求本論』.
480) 『景岳全書 · 傳忠錄 · 論治篇』.
481) 上同.

게 되니, 陰陽을 調補함이 매우 중요하다고 생각했다. 그런데, 陰陽을 調補함에 있어서는 腎氣를 위주로 하는 것이 좋다. 景岳은 "水를 치료하거나 火를 치료하거나 모두 腎氣를 좇아 하니, 이것은 곧 중요한 것이 命門에 있는데 陽이 陰을 바탕으로 하기 때문이다(治水治火, 皆從腎氣, 此正重在命門, 而陽以陰爲基也.)"[482]라고 하였다. 命門은 腎의 精室이 되어 "天一"이 이에 머무르고 眞陰의 府가 되어 精이 이 곳에 藏해지는데, 精은 陰中의 水로서 元精이라 이른다. 氣는 陰中의 火이며 元氣라고 이른다. 腎은 陰陽의 根이 되고 水火의 源이 되므로 陰陽을 調補함에 있어서는 모두 腎氣를 위주로 하게 된다.

4) 選用藥物, 獨重四維

景岳은 處方을 세워 藥을 씀에 있어 人蔘, 熟地黃, 附子, 大黃을 특히 중시하여 운용하였다. 그는 이에 대해 "무릇 人蔘, 熟地黃, 附子, 大黃은 실로 약 중의 四維이니, 병이 위험한 형세에 이르러 庸醫가 능히 구할 만한 것이 아니라고 할 때 이 네 가지 약이 아니면 투여할 수 없는 것이다(夫人蔘 熟地 附子 大黃實乃藥中之四維, 病云至于可畏勢, 非庸醫所能濟者, 非此四物不可投.)"[483]라고 하였다. 그는 人蔘, 熟地黃을 세상을 다스리는 훌륭한 재상에 비유하였고, 附子, 大黃은 전란을 평정하는 훌륭한 장수에 비유하였다. 장수의 용맹이 아니면 천하를 평화롭게 하지 못하고, 훌륭한 재상의 재능이 아니면 나라를 평안하게 하지 못한다. 景岳은 나라를 다스리는 것과 病을 다스리는 것을 같게 보았다. 病勢가 위급할 때에는 走而不守하는 附子가 아니면 回陽救逆시키지 못한다. 熱結硬痛에는 斬將奪關하는 大黃이 아니면 功을 이루지 못한다. 다만 溫通 또는 寒泄시키는 藥은 祛邪시킬 때에만 쓰며 扶正歸元함에는 쓰지 못하니 亂을 평정한 후의 治世를 잊지 말아야 하는 것과 마찬가지로 祛邪 후 반드시 扶正해야만 한다. 이로 인해 人蔘, 熟地黃은 治世의 유능한 臣으로 常用하게 되는 것이다. 附子의 응용에 있어 景岳은 人蔘, 熟地黃, 炙甘草 등의 甘潤한 藥들을 배합할 것을 주장하였는데, 이로써 "制其剛而制其勇"하여 그 培補의 작용을 나타낼 수 있다고 생각했다. 그는 "人蔘, 熟地黃은 氣血을 다스리는 데 있어 없어서는 안 되니, 어느 經이든지 陽氣가 虛할 때 人蔘이 아니면 줄 수 없다. 어느 經이든지 陰血이 虛할 때 熟地黃이 아니면 줄 수 없다. 人蔘에는 健運시키는 功이 있고, 熟地黃은 靜順한 德을 품고 있으니, 이 熟地黃과 人蔘은 하나는 陰이고 하나는 陽으로서 서로 表裏가 되고, 하나는 形을 맡고 하나는 氣를 맡아 서로 生成을 주관한다(人蔘 熟地則氣血之必不可無, 故諸經之陽氣虛者, 非人蔘不可; 諸經之陰血虛者, 非熟地不可. 人蔘有健運之功, 熟地禀靜順之德, 此熟地與人蔘, 一陰一陽, 相爲表裏, 一形一氣, 互主生成.)"[484]라고 하였다. 四維 중에 熟地黃을 귀하게 여기는데, 熟地黃은 守・重・靜・甘 등의 특징을 지니고 있어, "陰이 虛하여 神이 흩어질 때 熟地黃의 守함이 아니면 聚하게 하기에 부족하다. 陰이 虛하여 躁動할 때 熟地黃의 重함이 아니면 降하게 하기에 부족하다. 陰이 虛하여 剛急할 때 熟地黃의 甘함

482) 『類經附翼・求正錄・眞陰論』.
483) 『景岳全書・本草正』.
484) 上同.

이 아니면 緩하게 하기에 부족하다(陰虛而神散者, 非熟地之守, 不足以聚之. 陰虛而躁動者, 非熟地之重, 不足以降之. 陰虛而剛急者, 非熟地之甘, 不足以緩之.)"[485]라고 하였다. 또한 "熟地黃에 散劑를 겸하면 바야흐로 發汗시킬 수 있는 것은 왜인가? 陽氣가 아래에서 생겨남에 復卦가 없으면 乾卦를 이루지 못하는 것과 같은 것이라(熟地兼散劑, 方能發汗, 何也? 以陽生于下, 而無復不成乾也)"[486]라고 하였다. 마음에 담아 두어야 할 말들이니, 실로 의학의 정미로운 이론이라 할 수 있다.

【평가】

張景岳은 明末의 저명한 의가이다. 그는 어려서부터 의학을 공부하였고 장성해서는 군에 몸담기도 하였으며, 중년에 이르러서는 의학에 침잠하면서 天文, 易理 등에 정통하는 한편 풍부한 임상경험을 쌓았다. 그는 의학에 있어 『內經』, 『傷寒論』, 임상 각과, 나아가 本草, 方劑, 鍼灸에 이르기까지 모두 깊은 연구를 하여 자못 뛰어난 학식을 지님으로써 학문적으로 완성된 경지에 이르렀다. 더욱이 經文을 연구하면서 그 뜻을 궁구하고, 陽을 중시하고 補함을 주로 하였으며, 의학유파를 여는 등 여러 면에 있어 업적이 탁월하여 가히 이론과 실제를 겸비한 일대 醫學宗師라 불릴 만하다.

景岳은 특히 陰陽學說을 중시하여 "命之所系, 惟陰與陽"이라고 하였는데, 陽이 바로 "人生之大寶"라고 하였다. 이로 인해 그는 朱丹溪의 "陽常有餘"의 관점에 반대하고 스스로 "陽非有餘, 陰常不足"의 이론을 제창하여 重陽主補의 의학사상을 형성하였다. 그 기원은 『素問·至眞要大論』에서의 "諸寒之而熱者, 取之陰, 熱之而寒者, 取之陽."이라 한 것과 王冰의 "壯水之主, 以制陽光, 益火之源, 以消陰翳."라 한 것등의 이론이다. 아울러 李杲의 脾胃論과 腎中命門水火를 중시한 薛己의 영향을 받았다. 이는 당연히 그가 보아 온 질병이 "虛者多, 實者少"했던 것과 유관한 것이다. 그러나 朱丹溪가 말한 "陽常有餘"라 한 것은 "邪"를 말한 것이고, 景岳이 말한 "陽非有餘"는 "正"을 말한 것으로서, 이 둘은 결코 서로 공박할 수 있는 것이 아니다.

景岳은 비록 溫補를 강조하여 이를 의학이론의 핵심으로 삼았지만, 결코 溫補에만 국한되지는 않았다. 그는 "二綱六變"의 변증방법을 창시함으로써 病證을 진단, 치료하는 데 있어 陰陽을 변별하고 表裏, 虛實, 寒熱을 살폈으며, 臨證用藥에 있어서도 白虎湯, 人蔘竹葉石膏湯, 抽薪飮 등의 寒凉한 처방들을 상용하였다. 이로부터 그가 辨證施治를 매우 중시했다는 것을 알 수 있다.

景岳은 博學多才하고 문장력이 뛰어나 각 醫家들의 학설을 평론하는 데 뛰어났는데, 그 언사가 매번 과격하여 "재주를 믿고 자신을 대단하게 여긴다(恃才自負)"라는 비난을 받기는 하였지만, 각 醫家들의 장점을 흡수하기도 하였다. 예를 들어 그는 비록 劉河間의 "六氣皆能化火", 李杲의 "火爲元氣之賊", 朱丹溪의 "陽常有餘" 등의 관점에 동의하지 않았지만, 中風을 논하는 데 있어서만은 河間, 丹溪가 논한 바 中風의 病因이 결코 外來의 風邪가 아니라는 說에 찬성하였다. 그리고 三消를 논함에 있어서는 丹溪의 說을 매우 추종하고 薛己의 이론을 따르지 않았다. 그의 辛甘解

485) 上同.
486) 上同.

表, 辛平解表, 滋陰解表 등의 法들도 河間의 辛凉解表法의 영향을 받은 것이다.

【醫案選錄】

1. 便秘

朱翰林太夫人이 나이가 칠십이 가까운데 오월에 우연히 한번 넘어진 후 寒熱을 발하는데 여러 의사들이 生地黃, 芍藥, 丹皮, 黃芩, 知母 등의 藥을 써서 滋陰淸火하려 하니 그 病勢가 날이 갈수록 심해졌다. 이에 내가 진찰해 보았다. 六脈이 무력하고 비록 頭面과 上部에 熱이 있으나 입은 마르지 않고 足冷이 股에까지 이르렀다. 내가 "이는 陰虛하여 邪를 받은 것이다. 넘어져서 생긴 病이 아니라 陰證이다"라고 말하고, 理陰煎에 人蔘, 柴胡를 가하여 복용시키니 2劑로 熱이 물러났다. 하루에 죽을 두세 그릇을 먹었는데 大便이 이미 반 달 동안 통하지 않아 배가 점차 脹하게 되니 모두들 걱정을 하였는데, 사람들이 燥結이 火가 된 것으로 보고 다시 淸凉한 處方을 쓰려 했지만 나는 이에 동의할 수 없었다. 脈과 연령, 足冷을 놓고 볼 때 다시 淸火하게 되면 반드시 좋지 못할 것이었다. 『經』에서 이른바 "腎惡燥, 急食辛以潤之."는 바로 이를 두고 한 말이다. 이에 앞의 藥에 다시 乾薑, 附子를 가하고 人蔘, 當歸를 배로 하여 수 劑를 쓰니 便이 통하고 脹이 退하여 점차 원기를 회복하게 되었다. 자리를 털고 일어난 후에야 사람들이 비로소 그 의견에 탄복하게 되었다. (『景岳全書·雜症謨·秘結』)

朱翰林太夫人, 年近七旬, 于五月時, 偶因一跌, 卽致寒熱, 群醫爲之滋陰淸火, 用生地 芍藥, 丹皮 黃芩 知母之屬, 其勢日甚. 及余診之. 見其六脈無力, 雖頭面上身有熱, 而口則不渴, 且足冷至股. 余曰, 此陰虛受邪. 非跌之爲病, 實陰證也, 遂以理陰煎加人蔘, 柴胡, 二劑而熱退, 日進粥食二三碗, 而大便已半月不通, 腹且漸脹, 咸以爲慮, 群議燥結爲火, 復欲淸凉等劑, 余堅執不從. 謂其如此之脈, 如此之年, 如此之足冷, 若再一淸火, 其原必敗, 不可爲矣. 『經』曰, "腎惡燥, 急食辛以潤之." 正此謂也. 乃以前藥更加薑附, 倍用人蔘, 當歸, 數劑而便卽通, 脹卽退, 日漸復原矣. 病起之後, 衆始服其定見. (『景岳全書·雜證謨·秘結』)

2. 下消不寐

省中의 周公이라는 사람은 山左人이다. 나이가 40이 넘어 案牘으로 인한 과로로 羸疾이 생겼는데 神固食減, 時多恐懼하며 겨울, 봄부터 여름에 이르기까지 밤새도록 잠을 이루지 못한 지가 반 년이 넘었는데, 上焦는 渴하지 않고 湯水를 꺼리나 때로 약간씩 마실 때에는 입은 적셔도 넘기지는 못하였다. 그런데, 밤마다 小便을 2,3 升씩 보니 그 이유를 알지 못했으며, 또한 반은 膏濁液과 같았고 지극히 쇠약해져 죽을 것만 같았다. 내가 진찰해 보니 脈이 오히려 緩하고 肉이 脫해 있지 않아 胃氣가 아직 있는 것으로 여겨져 환자를 안심시켰다. 이에 歸脾湯에서 木香을 빼고 大補元煎과 같은 處方으로 한편으로는 陽을 기르고 또 한편으로는 陰을 길러 出入間에 300여 劑를 쓰니 합하여 人蔘 20斤을 복용한 셈으로, 이에 깨끗하게 낫게 되었다. 이는 神이 상부에서 消하고 精이 하부에서 消한 證이다. 消에는 陰陽이 있으니 모두 火로 인한 것이라 할 수 없다. 여기에 하나의 의안을 기록해 놓으니, 이를 통해 消하여 잠을 이루지 못하는 것을 다스리는 본보기로 삼을 수 있을 것이다. (『景岳全書 · 雜症謨 · 三消乾渴』)

省中周公者, 山左人也. 年逾四旬, 因案牘積勞, 致成羸疾, 神困食減, 時多恐懼, 自冬春達夏, 通宵不寐者凡半年有餘, 而上焦無渴, 不嗜湯水, 或有少飮, 則沃而不行, 然每夜必去溺二三升, 莫知其所從來, 且半皆如膏濁液, 尫羸至極, 自分必死. 及余診之, 脈猶帶緩, 肉亦未脫, 知其胃氣尙存, 慰以無慮. 乃用歸脾湯去木香, 及大補元煎之屬, 一以養陽, 一以養陰, 出入間用至三百餘劑, 計服人蔘二十斤, 乃得全愈. 此神消于上, 精消于下之證也. 可見消有陰陽, 不得盡言爲火, 姑紀一案, 以爲治消不寐者之鑒. (『景岳全書 · 雜證謨 · 三消乾渴』)

【복습자료】

1. 張景岳은 明代의 의학을 집대성한 사람이며 溫補派의 중견인물 중의 한 사람이다. 본절의 학습에 있어 우리는 먼저 그의 의학이론의 연원과 후세 의학의 발전에 미친 영향을 이해해야 할 것이다.

2. "陽非有餘, 陰常不足"의 이론은 그의 의학이론의 핵심이 되는 것이므로 마땅히 깊이 이해할 필요가 있다. 景岳이 논한 陽은 丹溪가 논한 陽과는 달라 그 내포하고 있는 뜻이 서로 다르다. 이 점은 왕왕 초학자들이 이해하기 어려운 점인 까닭에 특별한 주의를 요하는 것이다. 丹溪가 "陽常有餘"라고 한 것은 肝腎 중에서 쉽게 망동하는 相火를 말하는 것이고, 景岳이 "陽非有餘"라고 한 것은 사람의 正氣를 말한 것이다. 景岳은 形氣, 寒熱, 水火의 면에서 이런 관점을 설명하였다. 그는 陽의 중요성을 인식하는 동시에 眞陰之象, 眞陰之臟, 眞陰之用, 眞陰之病, 眞陰之治의 다섯 가지 면에서 陰도 또한 부족할 수 있음을 설명하였다. 陰에게는 陽이 없어서는 안 되니 氣가 없으면 形이 생겨날 수 없고, 陽에게는 陰이 없어서는 안 되니 形이 없으면 氣를 실을 수 없으니, 物은 陽에서 생겨나 陰에서 이루어진다고 한 것이다. 그러므로, 陰陽의 두 氣는 치우침이 있어서는 안 되며, 치우침이 없으면 氣가 조화로와 살 수 있고, 치우침이 있으면 氣가 괴리되어 죽게 된다. 아울러 景岳은 右歸丸, 右歸飮, 左歸丸, 左歸飮을 창제하여 重陽主補의 의학사상을 형성하였다.

3. 景岳은 "八陣"으로 方劑를 귀류하여 方劑治法을 분류하는 데 있어 선도적인 역할을 하였다. 그 분류된 바는 다음 표와 같다.

	新方八陣	古方八陣	小　計	主要效能
補　陣	29	165	194	補其虛
和　陣	20	378	398	和其不和
攻　陣	6	113	119	攻其實
散　陣	17	114	131	散表證
寒　陣	20	184	204	淸　火
熱　陣	25	193	218	除　寒
固　陣	10	66	76	固其泄
因　陣	59	303	362	因其可因
總　計	186	1516	1707	

4. 景岳은 앞 시대의 경험을 기초로 하고 장기간의 임상경험을 거쳐 "二綱六變"의 변증방법을 제시하였다. 그는 "凡診病施治, 必須先審陰陽"이라 하여, 病證이 비록 복잡해도 陰陽으로 변별되지 않음이 없다고 하였으며, 이로부터 陰陽은 실로 辨證의 綱領이 되고 이를 大綱으로 삼아 表裏와 寒熱虛實을 세밀하게 변별하게 되었다.

5. 景岳의 施治의 특징은 세 가지로 요약된다. 첫째는 치료함에 있어 대단히 정미로와야 한다는 것인데, 그는 施治와 用藥에서 "必須精一不雜, 斯爲至善,……若用治不精, 則補不可以治虛, 攻不可以去實."이라고 하였다. 둘째는 陰陽을 調補함이 모두 腎氣로부터 비롯된다는 것인데, 그는 "治水治火, 皆從腎氣, 此正重在命門."이라고 하였다. 셋째는 약물을 선택하는 데 있어 四維를 중시하였는데, 그는 "人蔘, 熟地黃, 附子, 大黃, 實乃藥中之四維, 病云至于可畏勢, 非庸醫所能濟者, 非此四物不可投."라고 하였다.

6. 의안에 대한 분석

案一: 나이가 많은 사람이 眞陰이 본래 虧損되었는데 병도 오래 되어 元陽도 또한 虛해져 津液이 마르고 氣도 모자라 전수됨이 없어 陰凝秘結의 證에 이르렀다. 景岳은 『內經』에서의 "腎惡燥, 急食辛以潤之"의 뜻에 근거하여 理陰煎(熟地黃, 炙甘草, 當歸, 乾薑)에 人蔘, 附子를 가하고 當歸를 배로 써서 陰을 길러 乾涸함을 滋養하고, 다시 溫化하게 하여 응결된 것을 풀어 주니 便秘가 저절로 통할 수 있었다.

案二: 환자가 渴하지 않으면서 夜尿를 2, 3되 가량 한 것은 마땅히 下消에 속하는 것이며, 밤새도록 잠을 못 이룬 것에 대해 景岳은 神이 상부에서 消한 것이며 과중한 업무로 心이 衰하고 脾가 困하여 그렇게 된 것으로 여겼는데, 心은 神을 藏하고 脾는 思를 주관하기 때문이다. 歸脾湯의 人蔘, 茯苓, 黃芪, 白朮, 炙甘草는 溫하여 脾를 기르고, 龍眼肉, 當歸, 遠志는 濡潤하여 心을 기른다. 心이 길러지면 神이 藏해지고 脾가 길러지면 慮가 안정되니, 神이 藏해지고 慮가 안정되면 잠을 이룰 수 있게 된다. 소변이 膏液처럼 탁한 것에 大補元煎을 써서 낫게 되었는데, 이는 바로 氣가 精을 통섭하지 못해서 그러했던 것이다. 大補元煎은 溫腎潤燥, 壯水益氣하는 처방인데, 腎은 하부에 있어 至陰의 臟이 되니 이는 즉 "一以養陽, 一以養陰"한다는 뜻이다.

【학습과제】

1. 張景岳의 의학이론의 淵源과 주요한 공헌에 대해 기술하시오.
2. 張景岳의 "陽非有餘, 陰常不足"의 이론을 어떻게 이해할 것인가?
3. 張景岳은 方劑를 어떻게 분류하였는가? 간략하게 논술하시오.
4. 張景岳은 變證施治에 있어 어떤 주장을 하였으며 그 특징은 무엇인가?

6 李中梓

【학습목표】

1. 李中梓의 先後天根本論과 水化陰陽論을 이해한다.
2. 李中梓가 疑似證을 변별함에 있어서의 임상적 특징을 이해한다.
3. 생애, 저작과 학술적 淵源 및 후세에 미친 영향을 이해한다.

【생애와 저작】

李中梓는 字가 士材이고 號는 念莪이며 明末의 의가로 華亭(지금의 上海시 松江) 사람이다. 증조부인 李府(字一樂)는 지방의 武官이었는데 왜구와 싸우다가 전사하였고, 부친인 尙袞(字補之)는 進士로서 兵部에서 일하였다. 李中梓는 어려서부터 儒學을 공부하여 여러 분야의 책을 많이 보았고 일찍이 과거에 응시하기도 하였다. 후에 자신이 病을 얻고 아들이 또한 庸醫에 의해 죽자 의술에 전념하게 되었다. 그는『內經』,『傷寒論』등의 옛 의서들을 깊이 공부하고 宋元醫家들의 학문을 연구하여 張元素, 劉河間, 李東垣, 朱丹溪, 薛己, 張景岳 등의 학술사상의 영향을 많이 받았다. 아울러 동시대의 名醫인 王肯堂, 施笠澤, 秦昌明 등과 함께 절차탁마하여 의학이론에 조예가 깊어져서 마침내 名醫의 반열에 오르게 되었다.

李中梓의 저술은 비교적 많은데, 대표작으로는『內經知要』를 들 수 있다. 이 저작은 1642년에 간행되었으며『內經』에서 選輯하여 만들어졌는데, 道生·陰陽·色診·脈診·臟象·經絡·治則·病能 등의 8篇으로 나뉘며, 역대에『內經』을 選注한 諸家의 저작 중 가장 간명하면서도 요점을 잘 정리한 것으로 초학자들의 사랑을 받았다.

『醫宗必讀』은 모두 10권으로 1637년에 쓰여졌다. 卷一은 醫理를 논하였고, 卷二는 脈法을 논하였고, 三·四卷은 本草를 논하였고, 五卷부터 十卷까지는 33종의 病症을 나누어 논하고 아울러 醫案을 덧붙여 놓았다. 病機의 분석은『內經』의 이론을 綱으로 삼고 處方의 선택은 대부분 실용적인 것으로 하여 의학의 입문서로서 그 영향이 비교적 컸다.

이 외에 또 세상에 나온 저작으로는 『傷寒括要』, 『雷公炮炙藥性解』, 『頤生微論』, 『診家正眼』, 『病機沙篆』, 『本草通玄』 등이 있다.

【학술내용】

1. 先後天根本論

李中梓는 『內經』에서 "治病必求于本"이라 한 바가 실로 지극한 이치를 담고 있는 의학의 要道라고 생각하였다. 本은 根의 뜻이다. 세상에는 근원이 없는 흐름이 없고 뿌리가 없는 나무가 없다. 근원이 맑으면 그 흐름은 자연히 맑게 되고, 뿌리에 물을 주면 가지는 무성해지게 된다. 사람의 몸은 나무에 뿌리가 있고 물에 근원이 있는 것처럼 역시 그 근본이 있다. 그러므로, 의술에 밝은 자는 반드시 그 근본에 밝으니 病을 치료함에 있어 근본을 파악하면 諸症이 쉽게 풀리게 된다. 이에 脾와 腎이 先後天의 근본이 됨을 밝히고, 脾, 腎 두 臟의 생리적 기능과 그 진단, 치료에서의 의의에 대해 자세히 논술하였다.

1) 脾腎의 생리적 특성이 先後天의 근본을 결정한다.

李中梓는 "腎은 어떻게 先天의 근본이 되는가? 대개 영아가 만들어지기 전에는……이 몸이 있기 전에 먼저 兩腎이 있으므로 腎이 先天의 근본이자 12經의 뿌리가 된다. 그러므로 先天의 근본이 腎에 있다고 한다. 脾는 어떻게 後天의 근본이 되는가? 대개 영아가 태어난 후 하루를 먹지 못하면 배가 고프고, 7일을 먹지 못하면 腸胃가 말라 죽게 된다. 經에서 '곡식을 들이면 살고, 곡식을 끊으면 죽는다.'라고 하였다. 兵家의 보급로와도 같으니, 보급로가 한번 끊기면 무리가 곧바로 흩어지는 것이다. 胃氣가 한번 敗하면 어떤 약으로도 치료하기 어렵다. 이 몸에는 반드시 穀氣의 滋養이 필요한데, 곡식이 胃에 들어오면 六腑에 널리 펴짐으로써 氣가 이르고, 五臟에서 고르게 되어 血이 생겨나니, 사람이 이에 힘입어 살아가는 것이다. 그러므로 後天의 근본이 脾에 있다고 하는 것이다(腎何以爲先天之本? 蓋嬰兒未成,……未有此身, 先有兩腎, 故腎爲先天之本, 十二經之根, 故曰先天之本在腎. 脾何以爲後天之本? 蓋嬰兒旣生, 一日不食則飢, 七日不食則腸胃涸絶而死. 經曰, 安穀則昌, 絶穀則亡. 猶兵家之餉道也, 餉道一絶, 萬衆立散. 胃氣一敗, 百藥難施. 一有此身, 必資穀氣, 穀入于胃, 灑陳于六腑而氣至, 和調于五臟而血生, 而人資之以爲生者也. 故曰, 後天之本在脾.)"[487]라고 하였다. 이상에서 알 수 있듯이 인체의 생리 면에서 매우 중요한 작용을 하기 때문에 宋代 이후로 적지 않은 醫家들이 모두 脾腎을 중요하게 여겼는데, 李中梓는 더욱 脾腎을 人身의 근본으로 여기고 이론적으로 깊이 정리하여 의학이론의 발전에 큰 공헌을 하였다.

2) 疾病을 판단할 때에는 반드시 脾腎의 脈을 살펴야 한다

脾腎이 人身의 근본임으로 인해 疾病을 판단하는 데 있어 脾腎의 脈을 살피는 것이 매우 중요하다. 예를 들어 傷寒病으로 위급한 경우에 대해 李中梓는 "반드시 太溪를 진단하여 腎氣의 盛衰

487) 『醫宗必讀 · 腎爲先天本脾爲後天本論』.

를 살피거나 혹은 衝陽을 진단하여 胃氣의 有無를 살피는데, 두 脈이 있다면 다른 脈은 묻지 않아도 된다(必診太溪[488]以察腎氣之盛衰, 或診衝陽[489]以察胃氣之有無, 兩脈旣在, 他脈可弗問也.)"[490]고 하였다. 이는 두 脈이 손에 응하면 회생할 가능성이 있음을 말한 것이다. 만약 두 脈이 불응하면 구하기 어렵게 된다. "사람에 尺이 있는 것은 나무에 뿌리가 있는 것과 같으니, 枝葉이 비록 마른다 해도 根本은 스스로 生하는 것이다(人之有尺, 猶樹之有根, 枝葉雖枯槁, 根本將自生.)"[491]고 하듯이, 사람이 胃氣가 있으면 살고 胃氣가 없으면 죽게 된다.

3) 治本當分水火, 飮食, 勞倦

治病求本함에 있어 근본이 脾腎에 있다는 것은 李中梓가 疾病을 치료함에 있어서의 기본적인 관점인데, 다만 "治先天根本, 則有水火之分", "治後天根本, 則有飮食勞倦之分"[492]이라 하였다. 先天之本에 있어 水가 부족하여 火가 왕성하게 된 경우에는 六味丸을 쓰는데, 즉 "壯水之主, 以制陽光"의 경우이다. 火가 부족하여 水가 왕성하게 된 경우에는 八味丸을 쓰는데, 즉 "益火之源, 以消陰翳"의 경우이다. 後天之本에 있어 飮食傷은 虛 중에 實이 있는 것으로 枳殼丸을 써서 消而補之한다. 勞倦傷은 純虛에 속하는데 補中益氣湯을 써서 升而補之한다. 이를 통해 李中梓가 腎을 다스림에 있어 薛立齋, 趙獻可의 방법을 따르고, 脾를 다스림에 있어 張元素, 李東垣, 羅天益의 방법을 따르고 있다는 것을 쉽게 알 수 있다. 다만 그는 자신의 특색이 있었는데, 脾를 다스림에 있어 辛燥升提에 얽매이지 않았으며 腎을 다스림에 있어 滋膩呆滯에 얽매이지 않았고, 당시의 의사들이 苦寒한 藥物을 남용하는 것에 반대했을 뿐만 아니라 桂枝, 附子를 많이 쓰는 것에도 반대하였다. 동시에, 그는 補腎과 理脾를 함께 할 것을 주장하였다. 甘寒한 藥으로 腎을 補하려 하는데 식사량이 줄어 脾에 좋지 못할 것으로 생각되면 滋腎하는 중에 砂仁, 沈香으로 돕는다. 辛溫으로 脾를 快하게 하려 하면 腎水를 耗하게 되는 것을 막아야 하니 扶脾하는 중에 五味로써 도와야 한다.

2. 水火陰陽論

1) 水火陰陽, 互爲依存, 升降相交

李中梓는 水升火降, 陰陽相交로 인해 만물의 생장과 발전이 이루어진다고 생각하였다. 그러므로, 水火陰陽의 升降은 天地의 만물이 조화를 이룸에 있어서의 근본적인 문제이다. 그런데, 水의 性은 본래 就下하고 火의 性은 본래 炎上하는데 어떻게 그 性에 反하여 升降하게 되는가? 이는

488) 太溪: 혈자리의 이름. 足少陰腎經에 속함. 내측 복사뼈 끝과 아킬레스건을 연결한 수평선의 중간점에 자리한다.
489) 衝陽: 혈자리의 이름. 『靈樞 · 本輸篇』에 나온다. 會原이라고도 하며 足陽明胃經에 속하고 足背의 가장 높은 곳에 위치하니, 즉 解溪穴 아래 1.5寸으로 동맥이 손에 응하는 곳이다.
490) 『醫宗必讀 · 腎爲先天本脾爲後天本論』.
491) 上同.
492) 上同.

水가 上升할 수 있는 것은 火氣의 蒸騰에 의한 것이며, 火가 下降할 수 있는 것은 또한 水濕의 潤澤에 힘입기 때문이다. 水火陰陽은 서로 의존하는 것이다. 火下水上하여 서로 만나는 것을 古人은 旣濟라 일렀는데 旣濟가 되면 物을 生할 수 있어 "物將蕃滋"[493]라고 한다. 火上水下하여 서로 만나지 못하는 것을 古人은 未濟라 일렀는데, 만나지 못하면 物이 죽을 수 있다. 크게 가물어 만물이 生하지 못하는 것은 火熱이 偏盛하여 下降하지 못하기 때문이다. 크게 물이 불어 만물이 生하지 못하는 것은 水濕이 偏盛하여 上升하지 못하기 때문이니, 이는 모두 水火未濟, 陰陽不交의 象에 속한다. 그러므로, 李中梓는 水火陰陽이 "宜平不宜偏, 宜交不宜分."[494]이라고 생각하였다. 인체의 水火는 陰陽氣血로 표현되며 서로 만나도록 힘써야 하니, 즉 "無陽則陰無以生, 無陰則陽無以化."[495]라 할 수 있다. 이는 陰血의 생성이 반드시 陽氣의 溫煦에 힘입어야 하고, 陽氣의 化生이 또한 陰血의 공급에 힘입어야 한다는 것으로, 양자가 서로 의존함을 말하는 것이다. 이렇게 되어야만 升降相交하여 통일된 협조작용을 발휘할 수 있다.

2) 陰陽相生, 以陽爲主

李中梓는 비록 陰陽의 두 氣가 서로 의존하고 化生시키는 관계에 있다고 여겼으나, 陰陽을 절대적으로 동등한 관계에 있다고 보지 않고 陽氣에 더욱 중점을 두었다. 그는 "物은 陰에 伏하지 않고 陽에서 生한다. 비유하면 봄, 여름에 生하여 가을, 겨울에 殺하는 것과 같으니, 태양을 향하는 초목은 쉽게 번성하지만 그늘에 숨은 화초는 쉽게 시드는 것이다(物不伏于陰而生于陽. 譬如春夏生而秋冬殺, 向日之草木易榮, 潛陰之花卉易萎.)"[496]라고 하였다. 치료면에 있어서는 "氣血이 모두 중요하지만 補氣가 補血보다 앞선다. 陰陽이 모두 필요하지만 陽을 기르는 것이 陰을 기르는 것보다 낫다(氣血俱要, 而補氣在補血之先. 陰陽并需, 而養陽在滋陰之上.)"[497]라고 하였다. 이로 인해, 그는 당시의 의사들이 滋陰과 溫補에 급급한 것에 이의를 제기하였다. 또한 그는 陽氣를 더욱 중요시하여 藥性의 해석에 대해서도 또한 "藥性이 溫한 것은 시절 중에 봄과 같아서 만물을 生하게 하는 것이다. 藥性이 熱한 것은 시절 중에 여름과 같아서 만물을 長하게 하는 것이다. 藥性이 凉한 것은 시절 중에 가을과 같아서 만물을 肅하게 하는 것이다. 藥性이 寒한 것은 시절 중에 겨울과 같아서 만물을 殺하게 하는 것이다. 그러므로 무릇 溫熱한 方劑는 모두 虛함을 補하는 것이고, 寒凉한 方劑는 모두 實함을 瀉하는 것이다(藥性之溫者, 于時爲春, 所以生萬物者也. 藥性之熱者, 于時爲夏, 所以長萬物者也. 藥性之凉者, 于時爲秋, 所以肅萬物者也. 藥性之寒者, 于時爲冬, 所以殺萬物者也. 故凡溫熱之劑, 均爲補虛, 寒凉之劑, 均爲瀉實.)"[498]라고 하였다. 이 중에서 "溫熱補虛"라고 함은 분명히 補陽에 대한 것이며 補陰하는 藥物은 전혀 들어 있지 않다. "寒凉瀉實"이라고 함은 瀉熱을 말하는

493)『醫宗必讀 · 水化陰陽論』.
494) 上同.
495) 上同.
496) 上同.
497) 上同.
498)『醫宗必讀 · 藥性合四時論』.

것으로 存陰의 뜻은 전혀 없다. 아울러, 그는 또한 "臨床施治에 있어 調養함을 많이 하고 克伐함을 막아야 한다. 溫補함을 많이 하고 寒凉한 약물을 매우 경계해야 한다(臨床施治, 多事調養, 專防克伐. 多事溫補, 痛戒寒凉.)"[499]라고 하였다. 이는 李中梓가 의학사상에 있어 陽氣를 중요시한 점을 반영한 것으로서 張介賓의 학문과 자못 비슷하니, 張介賓이 劉完素, 朱丹溪를 비판한 바에 전적으로 동의한 것이다.

3. 辨疑似證

李中梓는 辨證治療 면에 있어 虛實寒熱에 대해 補·瀉·溫·淸하여 자못 풍부한 임상경험과 깨달음을 얻게 되었다. 그의 임상에서의 특징이라 할 수 있는 것은 疑似之證에 대한 인식이다. 그는 脈에 "雷同"이 있고 證에 "疑似"가 있다고 생각했는데, 이 "雷同"과 "疑似"의 脈證을 분명히 알아내지 못하면 생명이 위태로울 수 있다고 하였다. 이로 인해 그는 특별히 虛實, 寒熱 사이의 疑似를 분명히 구분하고 표면의 假象을 뚫고 그 疾病의 본질을 살필 것을 강조하였다. 李中梓는 변별하기 어려운 疑似證에 대해 4가지로 귀납하였다. 첫째 "水火亢制, 陰陽相類"[500]; 둘째 "臟之發也混于腑"[501]; 셋째 "血之變也近于氣"[502]; 넷째 "大實有羸狀, 至虛有盛候"[503]. 만약 積聚가 實에 속할 경우, 심하면 "嘿嘿不欲語, 肢體不欲動, 或眩運昏花, 或泄瀉不食"[504] 등의 각종 虛羸의 假象이 나타날 수 있다. 또한 脾胃의 손상은 虛에 속하는데, 심하면 "脹滿而食不得入, 氣不得舒, 便不得利"[505] 등의 有餘함에 속하는 症狀이 나타날 수도 있다. 또한 陰盛함이 극에 달하면 왕왕 格陽하여 "面目紅赤, 口舌破裂, 手揚足擲, 語言錯妄"[506] 등 陽證과 유사한 證狀이 나타날 수도 있다. 陽盛함이 極에 이르면 왕왕 厥이 발하여 "口鼻無氣, 手足逆冷"6) 등 陰證과 유사한 假象이 나타날 수도 있다. 이런 疑似之證은 임상에 있어 매우 복잡다단하게 나타나므로 醫者는 반드시 깊이 숙고해야만 病의 근본을 찾아내어 眞假를 구별할 수 있게 된다. 그가 疑似之證을 변별한 경험은 다음과 같다. 나타난 證이 믿기에 신빙성이 없을 때 오직 脈을 통해 구할 수 있는데, 脈과 證을 같이 고려하여 세심히 변별해야 한다. 다만 脈象에서도 간혹 잘못된 假象이 나타날 수 있는데, 이 때에는 깊이 생각하여 안에 숨어있는 진실을 찾아야 한다. 그 이유는 다음과 같다. "假證은 모두 表에 발현되어 나타나므로 浮한 脈이 나타나더라도 이 脈 또한 假象일 수 있다. 진짜로 隱伏한 것은 모두 裏에 있는 것이므로 깊이 맥을 살펴야만 脈을 변별할 수 있다.(假證之發現, 皆在表也, 故浮取脈而脈亦假焉. 眞正之隱伏, 皆在裏也, 故沈候脈而脈可辨耳.)"[507] 그는 또한 病機를 파악한 후

---

499) 『醫宗必讀·古今元氣不同論』
500) 『醫宗必讀·疑似之證須辨論』.
501) 上同.
502) 上同.
503) 上同.
504) 上同.
505) 上同.
506) 上同.
507) 上同.

에도 그 禀의 厚薄, 證의 新久, 醫의 적합 여부를 참고한 후 약을 쓰면 양호한 효과를 얻을 수 있다고 하였다. 李中梓가 이렇게 寒熱, 虛實의 疑似證을 변별한 경험은 매우 실용적인 가치가 있는 것이다.

【평가】

李中梓는 明末의 저명한 醫家이다. 그는 李東垣, 薛立齋, 張介賓 등 諸家의 학술사상의 영향을 받아 의학이론의 연구를 매우 중시하여 "廣徵醫籍, 博訪先知, 思維與問學交參, 精氣與『靈』,『素』相遇"[508]의 방법으로 『內經』을 깊고 세밀하게 연구하였다. 동시에 그는 널리 諸家의 장점을 흡수하는 데 능했다. 이로 인해 그는 諸家의 학설이 분분하던 明代 말기에 腎이 先天의 근본이 되고 脾가 後天의 근본이 된다는 학술사상을 내어 놓아 앞 시대의 脾腎學說을 개괄하였다. 李中梓는 陰陽學說에 대해서도 훌륭한 견해를 내어놓았다. 그는 水火陰陽의 升降이 만물이 생장하고 발전하는 동력이 된다고 보았으며, 水가 升하는 것은 실제로 火氣의 蒸騰에 힘입고, 火가 降하는 것은 또한 陽氣의 溫煦에 힘입으며, 사람의 氣血도 또한 이런 이치에 따라 움직인다고 보았다. 그의 이런 수준높은 견해는 의학이론을 풍부하게 하여 의학의 발전에 중대한 공헌을 하였다.

李中梓의 학문적 주장은 각 醫家들의 장점을 포함하고 있어 각가의 학설을 총체적으로 계승하는 것이었으므로, 그는 앞 시대의 학술사상에 대해 그 장단점을 분석하고 득실을 따져 올바른 이해의 길을 열었다. 이 외에 李中梓는 古典醫籍의 연구를 통해 그 중심적인 부분들을 취하여 종합, 귀납함으로써 새로운 체계를 세웠는데, 예를 들어 『內經知要』, 『醫宗必讀』, 『傷寒括要』, 『診家正眼』, 『本草通玄』 등의 저작에서 간결한 언어 안에 깊은 의미를 담아 냄으로써 후세 醫家들의 주목을 끄는 한편 의학의 보급에 기여하였다.

【醫案選錄】

1. 吐痰泄瀉

姚岱芝가 吐痰泄瀉, 見食則惡, 面色痿黃, 精神困倦하여 가을부터 봄까지 안 먹어 본 약이 없었으나 오래도록 낫지 않는 데다가 말조차도 하지 못했다. 이에 補中益氣湯에서 當歸를 빼고 肉果 2돈, 熟地黃 附子 1돈, 炮乾薑 1돈, 半夏 2돈, 人蔘 4돈을 가해 하루에 2劑씩 복용하니 4일 만에 泄瀉가 멈추었는데, 다만 痰은 줄지 않았다. 내가 이에 腎虛하여 水가 泛하면 痰이 되는데 八味丸이 아니면 안 되며 아울러 補中湯을 함께 복용해야 한다고 했다. 40일 만에 식사를 잘 하고 痰도 토하지 않고 말도 잘 하게 되었다. (『醫宗必讀』卷七)

姚岱芝, 吐痰泄瀉, 見食則惡, 面色痿黃, 精神困倦, 自秋及春, 無劑不投, 經久不愈, 口不能言. 亟以補中益氣去當歸, 加肉果二錢, 熟附一錢, 炮薑一錢, 半夏二錢, 人蔘四錢, 日進二劑, 四日而瀉止, 但痰不減耳. 余曰, 腎虛水泛爲痰, 非八味丸不可, 應與補中湯幷進. 凡四十日, 飮食大進, 痰亦不

508) 『醫宗必讀 · 讀內經論』.

吐, 又擧月而酬對如常矣. (『醫宗必讀』卷七)

2. 大實如羸狀

社友인 韓茂遠이 傷寒으로 9일 동안 말을 못 하고 보지도 못하고 몸을 못 움직이고 四肢俱冷하니 사람들이 모두 陰證으로 생각하였다. 내가 진찰해 보니 六脈이 모두 잡히지 않고 복진을 하려 하니 두 손으로 막으면서 미간을 찌푸렸다. 趺陽脈을 눌러 보니 大而有力하여 복부에 燥屎가 있다는 것을 알게 되었다. 大承氣湯을 쓰려 하였으나 가족들이 놀라 쓰지 못했다. 내가 우리 무리들 가운데 이 증상을 잘 변별할 자는 오직 施笠澤이라고 말하였다. 그가 가서 진찰하고는 나와 함께 말하니, 마치 부절을 맞춘 것같이 똑같았다. 下하게 하니 燥屎 6,7枚가 나왔고 그 후 말을 하고 몸도 움직일 수 있게 되었다. 그러므로, 손만 잡아보고 발을 만져보지 않았다면 어찌 이 위태로운 證을 구할 수 있었겠는가? (『醫宗必讀』卷五)

社友韓茂遠傷寒, 九日以來, 口不能言, 目不能視, 體不能動, 四肢俱冷, 衆皆曰陰證. 比余診之, 六脈皆無, 以手按腹, 兩手護之, 眉皺作楚. 按其趺陽, 大而有力, 乃知腹有燥屎也. 欲以大承氣湯, 家屬惶懼不敢進. 余曰, 吾輩能辨是證者, 惟施笠澤耳. 延至診之, 與余言若合符節, 遂下之, 得燥屎六七枚, 口能言, 體能動矣. 故按手不及足, 何以救此垂危之證耶. (『醫宗必讀』 卷五)

【복습자료】

1. 본절을 학습하는 데 있어서는 먼저 李中梓가 治學에 임하는 태도와 연구방법을 이해해야 한다. 李中梓의 治學은 經典理論의 연구를 중시하여 그 자세가 자못 엄격하고 논의가 신중하였다. 古醫籍에 대한 그의 연구방법은 폭넓은 내용을 압축하여 요점을 통해 깊은 이치를 깨우치는 것이다.

2. 先後天根本論과 水火陰陽論은 李中梓의 학술내용 가운데 핵심적인 부분이자 본절 학습의 중점사항이다. 李中梓는 人身의 근본이 되는 것에 두 가지가 있다고 하였는데, 하나는 先天의 근본이 腎에 있다는 것이고, 다른 하나는 後天의 근본이 脾에 있다는 것이다. 그는 脾腎의 생리적 특징으로부터, 질병을 판단할 때 脾腎의 脈을 살펴야 한다는 것, 치료에 임해 마땅히 水火를 구분해야 한다는 것, 飮食勞倦의 3가지 면에서 이런 관점을 밝혔다. 그리고 李中梓는 水火陰陽의 升降이 만물의 생장, 발전의 근본적인 문제라고 여겼다. 水火가 旣濟를 이루면 物이 生하고 未濟가 되면 物이 죽는다. 이로 인해 水와 火는 마땅히 和平해야 되지 치우쳐서는 안 되며, 陰陽도 마땅히 교류해야 되지 나뉘어서는 안 되는 것이다. 人身의 氣血도 또한 이와 같다.

3. 疑似證을 변별하는 것도 李中梓의 임상적 특징 가운데 중요한 점이다. 그는 임상에서 변별하기 어려운 疑似證을 4가지로 분류했다. 첫째는 水火亢制, 陰陽相類이다. 둘째는 臟症腑症이 섞여 나타나는 것이다. 셋째는 血病이 氣病처럼 나타나는 것이다. 넷째는 크게 實한 것에는 羸狀이

나타나고, 지극히 虛할 때 盛한 증후가 나타나는 것이다. 그러므로 변별하는 데 있어 證이 믿기 어렵다면 반드시 脈을 살피고, 아울러 반드시 깊이 짚어야만 病情을 바르게 알 수 있다.

4. 醫案에 대한 분석

案一: 久瀉惡食은 傷食惡食에 비할 바가 아니다. 傷食은 實에 속하므로 마땅히 消하고 攻해야 한다. 久瀉는 虛에 속하므로 마땅히 溫하고 補해야 한다. 본 醫案에 나타난 증상은 가을로부터 봄에 이르기까지 설사가 멈추지 않고, 게다가 말까지 잘 하지 못하는 것으로서, 脾胃가 衰竭한 것이 분명한 것이다. 痰을 吐하는 것은 土가 水를 제어하지 못해 水勢가 위로 넘쳐나는 것이다. 그리고 腎水가 위로 넘치는 것이 단순히 脾土가 虛하기 때문인 것으로 볼 수는 없으며, 오히려 마땅히 腎陽이 부족한 것으로 보아야 한다. 이로 인해 李中梓는 먼저 補中益氣湯에서 滑竅의 性을 지닌 當歸를 빼고 固澁시키는 性을 지닌 肉果를 가하여 脾氣의 下陷을 치료하는 것을 주로 하였다. 또한 乾薑, 附子로써 火를 補하여 土를 生하도록 하였다. 마지막으로 八味丸을 써서 "益火之源, 以消陰翳"하도록 하였는데, 陰翳가 消하고 나면 痰涎의 근원이 저절로 소멸하는 것이다. 이것은 李中梓가 薛己의 학문을 따른 것으로서 脾腎의 근본을 중시한 경험이 담긴 醫案의 한 예이다.

案二: 이것은 陽明大實大滿의 證이다. 陽明腑實의 證에서는 潮熱譫語, 煩躁直視가 나타나고, 심하면 登高而歌, 棄衣奔走 등의 證이 나타난다. 지금 도리어 말을 못하고 보지도 못하며, 몸을 움직이지 못하고 四肢가 모두 冷한 것은 분명히 外表에 나타난 假象을 보여주는 것이다. 脈이 伏하여 나타나지 않으므로 寸口脈도 또한 믿을 것이 못 된다. 오직 趺陽胃脈이 大하면서 有力하고 腹이 滿하여 拒按하는 것을 통해 熱實內鬱의 證이라는 것을 알 수 있을 뿐이다. 그러므로, 瀉下시켜서 熱實이 밖으로 泄하면 병이 낫게 되는 것이다. 疑似證을 변별해 낼 만한 능력이 없으면 이와 같은 분명한 치료를 할 수 없다.

【학습과제】

1. 李中梓의 學術思想의 淵源과 후세 醫家들에 미친 영향을 기술하시오.
2. 李中梓는 先後天之本을 어떻게 논술하였는가?
3. 李中梓는 왜 水火陰陽이 만물조화의 근본문제라고 생각했는가?
4. 李中梓는 疑似證에 대해 어떻게 귀납했는가? 아울러 어떤 변증경험을 가지고 있는가?

제 7 장

溫病學派

1 槪說

【학습목표】

1. 溫病學派의 주된 學術思想, 대표적 醫家 및 貢獻을 파악한다.
2. 溫病學派의 形成 및 發展過程을 숙지한다.
3. 溫病學派의 系派를 이해한다.

漢醫學에서 溫熱病의 연구로 이름을 떨친 一群의 醫學者들이 형성한 醫學類派를 溫病學派라 칭한다. 이 학파는 明淸時代에 중국의 南方에서 주로 활동하면서, 溫熱病의 發生 및 發展規律, 病因病機, 辨證論治 등의 연구에 지대한 공헌을 하였다. 溫病學派는 傷寒學派와의 학술적 논쟁 속에서 끊임없이 발전하고 성장하여 마침내 傷寒學을 보완해주기도 하고 또 이와 경쟁하기도 하여 韓醫學의 발전을 촉진시켰다.

溫病學派의 形成과 發展은 크게 세 단계로 구분해 볼 수 있다.

제1단계는 준비단계이다. 溫病學派의 형성은 傷寒學派 및 河間學派와 밀접한 관계가 있어서, 溫病學派는 傷寒學派 및 河間學派에서 생겨난 하나의 독립적인 신학파라고 말할 수 있다. 宋代의 龐安時, 朱肱 등 일부 傷寒學派의 醫家들은 이미 傷寒과 溫病을 섞어서 하나로 이야기할 수 없다고 생각하였다. 龐安時는 "네가지 종류의 溫病으로 망가진 증후는 王叔和를 포함해서 이후로 정확히 분별하는 사람이 드물었다. 그러므로 醫家들이 한결같이 傷寒病으로 여기고 發汗, 瀉下의 방법을 행하여 천하에서 억울하게 죽게 된 사람들이 반을 넘었다는 말이 진실로 공연한 말이 아니다(四種溫病敗壞之候, 自王淑和後, 鮮有炯然詳辨者, 故醫家一例作傷寒, 行汗下, 天下枉死者過半, 信不虛矣.)"[509]라고 하였다. 그는 溫病과 傷寒을 구별하기 시작하여 溫熱病을 주의깊게 밝혀 溫病을 두가지 종류로 인식한다. 한가지 종류는 一般溫病으로 風溫, 春溫, 暑濕 등이며, 또 한가지는 時行溫

病으로 사계절의 "乖候之氣"를 받아서 생기는 青筋牽, 赤脉攅, 白氣狸, 黑骨溫, 黃肉隨 등으로, 치료에는 犀角, 羚羊角, 石膏 등의 매우 寒凉한 藥을 사용한다.

朱肱은『南陽活人書』에 溫病, 溫瘧, 風溫, 溫疫, 濕溫, 溫毒 등 여러 종류의 溫病을 기재하였을 뿐 아니라, 이러한 溫熱病의 치료에 傷寒處方을 그대로 쓸 수 없으며 반드시 탄력성있게 가감하여 證에 따라 변화시킬 것을 주장하였다.『醫經溯回集』을 지은 元代의 王安道는 溫病의 名稱, 病機, 治療原則을 傷寒과 확실하게 분리시켜 스스로 門戶를 세우고, 아울러 "溫病을 傷寒과 뒤섞어 부르면 안 된다(溫病不得混稱傷寒)"는 기치를 선명하게 표명하여, 溫病學 그 자체로 하나의 學術體系를 세워서 별도의 學術流派를 세워야 한다고 주장하였다. 이러한 주장들이 나중에 溫病學派를 형성하는데 여론을 환기시켰으니, 溫病學派의 탄생을 미리 준비하고 있었던 것이다.

河間學派는 火熱學說을 많이 말하였고, 理論的으로 火熱病機에 대한 탐구를 중시하여 "六氣皆能化火說"을 제창하면서 臨床에서 寒凉한 藥物을 많이 사용하였다. 그 창시자인 劉河間은 熱病을 잘 치료하는 것으로 醫林에 이름이 났기 때문에 後人들이 "熱病에는 河間을 이용한다"는 말을 하였다. 馬宗素, 鏐洪, 葛雍 등은 劉河間의 弟子, 私淑弟子들로서 熱病의 證治를 중시하였다. 劉河間의 門人인 馬宗素는 "守眞이 '사람의 傷寒은 즉 熱病이니, 古今할 것 없이 모두 같이 통털어서 傷寒病이라고 말한다.'라고 하였다. 먼저 3일은 巨陽, 陽明, 少陽이 그것을 받아 熱이 表部에 있게 되니 汗法을 쓰면 낫는다. 나중 3일은 太陰, 少陰, 厥陰이 그것을 받게 되어 熱은 裏部로 전해지니 下法을 쓰면 낫는다. 六經의 傳受는 얕은 데에서부터 깊은 데로 이르기까지 모두 다 熱證이다. 陰寒의 證狀은 아니다(守眞曰, 人之傷寒, 則爲熱病, 古今一同, 通謂之傷寒病. 前三日巨陽陽明少陽受之, 熱在于表, 汗之則愈, 後三日太陰少陰厥陰受之, 熱傳于裏, 下之則愈. 六經傳受, 由淺至深, 皆是熱證, 非有陰寒之證.)"[510]라고 말한다. 劉河間의 이러한 관점은『素問 · 熱論』의 六經分證法을 계승한 것으로, 張仲景『傷寒論』의 六經辨證法과는 서로 다른 것이다. 그는 熱病은 다만 陰陽에 따라 表裏를 구분할 수 있는 것이지, 陰陽을 寒熱의 의미로 등치시킬 수 없다고 보았다. 그는 또한 傷寒과 熱病은 같은 것으로 보았다. 그래서 그는 熱病이 곧 傷寒이고, 傷寒이 곧 熱病이기 때문에,『素問』안에는 다만「熱論」,「刺熱論」,「評熱病論」등 제목의 篇은 있지만 "寒"을 논한 篇이 없다고 생각했다. 鏐洪, 葛雍 등 劉河間의 다른 私淑弟子들도 그 기본적 관점에서는 일치하니, 모두 寒凉藥物을 表裏로 나누어 사용함으로써 熱病을 치료할 것을 주장하였다. 그들의 이러한 理論은 후세의 溫熱病治療에 많은 영향을 미쳤고, 동시에 溫病學派의 형성에 선도적 역할을 하였다.

이러한 까닭에 우리는 溫病學派가 傷寒學派 및 河間學派로부터 생겨났고, 정식으로 溫病學派가 형성되기에 앞서 매우 오랜동안의 준비단계가 있었다고 말할 수 있다.

제2단계는 형성단계이다. 學派로서의 면목을 갖춘 溫病學派는 明末淸初에 비로소 형성된다. 이 시기에 溫熱病을 연구하는 一群의 저명한 醫家들이 출현하여 많은 溫病學의 專門書籍들이 출판되고, 한 갈래의 學術勢力이 형성됨으로써, 하나의 새로운 學術流派가 탄생되게 되었다. 구체

---

509)『傷寒總病論 · 上蘇子瞻端明辨傷寒論書』.

510)『傷寒醫鑑 · 論六經傳受』.

적으로 이야기한다면, 明末의 溫病學者인 吳又可로부터 시작되는데, 그가 편저한 중국 최초의 溫病學 전문서적인 『溫疫論』이 그 시작을 연 서적이라 할 수 있다. 明나라 末期에 중국의 동남연해 일대(江蘇省, 浙江省, 山東省, 安徽省) 및 중원지구(河北省, 河南省)에 溫疫이 유행하여, 많은 醫家들이 傷寒法으로 치료해도 효과가 없자, 吳又可는 病情을 연구하게 되었다. 이 때 그는 溫疫의 病因이 風도 寒도 아니고 暑도 濕도 아니라 天地間의 일종의 "異氣"를 감수한 것으로, 이러한 邪氣가 입과 코를 통해 들어가서 疫病이 된다는 것을 깨닫게 된다. 그는 개개인의 임상경험을 결합하여 일련의 疫을 치료하는 理論과 方藥을 제시하여 좋은 효과를 많이 거두되는데, 이를 마침내는 더 정리하고 밝혀서 『溫疫論』을 편찬하였다. 그는 여기에서 溫疫의 傳染性, 病因, 侵入經路, 傳變方式, 部位, 治療 등 제방면에 대해 모두 상세한 이론을 세워 점차 하나의 체계를 이루게 된다. 이후 淸初에 溫病學者인 戴天章이 나와 吳又可의 『溫疫論』을 추숭하면서 이를 정밀하게 연구하였다. 戴天章을 가히 吳又可의 진정한 전수자라고 하는 것은 이 때문이다. 戴天章은 『溫疫論』을 기초로 이에 자신의 임상경험을 결합시켜 증보, 개정하여 『廣瘟疫論』을 편저하였다. 그는 溫疫의 診斷에 있어서 辨氣, 辨色, 辨脈, 辨舌, 辨神의 다섯가지 辨法에 주의를 기울였고, 溫疫의 辨證에 대해서는 表裏證과 兼夾證을 중시하였고, 溫疫의 治療에 대해서는 汗, 下, 淸, 和, 補의 다섯가지 大法을 중시하였다. 이후에 余師愚는 『疫疹一得』을 지어 溫疫의 發斑과 發疹의 변증치료에 대해 자못 깨달음을 얻어, 石膏를 많이 사용하는 淸瘟敗毒飮이라는 名方을 창안하여 疫疹의 치료에 새로운 경지를 개척하였다. 그의 『疫疹一得』은 吳又可로부터 받은 영향에 자신의 오랜 기간의 임상경험을 덧붙여 이를 총결한 것이다. 이외에도 溫疫을 연구한 적지 않은 醫家들과 醫書가 있지만, 여기에서 일일이 다 열거하지는 못한다.

吳又可를 시작으로 溫病을 전문으로 연구하는 醫家들과 전문서적들이 끊임없이 나오게 되어 마침내는 한 갈래의 學術流派를 형성하니 이것이 바로 溫病學派이다. 다만 이 시기의 溫病學派는 溫熱病 중에서 겨우 溫疫을 연구하는 데만 발전을 보여(그런 까닭에 吳又可를 "溫疫學派"라고 부른다) 범위가 비교적 국한되며, 체계화된 溫熱病의 辨證論治에 대해서는 아직 완전한 이론체계를 형성하지는 못했다. 이 때 비록 溫病學派가 형성되고 발전은 하였지만 아직 성숙한 단계에는 이르지 못했다.

제3단계는 성숙단계이다. 淸나라 중엽에 江南의 葉天士가 『溫熱論』을 출판하면서부터 吳鞠通이 『溫病條辨』을 저술하기까지 衛氣營血辨證과 三焦辨證 등 理論들이 연이어 창안되면서, 葉天士, 薛生白, 吳鞠通, 王孟英 등의 溫病四大家로 대표되는 溫病學派는 이미 성숙단계에 진입하여 발전하게 된다. 葉天士가 『溫熱論』에서 창안한 衛氣營血辨證理論 및 察舌, 驗齒, 辨斑疹白痦의 진단방법은 溫病學派의 발전을 크게 촉진시켜 새로운 국면을 열어주었다. 그러나 衛氣營血辨證理論은 일반적으로 단지 表로부터 裏로 들어가는 것을 설명할 뿐, 衛氣로부터 營血에 이르는 橫으로 전변하는 溫熱病과, 上焦에서 下焦에 이르는 縱으로 전변하는 일부 溫熱病의 설명에는 매우 부적당하다. 이로 인하여 葉天士보다 좀 늦은 시기에 활동한 溫病學家인 吳鞠通은 앞 사람들의 이론을 기초로 여기에 자신의 임상경험을 결합하여 『溫病條辨』이란 책을 지어 三焦辨證의 理論

과 方法을 창안하여 溫病學說을 더욱 발전시켰다.

葉天士의 『溫熱論』은 溫熱病의 論治에 대해서는 자못 상세하지만 濕熱病의 論治에 대해서는 불만족스러웠으므로, 동시대 江南의 薛生白은 『濕熱病篇』을 지었다. 薛生白은 여기에서 濕熱病變의 論治를 조리있게 분석하고 그 변통의 이치를 밝혀 어떠한 상황에서도 근거로 삼을 수 있는 案과 따를 法을 마련하여 葉天士의 『溫熱論』을 보충해 주었다는 점에는 의심의 여지가 없다. 그 후 淸末 溫病學의 대가인 王孟英은 葉天士, 陳平伯, 薛生白, 余師愚 4家의 이론과 『內經』, 張仲景에 이르는 溫熱病과 관련된 논술과 王孟英 자신의 溫熱病에 대한 연구를 한데 모아 『溫熱經緯』를 편집했으니, 가히 溫病學의 大成이라 이를만하다. 이리하여 溫病學派는 성숙단계에 이르게 되었다.

溫病學派는 또한 두 갈래로 나눌 수 있다. 한 갈래는 溫疫學派이고, 다른 한 갈래는 溫熱學派이다. 溫疫學派는 溫病學派의 형성초기에 존재하니, 吳又可, 戴天章, 余師愚로 대표된다. 이들은 溫熱病 중에서 溫疫의 연구에 장기를 가지고 있었다. 그 범위가 비교적 국한되어 있지만 溫疫을 論治하는 理論과 方藥과 아울러 溫疫의 치료에만 국한되지 않고 일반적인 溫熱病도 치료하였다. 溫熱學派는 溫病學派가 발전하고 성숙한 단계에 나타나니, 葉天士, 薛生白, 吳鞠通, 王孟英 四大家를 대표로 삼는데, 이들은 체계적으로 溫熱病의 발생, 발전과 증치를 연구하여 溫疫만 연구하지 않고 각종 溫熱病을 연구하여 한층 더 광범위한 범위의 연구를 진행하였다.

【복습자료】

1. 溫病學派는 溫熱病을 연구하는 學派로 溫熱病의 發生과 發展規律, 病因病機 및 辨證論治 등의 방면에 고루 큰 영향을 끼쳐 한의학의 발전을 촉진하였다. 溫病學派에는 溫疫學派와 溫熱學派의 두 갈래가 있다.

2. 본 절의 주요내용은 溫病學派의 形成과 發展過程을 개략적으로 논술하는 것인데, 크게 3개의 단계로 나누어진다. 제1단계는 준비단계이다. 이 시기는 溫病學派가 아직 진정으로 형성된 것은 아니고, 다만 傷寒學派로부터 분화되어 나오는 추세에 있다. 河間學派가 비록 火熱學說을 전문적으로 연구하여 溫病學派의 형성에 영향을 주었지만, 河間學派는 필경 溫熱病만을 전문적으로 연구한 것이 아니고, 다만 후세에 溫病學派를 형성하는 데에 일정한 영향을 미쳤을 뿐이다. 제2단계는 형성단계로 明末 吳又可의 『溫疫論』의 출판으로부터 溫疫을 연구하는 열기가 계속 이어져 드디어 學術流派가 형성되었다. 제3단계는 성숙단계로 葉天士, 薛生白, 吳鞠通, 王孟英으로 대표되는데, 衛氣營血辨證과 三焦辨證 등이 이들이 창안한 것들이다.

【학습과제】

1. 溫病學派란 무엇인가? 溫病學派의 形成과 發展은 몇 단계로 나누어 볼 수 있나? 그 개략적인 내용을 서술하라.
2. 溫病學派는 어떤 두 派로 나누어지는가? 각 파의 대표적 醫家는 누구인가? 두 파의 중심학

술사상은 무엇이 다른가?

3. 溫病學派는 한의학에 어떤 공헌을 하였나?

2 吳有性

【학습목표】

1. 吳有性이 말한 溫疫의 病因과 九傳治法을 파악한다.
2. 吳有性의 溫疫과 傷寒에 대한 鑑別의 要點을 숙지한다.
3. 吳有性의 생애와 시대적 배경 및 주요 저작을 이해한다.

【생애와 저작】

吳有性은 字가 又可, 號가 淡齋로 明末의 醫家이다. 姑蘇洞庭(지금의 江蘇省 蘇州 太湖洞 庭山) 사람이다. 구체적인 생졸년은 미상이다. 『明史』에는 전하는 것이 없고, 趙爾가 지은 『淸史稿』의 吳氏列傳의 기록에 따르면 "崇禎 辛巳(AD 1641년)를 맞아 南北直隶[511], 山東, 浙江 지역에 大疫이 발생하여 의사들이 傷寒治法으로 치료해도 효과가 없자, 吳有性은 病源을 연구하여 자신의 여러 경험을 가지고 『溫疫論』을 지었다. 예전에는 瘟疫의 專門書가 없었는데, 吳有性이 책을 내고부터 비로서 생기게 되었다(當崇禎辛巳歲, 南北直隶, 山東, 浙江大疫, 醫以傷寒法治之不效, 有性推究病源, 就所歷驗, 著『溫疫論』. 古無瘟疫專書, 自有性書出, 始有發明.)"라고 적고 있다. 吳有性이 태어난 明末淸初 시기는 세상이 크게 혼란하여, 張獻忠, 李自成 및 각 지방 농민들이 잇달아 봉기하였는데, 지배계급들이 농민의 봉기를 잔혹하게 진압하였다. 큰 전쟁후엔 반드시 큰 疫病이 따르는 법인데, 계속되는 전쟁으로 溫疫이 계속 유행하였다. 吳又可의 집과 마을도 예외는 아니었다. 그는 백성들의 疾苦를 깊이 동정하여 疫病이 발생한 지역에 들어가 병자들을 치료하면서 疫病治療의 풍부한 경험을 쌓게 되었다. 그는 이러한 경험을 종합정리하여 책으로 편찬하여 후세에 전해줌으로써 온병학의 형성과 발전에 깊은 영향을 끼쳤다.

『溫疫論』 2卷은 明·崇禎 임오년(AD 1642년)에 만들어진다. 淸·乾隆년간에는 다시 洪天錫의 補注本인 『補注溫疫論』이 나온다. 뒤를 이어 鄭重光의 補注本인 『溫疫論補注』가 1955년 人民衛生出版社에서 영인 출판된다. 그외에도 『醫門普度溫疫論』이 있는데 淸의 孔毓禮, 龔紹林등이 吳又可의 원저에 근거하여 評을 가한 것이다. 그 원문과 편집배열 순서가 『溫疫論補注』와는 약간 다르다. 특히, 하권에는 喩嘉言, 林起龍, 劉宏璧 등의 溫病과 관련있는 논술들을 모아놓고 있고, 아울러 名方과 앞사람들의 疫症에 대한 治案등을 부가하였는데, 현재 『中國醫學大成』本에 들어

511) 옛 省 이름. 明代에는 수도가 들어 있는 지역의 省을 直隶라고 구분하였다. 明代에 수도를 처음에는 南京에 두었다가 나중에 北京으로 옮긴 까닭에 "南直隶", "北直隶"의 칭호가 있게 되었다. "南直隶"는 지금의 江蘇省, 安徽省 지방에 해당하고, "北直隶"는 지금의 北京, 天津, 河北 지방과 河南, 山東의 몇몇 지구를 포함한다.

있다. 『溫疫論』은 출판된 후 중국내에서 널리 유행하였을 뿐 아니라 해외(예를 들어 日本)에도 금방 전해져 그 영향이 매우 크다는 것을 알 수 있다.

【학술내용】

1. 溫疫의 病因을 논함 – "雜氣論"

宋金의 劉河間 이후로 溫熱病에 대한 연구가 점차 중요시되기 시작했지만, 溫熱病의 病因을 밝히는 것에 있어서는 모두 外感"六淫"의 틀을 벗어나지 못하였고, 실제로는 다 『內經』의 訓律을 따라 한 걸음도 넘으려 하지 않았다. 吳又可는 창의적인 정신이 많았던 溫病學家로, 그는 자신의 풍부한 임상체험에 근거하여 단순히 六淫學說을 가지고 溫病學說의 病因을 해석하는 것이 통하지 않는다는 것을 분명히 인식하고 있었다. 이 때문에 그는 혁신적인 溫疫病因說인 "雜氣論"을 제시하게 되었다.

1) "雜氣"는 六氣와는 구별되는 물질의 일종

吳又可가 『溫疫論』의 自序중에서 제일 먼저 꺼낸 이야기는 六淫이 疫病을 일으킬 가능성을 단연코 부정한 것이었다. 그는 "무릇 溫疫이 病이 되는 것은 風도 寒도 아니고, 暑도 濕도 아니고, 天地間에 별다르게 존재하는 일종의 異氣를 感受하였기 때문이다(夫溫疫之爲病, 非風非寒, 非暑非濕, 乃天地間別有一種異氣所感.)"[512]라고 말한다. 吳又可는 六淫과는 다른 異氣를 "雜氣"라고 稱하고, 「雜氣論」, 「原病」 등 篇에서 전문적 이를 논술하였다. 이러한 "雜氣"는 육안으로 볼 수 없고 코로 냄새맡을 수 없으며 귀로 들을 수도 없는 물질이다. "그 氣가 각기 다른 고로 雜氣라고 말한다.(其氣各異, 故謂之雜氣)"[513] 아울러 "物이라는 것은 氣가 변화된 것이고, 氣라는 것은 物이 변해서 되는 것이다.(夫物者氣之化也, 氣者物之變也)"[514], "이러한 時行疫氣는 즉 雜氣가 모인 바이다(此時行疫氣, 卽雜氣所鍾)"[515] 이것은 氣는 곧 物이고, 物은 곧 氣이며, 각종 時行疫氣는 모두 雜氣가 응취되어 생긴다고 설명한 것이다. 비록 당시의 역사적인 조건에서 吳有性이 현미경 관찰을 통해 이러한 병원미생물을 관찰할 수는 없어서, 다만 雜氣란 일종의 "無象可見", "無聲無臭"[516]한 물질로 단정하였는데, 이러한 발견은 대단한 일이다.

2) "雜氣"가 일으키는 병의 傳染性, 流行性, 散發性

『溫疫論』에서는 "이 氣가 오는 데는 老少强弱이 없고, 접촉되면 곧 병에 걸리는데 邪氣가 코와 입으로부터 들어온다(此氣之來, 無老少强弱, 觸之者卽病, 邪自口鼻而入)"[517], "혹 城市에서 발생하

---

512) 『溫疫論 · 原序』.
513) 『溫疫論 · 論氣所傷不同』.
514) 上同.
515) 『溫疫論 · 雜氣論』.
516) 上同.
517) 『溫疫論 · 原病』.

기도 하고 혹은 촌락에서 발생하기도 하는데, 다른 곳은 전혀 이상이 없다(或發于城市, 或發于村落, 他處安然無有)"[518], "대개 병이 한 지역에 두루 미치고, 온 집안에 파급되어 모든 사람이 같이 걸린다(大約病遍于一方, 延門閤戶, 衆人相同)"[519]라고 언급한 것은 雜氣가 일으키는 병이 전염성이 있고 큰 유행을 일으킬 수 있다는 것을 설명한 것이다. 다만 어떤 사람은 雜氣를 접촉해도 바로 전염되지 않는 것은 그 사람의 正氣의 盛衰와 雜氣의 多少와 유관하다. 그래서 吳又可는 "만약 그 해에 疫氣가 범람하면 强弱을 불론하고, 정기가 좀 약한 사람은 접촉하게 되면 발병된다(若其年疫氣充斥, 不論强弱, 正氣稍衰者, 觸之卽病)"[520] "심하게 感受한 사람은 감염되는 즉시 곧 발병하고, 가볍게 感受한 사람은 邪氣가 正氣를 이기지 못하므로 돌연히 발생하지는 않는다(其感之深者, 中而卽發. 感之淺者, 邪不勝正, 未能頓發)"[521]라고 말한다.

그러나 비록 雜氣가 일으키는 병이 傳染性과 流行性이 있지만 吳又可는 또한 散發性이 있음을 지적한다. "그 때 촌락중에 우연히 한 두 사람의 경우는 여러 무리들과 더불어 같이 앓지는 않았지만, 그 証을 살펴보면 모년 모처에 여러 사람들이 앓았던 것과 일치하며 치법도 다를게 없다. 이것은 곧 그 해의 雜氣가 당장에는 집중되지 않아 환자가 드문 것일 뿐이다. 또한 이것을 여러 사람이 걸리지 않았다고 해서 雜氣가 아니라고 단정할 수는 없는 것이다(其時村落中偶有一二人, 所患者雖不與衆人等, 然考其證, 甚合某年某處衆人所患之, 絳悉相同, 治法無異. 此卽當年之雜氣, 但目今所鍾不厚, 所患者稀少耳. 此又不可以衆人無有, 斷爲非雜氣也)"[522]라고 한다. 이것은 산발적인 온역에 대해서 환자가 비교적 적다고 오진해서는 절대로 안 된다는 것을 강조한 것이다.

3) "雜氣"가 일으키는 병의 特異性, "特適"性, "偏中"性

雜氣는 多種多樣하여 어떤 雜氣는 단지 어떤 질병만 일으킬 수 있으며, 서로 다른 雜氣가 일으키는 질병 또한 서로 같지 않다. 이것이 바로 雜氣의 特異性이다. 그러므로 吳有性은 "병이 되는 것이 여러 종류이니, 이에 氣가 하나가 아니라는 것을 알 수 있다.(爲病各種, 是知氣之不一也)"[523] "여러 사람이 그것을 접촉하면 각각 그 氣를 좇아서 여러 가지 병이 된다.(衆人觸之者, 各隨其氣而爲諸病矣)"[524] 그뿐만 아니라 그는 雜氣는 優劣의 구분이 있어서, "氣交하는 중에 만물이 각기 善惡을 지니게 되는 것 같이 雜氣에도 優劣이 있다(氣交之中, 萬物各有善惡, 是雜氣亦有優劣也)"[525]고 생각하였다. 雜氣 중에 優한 것은 병을 일으키지 못하거나 일으키는 힘이 매우 약하고, 雜氣 중에 劣한 것은 병을 일으킬 뿐만 아니라 毒力 또한 매우 강하다. 그는 雜氣 가운데 병을 일으키는 힘이 강하고 전염성이 큰 것을 일러 "疫氣", "厲氣" 혹은 "戾氣"라고 불렀다.

---

518) 『溫疫論 · 雜氣論』.
519) 上同.
520) 『溫疫論 · 原病』.
521) 上同.
522) 『溫疫論 · 雜氣論』.
523) 上同.
524) 上同.
525) 上同.

『溫疫論』에서는 "무릇 特適(특별한 적합성)에 맞게 어떤 氣가 어떤 臟腑와 經絡에만 전적으로 진입하여 오로지 어떤 병을 발생하게 한다"[526]라고 하는데, 이것은 잡기(병원체)가 인체에 침입한 후 선택적으로 어떤 한 臟腑 혹은 한 經絡에 병을 일으킬 수 있다는 것이다. 이러한 특이적인 부위선정를 吳有性는 "特適"이라고 칭하였다.

吳有性은 雜氣(병원체)에 대한 종속감수성 혹은 종속면역성에 대해서도 어느정도 인식하고 있었다. 그는 "牛瘟, 羊瘟, 鷄瘟, 鴨瘟과 같이 동물에 있어서도 偏中性이 있는데 어찌 당연히 사람의 疫病도 그렇지 않겠는가? 소는 병에 걸려도 양은 안 걸리고, 닭은 병에 걸려도 오리는 걸리지 않고, 사람은 병에 걸려도 짐승은 걸리지 않는 것과 같이 그 상하는 것이 같지 않음을 연구해 보면 그 기가 각기 다른 때문이다"[527]라고 말한다. 어떤 雜氣는 단지 이쪽 한 종속의 동물만을 발병시키지 저쪽 다른 종속의 동물이나 사람은 발병시키지는 못한다. 어떤 雜氣는 단지 사람만 발병시키지 동물에게는 병을 일으키지 못한다. 이러한 것을 "偏中"性이라고 한다.

이외에도 그는 疔瘡, 發背, 癰疽, 流火, 丹毒, 痘疹, 斑疹 등 여러 종류의 외과적 감염성질환도 雜氣 때문이라고 생각했다.

2. 온역의 證治를 논함 ㅡ "九傳治法"

溫疫의 傳變은 半表半裏의 募原으로부터 시작하는데, 邪氣感受의 輕重, 潛伏된 깊이, 體質의 强弱에 따라 그 傳變하는 방식이 일치하지 않는다. 吳又可는 이를 9종의 유형으로 귀납시켜 "九傳"이라 칭하였다. 아울러 "九傳" 및 그에 상응하는 치법인 "九治"를 강조하였는데, 이것은 溫疫의 辨證施治에 긴요한 관건이 된다.

吳又可의 九種傳變은 네가지로 크게 분류된다.

첫째 부류는 向表傳變인데 두가지로 나눠진다.

(1) 但表不裏: 頭疼身痛, 發熱而復凜凜惡寒의 증상이 나타나면서 안으로는 腹脹胸滿 등 증이 없고 穀食不絶, 不煩不渴하면 이것은 邪가 밖에 나온 것으로 혹 저절로 斑이 사라지고 혹 땀을 따라 풀린다. 斑에는 斑疹, 桃花斑, 紫雲斑이 있고, 汗에는 自汗, 盜汗, 狂汗, 戰汗의 차이가 있다. 이것은 病機로 인해 그렇게 되는 것이라는 점에 이론을 달을 필요가 없이 汗과 斑을 구하여 얻으면 낫게 되니 저절로 밖으로 전해지는 것은 순조로운 것이다. 이따금 땀나는 것이 철저하지 못하여 열이 물러나지 않는 데는 白虎湯을 쓴다. 斑이 없어져도 透發하지 못해 熱이 물러나지 않는 것은 擧斑湯[528]을 쓴다. 만약 斑出不透하고 汗出不徹하여 熱이 없어지지 않는 데는 白虎湯合擧斑湯을 쓴다. 역시 斑과 汗이 같이 있으면 저절로 낫는 경우도 있다.

(2) 表而再表: 發한 바가 미진하여 안에 여전히 잔류하는 邪가 있게 되면 혹 2~3일이나 4~5일

526) 上同.

527) 『溫疫論 · 論氣所傷不同』.

528) 擧斑湯: 원래의 이름은 托裏擧斑湯. 溫疫에 中氣가 不振하여 斑毒이 內陷한 것을 치료한다. 赤芍藥, 當歸 각 1돈, 升麻 5푼, 白芷, 柴胡 각 7푼, 穿山甲(炙黃) 2돈, 생강을 가하여 끌여 복용한다.(『溫疫論 · 發斑』)

후에도 그것으로 인해 여전히 發熱하고 脈이 洪數하다. 斑이 있는 자는 더욱 斑이 생기게 하여 풀고, 汗이 있는 자도 더욱 汗을 내게 하여 낫게 한다. 낫지 않는 자는 더욱 이전의 법으로 치료한다.

둘째 부류는 向裏傳變으로 역시 두 형태로 나눠진다.

(1) 但裏不表: 겉에는 頭疼身痛이 없고 또한 發斑汗出도 없으며 오직 胸膈痞悶하고 欲吐不吐하며 혹 비록 조금 吐한다 해도 불쾌하다. 이것은 邪가 裏의 上으로 傳變한 것으로 瓜蒂散을 써서 토하게 하여 邪가 吐를 따라 줄어들면 邪가 없어져 병이 낫는다. 만약 邪가 裏의 中下로 傳變하면 心腹脹滿, 不嘔不吐하고 혹 大便秘, 혹 熱結旁流, 혹 協熱下利하면 承氣湯으로 그 사기를 제거시켜 邪가 나가면 病이 덜해지고 邪가 다 없어지면 병이 낫는다. 만약 上中下가 모두 病이 된 경우는 吐시키면 逆하므로 吐하면 안 되며, 다만 承氣湯으로 끌어내면 上部에 있는 邪가 순순히 아래로 흘러내려 嘔吐가 그치고 脹滿이 제거된다.

(2) 裏而在裏: 나은지 2~3일 혹은 4~5일 후에 먼저 증상이 다시 재발하면 上部에 있는 것은 吐시키고, 下部에 있는 것은 下시킨다.

셋째 부류는 同時向表裏傳變은 세가지 형으로 나누어진다.

(1) 表裏分傳: 이것은 邪氣가 募原으로부터 동시에 表와 裏를 향해 나누어 傳變하는 것으로 裏로 반쯤 들어가면 裏證이 나타나고, 表로 반쯤 나오면 表證이 나타난다. 傷寒의 先汗後下하는 방법을 꺼리는 것은 溫疫이 汗하면 안 되고 강제로 汗을 내면 반드시 땀나게 할 수 없기 때문이다. 마땅히 承氣湯으로 먼저 通利시켜 裏의 邪를 먼저 없애어 사가 물러가면 裏氣가 통하고 中氣가 능히 達表하여 肌肉에 鬱滯된 邪로 하여금 모두 表로 발하고, 或斑或吐는 그 性을 따라서 升泄시킨다. 제증이 다 물러가서 이미 表裏證이 없는데도 熱이 물러가지 않는 경우는 裏에 오히려 이미 발한 邪氣의 미진한 것이 있는 것이니 三消飮[529]으로 치료한다.

(2) 表裏分傳再分傳: 表裏分傳으로 表裏에 모두 病證이 있어 解한 후에 다시 재발하는 경우는 앞의 방법과 같이 三消飮을 재차 쓰면 낫는다.

(3) 表勝于裏, 裏勝于表: 만약 表가 裏보다 勝할 것 같으면 傳表하는 邪가 많고 傳裏하는 邪는 적어서 表證이 많고 裏證은 적으므로 마땅히 그 表를 治하여 裏證도 겸하게 한다. 만약 裏가 表보다 勝하면 傳裏하는 邪가 많고 傳表하는 邪는 적어서 裏證이 많고 表證은 적으므로 다만 그 裏를 治하면 表證은 저절로 낫는다. 表를 治하는 것은 但表不裏形을 참조하고 裏를 治하는 것은 但裏不表形을 참조한다.

넷째 부류는 表裏先後傳變으로 두가지 형으로 나뉜다.

---

529) 三消飮: 溫疫의 毒邪가 表裏로 分傳하여 여전히 남은 증상이 있는 것을 치료함. 檳榔, 厚朴, 芍藥, 甘草, 知母, 黃芩, 大黃, 葛根, 羌活, 柴胡, 薑, 棗 등으로 구성됨.

(1) 先表後裏: 疫邪가 먼저 傳表하고 후에 傳裏하면 먼저 達原飮[530]이나 白虎湯을 쓰고 다시 裏證의 偏上偏下한 것이 보이면 정황을 참작하여 瓜蒂散이나 承氣湯을 운용한다.

(2) 先裏後表: 疫邪가 먼저 傳裏하고 후에 傳表하면 먼저 承氣湯을 써서 下시키고 다시 白虎湯을 써서 辛凉解散시킨다. 만약 白虎湯을 복용해도 땀이 안나는 경우는 津液이 고갈되었기 때문이니 人蔘을 가한다.

이로 보건데 吳又可는 溫疫의 傳變과 治療에 대해 이미 한 타입의 辨證施治法과 規律性을 파악하고 있었다는 것을 알 수 있다.

3. 溫疫과 傷寒의 鑑別을 논함

溫疫과 傷寒은 같이 熱病의 범주에 속하지만 다만 傷寒은 一般外感을 가리키고 溫熱은 傳染性, 流行性이 있는 溫熱病을 가리키는 것으로, 양자는 매우 다른 까닭에 반드시 鑑別이 필요하다. 吳又可는『溫疫論』중에서「辨明傷寒時疫」이란 전문적인 장을 두어 詳論하고 있다. 여기서는 이와 관련된 내용을 모아 아래와 같이 감별법을 기록하였다.

〈溫疫과 傷寒의 鑑別表〉

	溫　　疫	傷　　寒
病　因	感雜氣(疫氣, 厲氣, 戾氣)所致	感風寒等 六淫邪氣所致
感邪經路	自口鼻而入	自毫竅而入
發　病	感久而後發, 淹리二三日惑漸加重, 或淹纏五六日忽然加重	感而卽發, 感發甚暴
病　位	邪伏募原	邪在六經
傳　變	從募原分傳表裏, 傳裏內侵于腑, 傳表外淫于經, 經不自傳	自表及裏, 以經傳經
初起症候	忽覺凜凜以後, 但熱而不惡寒	發熱惡寒并見
傳　染	能傳染于人	不傳染于人
治　療	初起以疏利爲主, 先裏後表, 裏通表和, 下不嫌早	初起以發表爲先, 先表後裏, 先汗後下下不嫌遲
預　後	發斑爲外解. 雖汗不解, 汗解在後	發斑爲病篤. 一汗而解, 汗解在前

溫疫과 傷寒은 다른 점이 참 많는데 서로 같은 점도 있다. 吳有性은 "같은 점은 傷寒과 時疫이 모두 胃로 傳變하여 마침내는 같이 한 곳으로 돌아가므로 承氣湯과 같은 類를 써서 邪를 끌어내보낸다. 요컨데 傷寒과 時疫은 시작은 달라도 끝은 같다는 것을 알아야 하는 것이다(其所同者, 傷寒時疫, 皆能傳胃, 至是同歸于一, 故用承氣湯輩導邪而出. 要知傷寒時疫, 始異而終同也)"[531]라고 말한다.

530) 達原飮: 達原散이라고도 함. 溫疫의 초기에 熱이 經에 떠오르는 諸證을 치료한다. 檳榔 2돈, 厚朴 1돈, 草果仁 5푼, 知母 1돈, 芍藥 1돈, 黃芩 1돈, 甘草 5푼.(『溫疫論 · 溫疫初起』)

531)『溫疫論 · 辨明傷寒時疫』.

【평가】

明末의 醫家 吳有性은 創新精神이 있는 溫病學家이다. 그는 이전의 학술적 성과를 기로로 하여 여기에 자신의 경험을 첨가하여 최고의 溫病學 전문서적인『溫疫論』을 저술하였다. 그는 外感病에 전통적으로 이용되었던 六淫病因說을 까부수고 새로운 病因理論인 "雜氣說"을 창립하였다. "雜氣"란 일종의 물질로 사람의 口鼻를 통해 들어오며, 傳染性, 特異性, 特適性, 偏中性이 있다. 당시의 역사적 조건에서 溫疫의 病因에 대한 이와 같은 인식은 매우 고귀한 것이다. 吳有性은 또한 "雜氣"가 內科的 傳染病 뿐 아니라 外科的 傳染病도 일으킬 수 있다고 보았다. 그의 발견은 한의학의 病因學을 풍부히 해주었을 뿐 아니라 세계의학사에서도 선진적인 것이었다. 우리가 알고 있듯이 유럽에서 처음으로 감염성 질환은 모두 미생물에 의해서 일어난다는 것은 영국의 저명한 外科學者인 Lister에 의해 밝혀진 것이지만, 이것은 1867년도의 일로서 吳有性과 비교해보아도 200여년 뒤쳐진다. 또한 그 무렵 Pasteur가 미생물에 대한 연구를 하고 있을 때에 현미경이 이미 발명되어 있었다. 이러한 점들을 고려할 때, 吳有性의 이론은 매우 값진 것이다. 다만, 역사적 조건의 제한으로 인하여 吳有性이 생각해낸 이론이 자연과학과 서로 연계되지 못하여 더 이상의 발전을 기하지 못하였다는 점이 아쉽다.

吳有性은 表裏를 綱으로 삼고, 溫疫의 傳變과 治療에 "九傳治法"을 제시하여 溫疫의 辨證施治法을 보여주었다. 그가 창제한 達原飮, 三消飮 등의 처방들은 지금도 溫病學家들이 상용하는 처방이다. 그는 溫疫과 傷寒의 본질이 다르다는 것을 명쾌하게 분별하여 病因, 感邪經路, 發病, 病位, 傳變, 症候, 傳染性, 治療, 預後 등의 기준으로 상세하게 감별법을 제시하고 있다. 吳有性은 明淸時期의 溫病學派의 형성과 발전을 추동시켜 주어 그는 溫病學派에 가장 큰 영향을 미친 醫家인 것이다.

그러나 그의 理論이 완전한 것은 아니어서 어떤 견해는 편협성이 있으므로 후세의 醫家들의 보충이 뒤따라야 할 것이다.

【醫案選錄】

朱海疇가 나이 45세에 疫疾에 下證을 얻어 四肢不擧, 身臥如塑, 目閉口張, 舌上胎刺의 증상이 있었다. 그 아픈 곳을 묻자 대답하지 못하니, 그 자식들에게 최근 이삼일간 무슨 약을 복용했는지 물었다. 자식들이 대답하기를, 承氣湯을 세 첩 복용하였는데, 첩마다 大黃을 한냥남짓 집어넣었는데도 효과가 없어 대책없이 시간만 보낸다고 하였다. 다만 앉아서 볼 수가 없어서 진찰을 요청하게 되었다는 것이다. 내가 진찰해 보니 脈에 아직도 神이 있었는데, 下證은 여전히 있었으니, 약을 약하게 써서 병이 심해진 것이었다. 먼저 大黃을 한냥반을 사용하니 눈이 돌아오기 시작하였고, 다시 투여하니 舌刺가 없어지기 시작하면서 입이 점차 열리면서 말을 하게 되었다. 세첩째 투여하니 舌胎가 조금씩 걷히면서 정신이 맑아졌다. 4일째에는 柴胡淸燥湯을 복용시키니 5일째 되는날에 다시 芒刺가 생겨나고 煩熱이 심해졌다. 이에 다시 下之시키고 7일째 되는날에 承氣養營湯을 투여하니, 熱이 약간 물러났다. 8일째 되는 날에는 大承氣湯을 사용하니 사지를 조금씩 움직일 수 있게 되었다. 반달정도 지나니 大黃을 다해서 12냥을 복용하여 낫게 되었다. 몇일 후에 糜粥을 먹기 시작하니 두달정도 조리하고 나서 회복되게 되었다. 일찌기 많은 사람 가운데 이 증상을 가진 사람을 만나는 것은 백명 중 몇몇 경우이겠지만, 이 醫案을 준비해 두었다가 참작할 따름이다.(『溫疫論 · 疊下醫案』)

朱海疇, 年四十五歲, 患疫得下證, 四肢不擧, 身臥如塑, 目閉口張, 舌上胎刺. 問其所苦, 不能答. 因問其子兩三日所服何藥. 云進承氣湯三劑, 每劑投大黃兩許不效, 更無他策, 惟待日而已. 但不忍坐視, 更祈一診. 余診得脈尙有神, 下證悉具, 藥輕病重也. 先投大黃一兩五錢, 目有時而轉動, 再投, 舌刺無芒, 口漸開能言, 三劑, 舌胎少去, 神思稍淸. 四日服柴胡淸燥湯, 五日復生芒刺, 煩熱有加, 再下之, 七日, 又投承氣養營湯, 熱少退. 八日, 仍用大承氣湯, 肢體力能少動. 計半月, 共服大黃十二兩而愈. 數日後, 始進糜粥, 調理兩月才平復. 曾治多人, 所遇此證, 百中僅有者, 始存案以備參酌耳.(『溫疫論 · 疊下醫案』)

【복습자료】

1. 본절의 중요한 점은 吳有性의 "雜氣論", "九傳治法" 및 溫疫과 傷寒의 감별 요점이다. "九傳治法"에는 9종의 傳變類型이 이리저리 얽혀 있는데, 특히 表證에 나타나는 症狀과 治療方藥에 있어서 이전의 있었던 表證의 개념과 관용적으로 사용되었던 解表시키는 약물과 차이가 있다. 예를 들면 吳有性은 發斑과 自汗, 盜汗, 狂汗, 戰汗 등의 증상을 疫邪가 밖으로 나오는 表證의 症狀이라고 하였고, 白虎湯, 擧斑湯 등으로 表證을 치료하였는데 이것은 전형적인 방법으로 表證을 치료하는 것과 차이가 난다. 또한 表裏分傳하여 表裏가 모두 병들었을 때에는 일반적인 用藥의 관습에 따라 先表後裏 혹은 表裏同治해야 하는데 吳有性은 도리어 그 裏를 通하게 해주었다. 이러한 내용들은 학습할 때 이해하기 어려운 것들로 본절의 어려운 점이라 하겠다. 이점에 유의해야 할 것이다.

2. 吳有性은 溫病學派의 중요한 인물이다. 明淸時期의 溫病學派의 형성은 宋金時期 劉完素가 창도한 火熱論과 龐安時가 창도한 天行溫病說과 밀접한 관련을 갖고 있다. 다만 오유성은 溫病學派의 개척자로 『溫疫論』이 저술된 이후에 溫疫學說이 비로소 체계화되게 되었다는 점을 명심해야 할 것이다.

3. 吳有性은 六淫學說의 울타리를 허물고 病因에 대한 새로운 학설을 창립하였다. 그는 溫疫의 原因은 일종의 傳染性, 流行性, 特異性, 特適性, 偏中性이 있는 雜氣라고 생각하였다. 이러한 雜氣는 肉眼으로 보이지 않고 귀로도 들을 수 없고 코로도 냄새맡을 수 없는 미소한 물질로, 風寒暑濕燥火의 6종의 비정상적인 기후요소도 아니다.

4. 溫疫의 傳變은 半表半裏의 募原에서 시작하여 表裏를 향하여 나뉘어 전해지는데, 吳有性은 溫疫의 임상적 표현에 근거하여 "九傳"으로 귀납시켰다. 9종의 傳變은 半表半裏에 있는 募原에서 시작하여 向表傳變, 向裏傳變, 同時向表裏傳變, 表裏先後傳變이 있다. 向表傳變의 두 유형은

白虎湯을 쓸 수 있는데, 혹 擧斑湯, 혹 白虎湯合擧斑湯을 쓰기도 한다. 向裏傳變의 두 유형은 瓜蒂散을 사용해서 吐하게 하거나 혹은 承氣湯으로 下之시킨다. 同時向表裏傳變은 세가지 유형이 있는데, 承氣湯으로 먼저 그 裏를 通하게 하거나 혹은 三消飮을 써서 調治하거나, 혹은 表를 치료하면서 裏를 겸해서 치료하거나 혹은 裏를 치료하면서 表를 겸해서 치료한다. 表裏先後傳變의 두 유형은 表裏의 先後를 보아서 達原飮 혹은 白虎湯을 선택하여 表를 치료하고, 承氣湯 혹은 瓜蒂散으로 裏를 치료한다.

5. 溫疫과 傷寒의 차이에 관해서 吳有性은 病因, 感邪經路, 發病, 病位, 傳變, 症候, 傳染性, 治療, 預後 등 9개의 측면에서 감별을 시도하였다.

6. 선택된 醫案의 분석: 이 醫案은 吳有性의 九傳治法 중 "但裏不表"의 증상이다. 醫案 중 구체적인 脈象이 기제되어 있지는 않지만, "脈尙有神"이라는 문장을 가지고 보면 최소한 沈한 가운데 弦이나 滑을 끼고 있는 象이었을 것이다. 또한 "下證悉具"라는 말로 추측해보면 반드시 大便秘結, 心腹脹滿, 按之疼痛, 小便黃赤短少가 있었을 것이고, "舌上胎刺"라는 말로 볼 때 그 색이 반드시 焦黃이 심하거나 灰黑이었을 것이다. 醫案 중의 四肢不擧, 身臥如塑, 口不能答 등은 裏氣가 不通한 것으로 말미암는 것이니, 裏氣가 막혀서 형성된 肢體强直, 舌本强硬 등의 현상이다. 目閉口開는 虛脫에 의한 증상이다. 그러나 여기에 嘔吐泄利나 自汗亡血 등이 없는 것으로 보아 元氣는 外越된 기미가 없는 것이니, 이 醫案의 증상은 實이 極하여 虛와 비슷하게 된 증상으로 보아야 할 것이다. 이른바, "大實有羸狀"이 이것이다. 이렇듯 吳有性은 大承氣湯을 과감하게 운용하고 있으며, 또한 瀉下藥을 반달에 걸쳐 연달아 복용시키고 있으니, 이것은 그 邪結의 정도가 이미 깊다는 점을 보여주는 것이다. 환자가 중도에 柴胡淸燥湯으로 바꾸어 복용하고 있는데 이 처방에는 大黃이 안들어 있는 관계로 "復生芒刺, 煩熱有加"하게 된 것이다. 반드시 다시 瀉下시켜야 하니, 承氣湯을 계속 복용하여 낫게 된 것이다.

【학습과제】

1. 吳有性의 『溫疫論』의 成書背景 및 한의학에 미친 공헌을 논술하라.
2. "雜氣"란 무엇인가? 雜氣가 병을 일으키는 것은 어떤 특징이 있는가?
3. "九傳治法"의 類型, 證型 및 대표적 方劑를 논술하라.
4. 吳又可는 어떤 입장에서 傷寒과 溫疫을 감별하였는가? 그 감별의 요점은 무엇인가?

3 戴天章

【학습목표】

1. 戴天章의 瘟疫을 진단하는 5가지 辨證方法을 이해한다.
2. 戴天章의 瘟疫表裏兼夾證에 대한 治療와 瘟疫治療의 5가지 방법을 이해한다.
3. 戴天章의 생애와 저술, 후세에 미친 영향을 알아본다.

【생애와 저작】

戴天章은 字는 麟郊이다. 그의 晩號가 北山이므로 학자들은 대체로 北山先生이라고 불렀다. 清代 順治(1644~1661)와 康熙(1662~1722)년간에 江蘇省 上元(지금의 江蘇省 江寧縣)에 살았던 사람이다. 『上元縣志』에 의하면 戴天章은 "어려서 林青雷를 스승으로 모시고 擧子業을 학습하였는데, 배우고 외우기를 좋아하여 읽은 經書와 史書를 능해 외워내는 것이 마치 호리병에 있는 물을 쏟는 것같이 하였다. … 天文, 地理, 활쏘기와 창다루기에서 글씨, 그림, 가야금, 바둑의 類에 이르기까지 미묘한 것을 찾고 요점을 잡지 못하는 경우가 없었다. 특히 醫學에 정통하여 널리 견문하고 깊이 생각하여 사람을 살린 경우가 헤아릴 수 없도록 많았다. 돈으로 사례해도 절대로 받지 않았다. 四方에서 뛰어난 학자들이 오면 마당까지 내려가 가르침을 청했다"[532]고 한다.

그의 저작은 『廣瘟疫論』이 있다. 이 책은 吳又可의 『溫疫論』을 기초로 하여 이를 증보하고 교정하여 만들어진 것이다. 그 중에서 瘟疫病의 氣, 色, 舌, 神, 脈 5개의 분야에 대한 辨證은 그가 새로 제기한 것으로 그 요체를 깊이 터득한 것이라 할 수 있다. 溫病學의 저술 중에서 상당한 영향을 미친 醫書이다. 이 책은 4권으로 되어 있으며 附方이 1권 있다. 後에 乾隆(173~1795)년간에 鄭奠一이 改名하여 『瘟疫明辨』이라고 하였으나 내용은 다르지 않다. 상해과학기술출판사에서 영인한 판본이 있다. 이외에 戴天章의 손자인 戴祖啓에 의하면 戴天章은 『欬注論』, 『瘧論』 등 십여종의 의서를 저술하였다고 하였다. 그러나 애석하게도 간행되지 못하였으며 傳寫本도 남아있지 않다.

【학술내용】

1. 瘟疫의 診斷에는 5종의 辨別法에 주의해야 한다.

1) 辨氣 - 시체썩는 냄새가 난다.

病者에게서 나는 氣味는 聞診을 통해서 확인할 수 있다. 戴天章은 風寒의 사기가 사람에게 침입하여 병이 되는 경우에는 일반적으로 냄새가 사람에게서 촉지되는 경우는 없는데, 예로 熱이 陽明에 들어가면 熱이 되어 썩은 氣가 되지만 단지 시체썩는 냄새를 만들지는 않는다. 瘟疫은 天

532) 『廣瘟疫論 · 作者小傳』에 보이는 『上元縣志』의 내용.

地間의 雜氣이며 腐敗한 氣에 속하므로 더러운 기가 사람에게 침입하면 더러운 熱氣가 氣血과 津液을 썩히므로 냄새가 많이 난다. 그것은 일반적인 膿, 腥, 焦, 腐의 氣味와는 다르다. 시체썩는 냄새가 사람에게 침입한 것을 이름하여 설명하기는 어렵지만 "가벼우면 휘장에 가득하고 심하면 한 방을 훈증시킬 수 있다.(輕則盈于床帳, 重則蒸然一室)"[533] 의사가 정신을 집중하거나 후각이 예민하면 분별하여 알아낼 수 있다. 비유컨데, 화장실의 糞氣와 尸氣는 맡아보면 완전히 같다. 그러므로 瘟疫의 尸臭氣와 일반적 熱病의 熱臭氣는 다르다. 이것이 바로 戴天章의 瘟疫을 진단하는 첫 번째 변별법이다.

2) 辨色 - 때끼고 어두운 색

戴天章은 外感風寒의 邪氣는 피부를 수축시키므로 面色이 희고 깨끗하면서 팽팽해진다고 하였다. 그러나 瘟疫의 穢熱한 기운은 薰蒸하고 흩는 작용을 하므로 面色이 때가 끼고 어두우며 성기고 늘어져 있다. 마치 기름덩어리나 그을음과 같다. 보기만 해도 꺼려진다. 이것은 穢熱한 기운이 薰蒸한 津液이 위로 얼굴에 넘쳐 생긴 것이다. 이것이 戴天章의 瘟疫을 진단하는 두 번째 원칙이다.

3) 辨舌 - 粉苔가 쌓이고 苔가 희고 두텁다.

戴天章은 風寒이 表에 있으면 舌苔가 薄白하고 滑하며 점차 속으로 들어가면 白에서 黃으로 黃에서 燥로 燥에서 黑色으로 변한다고 하였다. 瘟疫이 처음 생겼을 때는 舌苔가 대부분 희면서 두터우며 滑하지 않고 혹 거친 것이 粉이 쌓인 것과 같고 마침내는 黃黑色으로 변하고 燥하지 않게 된다. 이것은 穢濁한 氣가 胃로 들어가 胃의 津液을 썩게 하고 瘀滯시킨 결과이다. 이것이 戴天章의 瘟疫을 진단하는 세 번째원칙이다.

4) 辨神 - 煩躁하고 昏迷하다.

戴天章은 風寒이 사람에게 침입하면 사람의 마음이 괴로운 바를 알아 의식이 명료해지는데, 예로 頭痛이 風熱로 인하여 생긴 경우에는 모두 스스로 그것을 자각한다. 傳하여 胃로 들어가는 경우에 意識이 혼미해져서 헛소리(譫語)를 하기 시작한다. 瘟疫은 天地間의 穢熱한 기운이 사람을 상하게 한 것인데, 의식을 흐리는 작용이 매우 심하다. 처음에는 煩躁驚悸가 있어서 痴呆같기도 하고 취한 것같기도 하며 정신이 혼미하여 괴로운 것을 알지 못하며 자면서도 불안해 한다. 눈을 감아도 보이는 것이 있다. 계속되면 의식이 흐리고 헛소리를 하게 된다. 이것이 戴天章의 온역을 진단하는 세 번째 원칙이다.

---

533) 『廣瘟疫論 · 辨氣』.

5) 辨脈 - 초기에는 대부분 沈하고 계속되면 빨라지고 모호해져 말끔하지 않다.

戴天章은 傷寒의 初期에는 脈이 대부분 浮하거나 혹 緊脈, 緩脈, 洪脈을 겸하지만 모두 浮하다고 인식하였다. 속으로 전해지면 처음부터 浮脈이 나타나지 않으며 빨라지면 반드시 명료하고 모호하지 않다. 그러나 瘟疫은 초기에 脈이 대부분 沈하며 안으로부터 밖으로 나오면 脈이 처음부터 沈하지도 않고 浮하지도 않으면서 빨라진다. 혹 弦脈, 帶脈을 겸하기는 하지만 빨라지면 모호하고 명료하지 않게 된다. 그것은 疫邪가 募原으로부터 나뉘어 表와 裏로 들어가기 때문이다. 穢熱한 기운은 薰蒸하고 흩는 작용을 하기 때문에 脈이 능히 손가락을 제대로 때리지 못하는 것이다. 그러므로 빨라지고 모호하며 명료하지 않게 된다. 이것이 戴天章의 溫病을 진단하는 5번째 원칙이다.

이상의 五辨은 瘟疫과 傷寒을 진단하여 구분하는 것이다. 만약 誤診하게 되면 誤治하게 되는데, 瘟疫을 초기에 傷寒으로 誤診하여 辛溫表散하는 방법을 써서는 않된다. 마땅히 일찍 淸下시켜야 하며 결단코 傷寒의 "瀉下시키는데에 늦는 것을 싫어하지 않는다(下不廉遲)"라는 말에 구애되어서는 안 되며, 溫病에는 마땅히 "瀉下시키는 데에 빠름을 협오하지 않아야 한다(下不嫌早)."

2. 瘟疫은 辨證에는 表裏와 夾證을 주의해야 한다.

1) 瘟疫의 表裏證을 변별하는 것

戴天章은 瘟疫의 表證에 31개가 있다고 하였다. 發熱, 惡寒, 寒熱往來, 頭痛, 頭眩, 頭脹, 頭重, 目脹, 項强痠, 背痛痠, 腰痛痠, 膝痛痠, 脛腿痛痠, 足痛, 肩臂痛痠, 腕痛, 周身骨節痠痛, 身重, 自汗, 盜汗, 戰汗, 狂汗, 頭腫, 面腫, 頸項腫, 耳旁腫, 胸紅腫, 周身紅腫, 發黃, 發疹, 發斑 등. 이러한 증상들을 각각 分析, 辨別하고 구체적인 治療 등을 제시하였다. 예로 自汗의 경우에 戴天章은 "時疫은 안으로부터 薰蒸하여 밖으로 나오는 것이다. 처음에 寒熱이 생길 때는 多汗하며 심해지면 淋瀝하여 그치게 된다. 이것을 表虛로 보면 안 된다. 겸하여 頭痛身痛이 생기는 경우에는 이에 解表를 爲主로 해야 하는데, 羌活, 獨活, 柴胡, 葛根의 類를 쓴다. 겸하여 煩渴이 나는 경우에는 바로 陽明의 熱을 식히는 것을 위주로 해야하는데 白虎湯을 쓴다. 熱이 있고 맺힌 것이 있는 경우에는 맺힌 것을 깨뜨리는 것을 위주로 하여 陷胸湯과 三承氣湯을 쓴다. 만약 수차례의 汗法과 下法을 쓴 다음 邪가 이미 모두 물러 갔으면, 脈이 虛해지고 혀에 苔가 없어지며 二便은 淸利한 것이 전과 같아지고 안과 밖에 열증이 없으면 가히 虛를 좇아 땀을 거두어야 한다. 대개 時疫으로 땀이 나는 경우는 邪氣가 排出路를 얻은 것이기 때문에 땀을 거두는 방법을 쓰는 경우는 극히 드물다(時疫自內蒸出於表, 初起作寒熱時, 多自汗, 甚至淋漓不止, 不可以表虛論. 兼頭痛身痛, 仍以解表爲主, 羌獨柴葛之類. 兼煩渴, 直淸陽明之熱爲主, 白虎之類. 有熱有結, 破結爲主, 陷胸三承氣之類. 若屢經汗下, 邪已全退, 脈虛而舌無苔, 二便淸利如常, 內外無熱證, 方可從虛斂汗. 盖以時疫得汗, 爲邪有出路, 而宜斂汗者, 恒少也)"[534]라고 하였다. 어떤 종류의 表證을 막론하고 만약 처음 증상이 생기면 대부분 表

---

534) 『廣瘟疫論 · 表症』의 自汗條.

邪가 가득한 것이기 때문에 表散을 위주로 하고 淸裏를 보조로 해야 한다. 만약 병이 진행된 후에 表邪가 다하지 않은 경우가 있으니, 裏邪가 아직 남아 있으면 淸裏를 爲主로 하고 表散을 보조로 해야 한다.

戴天章은 瘟疫의 裏證을 41개로 분류하였다. 煩躁, 嘔, 欬, 渴, 口苦, 口甘, 脣燥, 齒燥, 鼻孔乾, 耳聾, 鼻如烟煤, 鼻孔扇張, 咽乾, 咽痛, 舌燥, 舌强, 舌痿, 舌卷短, 胸滿痛, 脇滿痛, 腹滿痛, 少腹滿痛, 自利, 便血, 便膿血, 大便閉, 小便不利, 小便黃赤黑, 小便多, 遺尿, 囊縮, 多言, 譫語, 狂, 善忘, 沈昏, 循衣摸床撮空, 多睡, 身冷, 嘔逆, 吐蛔 등 증이다. 이러한 증상들을 각각 분석, 변별하고 그 구체적인 치료를 제시하였다. 예로 脣燥證의 경우 戴天章은 "脣燥는 陽明의 熱이다. 時疫에 이 증상이 나타나면 마땅히 그 색을 변별해야 한다. 짙은 赤色은 大熱이므로 淸下시켜야 하고 淡白色은 津液이 소모된 것이므로 滋潤시킨다. 색이 전과 같으면 津液이 소통되지 못한 것이므로 熱이 經脈에 있다. 葛根湯을 써야 한다(脣燥者, 陽明熱也. 時疫見此, 當辨氣色. 深赤爲熱, 宜淸下. 淡白爲亡津液, 宜滋潤. 色如常, 爲津液不流通, 熱在經脈, 宜葛根)"[535]라고 하였다. 각종의 瘟疫裏證은 대부분 淸法, 下法을 위주로 하고 삼가 辛溫한 약을 쓰지 않는 금기를 범하지는 말아야 한다.

2) 瘟疫의 兼證을 辨別하는 법

瘟疫에 寒邪를 兼하면 그 疫證과 寒證 중에서 어떤 것이 더 重한가를 살펴야한다. 만약 疫證이 重하고 寒證이 輕하다면 煩躁證이 많고 無汗하며 惡寒하는 증상은 적을 것인즉 마땅히 敗毒散에 知母, 石膏를 가해 쓰거나, 혹 達原飮에 羌活, 防風, 柴胡, 葛根을 넣어 쓰거나, 六神通解散[536]을 쓰면 더욱 빠르다. 만약 寒證이 重하고 疫證이 輕한 경우에는 惡寒無汗이 반드시 심하고 煩躁는 덜하다. 이때는 단지 敗毒散만을 쓰거나, 혹 大靑龍湯, 혹 九味羌活湯을 쓴다. 만약 寒證을 치료할 때 疫證이 남아 있으면 반드시, 發斑, 黃疸, 狂症, 衄血등의 變證이 생긴다. 또 疫證을 치료할 때 寒證이 남아 있으면 다시 厥逆, 嘔利, 胸腹痞滿 등의 우려가 있게 된다.

瘟疫에 風邪를 겸하면 도리어 病勢가 쉽게 풀린다. 寒은 凝泣을 주로 하니, 疫邪가 안에서 울체되면, 울체가 생기는 만큼 病勢도 고질이 된다. 風은 游揚을 주로하니, 疫邪가 밖에서 성겨지면, 성겨지는 만큼 病勢도 성겨진다. 즉 時疫에 쓰는 처방에 荊芥, 防風을 가하는데, 咳嗽가 있으면 前胡, 杏仁, 蘇子를 집어 넣는다.

瘟疫에 暑邪를 겸하면 땀이 더욱 나오게 되는데, 두 사기가 핍박하여 表로 땀이 나오면 表가 반드시 虛하게 된다. 그러므로 發表시키는 약은 重複되어서는 않된다. 치법은 時疫에 쓰는 처방에 發表시키는 약을 약간 빼내어야 하니, 만약 羌活을 쓸 경우에는 獨活을 빼내고 柴胡를 쓸 경우에는 前胡를 빼낸다. 邪氣가 表를 따라 나가므로 鬱熱은 반드시 가벼울 것이다. 그러므로 淸凉寒潤한 약을 過用해서는 않되며, 分利燥脾시키는 약을 가해야 하니, 木通, 滑石, 猪苓, 赤茯苓, 澤

---

535) 『廣瘟疫論 · 裏症』脣燥條.

536) 六神通解散: 麻黃 1돈, 甘草 1돈, 黃芩 2돈, 蒼朮 2돈, 石膏 1돈 5푼, 滑石 1돈 5푼, 豆豉 10粒, 여기에 葱薑을 집어넣어 끓인다.

瀉, 香薷, 蒼朮 등이 그것이다.

瘟疫에 瘧疾을 겸하면 寒熱의 증상이 같은 시간에 발작하는데, 瘧證이 거의 나타나지만 熱多寒少하고 또한 燥渴擾亂하다. 熱勢는 신속하여 정신이 昏憒하며 穢氣에 감촉되면 가을철에 發하는 경우가 많으니, 達原飮에 柴胡를 가하여 치료한다. 후에 邪氣가 물러나고 正氣가 회복되면 小柴胡湯, 柴胡四物湯, 參胡三白湯 등을 가감하여 쓴다.

瘟疫에 痢疾을 겸하면 表裏를 분별하여야 한다. 疫痢의 초기에 表證의 단계에는 人蔘敗毒散에 倉廩湯을 합하여 쓴다. 敗毒散은 解表시키는데, 陳倉米를 가하여 和中養脾胃한다. 表證이 풀어진 후에도 裏熱證이 있으면 淸下法을 생각해볼 수 있다. 만약 疫痢가 表裏의 사이에 끼어 나타나 少陽, 陽明 등 證이 약깐 나타나는 경우에는 柴葛五苓散을 쓸 수 있다.

3) 瘟疫의 夾證을 辨別하는 법

夾證과 兼證은 구별이 있다. 兼證은 瘟疫의 邪氣에 다른 邪氣가 겸하여 나타나는 것이니, 이것은 瘟疫의 邪氣가 爲主가 된다. 치료에도 마땅히 瘟疫의 邪氣를 중심으로 해야 한다. 그러면 病邪가 반드시 풀리게 된다. 夾證은 瘟疫의 邪氣가 안에 있는 病邪를 끼는 것인데, 夾虛, 夾實, 夾宿疾 등으로 비교적 복잡하여, 구체적인 정황을 보아 정해야 한다.

瘟疫에 實을 끼는 경우는 痰水, 飮食, 鬱, 蓄血 등을 끼는 여러 가지가 있다. 瘟疫의 邪氣를 치료할 때는 마땅히 먼저 夾邪를 제거하는 것을 염두에 두어야 한다. 夾邪가 제거되면 疫毒이 빠져나가지만, 그렇지 않으면 치료에 영향을 미친다. 痰을 낀 경우에는 瘟疫을 치료하는 약 중에서 栝樓, 貝母를 넣고 심하면 牛黃을 넣는다. 水邪를 낀 경우에는 瘟疫의 치료약 중에 辛燥한 利氣利水의 약을 넣는다. 燥濕하는데는 半夏, 蒼朮, 利氣하는데는 蘿菖, 草果, 木香, 利水하는데는 木通, 茯苓, 澤瀉를 넣는데 심하면 大戟, 芫花를 쓴다. 飮食을 낀 경우는 宿食이 정체된 부위를 살펴 여러 가지 치법을 사용한다. 腸胃의 陽明에 적체된 경우에는 三承氣湯으로 설사시키고, 飮食이 胸膈의 위에 정체된 경우에는 瘟疫의 치료약 중에 枳殼, 桔梗, 靑皮, 蘿菖, 神麯의 류를 넣어쓰고 심하면 吐法을 써서 胸膈을 열어 陽氣를 선통시킨다. 그러한 연후에 熱證이 나타나면 解表시키고 淸裏시킨다. 이렇게 하면 誤治가 없을 것이다. 鬱症을 낀 경우는 瘟疫의 치료약 중에 蘇梗, 木香, 大腹皮, 香附 등을 넣고 그 氣를 선통시켜 鬱症을 풀어준다. 그리하면 表邪가 쉽게 풀리고 裏邪도 쉽게 완화된다. 蓄血證을 낀 경우는 치법에 반드시 消瘀시키는 紅花, 桃仁, 當歸尾, 赤芍, 玄胡索 등 약을 헤아려 한두개 넣어쓴다.

瘟疫의 症狀에 虛證을 끼게 되는 경우는 脾虛, 腎虛, 亡血 등을 끼는 여러 가지이다. 치료는 마땅히 瘟疫의 치료를 우선해야 하고, 正氣를 기르고 虛證을 補하는 것을 보조적으로 한다. 瘟疫의 邪氣는 正氣를 가장 쉽게 상할 수 있으므로, 正氣를 기르는데에 邪氣를 남겨두어서는 안 된다. 脾虛를 끼는 경우는 치료하기 어렵다. 瘟疫은 반드시 땀을 내거나 설사를 시킨 후에 풀리는데, 脾가 虛하면 表에서 땀을 만들어낼 수 없고, 속에서는 攻下를 감당할 수 없는 것이다. 혹 땀이 났다하더라도 땀이 나면서 탈진하게 되고, 설사를 시키면 그에 따라 탈진하게 된다. 이러한 경우를 치료할 때는 땀을 내되 억지로 내지는 말아야 하고, 發表시키는데 正氣를 기르는 것을 겸해야 한다. 人蔘敗毒散이 여기에 해당한다. 泄瀉를 시킬 때는 가벼이 설사를 시키지 말아야 하니, 攻裏할 때는 반드시 氣를 굳게 하고 津液을 생하게 하는 것을 겸해야 하니 黃龍湯이 여기에 해당한다. 腎虛를 끼는 경우에는 더욱 치료가 어렵다. 瘟疫의 邪氣는 반드시 汗法, 下法, 淸法을 쓴 다음에 풀리는데, 腎陽이 虛한 자는 한번만이라도 汗, 下, 淸하게 되면 탈진하는 증상이 수반하게 된다. 腎陰이 虛한 자는 한번 汗下를 시키면 고갈된 증상이 나타난다. 通表藥 중에 人蔘, 白芍을 넣고, 陽虛에는 杜沖, 陰虛에는 知母를 넣는다. 속으로 들어가면 泄瀉를 시키는데 반드시 陶氏黃龍湯을 위주로 해야 한다. 淸法을 쓸 때에는 반드시 人蔘白虎湯을 위주로 해야 한다. 亡血을 낀 경우는 解表淸裏하는데 조금씩 營血의 상태를 돌아보아야 한다. 예로 九味羌活湯에 生地黃을 쓴 것이나 人蔘敗毒散에 人蔘을 쓴 것, 達原飮에 人蔘을 쓴 것 등이다.

瘟疫에 宿疾을 낀 경우는 疝, 心胃痛, 哮喘 등을 끼는 여러 가지이다. 이때에는 단지 瘟疫만을 치료해야 하는데, 瘟疫의 邪氣가 물러가면 오래된 병도 자연 해결된다. 혹 宿疾이 未盡한 것을 치료할 때는 瘟疫의 邪가 급하기 때문에 급하면 表를 치료해야 한다. 대다수의 宿疾은 瘟疫이 유발하는 것이기 때문이다. 예로 疝證을 낀 경우는 단지 疫證을 치료하면 疝證은 저절로 없어진다. 만약 일반적인 방법에 의하여 疝證을 치료하여 吳茱萸, 肉桂, 附子, 茴香 등 燥性이 있는 약재를 사용하면 덜한 경우는 囊痛이 생기고, 심한 경우는 嘔逆, 呃逆, 厥症, 沈昏 등의 증상이 생겨 구할 수 없게 된다. 心胃痛을 낀 경우는 達原飮에 木香, 蒼朮을 넣어 鬱結된 瘟疫의 사기를 열어주어 表部로 透發시키는 것이 좋다. 그러면 통증이 저절로 멎는다. 만약 잘못 肉桂, 附子, 乾薑, 吳茱萸 등을 쓰면 반드시 위태롭게 된다. 哮喘을 낀 경우는 또한 단지 瘟疫만을 치료해도 哮喘은 저절로 제거된다. 혹 瘟疫을 치료하는 약 중에 貝母, 栝樓, 淡豆豉, 桑皮를 넣어도 瘟疫의 邪氣와 哮喘이 모두 풀린다.

3. 瘟疫을 치료할때는 5종의 大法에 주목해야 한다.

戴天章은 瘟疫을 치료할 때 汗法, 下法, 淸法, 和法, 補法의 5종의 치료법을 주로 사용하였다. 이 5법은 비록 傷寒과 雜病의 치료에 자주 사용하는 것이지만, 戴天章이 瘟疫과 傷寒을 구별하여 치료함에 사용되었다는 점에 의미가 있다.

1) 汗法

戴天章은 風寒에는 汗不厭早하고, 時疫에는 汗不厭遲하다고 하였다. 風寒病에 發汗을 시키는 것은 반드시 辛溫辛熱한 약으로 陽氣를 宣通시켜야 하고, 時疫에 發汗을 시키는 것은 辛涼辛寒한 약으로 陰氣를 구해야 한다. 風寒에 發汗을 하는 것은 表를 치료하는데 裏를 범하지 말하야 하고 時疫에 發汗을 시키는 것은 表를 치료하는데 반드시 裏를 소통시켜야 한다. 이것은 傷寒의 汗法과 瘟疫의 汗法이 다른 것이다. 辛涼發汗은 人蔘敗毒散, 荊防敗毒散이 이에 해당하고, 辛寒發汗은 大靑龍湯, 九味羌活湯, 大羌活湯이 이에 해당한다. 發表시키면서 通利시켜야 하는데 吳氏三消

飮, 六神通解散, 防風通聖散의 類가 그것이다.

2) 下法

戴天章은 傷寒에는 下不厭遲하고, 時疫에는 下不厭早하다고 하였다. 傷寒은 燥結한 것을 내리는 것이고 時疫은 鬱熱한 것을 내리는 것이다. 傷寒의 裏證은 下法을 써야 하는데 반드시 表邪가 모두 제거된 것을 기다려야 하고 時疫에는 表邪의 제거를 따지지 않고 단지 裏證이 있으면 즉시 下法을 써야 한다. 傷寒에는 上焦에 邪氣가 있으면 下法을 쓰지 않고 반드시 燥結이 中下焦에 있어야 下法을 쓸 수 있다. 時疫은 上焦에 있어도 역시 下法을 써야 한다. 이것이 傷寒의 下法과 瘟疫의 下法이 다른 것이다.

瘟疫의 下法에는 6가지가 있는데, 熱結이 胸膈위에 있을 때는 貝母로 내린다. 貝母는 본래 下藥이 아니지만, 一兩정도까지 쓰면 바로 풀린다. 熱結이 胸膈과 心下에 있으면 小陷胸湯을 써서 내린다. 熱結이 胸膈의 肋間에서 心下에까지 연결되어 있으면 大柴胡湯을 써서 내린다. 熱結이 배꼽위에 있으면 小承氣湯으로 내린다. 熱結이 배꼽과 배꼽아래에 있으면 調胃承氣湯으로 내린다. 痞滿燥實하여 三焦가 모두 뭉쳐 있으면 大承氣湯을 써서 내린다. 이외에 또 본래 체질이 허약한데나 혹 노인의 久病이거나 혹 거듭 汗法이나 下法을 쓴 후에는 下法을 쓸 증상이 있다고 하더라도 강하게 쓰지는 말아야 한다. 즉 麻仁丸이나 蜜煎導法, 猪膽導法을 쓰는 것이 妙法이다.

3) 淸法

戴天章은 瘟疫은 熱證이 대부분이라 淸法을 쓰지 않을 수 없다고 하였다. 表에 있으면 汗法이 마땅하니 熱이 땀을 따라 나오게 하는 것이니 또한 淸法이다. 속에 있으면 下法을 써야 하는데 大便을 따라 熱이 나오게 하는 것이니 또한 淸法이다. 만약 表에 邪氣가 있어 이미 땀을 내었는데도 열이 없어지지 않고, 속에 사기가 있어 이미 下法을 썼는데도 熱이 풀리지 않는 경우, 혹 본래 열은 있지만 응결된 것이 없는 경우는 오직 寒凉한 약으로 바로 꺽어야 하니 그 熱을 식히는 것일 따름이다. 汗法과 下法과 淸法은 합칠 수도 있고 또 나눌 수도 있다고 인식하였다. 무릇 熱을 내리는 요체는 熱邪의 淺深을 살피는 데에 달려 있다. 熱이 營衛에 얕게 있는 것은 石膏, 黃芩을 위주로 하고 柴胡, 葛根을 보조로 쓴다. 熱이 胸膈에 깊이 있는 경우는 天花粉, 知母, 栝樓仁, 梔子, 豆豉를 위주로 한다. 熱이 腸胃에 있는 경우는 마땅히 下法을 써야 하니, 淸法을 쓰지 않는다. 혹 下法에 淸法을 겸하여 쓰는 것은 가능하다. 熱이 心包에 들어간 경우는 黃連, 犀角, 羚羊角을 위주로 하고 바로 心臟에 들어간 경우는 치료하기 어렵다. 牛黃을 쓰면 열명 중에 한명은 구할 수 있다. 모름지기 한돈정도까지 써야 하고 적은 양이면 효과가 없다.

4) 和法

戴天章은 寒熱을 아울러 사용하는 경우를 和法이라고 하였고 補瀉를 합한 것을 和法이라고 하였고 表裏를 모두 푸는 것을 和法이라고 하였고 지나친 것을 고르는 것을 和法이라고 하였다.

이른바 寒熱을 아울러 사용한다는 것은 瘟疫의 熱로 인한 데다가 다른 邪氣인 寒邪를 낀 경우를 말한다. 그래서 이 법을 써서 화해시키는 것이다. 무릇 方中에 黃連과 生薑, 黃連과 半夏, 石膏와 蒼朮, 知母와 草果를 같이 사용하는 것이다. 이른바 補瀉를 같이 쓴다고 하는 것은 瘟疫의 邪氣가 實한데 사람의 正氣가 虛한 경우이기 때문에 이 법을 쓰는 것이다. 處方 중에 人蔘, 黃芪, 當歸, 芍藥과 芒硝, 黃連, 枳實을 더해 쓰는 것이다. 이른바 表裏를 모두 푼다고 하는 것은 瘟疫으로 이미 表證이 있는데, 다시 裏證이 생긴 것이기 때문에 이 법을 쓰는 것이다. 處方 중에 麻黃, 葛根, 羌活, 防風, 柴胡, 前胡를 쓰고 여기에 芒硝, 黃連, 梔子, 黃芩, 茯苓, 澤瀉, 枳殼을 더해 쓰는 것이다. 이른바 지나친 것을 고른다는 것은 瘟疫의 대세가 이미 물러갔으나 아직 餘邪가 풀리지 않은 경우이기 때문에 이 법을 쓰는 것이다. 혹 下法을 쓰는데 그 재료를 적게 하여 그 기일을 늦추는 경우, 혹 淸法을 쓰는데 그 탕제를 丸이나 散劑로 바꾸는 것이 모두 여기에 해당한다. 무릇 이러한 和法은 비록 이름은 和法이지만 실제로는 汗法, 下法, 淸法을 보충하는 의의가 있다.

5) 補法

戴天章은 溫疫은 본래 補法을 쓸 수 없지만 거듭 汗法, 下法, 淸法을 써도 풀리지 않는 경우는 반드시 補해지기를 기다려야 낫는다고 인식하였다. 이것은 병과 약이 손상시킨 것으로 그 상한 것이 양인지 음인지를 보아서 補陽과 補陰을 시행한다. 瘟疫의 熱證은 陰을 傷하는 것이 많다. 그러나 약을 쓴 것이 너무 많으면 陰을 傷하기도 한다. 즉 補陰補陽은 그 輕重을 살펴 어느 하나라도 소홀히 할 수 없다. 補陰에는 六味地黃丸, 四物湯, 生脈散, 養營湯 등의 처방을 쓰고 補陽에는 四君子湯, 異功散, 六君子湯, 理中湯, 建中湯, 附子湯 등의 처방을 쓴다.

【평가】

戴天章은 吳有性의 후에 나온 사람으로 瘟疫을 연구한 청대의 유명한 학자이다. 그는 吳有性의 『溫疫論』을 매우 추종하였고 연구한 후에 吳有性의 참된 醫論을 얻었다. 그는 『溫疫論』을 기초로 하여 그 위에 자신의 풍부한 임상경험을 종합, 증보하여 『廣瘟疫論』을 지었다. 그리하여 후대 의학에 많은 영향을 미쳤다. 戴天章은 瘟疫을 진단할 때 氣, 色, 舌, 神, 脈 5가지를 주의깊게 살펴야 한다고 하였고, 瘟疫을 辨證할 때는 表裏證에 兼證, 夾證을 살펴야 한다고 하였다. 瘟疫의 치료에는 汗法, 下法, 淸法, 和法, 補法의 5가지 큰 원칙을 제시하였다.

戴天章은 "溫疫"을 "瘟疫"이라는 말로 바꾸어 疫病의 전염성을 강조하였다. 단 그는 瘟疫의 辨證과 治療에 있어서는 비전염성인 溫熱病의 치료법을 사용하였다. 바로 이러한 이유 때문에 후대의 陸懋修는 戴天章의 책중에서 "瘟疫"이라고 한 곳을 모두 "溫熱"로 바꾸었고, 심지어는 책제목인 『廣瘟疫論』을 『廣溫熱論』으로 바꾸었다. 이것은 陸懋修가 자신의 의견을 지나치게 강요한 것이다. 그러나 戴天章의 瘟疫을 치료하는 법을 확대하여 溫熱病을 치료하고자 한 것은 자못 고심한 것으로 이해를 해주어야 하니, 칭찬할 만한 가치가 있는 면도 있다.

【복습자료】

1. 본절의 중요한 것은 戴天章의 瘟疫診斷의 5종의 방법이다. 시체썩는 냄새를 변별하는 것, 때가 끼고 어두운 색을 변별하는 것, 희고 두터운 苔와 粉이 쌓인 것같은 苔를 변별하는 것, 정신이 煩躁한 것과 昏昧한지를 변별하는 것, 초기의 맥상이 주로 沈하고 浮하지 않으며 이어서 모호하여 분명하지 않는 것을 변별하는 것 등이다. 氣, 色, 舌, 神, 脈의 5개 분야에서 瘟疫과 傷寒은 서로 차이가 나니 이를 마땅히 감별해야 한다.

2. 戴天章은 瘟疫의 表裏證을 감별하면서, 表證의 31항을 열거하였고 裏證의 41항을 열거하였다. 그러나 주의할 점은 戴天章이 열거한 表證의 증후는 확실한 表證이 있기도 하고, 表證을 닮지 않는 증후도 있다는 점이다. 우리는 이를 종합적으로 이해하여 증을 변별해야 하며, 개별적 증상을 기준으로 삼아서는 안 된다. 예로 盜汗, 發黃, 發斑 등의 증상은 본래 表證에 속하지 않는 일반증상이지만 이러한 증상과 동시에 寒熱, 頭痛, 身疼 등의 증상이 있으면, 表證으로 인식할 수 있다. 이렇게 이해하면 의문점을 해결할 수 있다.

3. 瘟疫의 兼證과 夾證의 다른 점을 정확히 이해해야 하는 것이 본절의 어려운 점이다. 瘟疫의 兼證은 疫邪가 다른 邪氣를 겸한 것이니, 마땅히 疫邪의 치료를 위주로 해야 하며 다른 邪氣의 치료는 보조적으로 해야 한다. 瘟疫의 夾證은 疫邪가 內病을 낀 것이니, 夾實, 夾虛, 夾宿疾의 구별이 있다. 만약 疫邪가 實邪를 夾한 경우에는 반드시 疫邪를 치료함과 동시에 우선 夾邪를 제거할 것을 우선 고려해야 한다, 夾邪가 물러가면 疫毒이 비로소 透達된다. 만약 疫邪가 虛邪를 낀 경우는 疫邪의 치료를 위주로 해야 하는데 正氣를 기르고 虛를 補하는 것을 보조적으로 해야 한다. 疫邪는 正氣를 가장 쉽게 상할 수 있기 때문에 正氣를 기르며 邪氣를 머무르게 해서는 안 된다. 만약 疫邪가 宿疾을 낀 경우는 마땅히 疫邪만을 치료해야 하니 疫邪가 물러나면 오래된 병도 저절로 낫는다. 혹 없어지지 않은 久病을 다시 치료하기도 한다.

4. 戴天章은 瘟疫을 치료할 때 汗, 下, 淸, 和, 補의 다섯가지 방법을 주로 사용하였다. 우리들은 이 5가지 방법에서 쓰는 대표적인 방제를 파악해야할 뿐 아니라 瘟疫과 傷寒에서 쓰는 汗, 下, 和의 3법이 어떻게 다른지 이해해야 할 것이다.

【학습과제】

1. 戴天章의 瘟疫을 진단하는 5종의 대법의 특징 및 傷寒과의 차이를 기술하라.
2. 戴天章은 瘟疫의 表裏證을 어떻게 辨證治療하였는가?
3. 戴天章은 瘟疫에 風, 寒, 暑, 瘧, 痢 등이 끼었을 때 어떻게 辨證治療하였는가?
4. 戴天章은 瘟疫의 兼證과 夾證을 처리하는 원칙은 어떻게 다른가?
5. 戴天章은 瘟疫의 열가지 夾證을 어떻게 처리하였는가?
6. 戴天章이 瘟疫에 운용한 汗, 下, 和 三法은 傷寒의 경우와 어떻게 다른가?
7. 戴天章은 吳又可의 『溫疫論』의 어떤 것을 보충, 발전시켰는가? 후세에 어떤 영향을 미쳤는가?

4 余霖

【학습목표】

1. 余霖이 주장하는 疫疹의 病機와 치료특징, 禁忌를 이해한다.
2. 余霖의 疫疹의 形色과 傷寒과의 감별점에 대해 이해한다.
3. 余霖의 疫疹의 근원에 대한 탐구와 생애, 저작에 대해 알아본다.

【생애와 저작】

余霖은 字가 師愚이며 淸나라 乾隆(1736~1795)年間에 생존한 常州府(지금의 江蘇省 常州, 無錫, 武進, 宜興, 江陰 일대) 사람이다. 어려서 儒學을 배웠지만 과거시험에 여러번 낙방한 후로는 儒學을 포기하고 醫學을 공부하여 여러 醫書를 섭렵하였다. 일찍이 安徽省 桐城에 머물렀을 때 마침 아버지가 전염병에 걸려 여러 醫師들이 치료하였지만 돌아가시고 말았다. 고향으로 돌아와 喪을 치르고 나서, 사용한 처방을 살펴보니 모두 傷寒處方이었다. 이에 恨을 품고 本草를 연구하여 本草書籍을 읽다가 石膏의 性質이 寒性이고 胃熱을 내리는 작용을 하며 맛은 담담하고 박하여 능히 表部肌肉의 熱을 제거하니 體는 沈하면서 降하여 능히 實熱을 내릴수 있다는 대목에서 갑자기 크게 깨달음을 얻었다. 이에 石膏를 많이 넣은 처방으로 시험삼아 溫疫을 치료해보니 양호한 효과를 얻었다. 후에 京師에 갔는데 여름에 큰 疫病이 돌았다. 醫師들이 張介賓의 방법을 써서 죽은 사람이 많았고 吳有性의 방법을 써도 다 치료하지 못하였다. 余霖은 石膏를 대량으로 써서 淸瘟敗毒飮 등의 처방을 만들었는데 이를 사용하여 많은 사람을 살렸다. 그는 30년의 임상경험을 바탕으로 乾隆59년(1794년)에 『疫疹一得』을 저술하였다. 이 책은 上下卷으로 나누어져 있다.

【학술내용】

1. 疫疹의 源流를 탐구하다.

『疫疹一得』의 上卷에는 「疫疹究源」이라는 疫病의 源流에 관하여 전문적으로 논하고 있는 篇이 있다. 張仲景의 『傷寒論』은 본래 外感急性熱病의 치료하는 전문서적이다. 그러나 왜 疫疹에 대한 기록은 없을까? 余霖은 “혹시 疫疹이 없었을까? 아니면 仲景의 책은 원래 16권인데, 지금 세상에는 단지 10권만이 전해져 오므로 疫疹에 대한 내용은 또한 遺失된 몇편 안에 있는 것인져! (或未有疫歟? 抑或仲景之書, 原有一十六卷, 今世之傳十卷, 而疫疹一門, 亦在遺亡之數歟!)”[537]라고 하였다. 한나라 이후에 醫書 중에 비록 疫疹에 대한 기록은 있지만, 『內經』 중의 “岐黃論斷”에는 미치지 못하므로 醫論이 紛紛하여 감히 定論을 내놓지 못하여 충분히 중시되지 못하였다. 그래서 만약 이와같은 病症을 만나면 傷寒法에 따라서 그 치료를 類推하였다. 그리하여 瘟疫傷寒, 瘟疹傷寒, 斑疹傷寒, 熱病傷寒의 명칭이 생긴 것이다. “이미 傷寒을 말하고 어찌하여 瘟, 斑, 疹, 熱을 말하

537) 『疫疹一得 · 自序』.

는가? 證을 인식하는 것이 그릇되었으니 말을 세우는 것도 또한 오류이다. 이 때문에 發表攻裏하는 방법을 멋대로 행하여 사람을 죽이는 경우가 많은 것이다(旣曰傷寒, 何以有瘟, 有斑, 有疹, 有熱? 認症旣訛, 故立言亦謬, 是以肆行發表攻裏, 多至不救)."[538]

余霖은 宋金代에 劉河間의 淸熱解表理論이 나와 높은 경지의 見解와 뛰어난 인식이 있었지만, 그 뜻이 미묘하고 그 의미가 매우 高遠하여 아깝게도 후세 사람들이 그 뜻을 넓혀 이해하지 못하고 도리어 편협되게 여긴 까닭에 溫疫學說이 발전하지 못하게 되었다고 인식하였다.

淸나라 초기에 馮楚瞻이 지은 『馮氏錦囊』 중에는 오히려 "斑疹은 함부로 發表시켜서는 안된다(斑疹不可妄爲發表)"[539]는 경계를 두었으니 가히 지극히 옳은 말이다. 단지 그 의미를 명맥히 응용할 수 없어서 후세 사람들이 따를 수 없었다. 오직 吳又可가 『溫疫論』을 지어 溫疫病에 대하여 자세한 분석을 하였으니, 이미 溫疫을 치료할 깊은 뜻을 얻은 것이다. 어찌하여 疫邪는 口鼻로 들어와서 胃로 전해지지 않고 募原으로 전해지는 것인가? 이 醫論은 자못 사람들이 이해하기 어려우며 達原飮, 三消飮, 承氣湯의 類를 사용하는데도 또한 牽强附會한 면이 있다고 하겠다.

余霖은 당시 疫疹 치료의 名醫인 熊恁昭를 추종하여, 熊恁昭의 敗毒散, 桔梗湯 등을 써서 熱疫의 無形의 毒을 제거하는 방법을 확실히 妙方이라고 여기고 이를 크게 응용하였다. 그는 이러한 기초 위에 자신의 疫疹治療經驗의 名方인 淸瘟敗毒飮을 創方하였고, 아울러 石膏를 많이 사용하여 곧바로 肺胃에 작용시켜 소굴에 끼어있는 熱을 빼내었으니 그리하면 12經 熱疫의 無形의 毒이 저절로 없어지게 되는 것이다.

余霖은 疫疾의 근원을 탐구하여 다른 사람들의 견해를 잘 받아들여 疫疹의 원인에 대한 계통을 세웠다. 당연히 그의 이론은 완전히 긍정하기는 어렵고 모두 옳다고는 보기 어렵다. 그러나 하나의 실마리는 세웠기에 어느정도 참고할만한 가치는 있다.

2. 疫疹의 病機를 논하다.

余霖이 말한 疫疹은 溫疫에서 나타나는 斑疹을 가리킨다. 疹은 斑을 가지고 있는데 거의 형태와 크기가 다르다. 큰 것을 斑이라 하고 작은 것을 疹이라고 한다. 따라서 疫疹은 疫斑과 疫疹을 통틀어 이른 말이다. 이 두가지는 피부표면에 높이 올라오지는 않으며, 그 病機는 본래 하나이다. 이것은 후세 溫病學에서 말하는 斑疹의 개념과 조금 다른 것이므로 감별이 필요하다.

余霖은 "瘟을 毒이라고 말들을 하니, 火가 되는 것이 분명하다. 또 五行은 각각 性을 하나씩만 가지고 있지만, 오직 火는 두 개가 있으니, 하나는 君火이고 하나는 相火이다. 火는 속은 陰이고 밖은 陽이니, 움직이는 것을 주관한다. 火가 病이 되면 그 피해가 매우 심하니, 土이 그것을 만나면 붉어지고, 金이 그것을 만나면 용해되고, 木이 그것을 만나면 타게 되고, 水이 火를 이기지 못하면 마르게 된다. 그래서 『역』에서는 '만물을 마르게 하는 것 가운데 火만한 것이 없다.'고 하였으니, 옛 사람들은 元氣의 賊이라고 하였다. 이것으로 火는 疹의 뿌리이고, 疹은 火의 싹임을

538) 『疫疹一得 · 疫疹究源』.
539) 『疫疹一得 · 疫疹案』.

알 수 있다. 만약 그 싹을 밖으로 투발시키려고 한다면 그 근본은 滋潤하지 않으면 어찌 번성하게 할 수 있겠는가? 한번 表散시키면 火焰을 부채질하는 것이니 마치 火가 風을 얻은 것처럼 그 타는 기세가 더욱 번성하지 않겠는가! 火焰이 더욱 熾盛하면 그 싹은 더욱 나갈 길이 막힐 것이다. 疹에 表散法을 써서 사람이 죽는 경우는 너무나 많다. 그 表散法으로 죽지 않는 경우는 痲疹, 風疹, 暑疹의 類이다(瘟既曰毒, 其爲火也明矣. 且五行各一其性, 惟火有二, 曰君曰相, 內陰外陽, 主乎動者也. 火之爲病, 其害甚大, 土遇之而赤, 金遇之而熔, 木遇之而然, 水不勝火則涸. 故易曰, 燥萬物者, 莫熯乎火. 古人所謂元氣之賊也. 以是知火者疹之根, 疹者火之苗也. 如欲其苗之外透, 非滋潤其根, 何能暢茂. 一經表散, 燔灼火焰, 如火得風, 其焰不愈熾乎. 焰愈熾, 苗愈遏矣. 疹之因表而死者, 比比然也. 其有表而不死者, 乃痲疹, 風疹, 暑疹之類.)"[540]라고 하였다. 余霖은 疫疹의 病機를 주로 火의 작용으로 보고 있음을 알 수 있다. "火는 疹의 뿌리이며 疹은 火의 싹이다"라는 것은 火毒이 血分을 逼迫하여 밖의 肌肉으로 몰아낸 所致이다. 이 때문에 치료에 있어서는 風藥으로 表散시킬 수 없다고 하였고 단지 寒藥으로 清潤시켜야 한다고 하였다.

3. 疫疹의 形色에 대하여 논하다.

余霖은 "내가 生死를 판단하는 것은 단지 斑疹의 大小와 色의 紫黑에 있지 않고 그 形態의 성기면서 뜬 것과 긴장되어 모여 있는 상태가 기준이 될 뿐이다(余斷生死, 則又不在斑之大小紫黑, 總以其形之松浮, 緊束爲凭耳)"[541]라고 하였다. 그는 성기면서 뜬 것은 양호한 것이고 긴장되어 모여 있는 것은 흉증이라고 하였다. 만약 斑疹이 한번 나와 피부가 松滑하고 浮洒하면 紅色, 赤色, 紫色, 黑色 심지어 紅色이 마치 종이에 붉은 점을 찍은 것 같은 것이나 黑色이 먹을 피부에 칠해 놓은 것 같은 경우라도 모두 熱毒이 松滑하게 밖으로 표출된 것이니, 비록 紫黑色이 조각을 형성한 것이 심하고 악증이라도 염려할 필요는 없다. 만약 斑疹이 나온 것이 좁쌀만하게 작으면서 緊束되어 있고 뿌리가 있는 것이 침을 박아놓은 것 같고 화살을 꿰어놓은 것 같으며 색이 대부분 青紫色이고 마치 浮萍의 뒤쪽과 흡사하며 매번 胸背部에 나타나는 것은 毒이 깊고 완고한 징조이다. 응당 胃熱을 크게 내려야 하고 그 血도 식혀주어야 한다. 緊束한 것을 성기게 해주어야 하고 色이 없어지도록 하여 험악한 증상을 만회해야 하니 조금이라도 의심나고 두려운 것이 있으면 구하지 못한다.

疫疹의 색은 紅活, 淡紅, 深紅, 艷紅, 紫赤, 紅白砂의 구분이 있다. 余霖은 血의 體는 본래 紅色인데 血이 그 창성한 기운을 얻으면 紅色은 滑해지고 榮潤해지며 퍼져 넘친다고 하였다. 이것이 疫疹의 가장 좋은 경우이다. 淡紅은 아름답고 흠이 있으며, 색이 淡紅하면서 潤氣가 있는 것은 좋지만 淡紅하면서 潤氣가 없는 것, 또는 嬌하면서 艷하거나, 말라있으면서 뭉친 것은 血熱이 비교적 심한 것이다 深紅한 것은 淡紅한 것에 비해 비교적 重한 병이니 또한 血熱에 속한다. 그 血을 식혀 淡紅色이 되도록 해야 한다. 만약 色이 艷한 것이 비개와 같으면 이것은 血熱이 極에

540) 『疫疹一得 · 論傷寒無斑疹』.

541) 『疫疹一得 · 論疫疹之脈不宜表下』.

달한 것이니 深紅보다 더욱 重한 것이다. 반드시 크게 凉血시키는 藥을 써서 深紅이 되도록 해야 하고 다시 凉血시켜 淡紅이 되도록 해야 한다. 紫赤은 닭벼슬의 色과 유사하니 더욱 艶한 色이다. 또 艶紅色보다 火氣가 더 熾盛한 것이다. 급히 凉血시키지 않으면 반드시 黑色으로 변한다. 만약 疫疹이 작게 부서진 것이 좁쌀과 같은 경우를 紅色이면 紅砂라 하고 白色이면 白砂라 한다. 疫疹 후에 주로 대부분 볼 수 있으며 餘毒이 풀리려고 하는 좋은 징조이다. 疫疹이 나은 후에는 종종 피부가 벗겨지기도 한다.

4. 疫疹의 治療와 禁忌에 대하여 논하다.

余霖은 疫疹治療의 원칙을 清胃凉血滋陰하는 것이라고 하면서 항상 清瘟敗毒飮加減方을 사용하였다. 환자의 脈象과 疫疹의 形色에 근거하여 病毒의 淺深과 輕重을 살펴 大, 中, 小의 劑型을 선택하여 加減하기도 하였다. 疫疹의 초기에 惡寒發熱하고 머리가 깨질 것 같은 頭痛이 있고 煩躁譫妄하여 身熱肢冷하고 혓바늘이 돋고 입술이 마르며 嘔吐泄瀉를 하고 六脈이 沈細하고 數한 것은 毒이 盛하여 陰을 傷한 것이고 邪氣가 잠복한 것이 매우 깊은 것이니 많은 양의 清瘟敗毒飮을 사용한다. 만약 脈이 沈數하다면 裏熱이 성한 것인데 邪氣가 잠복한 것이 비교적 덜 깊어 음이 상한 것이 드러나지 않은 것이므로 보통 양의 清瘟敗毒飮을 사용한다. 脈이 浮大하고 數한 경우는 裏熱이 이미 밖으로 透散되는 氣勢이니 邪氣가 잠복한 것이 비교적 덜하다. 그때는 적은 양의 清瘟敗毒飮을 사용한다. 만약 疫疹의 形이 松浮하고 色이 紅活하다면 熱毒이 심하지 않은 것이니 清瘟敗毒飮 原方을 사용해도 된다. 혹 大青葉과 升麻를 소량 넣어 毒을 밖으로 끌어내어 透散시키면 內外가 모두 풀린다. 만약 疫疹의 형태가 緊束하고 色이 紫赤이면 熱毒이 매우 심한 것이니 清瘟敗毒飮에 紫草, 紅花, 桃仁, 當歸尾의 類를 사용하여 胃熱을 크게 내리고 凉血活血시켜야 한다. 만약 疫疹의 후기에 紅白砂가 출현하면 적은 양의 清瘟敗毒飮 加減方에 적당히 當歸尾와 蟬退를 넣어 凉血和血하여 透散시킨다.

疫疹에는 數脈이 자주 보이는데 단지 傷寒에서의 汗法과 下法은 절대로 삼가해야 한다고 한다. 余霖은 이를『疫疹一得』에서 전문적으로 논술하였다.

"疫疹의 脈은 數하지 않은 경우가 없다. 浮大하면서 數한 경우, 沈細하면서 數한 경우, 浮하지도 沈하지도 않으면서 數한 경우, 누르면 숨는 듯 나타나는 듯 하는 경우 등은『靈樞』에서 말하는 '陽毒伏匿'한 象이다. 그 脈을 진단해보면 病의 吉凶을 알 수 있다. 浮大하면서 數한 경우는 그 毒이 發揚되어 한번 熱을 表散시키면 病은 저절로 빨리 없어진다. 沈細하면서 數한 경우는 그 毒이 이미 깊어 많은 양의 清解시키는 약을 쓰면 더욱 쉽게 박멸시킬 수 있다. 숨는 듯 나타나는 듯 하거나 아니면 완전히 숨어버린 경우는 그 毒이 甚한 것이니 險症이다. 이 脈象이 초기에 간혹 나타나며 7,8일이 지나면 자못 많은 경우를 볼 수 있다. 그것은 무엇때문인가? 醫師가 처음에 傷寒으로 보아 發表藥을 많이 쓰면 그 陽이 損傷되므로 發表를 시켜도 흩어지지 않는다. 그러면 계속하여 下法을 쓰는데 그것은 또 陰을 상한다. 傷寒의 5,6일이 지나도 풀리지 않는 경우는 下法을 쓰는 것이 마땅하다고 하였으나 그 脈이 有力한지를 반드시 살펴야 한다는 것을 알지 못한 것이다. 疫症은 四時의 不正한 癘氣이며 疫氣도 또한 無形의 毒이다. 胃虛한 사람이 感受하면 病形은 자못 매우 實한 것처럼 보이지만 脈象은 細數無力하다. 만약 無形의 疫氣인데 芒硝, 黃連같은 猛烈한 藥을 쓰면 邪毒이 어찌 虛한 틈을 타서 들어가지 아니하겠는가? 怯弱한 사람은 陽脫이 되지 않으면 陰脫이 될 것이다. 氣血을 조금이라도 마음대로 부리면 반드시 脈이 沈伏하게 될 것이니 變症이 일어난다."

余霖은 疫疹이 출현할 때는 脈이 빨라지기 때문에 傷寒의 發表法과 攻下法을 쓸 수 없고, 단지 淸熱解毒凉血의 방법으로 斑疹을 밖으로 透疹시키는 것이 바른 방법이라고 하였다. 이것은 현대의 임상에서도 어느 정도 가치가 있다.

5. 疫疹과 傷寒의 鑑別에 대하여 논하다.

『疫疹一得』 중에는 「論疫與傷寒似同而異」와 「論傷寒無斑疹」의 2개의 篇이 있어서 疫病과 傷寒을 鑑別하고 있다. 그 鑑別의 요점은 다음과 같다.

1) 寒熱

傷寒의 초기에는 먼저 發熱이 있고 후에 惡寒이 나는데, 疫症의 초기에는 먼저 惡寒이 나고 후에 發熱이 나며 하루이틀 후에는 단지 熱만 있고 惡寒이 없다고 하였다. 이러한 인식은 비록 어느정도 일방적이 면은 있지만, 하루이틀 후에는 단지 熱만 있고 惡寒이 없다는 말은 임상적으로 의미가 있는 말이라 하겠다.

2) 頭痛

疫症의 頭痛은 傷寒太陽陽明의 것과 유사하다. 그러나 太陽陽明의 頭痛은 깨질듯한 지경은 아니다. 그러나 疫症의 頭痛은 도끼로 쪼개는 것 같고 무거워 머리를 들 수 없다.

3) 땀

傷寒病에는 땀이 없고, 疫症에는 하반신에는 땀이 없어도 상반신에는 땀이 있다. 오직 머리에 나는 땀이 더욱 성하다. 그것은 머리가 모든 陽이 모이는 곳이고 火性은 위로 올라가기 때문에 毒火가 안에서 웅크리면 모든 津液이 그 煎熬를 받아 熱氣가 위로 올라가니, 이는 마치 대그릇 위에 薰蒸되는 이슬과 같다. 그래서 頭汗이 특히 많은 것이다.

4) 嘔吐

傷寒少陽病과 疫症은 모두 嘔吐症狀이 나타난다. 그러나 傷寒의 少陽證에서의 嘔吐는 반드시 脇痛이 있고 耳聾이 있지만 疫症의 嘔吐는 耳聾과 脇痛이 없다. 疫症은 안에 잠복한 毒氣가 있고 위에 邪火가 있어서 毒氣가 上衝하여 자주 구역질을 한다.

5) 下利

傷寒太陰病과 疫症은 모두 下利가 생긴다. 그러나 傷寒의 太陰病 下利는 腹滿이 반드시 나타나고, 疫症의 下利는 腹滿이 없다.

6) 斑疹

傷寒은 斑疹이 생기지 않는다. 熱疫에서는 斑疹이 항상 나타나는 症狀이다. 傷寒은 化熱하여 속으로 들어가므로 대부분 經絡과 臟腑를 침범하지만, 疫病의 熱은 表裏, 三焦, 氣血을 가득 채우므로 熱毒이 血分을 핍박하고 나서 밖으로 肌肉으로 나오므로 斑疹이 생긴다.

【평가】

余霖은 淸代의 유명한 溫疫學家이다. 그의 대표적인 저작인『疫疹一得』은 劉河間, 吳有性 등 前代 醫學者들의 학술사상을 바탕으로 여기에 자신의 오랜 경험을 첨가하여 만들어진 것이다. 이 책은 斑疹에 대하여 논술한 중요한 전문서적일뿐 아니라 溫疫學說을 충실히 발전시키는 데에 어느 정도 공헌한 서적이다. 余霖은 疫疹의 源流에 대하여 초보적인 연구를 진행하였고, 아울러 疫疹과 傷寒의 鑑別에 있어서도 중요한 점을 논술하였다. 疫疹의 病機에 대하여 形色과 治療 등 방면에서 비교적 자세한 주장을 하였다. 그리하여 "火는 疹의 뿌리이고, 疹은 火의 싹이다"라고 하여 火毒이 血分을 핍박하여 밖의 피부로 發散되어 疫疹이 형성된다고 하였다. 治療는 마땅히 淸熱解毒, 凉血滋陰하는 法을 써야 하며 數脈이 나타난다고 하여 傷寒의 表散法과 攻下法을 써서는 안 된다고 하였다. 이에 많은 양의 石膏를 써서 胃火를 식혀야 한다고 주장하였다. 일찍이 "石膏가 아니면 熱疫을 치료할 수 없다"는 임상적인 견해를 가지고 淸瘟敗毒飮이라는 名處方을 만들어서 疫疹治療의 새로운 경지를 개척하였다. 余霖의 학술사상과 경험은 지금 임상에서도 어느정도 많은 도움을 주고 있다. 예로 한의학에서 流行性 B形 腦炎의 치료에 石膏를 많이 쓰는 것은 余霖의 업적을 이은 것이다.

그러나 '一得'의 견해는 치우친 면이 있다는 점을 어찌할 수 없는 것이니, 너무 완전무결한 것만을 강요해서는 안될 것이다.

【복습자료】

1. 본절을 학습할 때, 반드시 먼저 분명히 해야할 점은 余霖이 말한 疫疹은 疫斑과 疫疹의 統稱이라는 점이다. 이 두가지는 크기가 다르지만 모두 피부의 표면으로 높이 튀어나오지는 않는데, 그 病機는 기본적으로 일치하여 대체로 火로 인한 것이니, 곧 火毒이 血分을 핍박하여 肌膚로 透發한 것이다. 이것은 후세의 溫病學에서 말하는 斑疹과 形態上 다를 뿐 아니라 病機上으로도 구별이 있다. 크기가 커서 조각을 이루고 피부표면으로 높이 나오지 않아 손으로 훑어도 걸리지 않고 눌러도 색이 없어지지 않는 것이 斑이니, 熱이 陽明에 鬱結되어 胃熱이 熾盛되어 안으로 營血을 핍박하므로 肌內에서부터 밖으로 發한 것이다. 좁쌀알 같으면서 皮膚의 위로 높이 튀어나와

손으로 훑으면 걸리는 것이 疹이니, 風熱이 肺에 울체되어 안으로 營分을 뚫어서 血絡으로부터 나온 것이다. 斑은 陽明熱毒 때문이니, 胃에 있고 血分에 속한다. 疹은 太陰風熱 때문이니, 肺에 있고 氣分에 속한다. 우리는 余霖이 말한 疫斑과 疫疹을 후세의 溫病學에서 말한 斑疹과 혼동하여 같이 말하여서는 않될 것이다. 그리하지 않으면 의심이 생겨서 본절의 내용을 이해하기 어려울 것이다.

2. 疫疹의 形態와 色澤은 진단상 중요한 근거가 된다. 疫疹의 形이 松浮(성기면서 뜸)한 것은 양호한 것이고 緊束(긴장되어 모여 있음)한 것은 흉증이다. 疫疹의 色은 紅活淡潤한 것이 輕證이고, 深紅紫赤한 것이 重證이다.

3. 疫疹의 치료원칙은 淸胃凉血滋陰을 기초로 하여 반드시 환자의 脈象과 疫疹의 形色에 의거하여 疫毒의 淺深과 輕重을 헤아려서 淸瘟敗毒飮의 투여량을 결정하여 加減하여야 한다. 이와 동시에 疫疹에 脈數한 것에 傷寒의 表下法을 쓸 수 없는 이유를 분명히 이해해야 할 것이다.

4. 余霖은 『疫疹一得』에서 寒熱, 頭痛, 땀, 嘔吐, 自利, 斑疹 등의 측면에서 疫과 傷寒의 감별점을 밝히고 있다. 이를 吳有性이 논술한 溫疫과 傷寒의 감별법과 대조, 학습하여 溫疫과 傷寒의 차이점을 이해하는 데에 활용해야 할 것이다.

【학습과제】

1. 余霖이 溫疫學說에 주로 어떠한 공헌을 하였는가?
2. 余霖은 어떻게 疫疹의 形色과 환자의 脈象에 따라 淸瘟敗毒飮을 썼는가?
3. 疫疹의 病機는 무엇인가? 疫疹으로 脈數한 것에 傷寒表下法을 운용할 수 없는 이유는 무엇인가?
4. 余霖은 어떻게 疫症과 傷寒을 감별하였는가?

5 葉桂

【학습목표】

1. 葉桂의 衛氣營血辨證論治의 大綱 및 察舌驗齒, 辨斑疹白㾦의 주요 내용을 이해한다.
2. 理虛大法, 奇經論治, 陽化內風, 脾升胃降, 胃陰學說 및 絡病의 形成과 證治를 숙지한다.
3. 葉天士의 주요저작, 학술연원 및 그 의학사상이 후세에 미친 영향을 이해한다.

【생애 및 저작】

葉桂는 字가 天士이고, 호는 香岩이며, 淸代의 저명한 醫家이다. 江蘇省 吳縣 사람으로 淸의 康熙와 乾隆 年間(약 1666~1745년)에 생존하였다. 『淸史稿』의 葉桂傳에는 "선조 때에 歙으로부터 吳로 옮겼는데, 아버지인 朝采도 의학에 정통하였다. 葉桂가 14세에 아버지를 여의고 아버지의 제자인 朱某氏에게서 학문을 전수받아 듣기만하면 곧 이해하여 스승보다 견해가 뛰어나 마침내 당시에 이름을 떨쳤다. 脈을 잡고 안색을 보는 것이 마치 五藏을 들여다보는 것 같았다. 치료처방이 기존의 견해대로 하지 않았으니, 그는 일찌기 '方劑의 寒溫은 病에 달려 있으니 前人들이 혹 寒凉에 치우치거나 혹 溫養에 치우쳐 이를 익히는 사람들이 아무 생각없이 정해진 학식없으면서 거짓으로 겸비하여 병에 맞을 요행을 구하니 和平한 약재를 빌어서 졸렬한 학식을 감춘다. 아침에 한 처방을 쓰고는 저녁에 한 제를 바꾸니, 어찌 병을 감당하겠는가? 병에는 드러나는 증상이 있고, 변화된 증상이 있으니, 가슴속에 간직하고 있는 학식이 있어야지만 이에 처방을 쓸수 있는 것이다.'라고 하였다. 그의 치료는 뛰어나게 효과를 보았으니, 증상을 살피기 어려운 것은 평소에 어떤 것을 좋아하는지를 따져서 치료법을 강구하였는데, 혹 다른 의사들의 방법에 복용법을 변통하거나, 혹은 끝끝내 약을 주지 않고 거처와 음식을 개선시켜 치료하거나, 혹은 병이 없을 때 그 병을 알아내거나, 혹은 미리 수십년 후의 병을 진단하여 모두 효험을 보았다(先世自歙遷吳, 祖時父朝采皆精醫. 桂年十四喪父, 從學于父之門人(朱某), 聞言卽解, 見出師上, 遂有聞于時. 切脈望色, 如見五藏, 治方不出成見, 嘗曰: '劑之寒溫視乎病, 前人或偏寒凉, 或偏溫養, 習者茫無定識, 假兼備以幸中, 借和平以藏拙, 朝用一方, 晩易一劑, 詎有當哉? 病有見證, 有變證, 必胸有成竹, 乃可施之以方.' 其治病多奇中, 于疑難證或就其平日嗜好而得救法, 或他醫之方略與變通服法, 或竟不與藥而使居處飮食消息之, 或于無病時須知其病, 或預斷數十年後皆驗.)"라고 실려 있다. 葉氏는 醫術에 마음을 다하였지만, 학설을 이루는데 얽매이지 않고 옛 가르침을 열심히 탐구하고, 여러 처방을 두루 채집하였다. 의술이 뛰어난 바가 있다는 사람을 들으면 바로 스승으로 삼아 십년 동안 계속하여 17명의 스승을 모셨다. 여기에 그가 오래동안 진료에 종사하면서 얻은 풍부한 임상경험을 더하였으므로 그의 의학은 外感은 물론 內傷에 있어서도 모두 탁월한 성취를 이루었다. 그 중에서도 溫熱疾病의 치료에 더욱 뛰어났다. 그는 衛氣營血辨證을 만들었으며, 溫熱疾病의 傳染經路, 發病部位 및 診斷과 證治 등의 방면에 모두 독창적이면서 정밀하고 깊은 서술을 하였으니, 그의 학술사상이 후세에 미친 영향은 매우 깊다.

葉桂는 생을 마칠 때까지 진료하기에 바빠서 그로 인하여 저술이 매우 적다. 세상에 전해지는 것이 『溫熱論治』 1권인데, 그의 門人인 顧景文이 葉桂가 강의한 기록을 근거로 정리하여 만든 것이다. 淸 · 唐大烈이 『吳醫滙講』卷一에 처음 실었고, 그 다음에 華岫雲이 『臨證指南』에서 첫권에 나열하고 다시 이름을 『溫熱論』이라 하였다. 王孟英이 지은 『溫熱經緯』 중의 「外感溫熱篇」의 원문은 이에 근거한 것이다. 두 책의 字句가 비록 생략되고 첨가, 삭제된 것이 있으나, 대체로 서로 같다. 淸 · 章虛谷의 注本은 『吳醫滙講』을 原本으로 한 것으로 『葉天士溫熱論』이라 이름지었는데, 『醫門捧喝』 중에도 들어있다. 이 외에도 또 淸 · 周學海 등의 여러 종의 注本이 있다. 비교적 최근의 판본인 楊達夫가 撰한 『集注新解葉天士溫熱論』이 있는데, 이 책은 1962년에 天津人民出版社에서 출판되었다.

葉桂의 저술은 1766년에 간행된 『臨證指南醫案』 10권, 『葉案存眞』 3권(『周氏醫學叢書』에 있다) 및 『未刻葉氏醫案』이 있는데, 모두 그 門人들이 편집 정리하여 만든 것이다.

【학술내용】

1. 溫病의 衛氣營血辨證論治의 大綱과 大法을 만들었다.

葉氏는 溫熱疾病의 發病, 傳變, 病機의 서술 및 그 치료를 衛氣營血 4자로 개괄하였다. 그는 『溫熱論』 첫머리에 요지를 밝혀 "溫邪가 위로 감수되면 제일 먼저 肺를 犯하여 心包로 거스려 傳해진다. 肺는 氣를 주관하여 衛에 속하고, 心은 血을 주관하여 營에 속하니, 營衛氣血을 변별하는 것이 비록 傷寒病과 같지만, 治法을 논한다면 傷寒病과 더불어 크게 다르다(溫邪上受, 首先犯肺, 逆傳心包. 肺主氣屬衛, 心主血屬營. 辨營衛氣血, 雖與傷寒同, 若論治法則與傷寒大異也.)"[542]라고 주장하였다. 이것으로부터 葉桂의 衛氣營血은 一二三四의 차례로 깊이가 다른 단계적인 개념을 갖고 있음을 볼 수 있다. 그래서 그는 "크게 보는 법은, 衛分의 다음에 바야흐로 氣分을 말할 수 있고, 營分의 다음에 바야흐로 血分을 말할 수 있다. 衛分에 있으면 땀을 내면 되고, 氣分에 이르면 淸氣시킬 수 있고, 營分에 들어가면 熱을 투과시켜 氣를 돌릴 수 있으니, 犀角, 元參, 羚羊角 등의 약물이 그것이다. 血分에 들어가면 血을 소모시키고 血을 움직이게 할까 두려우니 곧바로 凉血, 散血시켜야 하니, 生地黃, 牧丹皮 阿膠珠, 赤芍藥 등의 약물이 그것이다. 만약 緩急의 법도를 따르지 않으면 손을 움직이기만 하여도 그르치게 될까 근심된다(大凡看法, 衛之後方言氣, 營之後方言血. 在衛汗之可也, 到氣才可淸氣, 入營猶可透熱轉氣, 如犀角 元參 羚羊角等物; 入血則恐耗血動血, 直須凉血散血, 如生地 丹皮 阿膠 赤芍等物. 若不循緩急之法, 慮其動手便錯.)"[543]라고 하였다. 비록 얼마되지 않은 말이지만, 邪氣가 衛分에 있으면 病變이 가장 얕고, 氣分에 있으면 病變이 비교적 깊으며, 營分에 있으면 病變이 더욱 깊고, 血分에 있으면 病變이 가장 깊어서, 溫病이 표로부터 속으로 들어가고 얕은 데서부터 깊은 곳으로 발전하고 변화하는 일반적인 규칙을 제시하였을 뿐만 아니라 각 病變段階의 상응하는 治療大法을 확립한 것이다.

542) 唐笠山의 『吳醫匯講』에 보이는 葉天士, 溫熱論治.
543) 上同.

1) 邪氣가 衛分에 침입함

"溫邪가 위로 감수되면 제일 먼저 肺를 犯한다(溫邪上受, 首先犯肺)"는 말은 葉桂가 제시한 溫病에 邪氣가 感受되는 경로 및 발병에 관한 기본적 관점이다. 그는 溫熱의 邪氣는 입과 코로부터 들어가는데, 肺는 上焦에 居하여 五臟六腑의 華蓋가 되고 또한 코의 기운이 肺에 통하므로 溫熱이 病이 되면 肺가 반드시 먼저 그 충격을 감당하며, 또한 肺가 衛氣를 主하고 밖으로는 皮毛에 응하므로 溫病의 초기에는 邪氣가 肺衛에 있어 衛分證이 출현한다고 인식하였다. 臨床上의 특징은 發熱, 微惡風寒, 無汗 혹은 汗出不暢, 頭痛, 咳嗽, 咽紅或痛, 口微渴, 舌邊尖紅, 苔薄白, 脈浮數 등이다. 치료원칙은 "衛分에 있으면 땀을 내면 可하다(在衛汗之可也)"이다. 소위 "땀을 낸다(汗)"라는 것은 辛溫發汗이 아니라 辛凉透解하는 것을 써서 邪氣로 하여금 밖으로부터 풀리게 하는 것이다. 만일 溫熱과 風邪가 병이 되면, 溫은 陽邪이고 風 또한 陽邪이기에, 兩陽이 공격하는 것이므로 그 熱化하고 燥化하는 기세를 매번 억제하기 어려우므로 치료는 마땅히 辛凉透邪, 淸解風熱시켜야 한다. 風을 宣透시켰기 때문에 빠르게 변하여 熱이 되기가 쉽지 않은데 熱은 風이 부추기지 않으면 기세가 반드시 따라서 減弱된다. 만일 粘滯된 濕과 溫熱이 서로 아우르면 매번 熱蒸濕鬱에 이르러서 나누기 어렵고 풀기 어려운데, 치료할 때에는 또한 반드시 滲利濕濁, 濕濁得化시켜서 蘊熱의 원인을 제거해야 하니, 이와같이 하면 濕과 熱이 아울러져도 分解하기 쉬우니 濕이 쉽게 제거될뿐 아니라 熱도 쉽게 깨끗해진다. 葉桂가 "溫邪는 熱로 化하는 것이 가장 빨라 아직 心包로 傳해지지 않고 여전히 肺에 있게 되는데, 肺는 氣를 주관하며 그 合은 皮毛이다. 혹 風을 熱의 밖으로 뚫어내거나 혹 濕을 熱의 아래로 세나가게 하여 熱과 서로 다투지 않게 한다면, 기세가 고독하게 된다(溫邪化熱最速, 未傳心包, 邪尙在肺, 肺主氣, 其合皮毛. 或透風于熱外, 或滲濕于熱下, 不與熱相摶, 勢必孤矣.)"[544]라고 주장한 까닭이 이것이다.

2) 邪氣가 氣分으로 옮김

溫熱의 특성은 아주 쉽게 陰을 傷하게 하는 것이다. 이 때문에 熱化하는 것이 늘 傷寒과 비교하여 빠르니, 化熱이 傳變하는 傾向은 그 經路가 둘이 있다. 하나는 氣分으로 傳變하는 것이고, 하나는 心包(營分)로 傳變하는 것인데, 전자는 順이고 후자는 逆이다. 그래서 上部에서 받아 肺에 있는 邪氣는 만일 心包로 거꾸로 傳變하지 않으면 자연히 차례대로 胃로 전하여져 氣分에 진입하는 단계가 된다. 葉桂가 말하는 氣分의 病證을 종합적으로 보면, 그것은 溫熱의 病邪가 깊게 들어가면 正氣와 邪氣가 속에서 다투어 臟腑의 기능활동에 영향을 끼치고 그것으로 하여금 극도로 홍분하는 상태에 이르게 하는 증후이다. 臨床上의 특징은 邪氣가 성하여도 정기가 약해지지 않으면 正邪가 극렬하게 다투어서 陽熱의 象의 양상을 띠는데, 大熱하면서도 惡寒이 없고, 도리어 惡熱하며, 口渴飮冷, 汗出, 舌苔黃燥, 脈數有力 등의 증상이 나타난다. 치료는 마땅히 먼저 寒凉한 약을 써서 淸泄裏熱시키는데, 이것이 바로 葉桂가 말한 "淸氣"이다. 단, 淸氣藥은 대부분이 大寒한

---

544) 上同.

것들이므로, 氣分의 증상이 대부분 衛分證으로부터 말미암아 발전한다 하더라도, 만약 衛分의 증상이 없어지지 않았는데 大寒한 약을 응용하여 淸氣를 시키는 것이 너무 빠르면 반대로 寒이 鬱滯되고 막히게 되어, 表가 막혀서 邪氣를 疏散시킬 수 없다. 이로 인하여 葉桂는 특별히 "氣分에 이르러야만 淸氣할 수 있다(到氣才可淸氣)"는 것을 강조하면서, 절대로 熱證의 表裏를 분별하지 않고 하나로 보아 경솔하게 大寒한 淸氣시키는 약물을 투여할 수 없다 하였다. 이 외에도, "사기가 처음부터 끝까지 氣分에 있어서 이어지는 것 같은 경우(若其邪始終在氣分流連者)"[545]는 대부분 몸의 熱이 머무르며 물러나지 않은 경우이니, 不惡寒, 舌苔黃厚 등의 裏熱을 나타내는 증상이 나타난다. 이것은, "가히 戰汗을 통해 邪氣가 뚫고 나가기를 바랄 수 있으니, 治法은 益胃시켜서 邪氣와 汗이 아우러져 熱이 내달려서 땀구멍이 열리도록 하면 邪氣가 땀을 따라 나가게 된다(可冀其戰汗透邪, 法宜益胃, 令邪與汗幷, 熱達腠開, 邪從汗出.)"[546]이다.

3) 邪氣가 營分으로 들어감.

溫邪가 깊이 營分으로 들어가면 病變의 부위는 心(心包)에 있는 것이다. 邪氣가 營分에 들어가는 경로는 두 가지가 있다. 하나는 邪氣가 上焦의 肺에 있다가 心包로 거꾸로 전하여진 것으로, 臨床上의 특징은 몸에 熱이 나고 손이 뜨거우며, 痰이 막혀 호흡이 거칠어지며, 四肢가 厥逆하고, 神昏譫語하며, 혹은 意識이 흐려서 말을 하지 못하고, 혀가 短縮되며 舌質은 紅絳하고, 苔는 黃燥하며, 脈은 細하면서도 滑數한 것 등이다. 다른 하나는 邪氣가 氣分에서 풀리지 않아 점차로 깊게 營分으로 들어온 것으로 熱이 陰營을 傷하게 한 것이다. 臨床上의 특징은 身熱이 밤에 심한데도 입은 오히려 갈증이 심하지 않거나 혹은 끝까지 갈증이 없고, 心煩躁擾하며, 혹은 때때로 譫狂이 있으며, 혹은 斑點이 은은하게 나타나고, 舌은 紅絳하고 苔가 없으며, 脈은 細數한 것 등이다. 營分證은 營分의 熱이 盛하여 血中의 津液이 消耗되는 것이 주요 특징인데, 治療는 당연히 淸營凉血, 養陰生津의 방법을 쓰며, 약물은 犀角, 玄參, 羚羊角 등을 쓴다. 단, 氣分의 邪氣가 처음부터 營分으로 옮겨간 때에는 오히려 透熱轉氣의 방법을 써야 하는데, 예를 들면 淸營藥 중에 竹葉, 花露(연꽃, 인동덩굴의 꽃 따위를 증류한 증류수) 등을 넣어서 邪熱이 다시 氣分으로 나와서 풀리게 하는 것이다. 이것이 葉氏의 "猶可透熱轉氣"의 뜻이다.

4) 邪氣가 血分으로 들어감.

熱邪가 깊이 血分으로 들어가면 비록 營分의 증상과 가깝지만, 단, 邪熱이 더욱 깊이 들어간 것으로 病情이 더욱 복잡하게 나타나며, 病勢가 더욱 심하다. 臨床上의 특징은 身熱, 心煩, 躁擾昏狂, 혹은 吐血, 혹은 衄血, 혹은 便血, 혹은 溺血, 혹은 婦女의 때아닌 때의 經血, 혹은 斑이 생기는데 斑의 色이 紫黑이고, 舌質은 紫絳하며, 脈은 數한 것 등이다. 치료의 大法은 葉氏가 제기한 "곧바로 凉血, 散血 시켜야 함(直須凉血散血)"이다. 즉, 治療는 마땅히 養血活血, 淸熱解毒시

545) 上同.
546) 上同.

켜야 하는데, 藥은 生地黃, 牡丹皮, 阿膠, 赤芍藥 등이다. 만일 溫熱의 邪氣가 깊이 들어가 下焦의 血分에 들어가서 肝血과 腎精을 소모하면, 眞陰이 다 소모되고 虛風이 內動하는데에 이르니, 吳鞠通의 大定風珠湯, 三甲復脈湯 등의 類를 써서 많은 양의 水氣를 길러 陽光을 제어하지 못하면 위기에 처한 상황을 만회하기가 어려울 것이다.

葉桂가 비록 衛氣營血을 벼리로 삼았지만, 그는 항상 三焦의 내용까지 꿰뚫어 이해하고 있다. 溫病의 발전변화의 과정 중에, 만일 氣分의 邪熱이 차례에 의거하지 않고 營分 혹은 血分에 들어가더라도 邪氣가 三焦에 머무르는 병변이 출현할 수 있다고 여겼다. 그는 "氣分의 병 가운데 血分으로 傳變하지 않고 邪氣가 三焦에 머무는 경우가 있으니, 마치 傷寒病 가운데 少陽病과 같은 것이다. 傷寒病에서는 半表半裏를 和解시켰는데, 여기에서는 上下의 세력을 分消시킨다. 증상에 따라 방법을 변화시키니, 근세에 杏仁, 厚朴, 茯苓 등과 溫膽湯으로 走泄시키는 것과 같은 것이다(氣病有不傳血分, 而邪留三焦, 猶之傷寒中少陽病也. 彼則和解表裏之半, 此則分消上下之勢. 隨證變法, 如近時杏, 朴, 苓等類 或如溫膽湯之走泄.)"[547]라고 하였다.

2. 溫病의 진단학에 대한 주요 공헌

舌苔와 牙齒의 변화를 관찰하고, 斑疹과 白痦의 多少와 色澤의 枯榮으로부터 病邪의 輕重深淺과 豫候의 吉凶을 분석하였는데, 이것이 葉天士의 溫病診斷學에 끼친 중요한 공헌이다. 全文이 3700자에 못미치는 『溫熱論』에서 3분의 1의 지면으로 舌苔를 논하였고, 10분의 1의 지면에서 斑疹白痦을 논하고 있으며, 거의 10분의 1의 지면에서 驗齒를 논하고 있다. 舌을 살피는 방법은 정미롭고 상세하며, 驗齒의 방법은 더욱 독창적이며, 疹痦을 변별하는 것은 적합하고 실용적이다.

1) 察舌驗齒

(1) 察舌苔: 舌苔의 변화가 비록 다양하지만, 溫熱에서 가장 잘 나타나는 것은 白苔, 黃苔 두 가지에 지나지 않는다.

葉桂는 舌苔가 薄白하면 항상 外感風熱, 衛分表證을 나타내므로, 치료는 마땅히 辛凉疏散시켜야 한다고 인식하였다. 苔가 薄白하고 마르면 肺液이 손상을 받은 것이므로, 마땅히 麥門冬, 花露, 蘆根汁 등의 輕淸한 약물로 增液救肺해야 한다. 舌苔가 厚하고 마르면 胃가 燥하고 氣가 傷한 것이므로, 마땅히 滋潤藥 중에 生甘草를 넣어 甘味로 하여금 津液을 지키고 돌아오게 하여야 한다. 白苔이면서 粘膩하고 濁厚한 涎沫을 吐하는 것은, 입이 많이 달다는 것인데, 濕熱이 內盛한 "脾癉"으로, 마땅히 佩蘭汁의 辛散한 芳香으로 쫓아내야 한다. 苔가 흰 것이 양잿물과 같으면 胃中에 宿滯가 있고 아울러 濁穢가 鬱伏되어 있는 것이니, 마땅히 급히 開泄하는 방법을 써서 募原으로부터 달아나가게 해야 한다.

무릇 苔가 黃하면서 濁하고 또한 땅의 黃이 있는 것에 속하면 모름지기 陷胸湯, 瀉心湯의 類

547) 上同.

를 써서 급히 實邪를 제거해야 한다. 黃하면서 光滑하면 無形의 濕熱이니 마땅히 淸으로써 滲해야 한다. 苔黃이 심하거나 혹은 沈香色과 같거나 혹은 灰黃色과 같거나 혹은 가운데에 끊어진 무늬가 있으면서 腹脹痛이 있는 것은 모두 마땅히 下之시켜야 하니 小承氣湯이나 혹은 檳榔, 靑皮, 枳實, 玄明粉, 生首烏 등을 쓰는 것이 모두 可하다. 苔黃이 심하지 않으면서 厚하고 滑한 것은 熱이 아직 津液을 손상시키지 않은 것이므로 오히려 淸熱透表가 可하다. 苔薄黃하면서 마른 것은 邪가 비록 제거되었어도 津液이 손상을 받은 것이므로 苦重한 약을 당연히 禁해야 하며, 마땅히 甘寒하고 輕한 약으로 養해야 한다.

(2) 察舌質: 葉桂는 舌色을 주로 淡紅色, 絳色, 紫色, 黑色의 4종으로 분류하였다.

舌色이 淡紅하거나 혹은 마르면서 色이 榮華롭지 못하면 胃의 津液이 損傷을 받아 氣가 液으로 化하지 못한 것이니, 치료는 炙甘草湯이 마땅하다.

絳舌은 溫熱이 營分으로 옮겨 들어간 것이다. 만약 絳色 가운데에 겸하여 黃白色이 나타나면, 氣分에 속하는 邪氣가 다하지 않은 상태로 바로 營分으로 들어간 것으로 治療는 마땅히 泄衛透營시켜야 한다. 순수한 絳色이면서 潤澤함이 드문 舌은 包絡이 病을 받은 것으로 마땅히 犀角, 鮮生地, 連翹, 鬱金, 石菖蒲 등으로 淸泄시켜야 한다. 舌絳하면서 乾燥한 것은 火邪가 營分을 急襲한 것으로 凉血淸血로써 요체를 삼아야 한다. 色이 絳하면서 舌의 중심이 마른 것은 心胃가 불살라져서 津液을 사르게한 것으로 앞의 약에 黃連, 石膏를 가하여 넣는다. 舌心이 유독 絳하고 마른 것은 胃가 熱하고 心의 營分이 사름을 받은 것으로 마땅히 淸胃하는 처방에 淸心시키는 약을 넣어야 한다. 舌尖이 유독 絳하고 마른 것은 心火가 上炎한 것으로 導赤散을 써서 그 府를 瀉하여야 한다. 舌絳하면서 만약 보기에는 건조한데 손으로 문지르면 진액이 있는 것은 濕熱이 훈증하여 津液이 소모되어 장차 濁痰을 이룰 징후이다. 舌絳하면서 粘膩하고 苔가 있는 듯 없는 듯 한 것은 가운데에 穢濁한 氣를 끼고 있는 것으로 마땅히 芳香性이 있는 약품으로 쫓아내야 한다. 舌絳하면서 이를 막고 있는 경우는 펴서 입밖에 내기 어려우니 痰이 舌根을 막은 것으로 內風이 있기 때문이다. 舌絳하면서 빛이 나면 胃陰이 망한 것으로 마땅히 급히 甘凉濡潤한 약물을 써야 한다. 舌絳하면서 黃白의 點이 있는 것은 장차 疳이 생길 것이며, 만일 다시 큰 붉은점이 나타나면 熱毒이 心을 올라 탄 것이니 마땅히 黃連, 金汁을 써서 그 독을 풀어주어야 한다. 舌絳하면서도 鮮明하지 않고 마르고 위축된 것은 腎陰이 枯渴된 것으로 마땅히 급히 阿膠鷄子黃湯, 天門冬 등으로 구해야 한다.

舌色이 紫色이고 어두운데, 문지르면 潮濕한 것은 대부분이 熱이 營血로 옮겼거나, 혹은 평소에 瘀血에 상하여 宿血이 胸膈에 있는 證으로 마땅히 琥珀, 丹參, 桃仁, 牡丹皮 등의 散血시키는 藥을 써야 한다. 만일 舌色이 紫하면서 腫大한 것은 酒毒이 心을 치받는 것이다. 紫하면서 마르고 어두운 것은 肝腎의 陰이 다하여 病情이 重한 것이다.

舌이 黑하고 마른 것은 津液이 마르고 火가 熾盛한 것이니, 모름지기 급히 瀉南補北의 治法을 써야 한다. 舌色이 연기와 같이 은은한 것은 口渴煩躁한 것으로 胃가 燥하고 津液이 傷한 것이니 마땅히 甘寒으로써 益胃시켜야 한다.

(3) 驗齒: 葉桂는 "溫熱의 病은 舌을 본 후에 또한 齒를 살펴보아야 한다. 齒는 腎의 나머지이고, 잇몸은 胃의 絡脈이 이어진다. 熱邪는 胃의 津液을 말리지 않으면 반드시 腎液을 소모시킨다(溫熱之病, 看舌之後, 亦須驗齒. 齒爲腎之餘, 齦爲胃之絡, 熱邪不燥胃津, 必耗腎液.)"[548]라고 인식하였다. 溫病이 쉽게 胃의 津液을 소모시킴으로 말미암아 腎液도 갑자기 사라지는데, 이로 인하여 驗齒는 熱邪의 輕重과 津液의 存亡을 판단하는데 있어 모두 어느 정도 참고할만한 가치가 있다.

치아가 빛나고 마르면서 돌과 같은 경우는 胃熱이 심하여 그러한 것으로, 왕왕 無汗하고 惡寒이 나타나는데, 胃氣가 偏勝한 症이니, 마땅히 辛凉泄衛시키는 약을 써서 透汗하는 方法을 써야 한다. 치아가 마른 뼈의 색과 같으면 腎液이 枯渴된 것이다. 치아가 만일 위의 반절은 潤한데 아래의 반절은 燥한 것은 心火가 上炎하여 水가 上升하지 못한 징후이니, 급히 淸心하여 水를 救하여야 한다. 만일 이를 갈고 깨물면 濕熱이 風으로 化한 것이다. 혀의 몸체가 오그라지지 않고 굳거나 牙關이 고정되어 열기 어려운 경우는 風痰이 絡을 막은 것이 아니라 痙症을 일으키려는 것인데, 酸物을 써서 발라주면 열 수 있다. 齒垢가 잿빛 떡과 같으면 胃氣를 부리지 못하는 것으로 津液이 亡하고 濕濁이 일을 낸 것이니 예후가 흉한 경우가 많다. 처음 병이 났을 때 이와 잇몸 사이에서 淸血이 흐르면서 아픈 것은 胃火가 上衝한 것으로 그 病은 實에 속하며, 아프지 않은 것은 腎火가 上炎한 것으로 그 病은 虛에 속한다. 치아가 붉고 垢가 있으면 腎熱이 胃를 위협한 것으로 治療는 마땅히 가볍게 下하여야 하며 혹은 玉女煎으로 淸胃하여 腎을 救하여야 한다.

이외에도 熱이 盛하여 血을 움직이면 血이 넘쳐 치아를 굳게 하고 치은사이에 血瓣이 생긴다. 色澤이 紫色과 黃色은 같지 않음이 있다. 紫色이 乾漆과 같으면 陽血이니 陽明의 熱이 盛하여 血을 움직인 것인데, 治療에 있어서는 마땅히 安胃를 위주로 한다. 黃色이 醬瓣과 같으면 陰血이니 腎陰이 아래에서 枯渴된 것으로부터 말미암아 虛火가 上炎하여 된 것인데, 마땅히 腎을 救하여야 한다.

2) 斑疹과 白痦의 구별

葉桂는 斑疹이 초기에 출현하여 점이 크면서 피부의 위에 있는 것이 斑이며, 머리가 은은하고 혹은 미세한 작은 과립은 疹이라고 인식하였다. 斑疹이 모여있으면서 심하지 않은 것과 紅活하면서 榮潤한 것은 吉하다. 무릇 色이 淡紅이고 四肢가 푸르며 입이 심하게 渴症이 나지 않고 脈이 洪數하지 않으면 이것은 虛斑이다. 만일 가슴 앞에 미세한 여러 개의 점이 나타나면서 붉고, 발은 차고, 下利淸穀하는 것은 陰盛格陽의 證이다. 만일 斑色이 紫色이면서 點이 작은 것은 心包에 熱이 있는 것이며, 點이 큰 것은 胃中에 熱이 있는 것이다. 斑疹이 검으면서 빛나는 것은 熱毒이 極盛한 것이며, 만일 검고 어두우면 豫候가 불량한 것이다. 黑色이 은은하고 사방이 赤色이면 火鬱이 內伏한 것이니 치료는 마땅히 淸凉透發하여야 하며 거의 붉게 변하면 구할 수 있다. 총괄적으로 설명하면 斑疹이 생기는 것은 많은 경우 陽明에 熱이 鬱滯되는 것에서 말미암는 경우로 胃

548) 上同.

熱이 熾盛하고 營血을 안에서 핍박하여 肌膚의 밖으로 넘쳐서 이룬 것이다. 疹이 나타나면 많은 경우 肺熱의 鬱閉와 연계되어 있으며 營分에까지 미쳐 밖으로 血絡을 뚫은 까닭이다. 斑疹이 출현하면 전부 邪氣가 밖으로 드러나는 현상이므로 출현할 때에는 마땅히 정신을 맑게 하고 바로 밖을 풀고 속은 화하게 해야 하며, 만일 斑疹이 나타날 때 정신이 昏迷하면 이는 正氣가 邪氣를 이기지 못한 것이니 熱邪가 안으로 꺼져 胃의 津液이 안에서 마른 징후이다.

白痦는 곧 작은 과립이 수정색과 같으니, 주로 濕熱의 邪氣가 氣分에 머무르는 것으로부터 말미암는데 凝滯된 것이 풀리지 않고 肌膚에 鬱蒸되어 숙성하여 이루어진 것이다. 이것은 氣液이 邪氣에 저항하여 땀이 나오는 때를 타서 밖으로 나온 하나의 임상표현이다. 白痦를 변별하는 의미는 주로 病邪의 성질 및 津液과 氣의 盛衰의 정황을 변별하여 밝히는데 있다. 白痦가 출현하였지만 氣液이 아직 傷하지 않았으면 이는 濕熱이 氣分에 울체된 것으로 汗出이 철저하지 않은 이유로 생긴 것인데, 治療는 마땅히 氣分의 邪氣를 조리해야 한다. 白痦가 반복하여 출현하면 邪氣가 비록 밖에서는 풀렸지만 단지 津液과 氣가 상한 것이니 마땅히 甘平淸凉한 藥으로 氣液의 부족을 補하여야 한다. 만일 白色이 마른 뼈와 같으면 氣液이 고갈한 것으로 예후가 많이 불량한 경우에 속한다.

3. 理虛大法

虛損의 證治에 대하여 葉桂는 『難經』의 五損의 說을 좇아서 辨證을 하고, 『內經』의 "形不足者 溫之以氣. 精不足者 補之以味"를 좇아서 치료를 논하였다. 立論이 정미롭고 마땅하면서도 이미 변통하여 법을 이루었다고 할 수 있다. 그 理虛大法의 개괄적인 내용은 아래의 네 개 측면으로 나누어 볼 수 있다.

1) 正氣를 중시함

葉桂는 "腎爲先天之本, 脾爲後天之本"이라는 것에 근거하여 "오랜동안 虛한데도 회복되지 않는 것을 損이라 하고, 損이 극에 달하였는데도 회복되지 않는 것을 勞라 한다. 이 虛, 勞, 損의 세가지는 서로 이어서 이루어진다(久虛不復謂之損, 損極不復爲之勞, 此虛勞損三者, 相繼而成.)"[549]라고 인식하였다. 또한 "煩勞로 인하여 氣를 傷하고, 성욕을 좇아서 精을 傷하니, 다른 증상이 실조되어 점점 퍼져서 이렇게되는 것이다(因煩勞傷氣, 縱欲傷精, 他症失調, 蔓延而致.)"[550]라고 하였다. 허손이 생기는 것은 모두 "병으로 인하여 치우치게 되고, 치우침이 오래되어 損에 이른다(因病致偏, 偏久致損)"[551]라고 하여 正氣의 虧虛한 결과라고 주장하였다. 이로 인하여 虛損을 치료는 먼저 인체의 正氣를 돕는 것을 중시하였다. 인체의 正氣를 돕는 것은 주로 靜養, 節慾, 增進飮食 등이 있으며, 약물치료는 단지 보조작용을 한다. 그는 "勞損의 증상은 급히 靜養하는 것이 마땅하다(勞

549) 『臨證指南醫案』卷一.
550) 上同.
551) 上同.

損之症, 急宜靜養.)"[552], "損怯의 증상은 靜養하지 않으면 휴손된 것이 다시 회복되지 않는다(損怯之症, 不加靜養, 損不肯復.)"[553]라고 주장하였다. 단지 靜養하기만 하면 인체의 내부가 조절되고 無形의 소모가 감소되며 동시에 약물이 좋은 효능을 발휘하게 되어, 陰平陽秘와 精氣神회복의 목적에 도달게 된다. 그러므로, 葉桂는 七情이 일으킨 虛損에 대하여 "山林靜養"[554]을 주장하였다. 욕구대로 행한 房勞가 일으키는 虛損에 대하여 "遠房幃, 獨居靜室"[555]을 주장하였다. 순전히 虛하기만 하여 "약으로만 치료되지 어려운(藥難奏功)"[556] 虛損에 대하여는 飮食調養을 주장하여 "먹는 음식물이 합당하면 胃가 잘 補해져서 後天의 기운을 扶持하게 된다(食物自適, 卽胃喜爲補, 扶持後天.)"[557]는 치료원칙을 제기하였다.

2) 甘藥은 中을 북돋운다.(甘藥培中)

葉桂는 勞傷病證의 치료에 대하여 甘藥培中을 힘있게 주장하였는데, 자못 특색이 있다. 그는 "말을 달리고는 饑飽하면 勞傷이 된다. 『內經』에서 '勞者溫之'라고 하였다. 무릇 勞라는 것은 몸을 운직이는 것이니, 陽氣가 먼저 손상된다. 여기에서 溫이라는 글자는 이에 溫養의 의미이지, 溫熱한 약을 다투어 주는 것을 말하는 것이 아니다. 『內經』에는 '損者益之'라는 문장이 있다. 益이란 補益이다. 무릇 補하는 약의 기운은 모두 溫하고 맛은 모두 달아서 생겨나는 初陽을 북돋우니, 이것이 勞損을 주치하는 法則이다(奔馳饑飽, 則是勞傷, 『內經』'勞者溫之', 夫勞則形體震動, 陽氣先傷. 此溫字, 乃溫養之義. 非溫熱競進之謂. 『內經』有 '損者益之'之文, 益者, 補益也. 凡補藥氣皆溫, 味皆甘, 培生生初陽, 是勞損主治法則.)"[558]라고 인식하였다. 이로 인하여 勞損을 치료하는데 甘藥으로 建立中宮을 위주로 할 것을 강조하였는데, 建中이 중요하게 힘쓸 일이다. 陰이 傷하면 甘凉한 약을 주어 陰氣를 기르고, 陽이 傷하면 甘溫한 약을 주어 陽氣를 돋운다. 만일 그가 陰損이 陽에 미친 것을 치료한다면 建中을 爲主로 하여 建中湯에 人蔘을 가하여 쓰거나 혹은 異功散에 五味子를 가할 것이다. 營虛하여 생긴 脈軟, 不嗜食, 身痛, 形瘦色枯 등에는 當歸建中湯을 써서 營血을 돋운다. 營衛가 모두 허하여 脈小, 食不甘, 寒熱互起 등의 증상이 나타나는 데는 "議從中以益營衛"의 방법으로 치료하는데, 黃芪建中湯에서 生薑, 飴糖을 去하고 쓴다. 元氣가 虛하여 陰火가 盛한 경우는 生脈四君子湯 혹은 異功散에 白朮을 去하고 芍藥, 大棗를 가한 처방 등을 쓰는데, 모두 노손을 치료하는 甘藥培中의 예이다.

3) 血肉塡精

葉氏는 虛損의 병이 대부분 七情, 勞倦, 欲念房室 등 精髓와 氣血을 손상시키는 원인에 근거

---

552) 『臨證指南醫案』卷二.
553) 『臨證指南醫案』卷一.
554) 上同.
555) 上同.
556) 上同.
557) 上同.
558) 上同.

하여, 虛損의 치료를 "草木으로 공격하여 씻어내는 것으로 물리칠 수 있는 것이 아니다(非草木攻滌可却)"[559]라고 인식하여 血肉에 情이 있는 약물로 塡精補髓, 益氣養血하여야 한다고 주장하였다. 그는 "무릇 精血은 모두 形이 있는데, 草木과 같은 無情한 약물로 補益한다면, 聲氣가 서로 응하지 않게 된다. 肉桂와 附子는 강건하여 기질이 웅장하면서 세차다. 精血은 五藏을 주관하는데, 五藏의 본체는 陰을 주로 하니, 강건하면 더욱 장부의 비게를 겁탈하게 된다. 丹溪의 虎暫法에 이르러서는 潛陽堅陰함에 知柏의 苦寒한 약물로 沈著시켜 奇經八脈이 통하지 않게 된다. 내가 柔劑인 陽藥으로 奇經八脈을 소통시켜 지체되지 않게 하였다. 또한 血肉은 情이 있어서 몸안의 精血을 길러준다(夫精血皆有形 以草木無情之物爲補益, 聲氣必不相應. 桂附剛愎, 氣質雄烈. 精血主藏 臟體屬陰. 剛則愈劫脂矣. 至于丹溪虎暫法, 潛陽堅陰, 用知柏苦寒沈著 未通奇脈 余以柔劑陽藥 通奇脈不滯. 且血肉有情 裁培身內之精血.)"[560]라고 하였다. 그러므로, 그는 精血이 안에서 빠져나가 腰脊痠痛, 兩足痿弱, 盜汗, 遺精, 脈細弱 혹은 細數, 舌萎少苔 등의 勞傷腎眞하는 病證이 나타나는 것에 대하여, 血肉有情한 약물, 예를 들면 人乳, 牛乳, 諸骨髓, 紫河車, 龜膠, 鹿角膠, 阿膠 등을 많이 썼다. 陽虛한 경우는 鹿茸을 위주로 하여 溫柔한 藥, 예를 들면 肉蓯蓉, 枸杞子, 菟絲子, 當歸 등으로 佐를 삼았고, 陰虛한 경우는 龜板을 위주로 凉潤한 약, 예를 들면 生地黃, 熟地黃, 麥門冬, 天門冬, 栢子仁, 女貞實 등으로 佐를 삼았다.

4) 中下兼顧

葉桂는 虛損을 치료함에 비록 甘藥培中, 血肉塡精을 특별히 강조하였지만, 또한 동시에 中下兼顧, 脾(胃)腎同治의 원칙도 중요하게 여겼다. 예를 들어 그가 畏寒怯冷, 穀減形瘦, 步履頓加喘息, 脈細 등의 脾腎陽虛證을 치료할 때, 아침에는 加減八味丸을 써서 溫養腎陽하고, 저녁에는 異功散을 써서 培補脾氣法을 취하였다. 腎中의 陰精이 虧損되고 胃氣不足을 겸하여 나타내는 데에는 "약을 마시는 가운데 반드시 胃氣가 扶持되어야 함(飮藥中必扶胃氣)"[561]을 강조하였고, 아울러 "精血을 진정시키는 것은 有情이 있는 것에 힘써야 하니, 그리하면 거의 胃氣를 빼앗기지 않는다(塡精血務在有情, 庶幾不奪胃氣.)"[562]는 것을 주장하였다. 이의 응용에 있어서는 熟地黃, 紫河車, 阿膠 등의 陰膩血肉의 약물로 補腎하는 동시에 항상 連翹, 芡實, 山藥 등 甘平한 약으로 胃氣를 도왔다. 腎陰虛하고 脾陽이 또한 부족한 것에 대하여는 아침에는 都氣丸을 복용시키는데, 공복에 복용하여 배를 지나 下焦에 곧바로 도달하도록 하여 腎陰을 滋養하고, 낮에는 異功散을 주어 陽이 왕성한 때를 타서 脾陽을 建하게 하였다. 이러한 滋腎시키되 脾에는 장애를 초래하지 않고 健脾시키되 腎을 상하지 않게 하는 것은 中下兼顧의 목적에 도달하게 하는 것이다.

559) 『臨證指南醫案』卷二.
560) 『臨證指南醫案』卷一.
561) 『臨證指南醫案』卷二.
562) 上同.

4. 奇經論治

奇經의 病證은 葉天士 이전의 醫家들은 대부분 단지 生理, 病理와 病候를 밝히는데 중점을 두었으나, 葉桂는 장기간의 의료행위를 통하여 奇經의 證候 및 病機를 관찰하여 앞 사람들의 경험을 계승하고 그 기초 위에 서로 응하는 治法과 方藥을 내놓았다.

葉桂는 先天不足, 後天虧損, 혹은 情志內傷 등이 모두 奇經의 병에 이를 수 있다고 인식하였다. 그는 "임신이 안 되고 월경이 고르지 못한 것은 衝脈이 병든 것이다(不孕經不調, 衝脈病也.)"[563], "衝脈이 병들면 남자는 內結七疝이고, 여자는 帶下瘕聚이다(衝脈爲病, 男子內結七疝, 女子帶下瘕聚.)"[564]라고 하였으니, 經崩經漏, 經閉不孕, 産後無乳, 陽痿遺泄 등은 衝任의 책임이다. 背寒傴僂, 椎尻氣墮 등은 督脈의 책임인데, 이것은 "督脈은 몸의 뒷쪽을 흐르고(督脈行于身後)"[565], "帶脈은 橫으로 허리를 묶는다(帶脈橫束于腰)"[566]이기 때문이다. 그러므로 腰痠帶下, 久遺久泄 등은 帶脈의 탓이다. "維脈과 蹻脈은 몸을 주관하는 綱維이다(維蹻主一身之綱維)"[567]이므로 倏起寒熱, 步態不調, 下肢痿痺無力 등은 蹻維脈의 탓이다. 八脈이 肝腎에 걸려있으므로 八脈의 虛證은 대부분 肝腎虧損으로 말미암으니 "肝腎이 손상되면 八脈이 氣가 없게 된다(肝腎損傷, 八脈無氣.)"[568]이다. 脾胃는 後天之本으로 奇經이 가득차게 되면 水穀精微의 輸布에 힘입게 되지만, 만일 "陽明久虛"하면 "脈不固攝"[569]한다.

葉桂는 陰陽, 氣血, 八脈病候, 脾胃와의 연계, 肝腎을 변별하고 그 기초위에서 標本을 나누고, 虛實을 상세히 나누어 奇經病證의 치료에 있어서 "虛者補之"의 방법을 사용하였는데, 이에 補益中을 결합시켜 총체적으로 조리하였다. 그는 "奇經八脈이 병들면 원인을 通하게 해주는 방법이 옛 聖賢의 정한 방법이다(奇經爲病, 通因一法, 爲古聖賢之定例.)"[570]라고 하였는데, 通이라는 것은 脈絡을 통하게 하는 것이다. 또한 "氣血을 조화시키는 것에 힘쓰면 병이 반드시 완전히 낫는다(務在氣血調和, 病必全愈.)"[571]라고 하여 補를 주로 삼고, 通을 用으로 삼아 두가지를 서로 보완해가면서 사용하였다. 이것이 葉桂의 奇經病證을 치료하는 원칙이다.

1) 奇經虛證의 치료

奇經의 病은 虛證이 거의 대부분이다. 葉桂가 이것을 치료한 법은 대략 네 가지가 있다.

(1) 升陽: 督, 任, 帶脈의 氣가 陷하여 不固한 데에 적용한다. 약은 人蔘, 鹿角, 鹿茸, 鹿角霜, 菟絲子, 補骨脂 등을 쓴다.

563) 『臨證指南醫案』卷九.
564) 上同.
565) 『醫案存眞』제31항.
566) 上同.
567) 上同.
568) 『臨證指南醫案』卷一.
569) 『臨證指南醫案』卷九.
570) 上同.
571) 上同.

(2) 溫養: 衝, 任, 帶脈의 損傷과 陰陽蹻維脈을 쓸 수 없는 데 적용한다. 약은 鹿角, 鹿茸, 鹿角霜, 桂枝, 羊肉, 當歸, 生薑 등과 같은 것들을 쓴다.

(3) 塡補: 精血虧損과 八脈이 무력한 데에 적용한다. 주로 血肉有情한 것들을 쓰는데, 陽虛에는 鹿角, 鹿茸, 鹿角霜, 鹿角膠, 羊肉, 羊腎, 紫河車 등을, 陰虛에는 龜板, 阿膠, 人乳, 天門冬 등을 쓴다.

(4) 鎭攝: 衝任의 逆亂과 帶脈이 約束을 하지 못하는 데에 쓴다. 약은 紫石英, 龜板, 桑螵, 補骨脂, 覆盆子, 烏賊骨, 禹餘糧 등과 같은 것들을 쓴다.

2) 奇經實證의 치료

단순한 實證은 實이 적게 나타나지만 臨床上 가끔 나타나는데, 이는 表實本虛로 대부분 氣痺와 血瘀 때문이다. 치료는 苦辛하고 芳香性이 있는 약물을 응용하여 氣血을 流暢하게 하고 脈絡을 통하게 하는데, 약은 回生丹, 川烏, 麝香, 茴香, 澤蘭 등과 같은 것들을 쓴다.

5. 陽化內風의 개념, 범위 및 증치

葉桂는 『內經』의 "諸風掉眩 皆屬于肝."의 뜻에 근거하고 이전의 여러 가지 설들을 분석하고 자신의 경험을 첨가하여 "陽化內風"[572]의 이론을 만들었다. 그는 중풍을 "이에 몸 중의 陽氣의 변동이니, 肝은 風臟으로, 精血이 衰耗됨으로 인하여 水가 木을 함양하지 못하여 木이 滋榮을 적게 받아 肝陽이 偏亢되어 內風이 때때로 일어난다(乃身中陽氣之變動, 肝爲風臟. 因精血衰耗, 水不涵木, 木少滋榮, 肝陽偏亢 內風時起.)"[573]라 하였고, "內風"은 움직임이 지나친 하나의 病象이라고 하였다. 증상은 眩暈, 目脹 등이 나타나며, 火升, 耳鳴, 心悸不寐하고 심하면 音喑語澁, 肢體麻木, 手足搐搦牽制, 痙厥 혹은 陡然昏仆 등이 나타날 수 있다. 그 발병기전의 첫째, 肝臟의 속성과 아울러 質의 특징과 유관하다. 肝은 風木의 臟이고 風의 性은 잘 動하고 木의 性은 升發하는 것이다. 肝臟은 少陽相火가 起居하는 곳으로, 한 번 激動하면 龍雷가 잠복하지 않아 相火가 升騰한다. 肝臟은 陰을 體로 삼고 陽을 用으로 삼으며, 體는 柔하고 性은 剛하며, 升을 主하고 動을 主하므로 만일 條達을 잃으면 橫逆의 氣가 쉽게 發하며, 陰柔를 잃으면 剛燥의 情이 쉽게 싹튼다. 그러므로 肝陰은 쉽게 虛해지고, 肝陽은 쉽게 亢盛된다. 둘째는 肝臟 및 다른 장기 사이의 生化關係의 실조와 유관하다. 肝臟은 정상적인 정황하에서는 肝陽이 潛藏되는 까닭에 肝風이 動하지 않는다. 그러한 까닭 때문에, "반드시 腎水에 힘입어 함양되니, 혈액으로 적셔주고, 肺金의 淸肅下降하는 時令으로 평정시키고, 中宮의 敦阜의 기운으로 배양하면, 剛勁한 質이 柔和한 體가 되어 條達暢茂하는 性을 이루게 되니, 병이 어떻게 생기겠는가?(必賴腎水以涵之, 血液以濡之, 肺金淸肅下降之令以平之, 中宮敦阜之氣以培之, 則剛勁之質, 得爲柔和之體, 遂其條達暢茂之性, 何病之有?)"[574]라 하였다. 만일 腎

572) 『臨證指南醫案』卷一.
573) 上同.
574) 上同.

虛하여 水가 木을 함양하지 못하거나, 혹은 心이 虛하여 肝을 적셔주지 못하거나, 혹은 肺虛로 因하여 肝이 制約을 못하거나, 혹은 脾虛로 말미암아 木이 培養을 못하면, "精液이 휴손되면 肝陰이 부족해져 血燥하여 熱이 생겨난다. 熱이 생겨나면 風陽이 上升되어 구멍의 絡脈이 막혀 頭目이 맑지 않아져 어지러워 쓰러지며 심하면 瘈瘲痙厥이 있게 된다(精液有虧, 肝陰不足, 血燥生熱, 熱則風陽上升, 竅絡阻塞, 頭目不淸, 眩暈跌仆, 甚則瘈瘲痙厥矣.)"[575]에 이르게 한다.

"陽化動風"의 이러한 病機上의 특징에 근거하여 葉桂는 "肝의 急함을 느슨하게 하여 風을 멈추게 하고, 腎의 液을 자양시켜 熱을 몰아낸다(緩肝之急以熄風, 滋腎之液以驅熱.)"[576]라는 治療大法과 "介以潛之, 酸以收之, 味厚以塡之."[577]의 용약원칙을 제기하였다. 구체적인 것은 아래의 다섯 개 측면과 같다.

① 肝陰虛耗, 陽亢不潛, 內風搖動한 경우는 頭脹, 耳鳴火升, 右脈弦 등의 증상이 나타난다. 치료는 淸肝潛陽해야 하고, 약은 細生地, 夏枯草, 石決明, 川斛, 茯神, 桑葉 등을 쓴다.

② 腎精虧損, 水不涵木, 內風潛動한 경우는 口喎肢麻, 舌喑無聲, 足痿不行 등의 증상이 나타난다. 치료는 마땅히 重培其下, 冀得風熄해야 하고, 약은 熟地黃, 牛膝, 山茱萸肉, 遠志, 枸杞子, 炒菊花, 五味子, 川斛, 茯神, 淡蓯蓉, 蜜丸 등을 쓴다.

③ 陽明脈虛, 肝失培養, 厥陰風動한 경우는 神傷思慮則肉脫, 意傷憂愁則肢廢 등의 증상이 나타나는데 모두 痿象이다. 木橫土衰하여 培中하면 효과가 있으며, 약은 黃芪, 白朮, 桑寄生, 天麻, 白蒺藜, 當歸, 枸杞子, 菊花, 蜜丸 등을 쓴다.

④ 肺氣傷耗, 肅降無力, 肝失治節, 陰火上乘한 경우는 口齒咽喉가 병을 받은 증상이 나타난다. 치료는 手太陰을 淸燥甘凉하는 방법을 쓰며, 약은 燕窩菜, 甛梨, 人蔘, 酒劑熟地, 天門冬, 麥門冬, 黃芪皮, 炙甘草, 五味子, 茯神 등을 쓴다.

⑤ 心血虧損, 肝失濡潤, 風火萌動한 경우는 形體日瘦, 口舌糜碎, 肩背掣痛, 肢節麻木, 膚腠瘙痒, 目眩暈, 耳鳴, 脈弦小數 등의 증상이 나타난다. 치료는 먼저 血分 中의 熱을 淸하게 해야 하고, 이어서 凉血하여 內風을 그치게 해야 한다. 약은 生地, 玄蔘, 天門冬, 丹蔘, 犀角, 羚羊角, 連翹, 竹葉心 등을 쓴다.

6. 脾升胃降을 주장하여 胃陰學說을 창립하다.

脾와 胃는 생리적으로 밀접한 상관관계가 있으며, 병리적으로도 서로 영향을 미치므로, 밀접하게 관계가 있다. 대개 "脾胃에 대한 論은 李東垣만큼 상세하게 말한 사람이 없다(脾胃之論, 莫詳于東垣)"[578]라 하였다. 다만 葉桂는 "李東垣의 방법은 脾를 치료하는 것을 상세히 밝히고 胃를 치료하는 것을 잘 갖춘 것에 불과할 따름이다(東垣之法 不過詳于治脾 而備于治胃耳.)"[579]라고 인식하였

575) 上同.
576) 上同.
577) 上同.
578) 『臨證指南醫案』卷三.
579) 上同.

다. 이에 그는 『內經』에 나오는 脾胃에 대한 기본적 論點으로부터 출발하여 諸家의 설을 넓게 수집하고 이를 임상과 결합하여 “비위는 마땅히 나누어서 논해야 한다. 무릇 胃는 戊土에 속하고, 脾는 己土에 속하니, 戊는 陽이고, 己는 陰으로, 陰陽의 性에 차이가 있다. 臟은 저장되는 것이 마땅하고 腑는 통하는 것이 마땅하니, 臟腑의 體用이 각각 다르다(脾胃當分析而論, 蓋胃屬戊土, 脾屬己土, 戊陽己陰, 陰陽之性有別也. 臟宜藏, 腑宜通, 臟腑之體用各殊也.)”[580]라고 하였다. 비승위강의 이론에 대하여 그는 생리와 병리 양방면에서 진일보한 주장을 하였는데, “음식물을 받아들이는 것은 胃가 주로 하고, 運化시키는 것은 脾가 주로 한다. 脾氣는 上升해야 健하고, 胃氣는 下降하여야 和하다(納食主胃, 運化主脾, 脾宜升則健, 胃宜降則和.)”[581], “脾胃의 병에 虛實寒熱은 燥하게 하는 것이 마땅한지 潤하게 하는 것이 마땅한지는 진실로 상세히 변별해야 한다. 升降의 두 글자는 더욱 긴요하다. 무릇 脾氣가 아래로 잠겨들어간 고질병이 만약 잠겨들지 않고 단지 健運되지 않으면 이미 병든 것이다. 胃氣가 위로 거슬러 올라간 고질병이 즉 위로 거슬러 올라가지 않고 단지 通降이 않되어도 역시 병이다(脾胃之病, 虛實寒熱, 宜燥宜潤, 固當詳辨. 其于升降二字, 尤爲緊要. 蓋脾氣下陷固病, 卽使不陷, 而但不健運, 已病矣. 胃氣上逆固病, 卽不上逆, 但不通降, 亦病矣.)”[582]라고 하였다.

脾胃病의 치료와 관련하여 그는 “太陰濕土는 陽을 얻어야 비로소 운행되고, 陽明陽土는 陰을 얻어야 저절로 편안해진다(太陰濕土, 得陽始運, 陽明陽土, 得陰自安.)”[583]는 생리적 특징에 근거하여 “脾는 剛燥한 것을 좋아하고, 胃는 柔潤한 것을 좋아한다(脾喜剛燥, 胃喜柔潤)”는 결론을 이끌어 내었고, 이에 근거하여 東垣이 갖추지 못한 養胃陰의 치료방법을 만들었다. 그는 “이른바 胃를 고르게 하는데 降하게 하면 和하게 된다는 것은 辛味를 써서 열어주거나 苦味를 써서 하강시키는 것이 아니며, 또한 苦寒한 약물로 下奪시켜 胃氣를 손상시키는 것도 아니다. 甘평한 약물이나 甘凉한 약물로 濡潤시켜 胃陰을 기르는 것에 지나지 않으니, 그리하면 津液이 회복되어 通降하게 될 따름이다(所謂調胃宜降則和者, 非用辛開苦降, 亦非苦寒下奪, 以損胃氣. 不過甘平或甘凉濡潤以養胃陰, 則津液來復, 使之通降而已.)”[584]라고 하였다. 葉桂의 養胃陰의 방법은 그의 醫案 여러 곳에 나오는데, 아래의 세 종류로 개괄할 수 있다.

① 甘凉濡潤法: 주로 燥熱 혹은 木火升騰, 灼爍胃陰 등의 병증에 적응된다. 증상은 面色蒼, 咽乾, 煩渴思凉飮, 便秘燥結, 或咽痒乾咳, 氣逆咯血, 或脘中覺熱, 脈數舌絳 등이다. 약은 沙參, 麥門冬, 天門冬, 石斛, 生地黃, 玉竹, 白芍藥, 花粉, 甘蔗汁, 梨汁, 扁豆, 生甘草 등을 쓴다.

② 酸甘濟陰法: 주로 肝陰虛耗, 肝用太過, 化熱上擾, 등으로 인하여 胃陰이 손상을 받은 병증에 적응된다. 증상은 脇痛, 惡心, 乾嘔善噫, 氣塞脹悶, 或心中煩熱, 喜食酸甘, 舌乾唇紅, 或

580) 上同.
581) 上同.
582) 上同.
583) 上同.
584) 上同.

舌光剝 등이 나타난다. 약은 烏梅, 五味子, 木瓜, 白芍藥, 石斛, 沙參, 麥門冬, 扁豆, 生地黃, 生甘草 등을 쓴다.

③ 淸養胃陰法: 주로 暑溫, 濕溫病의 후기, 胃氣不醒, 胃陰不復 등의 증에 적응된다. 증상은 胃口不開, 知饑少納, 言低氣餒, 口渴, 口淡或口苦, 便不爽利, 脈微澁 등이 나타난다. 약은 石斛, 北沙蔘, 麥門冬, 香豉, 半夏麯, 廣陳皮, 白扁豆, 薏苡仁, 大麥仁, 生谷芽, 鮮荷葉 등을 쓴다.

7. 絡病의 형성과 증치

絡病의 치료는 일찍이 『傷寒雜病論』에서 논술하였으니, 旋覆花湯, 抵當湯, 鱉甲煎丸, 當歸四逆湯 등이 治絡法의 예이다. 葉桂는 仲景의 法을 계승하여 絡病의 形成과 治療에 큰 발전을 이루어 내었다. 그는 『難經·二十二難』의 "氣가 머물러 운행하지 않으면 氣가 먼저 병들고, 血이 뭉쳐서 적셔주지 않기 때문에 血이 나중에 병든다. 그러므로 먼저 是動病이 되고, 나중에 所生病이 된다(氣留而不行者, 爲氣先病也, 血壅而不濡者, 故血後病也, 故先爲是動, 後爲所生.)"는 이론에 근거하여 "처음에는 氣가 經에서 응결되고, 오래되면 血이 손상되어 絡으로 들어간다(初爲氣結在經, 久則血傷入絡)"[585]는 관점을 밝혀, 絡病이 "病久入絡"[586], "積傷入絡"[587] 혹은 "努力傷絡"[588]으로 말미암아 이루어지는 것이라고 인식하였다. 絡病의 범위가 매우 넓은 것으로 인하여 증상이 하나같지 않기에 그 치료도 당연히 다양하다. "처음에는 形寒發熱하다가 점차 脇肋脘痛하게 되니, 음식을 먹으면 통증이 더욱 심해지고, 大便이 燥結하게 된다(初起形寒發熱, 漸及脇肋脘痛, 進食痛加, 大便燥結.)"[589], "오랜 병이 이미 血絡으로 들어가 神怯瘦損하면 辛香剛燥한 약물을 절대로 사용해서는 않된다(久病已入血絡, 兼之神怯瘦損, 辛香剛燥, 決不可用.)"[590] 마땅히 辛潤通絡法을 써야 한다. 약은 旋覆花, 靑葱管, 桃仁, 當歸鬚, 栢子仁 등을 쓴다. 絡陰虛 환자는 "絡이 虛하면 熱이 나고, 液이 휴손되면 風이 動하니, 통증이 반으로 줄어드는 것은 動躍의 형상이다. 마땅히 甘緩한 약으로 虛를 다스려야 한다(絡虛則熱, 液虧則風動, 痛減半, 有動躍之狀, 當甘緩理虛)"[591]라고 하니, 淸潤通補法을 쓴다. 약은 當歸, 桃仁, 栢子霜, 火麻仁, 郁李仁, 松子肉, 紅花 등을 쓴다. 만일 "風濕의 客邪가 經絡에 머물러 上下四肢로 흘러다녀 邪氣가 돌아다녀 범하여 한 곳에 국한되지 않거나 혹 수십년 된 周痺(風濕客邪, 留于經絡, 上下四肢流走而痛, 邪行触犯, 不拘一處, 或數十年之周痺.)"[592]에는 마땅히 通絡祛痺해야 한다. 약은 蜣螂蟲, 全蝎, 地龍, 穿山甲, 蜂房, 川烏, 麝香 등을 쓴다. 만일 "오른쪽 胸脇이 약간 높이 솟아오르면서 처음에는 脹痛이 있으면서 덩어리는 없다가 오래지나 덩어리가

585) 『臨證指南醫案』卷四.
586) 『臨證指南醫案』卷一.
587) 『臨證指南醫案』卷八.
588) 『臨證指南醫案』卷二.
589) 上同.
590) 上同.
591) 上同.
592) 上同.

단단해지면(右胸脇高微突, 初病脹痛無形, 久則形堅似梗)"[593], 이는 氣鈍血痺이니 날로 점차 瘀滯가 癥瘕가 되므로 通絡消癥시켜야 한다. 약은 蜣螂蟲, 蟅蟲, 當歸鬚, 桃仁, 川鬱金, 川芎, 生香附, 煨木香, 生牡蠣, 夏枯草 등을 쓴다. 총괄하여 말하면 絡을 치료하는 것이 비록 지극히 변화가 많지만 그 기본 원칙은 "久病當以緩攻, 不致重損"[594], "絡虛則痛"[595], "通補最宜"[596]이다.

【평가】

淸初의 名醫 葉天士는 탁월한 溫病學者일 뿐만 아니라, 동시에 雜病治療에도 탁월한 大家이다. 그는 깊고 넓은 의학지식과 정미로운 치료기술을 다 갖추었다. 그는 과감하게 새로운 것을 만들어 냈고, 옛 것을 지키되 옛 것에 빠지지 않았다. 그는 앞 사람들이 이룩한 것을 뛰어 넘어서서 溫病의 衛氣營血辨證을 창립하고 이로부터 溫病이 表로부터 裏로 들어가는 것과 淺部로부터 深部로의 발전변화하는 일반규율을 제시하여 주었다. 그는 察舌驗齒, 斑疹白痦의 辨別 등 溫病診斷의 중요수단을 제시하여 溫病의 각 단계의 治療大法을 확립하였을 뿐만 아니라 溫病의 辨證施治에 대해서도 많은 것을 제시하여 주었다. 이로 인하여 溫病學이 혁신적 단계에 도달하게 되어 溫病學을 완성된 이론체계가 이루어질수 있게 되었다.

그가 內科雜病을 치료하는데에도 자못 특색이 있다. 理虛大法, 奇經論治, 陽火內風, 脾升胃降, 胃陰學說 및 絡病의 證治 등이 그것이다. 그는 辨證, 立法, 處方, 選藥에 있어서 의가들의 치우친 점을 본받지 않았고, 이론을 변별하는 것이 정미롭고 깊이가 있었다. 그의 辨證은 정미롭고 세밀하여 이로부터 病源을 알 수 있다. 藥物을 사용함에도 病情에 잘 맞추었으므로 그는 이따금 고치기 힘든 고질에서 탁월한 효과를 얻을 수 있다. 葉桂가 이러한 종류의 놀라운 경지에 이른 것은 근본을 찾아 필생동안 각고의 노력으로 의경을 연구하고 부지런히 임상을 하여 이론과 실천을 잘 결합시킨 데에서 그 이유를 찾을 수 있을 것이다. 溫病에 있어서는 仲景의 학문을 體로 하고 劉河間의 이론을 用으로 하였으며, 雜證에는 孫思邈, 李東垣, 朱震亨, 張景岳, 喩嘉言 등 諸家들의 醫說을 취하였다.

그의 학술사상이 후세에 미친 영향은 매우 깊다. 『淸史稿』 葉桂傳에서 "大江南北言醫, 輒以桂爲宗, 百餘年來, 私淑者衆, 最著者吳瑭, 章楠, 王士雄."이라 했다. 吳瑭은 葉天士의 학술사상을 계승하여 그 기초위에 三焦辨證을 만들어 溫病의 변증방법 및 치료수단을 더욱 확대하였다. 이것은 葉桂의 溫病學說을 보충하여 완성한 것이다.

【복습자료】

1. 본절의 학습함에 우리는 먼저 葉桂의 학술적 태도와 방법에 관심을 기울여야 한다. 그는 각고의 노력으로 의학이론을 연구하여 이를 임상에 연결시켜 이를 당시까지의 학술적 성과를 흡

593) 『臨證指南醫案』卷四.
594) 『臨證指南醫案』卷八.
595) 上同.
596) 『臨證指南醫案』卷三.

수하여 새로운 衛氣營血辨證을 만들어내어 溫病學說의 발전을 추동하였다.

2. 葉桂의 학술사상을 학습할 때에는 앞뒤에 나오는 醫家들의 학술사상과도 비교해가면서 해나가야 한다. 특히 吳瑭의 三焦辨證學說도 깊이 연구해 보아야 할 것이다. 衛氣營血辨證과 三焦辨證은 모두 溫熱疾病을 辨證論治하는 방법으로 두가지 모두 溫病을 表에서부터 裏로, 淺部에서부터 深部로 들어가는 발전과정을 가지고 있다. 이것은 溫病의 發生과 傳變의 규율을 보여주는 것이다. 그러나 두가지는 서로 다른 면도 있기 때문에 세심하게 살펴보아야 할 것이다.

3. 察舌驗齒, 辨別斑疹白痦는 葉天士가 溫病을 診斷해내는데 제시한 독창적인 방법이다. 이것은 舌苔와 牙齒의 변화와 斑疹白痦의 크기와 色澤의 榮枯를 관찰하여 病邪를 辨別하고 病機를 審察하여 豫候를 判斷하여 치료의 기준으로 삼는 것이다.

4. 葉天士가 雜證을 치료할 때 관련된 내용은 매우 넓다. 그의 理虛大法에서 正氣를 중시하여 甘藥으로 培中하고, 血肉으로 塡精시키고, 中下를 모두 돌아본 것은 虛損病證을 치료하는 것에 효과가 있는 것이다. 그는 脾升胃降을 주장하여 胃陰學說을 창립하였는데, 이것은 李東垣의 脾胃論을 발전시킨 것이다. 그의 奇經論治와 陽化內風, 絡病의 분석 등은 그의 독특한 의학사상을 보여주는 것이다. 그 내용들이 방대하여 우리는 이것들을 다 이해하기 어렵다. 이를 학습할 때에는 그 이론의 실체를 파악하는데에 중점을 맞추어야 할 것이다.

5. 본절을 학습할 때 주의해야 할 점은 葉天士가 진료에 바빠서 그의 저술이 드물다는 점이다. 그의 저술은 대다수 그의 門人들의 손을 거친 것이고 『溫熱論治』는 唐大烈의 윤색을 거친 것이므로 그의 학설과 다른 사람의 생각이 섞여있을 혐의가 있는 것이다. 이러한 점이 있지만 널리 아량있는 마음으로 보아야 할 것이다.

【학습과제】

1. 葉天士의 『溫熱論治』가 한의학에 어떤 공헌을 하였는가?
2. 衛氣營血 각각의 단계에 나타나는 주요 證候, 病機特徵 및 治療大法을 기술하라.
3. 葉天士의 溫病診斷에서의 공헌은 무엇인가? 어떠한 가치가 있는가?
4. 葉天士의 理虛大法은 무엇인가?
5. 葉天士는 奇經論治, 陽化內風 및 絡病에 어떠한 견해를 갖고 있는가?
6. 葉天士는 李東垣의 脾胃學說을 어떻게 발전시켰는가?

6 薛雪

【학습목표】

1, 薛雪이 주장한 濕熱病의 病因, 病機의 주요내용을 이해한다.

2. 薛雪의 濕熱病에 대한 辨證과 治療를 숙지한다.

3. 薛雪의 학술사상의 연원 및 후세에 미친 영향 등을 이해한다.

【생애와 저작】

薛雪은 字는 生白, 호는 一瓢이다. 1681년에서 1770년까지 살았으며 江蘇省 蘇州 사람으로 淸代의 저명한 의학자이다. 趙爾巽의 『淸史稿』의 薛雪傳에 "어린 시절에 詩를 同郡의 葉燮에게서 배웠다. 乾隆初(1736年)에 博學多識하다는 것을 인정받아 천거되었지만 거절하였다. 난초를 잘 그렸고, 용기가 많았다. 博學하여 많은 학문에 달통하였는데, 醫學에 독창적인 견해를 내기도 하여 사람의 生死와 질병을 진단하였고 치료에도 기이한 행적이 많았다(醫時有獨見, 斷人生死不爽, 療亦多異迹. 少時學詩于同郡葉燮. 乾隆初, 擧鴻博未遇. 工畵蘭, 善拳勇. 博學多通, 于醫時有獨見, 斷人生死不爽, 療亦多異迹.)"라고 했다. 薛雪은 원래 문학과 역사를 공부하였고, 아울러 시와 그림도 익혀 詩文을 지은 것이 매우 많았다. 어머니가 병을 많이 앓았기 때문에 醫學에 뜻을 다하여 여러 서적을 넓게 읽어 의술에 뛰어나 葉天士와 함께 당시에 이름을 날렸다. 그는 일찍이 『內經』硏究에 뜻을 두었는데, 濕熱病의 치료에 더욱 뛰어났다. 그는 오랜 기간의 임상을 통하여 임상경험을 종합하여 『濕熱條辨』一卷을 지었다. 이 책에는 濕熱의 辨證論治를 다루고 있는데, 이것은 독창적인 견해가 있어서 溫熱學의 내용을 충실하게 해주어 溫病學의 발전에 많은 공헌을 하였다.

『濕熱條辨』의 편찬년대는 정확하지 않다. 헤아려보면 舒松摩, 江白仙, 吳子音, 顧聽泉 등의 4종의 판본이 있다. 舒松摩의 『醫師秘籍』 첫머리에 넣은 것은 전부 35조이다. 江白仙이 陳平伯의 疫을 논한 글을 새기면서 그 중에 20조를 취하고 따로 11조를 더하여 31조가 되게 하여 그 편의 순서도 舒氏가 새긴 것과 서로 다르게 하였다. 吳子音이 새긴 『醫效秘傳』에는 江氏가 새긴 것을 취하여 陳薛이 지은 것을 뒤에 붙여 『溫熱贅言』이라고 했다. 王孟英의 『溫熱經緯』에 수록되어 있는 것은 친구인 顧聽泉에 의하면, 聽泉이 陳竹宅의 것을 얻어서 전부 46조가 되는데, 吳子音이 새긴 것과는 또한 다르다. 제목 앞에 王孟英의 글을 대부분 채용한 것에 불과하다.

『濕熱條辨』외에도 薛雪은 『醫經原旨』六卷을 지었는데, 乾隆 甲戌年(1754)에 만들어졌다. 이 책은 『內經』原文을 뽑아 모았는데, 陰陽, 藏象, 論治, 疾病 등을 14가지로 나누어 諸家의 주석을 간략히 취하고, 아울러 개인이 체득한 것을 더하여 넣은 것이다. 『日講雜記』는 淸의 唐大烈이 乾隆 壬子年(1792)에 수집한 것을 『吳醫滙講』 중에 넣어 간행한 것이다. 吳子音의 『三家醫案合刻』은 薛生白의 醫案 74개를 싣고 있다. 별도로 『薛生白醫案』이 있는데 陸士諤이 1919년에 편집하여 책을 만든 것이다.

【학술내용】

1. 濕熱의 病因病機에 대하여 독창적인 견해를 내었다.

1) 致病因素 - 外邪와 內濕이 서로 당김

濕熱病은 外感疾病에 속하므로 時令氣候와 밀접한 상관관계를 가지는 熱性病의 일종이다. 長夏나 초가을에 기후가 무덥고 濕한 가운데에 熱이 생기고, 사람이 환경에 노출되어 약하면 병을 이루게 된다. 따라서 濕熱病은 총괄하면 濕과 熱이 病因이 된다. 薛雪은 "무릇 熱은 天의 氣이고, 濕은 地의 氣이다. 熱은 濕을 얻으면 더욱 熾盛하고, 濕은 熱을 얻으면 더욱 횡행하게 된다. 濕과 熱이 나뉘면 그 病은 가볍고 느슨하지만, 濕과 熱이 兩合하면 그 病이 무겁고 빠르다(夫熱爲天之氣, 濕爲地之氣, 熱得濕而愈熾, 濕得熱而愈橫. 濕熱兩分, 其病輕而緩. 濕熱兩合, 其病重而速.)"[597]라고 설명하였다. 熱이 濕을 얻으면 막혀서 뻗지 못하므로 그 세력이 반드시 더욱 치성하고, 濕이 熱을 얻으면 蒸氣가 飛騰하여 위로 薰蒸하므로 그 세력이 더욱 횡행하게 된다. 더욱이 여름의 酷暑에 無形의 熱이 有形의 濕을 薰蒸하여 움직이게 하면 쌓여 막힌 것이 흩어지지 않아 사람에게 병을 잘 일으키는 것이다. 그러나, 濕熱의 邪氣가 病을 일으키는 것이 아니고, 인체에 내재되어 있는 요소로부터 생기는 것이다. 이는 薛雪이 또 "太陰이 內傷하면 濕飮이 停聚하게 되는데, 여기에 客邪가 다시 침범하면 內外가 서로 끌어당기게 되므로 濕熱로 병을 앓게 된다. 이것은 모두 먼저 內傷이 있은 다음에 다시 客邪를 感受한 것이니, 腑 및 臟으로부터 말미암는다 것을 말하는 것이 아니다. 濕熱의 證狀은 內傷을 끼지 않고 中氣가 實한 경우에는 그 病이 반드시 미미하다. 혹 먼저 濕으로 인한 데다가 다시 飢勞로 인하여 병이 드는 경우는 또한 內傷에 濕을 낀 것에 속하니, 標本이 모두 병든 것이다. 그러나 勞倦傷은 脾氣가 不足한 것이고, 濕飮이 停聚된 것은 有餘하기 때문이다. 그러한 까닭에 內傷과 外感이 어느 것이 많고 어느 것이 적으며, 어느 것이 實이고 어느 것이 虛인지는 또한 증상을 살필 때 헤아려야 한다(太陰內傷, 濕飮停聚, 客邪再至, 內外相引, 故病濕熱. 此皆先有內傷, 再感客邪, 非由腑及臟之謂. 若濕熱之證, 不挾內傷, 中氣實者, 其病必微, 或有先因于濕, 再因飢勞而病者, 亦屬內傷挾濕, 標本同病. 然勞倦傷脾爲不足, 濕飮停聚爲有餘, 所以內傷外感, 孰多孰少, 孰實孰虛, 又在臨證時權衡矣)"[598]라고 한 까닭이다.

2) 邪氣에 感하는 통로 - 사기는 입과 코로 들어 온다.

薛雪은 "濕熱의 사기가 表로부터 損傷시키는 경우는 열 가운데 한둘이고, 입과 코로부터 들어오는 경우가 열 가운데 여덟아홉이다(濕熱之邪從表傷者, 十之一二. 由口鼻入者, 十之八九.)"[599]라고 하였는데, 濕熱邪氣가 가벼운 것은 風邪를 따라 사람의 表에 손상을 입히는 風濕, 風熱의 종류이며,

597) 『溫熱經緯·濕熱病篇』의 제11조의 自注.

598) 『溫熱經緯·濕熱病篇』제1조의 自注.

599) 上同.

濕이 風寒을 따라 表를 상하게 하는 것은 陽氣가 鬱하여 熱로 변한 것이다. 그러나, 濕熱邪氣가 重한 것은 暑濕이 훈증시키는 종류의 것으로 반드시 입과 코를 통하여 들어온다. 이러한 관점에서 吳有性이 논한 溫疫과 葉桂가 설명한 溫熱의 感受經路와 일맥상통하는 것이다.

3) 病機의 특징 - 中焦脾胃를 病變의 중심으로 삼다.

薛雪은 "邪氣가 입과 코로부터 들어오기에 陽明이 반드시 지나가는 길이 된다(邪從口鼻而入, 則陽明爲必由之路.)"[600], "陽明은 水穀의 海가 되고, 太陰胃는 濕土의 臟이 된다. 그러므로 陽明太陰이 病을 받는 경우가 많다(陽明爲水穀之海, 太陰胃濕土之臟, 故多陽明太陰受病.)"[601]라고 하였는데, 脾가 胃의 津液을 행하는 것을 주관하므로 脾가 傷하여 運行하지 못하면 濕飮이 머물러 쌓여 內濕이 생긴다. 무릇 內濕이 평소에 盛한 사람은 暑邪가 침입하여 가장 쉽게 머물러 濕溫病이 되며, 반대로 內濕이 盛하지 못하면 暑濕이 비록 들어와도 오히려 의지할 곳이 없기에 濕溫病이 되지 않고 혹 비록 병이 되어도 매우 가볍다. 이것이 中焦脾胃가 濕熱發病의 핵심이라고 설명한 까닭이다. 膜原이라는 것은 經絡臟腑 사이의 경계인데, 무릇 내재되어 있는 邪氣는 늘 膜原을 지나 밖으로 經絡으로 내달려 나간다. 밖에 있는 邪氣도 또한 膜原을 통하여 臟腑로 들어가니, 그러한 성질로 인하여 자못 사람의 半表半裏와 한가지인 것이다. 그러므로 그는 "膜原은 밖으로 肌肉에 통하고 안으로 胃府에 가까이 있으니, 곧 三焦의 門戶로 실제로 일신의 半表半裏이다. 邪氣가 위에서 받아들여져 곧바로 中道로 달려가는 까닭에 병이 흔히 膜原으로 돌아간다(膜原者, 外通肌肉, 內近胃府, 則三焦之門戶, 實一身之半表半裏也, 邪由上受, 直趨中道, 故病多歸膜原.)[602]"라고 말하였다. 발병이 이와 같을뿐만 아니라, 濕熱病變의 轉化도 脾胃氣의 虛實이 결정하는 바에 말미암는다. 薛雪은 "濕熱病은 陽明太陰經에 속하는 경우가 많다. 中氣가 實하면 病이 陽明에 있고, 中氣가 虛하면 病이 太陰에 있다. 病이 두 經의 表에 있는 경우는 흔히 少陽三焦를 겸하고, 病이 두 經의 裏에 있는 경우는 매양 厥陰風木을 겸한다. 少陽과 厥陰은 모두 相火를 주관하고, 陽明太陰은 虛熱이 안에 鬱滯되어 있다. 鬱滯가 甚하면 少火가 모두 壯火가 되어 表裏上下가 充斥肆逆하게 된다. 그러므로 이러한 증상은 가장 쉽게 耳聾, 乾嘔하고, 痙, 厥 등을 發한다(濕熱病, 屬陽明太陰經者居多, 中氣實則病在陽明. 中氣虛卽病在太陰. 病在二經之表者, 多兼少陽三焦, 病在二經之裏者, 每兼厥陰風木. 以少陽厥陰, 同司相火, 陽明太陰, 虛熱內鬱, 鬱甚則少火皆成壯火, 而表裏上下, 充斥肆逆, 故是證最易耳聾, 乾嘔, 發痙, 發厥.)"[603]라고 하였다. 그는 濕熱을 밖으로부터 받으면 같은 기운이 서로 부르기 쉬우므로 가장 쉽게 脾胃를 침범하는데, 개체의 차이로 인하여 또한 병이 脾에 치우치거나 胃에 치우치는 차이가 생길 수 있다고 인식하였다. 陽氣가 왕성하면 火를 따라 변화하여 陽明으로 들어가기 때문에 陽氣가 虛하면 濕을 따라 변화하여 太陰으로 들어간다. "太陰의 表는 四肢이고 陽明이다. 陽明의 表는 肌肉이고 胸中이다. 그러므로 胸痞는 濕熱病에 반드시 나타나는 證狀이다.

600) 『溫熱經緯 · 濕熱病篇』제11조 自注.
601) 『溫熱經緯 · 濕熱病篇』제1조 自注.
602) 上同.
603) 上同.

四肢倦怠나 肌肉煩痙도 또한 반드시 아울러 나타난다(太陰之表四肢也, 陽明也. 陽明之表肌肉也, 胸中也. 故胸痞爲濕熱必有之證, 四肢倦怠, 肌肉煩痙, 亦必幷見.)"[604]고 하였다. 이것은 濕熱病의 正局이다. 만일 濕熱이 火로 변하여 內外上下가 막혀서 少陽, 厥陰 등을 끌어 다른 證狀이 나타나면 濕熱의 變局이다. 단지 正局뿐 아니라 變局도 모두 中焦脾胃가 病變의 중심이 된다. 이것은 濕熱病의 病變의 하나의 큰 특징이다. 이렇듯 薛雪이 논한 濕熱病의 病因, 病機는 독창적인 견해가 있는 것이다.

2. 濕熱病의 치료를 논함.

『濕熱條辨』은 모두 46조로 濕熱病의 치료에 대하여 薛雪이 핵심이 되는 내용을 기록한 것이다. 먼저 그는 "濕熱證은 처음에는 惡寒하다가 나중에 단지 熱만 나고 惡寒하지 않고, 땀이 나면서 胸痞하고, 혀가 희어지고, 입은 마르나 물이 당기지는 않는다(濕熱證, 始惡寒, 後但熱不惡寒, 汗出胸痞, 舌白, 口渴不引飮.)"[605]라고 주장하여, 胸痞가 있으면서 舌苔가 膩하고, 口渴하면서 물을 찾지 않는 것이 濕熱病을 辨別하여 治療하는 요점이라고 인식하였다. 그 다음으로 그는 이러한 기본되는 증후가 변화하여 나타나는 복잡한 濕熱病에 대하여 邪氣의 깊고 옅음과 證候의 특징에 의거하여 다섯가지로 크게 나누어 변증과 치료를 진행하였다.

제1류. 邪氣가 衛表에 있는 證의 치료. 두 가지 形으로 나뉜다.

(1) 濕熱이 表를 상하였으나 아직 熱로 化하지 않은 경우. 惡寒無汗, 身重頭痛의 증상이 나타난다. 濕이 衛表를 困하게 하여 衛陽이 막히므로 惡寒無汗이 나타난다. 身重頭痛은 濕이 肌膚와 腠理에 붙은 것으로 氣機가 막힌 까닭이다. 霍香, 香茹, 羌活, 蒼朮皮, 薄荷, 牛蒡子 등의 약물이 마땅하다.

(2) 濕이 肌肉에 있는 경우. 점차로 發熱이 있다. 惡寒發熱, 身重關節疼痛의 증상이 나타난다. 이는 濕이 肌肉에 있어서 땀을 내어 풀면 안 된다. 滑石, 大豆黃卷, 茯苓皮, 蒼朮皮, 霍香葉, 鮮荷葉, 白通草, 桔梗 등의 약물이 마땅하다.

제2류. 邪氣가 氣分에 있는 證의 치료. 아홉 가지 形으로 나뉜다.

(1) 濕熱의 濁한 邪氣가 上焦를 막은 경우. 초기에는 熱이 많이 나고 입이 마르며, 속이 답답하고 懊憹이 있으며, 눈은 감기려하고, 때때로 헛소리를 한다. 이는 上焦氣分의 濕熱의 濁한 邪氣가 淸陽을 가리고, 心包로 꺼지려고 하는 象이다. 涌泄시키는 것이 마땅한데, 枳殼, 桔梗, 淡豆豉, 生山梔 등을 쓰고, 땀이 안나면 葛根을 加한다.

(2) 濕中에 熱이 있어 氣를 막은 경우. 發熱, 汗出, 胸痞, 口渴, 舌白 등의 증상이 나타난다. 濕熱이 中焦에 숨어서 氣機가 펴지지 못한 까닭이다. 藿梗, 蔻仁, 杏仁, 枳殼, 桔梗, 鬱金, 蒼朮,

---

604) 上同.

605) 『溫熱經緯 · 溫熱病篇』제1조.

厚朴, 草果, 半夏, 乾菖蒲, 佩蘭葉, 六一散 등의 약물이 마땅하다.

(3) 濕이 점차 熱로 化하여 속을 蘊蒸하는 경우. 일반적으로 濕熱의 象이 밖으로 나타나는데, 그 주요한 특징은 舌根은 희고 舌尖은 붉은 것이다. 舌根이 흰 것은 濕邪가 아직 없어지지 않은 象이고, 舌尖이 붉은 것은 濕이 이미 熱로 化한 징후이다. 辛泄시켜 淸熱을 돕는 것이 마땅한데, 蔻仁, 半夏, 乾菖蒲, 大豆黃卷, 連翹, 綠豆衣, 六一散 등의 약물을 쓴다.

(4) 濕熱의 穢濁한 것이 氣를 막은 경우. 濕熱病의 초기에 胸悶하여 사람을 알지 못하는 證狀과 瞀亂하며 크게 소리치는 통증이 나타난다. 濕熱病 중에서 일종의 특수한 유형에 속한다. 그 특징은 發病이 급하고 병세가 비교적 重하며, 여름과 가을의 暑濕이 偏盛한 계절에 많이 나타난다. 暑濕에 갑자기 感하여 穢濁의 邪氣를 낀 것으로 말미암아 中焦, 上焦의 氣가 막혀 逆亂한 까닭이다. 草果, 檳榔, 鮮菖蒲, 芫荽, 六一散 등이 마땅하다.

(5) 濕熱이 流注하여 下焦를 막은 경우. 自利, 尿赤, 口渴 등의 증상이 나타난다. 이는 下焦에 濕熱이 阻滯되어 간직하는 기능을 잃은 증상이다. 滑石, 猪苓, 茯苓, 澤瀉, 萆薢, 通草 등의 약물이 마땅하다.

(6) 陽明의 熱이 盛하여 太陰濕이 막힌 경우. 壯熱, 口渴, 自汗, 身重, 胸痞, 脈이 洪大하고 長한 증상이 나타난다. 이는 太陰의 濕과 陽明의 熱이 서로 합하여 病이 된 것으로 치료는 白虎加蒼朮湯이 마땅하다.

(7) 濕熱이 안에서 머물러 胃氣가 上逆한 경우. 嘔吐가 그치지 않고 주야가 차이가 없는 증상이 나타나는데, 사기가 안에 머물러 脾胃가 不和하여 胃熱이 肺로 옮겨갔지만 肺가 邪氣를 받지 않은 소치이다. 川連 三四分과 蘇葉 二三分을 쓰는 것이 마땅한데, 두 약물을 달여 마시면 그친다.

(8) 濕熱이 안에서 쌓여 腠理가 막힌 경우. 胸痞, 發熱, 肌肉微痛, 始終無汗 등의 증상이 나타난다. 이는 濕熱이 쌓여 막아서 衛氣가 막혀 펴지 못하여 氣가 宣暢하지 못한 것이다. 六一散 一兩, 薄荷葉 三四分이 마땅한데, 마시면 땀이 나면서 풀린다.

(9) 暑濕이 肺를 상하게 하여 肺가 淸肅을 잃은 경우. 咳嗽, 晝夜不安의 증상이 나타나고 심하면 기침 때문에 잠잘 수 없으며 이로 인하여 暑濕이 肺絡에 침습하면 肺가 肅降機能을 잃어 氣가 上部로 치솟은 까닭이다. 葶藶, 枇杷葉, 六一散 등의 약물이 마땅하다.

제3류. 濕熱이 燥로 化하여 營血로 돌아 들어간 것의 證治. 다섯 가지 形으로 나뉜다.

(1) 熱毒이 가득차서 三焦에 두루 펴진 경우. 壯熱煩渴, 舌焦紅 혹은 縮, 斑疹, 胸痞自利, 神昏痙厥 등의 증상이 나타난다. 이는 대개 濕熱이 氣分에 盛하여 濕熱이 燥로 化하여 營血을 태우고 心包를 막기 때문이다. 犀角, 羚羊角, 生地黃, 元蔘, 銀花露, 紫草, 方渚水[606], 金汁, 鮮菖蒲 등의 약물이 마땅하다.

606) 方渚水: 陰水라고도 함. 큰 조개를 문질러 뜨거워지게 하고 달을 향하게 하여 취한다. 혹 얼음을 조금 집어넣어 취하기도 한다. 甘寒無毒하다. 明目定心, 止渴除煩하며, 小兒煩熱을 치료하고, 燙火傷을 치료한다.

(2) 邪氣가 營血로 옮겨 心包를 태운 경우. 壯熱口渴, 舌黃 혹 焦紅, 發痙神昏, 譫語 혹 笑 등의 증상이 나타난다. 이는 濕熱의 邪氣가 氣分에 머문 것이 오래되어 燥로 化하고 火로 化하여 氣가 營으로 들어가서 心包로 꺼져 들어간 것으로 말미암는다. 犀角, 羚羊角, 連翹, 生地黃, 玄蔘, 鉤藤, 銀花露, 鮮菖蒲, 至寶丹 등의 약물이 마땅하다.

(3) 熱이 血室로 들어가 心營 안으로 꺼져 들어간 경우. 經水適來, 壯熱口渴, 譫語神昏, 胸腹痛, 혹은 舌無苔, 脈滑數 등의 증상이 나타난다. 濕熱이 火로 化하여 經水가 나올 때 이를 틈타 營血 안으로 꺼져 들어간다. 犀角, 紫草, 茜根, 貫衆, 連翹, 鮮菖蒲, 銀花露 등이 마땅하다.

(4) 熱이 營血에 들어가 迫血妄行하는 경우. 上下失血 혹은 汗血 등의 증상이 나타난다. 이는 濕熱이 燥로 化하여 營血로 깊이 들어간 것인데, 血이 脈 중에 행하여 전신을 돌아 다니는데 독한 邪氣가 안으로 꺼져 들어가 血絡을 손상하여 迫血妄行하여 밖으로 넘쳐나므로 여러 종류의 출혈증이 나타난다. 犀角, 生地黃, 赤芍, 牧丹皮, 連翹, 紫草, 茜根, 金銀花 등의 약물이 마땅하다.

(5) 邪氣가 厥陰에 들어가 氣가 둔하여지고 血이 滯한 경우. 칠팔일동안 입이 마르지 않고 소리가 나오지 않으며, 음식을 넘기지 못하고 묵묵히 말을 하지 않으며 神志가 昏迷한 등의 증상이 나타난다. 이는 濕熱의 邪氣가 厥陰의 營分에 깊이 들어가 血絡이 凝滯하여 神明이 막힌 것이다. 吳又可의 三甲散을 모방하여 醉地鱉蟲, 醋炒鱉甲, 土炒穿山甲, 生薑, 柴胡, 桃仁泥 등의 약물이 마땅하다.

제4류. 痙厥과 瘧痢의 證治. 일곱가지 形으로 나뉜다.

(1) 熱이 盛하여 津液을 상하고 肝風內動한 경우. 口渴, 苔黃起刺, 脈弦緩, 囊縮舌硬, 譫語昏不識人, 兩手搐搦 등의 증상이 나타난다. 이는 濕熱이 燥로 化하여 腑가 實하여 津液을 傷하고 熱이 맺혀서 肝風內動에 이르게 된 것이다. 鮮生地, 蘆根, 生首烏, 鮮稻根 등의 약물이 마땅하며, 만일 脈有力, 大便不通 등이 있으면 大黃을 加하여 通腑泄熱시키는 방법을 헤아려 볼만하다.

(2) 陽明腑가 實하고 熱이 盛하여 風이 動한 경우. 發痙撮空, 神昏笑妄, 舌苔乾黃起刺 或 轉黑色, 大便不通 등의 증상이 나타난다. 濕熱이 燥로 化하여 熱이 陽明에 맺히고, 腑에 맺힘이 심하면 위로 心神을 틈타고, 熱이 極하면 風이 생겨서 發痙, 神昏笑妄 등이 나타난다. 大承氣湯으로 通腑泄熱시키는 것이 마땅하다.

(3) 濕熱이 風을 끼고 經脈을 달리는 경우. 濕熱病을 앓은지 삼사일이 되면 口噤, 四肢牽引拘急, 심하면 角弓反張 등이 나타나는데, 이는 濕熱이 火로 化하여 風을 動하여 痙을 發한 것이 아니라 濕熱이 風을 끼고 經絡에 침입하여 筋脈拘攣이 나타난 까닭이다. 鮮地龍, 秦艽, 威靈仙, 滑石, 蒼耳子, 絲瓜藤, 海風藤, 酒炒黃連 등이 마땅하다.

(4) 營陰이 소모되어 風陽이 위를 흔드는 경우. 濕熱病이 여러날 후에 汗出熱不除, 或痙, 忽頭痛不止 등의 증상이 나타난다. 이는 營陰이 크게 휴손됨으로 말미암아 厥陰의 風火가 위로 올라온 까닭이다. 羚羊角, 蔓荊子, 鉤藤, 元蔘, 生地黃, 女貞子 등의 약물이 마땅하다.

(5) 濕熱이 막아서 少陽經이 不利한 경우. 寒熱如瘧의 증상이 나타나는데, 濕熱이 膜原을 막음

으로 말미암아 營衛의 氣가 다투기 때문이다. 柴胡, 厚朴, 檳榔, 草果, 霍香, 蒼朮, 半夏, 乾菖蒲, 六一散 등의 약물이 마땅하다.

(6) 厥陰의 濕熱이 아래로 腸道를 핍박한 경우. 脈左關弦數, 腹時痛, 時圊血, 肛門熱痛 등의 증상이 나타난다. 濕熱이 안에서 막혀 氣가 鬱하고 失調하며, 熱邪가 腸道를 태우고 血絡이 損傷을 받은 것으로 白頭翁法을 따르는 것이 마땅하다.

(7) 濕熱이 서로 蒸하여 藏府에 鬱滯된 경우. 胸痞腹痛, 下墜窘迫, 膿血粘稠, 裏急後重, 脈軟數 등의 증상이 나타난다. 이는 濕熱이 밖에서 침입하고 脾胃가 피곤함으로 인하여 運化가 失常하고 積滯가 안에서 머무른 것이다. 濕熱과 積滯가 서로 蒸하고 서로 막아서 腸道에 맺히면 변하여 下痢를 일으킨다. 厚朴, 黃芩, 神麯, 廣皮, 木香, 檳榔, 柴胡, 煨葛根, 銀花炭, 荊芥炭 등의 약물이 마땅하다.

제5류. 邪氣가 쇠퇴하고 正氣가 虛한 경우의 證治. 일곱가지 형으로 나뉜다.

(1) 胃陰이 損傷을 받아 肝膽의 氣가 逆한 경우. 口大渴, 胸悶欲絶, 乾嘔不止, 脈細數, 舌光如鏡 등의 증상이 나타난다. 濕熱이 燥로 化한 것으로 말미암아 胃液이 위협을 받아 肝膽의 氣가 逆하였기 때문이다. 西瓜汁, 金汁, 鮮生地汁, 甘蔗汁 등이 마땅하며, 鬱金, 木香, 香附子, 烏藥 등의 약물을 갈아서 먹는다.

(2) 陰液이 損傷되어 남은 邪氣가 絡脈에 저체한 경우. 濕熱證이 십여일 후에 大勢는 이미 쇠퇴하였는데, 오직 口渴, 汗出, 骨節痛만 있다. 이는 濕熱病 후에 남은 濕이 없어지지 않고 絡脈에 저체된 것이다. 元米를 朮에 넣고 끓여 하룻밤을 재운 후에 朮을 제거하고 마시는 것이 마땅하다.

(3) 中氣가 虧損되어 升降이 일그러져서 逆한 경우. 濕熱證을 법대로 치료하였는데, 수일 후에 토하거나 설사하는 것이 일시에 아울러 나타나는 경우가 있다. 이는 病後에 中氣가 虧損되어 脾胃의 氣의 升降이 일그러져서 거슬러 올라 그런 것이다. 生穀芽, 蓮心, 扁豆, 米仁, 半夏, 甘草, 茯苓 등의 약물이 마땅하며, 病情이 심한 경우는 理中法을 쓸 수 있다.

(4) 肺胃가 둘다 虛하여 眞氣가 虧損된 경우. 濕熱證이 일찍이 開泄下脫되고 나쁜 징후가 모두 평정되었는데, 오로지 神思가 맑지 못해 말을 권태롭게 하고 식사할 생각을 안하며 소변이 잦고 입술과 치아가 건조한 것이다. 病後에 邪氣가 물러나고 正氣가 쇠퇴하여 肺와 胃의 津氣가 둘 다 虛해져 元氣가 크게 傷하고 神氣가 허탈해진 표현이다. 人蔘, 麥門冬, 石斛, 木果, 生甘草, 生穀芽, 鮮蓮子 등의 약물이 마땅하다.

(5) 腎陰이 虧損되어 虛火가 上浮한 경우. 尺脈數, 下利, 或 咽痛口渴心煩 등의 證狀이 나타나는데, 곧 熱邪가 직접 少陰에 침범하여 下泉이 不足한 證狀이다. 猪膚湯, 凉潤法을 쓰는 것이 마땅하다.

(6) 暑濕이 안에서 困乏하여 正氣가 損傷을 입은 경우. 四肢困倦, 精神減少, 身熱氣高, 心煩尿黃, 口渴自汗, 脈虛 등의 증상이 나타난다. 이는 暑熱이 眞氣를 損傷시켰기 때문인데, 邪氣가 비록 없어지지 않았지만 이미 심하지 않으므로 眞氣虧虛를 주로 치료한다. 東垣의 淸暑益氣湯으로

主治한다.

(7) 暑熱이 正氣를 傷하여 津과 氣가 兩虛한 경우. 氣短倦怠, 口渴多汗, 咳嗽 등의 證狀이 나타난다. 이는 暑熱이 津氣를 傷하게 한 重證으로 만일 때 맞춰 치료하지 못하면 매번 津氣가 밖으로 빠질 수도 있어서 생명이 위태로울 수 있다. 人蔘, 麥門冬, 五味子 등이 마땅하다.

【평가】

淸代 醫家인 薛生白은 溫病學派의 대표적인 인물 중의 한 사람이다. 그는 濕熱病에 대한 인식과 치료에 독창적인 면이 있었다. 그는『內經』의 가르침을 따라 仲景, 東垣, 吳又可 등의 의학적 학술경험을 계승하고 그 위에서 오랜기간의 濕熱病을 치료한 경험을 바탕으로『濕熱條辨』을 썼다. 그는 이 책에서 탁월한 식견으로 濕熱病의 원인을 밝히고 있다. 그는 濕熱의 外邪, 脾胃의 內傷, 外邪와 內傷의 상호작용 등으로 濕熱病이 일어나며 이 병은 처음부터 끝까지 中焦脾胃가 중심이 된다고 여겼다. 이는 薛雪이 濕熱病의 중심이 中焦脾胃라고 인식한 것으로, 임상적으로도 근거가 있는 것이다.

薛雪은 濕熱病의 進行과 辨證論治에 대하여 요점을 취하는 방법을 취하였다. 우선 그는 胸痞苔膩, 口渴不引飮 등은 濕熱病辨證의 要點이라고 하였다. 그 다음에 이러한 기본점에서부터 邪氣의 深淺에 따라 濕熱病을 邪在衛表, 邪在氣分, 濕熱이 燥로 化하여 營血에 들어가는 것, 痙厥瘧痢 및 邪衰正虛 등의 다섯가지로 크게 나누며 모두 三十型으로 치료해야 한다고 주장하였다. 이로부터 濕熱病이 변화하는 일반적 규율을 엿볼 수 있고, 또한 濕熱病治療에 있어 조리가 정연하며 체계가 있음을 알 수 있다. 이는 의심할 것도 없이 임상에서 매우 큰 실용적 가치가 있다. 이외에도 그는 濕熱病의 病因의 모순과 복잡한 病情에 근거하여, 기성처방에 구애되지 않고 用藥을 잘하여 우리로 하여금 지금도 이를 운용할 수 있도록 하여 준 것이다.

【복습자료】

1. 이 절을 공부할 때는 마땅히 薛雪의 濕熱病의 病因과 病機에 대한 인식에 주의를 기울여야 할 것이다. 濕熱病은 外感熱盛疾患의 범주에 속한다. 일반적으로 外感病은 外邪로 인한 것으로 인식하지만, 薛雪은 外邪로 인한 원인뿐 아니라 內濕이 유발하여 內外合邪하여 조성된 濕熱病도 강조하였다. 그러므로 그 病變은 中焦脾胃가 중심이 되며 氣分證候가 대부분을 차지한다. 동시에 濕熱의 邪氣는 하나는 陰이고 하나는 陽이며, 濕은 有形之質이고 熱은 無形之氣이며, 濕蘊熱中하여 서로 합하여져 병이 되는 것은 病因上 모순되는 것이므로 症候가 복잡하고 다변하여 上蒙下流하기 쉽고, 燥로 바뀌어 走竄血絡할 수 있고 動風痙厥할 수 있다고 보았다.

2. 薛雪의 濕熱病의 치료법은 衛氣營血辨證과 三焦辨證을 하나로 녹여 그 邪氣의 깊이의 차이와 증상으로 나타나는 특징에 근거하여 귀납시켜 체계화한 것이다. 邪氣가 衛表에 있으면 芳香疏泄시키고, 邪氣가 氣分에 있으면 辛開苦降, 宣暢氣機, 導腑通降, 淡滲利濕시킨다. 濕熱이 燥로 化하여 營血로 傳入되면 淸熱凉血, 解毒透邪시킨다. 痙厥瘧痢에는 痙厥의 경우에는 淸熱凉肝熄風,

瘧證의 경우에는 和解樞機, 清熱利濕시키고, 痢證의 경우에는 清熱化濕, 導滯通便시킨다. 邪氣가 적으면서 正氣가 虛하면 健運脾胃, 養陰生津시킨다. 이와 같이 濕熱病의 치료법을 정립시켰고, 각 病變의 시기별 특징과 치료법을 제시해 주었다.

3. 본절에서는 薛雪의 濕熱病 後期에 나타나는 濕從寒化, 損傷陽氣 등 病變의 치료에 대해서 논하지 않고 있다. 우리는 原著에 나오는 내용을 연구하여 薛雪의 濕熱病에 대한 이론체계의 전모를 파악해야 할 것이다.

【학습과제】

1. 『溫熱條辨』의 공헌을 쓰시오.
2. 薛生白이 밝힌 濕熱病의 病因, 病機는 어떤 독창적인 견해가 들어가 있는가?
3. 薛雪은 濕熱病을 몇개로 대분류하였는가? 각각 어떤 증상들을 포괄하고 있는가? 각 大類의 病機의 특징, 主要症候 및 治療大法을 기록하시오.

7 吳瑭

【학습목표】

1. 吳瑭이 三焦를 통해 溫病을 辨證治療한 大綱과 大法을 이해한다.
2. 吳瑭이 寒熱水火陰陽으로부터 傷寒과 溫病을 변별하여 논술한 것과 清熱養陰法의 기본적인 내용을 이해한다.
3. 吳瑭의 주요저작과 학술의 연원을 이해한다.

【생애 및 저작】

吳瑭은 字가 鞠通이고 江蘇省 淮陰人으로 清代의 저명한 의가이며 대략 1758~1836년에 걸쳐 살았다. 吳瑭은 19세가 되어 "아버지가 수년동안 병을 앓아 일어나지 못하여 이를 부끄럽고 한스러워하여 아버지가 병듦에 의학을 알지 못하면서 어떻게 천지간에서 얼굴을 들 수 있는가고 생각하였다.……그리하여 개연히 擧子業을 포기하고 方術만 오로지 힘썼다.(父病年餘, 至于不起, 瑭愧恨難名, 哀痛欲絶, 以爲父病不知醫, 尙復何顔立天地間, ……因慨然棄擧子業, 專事方術.)"[607] 의학연구에 있어 그는 위로 『內經』, 『傷寒論』으로부터 아래로 劉河間, 吳又可를 익혔으며, 특별히 葉天士의 著述로부터 많은 영향을 받았다. 1790년대에 吳瑭이 京師에 있을 때 마침 溫病이 유행하였는데, 이것은 溫病을 깊이 연구할 수 있는 기회가 되었다. 그는 吳又可가 "의논한 내용들이 포괄하는 범위가 넓어서 진실로 이전 사람들이 밝혀내지 못한 것을 밝혀내었다(議論宏闊, 實有發前人所未發.

607) 『溫病條辨 · 自序』.

)"[608]라고 생각하였는데, 다만 "傷寒은 물리치고는 단순히 溫病만 논하였고, 세운 理論도 정미롭지 못하며 세운 治法도 순수하지 못하다(却傷寒, 單論溫病, 而立論不精, 立法不純.)"[609]는 측면에는 만족하지 못했다. 葉天士는 비록 "恃論平和, 立法精細"하지만 "又立論甚簡, 但有醫案散見于雜證之中, 人多忽之而不深究"[610]라고 하였다. 이에 吳瑭은 "歷代 名賢들의 著述을 采輯하여 그 뒤섞여 있는 것들을 제외시키고 그 정미로운 것들만 취하여(采輯歷代名賢著述, 去其駁雜, 取其精微.)"[611], 여기에 자신의 경험을 결합시켜『溫病條辨』을 저술하였다. 이 책에서 그는 三焦辨證의 理論을 세웠고, 傷寒과 溫病이 다르다는 것을 밝혔고, 淸熱養陰法을 설명하였고, 아울러 溫病을 치료할 수 있는 많은 方劑를 정리해주었다. 이는 溫病學의 내용을 매우 풍부하게 해주어 溫病學을 크게 발전시켜주는데에 공헌을 한 것이다.

『溫病條辨』은 모두 6권으로 淸 嘉慶 戊午年(1798년)에 만들어졌다. 이 책이 나온 이후 朱武曹의 增批本이 나왔으며, 또한 王士雄, 葉霖, 鄭雪黨 三家의 評注本이 나왔는데 그 서명은『增補評注溫病條辨』이다. 1958년에 상해위생출판사는 이 판본에 의거하여 再版本을 내었으며, 이 외에도 여러 刻本이 있다.

吳瑭은 또한 1798년에『醫醫病書』 3권을 지었다. 이 책은 당시 의학계의 弊端을 지적한 것인데, 醫師의 誤治에 중점을 두고 서술되어 있어『醫醫病書』라고 불리게 되었다.『吳鞠通醫案』 4권은 溫病, 傷寒, 雜病, 婦人, 小兒科의 醫案을 포괄하고 있다. 현재 인민위생출판사의 排印本이 있다.

【학술내용】

1. 溫病의 三焦辨證論治의 大綱大法

吳瑭 이전에 溫病을 論治한 醫家는 매우 많았다. 溫病을 辨證治療한 방법으로는 吳又可의 "九傳治法"과 葉天士의 "衛氣營血辨證"이 있었다. 吳瑭은 前人의 경험을 기초로 하여『內經』의 三焦部位說, 劉河間의 "三焦分治"의 理論 및 그가 장기간 溫病을 연구하면서 깨달은 바에 근거하여 溫病의 病機가 三焦를 따라 변화하므로 河間의 三焦立論에 따라 辨證해야 한다고 생각하게 되었다. 그는『溫病條辨 · 中焦篇』에서 "溫病은 口鼻로부터 들어온다. 鼻는 氣가 肺와 通하고, 口는 氣가 胃와 通한다. 肺病이 逆傳하면 心包로 간다. 上焦病을 치료하지 않으면 中焦의 胃와 脾로 전달되고, 中焦病을 치료하지 않으면 下焦의 肝과 腎으로 전달되니, 上焦에서 시작하여 下焦에서 끝난다(溫病自口鼻而入, 鼻氣通于肺, 口氣通于胃, 肺病逆傳則爲心包. 上焦病不治, 則傳中焦胃與脾也. 中焦病不治, 卽傳下焦肝與腎也. 始上焦, 終下焦.)"라고 하였다. 吳鞠通은 溫病이 발생하여 변화하는 病機를 "始上焦, 終下焦"의 범위 내에 개괄하여 溫病을 辨證治療하는 새로운 방법을 만들어 내었으니, 바로 三焦辨證이다. 아울러 三焦에 소속된 臟腑의 특징에 따라 上, 中, 下 三焦病變의 治療大

608) 上同.
609)『溫病條辨 · 凡例』.
610) 上同.
611)『溫病條辨 · 自序』.

法을 확립하였다.

1) 上焦溫病

上焦溫病은 주로 手太陰肺臟의 病變이다. 吳瑭은 "무릇 溫病이 病을 일으키면 上焦에서 시작하니 手太陰에 있는 것이다(凡病溫者, 始于上焦, 在手太陰.)"[612]라고 하였다. 溫熱의 邪氣는 口鼻를 통해 肺에 침입하는데 頭痛, 發熱, 惡寒自汗, 口渴, 或不渴而咳, 脈動數, 兩寸獨大 등의 증상을 볼 수 있다. 이것은 일반적으로 溫病에서 볼 수 있는 초기의 단계이다. 吳瑭은 "治上焦如羽, 非輕不擧"[613]라고 하였는데, 이는 上焦의 溫病을 치료하는 기본적인 大法이다. 그 뜻은 邪氣가 上焦太陰肺臟에 있으면 치료함에 있어 輕淸宣透의 法을 써서 邪氣를 몰아내야 한다는 것이다. 溫病은 溫邪로 인한 것이므로 輕宣透邪함에는 辛凉한 것이 마땅하다.

2) 中焦溫病

中焦溫病은 주로 足陽明胃와 足太陰脾의 病變을 말한다. 吳瑭은 이를 陽明溫病과 太陰溫病으로 불렀다. 陽明溫病의 증상은 面目俱赤, 語聲重濁, 呼吸俱粗, 大便閉, 小便澁, 舌苔老黃, 甚則黑有芒刺, 但熱不寒, 日晡益甚, 脈浮洪躁甚 등이다. 太陰溫病은 身重, 嘔惡, 脘腹脹滿, 便溏, 渴而不能多飮, 舌苔白滑膩, 脈濡數 등의 증상을 보인다. 비록 陽明溫病과 太陰溫病으로 나뉘지만 그 病機는 溫邪가 上焦로부터 점차 中焦로 침입하여 脾胃升降出入의 평형이 손상되어 그 邪氣가 깊이 들어와 그 熱이 더욱 重하니 溫病이 극히 심한 단계이다. 치료함에 있어서는 반드시 淸熱, 攻實, 祛除濕邪하여 脾胃의 기능을 조정, 회복시켜 脾胃相和, 陰陽互濟를 통해 평형에 도달하게 하여 斡旋運化의 기능을 발휘하도록 한다. 이는 바로 吳瑭이 말한 바 "治中焦如衡, 非平不安"[614]의 뜻이다.

3) 下焦溫病

下焦溫病은 足少陰腎과 足厥陰肝의 病變이다. 주된 증상은 身熱面赤인데, 나아가 口乾舌燥, 齒黑脣裂, 심지어는 心中震震, 舌强神昏, 手指自覺蠕動 등이 있기도 한다. 이는 바로 溫病이 오래되어 낫지 못한 것인데 上中焦로부터 下焦로 전해져 熱邪가 깊이 들어와 眞陰이 竭하려 하고 壯火가 더욱 치성하니 溫病이 매우 위중한 단계이다. 厚味滋鎭, 重鎭潛匿의 방법이 아니면 이를 치료하기 어렵다. 그러므로, 吳瑭은 "治下焦如權, 非重不沈."[615]이라 하였다.

三焦傳變의 순서가 비록 이렇지만 溫病이 모두 이렇게 전해지는 것은 아니다. 예를 들어 "手太陰暑溫, 發汗後, 暑證悉減, 但頭微脹, 目不了了, 餘邪不解者, 淸洛飮主之."[616]라고 하였다. 이는

612) 『溫病條辨 · 上焦篇』제2조.
613) 『溫病條辨 · 治病法論』.
614) 上同.
615) 上同.
616) 『溫病條辨 · 上焦篇』제27조.

邪氣가 경미하여 上焦에서 解하려 하는 징후이므로 淸洛飮[617]과 같은 가벼운 처방으로 그 餘邪를 淸하게 한다.

三焦가 일시에 모두 急한 경우도 있다. 예를 들어 "溫病에 三焦가 모두 急하여 大熱大渴하며, 舌이 燥하고, 脈은 浮하지 않으면서 躁가 甚하고, 舌色은 金黃하며, 痰涎이 壅盛함이 심하면 承氣湯만 쓸 수 없는 것이니, 承氣湯에 小陷胸湯을 合方하여 主治한다(溫病三焦俱急, 大熱大渴, 舌燥, 脈不浮而躁甚, 舌色金黃, 痰涎壅甚, 不可單行承氣者, 承氣合小陷胸湯主之.)"[618]라고 하였다. 이른바 三焦가 모두 急한 경우는 上焦의 邪가 여전히 존재하여 中焦陽明을 침범하게 되어 大熱大渴, 脈躁苔焦, 燥熱이 極하게 된 것이 마침내 동시에 下焦腎水를 煎熬하게 되는 것으로 급히 邪熱을 去해야만 津液을 보존할 수 있게 된다. 이러할 때에는 小陷胸湯에 承氣湯을 合方해서 上中下三焦의 熱邪를 모두 없애어 일제히 나가게 해야 하는데, 이는 急病急方의 法이다.

吳瑭은 또한 三焦로 溫病의 死證을 변별하였다. 그는 "溫病의 여러가지 죽을 증상들을 상세하게 살펴보면 그 大綱이 다섯 條를 넘지 않는다. 上焦에는 두가지가 있으니, 첫째는 肺의 化源이 끊어진 경우에 죽는 것이고, 둘째는 心神이 안에서 막혀서 안에서 막히기에 밖의 기운이 빠져나가 죽는 것이다. 中焦에도 두가지가 있으니, 첫째는 陽明이 크게 實하여 土克水한 경우에 죽는 것이고, 둘째는 脾가 鬱滯되어 黃病이 생겨 이것이 極에 달하여 淸竅가 막혀 穢濁한 기운이 구멍을 막아버려 죽는 것이다. 下焦의 경우에는 熱邪가 깊이 들어가 津液을 消鑠시켜 다 枯渴되어 죽게 되는 것이다(細按溫病死狀百端, 大綱不越五條, 在上焦有二: 一曰肺之化源絶者死, 二曰心神內閉, 內閉外脫者死. 在中焦亦有二: 一曰陽明太實, 土克水者死, 二曰脾鬱發黃, 黃極則淸竅爲閉, 穢濁塞竅者死. 在下焦則無非熱邪深入, 消鑠津液, 涸盡而死也.)"[619]라고 하였다. 이는 비록 기계적인 설명이라는 비판을 면하기 어려우나 溫病의 豫候, 轉歸를 추측하는데에 있어 참고할 만한 가치가 있는 것이다.

2. 寒熱水火陰陽의 辨別

吳瑭은 傷寒과 溫病이 비록 外感疾病의 범주에 같이 들어가지만 水火의 구분이 있어 두 종류의 다른 성질의 질병이므로 반드시 분명하게 辨別해야 한다고 생각하였다.

1) 病因의 차이

傷寒은 寒邪를 감수한 것이고, 溫病은 溫邪를 만나 病이 된 것이다.

2) 病機의 차이

寒病의 원인은 水이고, 溫病의 원인은 火이다. 傷寒病의 寒邪는 水의 氣이다. 膀胱은 水의 府인데, 寒邪가 먼저 足太陽膀胱經을 傷하면 水로써 水를 병들게 한 것이다. 溫熱病의 溫邪는 火의

617) 淸絡飮: (辛凉芳香法) 鮮荷葉邊二錢, 鮮銀花二錢, 西瓜翠衣二錢, 鮮扁豆花一枝, 絲瓜皮二錢, 鮮竹葉心二錢 (『溫病條辨 · 上焦篇』)
618) 『溫病條辨 · 中焦篇』제10조.
619) 『溫病條辨 · 上焦篇』제11조의 주석.

氣이며 肺는 金의 臟인데 溫熱이 먼저 手太陰肺經을 傷하면 火가 金을 乘하는 것이다. 이는 傷寒, 溫熱의 病機 가운데 가장 근본적으로 구별되는 점이다.

3) 邪를 감수하는 경로와 轉變規律의 차이

傷寒은 皮毛의 表로부터 裏로 들어오는데, 먼저 太陽, 이후로는 陽明, 少陽, 太陰, 少陰, 厥陰의 순이다. 따라서, 진단하고 치료하는데 반드시 仲景의 六經變證의 綱領을 따라야 한다. 溫熱은 口鼻를 따라 肺衛를 犯하는데, 이는 火가 金을 克하는 것으로 먼저 上焦를 범하고 이후 中焦, 下焦를 犯하는 것이다. 그러므로 診斷과 治療에 있어 六經을 따르지 말고 河間의 三焦分證法을 따라야 한다. 六經과 三焦는, 하나는 橫으로 보고 하나는 從으로 보니 서로 보완적으로 쓰이는 것이다. 이렇듯, 仲景의 立法에 어긋나지 않을 뿐 아니라 『傷寒論』의 부족한 점을 보충한 것이다.

4) 初起症候의 차이

寒은 陰邪로서 먼저 太陽 중의 陽氣를 鬱遏시켜 頭痛, 身熱 등의 證을 생기게 한다. 溫은 陽邪로서 먼저 太陰經 중의 陰氣를 鬱遏시켜 咳嗽, 自汗, 口渴, 頭痛, 身熱, 尺熱 등을 생기게 한다.

5) 치료원칙의 차이

"傷寒은 몸의 陽을 손상시킨다. 그러므로 辛溫, 甘溫, 苦熱한 약을 잘 사용하여 그 陽을 救한다. 溫病은 몸의 陰을 손상시킨다. 그러므로 辛凉, 甘寒, 甘鹹한 약을 잘 사용하여 그 陰을 救한다.(傷寒傷人身之陽, 故喜辛溫, 甘溫, 苦熱, 以救其陽. 溫病傷人身之陰, 故喜辛凉, 甘寒, 甘鹹, 以救其陰.)"[620] 凉, 寒, 鹹 등은 모두 水의 氣味에 속하는 것으로, 분별하여 씀으로써 溫邪를 淸하게 하고 陰津(精)을 구하니, 이는 吳瑭이 溫熱病을 치료하는데 있어서의 가장 큰 특색이다.

3. 淸熱養陰法의 확립

1) 淸熱養陰法 확립의 기초

溫邪, 暑邪, 濕邪, 熱邪 등은 모두 濁邪이다. 邪 가운데 濁한 것은 반드시 沈하여 內로 들어가니 滯하여 쉽게 머무른다. 또한 溫熱暑濕이 성하면 반드시 먼저 津液을 傷한다. 吳瑭은 "무릇 溫病은 陰을 소모시키지 않는 경우가 없으니, 그 소모시킴이 다하지 않으면 살아나고 다 소모시켜 버리면 陽이 이어지지 못하여 氣가 끊어져 죽게 된다(蓋溫病未有不耗陰者, 其耗未盡則生, 耗之盡則陽無以繼, 必氣絶而死.)"[621]라고 하였다. 또한 "溫病은 가장 陰을 잘 損傷시키는데, 약물을 사용해서 다시 陰을 損傷시키니, 어찌 적을 위해 旗幟를 세우는 것이 아니겠는가?(溫病最善傷陰, 用藥又復傷陰, 豈非爲賊立幟乎?)"[622]라고 하였다. 그러므로, 溫熱暑濕의 諸疾은 辛溫 등의 法으로는 절대 감당

620) 『溫病條辨 · 中焦篇』제10조.
621) 『溫病條辨 · 上焦篇』銀翹散方論.

할 수 없으니, 辛凉, 甘寒 등의 法을 쓰되 그 輕重과 淺深을 헤아려 써야 하며, 또한 뚜렷한 목적 없이 임의로 써서는 안 된다. 辛味는 散하게 하는데 심하면 瀉하되 收하지 못한다. 凉한 것은 苦하게 하는데 심하면 燥하여 津을 마르게 한다. 甘味가 심하면 壅遏하여 邪가 着한다. 寒이 심하면 抑降하여 達하지 못한다. 吳瑭은 이러한 측면의 내용들에 대해 매우 고심하여 마침내 『內經』의 "實其陰以補其不足"[623]의 理論에 근거하여 비교적 완벽한 清熱養陰法을 확립했다.

2) 清熱養陰法의 주요 내용

吳瑭은 "熱病은 陰을 손상시키지 않는 경우가 없다(熱病未有不傷陰)"라는 원칙에 의거하여 "本論은 처음부터 끝까지 陰精을 救하는 것(本論始終以救陰精)"을 위주로 하였다. 구체적으로 말하면 그의 清熱養陰法은 다음과 같은 둘로 나뉜다.

(1) 邪熱較盛, 陰虛不甚者, 以清解爲主, 兼以養陰. 吳瑭은 葉桂의 "溫邪在肺, 其合皮毛, 用辛凉輕劑"[624]의 治法에 자신의 경험을 결합하여 辛凉平劑인 銀翹散과 辛凉輕劑인 桑菊飮, 辛凉重劑인 白虎湯을 쓸 것을 말하였다. 이런 것들은 비록 같이 氣分의 病變에 속하지만 銀翹法은 氣分의 穢한 것을 化하는 것이고, 桑菊法은 氣分의 逆을 내리는 것이며, 白虎法은 氣分의 燥를 清하는 것이니, 이 세 가지 법 중에 養陰시켜 熱을 없애고 津液을 보존하도록 하는 것이 공통분모로 존재한다. 또한 그는 清絡飮을 써서 暑溫餘邪를 다스렸는데, "餘邪"라고 했으므로 重劑를 쓸 수 없다는 것을 알 수 있다. 다만 餘邪가 絡에 깊이 머무르면 深透하여 淺出하게 하는 藥을 써야만 하니, 이에 그는 辛凉芳香한 藥들로 清絡飮方을 만들어 내어 芳香清輕한 藥性으로 濕濁을 化하게 하였다. 鹹寒苦甘한 藥들로는 清營湯方을 만들었는데, 甘潤寒凉한 藥들로 清하고 養하는 것이다.

(2) 陰虧液竭, 邪少虛多者, 則育陰塡精, 重鎭潛匿. 溫病 後期에 陰이 虧하면 養陰해야 한다는 것은 대개 알고 있으나, 다만 어떻게 해야 하는가에 대해 吳瑭은 비교적 완숙한 견해를 가지고 있었다. 그가 만들어낸 一甲, 二甲, 三甲復脈湯이 바로 그 예이다. 下한 후 陰虛로 인해 脫하게 되는 것을 막으려면 一甲을 써서 養而澁之하고, 陰虛하여 陽이 潛하지 않는 경우는 二甲을 써서 養而鎭之한다. 陰虛하여 위로 心을 制하지 못하면 三甲을 써서 養而濟之한다. 養陰은 비록 한가지이나 澁, 鎭, 濟의 차이가 있다. 동일한 加減復脈湯은 단지 牡蠣, 鱉甲, 龜版 세 종류의 약물을 약간 조정한 것으로 그 효용의 차이가 이와 같으니 학식과 경험이 풍부한 사람이 아니었다면 그 쓰임을 다하지 못하였을 것이다.

【평가】

清代의 醫家인 吳鞠通은 溫病學派의 중요 인물 가운데 한명이다. 그는 溫病에 대한 깊은 경륜

---

622) 上同.

623) 『靈樞 · 熱病第二十三』.

624) 清나라 唐大烈의 『吳醫匯講』葉天士溫熱論治.

을 가지고 오랜 동안 이 질병을 치료하면서 이를 깊이 연구하여『溫病條辨』이라는 불후의 걸작을 저술하였다. 그는 葉天士의 衛氣營血辨證을 계승하여 새로운 溫病의 辨證方法인 三焦辨證을 창립하였다. 그는 "溫病自口鼻而入,……始上焦, 終下焦."라고 하여 溫病의 발생과 발전, 변화 등을 三焦의 범위 안에 포괄하였다. 그리고, 三焦에 배속되어 있는 臟腑의 특징에 의거하여 "治上焦如羽, 治中焦如衡, 治下焦如權"이라는 치료의 大法을 제시하였다.

吳瑭은 溫病과 傷寒은 완전히 다르다고 인식하고, 病因, 病機, 邪를 감수하는 經路, 傳變規律, 初期症候 및 治療原則 등의 방면에서 차이가 나는 점을 일일이 상세하게 설명하였다. 그는 또한 溫病이 항상 陰을 傷하게 한다는 특징에 근거하여 淸熱養陰의 방법을 제시하였다. 이로부터 볼 때 吳鞠通이 溫病學 방면에서 한 공헌은 거대한 것이다. 그는 溫病의 辨證論治에 대해 많은 내용을 제시하여 주었고, 理論的인 측면을 보완하여 완전하게 만들어 주었다. 그가 만들어낸 淸熱養陰의 방법과 그가 創方한 수많은 方劑들은 지금도 임상에서 널리 활용되고 있다.

그러나 그의 이론이 완벽하기만 한 것은 아니다. 그가 溫病을 "始上焦, 終下焦."라고 범위를 규정한 것은 모든 溫病에 다 적용될 수 있는 절대불변의 진리일 수 는 없다. 溫病의 초기에 病變의 중심은 中焦이며 下焦로 轉移되는 경우도 드물다. 비록 나중에 濕勝陽微에 의한 脾腎陽虛證이 나타날 수는 있지만, 나타나는 증상은 正虛邪戀, 胃氣未醒, 脾虛不運 등의 脾胃의 증상인 것이다. 그러므로, 그의 이론은 앞으로 後人이 보충해주어야만 완벽해질 수 있을 것이다.

【복습자료】

1. 본절의 중점은 吳瑭의 三焦辨證이다. 三焦辨證은 그가 창안해 낸 새로운 辨證方法이며 葉天士의 衛氣營血辨證과 비교해 볼 때 같은 점도 있고 다른 점도 있다. 같은 점은 두 辨證方法이 모두 外感溫熱病에 사용한다는 것이며, 또한 溫病의 발생과 傳變의 규율에 있어 먼저 상부에서 肺를 범하고 表를 襲한 이후 表로부터 裏로, 얕은 곳으로부터 깊은 곳으로 들어오며, 먼저 기능의 실조를 일으킨 후 그 해가 陰血에 미치고 臟腑를 손상하게 된다는 것이다. 正邪交爭의 태세가 같지 않고 전체적인 病變의 과정이 初, 中, 末 三期로 나뉜다. 初期에는 邪氣가 얕은 곳에 있고 病이 가볍다. 中期에는 正氣가 强하고 邪氣도 盛하여 裏에서 極烈하게 싸운다. 末期에는 陰血이 虧損되어 邪氣가 적고 크게 虛하니 병세가 매우 重한 것이다. 다른 점은 衛氣營血辨證이 衛, 氣, 營, 血을 綱으로 삼아 소속 臟腑들을 연결하여 外로부터 內에 이르기까지 횡적으로 溫病의 傳變을 辨別한다는 것이다. 三焦辨證은 上, 中, 下의 세 부위로 나눈 三焦를 綱으로 하고 소속 臟腑를 결합하여 上으로부터 下에 이르기까지 종적으로 溫病의 傳變과정을 관찰하는 것이다. 둘 모두 소속 臟腑가 辨證의 근본이 되므로 둘 사이를 확연히 가를 수는 없으며 왕왕 서로 합하여 쓰는데, 이런 점은 초학자들에게 가끔 이해하기 어려운 점이 되며 마땅히 중요시해야 하는 점이다.

2. 吳瑭은 溫病과 傷寒에 水火의 나뉨이 있다고 보았다. 그러므로, 그는 둘 모두에 대해 病因, 病機, 感邪의 경로, 傳變規律, 초기증후 및 치료원칙 등의 면을 분석하였다.

3. 吳瑭은 淸熱養陰의 治法을 확립하였다. 그는 邪熱이 비교적 성하고 陰虛가 심하지 않으면

淸解함을 위주로 하고 겸하여 養陰해야 한다고 생각했다. 陰이 虧하고 液이 竭하며, 邪가 적고 虛가 많은 경우는 育陰塡精, 重鎭潛匿해야 한다고 생각했다.

4. 吳瑭이 溫病學 분야에서 거둔 업적은 매우 탁월한 것인데, 이는 그가 장기간 연구한 결과이지만 前人의 학문이 그에게 미친 영향도 또한 매우 중요한 요소로 작용하였다. 그 중에서 葉天士의 학술사상으로부터 받은 영향은 더욱 크다. 葉天士는 "溫邪上受, 首先犯肺"의 논점을 지녔는데, 吳瑭은 "凡病溫者, 始于上焦, 在手太陰"이라는 견해를 지녔다. 또한 그의 유명한 처방인 桑菊飮은 葉桂가 秦某의 風溫을 치료한 처방에 실려 있고, 淸宮湯은 葉桂가 馬某의 溫熱을 치료한 처방에 실려 있으며, 連梅湯은 葉桂가 顧某의 暑病을 치료한 처방에 실려 있다. 이로써 알 수 있듯이, 吳瑭은 溫病病機로부터 辨證施治, 處方用藥 등의 면에 이르기까지 전체적으로 葉天士의 학술사상을 계승하였고, 아울러 기초적인 면을 크게 발전시켰다.

【학습과제】

1. 吳瑭의 학술연원과 溫病學說에 대한 공헌을 기술하시오.
2. 吳瑭은 어떤 辨證方法을 창안하였는가? 그 주요 내용을 간략하게 기술하시오.
3. 吳瑭은 傷寒과 溫病을 어떻게 辨別하였는가?
4. 淸熱養陰法을 확립한 이론적 근거는 무엇인가? 그 주요 내용은 어떤 것인가?

8 王士雄

【학습목표】

1. 王士雄의 『溫熱經緯』의 주요내용과 伏氣, 新感 두 종류의 溫病에 대한 인식을 이해한다.
2. 王士雄이 六氣의 속성을 변별한 관점과 霍亂에 대한 분석을 숙지한다.
3. 王士雄의 생애와 저작을 살펴본다.

【생애와 저작】

王士雄은 字가 孟英, 號는 潛齋이고 晩號를 夢隱이라 했다. 浙江海寧縣 사람으로 일찍이 항주, 상해 등지로 옮겨 살았다. 淸 嘉慶 년간의 저명한 의학자로 1808년에 태어나 1890년(일설에는 1866년)에 사망했다. 증조부인 王學權은 의학에 정통했고 조부, 부친으로부터 王孟英에 이르기까지 대대로 醫를 업으로 하였다. 王士雄은 어릴 때 집안이 가난하여 소금파는 일을 하였는데, 그 동안에도 의학을 깊이 연구하였다. 그가 14세가 되었을 때 부친이 임종시에 조부의 가업을 계승할 것을 부탁하였다. 이에 그는 각고의 노력을 기울여 "문을 걸어잠그고 독서를 10년동안 하여(閉門讀書者十年)" 많은 醫家들 중에서 두각을 나타내게 되었다. 특히 그는 溫熱, 溫疫, 霍亂 등의 病을 진단하고 치료하는 데 있어 풍부한 임상경험을 쌓아 溫病의 證治에 대한 자신의 견해를 제기하여 晩淸시기의 저명한 溫病學者 중 한 사람이 되었다.

王士雄의 저술은 매우 많은데, 그 대표작으로는 『溫熱經緯』, 『王氏醫案』, 『隨息居霍亂論』, 『隨息居飮食譜』 등이 있다. 이 외에 적지 않은 의서들을 參注하였는데,『女科輯要』, 『四科簡效方』, 『言醫選評』, 『徐氏醫砭』, 『柳州醫話』, 『重慶堂隨筆』, 『顧體醫話』 등이 있다. 모든 저작 중에 가장 큰 영향을 미친 것은 『溫熱經緯』이다. 全書는 모두 五卷으로 나뉘며 淸 咸豊 2년(1852년)에 만들어졌다. 卷一은 『內經』에서 溫病에 관계된 부분을 골라 편집한 것이다. 卷二는 張仲景의 『傷寒雜病論』에서 溫病에 관계된 부분을 모은 것이다. 卷三은 葉天士의 두 명저인 『外感溫熱篇』과 『三時伏氣外感篇』을 편집한 것이다. 卷四는 陳平伯의 『外感溫病篇』, 薛生白의 『濕熱病篇』, 余霖의 『疫病篇』을 편집한 것이다. 卷五는 溫熱病方論으로 모두 113방을 골라 놓았다. 이 책은 전적으로 纂輯의 성격을 가지고 있으며, 王士雄의 의견과 관점은 注文 중에서만 볼 수 있다. 그 중요한 의의로는 葉天士, 陳平伯, 薛生白, 余霖 등 溫病學者의 산재된 저작들을 수집하여 한 편으로 모으고, 아울러 『內經』과 『傷寒雜病論』에서 溫病과 관계된 논술들을 모아놓은 것인데, 학자들이 참고하기에 편리하여 널리 전하여지게 되어 그 미친 영향이 매우 크다.

【학술내용】

1. 溫病證治, 伏氣와 新感으로 나눌 필요성

溫病은 新感溫病과 伏氣溫病의 두 종류로 나뉜다. 新感溫病은 表로부터 裏에 미치는 것으로 衛, 氣로부터 營, 血로 들어간다. 伏氣溫病은 裏로부터 表로 나오며 血分으로부터 氣分에 미친다. 대개의 醫家들은 溫病을 辨證할 때 가끔 表로부터 裏에 미치는 것은 중요하게 여기면서 裏로부터 表로 나오는 伏氣溫病에 대해서는 별로 중요시하지 않았는데, 王孟英은 伏氣溫病에 대해 잘 밝혀 놓았다. 그의 『溫熱經緯』에서는 伏氣溫病을 매우 중시하여 溫病理論 11편 중에 伏氣溫病에 관련된 이론이 4편에 걸쳐 나오고 있는데, 이는 『內經伏氣溫熱篇』, 『仲景伏氣溫病篇』, 『仲景伏氣熱病篇』, 『葉香巖三時伏氣外感篇』 등이다.

"伏氣"(혹은 "伏邪"라고 한다)의 說은 『內經』에서 기원한다. 『素問 · 生氣通天論』에서 "冬傷于寒, 春必溫病."이라고 하였다. 『素問 · 陰陽應象大論』에서도 "冬傷于寒, 春必溫病; 春傷于風, 夏生飧泄; 夏傷于暑, 秋必痎瘧; 秋傷于濕, 冬生咳嗽."라고 하여 四時에 모두 伏氣의 症이 있으니, 溫病에만 伏氣가 있는 것이 아니라 기타 飧泄, 痎瘧, 咳嗽 등의 病도 伏氣로부터 생겨난다고 하였다. 또한『素問 · 熱論』에는 "凡病傷寒而成溫者, 先夏至日者爲病溫, 後夏至日者爲病暑"의 說이 있는데, 邪氣가 체내에 잠복한 시간의 장단과 계절의 변화가 溫病이 발생함에 있어 그 성격에 일정한 영향을 미침을 설명하고 있다. 『內經』의 이런 논술은 伏氣(伏邪)致病學說에 대한 가장 이른 기록이다. 이후의 역대 醫家들은 모두 이를 설파하였는데, 그 예로 晋代의 王叔和, 宋代의 龐安常, 朱肱, 金元時代의 李東垣, 王海藏, 朱丹溪, 王安道, 明代의 汪石山, 吳又可, 淸代의 兪根初, 吳鞠通 등이 그들이다. 王孟英은 前人의 理論을 계승하고 그 바탕위에 자신이 실제 임상에서 장기간에 걸쳐 체득한 점을 종합하여 伏氣溫病이 확실히 존재한다는 것을 발견하였다. 또한 치료함에 있어 新感溫病을 치료하는 통상의 방법을 쓰지 않고 반드시 구별하여 치료해야만 좋은 치료효과를 얻을 수 있다는 점을 알아 내었다. 그는 伏氣溫病의 辨證治療에 대해 이렇게 설명하였다:

"伏氣溫病은 裏로부터 表로 나오니, 이에 먼저 血分으로부터 나중에 氣分으로 내달려 오는 것이다. 그러므로, 초기에 이따금 舌이 潤하면서 苔垢가 없기도 한다. 단지 그 脈이 軟하거나 혹 弦하거나 혹 微數하면서 口는 渴하지 않고 心煩惡熱하면 淸解營陰하는 藥을 곧바로 투여해야 한다. 邪氣가 氣分으로부터 化하여 苔가 점차 퍼져나가기 시작하면 다시 그 氣分을 淸하게 하면 된다. 伏邪가 重한 경우는 초기부터 舌이 絳하고 咽乾하며 심지어 四肢가 차갑고 脈이 伏하는 假象이 나타나니 급히 陰分의 伏邪를 크게 淸하게 해주어야 한다. 이어서 반드시 厚膩黃濁한 苔가 점차 생겨난다.(若伏氣溫病, 自裏出表. 乃先從血分而後達于氣分, 故起病之初, 往往舌潤而無苔垢, 但察其脈軟而或弦, 或微數, 口未渴而心煩惡熱, 卽宜投以淸解營陰之藥. 迨邪從氣分而化, 苔始漸布, 然後再淸其氣分可也. 伏邪重者, 初起卽舌絳咽乾, 甚有肢冷脈伏之假象, 亟宜大淸陰分伏邪, 繼必厚膩黃濁之苔漸生.)"[625]

王孟英은 또한 "다시 邪가 깊이 잠겨들어 밖으로 내보낼 수 없다면, 비록 제대로 된 치료법을 쓰더라도 舌苔가 물러나고 舌이 淡하게 된 이후에도 하루이틀 후에 舌이 다시 乾絳하게 되고 苔가 다시 黃燥하게 된다. 마치 抽蕉剝繭에 층층히 나와도 다하지 않는 것과 같은 것이다(更有邪伏深沈, 不能一齊外出者, 雖治之得法, 而苔退舌淡之後, 逾一二日舌復乾絳, 苔復黃燥, 正如抽蕉剝繭, 層出不窮.)"[626]라고 하였다. 王孟英은 伏氣溫病의 특징을 남김없이 밝혔으며, 아울러 辨證의 관건을 파악하여 치료의 방향을 밝혔다. 만약 溫病을 치료하는 과정에서의 풍부한 임상경험이 없었다면 이처럼 깊이있는 논술을 하지 못했을 것이다.

王孟英은 新感溫病의 辨證治療에 대해 전적으로 葉天士의 이론을 추종했다. "衛分 다음으로 바야흐로 氣分을 말할 수 있고, 營分의 다음으로 바야흐로 血分을 말할 수 있다. 衛分에 있으면 汗法을 쓰는 것이 가능하고, 氣分에 있어야지만 淸氣시킬 수 있다. 營分에 들어가면 透熱轉氣시킬 수 있으니, 犀角, 元參, 羚羊角 등의 약물들이 그것이다. 血分에 들어가면 耗血動血할지도 모르므로 곧바로 凉血散血시켜야 하니, 生地黃, 牧丹皮, 阿膠, 赤芍藥 등의 약물이 이것이다. 만약 緩急의 法을 따르지 않는다면 생각하여 조치하여도 곧 잘못되고 말 따름이다.(衛之後方言氣, 營之後方言血. 在衛汗之可也, 到氣才可淸氣, 入營猶可透熱轉氣, 如犀角 元參 羚羊角等物; 入血則恐耗血動血, 直須凉血散血, 如生地 丹皮 阿膠 赤芍等物是也. 若不循緩急之法, 慮其動手便錯耳.)"[627] 王孟英은 葉天士의 理論에 매우 찬동하여, 이를 新感溫病의 辨證治療의 大綱大法으로 삼았다. 그는 葉天士의 이론에 찬동하여 "外感溫病을 이와 같이 보는 방법은……이것은 옛사람들이 통달하지 못한 뜻이다(外感溫病, 如此看法, ……此古人未達之旨.)"[628]라고 하였다.

---

625) 『溫熱經緯 · 外感溫熱篇』雄按.
626) 上同.
627) 『溫熱經緯 · 外感溫熱篇』.
628) 『溫熱經緯 · 外感溫熱篇』雄按.

2. 六氣의 屬性을 辨別함에 暑, 濕, 火를 중시함

王士雄은 六氣의 속성을 辨別하면서 暑, 濕, 火 三氣의 性質을 특히 자세히 밝히고 있다. 특히 暑에 대한 논술은 자못 상세하다. 이를 종합하면 아래의 세 가지의 논점으로 나뉜다.

1) 暑는 熱이기에 억지로 陰陽을 나누어 마음대로 "陰暑","陽暑"의 제목을 붙여서는 안 된다.

王孟英은 風寒暑濕燥火 각각에 陰陽의 속성이 있는데, 暑는 風火와 관계되어 陽에 속하고, 寒은 燥濕에 관계되어 陰에 속한다고 생각하였다. 비록 六氣의 陰陽속성이 절대적인 것은 아니므로 변화가 있을 수 있지만 暑氣가 陽에 속한다는 것은 변할 수 없는 것이다. 王孟英은 "그 變化를 말한다면 陽 가운데에서 오직 風만이 정해진 실체가 없으니, 寒風과 熱風이 있다. 陰 가운데에서 燥濕의 두 기운이 寒과 熱이 있다. 더운 계절에 이르면 天의 熱氣가 流金煉石하니, 純陽無陰인 것이다(言其變化, 則陽中惟風無定體, 有寒風, 有熱風; 陰中則燥濕二氣, 有寒有熱. 至暑乃天之熱氣, 流金煉石, 純陽無陰.)"[629]라고 하였다. 즉 風은 風寒, 風熱로 나뉘어 風寒은 陰에 속하고 風熱은 陽에 속한다. 燥는 涼燥, 溫燥로 나뉘어 涼燥는 陰에 속하고 溫燥는 陽에 속한다. 濕은 寒濕, 濕熱로 나뉘어 寒濕은 陰에 속하고 濕熱은 陽에 속한다. 오직 暑만이 陰陽으로 나뉠 수 없다. "暑는 日氣이기에 그 글자가 '日'이 붙어 있다. 炎暑니 酷暑니 하는 것들은 모두, 세찬 日의 기운을 가리켜 말하는 것이다. 夏至 후에는 小暑, 大暑가 있고, 冬至 후에는 小寒, 大寒이 있으니, 이 暑는 곧 熱이고, 寒은 곧 冷이고, 暑는 陽氣이고, 寒은 陰氣이다. 이것은 天地間에서 분명히 쉽게 알 수 있는 일이며, 아울러 깊고 미묘하여 예측하기 어려운 이치도 없다. 그럼에도 종래에 구구한 異說들이 많으니, 어찌 웃을 일이 아니겠는가.(蓋暑爲日氣, 其字從日. 曰炎暑, 曰酷暑, 皆指烈日之氣而言也. 夏至後有小暑, 大暑, 冬至後有小寒, 大寒, 是暑卽熱也, 寒卽冷也. 暑爲陽氣, 寒爲陰氣, 乃天地間顯然易知之事, 幷無深微難測之理, 而從來歧說偏多, 豈不可笑.)"[630] 그는 또한 『內經』의 문장을 인용하여 검증을 가했다. 『素問·至眞要大論』에서 "熱氣大來, 火之勝也. 陽之動, 始于溫, 盛于暑."라고 하였다. 『素問·五運行大論』에서 또한 "在天爲熱, 在地爲火, 其性爲暑."라고 하였다. 따라서, 그는 세상에서 이르는 바 "陽邪爲熱, 陰邪爲暑"라는 말은 적당하지 않은 것이라고 생각했다. 그는 나아가 暑를 "陰暑"와 "陽暑"로 나누는 것에도 반대하였다. 王孟英은 이치를 따져가면서 다음과 같이 말하였다. "실제로 거기서 陰이라고 한 것은 곧 夏月에 寒濕에 傷한 것일 따름이다. 만약 暑에 陰陽이 있다고 말한다면 寒에도 陰陽이 있어야 할 것이니, 이것은 寒이 水의 氣이고 熱이 火의 氣라는 것을 알지 못하기 때문이다. 水火는 자리가 정해져 있으니, 寒熱은 정해져 있느 陰陽이 있다. 寒邪가 傳變하면 비록 熱로 化하여 사람에게 침범할 수는 있지만 陽寒의 說은 없다. 사람 몸에 비록 陰火가 있지만, 六氣 가운데에 寒火하는 명칭이 있다는 것은 들어보지 못했다.(其實彼所謂陰者, 卽夏月之傷于寒濕者耳. 設云暑有陰陽, 則寒亦有陰陽矣. 不知寒者水之氣也, 熱者火之氣也, 水火定位, 寒熱有一定之陰陽. 寒邪傳變, 雖能化熱而感于人也, 從無陽寒之說. 人身雖有陰火, 而六氣中不聞有寒火之名.)"[631]

---

629) 上同.

630) 『溫熱經緯·仲景外感熱病篇』雄按.

"陰暑"와 "陽暑"라는 말은 明代의 張介賓이 처음 제기한 것이다. 後人들 중에 그 說을 좇은 사람이 적지 않다. 『景岳全書』에서 "暑는 본래 夏月의 熱病으로, 陰陽의 二證이 있어서 陰暑, 陽暑라 한다. 이 두가지는 마치 어름과 숯의 관계와 같이 전혀 다른 것이기에 변별하지 않을 수 없다(暑本夏月之熱病, 有陰陽二證, 曰陰暑, 曰陽暑, 治猶冰炭, 不可不辨也.)"[632]라고 하였다. 張介賓은 더 나아가 "陰暑라는 것은 더울 때에 寒邪를 받은 것이다. 무릇 사람이 더위를 피하여 서늘한 곳을 찾았는데 寒氣를 피하지 않고, 혹 깊은 집이나 큰 집 혹은 바람부는 땅이나 나무의 그늘 혹은 더웠다 추웠다 하는 때에 처하여 옷을 제대로 입지 않으면 寒邪가 肌表에 침범하여 發熱頭痛, 無汗惡寒, 身形拘急, 肢體痠疼 등의 증상을 앓게 된다. 이것은 暑月에 寒邪를 받은 것이므로 陰暑라 하니 곧 傷寒이다. 陽暑는 暑로 인하여 熱을 받은 것이니, 仲景이 말한 中暍이다. 무릇 더운 暑月에 해가 작열하는 때 혹은 먼길을 갈 때 혹은 田野에서 수고로운 일을 사양하지 않아서 熱毒이 陰을 손상시키게 되면 頭痛煩躁, 肢體大熱, 大渴大汗, 脈浮氣喘, 혹은 無氣以動등의 증상을 앓게 된다. 이것은 暑月에 熱을 받은 것이기 때문에 陽暑라고 부른다(陰暑者, 因暑而受寒者也. 凡人之畏暑貪凉, 不避寒氣, 則或于深堂大厦, 或于風地樹陰, 或以乍熱乍寒之時, 不謹衣被, 以致寒邪襲于肌表, 而病爲發熱頭痛, 無汗惡寒, 身形拘急, 肢體痠疼等症, 此以暑月受寒, 故名陰暑, 卽傷寒也. 陽暑者, 乃因暑而受熱者也. 在仲景卽謂之中暍, 凡以盛暑烈日之時, 或于長途, 或于田野, 不辭勞苦, 以致熱毒傷陰, 而病爲頭痛煩躁, 肢體大熱, 大渴大汗, 脈浮氣喘, 或無氣以動等症, 此以暑月受熱, 故名陽暑.)"[633]라고 하였다. 張介賓이 陰暑, 陽暑로 나눈 것은 실제로는 暑月에 傷寒, 傷熱의 구별이 있다는 것으로, 暑月傷寒은 陰暑이고 暑月傷熱은 陽暑이다.

그렇다면 張介賓과 王士雄의 暑에 대한 인식은 어느 쪽이 옳은 것인가? 양자는 결코 모순되지 않고 본질적으로 같은 것인데, 陽暑에 대한 인식은 일치하지만 陰暑의 본질인 "暑月受寒"에 대해 王士雄은 "暑月受寒"이 陰暑에 속한다는 것에 동의하지 않을 따름인 것이다. 이는 양자의 관점의 차이가 빚어낸 오해인 것이다. 王士雄은 暑는 熱이며 억지로 陰陽으로 나눌 수 없으니 暑邪는 純陽無陰이라 했는데, 이는 暑邪의 본질적 속성을 좇아 한 말이다. 張介賓은 暑를 陰陽으로 나누어 말했는데, 辨證에 있어 暑證은 또한 陰暑와 陽暑의 구별을 두고, "暑라는 명칭으로 인하여 表裏를 분별하지 않았으니, 陰陽을 관찰하지 않으면 사람을 크게 그르치게 되는 것이다(因暑之名, 而不分表裏, 不察陰陽, 則誤人不淺也.)"[634]라고 하였다.

2) 暑多兼濕은 可하지만, 暑必兼濕은 不可하다.

세상에 "暑必兼濕"의 說이 많은데, 王士雄은 이에 대해 다른 견해를 피력하였다. "만약 暑必兼濕이라고 한다면, 가뭄이 심한 해에 濕을 얻는다는 것은 어려운 일이거늘 어찌 濕을 겸하는 것이 유독 暑만이겠는가! 무릇 濕은 정해진 자리가 없이 사계절에 모두 왕성하니, 風濕과 寒濕 등

631) 『溫熱經緯 · 外感溫熱篇』雄按.
632) 『景岳全書 · 暑證』.
633) 上同.
634) 上同.

겸해서 나타나지 않는 것이 없다. 오직 夏季은 土가 유독 극성하므로 熱濕이 寒濕보다 많다. 그러나, 暑라는 글자에는 日이 붙어 있는데 日은 天氣이며, 濕(溼)이라는 글자에는 土가 붙어 있는데 土는 地氣이다. 이 두가지는 전혀 같지 않으니, 합해져서 病이 될 수는 있지만 결국에는 暑 가운데에 원래부터 濕이 있었다고 말할 수는 없다.(若謂暑必兼濕(溼), 則亢旱之年, 濕難必得, 况兼濕者何獨暑哉! 蓋濕無定位, 分旺四季, 風濕 寒濕, 無不可兼, 惟夏季之土爲獨盛, 故熱濕多于寒濕. 然暑字從日, 日爲天氣, 濕字從土, 土爲地氣, 霄壤不同, 雖可合而爲病, 究不可謂暑中原有濕也.)"[635] 그는 또한 "暑와 濕은 원래 다른 기운이다. 비록 쉽게 같이 感受되지만, 실제로는 暑 가운데에 반드시 濕이 있는 것은 아니다. 비유컨데, 暑와 風이 흔히 같이 感受된다고 해서 어찌 暑 가운데에 반드시 風이 있다고 말할 수 있겠는가? 만약에 熱과 濕이 합해진 것을 暑라고 부른다면, 寒과 風이 합해진 것을 어떻게 부를 것인가?(暑與濕原是二氣, 雖易兼感, 實非暑中必定有濕也. 譬如暑與風亦多兼感, 豈可謂暑中必有風耶? 若謂熱與濕合始名爲暑, 然則寒與風合又將何稱?)"[636], "그러므로 暑를 논하는 자라면 반드시 하늘 위에 작열하는 日의 炎威를 알아야 하며, 濕熱 두 기운이 어우러져 一氣를 만들어야지만 비로소 暑가 된다고 誤認해서는 않된다. 그래서 暑病을 치료하는 자라면 반드시 濕을 같이 끼는 경우가 많다는 것을 알아야 한다(故論暑者, 須知天上烈日之炎威, 不可誤以濕熱二氣幷作一氣始爲暑也. 而治暑者, 須知其夾濕爲多焉.)"[637]라고 하였다. 이와 같이 王士雄은 暑多兼濕이라 할 수는 있지만 暑必兼濕이라 할 수는 없다고 생각한 것이다.

3) 暑와 火는 관계가 밀접하며, 火는 四時에 모두 있지만 暑는 夏季에만 盛하다

王士雄은 暑와 火의 관계를 논하면서 "寒暑燥濕風는 이에 五行之氣가 五臟과 합해지는 것이다. 오직 暑만이 홀로 夏令에 융성한데, 火는 사계절에 모두 있다. 이를 갈라서 말하였기 때문에 六氣라고 한 것이다. 그러나 세 계절의 暖燠한 기후를 暑라고 칭할 수는 없으니, 이 暑라는 것이 하늘에 걸려 있는 日의 煦照가 아니겠는가? 暑라는 것은 日의 氣로 뭇 陽의 宗이고 陽燧(볼록렌즈)가 이것을 모아주면 火가 곧 붙는다는 것을 반드시 알아야 할 것이다. 五行으로 論할 때, 暑라고 말하면 火가 그 가운데에 있는 것이니, 五氣 이외에 별도로 다른 一氣가 았는 것이 아니다. 風寒燥濕같은 것들은 모두 火로 化할 수 있으니, 이것은 鬱遏되어 그와 같이 되는 것이다. 또한 天의 五氣와 통털어서 같이 論할 수 없는 것이다(寒暑燥濕風, 乃五行之氣合于五臟者也. 惟暑獨盛于夏令, 火則四時皆有, 析而言之, 故曰六氣. 然三時之暖燠, 不可以暑稱之, 亦何莫非麗日之煦照乎? 須知暑卽日之氣也, 爲衆陽之宗, 陽燧承之, 火立至焉. 以五行論, 言暑則火在其中矣, 非五氣外另有一氣也. 若風寒燥濕, 悉能化火, 此由鬱遏使然, 又不可與天之五氣統同而論矣.)"[638]라 하였다. 日은 火의 宗이고, 夏는 火의 令이며, 暑는 火의 氣이므로 반드시 화창한 날에 火熱이 아래로 퍼져야만 비로소 暑令之暑, 三時之暖이 있게 된다. 그렇지 않으면, 寒谷冰山과 같아져 冬夏를 구분할 수 없다. 暑는 夏日의 火이며 기타

---

635) 『溫熱經緯 · 仲景外感熱病篇』雄按.
636) 『溫熱經緯 · 外感溫熱篇』雄按.
637) 『溫熱經緯 · 三時伏氣外感篇』雄按.
638) 『溫熱經緯 · 外感溫熱篇』雄按.

계절의 火는 暑로 불리지 못하니, 이로 인해 六氣가 있게 되는 것이다. 이 외에, 火邪가 病이 됨에 있어 또한 다른 원인으로 인하여 轉化되는 경우가 있는데, 모두 暑邪가 직접 傷하게 하는 경우와는 같지 않으니, 둘은 같은 것 같지만 분명히 다른 것이다. 그러므로, 風寒燥濕이 모두 火로 化하는 것은 주로 邪氣가 鬱遏하여 바로 소산되지 못했기 때문이다. 만약 鬱遏되지 않으면 모든 邪는 절대로 火로 化하지 못한다. 그래서, 王士雄은 火가 다른 氣와 더불어 같이 논해질 수 없다고 여겼다.

3. 霍亂을 熱과 寒으로 나누어야 함.

王孟英이 살았던 시기에는 霍亂이 매우 유행하였는데, 특히 浙江, 上海 일대가 더욱 심했다. "司命(사람의 목숨을 주관하는 귀신이름)이라도 어찌할 수 없이 죽는 자들이 참으로 많았다(司命者罔知所措, 死者實多)"는 상황을 목격한 그는 한편으로는 치료에 임하면서 다른 한편으로는 그 경험들을 정리하여 자신의 견해를 밝혀 내어『霍亂論』을 저술하였다. 이 책의 霍亂에 대한 病因病機의 분석과 辨證治療에 대한 논술은 매우 상세하며 아울러 醫案을 덧붙여 검증함으로써 후세에 많은 영향을 미쳤다.

王孟英이 있기 전에는 적지 않은 醫家들이 항상 霍亂이 有寒無熱하거나 寒多熱少하다고 여겨 치료할 때마다『傷寒論』의 법을 따라 理中湯, 四逆湯의 類를 많이 썼는데, 임상에서 그다지 실질적인 효과를 보지는 못했다. 이들 王孟英 이전의 醫家들은『傷寒論』,『巢氏病源』,『三因極一病證方論』등 書籍의 영향을 받은 것이다. 王孟英은 자신이 霍亂 환자를 치료했던 임상경험에 근거하여 霍亂病의 辨證治療는 마땅히 熱霍亂과 寒霍亂으로 나누어야만 비로소 완전하게 된다고 생각하였다.

1) 霍亂의 病因과 病機에 대한 분석

王孟英은 霍亂의 病因이 물론 六淫의 邪와 유관하지만, 마땅히 "時疫霍亂"(熱霍亂이 많다)과 "非時疫霍亂"(寒霍亂이 많다)을 구분하여야 한다고 생각했다. 그는 "熱霍亂이 流行하는 것이 疫과 같이 세상의 것들이 모두 같다. 寒霍亂으로 傷하게 되는 것은 사람만이다. 巢元方이 상세하게 논하였지만, 이것은 보통의 霍亂일 따름이다. 이에 집착하여 時行霍亂을 치료하는 것은 마치 부패한 儒者가 군사를 지휘하는 것과 같으니 다시 패배하지 않는 경우가 거의 없다(熱霍亂流行似疫, 世之所同也; 寒霍亂偶有所傷, 人之所獨也. 巢氏所論雖詳, 乃尋常霍亂耳! 執此以治時行霍亂, 猶腐儒將兵, 其不復敗者鮮矣.)"[639]라고 하였다. 이로 인해 그는 時疫霍亂의 病因이 일반적인 六淫의 氣가 아니라 주로 臭毒疫邪가 水源에 섞여 사람에게 감염된 것이라고 생각했다. 그는 일찍이 上海에서 의사생활을 했는데, 당시에 霍亂이 유행했다. 그는 上海에 인구가 밀집되어 있어 地氣가 더욱 熱하고, 집들이 촘촘히 늘어서 穢氣가 더욱 盛하며 부근의 하천에 오물이 모여 들어 물이 모두 심하게

639)『隨息居重訂霍亂論 · 病情篇』.

오염되니 이것이 바로 時疫霍亂이 성행한 원인이 된다고 보았다. 時疫霍亂이 아닌 경우의 病因은 주로 外感六淫(주로 寒邪, 濕邪, 風邪)과 內傷飮食이다. 王孟英은 "安逸한 사람은 고요한 곳에 오래 거처하여 陽氣가 올라가지 않고, 앉거나 누워 서늘한 바람을 맞고, 起居를 마음대로 하고, 冰瓜水果를 마음대로 먹는 것을 일상화하니, 비록 무더운 여름이라도 앓는 질환이 暑病이 아닌 경우가 많다(安逸之人, 以其深居靜處, 陽氣不升, 坐臥風涼, 起居任意, 冰瓜水果, 恣食爲常, 雖在盛夏之時, 所患多非暑病.)"[640]라고 하였다. 이는 疫疾的 성격이 아닌 寒霍亂의 主要病因이다.

病因이 같지 않음에 따라 時疫霍亂과 非時疫霍亂의 病機는 당연히 같지 않게 된다. 時疫霍亂은 夏暑의 계절에 濕熱이 맺혀 잘 생기는데, 사람이 暑穢疫毒을 感受하여 口鼻를 통해 바로 中焦에 들어가면 脾胃升降의 氣機가 阻滯되어 淸濁이 나뉘지 못하니 淸한 것이 升하지 못하고 濁한 것이 降하지 못하여 淸濁이 서로 다투게 되어 吐瀉가 교대로 일어나 순식간에 위태롭게 된다. 심하면 津이 말라 風이 생겨 霍亂轉筋이 된다. 時疫霍亂은 熱性霍亂이 많은데, 하루아침에 갑자기 발생하여 마을에 점차 廢家가 늘게 되니 疫病과 같은 분위기가 된다. 非時疫霍亂도 여름과 가을에 많이 발생하기는 하지만 기타 계절에도 발생할 수 있다. 外感六淫, 內傷飮食으로 인해 陰陽의 두 氣를 腸胃 가운데에서 어지러워지게 하는 경우가 많은데, 寒性霍亂에 속하는 경우가 많고, 일반적으로 집집마다 전염되어 마을이 두절되는데까지 미치지는 않는다.

2) 霍亂에 대한 辨證治療

(1) 霍亂熱證: 吐瀉卒暴의 證을 보여 혼탁한 수액이 많이 나오고, 아울러 濕熱의 象이 같이 보인다. 치료시에는 상황을 분별하여 論治할 필요가 있다. 濕이 심한 경우 胃苓湯을 써서 陰陽을 분리하면 暑濕이 자연히 없어진다. 熱이 심한 경우 桂苓甘露飮으로 暑火를 淸하면 濕이 또한 潛消하게 된다. 만약 火가 盛한 몸으로 內에 본래 濕이 없는데 暑邪를 감수하여 생겼을 뿐이라면 甘寒한 藥으로 淸하게 해야 하는데, 처방으로는 白虎湯, 六一散의 類를 쓴다. 暑熱이 가장 많이 元氣를 손상시키지만 元氣가 먼저 손상된 후 邪氣를 감수한 경우도 있다. 치료시에 淸, 補의 두 治法을 쓰는데, 輕重과 主次를 구분하여 實多虛少하면 淸暑를 위주로 하고 補虛로써 이를 보좌해야 하니, 白虎加人蔘湯의 類를 쓴다. 虛多實少하면 補虛를 위주로 하고 淸暑로써 보좌해야 하니, 參朮의 類를 쓰고, 淸暑之品으로 돕는다. 무릇 傷暑霍亂에 厥逆煩躁를 겸한 경우에는 陰證으로 잘못 판단하는 경우가 있으니 신중히 해야 하는데, 소변이 노란지, 붉은지를 살피고 舌苔가 粘膩한지 白厚한지 黃厚한지를 살펴야 한다. 燃照湯이나 黃芩定亂湯을 쓴다. 심하면 手足厥冷, 脣面爪甲靑紫, 六脈皆伏하거나 단지 吐下酸穢惡臭, 小便赤短, 或點滴不利, 或閉而全無, 大便灼熱한데, 이는 熱極似陰이며 급히 地漿을 넣어 竹葉石膏湯을 달이거나 黃芩定亂湯을 쓴다. 만약 음주나 膏粱厚味가 과도하여 평소 濕熱이 內에 생긴 경우는 連朴飮, 葱豉湯 類의 苦辛한 것으로 泄하게 한다. 霍亂轉筋의 경우는 蠶矢湯으로 淸暑利濕하여 濁한 것을 이끌어 아래로 내리면 濁한 것이

640) 上同.

化하여 淸하게 되니 轉筋이 자연히 낫게 된다.

(2) 霍亂寒證

吐瀉交作, 揮霍撩亂의 證을 보이는데, 吐한 것이 반드시 澄徹淸冷한 경우가 많고 酸穢함이 없다. 瀉한 것은 반드시 음식물이 소화되어 있지 않고 냄새가 탁하지 않은 경우가 많은데, 이 외에 기타 虛寒濕濁의 象을 겸한 경우가 많다. 치료시에는 구체적인 상황을 살피고 결정할 필요가 있다. 病이 가벼운 경우는 藿香正氣散이나 平胃散加減方을 쓸 수 있다. 濕이 성한 경우는 胃苓湯加減方을 쓸 수 있다. 七情이 울결하였거나 음식이 정체한 경우에는 厚朴湯이나 治中湯을 쓴다. 表證을 겸한 경우는 먼저 香薷飮을 쓴 후 大順散을 쓴다. 陽虛脈弱, 腹痛喜溫按한 경우에는 來復丹으로 치료한다. 元氣가 衰殘한 陰盛格陽證에는 理中湯을 쓰고, 심하면 四逆湯에 식염을 조금 가해 쓴다. 暴瀉如水, 脈弱不言하면 급히 漿水散을 써서 구한다.

王士雄은 霍亂을 辨治함에 있어 寒熱의 兩大證을 확실하게 구분하는 것에 주의를 기울였다. 熱性霍亂은 절대로 寒性霍亂으로 誤認하여 치료해서는 않되고, 寒性霍亂은 절대로 熱性霍亂으로 誤認하여 치료해서는 않되니, 만약 잘못 치료하면 반드시 亡陰, 亡陽에 이를 수 있다고 하였다. 지금의 시각에서 볼 때, 王士雄이 논술한 두 종류의 霍亂은 실제로는 眞霍亂과 특정한 형태의 腹瀉를 포괄한 것으로, 疫病의 성질을 보이는 것은 眞霍亂에 속하는 경우가 많고, 疫病의 성질을 보이지 않는 것은 腹瀉의 범주에 속하는 경우가 많다.

霍亂流行의 예방에 대해 王士雄은 일찍이 100여 년 전에 이미 물길을 준설하여 오염물이 쌓이지 않도록 하거나 널리 샘을 파서 마시는 물이 탁해지지 않도록 해야 한다는 등의 위생방역조치를 제시했는데, 매우 훌륭한 것이라 할 수 있다.

【평가】

王孟英은 淸代 溫病學派 四大家 중 한 사람으로, 그는 『內經』과 仲景의 溫熱病 관련 논술을 經으로 삼고, 葉天士, 薛生白, 陳平伯, 余師愚 등 醫家들의 名著들을 緯로 삼아, 그 바탕 위에 자신의 견해를 덧붙여 『溫熱經緯』를 저술하였다. 이 책을 통해 그는 19세기 50년대 이전의 溫病學說을 집대성함으로써 溫病學說의 원류를 정리하여 주어 이론체계가 더욱 완전해지게 되었다.

王士雄은 溫病의 證治에 있어 新感溫病과 伏氣溫病을 구분하는 것을 중시하였는데, 新感溫病에 대해서는 葉天士의 이론을 중심으로 하고 伏氣溫病의 경우는 많은 사람들의 견해를 참고로 하였다. 그는 溫病學說을 연구하면서 六氣의 속성에 대한 분석을 하였는데, 특히 暑, 濕, 火의 세 종류의 氣에 대해 더욱 자세히 하였다. 霍亂病의 辨證治療는 그의 풍부한 임상경험을 바탕으로 그의 說을 세움으로써 후세에 많은 영향을 미쳤다.

이 외에도 그는 溫熱病을 치료하면서 淸熱甘潤之劑를 잘 썼다. 그는 특히 白虎湯을 잘 썼다. 그는 또한 治痰의 방법(雪羹湯 등)을 잘 써서 특정한 溫熱病을 잘 치료했다. 攝生, 豫防, 食餌療法 등에 있어서도 적지 않은 경험을 쌓았는데, 이는 연구할 만한 것이다.

비록 그가 溫病의 理論에 있어 葉天士나 吳鞠通과 같은 큰 업적을 남긴 것은 아니지만, 그는 전대를 계승하여 이를 후대에 물려주려는 노력으로 溫病學을 체계적으로 정리하고 발전시켰으니, 이것은 매우 귀중한 노력이었다고 할 수 있을 것이다.

【복습자료】

1. 王士雄은 溫病의 證治를 新感溫病과 伏氣溫病의 두가지 측면에서 밝혀 냈다. 그의 伏氣溫病에 대한 인식에 중점을 두어 이해할 필요가 있다. 학습할 때는 이전에 배운 溫病學 관련 지식을 참고하면 이해에 도움이 될 것이다.

2. 王士雄은 六氣에 대한 분석에 있어 暑, 濕, 火 세 가지 氣에 중점을 두었다. 그 중 "暑"에 중점을 두고 나머지 두 氣는 暑와의 관계 위에서 이해해야 한다. 이 외에 王士雄과 張介賓은 暑分陰陽의 문제에 대해 다른 견해를 지녔는데, 이 점은 어려운 점이므로 주의깊게 분석할 필요가 있다.

3. 霍亂의 病因病機, 辨證治療, 防役措置 등의 측면에 대한 王士雄의 견해는 모두 이전의 학자들을 뛰어넘은 것이니, 이를 잘 익혀 임상에 응용할 만한 가치가 있다.

4. 『溫熱經緯』는 어떤 것을 經으로 삼고, 어떤 것을 緯로 삼았는가? 全書는 몇 권으로 나뉘는가? 그 주요내용은 무엇인가? 본절의 학습을 통해 이해하도록 한다.

【학습과제】

1. 『溫熱經緯』의 주요내용은 무엇인가? 의학에 공헌한 바는 무엇인가?
2. 王孟英은 伏氣溫病에 대해 어떤 견해를 가지고 있었는가?
3. 王孟英은 "暑"에 대해 어떻게 논하였는가?
4. 王孟英은 霍亂의 病因病機 및 辨證治療에 대해 어떻게 논술하였는가?

제8장

기타 저명 醫家

1 孫思邈

【학습목표】

1. 孫思邈의 傷寒, 雜病, 方劑學 등에 대한 공헌을 파악한다.
2. 孫思邈의 醫德觀과 학문연구의 정신을 이해한다.
3. 孫思邈의 養生의 道를 이해한다.
4. 孫思邈의 생애, 저작 및 의학발전에 있어서의 위치 등을 이해한다.

【생애와 저작】

孫思邈은 京兆 華原(지금의 陝西省耀縣) 사람으로, 약 581년에 태어나서 682년까지(隋나라 開皇 元年에서부터 唐나라 永淳 元年) 101세를 살았다. 어려서부터 총명하여 일곱 살 때부터 책읽기를 시작하여 매일 천자를 외어도 잊지 않아 "聖童"이라는 칭호를 얻었다고 하며, 진사를 지냈다. 孫思邈은 품성이 高雅하였으며 박학다식하여, "老莊 및 百家의 說들을 잘 논하였고, 아울러 經典을 解釋하기를 즐겼다(善談老莊及百家之說, 兼好釋典.)"[641]고 한다. 그는 당시에 名聲을 떨쳤음에도 名利를 좇지 않았고 벼슬에도 나아가지 않았다. 수나라 문제, 당나라 태종, 당나라 고종 등이 모두 그에게 관직을 주려하였지만, 이를 완곡하게 사양하고 은거생활을 하였다. 孫思邈은 "어린 시절에 風冷의 병에 걸려(幼遭風冷)", 이를 계기로 의학에 힘을 쏟아 주"탕약에 쓴 돈으로 가산을 탕진하였다(湯藥之資, 罄盡家産.)"라고 할 정도로 일생동안 학문에 매진하였다. 그 스스로 "젊은 시절부터 책을 숭상하여 머리가 하얗게 쉴 때까지 일찌기 책을 놓지 않았다(青衿之歲, 高尙玆典, 白首之年, 未嘗釋卷.)"[642]라고 할 정도로 열심히 연구하였다. 그는 여러 책들을 많이 읽어 각고의 노력 끝

641) 『舊唐書』.
642) 『備急千金要方·序』.

에 한 시대를 대표하는 名醫가 되었다. 그는 백성들의 질병과 고통을 구하기 위하여 팔십여 년을 하루같이 살았는데, 그의 족적이 泗川, 陝西 일대의 太白, 終南, 峨嵋, 五臺 등의 산악지방에까지 미쳤다. 이리하여 일반 백성들은 그를 "神人"이라고 받들었으며, 사대부들은 "眞人"이라고 불렀다. 그가 죽은 후에 사람들은 五臺山에 藥王廟를 세우고 그를 "藥王"으로 받들었다. 이 건축물은 宋, 元, 明, 淸 등 여러 대를 거치면서 보강되어 자못 면모를 갖추게 되어 지금도 그의 자취를 더듬어 보려는 행렬이 그치지 않고 있다.

孫思邈은 집필하는 데에 정력을 쏟아 『備急千金要方』, 『千金翼方』의 두 가지 저술을 지었는데, 비록 이름은 方書이지만 실제로는 各科를 겸비하고 理法을 모두 갖춘 의학의 巨作이다. 『千金要方』이라는 책 이름은 "사람의 목숨이 귀중한 것이 千金만큼 귀함이 있으니, 한 處方으로 그것을 구한다면 德이 이보다 넘칠 것이다(爲人命至重, 有貴千金, 一方濟之, 德踰于此.)"[643]라는 데에서 연유한다. 전부 30권으로, 醫理方面에 있어서는 "博采群經"하였으니, 『內經』, 扁鵲, 仲景, 華佗, 王叔和, 巢元方 등의 수많은 논술들을 모았다. 方藥方面에서는 前代의 醫家들의 많은 方劑를 수집하고 아울러 당시 民間에 돌아다니는 효과있는 方藥과 자기의 用藥經驗을 총결하여 놓아 내용이 풍부하고 자료가 충실하다. 宋나라 林億이 일찍이 "위로는 文字의 처음을 다하였고, 아래로는 隋나라에 이르기까지 經典이나 方이나 채록하지 않은 것이 없다. 여러 醫家들의 秘訣을 모았고, 미치지 못하는 여러 說들은 버렸다.…… 德의 두터움이 千金보다 더하니, 남긴 法이 백대에까지 전해진다(上極文字之初, 下迄有隋之世, 或經或方, 無不采摭, 集諸家之秘要, 去衆說之所未至……厚德過于千金, 遺法傳于百代.)"[644]라고 하였다. 『千金翼方』도 또한 30권으로 孫思邈이 『千金要方』을 보충하기 위한 만년의 저작인데, 내용이 비록 중복되는 곳이 있으나, 적지 않은 새로운 자료들이 보충되어 있다. 예를 들면 仲景『傷寒論』의 대체적 내용들이 정리되어 있어서 『傷寒論』을 전파시키는데 중요한 작용을 하였다. "藥錄纂要"와 "本草"를 첨가시켰는데, 이는 唐代의 藥物學을 연구하는데 진귀한 자료이다. 후세에는 두 권을 같이 하나로 묶어 『千金方』이라고 부르게 되었다.

【학술내용】

1. 醫德의 修養을 중시하다.

孫思邈은 『千金要方』의 앞부분에 "大醫精誠"論을 기록하여 의사가 반드시 지켜야할 도덕률을 설명하고 있다. 예를 들면 다음과 같다.

환자를 대함에 있어서 그는 "무릇 大醫가 병을 치료함에는 반드시 정신을 편안하게 하고 뜻을 안정시키며 하고자 하는 것도 없고 갈구하는 것도 없이 하여 먼저 크게 자비로운 측은히 여기는 마음을 발하고 중생들의 고통을 널리 구할 것을 맹세해야 한다. 만약 질병이 있어 찾아오는 자가 있으면, 귀천과 빈부, 연령, 외모, 친소, 중국인이든 오랑케이든, 천하든지 우매하든지 간에 모두 한결같이 대하는데 지극히 친한 것처럼 생각한다. 또한 앞뒤를 돌아보아 스스로 길흉을 염

---

643) 『舊唐書』.
644) 『新校備急千金要方·序』.

려하여 자신의 목숨을 사려서는 안 된다. 남의 고뇌를 보면 자기에게 있는 것 같이 하며, 깊이 불쌍하게 여기고 어려운 곳을 피하지 않으며, 낮이나 밤이나 춥거나 덥거나 배고프고 목마르며 피곤할지라도 한결같은 마음으로 구해야 하며, 공을 좇는 마음이 있어서는 안 된다. 이와 같다면 중생들의 大醫라 할 수 있으나, 이와 반대라면 백성들의 큰 盜賊인 것이다(凡大醫治病, 必須安神定志, 無欲無求, 先發大慈惻隱之心, 誓愿普救含靈之苦, 若有疾厄來求救者, 不得問其貴賤貧富, 長幼姸蚩, 怨親善友, 華夷愚智, 普同一等, 皆如至親之想. 亦不得瞻前顧後, 自慮吉凶, 護惜身命, 見彼苦惱, 若己有之, 深心凄愴, 勿避嶮巇, 晝夜寒暑, 飢渴疲勞, 一心赴救, 無作功夫形迹之心. 如此可爲蒼生大醫, 反此則是含靈巨賊.)"[645]라고 하였다. 그는 이렇듯 病者를 대함에 먼저 반드시 "大慈惻隱之心"이 있어야 하며, 貴賤貧富, 年齡老少, 容貌美醜, 聰明愚蠢 등을 나누지 않고, 개인의 恩怨을 헤아리지 않을 뿐만 아니라, 어떠한 민족인지 관여치 않고 모두 정성으로 진단하고 치료해야 하며, 병자를 자기의 친한 친구로 간주하여 대하여야 한다고 주장하고 있다. 그 다음으로는 치료를 할 때도 마음과 뜻을 하나로 하여 욕심이 없어야 하며, 환자의 병정이 重하냐 輕하냐에 따라 앞뒤를 재거나 자기의 득실을 고려해서도 안 되고, 또한 낮과 밤, 날씨의 춥고 더움 그리고 배고픔과 피로를 따지지 말고 한마음으로 구하여야 한다고 하였다.

同僚를 대함에 있어서는 "시비를 말하거나, 사람을 논하거나, 명성을 좇거나, 의사를 헐뜯거나, 자기의 덕을 자랑(道說是非, 議論人物, 炫耀聲名, 訾毁諸醫, 自矜己德.)"[646]해서는 안 되며, 또한 "우연히 병을 치료한 것을 가지고 머리를 쳐들고 스스로 흡족한 모습을 띄거나 잘난 체(偶然治差一病, 則昻頭戴面而有自許之貌, 謂天下無雙.)"[647]해서는 안 된다고 하였다.

질병을 대함에 있어서도 "병을 살피고 질병을 진찰함에 뜻을 다하고 마음을 깊이 하여 드러난 증후를 상세히 관찰하여 조금이라도 놓치지 않아야 하며, 침과 약을 판단함에 어그러지지 않아야 하니, 비록 병은 마땅히 빨리 구제해주어야 한다고는 하지만 반드시 환자를 봄에 미혹되어서는 안 되고 오직 담담한 마음으로 살펴야 한다. 환자의 목숨을 앞에 놓고 경솔히 마음대로 뛰어난 의술이라며 위험한 치료를 마구 행사하여 명예를 구해서는 안 되니 매우 어질지 못한 것이라(省病診疾, 至意深心, 詳察形候, 纖毫勿失, 處判鍼藥, 無得參差, 雖曰病宜速救, 要須臨事不惑, 唯當審諦覃思, 不得于性命之上, 率爾自逞俊快, 激射名譽, 甚不仁矣.)"[648]고 하였다. 또한 "담은 커야 하고, 심은 적어야 하며, 지혜는 원활하여야 하지만, 행동은 모가 나게 해야 한다(膽欲大而心欲小, 智欲圓而行欲方.)"[649]라고 하였다. 이는 조심성이 있어야 하지만 과단성도 있어야 함을 주장한 것이고, 지혜가 원활해야 하기도 하지만 행위가 단정하고 정직하여야함을 주장하고 있는 것이다. 그는 또한 의학이 "지극히 정미롭고 지극히 미묘한 일(至精至微之事)"이기에 "지극히 조잡하고 천박한 생각(至粗至淺之思)"을 해서는 안 되며, "반드시 넓게 공부하여 의학의 근원을 이해(必須博極醫源)"해야만

645) 『備急千金要方 · 大醫精誠』.
646) 上同.
647) 上同.
648) 上同.
649) 『舊唐書 · 本傳』.

한다고 하였다. 그리하여 그는 "처방을 읽은 지 삼 년만에 천하에 치료할 만한 병이 없고, 병을 치료한지 삼 년만에 천하에 쓸만한 처방이 없다(讀方三年, 便謂天下無病可治, 及治病三年, 乃知天下無方可用.)"[650]는 말로 깊은 이치를 구하지 않는 당시의 풍토에 반대하였다.

2. 傷寒의 연구에 대하여

『傷寒論』은 晋나라부터 唐에 이르기까지는 널리 전해져 읽히지 않았기에 孫思邈은 "江南의 여러 선생들이 仲景의 要方을 감추고는 전하지 않는다(江南諸師秘仲景要方不傳.)"고 꾸짖었다. 그래서, 그는 『千金要方』을 쓸 때에 부지런히 『傷寒論』의 일부 내용 및 『小品方』과 華佗 등의 인물들의 說을 수집하여, 두 권을 엮어냈다. 그가 『千金翼方』을 撰集할 때에 비로소 『傷寒論』의 온전한 판본을 얻어 經文을 읽어본 후에 仲景의 『傷寒論』을 높이 칭찬하였다. 그는 "傷寒熱病은 옛날부터 있어서 名醫와 浚哲들이 이를 방어한 바가 많았지만 仲景에 이르러서 특별한 神功이 있게 되었다. 그 뜻을 깊이 생각하여도 그 이치를 헤아릴 수가 없었으므로 의사들이 우러러 깨닳을 수 없었다. 일찍이 太醫가 傷寒을 치료하는 것을 보았는데, 오직 大青, 知母 등의 찬 약물만을 투여하니, 이는 仲景의 本意와는 완전히 상반되는 것으로 湯藥을 비록 주었으나 百에 하나도 효과가 없었다. 손상됨이 이와 같을 때, 마침 『傷寒大論』을 읽고 요점을 수집하여 그 처방을 써서 행한 이래로 효험이 없는 경우가 없었다(傷寒熱病, 自古有之, 名醫浚哲, 多所防禦, 至于仲景, 特有神功. 尋思旨趣, 莫測其致, 所以醫人, 未能鑽仰. 嘗見太醫療傷寒, 惟大青, 知母等諸冷物投之, 極與仲景本意相反, 湯藥雖行, 百無一效. 傷其如此, 遂披覽『傷寒大論』, 鳩集要妙, 以爲其方, 行之以來, 未有不驗.)"[651]라고 하였다. 이로 인하여 그는 『傷寒論』의 일부내용을 "方證同條, 比類相附"의 원칙에 근거하여 정리하여 『千金翼方』에 수록하여 王叔和의 뒤를 이어 연구하여 傷寒學派의 탄생에 많은 공헌을 하였다. 그의 『傷寒論』에 대한 연구 방법은 두 가지 방면으로 개괄할 수 있다.

1) 方證同條, 比類相附

이른바 "方證同條, 比類相附."[652]는 『傷寒論』에 있는 조문을 方證에 따라 분류하고 비교하여 같은 것끼리 모은 것으로, 간략하게 이야기하면 處方으로 證을 분류한 것이다. 이러한 分類는 條理가 분명하여 찾아서 응용하기가 쉽다. 구체적인 방법은 아래와 같다.

太陽病:
桂枝湯法을 쓴 것 57證, 處方 5개.
麻黃湯法을 쓴 것 61證, 處方 4개.
青龍湯法을 쓴 것 4證, 處方 2개.

---

650) 『備急千金要方·大醫精誠』.
651) 『千金翼方·傷寒』.
652) 上同.

柴胡湯法을 쓴 것 15證, 處方 7개.

承氣湯法을 쓴 것 9證, 處方 4개.

陷胸湯法을 쓴 것 31證, 處方 16개.

雜療法을 쓴 것 20證, 處方 13개.

陽明病狀 75證, 處方 11개.

少陽病狀 9證.

少陰病狀 8증, 處方 2개.

少陰病狀 45증, 處方 16개.

厥陰病狀 56증, 處方 7개.

傷寒禁忌:

忌發汗, 宜發汗.

忌吐, 宜吐.

忌下, 宜下.

宜溫.

忌火, 宜火.

忌灸, 宜灸.

忌刺, 宜刺.

忌水, 宜水.

發汗吐下後病狀 30證, 처방 15개.

霍亂病狀 11證, 처방 2개.

陰陽易病已後勞復 7證, 처방 4개, 附方 6개.

處方名으로 證을 귀납하고 분류하는 것은 비교분석 방법의 일종이다. 예를 들면 아래와 같다.
"太陽病, 發熱汗出, 此爲營弱衛强, 故使汗出, 欲救邪風者, 桂枝湯主之,"
"太陽病, 頭痛, 發熱, 汗出, 惡風, 桂枝湯主之."
"病人臟無他病, 時發熱自汗出而不愈者, 此衛氣不和也, 先其時發汗則愈, 宜桂枝湯."

세 조에 나타나는 症狀이 각각 다를지라도 發熱汗出이라는 공통의 表虛症狀이 있으니, 모두 桂枝湯을 쓸 수 있는 까닭이다. 이와는 반대로 發熱無汗은 또한 桂枝湯證이 아닌데, 『傷寒論』에서 "桂枝本爲解肌, 若其人脈浮緊, 發熱汗不出者, 不可與之也. 常須識此, 勿令誤也."라고 설명한 까닭이다.

이처럼 處方으로 證을 분류하는 방법은 자못 후세의 柯韻伯, 徐大椿 등이 따른 방법이다. 柯韻伯, 徐大椿 두 사람은 孫思邈을 계승한 사람들로 『傷寒論』條文을 분류하여 "以方類證"의 연구를 한 사람들이다.

2) 세 가지 처방을 벼리로 삼다.

孫思邈은 處方으로 證을 분류함과 동시에 특별히 仲景의 桂枝湯, 麻黃湯, 青龍湯 등의 三法의 運用을 중시하였다. 그는 "무릇 處方의 大意를 살펴보면 세 가지에 지나지 않는데, 첫째는 桂枝, 둘째는 麻黃, 셋째는 青龍이다. 이상 세 처방은 모두 傷寒의 치료에서 벗어나는 것이 없다. 柴胡湯 등의 여러 처방들은 모두 吐下發汗 後에 풀리지 않은 경우에 쓰는 것으로, 정확히 맞아떨어지는 法은 아니다(夫尋方之大意, 不過三種. 一則桂枝, 二則麻黃, 三則青龍, 此之三方, 凡療傷寒, 不出之也. 其柴胡等諸方, 皆是吐下發汗後不解之事, 非是正對之法.)"[653]라고 하였다. 그가 이와 같이 세 처방의 운용을 중시한 까닭은 王叔和의 "風은 衛를 傷하고, 寒은 營을 傷하는데, 營衛가 모두 病들면 뼈마디가 답답하면서 우리하게 아프다(風則傷衛, 寒則傷營, 營衛俱病, 骨節煩疼.)"[654]라는 데에서 깨달음을 얻어서 가능한 것이었다.

孫思邈이 "麻桂青龍"의 세 처방이 벼리가 된다고 주장한 이후로, 宋代의 成無己, 許叔微, 明末의 方有執, 清初의 喩昌 등에 의해 "三綱鼎立"의 說이 형성되게 되어 『傷寒論』의 辨證論治의 연구에 또 하나의 學派를 이루었다.

3. 雜病論治의 성과에 대하여

孫思邈은 內傷雜病에 대해서도 진단으로부터 치료에 이르기까지 어느 정도의 성과가 있었다.

먼저 五臟六腑의 雜病에 대한 論治方面이다. 孫思邈은 『千金要方』의 第十二卷부터 二十一卷까지 열권의 편에서 『內經』, 華佗『中藏經』 및 六朝의 謝士泰의 『刪繁論』 등에 보이는 관련 내용들과 자기의 연구성과를 결합시켜 이를 체계적으로 정리하여 五臟六腑의 病機, 診斷 및 虛實寒熱의 여러 證候의 證治와 총결시켰다. 診斷에 있어서는, 五臟六腑의 各卷에 모두 脈論 한 節을 두었다. 辨證에 있어서는, 각 臟腑에 모두 寒熱虛實의 구분을 두고, 아울러 五臟의 勞, 筋, 脈, 肉, 氣, 精, 骨 등의 六極 및 髓, 脈, 肉, 皮, 骨 등의 五種의 虛實病證도 두었다. 疾病을 歸類시킴에도, 積聚는 肝에 배속하고, 風虛, 吐血 등은 膽에 배속하고, 心腹痛, 胸痺, 頭面風 등은 心에 배속하고, 風眩, 風癲, 風驚悸, 好健忘 등은 小腸에 배속하고, 秘澁, 熱痢, 冷痢, 疳濕痢, 小兒痢 등은 脾에 배속하고, 反胃, 嘔吐呃逆, 噎塞, 脹滿, 痼冷, 積熱 등은 胃에 배속하고, 積氣, 肺痿, 肺癰, 飛尸鬼疰 등은 肺에 배속하고, 咳嗽, 痰飮, 九蟲 등은 大腸에 배속하고, 腰痛은 腎에 배속하고, 霍亂은 三焦에 배속하였다. 또한, 매 證의 뒤에 상세하게 處方과 治法을 나열하고 있다. 孫思邈의 五臟六腑雜病에 대한 診斷, 辨證, 分類 및 論治 등은 비록 후세와는 차이가 있지만, 易水學派의 臟腑辨證論治의 탄생에 매우 큰 영향을 미쳤다.

그 다음으로는 霍亂, 黃疸, 消渴, 淋病, 水腫, 痰飮, 中風, 虛損 등의 수십개 病證의 證治를 상세하게 밝혀 놓았는데, 지금도 어느 정도의 임상적 의의가 있다. 예를 들어 中風의 證治에서 孫思邈은 內, 外 두 개의 방면으로 분류하였다. 外는 "風이 五臟六腑의 腧에 적중되면 또한 장부의

---

653) 上同.
654) 『傷寒論 · 辨脈法』.

풍이 됨(風中五臟六腑之腧, 亦爲臟腑之風.)"[655]에 속한다. 즉 臟腑가 밖에서 들어온 風을 받아 된 것이다. 外風의 치료에 대하여『千金要方』에는 驅散風邪 위주의 古方인 大續命湯, 小續命湯 등이 실려 있다. 孫思邈은 "小續命湯은 갑자기 中風으로 죽으려 하고 身體가 緩急하며 입과 눈이 삐뚤어지고 혀가 뻣뻣하여 말할 수 없으며 암암리에 정신이 어지러운 등의 모든 風에 복용하면 모두 효험이 있다(小續明, 治卒中風欲死, 身體緩急, 口目不正, 舌强不能語, 奄奄忽忽, 神情悶亂, 諸風服之皆驗.)"[656]라고 하였다. 본 처방은 비록 麻黃湯과 桂枝湯 두 처방을 합하여 疏散外邪시키는 것이지만, 또한 正虛로 인하였으므로 人蔘을 써서 扶正시키는데, 이는 "內虛邪中"의 설에 따라 立方한 것이다. 孫思邈은 또한 "大續命湯은 肝歷風으로 갑자기 말을 못하게 된 것을 치료한다(大續明湯, 治肝歷風, 卒然瘖瘂.)"[657]라고 주장하였으며, 아울러 大續命湯, 小續命湯을 쓰는 옛 방법을 설명하여 五臟의 偏枯賊風을 通治하였다. 大續命湯은 小續命湯에서 人蔘, 附子를 없애고 石膏를 넣어 淸熱시키고 荊瀝을 넣어 滌痰시켜서 한쪽으로 치우치게 外風을 맞았을 때 痰熱을 겸한 경우에 쓰는데, 小續命湯과는 다른 바가 있다. 大續命湯, 小續命湯은 매번 후세 醫家들에 의해 眞中風을 치료하는 대표적인 方劑로 받들어졌다. 內因의 측면에 있어서는 "사람이 마음을 쓰는데 삼가지 않으면 마침내 風病을 얻어 半身不遂, 言語不正(人不能用心謹愼, 遂得風病, 半身不遂, 言語不正.)"[658]이 되며, "나은 후에도 반드시 삼가야(差後仍須將愼)"하고, "반드시 생각을 끊고, 말을 살펴서 해야 하며, 아무 것도 하지 않아야만 이에 나을 수 있다(當須絶于思慮, 省于言語, 爲于無事, 乃可求愈.)"[659]라고 주장하여 勞心煩神, 嗜慾妄念, 攝養不愼 등을 中風을 일으키는 內因으로 여겼다. 이것은 후세의 "類風", "內風"說의 탄생에 어느 정도의 영향을 끼쳤다.

4. 方劑學方面에 있어서의 공헌

1) 方劑를 모아 大成함.

孫思邈의『千金要方』및『千金翼方』은 唐 이전의 醫學著作들을 참고하여 여기에 자기의 臨床經驗을 결합시켜 만들어낸 방대한 저술이다.『千金要方』에는 그가 수집하고 정리한 醫方이 4500여 개가 있으며,『千金翼方』중에는 2000여 개가 있는데, 이들 두 서적들은 唐 이전의 方劑學을 집대성하고 있어서 풍부한 의학문화유산을 담고 있는 서적들이라고 이를만하다. 문헌에 기록된 것에 근거하여 본다면 고대의 經驗方들이 적지 않았지만, 漢에서 唐까지 流失되어 전해지지 않는 것들이 수백여 醫家들의 것들이다. 孫思邈은 양 저작에서 華佗, 陳延之, 支法存 등 20여명의 著名한 醫家들의 處方을 인용하여 이를 후세에 전해 준 공헌을 하였다. 이 외에도 당시의 많은 백성들, 민족, 문인학사, 종교계 및 외국으로부터 수집된 많은 처방들, 예를 들면, 齊州榮姥方, 訪得治

655)『備急千金要方 · 諸風』.
656) 上同.
657) 上同.
658)『千金翼方 · 中風』.
659) 上同.

療腫人玉山韓光方, 蠻夷酒方, 巴郡太守三黃丸, 蒼梧道士陳元膏, 耆婆方 등이 수록되어 있다. 이러한 處方들이 비록 孫思邈이 직접 사용한 經驗方이 아닐지라도 수많은 사람들에 의해 효과가 검증된 처방들이기에 귀하게 여길만한 것이다.

2) 古方을 化裁함.

孫思邈은 古方을 수집, 정리, 운용하면서, 이를 변화시켜 응용범위를 확대시켜 임상에서의 실용성을 높여 주었다. 특히, 仲景의 處方을 더욱 많은 연구하였다.

예를 들면, 그는 仲景의 當歸生薑羊肉湯을 기초로 이를 方劑의 配伍原則을 근거하여 네 개의 方劑로 化裁시켜 原方의 치료범위를 확대시켰다.[660]

(1) 羊肉湯: 産後 및 몸을 상하여 크게 허해진 경우, 上氣腹痛과 가벼운 風을 치료하는 處方이다. 처방은 살찐 羊肉 2근, 茯苓, 黃芪, 乾薑 각 3냥, 甘草, 獨活, 桂心, 人蔘 각 2냥, 麥門冬 7홉, 生地黃 5냥, 大棗 12개이다. 본 處方은 産後에는 大虛하여 風寒이 있어도 表藥을 써서 外邪를 發散시키지 못하므로 羊肉과 같은 氣血의 屬에 人參, 黃芪, 生地, 麥門冬, 甘草 등을 합하여 써서 補氣生津, 養血調營하여 保元固本을 爲主로 하고 아울러 乾薑, 桂心 등의 溫中逐寒시키는 약물을 쓰고 獨活로 보조를 하여 微風을 없애게 한 것이다. 이것이 養正祛邪의 法이다.

(2) 羊肉當歸湯: 産後의 腹中心下切痛, 不能食, 往來寒熱, 中風 같은 것, 氣力不足 등을 치료하는 처방이다. 처방은 羊肉 3근, 當歸, 黃芩, 芎窮, 甘草, 防風 각 2냥, 芍藥 3냥, 生薑 4냥이다. 본 處方은 寒熱往來와 中風乏氣力의 증상이 있는데 元氣가 虛損하여 營衛가 지키지 못하여 正氣가 邪氣를 쫓아내지 못하여 邪氣가 성하여진 것을 치료한다. 그래서, 當歸, 生薑, 羊肉으로 溫補散邪시키고, 川芎, 白芍으로 營血을 지키며, 防風, 黃芩으로 散表實과 通血閉시키는 것이니, 실로 和解營衛法을 깊이 가지고 있는 것이라 할 것이다.

(3) 羊肉杜沖湯: 産後의 腰痛과 咳嗽를 치료하는 處方이다. 처방은 羊肉 4근, 杜沖, 紫菀 각 3냥, 五味子, 細辛, 款冬花, 人蔘, 厚朴, 芎窮, 附子, 萆薢, 甘草, 黃芪 각 2냥, 當歸, 桂心, 白朮 각 3냥, 生薑 8냥, 大棗 30개이다. 본 처방은 산후에 大虛하여 寒濕痺着하여 腰痛이 생긴 것과 虛風內襲하여 咳喘이 생긴 것을 치료한다. 參附湯, 芪附湯, 朮附湯, 桂附湯, 薑附湯, 附子理中湯, 甘草附子湯 등의 여러 처방에 의거하여 辛溫한 약을 峻用하여 着痺를 開下시키며, 細辛, 甘草로 上逆의 咳를 散하며, 五味子의 收斂시키는 작용으로 生薑, 肉桂의 辛散을 제압하며, 厚朴의 泄로 黃芪, 白朮의 막힘을 제압한다. 萆薢, 杜沖은 濕着腰痛의 向導이며, 紫苑, 款冬은 風淫喘嗽의 필수이다. 이상의 여러 약들은 또한 모두 當歸生薑羊肉湯의 고무시키는 힘에 의존하므로 본 처방은 攻補兼施의 方劑이다.

(4) 羊肉生地黃湯: 産後의 三日腹痛을 치료하고 補中益臟, 强氣力, 消血시키는 處方이다. 처방은 羊肉 3근, 生地黃 2升, 桂心, 當歸, 甘草, 芎窮, 人蔘 각 2냥, 芍藥 3냥이다. 본 처방은 當歸生

660) 『備急千金要方 · 婦人方 · 心腹痛』.

薑羊肉湯과 內補當歸建中湯 두 처방으로부터 유래하는데, 乾薑, 大棗, 膠飴를 제거하고 人參, 川芎, 地黃을 넣어 만든 것이다. 桂心은 芍藥의 寒滯를 行하게 하고, 人參은 羊肉의 滋益을 돕는데, 이것은 平調氣血의 처방이다.

仲景의 扶陽補血시키는 방제를 化裁하여 이상의 네 개의 方劑로 변형시켰으니, 만일 方劑學理論을 제대로 이해하지 못했다면 이루어내지 못했을 것이다.

또한 仲景의 小建中湯을 변화시켜 세 개의 처방을 만들어 내었다.[661]

(1) 內補當歸建中湯: 產後의 虛羸不足, 腹中㽲痛不止, 呼吸少氣, 혹은 小腹拘急, 痛引腰背, 不能飮食 등을 치료한다. 처방은 當歸 4냥, 芍藥 6냥, 甘草 2냥, 生薑 6냥, 桂心 2냥, 大棗 10개이다. 만일 大虛하면, 飴糖 6냥을 넣는다. 仲景의 小建中湯은 傷寒에 陽脈이 澁하고 陰脈이 弦하며, 腹中急痛 및 尺脈이 遲하고, 營氣가 不足한 證을 치료하는 것이다. 仲景은 일찍이 본 方에 黃芪를 가하여 虛勞로 裏急한 諸證을 치료하였다. 孫思邈은 본 方에 當歸를 가하여 內補當歸建中湯이라 부르고 產後에 隨證加減하여 썼는데 마땅하다 하겠다. 仲景은 邪가 깃든 것에 착안하여 桂枝를 썼으며, 孫思邈은 肝血이 內滯한데 착안하여 桂心으로 바꾸어 썼다. 즉 이는 黃芪가 當歸로, 桂枝가 桂心으로 바뀐 것으로 仲景과 孫思邈의 각각 心得한 바를 반영하고 있는 것이다.

(2) 內補芎窮湯: 婦人의 產後虛羸 및 崩傷過多, 虛渴, 腹中絞痛 등을 치료하는 처방이다. 처방은 芎窮, 乾地黃 각 4냥, 芍藥 5냥, 桂心 2냥, 甘草, 乾薑 각 3냥, 大棗 40개이다. 崩傷虛竭로 말미암아 絞痛에 이르렀으므로, 川芎, 乾地黃, 大棗 등으로 脫亡을 급히 구하고, 乾薑, 桂心의 辛溫으로 逐寒止痛시키고 또한 地黃의 膩膈하는 폐단을 막은 것이다. 失血過多에는 發散시킬 수 없으므로 乾薑으로 生薑을 대신 한 것이다.

(3) 大補中當歸湯: 產後의 虛損不足, 腹中拘急, 혹은 溺血小腹急痛을 치료하며, 혹은 높은 곳으로부터 떨어져 속을 상하거나 金瘡으로 血이 안에서 많이 상한 것을 치료하니, 남자도 먹을 수 있는 처방이다. 當歸, 續斷, 桂心, 芎窮, 乾薑, 麥門冬 각 3냥, 芍藥 4냥, 吳茱萸 1승, 乾地黃 6냥, 甘草, 白芷 각 2냥, 大棗 40개 등을 술 1斗로 약을 적셔 하룻밤을 재운 후에 물을 넣어 달인다. 본방은 (1),(2) 두 處方의 複合方으로 다시 吳茱萸를 가하여 乾薑을 보좌하였고, 麥門冬으로 地黃을 보좌하였고, 續斷으로 芎窮을 보좌하였고, 白芷로 桂心, 芍藥 등을 보좌하였다. 또한 술에 적셔 和血氣達시켜 虛가 補를 얻고 痛症이 멎을 수 있게 된 것이다.

이는 古方을 사용하되 古方에 얽매이지 않고 이를 변통하여 그 응용범위를 넓힌 것으로, 『千金方』 안에는 이와 같은 것들이 셀 수 없을 정도로 많다. 이는 곧 孫思邈이 化裁古方의 方面에서 확실히 큰 성취를 하였다는 것을 보여 준다.

3) 스스로 새 처방을 만들다.

孫思邈은 『千金方』 중에서 스스로 만든 많은 새 처방을 기록하고 있다. 그 처방들은 약물의

661) 上同.

配伍가 특색이 있어서 후세에 名方이 된 것들이 많이 있다. 예를 들면 다음과 같다.

(1) 葦莖湯: 肺癰을 치료하는 처방으로 薏苡仁, 冬瓜仁, 桃仁, 葦莖 등을 쓴다. 葦莖은 淸肺泄熱시키므로 肺癰을 치료하는 要藥이며, 冬瓜仁으로 祛痰排膿시켜 보조하며, 薏苡仁의 淸熱利濕과 桃仁의 活血祛瘀로 좌사를 삼았다. 약이 비록 4가지이나 性味가 또한 平淡한 것에 속하지만, 그 淸熱化痰이나 逐瘀排膿의 효과는 매우 완벽한 것이다.

(2) 犀角地黃湯: 傷寒 및 溫病에 發汗시켰는데도 땀이 나지 않아 邪氣가 안으로 들어가 蓄血한 것과 鼻衄, 吐血이 그치지 않아 안에 瘀血이 남아 있고 大便이 검고 얼굴이 黃色인 증상을 치료한다. 犀角, 生地黃, 芍藥, 牧丹皮(만일 함부로 웃는 것이 미친 사람 같으면 大黃, 黃芩을 加한다) 등으로 되어 있다. 이 처방은 별도로 寒冷散血門에 적어 특별히 淸熱解毒의 法을 만들었다. 後世의 溫熱學派가 營分과 血分을 치료하는 데에 이 처방이 기본이 된다고 주장하게 되었으므로 孫思邈의 공로가 매우 크다 하겠다.

(3) 獨活寄生湯: 腎氣虛弱, 外感風寒濕邪, 腰膝痛이 중한 것, 혹은 偏枯冷痺 등의 증상을 치료한다. 獨活, 寄生, 杜沖, 牛膝, 細辛, 秦艽, 茯苓, 桂心, 防風, 芎藭, 乾地黃, 人蔘, 甘草, 當歸, 芍藥 등을 쓴다. 本 方은 標本을 아울러 돌보는데 扶正祛邪, 補肝腎, 壯筋骨, 行氣血, 祛風濕시킨다. 후세에 痺症을 치료하는 名方으로 추숭되었다.

단지 위의 세 처방만을 살펴보기만 하여도 孫思邈의 처방의 구조가 매우 분명하다는 것을 알 수 있을 것이다. 우리들이 이를 학습하거나 연구할 때에 매우 가치 있는 내용을 제공함을 알 수 있다.

5. 養生의 道를 중시하다.

孫思邈은 양생을 매우 중시하여, 『千金要方』과 『千金翼方』에 「養性」, 「養老」, 「食治」 등의 여러 편을 나열하여 養生을 강조하였다. 이에 관한 내용을 종합하여 논술하면 다음과 같다.

1) 養性

孫思邈은 "養生의 기술을 알지 못하면 또한 長壽하기 어렵다(不知養性之術, 亦難以長生.)"고 인식하였다. 늘 정서의 안정과 정신의 안녕을 유지하기 위하여 "근심하지 말 것, 크게 화내지 말 것, 슬퍼하지 말 것, 크게 두려워하지 말 것(莫憂思, 莫大怒, 莫悲愁, 莫大懼)"과 "하고자 하는 바에 급급하지 말고, 품고 있는 한에 연연하지 말 것(勿汲汲于所欲, 勿悁悁懷忿恨)"[662]을 주장하였다. 아울러 養生術에 대해서는 "十要"와 "十二少"를 주장하고, "十二多"를 경계하였다. 十要는 養性의 큰 요체로서 "一曰嗇神, 二曰愛氣, 三曰養形, 四曰導引, 五曰言論, 六曰飮食, 七曰房室, 八曰反俗,[663] 九曰醫藥, 十曰禁忌."[664]이다. 十二少는 養性의 戒律로서 "故善攝生者, 常少思, 少念, 少欲,

662) 『備急千金要方 · 道林養性』.

663) 反俗: "不違情性之歡而俯仰可從, 不棄耳目之好而顧眄可行."을 주장하는 養生術이다.

664) 『千金翼方 · 養性禁忌』.

少事, 少語, 少笑, 少愁, 少樂, 少喜, 少怒, 少好, 少惡行, 此十二少者, 養性之都契也."[665]이다. 十二多는 喪生의 근본으로, 즉 "多思則神殆, 多念則志散, 多慾則志昏, 多事則形勞, 多語則氣乏, 多笑則臟傷, 多愁則心攝, 多樂則意溢, 多喜則忘錯昏亂, 多怒則百脈不定, 多好則專迷不理, 多惡則憔悴無權. 此十二多不除, 則營衛失度, 血氣妄行, 喪生之本也."[666]이다. 그러므로 "오직 多가 없고, 少가 없는 자가 거의 도에 가까우며(惟無多無少者, 幾于道矣.)"[667], "익힌 바대로 하면 性을 이루어내며(欲所習以成性)", "性이 이미 스스로 善하면 안팎으로 百病이 모두 生기지 않는다.(性旣自善, 內外百病皆悉不生.)"[668] 만일 그 術을 알지 못하면 "비록 玉液金丹을 먹어도 오래 살 수 없을 것이다.(縱服玉液金丹, 未能延壽.)"

2) 적당한 운동

운동은 攝生과 養性의 중요한 요소로 孫思邈은 華佗의 養生思想을 계승하여 "흐르는 물은 썩지 않고, 문지도리는 좀먹지 않는데, 이는 운동하기 때문이다(流水不腐, 戶樞不蠹, 以其運動故也.)"[669]라고 주장하였다. 그는 적당한 운동이 건강을 유지하는데 필수적이며 만일 운동이 너무 적거나 과도하면 모두 건강에 무익하다고 하였다. 그러므로 "養性의 道는 항상 적은 수고를 하고 큰 수고나 감당할 수 없는 일을 억지로 해서는 안 되는 것일 따름이다(養性之道, 常欲小勞, 但莫大勞, 及强所不能堪耳.)"[670]라고 하였다. 그가 제창한 적당한 운동이란 華佗의 五禽戲, 天竺國의 按摩十八勢, 老子의 按摩法 등을 포괄한다. 이러한 방법은 평상시에도 할 수 있을 뿐만 아니라 病患時에도 이용할 수 있다고 인식하였다. 예로 "조금이라도 좋지 않은 기분이 있으면 곧 안마를 하여 관절을 소통시켜주어 邪氣를 내보낸다(小有不好, 卽按摩按捺, 令百節通利, 泄其邪氣.)"[671]라고 한 것이다. 『千金翼方』에는 또한 "이른 새벽에 양손을 비벼 귀를 교차하여 잡는데 머리 위로 해서 반대쪽 귀를 잡아 당기고 끌어 올리면 얼굴의 기운이 소통되게 된다. 이와 같이 하면 사람의 머리가 새지 않게 되고 귀가 멀지 않게 된다. 또한 손바닥을 비벼서 뜨겁게 하여 얼굴을 비비는데 위에서부터 아래를 향하여 14회 하면 얼굴의 기미를 없애주어 얼굴에서 광택이 나게 해주고 또 風寒時氣, 寒熱頭痛을 이겨내게 해주어 온갖 병들이 모두 없어진다(淸旦初, 以左右手摩交耳, 從頭上挽兩耳, 又引發, 則面氣通流, 如此者令人頭不白, 耳不聾. 又摩掌令熱, 以摩面, 從上向下二七過, 去皯氣, 令人面有光, 又令人勝風寒時氣, 寒熱頭痛, 百疾皆除.)"[672]와 같은 안마의 방법을 실었다. 이외에도, 孫思邈은 매번 식사를 마친 후에는 천천히 걸으면서 손으로 얼굴과 배를 문질러주어 음식이 쉽게 소화되게 할 것을 주장하였다. 또한, "많이 먹고 바로 누우면, 백병이 생긴다(飽食卽臥, 乃生百病.)"라고 하였다.

665) 『備急千金要方 · 道林養性』.
666) 上同.
667) 上同.
668) 『備急千金要方 · 養性序』.
669) 『備急千金要方 · 道林養性』.
670) 上同.
671) 『備急千金要方 · 居處法』.
672) 『千金翼方 · 養性禁忌』.

이러한 방법들은 그가 주장한 "적당한 운동"의 여러 가지 방법으로, 氣血의 運行生化를 촉진시켜 病邪를 疏泄시키고 延年益壽시는 데에 도움을 주는 것들이다. 이러한 까닭으로 그는 옛사람이 長生不死와 成仙의 목적으로 祈禱를 행하는 것에 대해서는 매우 큰 회의를 나타내었고, 養性長壽에 대하여는 매우 큰 信心을 가지고 있었다.

3) 飮食療養

孫思邈은 食宜, 食養 및 食療 등에도 많은 주의를 기울였다. 그는 "몸을 편안하게 하는 근본은 반드시 食으로부터 자양하는 것이다(安身之本必資于食.)"[673]라고 하였다.

먼저, 그는 養性의 도는 마땅히 음식의 마땅함과 금기를 분명히 하는 것이라고 인식하였다. 그는 "食의 마땅함을 알지 못하는 者는 生을 보존하지 못할 것이다(不知食宜者不足以存生.)"[674]라고 하였다. 食宜에 이르러서 그는 "잡스럽게 먹지 말 것(食不欲雜)", "부엌에 육류의 반찬을 많이 두지 말고, 늘 검약하는 것이 좋음(廚膳勿使脯肉豊盈, 常令儉約爲佳)"[675], "매번 식사할 때에는 두 가지의 육류를 먹지 말 것(每食不用重肉)", "늘 육류를 적게 먹고, 밥을 많이 먹고 나물은 적게 먹으며, 생야채, 생쌀, 작은 콩, 오래된 것 등은 먹지 말며, 탁주를 마시지 말 것(常須少食肉, 多食飯及少菹菜, 幷勿食生菜, 生米, 小豆, 陳臭物, 勿飮濁酒.)"[676] 등을 주장하였다. 또한 飮食의 壽養에 대한 영향을 예를 들어 설명하였다. "關中이라는 곳의 사람들은 검소하기를 좋아하여 부엌의 반찬이라야 절인 채소 정도인데도 사람들이 병이 적고 오래 살며, 江南의 岭表라는 곳은 풍요하여 땅과 바다의 어류와 육류가 갖추어지지 않은 것이 없으나 사람들이 질병이 많고 일찍 죽는다(關中土地, 俗好儉嗇, 廚膳肴羞, 不過菹醬而已, 其人少病而壽, 江南岭表, 其處饒足, 海陸鮭肴, 無所不備, 士俗多疾而人早夭.)"[677]라고 하였다. 동시에 孫思邈은 暴飮暴食을 반대하고 少食多餐을 주장하였다. 그는 "養性을 잘하는 자는 배가 고파야 먹고, 갈증이 나야 마신다. 자주 조금씩 먹으며 한꺼번에 많이 먹지를 않는데, 많이 먹으면 소화하기가 어렵다. 항상 배부른 가운데 배고픈 듯하게 하며 부른 가운데 고픈 듯 하게 한다(善養性者先飢而食, 先渴而飮. 食欲數而少, 不欲頓而多, 多則難消也. 常欲令如飽中飢, 飢中飽耳.)"[678]고 하였다. 또한 "밤에는 지나치게 취하거나 먹지 말라. 먹을 때는 깊이 생각하지 말고, 수고로운 일을 하지 말라(夜勿過醉飽. 食勿精思, 爲勞苦事.)"[679]고 경계하였는데, 그렇지 않으면 질병이 생겨 그 해가 적지 않게 된다.

孫思邈은 또한 "食治"를 매우 중시하였다. 그는 "무릇 의사는 마땅히 먼저 병의 근원을 헤아려야 하니, 범한 바를 알면 먹는 것으로 치료하고, 食治로도 낫지 않은 연후에 약을 쓴다(夫爲醫者, 當須先曉病源, 知其所犯, 以食治之, 食療不愈, 然後用藥.)"[680]라고 하였다. 그는 "먹는 것은 능히 사

673) 『備急千金要方 · 食治』.
674) 上同.
675) 『備急千金要方 · 道林養性』.
676) 上同.
677) 『備急千金要方 · 養性序』.
678) 『備急千金要方 · 道林養性』.
679) 上同.

기를 쫓아 장부를 안정시킬 수 있고, 기쁘고 상쾌하게 하여 혈기를 북돋운다(食能排邪而安臟腑, 悅神爽志以資血氣)"[681]라고 하였는데, 쓰임새가 있어서 이를 활용하면 치료효과가 매우 뛰어난 방법이라 하겠다. 이러한 까닭으로 그는 『千金方』에 「食治」라는 門을 두어 穀, 肉, 果, 菜 등 먹거리의 治病作用을 상세히 소개하였다. 예를 들면, 요오드를 매우 풍부하게 함유한 동물의 甲狀腺(鹿靨, 羊靨)을 써서 甲狀腺腫을 치료하고, 동물의 肝(羊肝, 牛肝)을 써서 夜盲症을 치료하며, 赤小豆, 烏豆, 大豆 등을 써서 脚氣病을 치료하고, 穀皮(楮樹皮)를 끓인 죽을 늘 먹음으로써 脚氣를 예방하였다. 이러한 것은 매우 중요한 발견이다. 아울러 "만약 능히 먹을 것으로 병을 없애고 감정을 풀어서 질병을 없애는 자(若能用食平疴, 釋情遣疾者)"라면 바야흐로 良工이라고 주장하였다.

4) 養老

養老는 老人의 修養을 가리키는데, 老年病의 豫防과 治療를 포괄한다. 孫思邈은 "사람의 나이가 오십세 이상이 되면 陽氣가 날로 衰하고, 소모됨이 날로 다다르므로(人年五十以上, 陽氣日衰, 損與日至)"[682] 마땅히 반드시 삼가고 지켜야 한다고 하였다. 먼저 六淫, 七情으로 인한 손상을 피해야 하고, "억어지로 기력을 사용하거나(强用氣力)", "크게 마음을 써서도(大用意)" 안 되며, "그 힘쓸 바가 아니면 행하지 말아야(非其務勿行)" 한다. 음식에 있어서는 "음식을 탐하면 손상됨이 많으므로(貪味傷多)" 주의해야 하며, "항상 淸甛淡한 음식물이 마땅하다(常宜淸甛淡之物)"[683]고 하였다. 또한 "항상 따뜻하게 먹는 것이 마땅(常宜溫食)"하고, "항상 배고프거나 배부르거나 차거나 뜨거워서는 안 된다(常不飢不飽, 不寒不熱)"는 것을 지켜야 한다. 이를 잘 지키면 저절로 유익할 수 있다.

"食養"은 노인에게 있어서 더욱 중요하다. 孫思邈은 "長年餌老之奇法, 極長生之術"[684]이라고 하였다. 음식 중에 乳酪, 酥, 꿀 등은 적당량을 溫食할 수 있게 한다. 孫思邈은 牛乳의 공을 높이 칭찬하였는데, 일찍이 "牛乳의 性은 평하여 血脈을 補하고 心을 더해주고 肌肉을 증강시켜주어 사람으로 하여금 신체를 강건하고 윤택하게 해주고 얼굴과 눈에서 광택이 나고 총기가 있게 해주고 정신이 쇠퇴하지 않게 해준다. 그러므로 자식된 자들이라면 반드시 이로써 봉양하여 항상 먹을 수 있도록 하여야 할 것이다(牛乳性平, 補血脈, 益心, 長肌肉, 令人身體康强潤澤, 面目光悅, 志氣不衰. 故爲人子者須供之以爲常食.)"[685]라고 하였다. 노년의 질병에 이르러서 孫思邈은 다시금 "먼저 음식으로 치료해야 하니 음식으로 치료가 안 되면 그 다음에 약물을 사용한다(期先命食以療之, 食療不愈, 然後命藥.)"[686]라고 주장하였다. 그는 老人의 虛弱에는 食治를 가장 많이 썼다.

孫思邈은 또한 "비단 노인만 반드시 복식을 알아야 한다는 것은 아니다. 양생에 절도를 지키

680) 『備急千金要方·食治』.
681) 上同.
682) 『千金翼方·養老大例』.
683) 上同.
684) 『備急千金要方·食治』.
685) 『千金翼方·養老大例』.
686) 『備急千金要方·食治』.

고 온몸을 고르게 안마하고 사지의 관절을 움직여주고 導引하고 行氣시키는 것을 반드시 알아야 하는 것이다(非但老人須知服食, 將息節度, 極須知調身按摩, 搖動肢節, 導引行氣.)"[687]라고 주장하였다. 동시에, 老年에는 왕왕 "일어나거나 거동함에 나태해지고, 계획하는 것이 마음에 맞지 않다(興居怠墮, 計授皆不稱心.)"[688]는 것으로 말미암아, "性情變異"[689]하는 까닭에 후배들은 마땅히 그 性情을 "항상 반드시 삼가 그 일에 있어 보호해 주어야 한다(常須愼護其事)"[690]는 것을 알아야 한다.

【평가】

孫思邈은 의학에 매우 조예가 깊었다. 그는 이론에 정통했을 뿐만 아니라 실천에서도 풍부한 경험을 쌓았다. 그는 필생동안 『千金要方』 및 『千金翼方』을 지어서 唐나라 이전의 의학을 집대성하였는데, 그 내용이 한 사람의 의사가 반드시 갖추어야할 이론과 실천적 지식을 포괄하고 있어서 중국 제일의 醫學叢書라고 할 수 있다. 이 책은 일찍이 한국, 일본 등에도 전해져 국내외에 많은 영향을 미쳤다.

孫思邈은 「大醫習業」, 「大醫精誠」 등을 지어 의사가 갖추어야할 醫德을 정리하였다. 그는 깊은 수양 외에도 이로움을 구하지 말고 병자만을 위해 일하겠다는 생각만 갖고 사례를 받지 않는 고상한 醫德을 강조하였는데, 이는 지금의 의사도 본받을 만한 것이다.

孫思邈은 『傷寒論』에 대해서도 깊은 연구를 하였다. 그는 처방을 證狀에 따라 분류하는 방법을 써서 『傷寒論』의 條文을 귀납시켰고, 아울러 "麻黃湯, 桂枝湯, 靑龍湯"의 세 처방을 벼리로 삼을 것을 주장하여 후세 傷寒學派의 탄생과 발전에 깊은 영향을 미쳤다. 그는 仲景의 법을 원활하게 변통하여 仲景方의 신묘함을 바탕으로 그 宗法은 지키면서 많은 새로운 처방을 창안해내었는데, 이는 仲景學說의 연구에 모범이 되었다.

孫思邈은 雜病論治에 대해서도 많은 공헌을 하였다. 그는 雜病의 原因, 病機, 診斷, 辨證 등에 대하여도 모두 상세한 논술을 하였다. 또한 약을 쓰는 技巧가 一家를 이루었다고 할만하다.

孫思邈은 唐代 이전의 方劑學을 집대성하였다. 그는 광범위하게 唐代 이전까지의 효과가 있는 처방을 채집하고 이를 근거로 자신의 經驗方을 만들어내었다. 이것은 이후 역대 醫家들의 높은 평가를 받았다.

孫思邈은 養生, 食療, 氣功, 按摩 등에 대하여도 깊이 있는 연구를 하였는데, 이것은 養生學의 발전에 중요한 공헌을 하였다.

이 외에도 孫思邈은 婦人科, 小兒科, 藥物學, 鍼灸學, 및 五官科 등의 방면에도 많은 학문적 성과가 있었다.

孫思邈이 이루어낸 공적은 매우 많지만, 시대적 제한으로 말미암아 道家, 佛敎의 영향을 많이 받아 그의 저작 중에 적지 않게 因果應報, 迷信, 鬼神 등의 내용이 끼어 있다. 이로 인하여 그의

687) 上同.
688) 『千金翼方 · 養老大例』.
689) 上同.
690) 上同.

학설을 선택적으로 계승하지 않을 수 없다.

【복습자료】

1. 孫思邈의 醫德에 대한 내용을 학습할 때는 『千金要方』에 나오는 「大醫習業」, 「大醫精誠」 두 편의 문장을 비교하여야 이해가 깊어질 수 있을 것이다.

2. 孫思邈의 『傷寒論』에 대한 연구는 傷寒學派 중의 "以方類證"과 "三綱鼎立"學說에 대한 내용을 비교, 학습하여 그 이론적 원류와 발전양상을 파악해야 할 것이다.

3. 孫思邈은 雜病에 方으로 論을 붙이는 방법을 취하고 있는데, 그 범위가 매우 넓어서 그것을 학습할 때에는 孫思邈의 原著를 서로 대조하여야 할 것이다. 이러한 방법으로부터 孫思邈의 雜病治療의 특징을 파악하여야만 임상에서 유용한 것을 얻을 수 있을 것이다.

4. 孫思邈의 方劑學에 대한 공헌은 세 가지가 있다.

1) 唐 이전의 方劑學을 집대성하였다. 그는 唐 이전의 處方과 당시의 民間 經驗方 및 그가 스스로 만든 處方 등을 수집정리 하였는데, 모두 6000여 개이다. 그리고 그는 이 처방들에 論을 붙였다.

2) 古方을 잘 化裁하였다. 예를 들면 當歸生薑羊肉湯을 4가지로 바꾸었고, 小建中湯을 3가지로 바꾸었다. 그는 古方의 法度를 宗主로 삼아 이를 창조적으로 만들어냈는데, 신묘한 효과가 있어서 모두 임상적 가치가 있는 것이다.

5. 孫思邈의 양생에 대한 논술은 풍부하다. 養性 중의 十要는 그의 養生觀을 설명하는 總則이라 할 만하다. 十二少와 十二多는 두 가지가 대립적인 듯한 것이 있지만, 전적으로 정욕을 없애라는 것을 요구하는 것이 아니라 과하지 말라는 것을 요구하고 있다. 이른바 적당한 운동은 하나의 경미한 노동으로 간주하면 되는 것이다. 체조와 안마는 그의 저작 안에서는 기공으로 이야기되고 있는데, 이는 延年益壽하는데 유익하다. 飮食療養은 기름기 많은 음식과 차갑고 부패한 음식은 먹지 말고 쌀밥과 채소를 많이 먹으며 폭음폭식을 말아야 한다는 것이다. 그리고 그는 일반 질병에서도 음식요법으로 치료할 것을 주장하고 있는데, 이는 요즘의 양생에도 여전히 가치가 있는 것이다. 養老觀은 음식에의 주의, 적당한 운동, 情志의 조절 등이니, 지금의 노인보건에서도 가히 본받을 만하다.

【학습과제】

1. 孫思邈의 『傷寒論』 연구는 어떤 특징이 있는가? 후세의 傷寒學派의 발전에 어떤 영향을 주었는가?

2. 孫思邈의 雜病論治의 성과를 서술하라.

3. 孫思邈의 方劑學에 대한 공헌은 무엇인가?

4. 孫思邈의 養身의 道는 어떠한 의의가 있는가?

5. 孫思邈의 醫德을 공부하고 나니 어떤 느낌이 드는가?

2 錢乙

【학습목표】

1. 錢乙의 五臟辨證에 대한 설명을 이해한다.
2. 錢乙의 制方에 있어서의 성취를 파악한다.
3. 錢乙의 小兒의 生理, 病理의 특징에 대한 설명과 그 생애와 저작을 이해한다.

【생애와 저작】

錢乙은 字는 仲陽이며, 그의 선조는 浙江 사람인데, 조부 때에 북으로 옮겨 東平鄆州(지금의 山東省 鄆城縣) 사람이 되었다. 北宋 景祐 2년(1035년)에 태어나, 政和 7년(117년)에 죽었다. 아버지의 이름은 영(穎)으로 의학을 잘하였으나 술을 즐기고 놀기를 좋아하여 錢乙이 3세가 되던 해에 마침내 유랑을 떠나 돌아오지 않았다. 어머니 또한 일찍 죽자 시집간 고모 呂씨가 고아가 된 그를 불쌍히 여겨 양자로 맞아들여 키웠다. 고모부가 醫生이었는데 醫術을 배우게 하여 처음에『顱囟方』을 깊게 연구하여 유명하게 되었다. 나중에 수도로 가서 "元豊(1078~1084) 중에 長公의 딸이 병을 앓았는데, 錢乙을 불러 보이니 病이 나아서, 翰林醫學을 제수받았다(元豊中, 長公主女有疾, 召使視之有功, 奏授翰林醫學.)" 하였다. 다음 해에 皇太子인 儀國公이 瘈瘲에 걸렸는데 錢乙이 黃土湯으로 치료하여 나았다. 그는 이로 인하여 太醫丞에까지 올랐으며 자줏빛 옷과 금물고기를 받았고 이로부터 명성을 더욱 떨치게 되었다.

錢乙의 저작으로는『傷寒論知微』5권,『嬰孺論』100편 등이 있으나 이미 亡失되었다. 현존하는 것은『小兒藥證直訣』3권인데, 이는 그의 제자인 閻孝忠이 錢乙의 생전의 논술과 方劑를 수집하고 편집하여 만든 것이다. 上卷에서는 脈證治法을 논하고, 中卷은 醫案이며, 下卷은 方劑이다. 이는 중국에 현존하는 것 가운데 가장 시기적으로 빠른 소아과의 전문서적이다. 이 책에서는 소아의 생리병리의 특징, 五臟辨證 및 小兒驚癎, 傷風, 發熱, 吐瀉, 咳嗽, 諸疳, 羸虛, 龜背, 解顱, 蟲症 등 수많은 常見疾患의 辨證과 治療方法을 논술하고 있고, 또한 120여 개의 方劑를 기재하였다.

【학술내용】

1. 小兒의 生理病理의 특징을 중시하다.

小兒와 成人을 비교하면 수많은 다른 특징들이 있다. 이러한 특징의 인식과 파악이 小兒科學을 충분히 발전시켜, 小兒科學을 하나의 내용이 풍부한 독립학과를 이루게 하는 선결조건이 된다. 錢乙은 『顱囟經』[691]에 있는 "小兒純陽"[692]이라는 개념을 지침으로 삼아 임상을 하면서 소아의 생리, 병리가 성인의 그것과는 어느 정도의 차이가 있다는 것을 이해하게 되었다. "五臟六腑가 이루어져 있지만 아직 완전하지 않고 완전하더라도 굳세지 않다.(五臟六腑, 成而未全, 全而未壯.)", "臟腑는 여려서 쉽게 虛해지고 쉽게 實해지며, 쉽게 차가워지고 쉽게 뜨거워진다.(臟腑柔弱, 易虛易實, 易寒易熱.)"[693] 이것은 錢乙이 소아의 생리, 병리의 특징을 인식한 것으로, 錢乙이 소아과의 임상에서 지침으로 삼은 생각이다.

이로 인하여 錢乙은 소아병의 치료에서 마음대로 攻下하는 것을 금하였다. 그는 『小兒藥證直訣·諸疳』에서 "소아의 疳病은 모두 어리석은 의사들이 무너뜨려 생긴 병이다(小兒疳病, 皆愚醫之所壞病)", "소아는 쉽게 虛해지고 쉽게 實해지는데, 下之시킴이 지나치면 胃中의 津液이 消耗되어서 점차 疳瘦를 일으킨다(小兒易虛易實, 下之既過, 胃中津液耗損, 漸令疳瘦.)"고 하였고, 또 "小兒의 臟腑는 연약하여 아프게 공격해서는 안 되는데, 크게 下之시키면 반드시 津液을 亡하게 하여 疳證을 일으킨다(小兒之臟腑柔弱, 不可痛擊, 大下必亡津液而成疳.)"고 하였다. 小兒의 病이 비록 下之시킬 수 있는 證이 있지만 반드시 "大小와 虛實을 헤아린 후에 下之(量其大小虛實而下之)"시켜야 하며, 아울러 下之藥을 사용한 후에는 반드시 益黃散[694] 등의 和胃시키는 약물로 그 뒤를 보살펴야 한다고 인식하였다. 또 『小兒藥證直訣·虛實腹脹』에서 "小兒는 쉽게 虛해지거나 實해지고, 脾가 虛하여 寒溫을 감당할 수 없다. 차가운 것을 먹으면 冷이 生하고, 따뜻한 것을 먹으면 熱이 生하므로, 마땅히 이를 알아서 그릇됨이 없어야 할 것이다(小兒易爲虛實, 脾虛不受寒溫, 服寒則生冷, 服溫則生熱, 當識此勿誤也.)"라고 설명하였는데, 이는 小兒의 성질이 연약하여 쉽게 虛해지고 쉽게 實해지며 쉽게 차가워지고 쉽게 뜨거워지므로 특별히 脾虛한 소아는 더욱 더 주의를 해야 하며, 만일 조치에 조금의 어긋남이 있으면 아무리 작은 실수라도 크게 잘못된다고 주장하고 있는 것이다. 이러한 진단과 치료의 방법론은 매우 중요한 의의가 있다.

이외에 補法을 운용할 때에도 錢乙은 늘 小兒의 특징을 결합하였다. 『小兒藥證直訣·肺臟怯』에서 "입술 색이 희면 肺를 補해야 하니, 阿膠散으로 다스린다(脣色白, 當補肺, 阿膠散主之.)"고 하였다. 口脣은 脾에 속하고 脾는 肺의 母가 되며, 母의 虛가 子에게 미쳤으므로 입술 색이 희고

---

691) 『顱囟經』二卷은 지은이를 알 수 없고 전해지는 것도 없다. 오직 『永樂大典』에 실려있다. 宋 이전에는 이 책이 없었던 것이 분명하니 唐末이나 宋初의 저작으로 보인다. 두개골을 '顱'라 하고, 정수리를 '囟'이라고 하는데, 소아가 처음 태어나 顱囟이 붙은 때까지의 證治를 기록하고 있으므로 이와 같이 책이름을 지었다.

692) 純陽: 純은 짧은 실로서 미세하고 약하다는 의미이다. 소아의 양기가 細弱하므로 純陽이라고 한 것이다.

693) 『小兒藥證直訣·變蒸』 및 閻孝忠의 『原序』.

694) 益黃散: 補脾散이라고도 한다. 脾胃虛弱 및 脾疳, 腹大身瘦 등을 치료한다. 陳皮(去白) 1냥, 丁香 2돈(어떤 처방은 木香을 쓴다), 訶子(炮하여 核을 없앤 것) 靑皮(去白) 甘草(炙) 각 5돈을 가루내어, 3세의 小兒는 1돈반을 물 반잔에 3分이 될 때까지 달여 식전에 먹인다. (『小兒藥證直訣』卷下)

영화롭지 못하다. 치료는 補肺를 해야 하는데, 다만 소아는 쉽게 虛해지고 쉽게 實해지므로 어리석게 補하기만 해서는 안 된다. 그러므로 錢乙은 阿膠散[695]을 만들어 전적으로 肺陰을 補하는 동시에 牛蒡子, 馬兜鈴 등의 肺氣를 열어주는 약물을 써서 막히지 않게 하였다.

총괄하면 소아의 생리와 병리의 특징을 파악하는 것이 임상에서 중요한 관건의 하나이다. 이는 곧 錢乙의 학술사상 중 매우 특출한 측면이다. 이는 아울러 후세 小兒科學의 발전에 깊은 영향을 끼쳤다.

2. 五臟辨證에 대한 설명

臟腑의 證을 나눈 것은 가장 먼저 『內經』의 「風論」 「痺論」 「痿論」 「咳論」 등의 편에서 나타나는데, 『難經』 『金匱要略』 『中藏經』 『千金方』 등에 이르면서 점차 발전해 나갔다. 그러나 여러 醫家들이 논술한 것들은 成人의 질환을 서술한 것이 대부분이다. 오직 小兒의 臟腑는 연약하여 쉽게 虛해지고 實해지지만, 일단 질병이 발생하면 이를 반영하는 臟腑의 症狀이 번잡하고 복잡하므로 더욱 더 상세하게 변별해야 한다. 錢乙은 이러한 인식에 도달하자, 『內經』의 五臟五行의 이론에 근거하고 자기의 경험을 결합하여 五臟을 綱領으로 하는 小兒科辨證의 방법을 총결하였다. 錢乙의 이러한 辨證體系는 內傷雜病에 국한되는 것이 아니라 동시에 六淫外感의 여러 질병을 포괄하는 것이다. 五臟의 性能이 차이로 말미암아 나타나는 證狀에 차이가 생기는데, 다음과 같다.

心은 火에 속하고 神明을 主하는데, 놀랍고 이상한 것을 만나면 놀람이 안으로부터 생긴다. 만일 邪熱이 흔들면 또한 驚을 발하거나 悸를 발한다. 化熱이 남음이 있거나 心陽이 크게 亢盛하면 몸이 뜨겁고 마시기를 좋아하는 증상이 많이 나타난다. 心은 木의 子로서 子는 능히 母를 實하게 하는데, 心熱이 지나치게 성하면 왕왕 火가 치성하여 風을 生하고, 肝風內動을 일으켜 울부짖거나 搐搦의 증상을 發하게 한다. 반대로 心陰이 부족하면 心이 기르는 바를 잃어 神이 의지할 데가 없어서 驚悸가 나고 불안하게 된다. 이러한 까닭으로 『小兒藥證直訣 · 五臟病』에서 心의 主證을 "心病, 多叫哭驚悸, 手足動搖, 發熱飮水."라고 설명하였고, 또한 같은 책의 「五臟所主」에서는 心病의 虛實을 변별하는 것을 "心主驚, 實則叫哭發熱, 飮水而搖(一作搐), 虛則悸動不安."이라하고 있다.

肝은 木에 속하고 筋을 主하며, 聲은 呼이고 目에 開竅한다. 肝陽이 남음이 있으면 똑바로 쳐다보거나 울부짖는다. 肝陰이 손상을 받아 筋을 기르지 못하면 뒷덜미가 뻣뻣해지는 등의 증상이 나타난다. 肝氣가 맺히면 펴고(舒展) 내달리려 하는(條達) 성질 때문에 자주 하품을 하며, 맺힌 것이 심하면 갑자기 기절을 하여 인사불성이 된다. 만일 肝陰不足으로 肝陽이 偏盛하게 되면 變하여 虛風을 生할 수 있고 치아를 깨물거나 가는 등의 有餘의 象과 비슷한 증상이 나타나며, 혹은 陰陽이 잘못 만나 상하로 서로 당겨 하품을 하기도 한다. 이러한 까닭으로 『小兒藥證直訣 · 五臟

695) 阿膠散: 補肺散이라고도 한다. 小兒가 肺虛하여 숨이 거칠고 기침이 나는 것을 치료한다. 阿膠(麩炒) 1냥 5돈, 黍粘子(炒香) 甘草(炙) 각 2돈 5푼, 馬兜鈴(焙) 5돈, 杏仁(去皮尖炒) 7개, 糯米(炒) 1냥을 가루내어, 1-2돈을 물 1잔에 6푼이 될 때까지 달여 식전에 따뜻하게 먹인다. (『小兒藥證直訣』卷下)

病』에서 肝의 主證을 "肝病, 叫哭目直, 呵欠, 頓悶, 項急."이라고 하였고, 또한 같은 책의 「五臟所主」에서는 肝病의 虛實을 변별하는 것을 "肝主風, 實則目直大叫, 呵欠, 項急, 頓悶, 虛則咬牙, 欠氣."라 하고 있다.

脾는 土에 속하고 運化하는 것을 주관하며 四肢와 肌肉을 主한다. 脾가 病들면 음식 생각이 없고 몸이 피곤하다. 만약 濕熱의 찌올라온 기운에 손상되면 몸 전체에서 熱이 나고 몸이 무겁고 자려고 하며 갈증이 나서 마시기를 좋아한다. 脾虛하여 運化가 안 되면, 濁氣가 내려가지 못해 嘔吐를 일으키고, 淸氣가 올라가지 못하여 泄瀉를 일으키며, 만일 肝邪가 乘하는 바가 되면 매번 慢脾風이나 驚風과 같은 종류의 虛風을 發하게 된다. 이러한 까닭으로 『小兒藥證直訣 · 五臟病』에서 脾의 主證을 "脾病, 困睡, 泄瀉, 不思飮食."이라 하였고, 또한 같은 책의 「五臟所主」에서는 脾病의 虛實을 변별하는 것을 "脾主困, 實則困睡, 身熱飮水, 虛則吐瀉生風."이라 하고 있다.

肺는 金에 속하고 氣를 主한다. 肺氣가 남음이 있으면 氣機가 맺히고 막혀서 기침을 하거나 답답해지며, 肺에 熱이 있는 경우는 갈증이 나서 마시려고 한다. 肺熱이 심하지 않거나 혹은 痰이 머물러 있는 경우는 물을 마시려고 하지 않는다. 肺氣가 不足하면 숨이 잘 쉬어지지 못하고, 심하면 날숨이 들숨보다 많아진다. 이러한 까닭으로 『小兒藥證直訣 · 五臟病』에서 肺의 주증을 "肺病, 悶亂哽氣, 長出氣, 氣短喘息."이라 하였고, 또한 같은 책의 「五臟所主」에서는 肺病의 虛實을 변별하는 것을 "肺主喘, 實則悶亂, 有飮水者, 有不飮水者, 虛則哽氣, 長出氣."라 하고 있다.

腎은 水에 속하고, 藏精을 主하며, 人體의 眞陰과 眞陽이 있는 곳이다. 腎虛하면 精이 눈으로 올라가지 못하여 눈에 광채가 없고 빛을 두려워하며, 精이 骨의 안으로 스며들어가지 못하여 뼈마디가 무거워진다. 이러한 까닭으로 『小兒藥證直訣 · 五臟病』에서 腎病의 主證을 "腎病, 無精光, 畏明, 體骨重."이라 하고 있다. 小兒는 陽氣가 아직 盛하지 않고 陰도 또한 충분하지 못하므로 腎病의 實證은 매우 적다. 錢乙은 단지 "瘡疹"이 검게 함몰된 것이 腎實에 속한다고 인식하였다. 왜냐하면 "瘡疹"이 검게 함몰된 이유는 실제로는 腎陰이 마른 데서 연유하며, 腎陰이 마른 이유는 실제로는 火熱의 邪氣가 치성하였기 때문이다. 이러한 까닭으로 같은 책의 「五臟所主」에서 腎病의 虛實을 변별하는 것을 "腎主虛, 無實也, 惟瘡疹, 腎實則變黑陷."이라 하고 있다.

錢乙의 五臟辨證理論이 비록 『內經』 『難經』 『金匱要略』 등의 책에서 연원하지만, 그가 선별한 五臟의 主證을 보면 또한 다른 점이 있는데, 이것이 바로 그가 小兒의 특징을 결합시켜 앞사람의 이론을 발전시킨 부분이다. 錢乙의 小兒科는 五臟으로 벼리를 삼고 있기에 임상에서도 五臟分證으로부터 착안하고 있다. 예를 들어 『小兒藥證直訣 · 面上證』에서 "左腮爲肝, 右腮爲肺, 額上爲心, 鼻爲脾, 頦爲腎, 赤者熱也, 隨證治之."라고 설명한 것과 「目內證」에서 "赤者心熱, 導赤散[696]主之, 淡紅者心虛熱, 生犀散[697]主之. 青者肝熱, 瀉青丸[698]主之, 淺淡者, 補之. 黃者脾熱, 瀉黃散[699]主

696) 導赤散: 소아의 心熱을 치료한다. 生地黃 甘草(生) 木通 각 같은 양. 가루내어 3돈을 물 1잔에 竹葉과 함께 넣고 5푼이 될 때까지 달여 식후에 먹인다. 어떤 책에서는 甘草를 쓰지 않고 黃芩을 쓴다. (『小兒藥證直訣』卷下)

697) 生犀散: 눈의 색이 淡紅인 것, 心虛熱을 치료한다. 生犀(銼末) 2돈, 地骨皮 赤芍藥 柴胡根 乾葛(銼) 각 1냥, 甘草(炙) 5돈을 거칠게 가루내어, 1-2돈을 물 1잔에 넣어 7푼이 될 때까지 달여 식후에 따뜻하게 먹인다. (『小兒藥證直訣』卷下)

之. 無精光者, 腎虛, 地黃丸主之."라고 설명한 것과 같다. 이 두 구절은 모두 五臟熱을 진단하는 察色의 방법으로, 前者는 『素問 · 刺熱篇』의 이론에 근거하고, 後者는 『靈樞 · 五閱五使篇』의 "肝病者眦青……" 등의 이론을 발전시킨 것이다. 또한 錢乙이 "諸疳"을 논한 것처럼, 비록 모두 津液이 亡失되어 脾胃虛弱하여 이루어진 소치라고 밝혔으나, 또한 각각의 다른 형증에 근거하여 心, 肝, 脾, 肺, 腎, 筋, 骨 등의 7종 유형을 만들었다. 이외에도, "瘡疹"을 논한 것처럼 五臟의 각각에 한 증이 있다고 인식하였는데, 肝은 水疱이고, 肺는 膿疱이며, 心은 斑이고, 脾는 疹인데, 腎에 돌아가서 검게 변하면 치료하기가 어렵다고 하였다. 이상은 모두 錢乙이 五臟을 벼리로 삼아 운용한 辨證의 구체적인 예들이다.

여기서 반드시 설명해야 할 것은 錢乙이 五臟의 分證을 强調하였지만 아울러 五臟間을 가르는 데에 의미를 두지 않았고 반대로 五臟間의 상호영향을 매우 중시하였다는 점이다. 예를 들어 그는 『小兒藥證直訣 · 肝病勝肺』에서 肝病이 肺金이 왕성한 때인 가을에 나타나는 것은 곧 "肝이 强하여 肺를 勝하는데 肺가 怯弱하여 肝을 勝하지 못하면, 마땅히 脾肺를 補하여 肝을 다스려야 한다. 益脾라는 것은 母가 子를 實하게 하는 것이다(肝强勝肺, 肺怯不能勝肝, 當補脾肺治肝. 益脾者, 母令子實也.)"라고 설명하였다. 같은 책의 「肺病勝肝」에서는 肺病이 木이 왕성한 때인 봄에 나타나는 것은 곧 "肺가 肝을 勝한 것이니 마땅히 腎肝을 補하여 肺臟을 다스려야 한다. 肝이 怯弱하여 病이 된 것이다(肺勝肝, 當補腎肝治肺臟. 肝怯者, 受病也.)"라고 설명하였다. 錢乙이 이러한 구별을 둔 것은 또한 五臟診治의 방법과 관계가 있다. 이렇듯 그는 五臟 상호간의 전체성을 명료하게 설명하였을 뿐만 아니라 동시에 四時와 五行의 인체에 대한 영향에도 깊은 주의를 기울였으니, 단순히 병만 본 것이 아니며 또한 사람만 본 것도 아니다.

3. 化裁古方, 創制新方.

소아는 어린 陽體로서 陰氣가 아직 盛하지 않고 陽氣도 弱하므로 芳香性이 있는 뚫어주는 약을 지나치게 쓰면 陰을 소모시킬 뿐 아니라 陽도 쉽게 손상시킨다. 그러나 당시 宋代의 醫家들은 자주 芳香性이 있는 燥한 약을 습관적으로 썼다. 錢乙은 이러한 시대적 환경에 처하여 柔潤시키는 측면에서 많은 노력을 기울였다. 예를 들면, 地黃丸으로 腎虛失音과 囟開不合(숫구멍이 닫히지 않는 것)을 치료하고, 瀉白散[700]으로 肺盛하여 숨이 급하고 咳嗽가 나오는 것을 치료하며, 導赤散으로 心熱로 이를 갈거나 소변이 붉은 것을 치료하고, 阿膠散으로 숨이 거칠고 촉박한 것을 치료

---

698) 瀉青丸: 肝熱搐搦과 脈이 洪實한 것을 치료한다. 當歸 龍腦(焙秤) 川芎 山梔 子仁 川大黃(濕紙裹煨) 羌活 防風 같은 양을 가루내어, 꿀과 섞어 닭머리 크기로 丸을 만들어, 半丸 내지 1丸을 竹葉과 설탕을 같이 달인 따뜻한 물로 먹인다. (『小兒藥證直訣』卷下)

699) 瀉黃散: 瀉脾散이라고도 하며, 脾熱弄舌을 치료한다. 藿香葉 7돈, 山梔子仁 1돈, 石膏 5돈, 甘草 3냥, 防風 4냥을 잘게 썰어 꿀과 술을 섞어 炒한 다음 가루내어, 1-2돈을 물 1잔에 넣어 5푼이 될 때까지 달여 식전에 따뜻하게 먹이며, 맑은 즙을 때 없이 먹인다. (『小兒藥證直訣』卷下)

700) 瀉白散: 瀉肺散이라고도 하며, 소아가 肺盛하여 숨이 급하고 기침하는 것을 치료한다. 地骨皮, 桑白皮(炒) 각 1냥, 甘草(炙) 1돈을 가루내어 찹쌀 한 웅큼과 물 2잔에 넣어 7푼이 될 때까지 달여 식전에 먹인다. (『小兒藥證直訣』卷下)

하며, 白朮散[701]으로 嘔吐泄瀉와 精液이 고갈되고 번조하면서 갈증이 나서 물을 마시고자하는 것을 치료하는 등은 모두 柔潤한 약물의 精純함을 쓴 방법임을 보여준다. 錢乙은 또한 교묘하게 古方을 化裁시켜 사용하는 데에도 뛰어났다. 예를 들면, 異功散은 단지 四君子湯에 陳皮만을 加한 것으로 收補하여 滯하지 않게 하는 효능이 있고, 豆蔻黃連丸은 黃連丸에 단지 肉豆蔻만을 加한 것으로 醒脾消食과 淸熱調氣의 효능이 있어 소아의 傷食으로 인한 泄瀉, 腹痛, 發熱 등에 가장 적합하다. 錢乙은 또한 五臟의 寒熱虛實에 근거하여 각각의 補瀉方을 만들었다. 예를 들어, 肝實에는 瀉靑丸, 肝腎虛에는 地黃丸, 心實이 重하면 瀉心湯[702], 輕하면 導赤散, 心虛에는 安神丸[703], 脾實에는 瀉黃散, 脾虛에는 益黃散, 肺實에는 瀉白散, 肺虛에는 阿膠散 등이 그것이다. 이러한 制劑는 그가 조제한 처방들의 특징을 반영해 준다.

【평가】

宋代 名醫인 錢乙은 五臟辨證을 주장하였을 뿐만 아니라, 臟腑辨證學說에도 많은 공헌을 하였다. 또한 小兒病의 치료에 古今을 포괄하면서 스스로 많은 것을 체득하여 그 법을 간단하면서도 정미롭게 하여 "陰陽을 한 가지의 이치로 관통시키고 色과 脈을 완전히 부합시켰다(貫陰陽于一理, 合色脈于萬全.)"고 하였다. 저작인 『小兒藥證直訣』의 『四庫全書目錄提要』에서 "小兒의 經方은 예로부터 드물었는데, 錢乙로부터 비로소 별도의 專門科가 시작되었다. 그 서적 또한 小兒科의 시초가 된다. 나중 사람들이 그 실마리를 얻어 목숨을 살려낸 공이 많이 있었다(小兒經方, 千古罕見, 自乙始別爲專門. 而其書亦爲幼科之鼻祖. 後人得其緖論, 往往有回生之功.)"라고 하였는데, 이러한 평가는 매우 당연하다.

錢乙의 학술사상은 후세에 매우 큰 영향을 끼쳤다. 그 학설을 계승한 대표적인 인물로는 明代의 薛鎧, 薛己 부자가 있다. 錢乙의 五臟補瀉의 처방은 또한 南宋의 張元素가 즐겨 사용하였다. 그는 『金匱要略』의 腎氣丸을 바꾸어 六味地黃丸을 만들었는데, 薛己는 이를 腎陰不足을 치료하는 良藥으로 받들었고, 趙養葵는 이를 命門의 眞水를 補養하는 專劑로 여겼다. 李東垣의 益陰腎氣丸과 朱丹溪의 大補陰丸도 모두 이 처방을 바꾼 것이다. 이로 인하여 錢乙을 河間보다 앞서 滋陰學派를 연 효시라고 인식하는 사람도 있다. 이로부터 보건대, 錢乙의 학술사상의 영향이 미친 바는 小兒科學에 국한되는 것이 아니다. 그의 五臟辨證 및 五臟補瀉의 處方들은 여전히 各科의 임상에서 광범위하게 응용되고 있다.

---

701) 白朮散: 脾胃久虛하여 嘔吐泄瀉하는 것을 치료한다. 人蔘 2돈5푼, 白茯苓 5돈, 白朮(炒) 5돈, 藿香葉 5돈, 木香 2돈, 甘草 1돈, 葛根 5돈(갈증이 있는 경우는 1냥까지 加한다.)을 썰어 3돈을 물에 달여 먹인다. 熱이 심하고 갈증이 나면 木香을 뺀다. (『小兒藥證直訣』卷下)

702) 瀉心湯: 소아의 心氣가 실한 것을 치료한다. 黃連(去鬚) 1냥을 가루내어 5푼을 잠자리에 들 때에 따뜻한 물로 먹인다. (『小兒藥證直訣』卷下)

703) 安神丸: 얼굴빛이 황색이면서 붉은 색을 띠고 몸에서 열이 나는 것을 치료하며, 補心시킨다. 또한 心虛肝熱하여 정신이 恍惚한 것을 치료한다. 馬牙硝 5돈, 朱砂(硏) 1냥, 白茯苓 5돈, 麥門冬 5돈, 乾山藥 5돈, 龍腦(硏) 1字, 寒水石(硏) 5돈, 甘草 5돈을 가루내어 꿀과 섞어 닭머리 크기로 환을 만들어 반환을 설탕물로 때 없이 먹인다. (『小兒藥證直訣』卷下)

어떠한 뛰어난 과학자의 학술사상도 역사적 조건 및 개인적 경험의 한계를 갖지 않을 수 없다. 錢乙도 당연히 예외는 아니다. 예를 들어, 그가 설명한 "腎主虛"는 진단과 치료상에서 단지 소아의 腎陰虛의 일면만을 강조하고 腎陽虛의 병기 및 치료법은 가볍게 보았는데, 이는 그의 문제점을 드러낸 것이다. 그러나 전체적으로 錢乙의 학술적 성과는 마땅히 긍정적으로 보아야 할 것이다. 비록 조그마한 하자가 있더라도 여전히 뛰어난 小兒科醫師로 여길 만한 것이다.

【醫案選錄】

1. 驚搐

皇都 徐氏의 세살난 아들이 潮熱이 있었는데, 해가 질 때가 되면 搐을 발하고 몸에 微熱이 있으면서 눈은 약간 斜視가 되고 눈자위가 뒤집혀 드러나며, 사지가 차고 숨을 헐떡이며 大便은 微黃하였다. 錢氏와 李氏가 함께 치료를 하였다. 錢氏가 李氏에게 "어째서 搐病이 생기는가?"라고 물으니, 李氏가 "風이 있기 때문이다"라고 대답하였다. "왜 몸의 열이 微溫한가?"라고 물으니, "四肢가 일으킨 것이다"라고 대답하였다. "왜 目斜露睛하는가?"라고 물으니, "搐이 심하면 斜視가 된다"라고 대답하였다. "왜 四肢가 冷한가?"라고 물으니, "冷厥은 반드시 內熱이 있다"라고 대답하였다. "왜 기침을 하는가?"라고 물으니, "搐이 甚하기 때문이다"라고 대답하였다. "어떻게 治療할 것인가라?"라고 물으니, "嚏驚丸을 콧속에 뿜어 넣으면 반드시 搐이 그칠 것이다"라고 대답하였다. 錢氏가 또 "이미 風病이라고 말하였는데, 溫壯搐引, 目斜露睛, 內熱肢冷 및 搐甚而喘하니, 어떤 藥으로 치료할 것인가?"라고 물으니, 李氏가 "모두 이 藥으로 치료할 것이다"라고 대답하였다. 錢氏가 이에 다음과 같이 말하였다. "그렇지 않다. 搐은 肝實이므로 搐이 발생하는 것이다. 해가 질 때 몸에 微熱이 있는 것은 肺熱이 用事하기 때문이다. 肺는 身溫 또는 身熱을 主管하는 것은 肺虛 때문이다. 目微斜露睛하는 것은 肝과 肺가 서로 勝하기 때문이며, 肢冷한 것은 脾虛 때문이다. 肺가 만약에 虛가 甚하면 益黃散, 阿膠散 등을 쓴다." 脾虛證이 물러난 後에 瀉青丸, 導赤散, 凉驚丸[704] 등으로 治療하였는데, 九日이면 나았다.

皇都徐氏子, 三歲, 病潮熱, 每日西卽發搐, 身微熱而目微斜, 反露睛, 四肢冷而喘, 大便微黃. 錢與李醫同治. 錢問李曰, 病何搐也? 李曰, 有風. 何身熱微溫? 曰, 四肢所作. 何目斜露睛? 曰, 搐則目斜. 何肢冷? 曰, 冷厥必內熱. 何喘? 曰, 搐之甚也. 何以治之? 曰, 嚏驚丸鼻中灌之, 必搐止. 錢又問曰, 旣謂風病, 溫壯搐引, 目斜露睛, 內熱肢冷, 及搐甚而喘, 幷以何藥治之? 李曰, 皆此藥也. 錢曰, 不然! 搐者肝實也, 故令搐, 日西身微熱者, 肺熱用事, 肺主身溫且熱者, 爲肺虛, 所以 目微斜, 露睛者, 肝肺相勝也, 肢冷者, 脾虛也. 肺若虛甚, 用益黃散, 阿膠散. 得脾虛證退. 後以瀉青丸, 導赤散, 凉驚丸治之. 後九日平愈. (『小兒藥證直訣』 案十一)

704) 凉驚丸: 驚疳을 치료한다. 草龍膽, 防風, 青黛 각 3돈, 鉤藤 2돈, 黃連 5돈, 牛黃, 麝香, 龍腦 각 1字를 풀과 함께 섞어 좁쌀크기로 환을 만들어 3-5환씩 金銀花를 달인 물로 먹인다. (『小兒藥證直訣』卷下)

2. 吐瀉慢驚

東都 王氏의 아들이 吐瀉를 하는데, 여러 의사들이 下之시켜서 虛하여지니 慢驚風으로 변하였다. 그 증상은 잘 때 눈자위가 드러나고 손발에 瘈瘲이 생기면서 몸이 차가운 것이었다. 錢乙이 "이것은 慢驚風이다.……胃氣가 實하면 눈을 뜨고 몸이 따뜻하다"라고 하였다. 王氏가 아들이 大小便을 보지 못하는 것을 의심하여 여러 의사들에게 利시키도록 했다. 의사들이 八正散을 여러번 먹였으나 利하지 않고 몸은 다시 차가워졌다. 錢乙에게도 小便을 利하게 해달라고 하였다. 이에 錢氏가 "利小便은 마땅하지 않으니 利하게 하면 몸이 차가워진다"고 하였다. 王氏가 "이미 몸은 차갑다"고 말하고 안고 나갔다. 錢乙이 "먹을 수 없어서 胃中이 虛한데 만일 大小便을 利하게 하면 바로 죽으며, 오래되면 脾胃가 모두 虛하게 되어 몸이 차갑고 눈을 감을 것이다. 다행하게도 胎氣가 實하여 衰하지 않았다"고 하였다. 錢乙이 益黃散과 使君子丸[705]을 네번 먹이고 음식을 먹이도록 하였다. 대낮이 되자 과연 먹을 수 있었다. 이러한 까닭은 大小便을 利하게 하는데 脾胃가 虛寒하면 補脾가 마땅하며, 공격해서는 안 되기 때문이다. 나중에 또 아이가 말을 못하였는데, 여러 의사들이 失音으로 여기고 치료하였다. 錢乙이 "이미 失音은 되었으며, 눈을 뜨고 먹을 수 있으며 또한 치아와 입이 緊하지는 않다"고 하였다. 여러 의사들이 깨닫지를 못하였는데, 錢乙은 地黃丸으로 補腎시켰다. 이러한 까닭은 淸藥을 써서 利小便시키면 脾腎이 모두 虛하게 되는데, 지금 脾가 이미 實하고 腎이 虛하므로 補腎시키면 편안해지기 때문이다. 치료한지 반달이 지나 말을 하게 되었고 한달이 지나 다 나았다.

東都王氏子吐瀉, 諸醫藥下之, 至虛, 變慢驚. 其候睡露睛, 手足瘈瘲而身冷. 錢曰, 此慢驚也.……胃氣實, 則開目而身溫. 王疑其子不大小便, 令諸醫以藥利之. 醫留八正散等數服, 不利而身復冷. 令錢氏利小便. 錢曰, 不當利小便, 利之則身冷. 王曰, 已身冷矣. 因抱出. 錢曰, 不能食而胃中虛, 若利大小便卽死, 久則脾胃俱虛, 當身冷而閉目, 幸胎氣實而難衰也. 錢用益黃散, 使君子丸四服, 令微飮食. 至日午, 果能飮食. 所以然者, 謂利大小便, 脾胃虛寒, 當補脾, 不可別攻也. 後又不語, 諸醫作失音治之. 錢曰, 旣失音, 開目而能飮食, 又牙不緊口不緊也. 諸醫不能曉, 錢以地黃丸補腎. 所以然者, 用淸藥利小便, 致脾腎俱虛, 今脾已實, 腎虛, 故補腎必安. 治之半月而能言, 一月而愈也. (『小兒藥證直訣』 案四)

3. 肺熱

東都 張氏의 아홉 살된 孫子가 肺熱病을 앓았다. 다른 의사들이 犀角, 阿膠珠, 龍腦, 麝香, 生牛黃 등으로 치료했으나 한달이 되도 낫지 않았다. 증상은 기침을 하며 답답해 하고, 물을 쉬지 않고 마시며, 전혀 음식을 먹지 못하였다. 錢乙이 四君子丸과 益黃散을 썼다. 張氏가 "본래 熱이

705) 使君子丸: 臟腑虛滑 및 疳瘦下利, 腹脇脹滿, 不思乳食 등을 치료하며, 상복하면 安蟲補胃, 消疳肥肌 등의 효능이 있다. 厚朴, 甘草(炙), 訶子肉(半生半煨), 靑黛 각 반냥, 陳皮(去白) 1푼, 使君子(去殼, 속껍질은 익혀서는 안 되며, 속껍질이 없으면 쓰지 않는다.) 1냥을 가루내어 꿀과 섞어 작은 닭 머리만하게 환을 만들어 1환씩 미음과 함께 먹인다. 백일이 지나고 한살이 안 된 아이는 반환을 유즙과 함께 먹인다. (『小兒藥證直訣』卷下)

있는데 왜 또 溫藥을 씁니까? 다른 의사들은 凉藥을 써서 공격했지만 한달이 되어도 오히려 효과가 없습니다"라고 말하였다. 이에 錢乙이 "凉藥을 오래쓰면 寒해져 먹지 못한다. 小兒가 虛해져 먹지 못하니 마땅히 補脾하여야 하니, 飮食을 전과 같이 먹게 되는 것을 기다려 肺經을 瀉하면 病은 반드시 나을 것이다"라고 하였다. 補脾藥을 이틀 먹이니 아이가 음식을 먹으려 하였고, 錢乙이 瀉白散으로 肺를 瀉하니 드디어 나았다. 張氏가 "어찌하여 虛해지지 않습니까?"라고 하자, 錢乙은 "먼저 脾를 實하게 한 후에 肺를 瀉하였으므로 虛해지지 않는다"고 하였다.

東都張氏孫九歲, 肺熱病. 他醫以犀, 珠, 龍, 麝, 生牛黃治之, 一月不愈. 其證咳喘悶亂, 飮水不止, 全不能食. 錢氏用使君子丸, 益黃散. 張曰, 本有熱, 何以又用溫藥? 他醫用凉藥攻之, 一月尙無效. 錢曰, 凉藥久則寒不能食, 小兒虛不能食, 當補脾, 候飮食如故, 卽瀉肺經, 病必愈矣. 服補脾藥二日, 其子欲飮食, 錢以瀉白散瀉其肺, 遂愈. 張曰, 何以不虛? 錢曰, 先實其脾, 然後瀉肺, 故不虛也. (『小兒藥證直訣』 案七)

【복습자료】

1. 小兒의 생리적 특징: 小兒는 純陽의 體로서, 小兒는 五臟六腑가 생겼지만 완전하지 않고, 완전하여도 굳세지 않다. 병리적 특징은 小兒의 臟腑는 여려서 外邪를 받은 후에 쉽게 虛해지고 쉽게 實해지며, 쉽게 차가워지고, 쉽게 뜨거워진다.

2. 五臟辨證은 본 절의 중요점이다. 錢乙은 『內經』의 五臟五行의 理論에 근거하여 五臟을 벼리로 삼는 小兒辨證方法을 총괄하였다.

1) 五臟所主

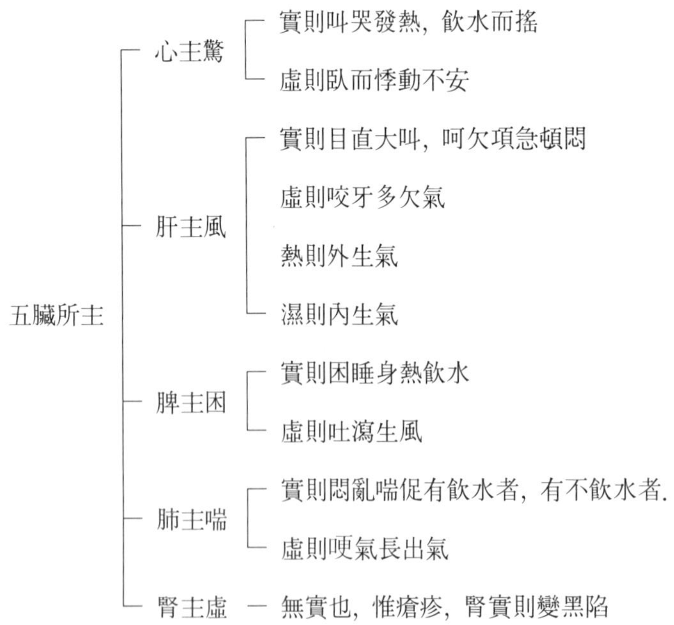

2) 五臟病

- 五臟病
  - 肝病: 哭叫目直, 呵欠頓悶項急
  - 心病: 多叫哭驚悸, 手足動搖, 發熱飮水
  - 脾病: 困睡泄瀉, 不思飮食
  - 肺病: 悶亂哽氣長出氣, 氣短喘息
  - 腎病: 無精光畏明, 體骨重

3) 五臟病辨治

- 五臟辨治
  - 肝
    - 肝外感生風: 呵欠頓悶, 口中氣熱, 當發散, 大青膏主之. 若能食, 飮水不止, 當大黃丸微下之. 餘不可下
    - 肝熱: 手尋衣領及亂捻物, 瀉青丸主之. 壯熱飮水喘悶, 瀉白散主之
  - 肺
    - 肺熱: 手掐眉目鼻面, 甘桔湯主之
    - 肺盛復有風冷: 胸滿短氣, 氣急喘嗽上氣, 當先散肺, 後發散風冷. 散肺瀉白散, 大青膏主之. 肺不傷寒則不胸滿
    - 肺虛熱: 唇深紅色, 治之散肺. 虛熱, 少服瀉白散
    - 肺臟怯: 唇白色當補肺, 阿膠散主之. 若民亂氣鹿, 喘促哽氣者, 難治, 肺虛損故也
  - 脾
    - 脾肺病久, 則虛而唇白, 脾者肺之母也, 母子皆虛, 不能相營, 故名曰怯肺, 主唇白, 白而澤者吉, 白如枯骨者死
  - 心
    - 心熱: 視其唾, 口中氣溫, 或合面睡, 及竄咬牙, 皆心熱也, 導赤散主之
    - 心實: 心氣實則氣上下行澁, 合臥則氣不得通, 故喜仰臥, 則氣得上下通也, 瀉心湯主之
  - 腎
    - 腎虛, 兒本虛怯, 由胎氣不成, 則神不足, 目中白睛多, 其顱卽解, 面色皎白, 此皆難養, 縱長不過八八之數. 若恣色慾多, 不及四旬而亡. 或有因病而致腎虛者, 非也. 又腎氣不足, 則下竄, 蓋骨重惟欲墜于下而縮身也. 腎水陰也, 腎虛則畏明, 皆宜補腎地黃丸主之

3. 錢乙의 處方配伍의 특징

1) 약을 쓸 때 柔潤함을 구하려고 힘씀: 예를 들어 그가 만든 地黃丸 같은 경우는 金匱腎氣丸을 기초로 변화시켜 만든 것이다. 肉桂와 附子의 溫燥함을 제거하고 六味地黃丸의 滋潤함은 보존하면서 溫陽之劑를 養陰之方으로 바꾸었다.

2) 어리석게 補하거나 攻下하는 것을 경계함: 예를 들어 阿膠散 같은 경우는 阿膠로 養陰補肺하고, 粳米와 甘草는 培土生金하며, 馬兜鈴은 淸熱化痰하고 牛蒡子는 利肺滑痰한다. 補하는 가운데 瀉가 있으니 補에 의탁하여 瀉하는 것이다.

3) 氣機의 升降을 중시함: 예를 들어 白朮散 같은 경우, 四君子의 健脾에다가 葛根의 升擧淸陽

과 藿香, 木香의 悅脾를 加하여 脾胃의 氣機를 떨쳐 분발하게 하였다.

4) 古方을 變化시킴: 藥味의 加減, 化裁를 채용하고, 劑型과 服用法을 變更하며, 藥物의 修治法을 變化시켰다. (예를 들면, 麻黃湯에서 麻黃을 먼저 끓여 거품을 제거하였고 桂枝를 肉桂로 바꾸었다.)

4. 수록된 醫案의 분석

1) 驚搐案

본 醫案은 虛實이 함께 나타나는 抽搐病이다. 潮熱抽搐이 비록 實證에 속하지만 熱이 甚하지 않으며, 또한 目微斜反露睛, 四肢冷而喘, 大便微黃 등은 脾肺兩虛의 象임이 분명하다. 그러므로 錢乙이 肝木이 有餘하여 乘脾侮肺한 證이라고 단정하여, 益黃散, 阿膠散 등을 사용하여 먼저 脾肺의 虛를 補하고, 다시 瀉青丸·導赤散·凉驚丸 등을 사용하여 本火의 實을 瀉함으로써 淸熱平肝, 熄風定驚의 效果를 거두었다.

2) 吐瀉慢驚案

본 醫案의 병은 上吐下瀉를 일으키니 脾胃가 먼저 虛한 것을 알 수 있으나, 여러 의사들이 잘못 살펴 利下藥을 과용하여 虛한 것을 거듭 虛하게 하니, 肝木이 虛한 것을 틈타 脾胃에 침입하여 慢脾風을 이룬 것이다. 증상은 瘈瘲이 생기면서 몸이 차가우며, 잘 때 눈자위가 드러나는 것인데, 內外가 虛寒한 것이지 熱이 심하여 風을 生한 것이 아님을 알 수 있다. 內外가 虛寒한 慢驚風은 치료에 마땅히 溫振中陽시켜야 하니, 胃氣가 實하여지면 身冷驚搐이 이에 멎게 된다. 大小便不利는 바로 脾胃氣虛하여 아직 기능을 회복하지 못한 것으로, 張仲景이 말한 "小便不利者, 亡津液故也", "不大便以爲津液內竭"과 같은 뜻이다. 어찌 의사가 八正散으로 利水시켜 小便不利하고 몸이 다시 차가워지게 할 수 있겠는가! 錢乙은 益黃散과 使君子丸을 써서 음식을 먹게 하였는데, 이는 "虛則補之"의 對症療法이다. 또 아이가 말을 못하는 것은 下虛하여 液을 잃어 위로 밀려든 所致가 분명한데, 이것이 여러 의사들이 失音으로 여기고 치료하여 낫지 못하게 한 이유이다. 錢乙은 이를 地黃丸으로 補腎시켜서 낫게 하였다.

3) 肺熱案

이 증은 咳喘悶亂, 飮水不止하여 肺家에 蘊熱이 있는 것이 분명하다. 肺熱을 없애지 않으면 咳喘悶亂이 어떻게 물러나겠는가. 만약 瀉肺淸熱하는 藥을 일찍 投與하면 본래는 熱이 退하고 平喘하게 되나, 어찌 먼저 犀角, 阿膠珠, 龍雷, 麝香 등의 重墜耗眞하는 藥을 써서 무고하게 誅伐할 수 있겠는가. 약을 먹은 지 한달이 지나도 효과가 없을 뿐 아니라 도리어 전혀 먹지도 못하게 되는데, 바로 이것이 약이 증에 맞지 않아 도리어 脾氣를 傷하게 하여 그러한 것이다. 脾氣가 한번 虛하면 輸布의 기능을 잃어서 肺가 營養하는 바가 없게 된다. 肺津이 不足하면 鬱熱이 더해져 물을 빌려 自救하려 하므로 飮水가 그치지 않게 된다. 여기에서 이러한 때에 이 證은 脾胃氣虛가 이미 病機의 주요 關鍵이 되는 것을 알 수 있다. 이러한 까닭으로 錢乙은 먼저 四君子丸과 益黃散을 사용하여 補脾하였고, 脾氣가 다시 회복되어 飮食을 먹는 것을 기다려 다시 瀉白散으로 肺家의 蘊熱을 瀉하니 마침내 낫게 된 것이다.

【학습과제】

1. 錢乙이 인식한 小兒의 體質은 成人과 어떠한 점이 다른가? 당신은 이에 대하여 어떻게 생각하는가?
2. 錢乙의 五臟辨證에 대한 설명을 서술하라. 당신은 어떠한 평가를 내리겠는가?
3. 錢乙의 制方用藥에는 어떠한 특징이 있는가?
4. 錢乙은 小兒科學에 어떠한 공헌을 하였는가?

3 陳自明

【학습목표】

1. 陳自明의 婦人科 및 外科 방면의 學術思想을 이해한다.
2. 陳自明의 생애와 저작을 살펴본다.

【생애와 저작】

陳自明은 자는 良甫이며 宋나라 臨川(지금의 江西省 臨川縣) 사람이다. 대략 1190에서 1270년 사이에 생존하였다. 그의 집안은 3대째 의학을 연구하였다. 그는 일찍이 醫學敎授를 지냈는데, 의학적 성취는 그의 조부나 아버지보다 많았다. 특히 그는 婦人科와 外科 분야의 연구에 뛰어났다. 그는 醫師가 方藥을 운용할때는 반드시 이론적인 근거하에 처방을 해야 한다고 하였고, 의학을 연구할 때는 한 개의 처방, 한 개의 약에 국한될 수 없다고 하였다. 그가 가장 중요하게 여긴 것은 깊이 구하고 두루 살펴서 理法方藥의 전체 체계를 완전히 파악하는 것이었다. 그는 또한 이러한 이론적인 기교를 높여 운용해야 한다고 주장하였고, 만약 어느 한 개의 처방, 한 개의 약에 국한된다면 언제든지 곤란한 경우를 당할 수 있다고 하였다. 예로 한 처방이 효과를 보지 못하여 다른 처방을 써야 하거나 혹은 마땅한 약물이 제대로 갖추어져 있지 않아서 다른 약으로 대처해야할 경우에 기본이론과 임상기술의 수련이 부족한 의사는 바로 속수무책이 될 것이다. 그래서 그는 "세상에 치료하기 어려운 병은 없지만, 잘 치료하지 못하는 의사는 있다. 약은 대용하지 못하는 것은 없으나 잘 대용하지 못하는 사람들은 있다(世無難治之病, 有不善治之醫. 藥無難代之品, 有不善代之人)"[706]라고 말하였다. 그는 醫師와 疾病과 方藥의 세 가지의 상호관계를 중시하는데, 특히 醫師가 학술적으로 충분한 소양을 쌓아야 한다는 것을 강조하였다. 이것은 매우 중요한 의미를 띤다. 그래서 그는 先代로부터 물려받은 경험에 만족하지 않고 東南方 各地를 돌아다니면서 方書를 구하는데 진력하여 古今의 여러 醫師들의 장점을 두루 聚合하여 자기의 지식을 풍부하게 하였다. 陳自明의 학술사상은 『內經』에서 비롯되었는데, 그는 『內經』에 나와 있는 臟腑와 經絡學

706) 『婦人大全良方 · 目次』.

說 등을 기초로 하고 있다. 그 다음으로는 巢元方의 『諸病源候論』의 영향을 비교적 많이 받았다. 예로 月經不調, 帶下, 妊娠惡阻, 妊娠心痛 등의 질병의 病機理論은 이 책에서 대부분 비롯되었다.

陳自明의 著書로는 『婦人大全良方』과 『外科精要』가 있다. 『婦人大全良方』은 1237년에 완성되었는데, 총 24권이며 260여개의 논술이 있다. 이것은 한의학 최초의 産婦人科專門醫書로 후대에 많은 영향을 미쳤다. 明代의 薛己는 여기에 校注를 달고 또 자신의 醫案을 붙였다. 『外科精要』는 1263년에 완성된 것으로, 주로 癰疽의 證狀과 治療를 다루고 있다. 후에 朱丹溪가 『發揮』를 만들었고 熊宗立은 『補遺』를 붙였으며 薛己는 『校注』를 달았으니, 이 책의 영향력을 가히 짐작할 수 있다. 일찍이 『管見大全良方』이 『醫藏目錄』 10권에 있지만 보이지 않는다.

【학술내용】

1. 婦人科 분야의 뛰어난 성과

婦人科에 대한 내용은 陳自明 이전에 비록 仲景의 『金匱要略』의 婦人篇, 孫思邈의 『千金方』의 婦人方, 昝殷의 『産寶』, 李師聖, 郭稽中의 『婦人産育寶慶集』, 陸子正의 『胎産經驗方』 등이 있었지만, 내용은 모두 비교적 간략하고 산만하여 계통이 없었다. 陳自明은 이에 부족함을 느끼고 歷代의 관련 醫書 30여종을 수집하고 여기에 자신의 집안 대대로 내려오는 경험을 종합, 정리하여 『婦人大全良方』을 저술하였다. 그는 婦人科와 産科를 합하여 하나의 체계로 만들고, 이를 다시 調經, 衆疾, 求嗣, 胎敎, 候胎, 妊娠, 産難, 産後 등 8개의 분야로 나누고 각 분야마다 論述과 處方을 실었다. 그는 婦人科와 産科를 체계적으로 계통을 세웠을 뿐 아니라, 婦人科 각 분야의 중요한 점까지도 부각시켰다. 그리하여 송대 이전의 婦人科를 정리해주고 이를 더욱 발전시켰다.

1) 婦人科 證治의 綱領을 세움

陳自明은 婦人科에 나타나는 각종 질병의 강령을 제시하여 立法證治의 근거를 세우도록 하는 것을 위주로 정리하였다. 예로 月經不調症을 논할 때 肝脾가 損傷된 것이 주된 病機라고 한 것 등이다. 그는 "부인이 月經이 나오지 않는 것은 혹 취하거나 배부른 상태에서 성교를 하였거나 혹은 일을 심하게 하였거나 혹은 吐血失血을 하여서 肝脾가 손상되었기 때문이다. 단지 그 원류를 자양해주기만 하면 그 月經은 저절로 通한다(婦人月水不通, 或因醉飽入房, 或因勞役過度, 或因吐血失血, 傷損肝脾, 但滋其化源, 其經自通)"[707]라고 하였다. 肝脾는 月經의 근원인데, 脾는 氣血이 生化하는 근본이고 肝은 血을 갈무리하는 臟이다. 만약 肝脾가 손상되면 脾가 氣血을 生化할 수 없고 肝은 血을 갈무리할 수 없게 되어, 月經의 근원이 끊어지므로 月經은 자연히 通하지 않게 되는 것이다. 臨床에서 月經不通의 증상이, 종종 脾虛하여 血을 生하지 못하여 생기는 경우가 있고, 脾가 울결되어서 소통되지 못하여 생기는 경우가 있다. 그리고, 火가 쌓여 肝을 傷해 血이 폐색되어 생기는 경우가 있고, 腎水가 肝木을 기르지 못해서 血이 적어져서 생기는 경우가 있다. 陳自明은

707) 『婦人大全良方 · 月經不通方論』.

病因과 病理를 기술할 때 자세한 내용을 기술하지는 않고 있지만 肝脾를 綱領으로 삼아 이러한 병의 요점을 확실히 정리하고 있다. 綱領이 이미 섰으므로 治法은 그에 따라 정해진다. 예로 脾가 虛하여 月經이 通하지 못하는 경우에는 補하여 通하게 해주고, 脾가 鬱하여 通하지 못하는 경우에는 풀어서 通하게 해주고, 火가 쌓여 肝이 傷하여 血이 막힌 경우는 마땅히 行氣活血시켜 주고, 腎水가 肝木을 자양하지 못한 경우에는 滋腎養肝하여 준다. 이것은 모두 "滋其化源"의 범주에 속하는 것들이다.

2) 婦人科에서 衝脈과 任脈의 중요성을 강조

陳自明은 "衝任의 脈은 모두 胞中에서 일어나 經絡의 바다가 되며 手太陽小腸經 手少陰心經과 더불어 表裏가 된다. 위로는 乳汁이 되고 아래로는 月經이 된다(衝任之脈, 皆起于胞中, 爲經絡之海, 與手太陽小腸, 手少陰心經, 爲表裏, 上爲乳汁, 下爲月水.)"[708]고 하였다. 또한 "腎氣가 온전하면 衝任이 흘러 소통되니 經血이 찬 후에는 때에 맞추어 나오게 된다. 그렇지 않으면 통하지 않게 된다(腎氣全盛, 衝任流通, 經血既盈, 應時而下, 否則不通也.)"[709]고 하였다. 병리적으로는 "婦人의 月經이 통하지 않는 것은 衝任의 脈이 傷한 까닭이다(婦人月水不利者, 傷于衝任之脈故也.)"[710]라고 하였다. 또한 "婦人의 衝任 두 개의 脈은 經脈의 바다가 되어 밖으로는 經絡을 돌고 안으로는 臟腑를 영양한다. 만약 陰陽이 和平하다면 經血이 때에 맞추어 나오지만, 만약 勞傷이 심하여 잡아주지 못하면 갑자기 나오고 심하면 혼절하게 된다(婦人衝任二脈, 爲經脈之海, 外循經絡, 內營臟腑. 若陰陽和平, 經下依時, 若勞傷不能約制, 則忽然暴下, 甚則昏悶.)"[711]고 하였다. 이에 대해 陳自明은 "婦人病에는 36가지의 종류가 있는데 모두 衝任의 勞損으로 인해 생긴다(婦人病有三十六種, 皆由衝任勞損而致)"[712]라고 하였다. 衝脈은 모든 經脈氣血의 總綱領이 되므로 12經絡의 氣血을 조절할 수 있고, 任脈은 姙娠과 養胎를 관장한다. 衝任脈의 氣血이 不足하면 바로 月經不調의 증상이나 經閉 또는 不姙등의 증상이 나타난다.

3) 婦人科에서 약을 쓰는 원칙의 정리

陳自明은 婦人科疾病에 대하여 많은 治療原則과 用藥規律을 제시하였다. 예로 氣血과 婦人과의 관계에서 그는 "氣血이라는 것은 사람의 神이다. 그런데, 婦人은 血을 기본으로 삼는다(氣血者, 人之神也. 然婦人以血爲基本.)"[713]라고 하였으므로 치료에 있어서도 "男子는 氣를 고르게 하고, 女子는 血을 고르게 한다(男子調其氣 女子調其血)"[714]고 하였다. 傷寒의 證狀에는 일반적으로 남녀를 구분하지 않고 모두 증상에 근거하여 汗吐下의 법을 사용하였지만 "姙娠했을 때 약을 쓰는 경우에

---

708) 『婦人大全良方 · 月水不調方論』.
709) 『婦人大全良方 · 室女月水不通方論』.
710) 『婦人大全良方 · 月水不利方論』.
711) 『婦人大全良方 · 暴崩下血不止方論』.
712) 『婦人大全良方 · 産寶方論』.
713) 『婦人大全良方 · 室女月水不通方論』.
714) 上同.

는 淸凉시켜야 하는데, 桂枝, 半夏, 桃仁, 朴硝 등의 약물을 함부로 사용하지 말아야 한다. 약을 쓸 때에는 病이 조금 물러나면 바로 사용을 멈추어 남은 약을 다 써서는 안 되니 이것이 가장 큰 법도이다(姙娠用藥, 宜淸凉, 不可輕用桂枝, 半夏, 桃仁, 朴硝 等類. 凡用藥, 病稍退則止, 不可盡劑, 此爲大法.)"[715]라고 하였다. 또 만약에 "姙娠胎動이 飮食起居, 衝任風寒, 打撲傷, 怒傷肝火, 脾氣虛弱 등으로 인해서 생긴 경우에는 마땅히 그 원인을 따져 치료해야 한다. 만약 産母의 病으로 인하여 胎動이 생긴 경우라면 단지 産母만을 치료하면 되고, 胎動으로 인하여 産母가 병이 든 경우라면 오직 그 胎를 안정시키기만 하면 된다(姙娠胎動 或飮食起居 或衝任風寒 或跌撲由觸 或怒傷肝火 或脾氣虛弱 當各推其因而治之 若因母病而胎動 但治其母 若因胎動而母病 唯當安其胎)"[716]라고 하였다. 또 「姙娠禁忌歌訣」 중에 牛膝, 三棱, 乾漆, 大戟, 巴豆, 芒硝, 牽牛子, 芫花, 桃仁, 藜蘆 등의 약물을 제시하였는데, 모두 胎兒에게 해로운 영향을 미쳐 流産 혹은 早産을 일으킬 가능성이 있는 약물들이다. 이러한 논술은 모두 매우 정확하여 後學들에게 분명한 방향을 제시하여 준 것이다.

2. 外科學에서의 성취

한의학의 外科文獻 중에서 현존하는 가장 빠른 專門醫書는 劉涓子의 『鬼遺方』이다. 이 책은 『靈樞 · 癰疽篇』의 外科理論을 발전시켜 外科의 理法方藥을 갖춘 최초의 저술이다. 이후에 宋代의 李嗣立(李迅: 12세기)의 『集驗背疽方』, 著者未詳의 『衛濟寶書』, 伍起予의 『外科新書』 등이 있다. 이 책들은 비록 外科의 특정 질병에 대해서는 진보된 점이 있지만, 外科疾患中 일부분에 대한 證治方藥을 정리한 것일 뿐이어었다. 이에 따라 外科는 아직 완전한 이론체계와 전문분과를 형성하지는 못하였다. 陳自明이 활동했던 당시는 外科의 발전이 비교적 더디었다. 陳自明은 이것을 龜鑑으로 삼아 몸소 실천하고 노력하여 외과분야의 저서를 연구하고 여러 이론을 수집한 다음 스스로 강령을 세워 『外科精要』를 만들었는데, 이 책은 癰疽의 病因과 病機, 診斷, 治療의 각 방면의 내용들을 완전히 간추린 것이다.

1) 癰疽의 病因病機에 대한 이론

陳自明은 癰疽가 "營衛가 막혀 생긴 것일 뿐 아니라(非獨因營衛壅塞而發)"[717], "五臟六腑의 쌓인 毒이 흘러나가지 못해서 생긴 것(五臟六腑蓄毒不流)"[718]이며, "腎氣가 虛한 것(腎氣虛)"과 "마르고 약하여 氣가 울체된 것(瘦弱氣滯)", "膏粱厚味를 많이 먹고 房勞가 심한 것(膏粱房勞)"[719] 및 情志[720]와 관련이 있다고 보았다. 아울러 癰疽의 원인을 정리하여 "첫째는 天行이며, 둘째는 瘦弱氣滯이고, 세 번째는 怒氣이고, 네 번째는 腎氣虛이고, 다섯 번째는 찬 술을 마시는 것과 구운 음식

---

715) 『婦人大全良方 · 婦人傷寒傷風方論』.
716) 『婦人大全良方 · 胎動不安方論』.
717) 『婦人大全良方 · 準　論癰疽瘡腫第二十一 』.
718) 上同.
719) 『外科精要 · 論癰疽之源第二十 』.
720) 『外科精要 · 馬益卿先生癰疽論第十二 』.

을 먹는 것과 丹藥을 먹는 것(一天行, 二瘦弱氣滯, 三怒氣, 四腎氣虛, 五飮冷酒, 食炙煿, 服丹藥)"[721]이라고 하여 癰疽瘡瘍은 天時, 飮食, 情緖, 體質과 臟腑氣血의 성쇠와 밀접한 관계가 있다고 하였다.

陳自明은 또한 癰疽를 局部의 疾病으로 보지 않고 "陰陽이 不調하면 臟腑가 不和하고, 五臟이 不和하면 九竅가 통하지 않고, 六氣가 불화하면 흘러서 뭉쳐져 癰이 되니 모두 經絡이 저체되어 氣血이 제대로 흐르지 않아 風毒이 이를 틈타 생긴 것이다(陰陽不調, 臟腑不和, 五臟不和, 則九竅不通. 六氣不和, 則流結爲癰, 皆經絡澁滯, 氣血不流暢, 風毒乘之, 以致然也.)"[722]라고 하였다. 동시에 만약 癰疽가 중요한 곳에 생겼을 때 미리 치료하지 않으면 臟腑로 들어가 생명이 위태롭게 된다고 하였으니, "五臟六腑의 兪穴은 모두 등에 있다. 무릇 瘡瘍을 앓으면 쉽게 臟膜을 손상시켜 치료할 수 없게 된다(五臟六腑兪穴皆在背. 凡患瘡症, 易傷臟膜, 多致不救.)"[723]고 한 것과 같은 것이다.

2) 癰疽의 辨證에 대한 分析

陳自明은 癰疽의 內外, 陰陽, 善惡, 生死, 豫候를 매우 자세하게 분석, 설명하였다.

內外의 변별: "무릇 癰疽가 그 脈이 浮數洪緊하면서 붓고 통증이 있고 身熱煩渴하며 음식은 전과 같은 것은 六脈이 不和하여 毒이 밖에서 나와 癰이 된 것이다(凡癰疽其脈浮數洪緊, 腫焮作痛, 身熱煩渴, 飮食如常, 此六脈不和, 毒發于外而爲癰.)"[724], "그 脈이 沈細伏緊하면서 처음에 생겨날 때 매우 미미하여 혹 瘡頭가 없으면서 몸에서 熱은 나지 않고 內燥가 있으며 몸이 무겁고 煩疼하고 기분이 불쾌하고 胸膈이 막혀 답답하고 입맛이 없는 것은 五臟이 不和하여 毒이 안에 쌓여 疽가 된 것이다(其脈沈細伏緊, 初發甚微, 或無瘡頭, 身不熱而內燥, 體重煩疼, 情緖不樂, 胸膈痞悶, 飮食無味, 此五臟不和, 毒蓄于內而爲疽.)"[725]라고 하였다.

陰陽의 변별: "아래에서 생기는 것은 陰中의 毒이며, 위에서 생기는 것은 陽中의 毒이다(發于下者 陰中之毒 發于上者 陽中之毒)"[726]라 하였고, "陽分에서 陰氣가 막히면 癰이 생기고, 陰分에서 陽氣가 막히면 疽가 생긴다. 맥이 浮洪滑數하면 陽이며, 沈緩遲澁한 것은 陰이다(陰滯于陽則發癰, 陽滯于陰則發疽. 脈浮洪滑數爲陽, 沈緩遲澁爲陰.)"[727]라 하였다. 그리고 "만약에 脈이 빠르지도 않고 熱證도 없으면서 疼痛이 있는 것은 陰에서 생긴 것인데 惡症이다(若脈不數不熱而疼者, 發于陰也, 尤爲惡症.)"[728]라고 하였다.

臟腑의 변별: "喉舌에 생기는 것은 心의 毒이고, 皮毛에 생기는 것은 肺의 毒이고, 肌肉에 생기는 것은 脾의 毒이고, 骨髓에 생기는 것은 腎의 毒이다(發于喉舌者, 心之毒. 發于皮毛者, 肺之毒. 發于肌肉者, 脾之毒. 發于骨髓者, 腎之毒.)"[729]라고 하였고, 또 "밖에서 생기는 것은 六腑의 毒이고,

---

721) 『外科精要·論背疽其源有五第二十二 』.
722) 『外科精要·馬益卿先生癰疽論第十二 』.
723) 『外科精要·癰疽分表裏證論第二十三 』.
724) 『外科精要·變癰疽陰陽淺深緩急治法第二十五 』.
725) 上同.
726) 『婦人大全良方·準 論癰疽瘡腫第二十一 』.
727) 『外科精要·癰疽序論第十三』.
728) 『外科精要·癰疽脈證第十七 』.

안에 생기는 것은 五臟의 독이다(發于外者, 六脈之毒. 發于內者, 五臟之毒.)"[730]라고 하였다.

善惡의 변별: 陳自明은 癰疽의 豫候에는 다섯가지 좋은 경우[五善]와 일곱가지 나쁜 경우[七惡], 열가지 나쁜 경우[十惡]가 있다고 하였다. 五善은 飮食如常; 實熱而大小便澁; 內外病相應; 肌肉好惡分明; 用藥如所料[731]이며, 七惡은 渴發而喘, 眼角向鼻, 大小便反滑; 氣綿綿而脈濡, 與病相反; 目不了了, 睛明內陷; 未潰肉黑而陷; 已潰青黑, 腐筋骨黑; 發痰; 嘔吐 등이고,[732] 十惡은 白睛黑小; 不能下食, 納藥而嘔 食不知味; 傷痛渴甚; 體項不便, 四肢沈重; 聲嘶色脫, 唇鼻青黑, 面目浮腫; 煩躁時嗽, 腹痛渴甚, 瀉利無度, 小便與淋; 膿血大泄, 腫痛尤甚, 膿色敗臭; 喘粗氣短, 恍惚耆臥; 未潰黑陷, 面青脣黑, 便汚; 氣噎痞塞, 咳嗽身冷, 自汗無時, 目瞪耳聾, 恍惚驚悸, 語言顚倒 등이다.[733]

生死의 변별: 陳自明은 肝兪 위에 생겨서 안으로 터져 들어간 것은 死證이며, 癰疽가 아직 터지지 않았는데 안으로 꺼져 들어가고 얼굴이 푸르고 입술이 검게 변하며 大小便에서 악취가 나는 것은 藏氣가 무너지고 瘀血이 있는 경우라서 죽는다고 하였다.[734] 그리고 그는 "疽가 처음 생길 때 麻豆만한 한 알갱이가 생겨나 熱이 나고 腫氣가 부어오르며 熱痛이 있으면서 色이 붉은 것은 外發이니 병세가 비록 강하더라도 치료를 잘하면 살 수 있다(疽初發一粒與麻豆, 發熱腫高, 熱痛色赤, 此爲外發, 勢雖熾盛, 治得其法, 可保其生.)"[735]고 하였다.

豫候의 변별: 喉頭가 潰爛된 경우, 陰腫이 배로 퍼진 경우, 陰腫이 陰囊에 생긴 경우, 턱 뒤 1촌3분되는 부위에 생긴 경우(일명 銳毒) 등은 치료할 수 없다고 하였고,[736] 五善 중에 세가지가 보이면 낫지만 七惡 중에 4가지가 보이면 위태롭다고 하였다.[737] 또 六腑에 병이 든 것은 쉽게 치료하고 五臟에 병이 든 것은 치료하기 어렵다고 하였으며,[738] 六腑의 기운이 肌表에 떠 있어서 癰腫이 높이 부어오른 것은 치료하기 쉽고,[739] 五臟의 陰血이 속에서 沈寒하여 疽腫이 안으로 꺼지는 경우는 치료하기 어렵다고 하였다.[740]

이상과 같이 발병의 원인과 기전, 부위, 병독의 깊이, 癰疽의 形態, 症狀, 脈象 등을 고려하여 癰疽의 內外, 陰陽, 臟腑, 善惡, 生死, 豫候 등을 변별한 것은 임상적인 가치가 있어서 후대 의학자들에게 많은 영향을 미쳤다.

3. 全一的 관점에서 치료

陳自明이 外科分野에서 이룬 또 하나의 공적은 全一的 관점에서 치료하는 것을 중시했다는

729)『婦人大全良方·準 論癰疽瘡腫第二十一』.
730) 上同.
731)『外科精要·論善悉形證第二十六』.
732) 上同.
733)『外科精要·形證逆順務在先明第二十八』.
734)『外科精要·論生死形證第二十七』.
735)『外科精要·察疽發有內外之別第二十四』.
736)『外科精要·論生死形證第二十七』.
737)『外科精要·變癰疽陰陽淺深緩急治法第二十五』.
738)『婦人大全良方·準 論癰疽瘡腫第二十一』.
739)『外科精要·論癰疽之源第二十』.
740)『外科精要·論癰疽之源第二十』.

점이다. 그는 癰疽가 비록 體表의 局部的 疾患일지라도 內部臟器와 무관하지 않다는 것을 임상적으로 이해하였다. 그래서 그는 종종 內部臟器의 변화가 局部로 反映된 것이라는 見解를 밝히곤 하였다. 따라서 그는 치료에 임해서도 外科的으로 鍼灸를 사용하여 "以泄毒氣"하는 것을 중시하기는 했지만, 內服藥으로 "把定臟腑"하는 것도 또한 소홀히하지 않았다. 그래서 그는 『治癰疽用藥大綱』에서 "처음 癰疽를 앓았을 때 內托散을 복용하면 후에 口舌에 瘡이 생기는 것을 방지할 수 있다(初患癰疽, 便服內托散, 以免後來口舌生瘡.)"고 하였고 "癰疽가 터진 후에는 마땅히 排膿內補散을 복용해야 한다(癰疽潰後 宜服排膿內補散)"라고 하였으며, "癰疽가 장차 나으려고 하면 加味十全湯으로 그 氣血을 補해야 한다(癰疽將安 宜用加味十全湯 補其氣血)"고 하였다. 또 그는 癰疽가 腎虛發熱에 속하는 경우는 八味丸을 써야 한다고 하였다. 또한, 특히 脾胃의 氣血을 滋補해야 할 것을 강조하면서, "무릇 瘡疽에는 마땅히 脾胃를 調理해야 한다. 대개 脾는 倉廩의 官이며 胃는 水穀의 海가 되어 사방을 영양한다. 따라서 飮食을 먹어야 氣血을 生하게 할 수 있다(大凡瘡疽當調脾胃. 盖脾爲倉廩之官, 胃爲水穀之海, 主養四傍, 須進飮食以生氣血.)"[741]라고 말하였다. 이에 대해 薛立齋는 『外科精要』의 주석에서 陳自明에 대해 "비록 이 책에 瘍科에 사용하는 醫書로 이름을 붙이고 있지만, 그 治法은 진실로 內外의 道理에 合當한 것이 많다. 예로 發汗, 泄瀉, 灸法 등에 관한 논의가 진실로 『內經』의 취지를 啓發한 것이며, 거의 古今에 걸쳐서 그와 같이 언급된 것들이 없었다. 따라서 萬歲에 전하여도 弊端이 없을 만하다(雖以瘍科名其書, 而其治法, 固多合外內之道. 如作汗, 泄瀉, 灸法等論, 誠有以發內經之微旨, 殆亘古今所未嘗道及者, 可傳之萬世而無弊也.)"[742]라고 말하였다. 이같은 설명은 陳自明이 全一的 관점의 치료를 중시하였음을 말하고 있으며, 또 그러한 방법이 『內經』의 이치와도 부합되고 또 임상적으로도 충분한 가치가 있음을 강조한 것이다. 실제로 이러한 全一的 치료는 腦疽, 發背, 腰疽, 腎兪發 등의 증상에 탁월한 효능이 있음이 입증되었기 때문에 啓發할 만한 가치가 충분히 있다.

【평가】

한의학의 발전과정 중에서 漢代이래로 唐代에 이르기까지 많은 의학자들이 "大方脈"을 중시하였다. 그렇기 때문에 婦人科와 外科의 발전은 더딜 수밖에 없었다. 陳自明은 『內經』의 이치를 깊이 탐구하고 또 집안 대대로 전수되어온 방법을 잘 계승하여 여기에 諸家의 논술을 두루 열람하였다. 그는 중국 東南方 각지를 돌아다니면서 諸家의 長點과 자신의 經驗을 종합하여 婦人科 및 外科分野에서 불후의 업적을 일구어내어 後代의 婦人科와 外科學의 발전에 지대한 공헌을 하였다.

그러나 陳自明은 月經不通을 論하면서 心傷血竭과 肝脾損傷만을 언급하였지 胃火爍血, 肺虛氣不行血로 인하여 생기는 月經不通에 대해서는 말하지 못하였다. 그리고 치료에 있어서도 너무 많은 處方을 수록하였다. 이를 연구하는 사람들을 이를 염두에 두어야 할 것이다.

---

741) 『外科精要 · 調節飮食當平胃氣論第五十三 』.

742) 『醫藉考』에서 인용한 薛己의 『校注外科精要序』.

【복습자료】

1. 本節의 중요한 내용은 肝脾와 衝任脈이 婦人科의 生理, 病理, 診斷, 治療에 있어 매우 중요한 작용을 한다는 점, 그리고 外科에서 發病과 臟腑의 相關性, 陳自明의 外科疾患 辨證方法, 그리고 陳自明이 婦人科와 外科를 치료할 때 약을 쓰는 관점 등이다.

2. 婦人科에서 肝脾의 중요성: 肝과 脾는 月經의 化源이다. 만약 肝脾가 虛損되면 化源이 끊어지게 되므로 月經不通이 생긴다. 따라서 治療를 할 때 滋養肝脾, 行氣活血을 강조하는 것은 그 化源을 滋養하기 위함이다.

3. 婦人科에서 衝任脈의 중요성: 衝任脈은 經脈의 海이다. 衝脈은 모든 經絡의 氣血을 통솔하여 12經의 氣血을 조절하는 역할을 하며, 任脈은 姙娠과 養胎를 관장하는 작용을 한다. 만약 腎氣가 온전하여 衝任脈이 제대로 소통된다면 月經이 때에 맞춰 나오지만 衝任脈이 손상되면 月經이 통하지 않게 되어 婦人科의 모든 병이 이로 말미암아 발생한다.

4. 癰疽의 病機: 癰疽는 비록 體表의 局部에 발생하는 질병이지만 그것의 病機는 臟腑의 熱毒, 臟腑의 虛損, 飮食, 房勞, 情緖와 밀접한 관련이 있다. 이것은 全一的인 관점에서 局部의 疾病을 살피는 방법이다.

5. 癰疽의 辨證: 陳自明은 癰疽를 內外, 陰陽, 臟腑, 善惡, 生死, 豫候 등 6가지 측면으로 나누어 辨證하였다. 이것은 임상적인 가치가 높아 후대에 많은 영향을 미쳤다.

6. 陳自明은 婦人科 疾患을 치료할 때 調血을 위주로 할 것을 강조하였다. 아울러 姙娠 중에 母病으로 인해 胎動이 생기면 단지 母病만을 치료할 것과 胎動으로 인해 母病이 생기는 경우에는 오로지 安胎시키면 된다고 주장하였다. 그리고 姙娠傷寒에 桂枝, 半夏, 桃仁, 朴硝를 함부로 쓰지 말라고 하였으며 姙娠 중에 禁忌해야할 藥들로 牛膝, 三棱, 乾漆, 大戟, 巴豆, 朴硝, 牽牛子, 芫花, 桃仁, 藜蘆 등의 藥을 제시하였다. 이는 流産과 早産을 막기 위한 것이다. 그리고 外科治療에 있어서는 全一的인 치료를 중시하였다. 鍼刺, 艾灸, 洗滌, 敷貼 등의 방법으로 外治하여 독기를 빼내는 것은 물론이며 癰疽의 여러 단계에 맞추어 臟腑의 寒熱虛實을 조절하는 內治도 아울러 시행할 것을 강조한 것이 그러한 것인데, 특히 脾胃의 滋補를 강조하였다.

【학습과제】

1. 陳自明은 肝脾와 月經이 무슨 관련이 있다고 보았는가?
2. 陳自明은 衝任脈이 婦人科疾患에서 어떤 중요 역할을 한다고 보았는가?
3. 陳自明의 癰疽의 病機에 대한 辨證方法은 무엇인가?
4. 婦人科疾患에서 陳自明의 用藥 특징을 기술하시오.
5. 陳自明이 婦人科와 外科分野에 공헌한 점은?

4 繆希雍

【학습목표】

1. 繆希雍의 熱病治療에 대한 견해를 이해한다.
2. 繆希雍의 雜病治療에 대한 견해를 이해한다.
3. 繆希雍의 생애와 저술에 대해 공부한다.

【생애와 저작】

繆希雍의 字는 仲淳이며 號는 慕台이다. 明나라 江蘇省 常熟 사람이며, 생몰연대는 분명하지 않지만 대체로 1546년에 나서 1627년에 죽은 것으로 보인다. 繆希雍은 어려서부터 병치레가 많았기 때문에 나이가 들면서 의학을 연구하게 되었다. 無錫의 名醫인 司馬銘鞠에게 가서 스승이 되어줄 것을 청하여 오래지 않아 그의 의학사상과 치료경험을 모두 다 계승하게 되었다. 그는 스승에게서 배운 것에만 만족하지 않고 "醫方을 수집하여 藥의 道를 자세히 연구하여 백성들을 이롭게 해주고 구제해 주는 데에 그것을 사용한다(蒐輯醫方, 精究藥道, 用存利濟.)"는 데에 뜻을 두었다. 그는 趙玄度가 소장하고 있었던 많은 醫書들을 열심히 탐독하여 풍부한 지식을 쌓기도 하였다. "古今이 같지 않고 각 지방이 다르고 邪氣를 感受하는 데에도 深淺이 있고 사람의 稟賦에도 厚薄이 있다(古今不同, 五方異處, 感受深淺, 稟賦之厚薄.)"고 인식하여 "古方에만 집착하여 환자를 치료하는 것은 기러기 발을 고정시키고 거문고를 연주하는 것과 같다(執古方以臨之, 似膠柱鼓瑟矣.)"고 주장하였다. 그는 『傷寒論』의 "변화시켜 통달하여야만 법이 끝내 다하지 않는다(變而通之, 則法終不窮矣)"라는 말에 유념하여 이전 의학자들이 세운 법칙을 과감히 혁파하고 새로운 학설을 창립했다. 繆希雍은 중년 이후에 배움이 얻은 바가 있어 전국을 유람하면서 의사생활을 하여 일찍이 "周覽吳會, 薄游七閩, 歷齊魯燕趙之墟, 縱觀乎都會之大, 返策秣陵, 浮江西上雲夢, 泝三湘而入豫章."하여 가는 곳마다 타관살이를 하였으므로 스스로를 "寓公"이라고 칭했다. 사람을 위하여 병을 치료할 때, "이따금 죽은 사람을 살리기도 했는데, 사례하는 손을 물리치고 스스로 만족하여 사례를 찾지 않았다. 위로는 공경대부로부터 아래로 노비와 걸인에 이르기까지 다만 평등하게 보았다. 그러므로 처방을 구하는 자들이 날로 알아보게 되었다(往往生死人, 攘臂自快, 不索謝, 上自明公卿, 下至卑田院乞兒, 直平等視, 故索方者日益相知.)"고 하였다. 그는 마음을 비우고 민간의 의료경험을 널리 받아들였다. "그러므로 풍부하게 비방을 모을 수 있었다.(故搜羅秘方甚富)" 그는 일찍이 王肯堂(1549~1613)과 南京에서 만났는데, 당시에 이름을 떨쳤다.

그는 『先醒齋醫學廣筆記』, 『本草經疏』, 『醫學傳心』, 『本草單方』 등을 저술했다. 『本草經疏』 30권은 『證類本草』를 저본으로 삼아 약물 하나하나에 주석을 달아 약의 이치를 자세하게 설명한 책이다. 『先醒齋醫學廣筆記』는 원래 이름이 『先醒齋筆記』이다. 이 책은 繆希雍이 평소에 쓰던 처방을 丁元荐이 수집하여 1613년에 간행한 것이다. 후에 繆希雍 자신이 "뭇 처방들을 증익하고 아울러 본초경에서 상용하는 약물을 채집하여 400여개를 덧붙이고 그 말을 상세하게 하였다. 또한 傷寒, 溫病, 時疫의 治法의 要旨를 增入하였다(增益群方, 兼采本草常用之藥, 增至四百餘品, 詳其修事, 又增入傷寒, 溫病, 時疫治法要旨.)"라고 하였기 때문에 "廣筆記"라고 이름붙였다. 책 중에서 서술하고 있는 내용들은 일반적인 의학이론에 구애되지 않고 새로운 견해가 많기 때문에 繆希雍의 학술사상을 대표한다고 할 수 있다.

【학술내용】

1. 外感熱病의 論治에 대한 업적

繆希雍이 外感熱病의 치료에서 이룬 업적은 淸代 溫病學說의 성립에 많은 영향을 미쳤다는 점에 있다. 그 요점은 다음과 같다.

1) 熱病의 傳入經路의 특징에 대한 견해

外感病邪가 인체를 침입하는 經路는 歷代醫家들이 모두 『內經』의 "風雨寒暑가 毫毛를 따라 腠理에 들어간다(風雨寒暑循毫毛而入腠理)"라고 인식하였지만, 繆希雍은 입과 코가 肺胃의 門戶임에 근거하여 傷寒과 溫疫의 邪氣는 입과 코를 통해 들어오며 그 병의 발생은 陽明에서 시작하는 경우가 많다고 주장하였다. 그는 "傷寒과 溫疫의 三陽證 대부분이 陽明을 끼고 생기는 이유는 手陽明經이 大腸에 속해 肺와 표리가 되어 같이 코에 開竅하기 때문이고, 足陽明經은 胃에 속해 脾와 더불어 表裏가 되어 같이 입에 開竅하기 때문이다. 무릇 邪氣의 침입은 반드시 입과 코를 통해서 들어오기 때문에 陽明證이 유독 많은 것이다(傷寒溫疫 三陽證中 往往多帶陽明者 以手陽明經屬大腸 如肺爲表裏 同開竅于鼻足陽明經屬胃 如脾爲表裏 同開竅于口 凡邪氣之入 必從口鼻 故兼陽明證者獨多)"[743]라고 하였다. 이와 같이 사기가 입과 코를 통해 침입한다는 관점은 吳有性보다 16년 빠른 것이다.

外感熱病의 傳變 規律과 病理 變化에 있어 繆希雍은 外感傷寒의 六經證 중에 熱證이 많다고 보았으며, 三陽經에만 熱症이 많은 것이 아니라 三陽證의 傳入으로 말미암은 三陰證도 "비록 陰分이나 病은 熱에 속하는 것이 많다(雖云陰分, 病屬于熱)"[744]고 보았다. 단지 寒邪가 陰經에 直中한 경우는 元氣가 평소에 허약한 사람이거나 또는 북쪽의 높고 추운 지방에서만 해당되는 것이라고 하였다. 그의 관점은 확실히 河間이 주장하는 "六經이 傳하여 받는 것은 모두 熱證이다(六經傳受皆是熱證)"라는 학설에 바탕을 두고 있다.

2) 外感熱病의 辨治

繆希雍이 傷寒을 치료하는 방법은 仲景『傷寒論』의 치법을 따르고 있지만 독창적인 治法도 자못 많다. 예를 들면 太陽證을 치료할 때 麻黃湯, 桂枝湯 대신 羌活湯[745]을 쓰고 陽明經證에는 白虎

743) 『先醒齋醫學廣筆記 · 寒』.

744) 上同.

745) 羌活湯: 羌活 三錢, 前胡 二錢, 甘草 八分, 葛根 二錢, 生薑 三片, 大棗 二枚, 杏仁 九粒(去皮尖, 研爛). 水煎服.

湯 대신 竹葉石膏湯[746]을 사용하였고, 陽明衄血과 下血은 『傷寒論』에서는 論은 있지만 치료는 언급하지 않았기에 그는 荊芥, 葛根, 款冬, 丹皮, 蒲黃, 茅根, 側佰, 生地, 黃芩, 童便 등을 사용하는 새로운 처방을 구성하였다. 陽明證에서 음식을 먹으면 嘔吐하는 경우에 『傷寒論』에서는 吳茱萸湯을 사용하였으나 이것은 단지 陽明虛寒한 경우를 치료하는 것이기 때문에 陽明熱盛한 증상을 치료할 경우에는 竹茹湯[747]을 써야 한다고 하였다. 그리고 太陰의 洞泄下痢에 『傷寒論』에는 理中湯이 있지만 이것은 단순히 虛寒한 경우에만 해당되는 것이므로 中氣下陷을 겸하였을 경우에는 東垣의 "佐以升提"하는 이치에 착안하여 理中湯에 升麻, 柴胡, 葛根을 가미하였다. 이것은 仲景이 太陰病을 치료하는 데 단지 溫補하고 升陽하지 않는 面을 타개하고자 한 것이다.

繆希雍의 春溫과 夏熱病에 대한 治法은 다음과 같다. 春溫病은 대부분 頭痛, 發熱이 있고 혹 口渴이 있기도 하다. 三陽證이 모두 그러한데 藥은 辛溫한 것을 쓰고 辛寒한 것으로 도와 表邪를 푼다. 太陽證에는 羌活湯이 마땅하고 陽明證에는 白虎湯을 쓰며 無汗하고 不嘔한 사람은 간간이 葛根湯을 쓰기도 한다. 少陽證의 往來寒熱 등의 증상에는 汗吐下를 시켜서는 안 되고 和解를 시켜야 하니 小柴胡湯을 쓴다. 渴症에는 半夏를 去하고 栝樓根을 加하며 耳聾熱盛에는 人參을 去하고 款冬, 知母, 栝樓根을 加하며 渴症에도 또한 그것을 加한다.[748] 夏熱病은 그 表證이 대략 春溫과 동일하다. 다만 邪氣가 더욱 맹렬하다. 그 治法은 解表시킬 때는 白虎湯과 竹葉石膏湯을 쓴다. 太陽證이 있으면 羌活을 加하고 少陽證이 있으면 柴胡, 黃芩을 가하고 發班에는 玄蔘, 梔子, 桔梗, 鼠黏子, 連翹, 大靑, 小靑, 靑黛를 쓴다.[749] 春溫과 夏熱의 두 證에 만약 邪氣가 이미 안에서 結하였으면 便硬이 되므로, 마땅히 病의 부위를 살펴 邪氣가 中焦에 맺혔으면 小承氣湯, 調胃承氣湯으로 瀉下시키고 邪氣가 下焦에 맺혀서 小腹이 緊痛하면 大承氣湯으로 瀉下시킨다.[750]

繆希雍의 外感熱病 치료는 六經에 따른 治法을 기본으로 하고 있지만 全一的인 관점을 중시하였다. 그는 특히 淸熱補津함을 중시하여 辛涼, 甘寒한 약으로 淸氣하는 法을 사용하였는데 石膏를 매우 중시하였다. 따라서 임상에서도 항상 白虎湯, 竹葉石膏湯을 즐겨 사용하였다. 石膏의 辛味는 능히 走外하여 肌熱을 풀어주며 寒性은 沈降하여 肺胃火를 내려주니 淸裏解表의 효능이 있다. 款冬, 竹葉, 知母 등의 甘寒한 藥들은 石膏를 도와 淸熱시키며 겸하여 生津하고 潤燥를 하며, 또 粳米, 甘草, 人參 등은 胃氣를 길러준다. 그렇기 때문에 陽明腑證을 치료할때는 竹葉石膏湯의 의의를 취하기는 하였지만, 그 가운데 溫燥하여 陰을 없애는 半夏를 사용하지 않았고, 太陽證, 少陽證에 熱이 심하고 口渴脈實을 겸한 경우에는 항상 石膏, 款冬, 知母 등의 약을 더하여 사용하였다. 溫病과 溫疫을 치료할 때에도 解表하고자 할 때는 白虎湯, 竹葉石膏湯을 사용하였고[751], 暑病을 치료할 때에도 白虎湯을 기본방으로 하였다.[752] 이로서 繆希雍은 淸熱시키고 陰津을

746) 竹葉石膏湯: 竹葉, 石膏, 知母, 麥冬.
747) 竹茹湯: 竹茹三錢, 麥冬五錢, 枇杷葉(拭去皮) 三大片, 蘆根三兩.
748) 『先醒齋醫學廣筆記 · 幼科 · 痧疹續論』.
749) 『先醒齋醫學廣筆記 · 寒』.
750) 上同.
751) 上同.
752) 『先醒齋醫學廣筆記 · 暑』.

보호하는 데 역점을 두었음을 알 수 있다.

繆希雍은 汗下法을 사용하는 데에 매우 신중을 기하였다. 그는 "요즘 의사들이 거칠어서 傷寒治法에 밝지 않고 또 雜證에서의 類傷寒을 알지 못하고서 이따금 汗下劑를 함부로 쓰기 때문에 元氣가 허약해져 전변된 증상이 많이 생겨나 元氣가 본래 허약한 사람이 그렇게 하여 죽지 않는 경우가 없다. 경계할지어다! 어찌 汗下의 약을 함부로 사용할 수 있겠는가(近代醫師鹵莽, 既不明傷寒治法, 又不識雜病類傷寒, 往往妄投汗下之藥, 以致虛人元氣, 變證從生, 元氣本虛之人, 未有不因之而斃者矣. 戒之哉. 汗下之藥, 焉可嘗試也.)"[753]라고 말하였다. 실제로 그는 太陽證을 치료할 때, 傷津시킬 염려가 있는 麻黃湯 대신 辛平解表輕劑인 羌活湯을 만들어 사용하였고, 陽明證의 發狂하고 棄衣而走, 登高而歌하는 증상에 일반적으로는 下法을 써야 한다고 하였지만 繆希雍은 便結이 없으므로 下法대신 淸法을 써야 한다고 하여 石膏, 款冬, 知母, 大靑葉, 甘草 등의 약을 사용하였다. 만약 陽明腑實의 可下之證이라면 繆希雍은 前人들이 깊이 시험해본 방법인 "用小承氣不行, 換大承氣湯."이라는 원칙을 채용하였다. 아울러 "그 약물을 많은 양으로 해서는 안 되니, 만약 대변이 단단하지 않다면 삼가 함부로 瀉下시키지 말라(勿大其劑, 若大便不硬者, 愼勿輕下.)"[754]고 하였다. 熱病을 앓은 후에도 津液이 회복되지 않았다면 大便不通의 증상이 있다고 해도 下法을 사용하지 말아야 하고 맛이 단 사탕수수즙(蔗汁)이나 배즙(梨汁)을 사용하며 아울러 麥門冬 달인 물을 많이 먹어 津液을 생기게 한다면 便이 통할 것이라고 하였다. 이것은 '물을 더하여 배를 움직이게 한다(增水行舟)'는 뜻을 취한 것이다. 이로서 繆希雍이 汗下시키는데 매우 신중하였으며, 여기에서도 陰津을 보호하는 데 역점을 두었음을 알 수 있다.

2. 內傷雜病의 治療

1) 調理脾胃를 중시함

繆希雍은 雜病을 치료함에 脾胃를 조리하는 것을 중시하였으며 특히 脾胃의 陰을 보호하는 것을 중시하여 『脾胃論』의 부족된 점을 보충하였다. 그는 "穀氣는 비유컨데 국가의 饟道이다. 饟道가 한 번 끊기면 백성들이 곧 흩어지니, 胃氣가 한 번 망가지면 百藥이 소용이 없다(穀氣者, 譬國家之饟道也. 饟道一切, 則萬衆立散. 胃氣一敗, 則百藥難施.)"[755]라고 하여 질병을 치료할 때 脾胃를 保護하는 것이 매우 중요하다고 주장하였다. 그는 東垣의 脾를 치료하는 모든 法을 적절하게 운용하였지만, 東垣이 단지 升陽剛燥에 편중되고 脾胃의 陰을 제대로 살피지 못한 것을 지적하였다. 그는 東垣의 治法을 제대로 활용하지 못하는 자들을 보면서 "한갓 香燥한 약으로 溫補하는 것이 治脾의 法임만을 알고 甘寒한 약으로 滋潤시켜 益陰함이 脾에 유익함을 알지 못한다(徒知香燥溫補爲治脾之法, 而不知甘寒滋潤益陰有益于脾)"[756]고 말하였다. 이에 따라 그는 脾虛證에는 辨證施

---

753) 『先醒齋醫學廣筆記·寒』.
754) 上同.
755) 『本草經疎·卷一』.
756) 『先醒齋醫學廣筆記·幼科·痧疹續論』.

治가 중요하니 만약 脾陰이 부족한 경우에 香燥溫補하는 약을 함부로 쓰는 것은 마땅하지 않다고 하였다. "비록 健胃除濕시킨다고는 하지만 標를 치료하는 것만은 可하고 많이 사용하면 오히려 瀉脾시키니, 그 燥한 藥性이 津液을 損傷시킬 뿐이기 때문이다(雖云建胃除濕, 求標則可, 多服反能瀉脾, 以其燥能損津液故耳.)"[757]라고 하였다. 다만 甘凉, 甘平, 酸甘한 약으로 養脾하는 것이 마땅하다. 그는 東垣의 학설을 받아들였음에도 東垣이 미처 개발하지 못한 점을 보충하여 脾胃를 치료하는 法을 보다 완전하게 하였다. 이것은 또한 淸代 葉天士가 養胃陰시키는 學說을 완성하는데 밑거름이 되기도 하였다.

2) 氣血을 治療하는 세가지 法

繆希雍은 氣血을 치료할 때 세가지 法을 세웠으니 이것은 자못 그 요점을 침약학 것으로 후대 의학자들에게 많은 영향을 미쳤다.

氣를 治療하는 세가지 法에 대해서 繆希雍은 "대개 氣分의 病은 세 가지 경우를 벗어나지 않으니 그것을 치료하는 法과 主治하는 藥은 가히 혼동해서는 안 되는 것이다. 만약 잘못된다면 병이 더욱 심해질 것이니 세상 사람들이 대부분 이를 살피지 않기 때문에 내가 말하고자 한다(蓋氣分之病, 不出三端, 治之之法及所主之藥, 皆不可混淆者也. 誤則使病轉劇, 世多不察, 故表而出之.)"[758]라고 하였다. 이른바 세 가지 법이라는 것은 곧 補氣, 破氣 그리고 降氣調氣이다.

補氣: "첫 번째는 補氣인데, 氣虛는 마땅히 그것을 補해야 하니, 人參, 黃芪, 羊肉, 小麥, 糯米의 약들이 이에 속한다.(一補氣, 氣虛宜補之, 如人參, 黃芪, 羊肉, 小麥, 糯米之屬是也.)"[759]

降氣調氣: "두 번째는 降氣調氣다. 降氣는 곧 氣를 내리는 것이다. 虛하면 곧 氣가 上升하기 때문에 마땅히 내려주어야 한다. 藥들 중에 輕한 것은 紫蘇子, 橘皮, 麥門冬, 枇把葉, 蘆根汁, 甘蔗 같은 것이다. 그리고 重한 것은 番降香, 鬱金, 檳榔 같은 것들이다. 調라는 것은 和하게 하는 것이다. 逆하면 곧 마땅히 和해야 하니 和하게 하면 조절된다. 그 藥은 木香, 沈水香, 白豆蔻, 縮砂, 密香附, 橘皮, 烏藥 같은 약이다.(二降氣調氣. 降氣者, 則下氣也. 虛則氣升, 故法宜降. 其藥之輕者, 如紫蘇子, 橘皮, 麥門冬, 枇把葉, 蘆根汁, 甘蔗. 其重者, 如番降香, 鬱金, 檳榔之屬. 調者, 和也. 逆則宜和, 和則調也. 其藥如木香, 沈水香, 白豆蔻, 縮砂, 密香附, 橘皮, 烏藥之屬.)"[760]

破氣: "세 번째로는 破氣이다. 破는 덜어낸다는 뜻이니, 實하면 곧 마땅히 덜어내야 한다. 젊은 사람이 暴怒로 氣가 壅滯한 것 같은 경우에 해당한다. 그러나 또한 잠시 동안은 가능하지만 오래 써서는 안 된다. 그 藥은 枳實, 靑皮, 枳殼, 牽牛 등이다.(三破氣. 破者, 損也. 實則宜破. 如少壯人暴怒氣壅之類, 然亦可暫不可久. 其藥, 如枳實, 靑皮, 枳殼, 牽牛之屬.)"[761]

血을 치료하는 세가지 法에 대해서 繆希雍은 "무릇 血은 營陰이니 形이 있어서 볼 수 있고,

757) 『先醒齋醫學廣筆記 · 泄瀉』.
758) 『本草經疏 · 續序例』.
759) 上同.
760) 上同.
761) 上同.

色이 있어서 관찰할 수 있고, 證이 있어서 살필 수 있다. 病이 다르면 藥 또한 각각 다르니, 치료하는 방법은 마땅함에 부합됨에 있다. 만약 그 마땅함을 잃는다면 해로움이 깊을 것이니 구별하는 방법을 조심하지 아니할 수 있겠는가?(蓋血爲營陰也, 有形可見, 有色可察, 有證可審者也. 病旣不同, 藥亦各異. 治之之法, 要在合宜. 倘失其宜, 爲害不淺. 差別之門, 可不謹乎.)"[762]라고 하였다. 이를 바탕으로 그는 補血, 淸血, 凉血 및 通血의 세 가지 法을 세웠다.

補血: "血虛하면 마땅히 補해야 하니, 血虛하면 發熱, 內熱의 증상이 있다. 法은 마땅히 甘寒, 甘平, 酸寒, 酸溫한 것으로 益營血해야 한다. 그 藥은 熟地黃, 白芍藥, 牛膝, 炙甘草, 酸棗仁, 龍眼肉, 鹿角膠, 肉蓯蓉, 甘枸杞子, 甘菊花, 人乳 등이다.(血虛宜補之. 虛則發熱, 內熱, 法宜甘寒 甘平 酸寒 酸溫, 以益營血. 其藥爲熟地黃, 白芍藥, 牛膝, 炙甘草, 酸棗仁, 龍眼肉, 鹿角膠, 肉蓯蓉, 甘枸杞子, 甘菊花, 人乳之屬.)"[763]

淸血凉血: "血熱하면 마땅히 맑히고 시원하게 해야 한다. 血熱하면 癰腫瘡癤이 생기고 코피가 나고 이에서 피가 나고 잇몸이 붓고 혀 위에서 피가 나고 혀가 붓고, 血崩이 생기고, 赤淋이 생기고, 月經이 빨라지고 熱入血室이 생기고 赤游丹이 되고 눈이 갑자기 붉어지고 아프다. 法은 마땅히 酸寒, 苦寒, 鹹寒, 辛凉한 것으로 實熱을 제거해야 한다. 그 약은 童便, 牡丹皮, 赤芍藥, 生地黃, 黃芩, 犀角, 地楡, 大薊, 小薊, 茜草, 黃連, 山梔子, 大黃, 靑黛, 天門冬, 玄蔘, 荊芥 등이다.(血熱宜淸之凉之. 熱則爲癰腫瘡癤, 爲鼻衄, 爲齒衄, 爲牙齦腫, 爲舌上出血, 爲舌腫, 爲血崩, 爲赤淋, 爲血事先期, 爲熱入血室, 爲赤流丹, 爲眼暴赤痛. 法宜酸寒 苦寒 甘寒 辛凉, 以除實熱. 其藥爲童便, 牡丹皮, 赤芍藥, 生地黃, 黃芩, 犀角, 地楡, 大小薊, 茜草, 黃連, 山梔子, 大黃, 靑黛, 天門冬, 玄蔘, 荊芥之屬.)"[764]

通血: "血瘀가 있으면 마땅히 通하게 해야 한다. 血瘀가 있으면 반드시 發熱, 發黃하고 아프고 붓고 맺히고 덩어리진다. 法은 마땅히 辛溫, 辛熱, 辛平, 辛寒, 甘溫한 것으로서 血分을 통하게 해주고 鹹寒한 것으로 돕게 하면 굳은 것을 부드럽게 할 수 있다. 그 藥은 當歸, 紅花, 桃仁, 蘇木, 桂枝, 五靈脂, 蒲黃, 薑黃, 鬱金, 三棱, 延胡索, 花蘂石, 沒藥, 蟅蟲, 乾漆, 自然銅, 韭汁, 童便, 牡蠣, 芒硝 등이다.(血瘀宜通之. 瘀必發熱發黃, 作痛作腫, 及作結塊瘕積. 法宜辛溫 辛熱 辛平 辛寒 甘溫, 以入血通行, 佐以鹹寒, 乃可軟堅. 其藥爲當歸, 紅花, 桃仁, 蘇木, 桂, 五靈脂, 蒲黃, 薑黃, 鬱金, 京三棱, 延胡索, 花蘂石, 沒藥, 蟅蟲, 乾漆, 自然銅, 韭汁, 童便, 牡蠣, 芒硝之屬.)"[765]

이상과 같은 治氣, 治血이 三法으로 나뉘어 번잡하지도 않고 지엽적이지도 않으니 심히 그 요체를 얻었다고 할 수 있다.

---

762) 上同.
763) 上同.
764) 上同.
765) 上同.

3. 吐血, 中風, 痧疹의 치료

1) 吐血

繆希雍은 血證에 대하여 나름의 체험을 살려 '吐血의 세 가지 要法(吐血三要法)'을 창건하였다.

첫 번째는 "行血함이 마땅하고, 止血함은 마땅치 않다(宜行血, 不宜止血)"는 관점이다. 그는 "血이 經絡을 돌지 않는 것은 氣가 거슬러 올라가서 위가 막혔기 때문이다. 血을 行하게 하면 곧 血이 經絡을 돌게 되어 그치게 하지 않아도 저절로 그치게 된다. 그것을 억지로 止血시키면 血이 응축되며 혈이 응축되면 發熱, 惡食하여 병이 더욱 깊어질 것이다(血不行經絡者, 氣逆上壅也. 行血則血循經絡, 不止自止. 止之則血凝, 血凝則發熱惡食, 病日痼矣.)"[766]라고 말하였다. 失血의 증상은 모두 血이 經絡을 돌지 않기 때문인데, 피가 보인다고 해서 바로 止血하면 매번 血瘀가 생기고 새로운 血이 생기지 아니하므로 血液이 經絡으로 돌아가지 못하고 다시 나올 것이다. 그러므로 마땅히 行血시켜야 한다고 하였다. 이것은 '강바닥을 쳐내서 물을 다스린다(疏浚治水)'는 뜻을 취한 것이다.

두 번째는 "마땅히 肝을 補하고, 肝을 쳐서는 안 된다(宜補肝 不宜伐肝)"는 관점이다. 그는 "간은 將軍之官으로 주로 血을 저장한다. 血을 吐하는 것은 肝이 그 직분을 잃었기 때문인데, 肝을 기르면 곧 肝氣가 平해져서 血이 돌아갈 곳이 있게 된다. 만약 肝을 치게 되면 肝이 虛해져서 血을 저장하지 못하므로 血이 더욱 그치지 않게 된다(肝爲將軍之官, 主藏血. 吐血者, 肝失其職也. 養肝則肝氣平而血有所歸, 伐之則肝虛不能藏血, 血有不止矣.)"[767]라고 하였다. 血證은 대부분 肝陰不足에 연유하는데, 아울러 肝陽이 亢進되어서 藏血하지 못하기 때문이기도 하므로, 마땅히 養肝, 補肝해야 한다고 한 것이다.

세 번째는 "마땅히 기를 내려야 하고, 火를 내려서는 안 된다(宜降氣 不宜降火)"는 관점이다. 그는 "氣가 有餘하면 곧 火가 되니, 氣가 내려가면 火도 내려가고 火가 내려가면 곧 氣는 위로 올라가지 못한다. 血이 氣를 좇아서 운행하면 血이 上竅로 넘쳐나는 근심은 없어진다. 火를 내릴 때 寒凉한 약을 사용한다면 도리어 胃氣를 傷하게 되니 胃氣를 傷하면 脾는 능히 統血하지 못하여 血은 더욱 더 經絡으로 돌아가지 못하게 된다(氣有餘則是火, 氣降則火降, 火降則氣不上升. 血隨氣行, 無溢出上竅之患矣. 降火必用寒凉之劑, 反傷胃氣, 胃氣傷則脾不統血, 血有不能歸經矣.)"[768]고 하였다. 出血證은 자주 氣火가 항진되는 징후를 보이는 데 약간만 나타나면 일시적으로만 實한 것이며 자주 빈번하게 나타나면 곧 本이 虛하고 表는 實한 것이다. 그러므로 繆希雍은 苦寒하여 降火하는 약제를 남용하지 말 것을 주장하였으니 이는 脾胃를 補할 것을 중시한 것이다. 脾와 胃는 서로 表裏가 되니 胃가 상하면 脾氣가 어찌 능히 손상되지 않을 수 있겠는가. 더 나아가 脾가 능히 統血할 수 없는 지경에 이르면 肝과 脾가 모두 손상되는 형국에 이르게 될 것이다.

---

766) 『先醒齋醫學廣筆記·吐血』.
767) 上同.
768) 上同.

2. 中風

繆希雍은 中風에 대하여 眞中外風과 內虛暗風을 분별하여 치료하였다. 특히 內虛暗風에 대한 治法은 더욱 자세하다. 內虛暗風은 곧 "劉河間이 말한 將息失宜하여 水가 火를 제어하지 못하는 것이며 朱丹溪가 말한 濕熱相火로 인한 中痰 中氣(劉河間所謂 此證全是將息失宜, 水不制火. 丹溪所謂 濕熱相火, 中痰中氣是也.)"[769]라고 繆希雍은 말하였다. 內虛暗風은 특히 南方에서 濕熱한 기운이 많고 체질 또한 취약하기 때문에 熱과 痰이 많아져서 생긴다. 만약 眞陰이 이미 이지러진 경우라면 內熱이 심해서 그로 인해 津液이 끓어올라 凝結되어 痰이 되고 그 痰이 氣道를 막게 되고 熱이 심해지면서 風을 生하고 病을 發하게 된다. 病이 생기기 전에 흔히 입이 乾燥하고 혀가 쓰고 便秘가 있고 小便이 短少해지는 등의 內熱의 징후를 보인다. 이미 생기면 돌연히 넘어지고 혹은 人事不省이 되며 言語가 막히고 혹은 입과 눈이 돌아가고 혹은 半身不遂가 된다. 이것은 陰陽이 모두 虛해졌기 때문인데 陰이 虛한 것을 爲主로 본다. 먼저 淸熱, 順氣, 開痰하여 標를 치료하고 다음에 마땅히 本을 다스려야 한다. 陰이 虛하면 곧 血을 더해주고 陽이 虛하면 곧 氣를 補하고 氣血이 모두 虛하면 곧 氣血을 겸해서 補하여 오랫동안 치료해야 한다. 처음에 淸熱시킬 때는 天門冬, 麥門冬, 甘菊花, 白芍藥, 白茯苓, 瓜蔞根, 童便 등을 사용하고, 順氣시킬 때는 紫蘇子, 枇把葉, 橘紅, 鬱金 등을 사용하고, 開痰할때는 貝母, 白芥子, 竹瀝, 荊瀝, 瓜蔞仁 등을 사용한다. 다음에 本을 다스릴 때 陰을 더하는 것은 天門冬, 甘菊花, 生地黃, 當歸身, 白芍藥, 枸杞子, 麥門冬, 五味子, 牛膝, 人乳, 白膠, 黃柏, 白蒺藜 등을 쓰고 陽을 보하는 것은 곧 人參, 黃芪, 鹿茸, 大棗 등을 쓴다. 眞中風을 치료하는 처방과 약재는 쓰지 않는다.[770]

繆希雍의 이후에 비록 虛風, 肝風의 학설이 있지만 繆希雍의 '內虛暗風'의 학설에서 벗어나지 않는다. 그리고 葉桂의 『臨證指南 · 中風問』도 대부분 繆希雍의 학설을 근본으로 삼고 있다. 그 處方用藥은 "一派甘寒之品, 雖無近效, 而陰虛內熱之人, 誠可持也, 不可因平淡而息之."[771]라 하였다.

3. 痧疹

繆希雍의 痧疹에 대한 論治는 후대에 많은 영향을 미쳤다. 繆氏의 痧疹이 "手太陰肺經과 足陽明胃經의 火熱(手太陰肺, 足陽明胃經之火熱)"[772]이라 하였고 "小兒에게 대부분이며 成人들에게도 간혹 있다(小兒居多 大人亦時有之)"[773]라고 하였다. 그리고 그것은 時氣溫疫의 類에 속하는데, "그 證狀은 咳嗽가 있고 재체기가 많으며, 눈에 눈물이 있고, 泄瀉, 痰症, 熱證, 渴症, 煩悶 등의 증상이 많으며, 심해지면 燥亂하고 咽痛이 있으며 입술이 타고 정신이 혼미해진다(其證類多咳嗽多嚏 眼中如泪 多泄瀉 多痰 多熱 多渴 多煩悶 甚則燥亂咽痛 脣焦神昏)"[774]고 하였다.

---

769) 『先醒齋醫學廣筆記 · 中風』.
770) 上同.
771) 『醫學碎金錄 · 中風』.
772) 『先醒齋醫學廣筆記 · 幼科 · 痧疹論幷治法』.
773) 上同.

治療: 치료는 "淸凉發散을 爲主로 하며, 藥은 辛寒 甘寒 苦寒한 약재로 升發시킨다.(以淸凉發散爲主 藥用辛寒 甘寒 苦寒以升發之.)"[775] 그리고 酸收, 溫補시키는 것은 금지한다. 辛散한 약재로는 荊芥穗, 乾葛, 西河柳, 石膏, 麻黃, 鼠粘子 등이고, 淸凉시키는 약재는 玄蔘, 栝樓根, 薄荷, 竹葉, 淸黛 등이다. 甘寒한 약재는 麥門冬, 生甘草, 蔗漿 등이고, 苦寒한 것은 黃芩, 黃連, 黃栢, 貝母, 連翹 등이다.

隨證用藥: 咳嗽는 痧疹初期에 나타난다. 마땅히 淸熱透毒해야 하는데, 그치지 않으면 痧疹이 생긴 이후에 淸熱시켜 消痰壅하면 저절로 낫는다. 단지 貝母, 栝樓根, 甘草, 麥門冬, 苦梗, 玄蔘, 薄荷를 쓰고 五味子 등의 收斂劑를 써서는 안 된다. 喘은 熱邪로 인해 肺에 壅이 생긴 것이다. 定喘藥을 쓰지 말고, 竹葉石膏湯에 西河柳 한 냥 정도를 더하거나 玄蔘, 薄荷各二錢을 가미해서 쓴다. 만약 겨울에 추위가 심하여 寒氣가 안에서 鬱해서 痧毒이 뚫고 나오지 못할 때는 蜜酒妙한 麻黃을 加味하여 쓰면 된다. 熱이 심하면 白虎湯에 西河柳를 加味하여 쓰되 升麻를 過用하면 반드시 喘이 생기므로 주의해야 한다. 泄瀉에는 黃連, 升麻, 乾葛 甘草를 쓰면 설사가 그친다. 절대로 止瀉하는 약을 쓰면 안 되니, 疹家는 泄瀉를 꺼리지 않는다고 하였다. 설사를 하면 陽明의 邪熱을 풀리기 때문이다. 이것 역시 表裏分消의 뜻이 있다. 痧疹을 앓은 후에 泄瀉, 便膿血이 생기는 것은 모두 熱邪가 內陷했기 때문이다. 마땅히 升散해야 하니, 升麻, 乾葛, 白灼藥, 甘草, 白扁豆, 黃連 등을 쓴다. 便膿血이 있을 때 滑石을 가하면 반드시 저절로 나을 것이다. 그러므로 억지로 止澁시키면 안 된다. 痧疹을 앓은 후에 牙疳이 가장 위험하다. 이때에는 雄黃牛糞尖을 태워 곱게 갈아 眞片腦 一分에 섞어 코로 들이마신다. 그리고 連翹, 荊芥穗, 玄蔘, 于葛, 黃連, 甘草, 生地黃을 달여 生犀角汁 두세 숫가락에 섞어 마신다. 증상이 누그러지면 약쓰는 것을 그만 두어야 한다. 痧疹을 앓은 후에 元氣가 회복되지 않고 脾胃가 虛弱해진 경우에는 白芍藥, 炙甘草를 君藥으로 하고 蓮肉, 白扁豆, 黃連, 山藥, 淸黛, 麥門冬, 龍眼肉을 臣藥으로 하여 써야 한다. 많이 복용하면 점차 脾胃가 건강해질 것이다. 人參, 白朮 등을 함부로 사용해서는 안 된다. 痧疹을 앓은 후에 瘡이 생겼을 때는 餘熱이 未盡한 것이므로 마땅히 金銀花, 連翹, 荊芥穗, 玄蔘, 甘草, 懷生地, 鱉虱, 胡麻, 黃連, 木通 등을 진하게 달여 복용한다.[776]

【평가】

繆希雍은 醫術에 정통하였다. 병을 치료함에는 貧富의 差異를 두지 않았으며 보수도 바라지 않았다. 그는 치료효과가 뛰어났기 때문에 當代에 명성이 자자하였다. 그는 醫方을 널리 모으고 약의 이치를 연구하여『本草經疏』를 지었다, 이 책은 藥의 이치에 대해 논술한 것으로서 실로 공전의 巨作이다. 李時珍의『本草綱目』과 비교해 본다면『本草綱目』은 品種을 기준으로 분류하였고 약물의 產地, 修治, 眞僞鑑定, 效能 등을 종합하여 서술했다는데 강점이 있지만, 繆希雍의『本

774) 上同.
775) 上同.
776) 上同.

草經疏』는 임상치료의 실제적 경험을 기록하고 그러한 이유를 밝혀 놓았고 조목별로 분석하고 그 숨은 의미를 밝혀내고 있다. 醫學史的으로는 『本草經疏』가 나온 이후에 중국의학의 본초학은 새로운 단계에 들어섰다고 말할 수 있을 것이다. 그러나 王懋竑은 『白田雜著』에서 繆希雍의 『先醒齊醫學廣筆記』에 대해 “논의중에 그릇된 점이 매우 많다(議論甚多紕繆)”[777]라고 비판하기도 하였다. 繆希雍의 『先醒齋醫學廣筆記』는 熱病, 雜病 및 外科, 婦人科, 小兒科 등의 診療에서 心得한 바를 기록한 것으로 독창적인 내용이 많이 담겨 있다.

外感熱病의 발전과정을 살펴보면, 宋代 이전은 모든 의학자들이 仲景의 『傷寒論』을 따랐다. 金代에 이르러, 劉河間의 火熱論이 나오면서 熱病에 관한 발전이 있었지만 宋金元代로부터 淸代에 溫病學派가 형성되기까지 수백년간, 熱病에 대한 논술은 비교적 적었다고 할 수 있다. 그러나 繆希雍은 이 당시에 溫疫의 邪氣가 口鼻로 들어간다고 보았으며 또 그 病은 陽明에서 多發한다고 하였다. 그리고 치료는 淸熱保津에 중점을 두어 辛凉, 甘寒한 약재로 淸氣시키는 法을 사용하였고 특히 石膏를 응용하는데 뛰어났다. 이것은 外感熱病 방면에 있어서 나름의 업적을 이룬 것이다. 그러나 그의 溫病學說은 傷寒의 六經辨證이라는 울타리를 벗어나긴 하였지만 그 스스로 체계를 형성하지는 못했다.

繆希雍은 雜病治療에 대해서도 일정한 공헌을 하였다. 李東垣의 脾胃學說을 이어받아 脾胃를 중시하였고, 더 나아가 脾陰을 살피지 못한 李東垣의 한계를 보충하여 脾胃에 대한 治法을 완전하게 구사하였다. 繆希雍의 “治血三要法”에 대해 喩昌(1585~1664)은 “仲淳(繆希雍)先生은 가벼운 약재로서 어려운 병을 잘 치료하였지만 특히 治血三要法은 더욱 정밀하고 마땅하다(仲淳先生善以輕藥療人重病, 治血三法法尤爲精當)”라고 극찬하였다. 또 繆希雍의 中風理論인 “內虛暗風”의 學說에 대해서 兪震(淸代)은 “독창적인 일가를 이루었다(別制机杼)”라고 하였고 또 “지금의 『臨證指南』이라는 책은 대부분 이 학설을 근본으로 한 것인데, 繆希雍의 이러한 學說은 劉河間, 李東垣, 朱丹溪, 張介賓 등이 미처 말하지 못한 것을 보충한 것이다(今臨症指南一門 大半宗此 可補 劉李朱張所未備)”[778]라고 하였다. 그리고 繆希雍의 痧疹治法은 후세의 痲疹치료방식에 대해 용약의 원칙을 제시하였다.

『四庫全書』에서는 繆希雍과 張介賓을 비교하여 “繆希雍과 張介賓은 동시대 사람인데, 張介賓은 法度를 지키는데 뛰어났고 繆希雍은 變化에 능통하였다. 張介賓은 溫補를 숭상한 반면에 繆希雍은 寒凉한 약을 잘 썼다. 이는 마치 易水(張元素)와 河澗(劉完素)이 각각 學派를 세웠지만 실제로 각각 힘을 얻은 바가 있는 것과 같다.(與張介賓同時 介賓守法度 而希雍頗能變化 介賓尙溫補 而希雍頗用寒凉 亦若易水河澗 各爲門徑 然實各有所得力)”[779]

777) 『醫籍考 · 神農本草經疏』.
778) 『古今醫案按』.
779) 『醫籍考 · 神農本草經疏』.

【복습자료】

1. 본 절의 주요내용은 繆希雍의 '吐血三要法'이다.

1) 宜行血, 不宜止血: 吐血의 원인은 血液이 經絡을 돌지 못하기 때문이므로 行血시키면 血液이 經絡에서 通하여 血이 저절로 그치게 된다. 만약 억지로 止血시키는 약을 쓰면 血瘀가 생기게 된다.

2) 宜補肝, 不宜伐肝: 肝藏血이니 肝虛해서 血이 갈무리되지 못하면 吐血이 생긴다. 이 때에는 補肝, 養肝해야한다. 그래서 肝氣가 平해지면 血이 돌아갈 곳이 있게 되어 吐血이 그치게 된다. 만약 伐肝하게 되면 肝이 더욱 虛해져서 藏血이 어려워지므로 더욱 出血이 멈추지 않게 된다.

3) 宜降氣, 不宜降火: 吐血은 氣火가 上逆하여 생기는 것이므로 치료는 단지 降氣해야 하고 降火해서는 안 된다. 火는 有餘한 氣를 말하므로 氣火는 一家이다. 따라서 降氣하면 火도 자연히 내려가므로 吐血이 그치게 된다. 만약 降火시키기 위하여 寒冷한 藥을 써서 脾胃를 傷하게 하면 脾不統血하여 도리어 吐血을 加重시킨다.

이 세가지 방법은 繆希雍이 吐血을 치료하기 위해 만든 방법이지만 上逆하여 생기는 衄血, 嘔血 등에도 쓸 수 있다. 이외에도 繆希雍은 『本草經疏』에서 治血三法을 별도로 제시하였는데, 즉 血虛補血, 血熱淸血凉血, 血瘀行血이다. 이 세가지 방법은 血證에 활용하는데, 단지 出血에 국한하는 것이 아니라 按法用藥 등에서도 매우 중요하다. 그 按法用藥이 비록 임상에서 완전히 부합되는 것은 아니지만 후학들이 血證을 치료하는데에 참고하기에는 충분한 가치가 있다.

2. 繆希雍은 外感熱病에 대해 나름의 업적을 남기었다.

1) 溫疫病의 感染經路는 口鼻이다. 이것은 吳有性의 溫疫의 邪氣가 口鼻로 들어간다는 觀點보다 16년이 앞선 주장이다.

2) 繆希雍이 지적하는 外感熱病은, 넓은 의미의 傷寒으로써, 후세의 溫熱, 溫疫病도 또한 傷寒에 包括하고 있다.

3) 外感熱病이 陽明에서 주로 생기고 또 熱證이 많다는 그의 주장은 학술적 연원이 劉河間이다. 이것은 후세의 溫病學家들이 傷寒과 溫病을 구별하는데 지침이 되었다.

4) 繆希雍의 外感熱病을 치료하는 원칙은 크게 두가지인데, 하나는 辛凉, 甘寒한 약으로 淸熱을 잘 한 것이고, 하나는 汗, 下法을 신중하게 사용하는 것이다. 辛凉, 甘寒한 약재로 淸熱시키는 것은 津液을 보존하기 위함이며 汗, 下法을 신중하게 사용하는 것도 津液을 손상시킬까 염려했기 때문이다. 이 두가지 방법의 큰 의의는 淸熱保津에 있다. 즉 淸熱시켜 병을 치료하고 保津하여 變證을 예방하는 이러한 취지는 후대 溫病學者들에게 많은 영향을 미쳤다.

5) 繆希雍은 傷寒을 치료할때, "三陽治法總要" "三陰治法總要"를 세워, 仲景의 『傷寒論』을 보충하였다. 또 "春溫夏熱病大法"을 세워 溫病治療의 辨證, 用藥의 원칙으로 활용하였다.

6) 繆希雍의 外感熱病에 대한 공헌을 공부하는 방법은 다음의 두가지 측면을 결합시켜서 진행하여야 할 것이다. 먼저 傷寒과 溫病의 발전과정을 학습하여 그 兩者의 위치와 작용, 영향을 도출

해내야 할 것이다. 두번째로 『傷寒論』과 『溫病學』의 학습을 결합시켜 外感熱病의 辨證論治의 특점을 도출해내어 그 장점을 취하여 임상에서의 운용을 충실히 하게 해야 할 것이다.

3. 繆希雍은 脾胃陰虛를 중시하였고, 甘凉, 甘平, 酸甘한 藥을 써서 滋養脾陰하였다. 그는 이러한 원칙을 內科雜病뿐 아니라 外感熱病, 外科, 婦人科, 小兒科의 질환에도 사용하였다. 脾胃學說에 대해 연구하기 위해서는 李東垣의 升陽, 益氣시키는 補脾陽의 방법뿐 아니라 繆希雍의 滋養脾陰의 방법까지도 함께 연구해야 어느 한쪽으로 치우치는 폐단을 막을 수 있을 것이다.

4. 中風이라는 증상은 唐宋 이전에는 外風學說이 위주였는데, 金元代에 이르러서 劉河間의 心火暴甚, 李東垣의 正氣自虛, 朱丹溪의 濕痰生熱의 學說이 고루 합쳐져서 內風理論이 세워졌다. 繆希雍은 內風理論을 더욱 상세히 하여 '內虛暗風'의 學說을 제시하였는데, 이것은 劉河間, 李東垣, 朱丹溪의 學說을 종합한 것으로서, 內風이 생기는 기전을 陰虛內熱痰阻라고 인식하였다. 치료는 두 단계로 나뉜다. 먼저 清熱, 順氣, 開痰하여 標를 치료하고, 이후에 本을 치료한다. 本을 치료하는 것은 陰虛益血, 陽虛補氣, 氣血兼補하는 경우로 나뉜다.

5. 痧疹은 麻疹인데, 繆希雍은 痲疹의 病因은 疫毒이라고 제시하고, 과거의 胎毒이라는 학설을 부정하였다. 이것은 과학적 가치가 있는 것이다. 그는 痧疹을 치료할 때 清凉發散하는 것을 위주로 하였다. 藥은 辛寒, 甘寒, 苦寒하며 升發시키는 약을 사용하고, 그런 이후에 咳嗽, 氣喘, 熱甚, 泄瀉, 痧後牙疳, 痧後元氣不復, 痧後生瘡 등의 증상에는 증상에 따라 치료하였다. 이것은 현재의 痲疹治療에도 많은 영향을 미치고 있다.

【학습과제】

1. 繆希雍의 吐血三要法에서 마땅히 해야할 것 세 가지와 하지 말아야할 것(일명 三宜三不宜) 세 가지는 무엇인가?
2. 繆希雍은 外感熱病의 論治에 어떤 공헌을 하였는가? 溫病學說의 형성에 어떤 공헌을 하였는가?
3. 繆希雍은 脾胃論治에 어떤 공헌을 하였는가?
4. 繆希雍의 治氣, 治血의 三法은 무엇인가?
5. 繆希雍의 內虛暗風의 治療에 대해 논하시오.
6. 繆希雍의 痧疹의 辨證論治에 대해 논하시오.
7. 繆希雍의 학설에 대해 어떤 평가들이 있는지 논하시오.

5 綺石

【학습목표】

1. 綺石의 虛勞病 治療의 학술사상과 그 방법을 파악한다.
2. 그의 著作을 학습한다.

【생애와 저작】

綺石은 明나라 말기의 사람으로 전해지는데, 이름과 살았던 곳은 모두 고증할 수 없으며, 단지 綺石先生이라는 호칭만이 전해질 뿐이다. 그는 그 당시에 虛勞를 잘 치료하기로 유명하였다. 그가 비록 虛勞治療만을 중심으로 하는 門派인 것 같으나, 그 학술사상과 치료방법은 『素問』과 『靈樞』를 바탕으로 하면서 여러 醫家들의 장점을 취하고 있다. 그의 門下生인 趙宗田이 "先生께서는 세상사람들이 虛勞病을 庸醫에게 치료받는 것을 불쌍하게 여기시어, 『素問』, 『靈樞』를 연구하시어 깨달아 그 요체를 얻으셨다(先生憫世人之病虛勞者委命于庸醫, 乃伏讀『素』, 『靈』而啓悟門, 得其要領.)"[780]라고 말하였다. 後世의 諸家들 가운데에서 그는 李東垣, 朱丹溪, 薛立齋 등의 차이나는 점들을 참작하였다. 東垣은 脾胃를 중시하여 虛損을 치료하는데 이로움이 있으나, 綺石은 升麻, 柴胡 등의 辛燥한 약물을 사용하지 않음으로써 肺金을 방해하지 않도록 하였다. 丹溪는 滋陰을 중시하여 역시 虛損을 치료하는데 이로움이 있으나, 綺石은 苦寒한 약으로 降火시키는 法은 힘써 피함으로써 中土를 障碍하지 않도록 하였다. 薛立齋는 溫補를 숭상하였지만, 綺石은 鹿茸, 肉桂, 附子 등의 약물을 마음대로 사용하지 않음으로써 㷔熱을 조장하지 않도록 하였다.[781] 이로 인하여, 그는 여러 醫家드의 의견을 모아 그 장점을 취하고 단점을 피하여 스스로 一家의 法을 이루었다.

저서로는 『理虛元鑑』五卷이 있는데,[782] 虛勞를 치료하는 몇 안 되는 전문서적이다. 이 책에서는 虛勞의 病機를 밝히고 치료의 大法과 豫防의 조치를 논하여 하나의 체계를 이루고 있다. 그러므로 柯懷祖는 綺石이 虛勞를 치료한 성과가 仲景의 아래에 있지 않다고 하였다.[783]

【학술내용】

1. 虛勞의 病機를 밝힘

1) 虛勞六因說

綺石은 虛勞를 일으키는 病因이 여섯 가지가 있다고 인식하였다.

---

780) 『理虛元鑑 · 原序』.
781) 『理虛元鑑 · 理虛三本』 참고함.
782) 현재 읽혀지는 판본은 陸懋修가 『世補齋醫書』에 간행한 판본으로 비교적 양호한데, 陸懋修가 慈谿 柯懷祖가 乾隆 36년에 간행한 원각본에 근거하여 고친 것으로 『重訂奇石理虛元鑑』이라고 하며, 모두 5권이다.
783) 『理虛元鑑 · 柯懷祖序』.

(1) 先天的 原因: 父母의 신체가 허약하여 精血이 왕성하지 못해 生後에 근본이 견고하지 않아 뼈가 무르면서 걸음이 느리며, 동작하는데 손이 떨리고, 머리를 흔들고 눈이 떨리며, 어릴 때 驚風을 많이 앓는 등의 증상이 나타나는데, 이것은 虛勞의 前兆이다.

(2) 後天的 原因: 酒色과 勞倦, 七情과 飮食으로 인한 損傷으로 精氣가 날로 虧損되어 이것이 오랫동안 쌓여 虛勞를 형성한다.

(3) 痘疹 및 病後의 原因: 痘疹의 치료를 잘못하여 精氣가 虛해지고 邪氣가 熾盛해지거나, 혹은 病後에 調養을 잘 하지 못하여 元氣가 耗傷되어 氣가 弱해지고 陽이 衰하거나, 혹은 陰이 虧損되고 精이 枯渴되었는데 時宜適切한 原因治療를 하지 못하여 마침내 虛勞의 原因의 하나가 된다.

(4) 外感原因: 감기가 낫지 않아 기침을 오래하였는데 낫지 않거나, 오랜 기침이 肺를 상하게 하였거나, 鬱火가 없어지지 않거나, 津液이 펴지지 않아 점차로 勞嗽를 이루게 된다. 이른바 "風에 손상되어 깨닫지 못하는 사이에 虛勞를 이룬다(傷風不醒便成勞)"는 것이 이것이다.

(5) 境遇(生活上)의 原因: 處해 있는 환경이 險難하고, 情志가 抑鬱되었는데도 오랫동안 풀지 못하여 五志를 손상하게 되면, 氣血이 虧損되어 점차로 虛勞를 이루게 된다. 이른바 "七情으로 손상되지 않으면, 五勞가 생기지 않는다(七情不損, 五勞不成)"는 것이 이것이다.

(6) 醫藥의 原因: 본래 勞證이 아니였으나, 藥의 잘못으로 勞證이 된 것이다. 예를 들어 감기가 아닌데도 거듭하여 發散시켰거나, 혹은 약간 滯하였는데도 지나치게 攻伐하였거나, 혹은 裏熱이 없는데도 苦寒한 약을 썼거나, 혹은 신체가 허약한 상태에서 邪氣를 받아 아직 풀리지 않았거나, 함부로 固表滋裏하는 방법을 써서 邪熱이 엉겨 풀리지 않게 되었거나 하는 것 등이다. 무릇 이는 모두 虛勞를 일으킬 수 있다.

위에서 말한 六種의 病因[784]이 비록 虛勞病을 남김 없이 다 포괄할 수는 없지만, 虛勞病의 몇 가지 중요한 원인인 것은 분명하니, 임상에서 경험해본다면 실제와 부합됨을 알 수 있을 것이다.

2) 虛勞由火說

綺石은 虛勞病의 문제에 있어서, "心腎不交", "火刑金", "虛火伏火" 등의 세 가지 論을 내었는데, 모두 火의 입장에서 말한 것이다. 그는 虛勞의 病理變化는 주로 精血不足, 水不濟火로 인하여 陰虛火亢과 相火上炎에 이르러 肺金을 傷한 所致라고 인식하였다. 肺는 淸肅하며 治節을 주관하는데, 만약 肺가 火搏하게 되면 治節하지 못하고 淸肅의 令을 잃어 精微한 氣運이 上下로 散布되지 못하여 胸膈에 연접하여 머물러 痰으로 化하여 쉽게 勞嗽를 발하게 된다. 陰虛火動하여 火가 심하면 風이 生하고, 風火가 서로 부채질하여 厥逆上衝하여 陽經을 傷하게 하여 血이 맺히거나 어지러이 용솟음쳐 올라가게 되니, 쉽게 吐血한다. 火氣炎上하여 眞陰을 태우면 淸肅한 肺金이 타게 되어 燥澁하게 되니 氣逆함이 그치지 않아 쉽게 기침을 발한다. 만약 鬱怒가 傷肝하여 疏泄하지 못하면 火가 肝을 더욱 鬱結시키고, 金不生水하여 水火不相濟하여 陰火가 다시 타오르

784) 이상은 모두 『理虛元鑑 · 虛證有六因』에서 참고함.

게 되니, 마침내 痰血이 凝結하여 痰中에 血絲를 띠게 된다. 무릇 七情內傷이 오래되면 精이 虧損되고 燥하여 안으로는 五心煩熱하고 밖으로는 營衛가 不和하여 쉽게 骨蒸이 생기게 한다. 心血이 空虛하면 즉 邪火가 上壅하여 靈舍를 어지럽게 하는데, 이로 말미암아 神昏志蕩하고 天精搖搖하고 淫夢恍惚하니, 쉽게 遺精과 夢泄을 생기게 한다. 무릇 이러한 虛嗽, 吐血, 乾咳, 痰中帶血, 骨蒸, 遺精夢泄은 모두 虛勞의 常見之證으로 모두 陰虛火旺의 所致인데, 火는 가장 金을 잘 태우므로 肺를 보호하는 것이 중요한 원칙이 된다. 또한 陽虛가 變化된 것이 있고, 奪精, 奪火, 奪氣 등의 여러 유형이 있다. 色慾이 過度하면 반드시 奪精이 되는데, 精이 奪하여 枯竭되면 반드시 火와 氣가 서로 차례로 衰하게 된다. 勞役이 太過하면 반드시 奪氣가 되는데 氣는 火의 屬이고 精의 用이므로 氣가 脫하여짐이 甚하면 火와 精은 연류되어 같이 없어지게 된다. 火는 陽의 屬이므로 奪火는 대부분 奪精으로 因해 온다. 그러나 寒冷藥을 過服하면 命門火가 衰하게 된다. 무릇 이 세 가지 奪은 모두 脾에 귀속되는데, 精과 火는 비록 腎에서 主하나 中氣의 不守가 실제로 關鍵이 된다.

2. 虛勞論治大法

虛勞論治大法에 대하여 綺石은 "三本二統論"을 주장하였다.

1) 理虛三本

虛勞病은 五臟精氣가 虧損되어 일어난다. 綺石은 五臟의 상호관계를 분석하여 그 중 肺, 脾, 腎 三臟이 중요하다고 인식하였다. 그는 "治虛에는 三本이 있는데, 肺, 脾, 腎이 그것이다. 肺는 五臟의 天이고, 脾는 百骸의 母이며, 腎은 性命의 뿌리이다(理虛有三本, 肺脾腎是也. 肺爲五臟之天, 脾爲百骸之母, 腎爲性命之根.)"[785]라고 하였다. 이른바 "肺爲五臟之天"은 肺를 설명한 것으로 "治節의 사령을 맡아 淸肅의 변화를 부려 밖으로는 皮毛에 精을 輸布하고, 안으로는 四瀆[786]에 통하게 한다. 그러므로 飮食水穀의 精微로운 기운이 脾氣로 인해 蒸發된 以後에 모두가 肺에서 주관하여 위로는 七竅를 영양하고 아래로는 骨髓를 막고 가운데로는 血脈을 조화하여 적셔주듯이 全身에 퍼지게 하는 것이다(司治節之令, 秉肅淸之化, 外輸精于皮毛, 內通調乎四瀆. 故飮食水穀之精微, 由脾氣蒸發以後, 悉從肺爲主, 上榮七竅, 下封骨髓, 中和血脈, 油然沛然, 施于周身.)"[787]라고 하였다. 이른바 "脾爲百骸之母"는 "사람의 몸에 心은 위에 있고, 腎은 아래에 있으며, 肺는 右側에 있고, 肝은 左側에 있는데, 오직 脾胃만 홀로 中央에 위치한다(人之一身, 心上腎下, 肺右肝左, 惟脾胃獨居于中.)"[788]하니, "중앙에서 기치를 높이면 오방의 위치를 잃은 장수들이 각각 그 대열을 취함(中央旗幟一建, 而五方失位之師, 各就其列.)"[789]과 같으며, 同時에 脾는 水穀之海이니, "풍요로움은 太倉과 같아서 枯竭되

---

785) 『理虛元鑑 · 理虛三本』.

786) 瀆은 大川이다. 옛날에 江, 淮, 河, 濟를 四瀆이라고 칭하였다. 여기서는 心, 肝, 脾, 腎의 네 臟을 비유한 것으로, 의미는 肺와 네 臟이 相通한다는 의미이다.

787) 『理虛元鑑 · 勞嗽症論』.

788) 『理虛元鑑 · 治虛藥訛一十八辨』.

지 않는(其饒益如太倉之不可竭.)"[790] 것이다. 그러므로, 營衛氣血, 四肢百骸가 모두 이에 의존하여 이루어지는 것이다. "腎爲性命之本"이라는 것은, 腎이 水火의 臟임을 가리키는 것으로 坎卦가 二陰사이에 一陽이 들어 있는 것과 같다. "二陰은 眞水이다. 一陽은 眞火이다. 腎中의 眞水는 차례로 肝木을 生하고 肝木은 또 心火를 生하며, 腎中의 眞火는 차례로 脾土를 生하고 脾土는 또 肺金을 生한다. 그러므로, 사람의 생명의 근본은 아래로부터 일어나며……五臟六腑의 根本이 된다(二陰者, 眞水也. 一陽者, 眞火也. 腎中眞水, 次第而上生肝木, 肝木又上生心火, 腎中眞火, 次第而上生脾土, 脾土又上生肺金. 故人生之本, 從下而起……以爲五臟六腑之根.)"[791]라고 하였다. 만약 肺, 脾, 腎이 損傷을 받으면 生理가 失常한다. 肺虛하면 營衛가 不運하여 津液이 不行하며, 脾虛하면 氣血이 虛虧되어 營衛가 衰弱하게 되며, 腎水가 虛하면 相火가 偏亢하여 아울러 肝, 心에 미쳐 陰虧血弱하여 木火升騰하게 하므로 陰虛諸證은 이로 말미암아 일어난다. 命門火가 衰하면 脾肺에 영향이 미치니 中氣가 虛弱해져 陽虛諸證은 이로부터 생기게 된다. 上述한 원인으로부터 綺石은 五臟 중에서 더욱 脾, 肺, 腎이 治虛의 근본이라고 주장하였는데, "治肺, 治脾, 治腎은 治虛의 道를 다하는 것이다(治肺, 治脾, 治腎, 治虛之道畢矣.)"[792]라 하였다. 이 세 臟의 구체적인 治法으로 그는 "내가 오직 兩端의 가운데를 집고서 三部에 합하여 균형을 이루게 한다. 하나는 淸金保肺로 中州의 土를 犯하지 않는 것이오, 다른 하나는 培土調中으로 至高한 氣를 손상하지 않게 하는 것이며, 또 다른 하나는 金行淸化로 水가 스스로 흘러 길어지면 金水가 하나로 일치하게 되는 것이다. 그런데, 三臟이 치료가 된 후에 水升火降이 이루어지면 저절로 평상으로 회복된다. 그러나, 脾를 主로 하고 腎을 主로 하는 것은 선현들이 밝힌 것 이로되, 淸金保肺는 밝혔으나 여전히 그 정미로움은 꿰뚫지 못함이 있다. 그래서 내가 肺를 논한 것만은 상세하다. 이는 治虛의 三本이니, 마땅히 먼저 간절히 궁구해야 하는 것이다(余惟執兩端以用中, 合三部以平調. 一曰淸金保肺, 無犯中州之土, 一曰培土調中, 不損至高之氣, 一曰金行淸化, 水自流長, 乃合金水于一致. 惟三臟旣治, 而水升火降, 自復其常. 但主脾主腎, 先賢互有發明, 而淸金保肺一著, 尙未有透悉其精微者, 故余于論肺獨詳. 此治虛之三本宜先切究也.)"[793] 라고 하였다.

2) 治虛二統

綺石은 이미 脾, 肺, 腎을 理虛의 근본으로 인식하였는데, 또한 虛勞病을 陽虛, 陰虛 두 종류의 증상으로 나누어 肺, 脾의 두 臟으로 통괄하여 치료하였다. "陰虛의 證은 肺에서 統攝하고, 陽虛의 證은 脾에서 統攝한다(陰虛之證統於肺, 陽虛之證統於脾)"는 "治虛二統"을 주장하였다. 그는 "사람의 병이 혹은 陽虛가 되고 혹은 陰虛가 되는데, 陽虛가 오래되면 陰도 역시 虛하게 되니, 결국 陽虛가 本이 된다. 陰虛가 오래되면 陽도 역시 虛하게 되니, 결국 陰虛가 本이 되는 것이다

789) 『理虛元鑑 · 治虛藥訛一十八辨』.
790) 上同.
791) 『理虛元鑑 · 理虛三本』.
792) 上同.
793) 上同.

(人之病, 或爲陽虛, 或爲陰虛. 陽虛之久者, 陰亦虛, 終是陽虛爲本. 陰虛之久者, 陽亦虛, 終是陰虛爲本.)"[794], "무릇 陽虛가 근본이 되는 것은 치료에 統攝함이 있으니 脾에서 統攝한다. 陰虛가 근본이 되는 것은 치료에 統攝함이 있으니 肺에서 統攝한다(凡陽虛爲本者, 其治之有統, 統于脾也. 陰虛爲本者, 其治之有統, 統于肺也.)"[795]라고 하였다. 綺石이 이러한 까닭으로 陰陽二證을 肺, 脾에서 統攝한다고 하였으나, 실제로는 腎을 내버려두고 돌아보지 않은 것이 아니다. 이것은 그가 당시의 사람들이 陽虛를 治함에는 오직 命門火를 말하고 陰虛를 治함에는 단지 腎水의 泛泛을 말하는 것이 만족스럽지 못하였기 때문이다. 바로 그가 "前人들이 陽虛를 治함에 命門火로만 統攝하여 八味丸, 十全湯 등의 類로써 하고 肉桂, 附子에서 벗어나지 못하였다. 前人들이 陰虛를 治함에 腎水로써 統攝하여 三補丸, 百補丸 등의 類로써 하고 知母, 黃栢에서 벗어나지 못하였다(前人治陽虛者, 統之以命火, 八味丸, 十全湯之類, 不離桂附者是. 前人治陰虛者, 統之以腎水, 大補丸, 百補丸之類, 不離知柏者是.)"[796]라고 말한 것과 같다. 사실상 진실로 그 말과 같은데, 만일 陽虛의 證에 辛熱한 藥을 투여하여 火를 도우면 바로 虛陷한 것을 부채질 하는 것이고, 陰虛의 證에 苦寒한 藥을 濫用하여 降火시키면 반드시 津液을 마르게하여 胃를 敗하게 할 것이다. 上述한 원인에 비추어 볼 때, 그는 명확하게 "오로지 腎水를 補하는 것은 補肺하여 근원을 滋養하는 것만 같지 못하며, 오로지 命門火를 補하는 것은 補脾하여 建中하는 것만 같지 못하다(專補腎水者, 不如補肺, 以滋其源, 專補命火者, 不如補脾, 以建其中.)"[797]고 주장하였다. 이것은 補腎의 法을 肺, 脾의 둘로 나눈 것이다. 이러한 까닭으로 "治虛二統"은 실제로는 "三本"의 치료를 포괄하고 있으며, 또한 辛熱, 苦寒한 藥을 고집스레 써서 腎, 命門을 補益하려고 하는 弊端을 벗어나도록 해주고 있는 것이다.

예를 들면 다음과 같다. 陰虛의 證은 肺에서 統攝하니, 淸金保肺시킨다. 虛勞病의 허다한 證狀에 매번 補益法을 써서 효과를 얻을 수도 있다. 그러나. "다른 臟에 虛火가 있다면 補火할 수 있으나. 肺藏에 伏火가 있으면 補火할 수 없다(他臟有虛火可補火, 肺臟有伏火不可補火)"[798], 이는 "肺라는 臟은 金에 속하는데, 金은 火가 剋하는 것을 두려워하며, 火는 金을 삭이는 것을 좋아하므로, 淸肅의 臟이 火를 두려워하니, 淸法이 마땅함(肺之一臟屬金, 金畏火克, 火喜爍金, 故淸濾之臟最畏火, 宜用淸法.)"[799]에서 말미암는다. 綺石은 이러한 肺臟의 伏火를 陰虛陽亢의 所致로 인식하여 "그 火가 肺葉의 아래에 있기에 伏이라고 이름붙였다(以其火在肺葉之下, 故名伏.)"[800]라고 하였다. 그 병은 "勞嗽, 吐血, 骨蒸 등이며, 심하면 尸疰가 되는(曰勞嗽, 曰吐血, 曰骨蒸, 極則成尸疰.)"[801] 것이다. 치료는 "骨蒸, 勞嗽, 吐血 등이 보이지 않는 경우는 미리 淸金保肺시키는 것이 마땅하며, 이미 骨蒸, 勞嗽, 吐血 등이 나타난 경우에는 급히 淸金保肺시키는 것이 마땅하다.(未見骨蒸勞嗽吐血者,

794) 『理虛元鑑 · 治虛二統』.
795) 上同.
796) 上同.
797) 上同.
798) 『理虛元鑑 · 虛火伏火論』.
799) 上同.
800) 上同.
801) 『理虛元鑑 · 陰虛之症統于肺』.

預宜淸金保肺, 已見骨蒸勞嗽吐血者, 急宜淸金保肺)"[802] 사용할 약물로는 牡丹皮, 地骨皮, 桑白皮, 白前, 蘇子, 桔梗, 澤瀉, 麥門冬, 五味子 등의 종류가 있고, 처방으로는 淸金百合湯,[803] 淸金甘桔湯,[804] 加減淸金甘桔湯,[805] 膠菀淸金湯,[806] 淸金養營丸,[807] 百部淸金湯[808] 등의 처방이 있는데, 혹은 淸하게 하고 혹은 潤하게 하며, 혹은 疏하고 혹은 降하나, 요점은 모두 淸金保肺를 다하는 것이다.

陽虛三奪은 脾에서 統攝하니, 補脾益氣시킨다. 綺石은 "대개 陽虛의 症이 비록 奪精, 奪氣, 奪火 등의 구분이 있으나 中氣를 지키지 못하는 것이 가장 위험하다. 그러므로 陽虛의 치료는 비록 塡精, 益氣, 補火 등의 구별이 있지만 급히 中氣를 구하는 것이 가장 먼저이다. 有形의 精血은 빨리 生하게 할 수 없고, 無形의 眞氣는 급히 굳게 해야 하는 것이다. 이것이 益氣가 塡精시키는데 절실한 까닭이며, 衰함이 심한 火를 돌이키려면 서로 激하는 위험이 있으며, 精純한 氣를 계속 잇는 것은 沖和의 美가 있는데, 이것이 益氣가 益火보다 妙한 까닭이다. 무릇 氣가 精과 火보다 重함이 이와 같으며, 脾氣가 또한 모든 火의 근원이 되니 어찌 脾로써 통섭하지 않겠는가?(蓋陽虛之症雖有奪精, 奪氣, 奪火之分, 而以中氣不守爲最險, 故陽虛之治雖有塡精, 益氣, 補火之名別, 而以急救中氣爲最先. 有形之精血, 不能速生, 無形之眞氣, 所宜急固. 此益氣之所以切于塡精也, 回衰甚之火者, 有相激之危, 續淸純之氣者, 有沖和之美, 此益氣之所以妙于益火也. 夫氣之重于精與火也如此, 而脾氣又爲諸火之原, 安得不以脾爲統哉.)"[809]라고 하였다. 脾를 다스려서 氣를 굳게 하는데는 오직 甘溫한 약물이 마땅하며, 大熱한 약물은 마땅하지 않다. 사용할 약물로는 黃芪, 人蔘, 茯苓, 白朮 등의 종류이며, 처방으로는 歸養心脾湯,[810] 歸養心腎丸,[811] 養心固本丸,[812] 固本腎氣丸[813] 등의 여러 처방이 있는데, 요체는 모두가 甘溫益氣의 방법을 써서 장점을 드러내는 것이다.

3. 虛勞의 豫防

綺石은 虛勞의 治療에 정통하였을 뿐 아니라, 豫防에도 정통하였다. 그는 "虛勞를 앓는 자가 病이 성해지기를 기다린 후에 치료를 하면, 병은 비록 낫을지라도 또한 風浪을 禁할 수 없고, 辛

---

802) 上同.

803) 淸金百合湯: 百合, 桔梗, 甘草, 白杏仁, 川貝母, 桑白皮, 天花粉, 大麥冬, 雲茯苓, 廣橘紅. 春加虎耳草, 夏加苧麻根, 秋加金佛草, 寒冬加款冬花, 發熱加柴前二胡, 咽痛加元參, 射干, 久勞者加生地, 丹皮. 治一切虛勞初起, 咳嗽痰血主藥.

804) 淸金甘桔湯: 桔梗, 甘草, 川貝母, 元參, 麥冬, 雲茯苓, 大生地, 阿膠, 白芍, 粉丹皮. 治咳嗽痰中帶血珠, 血絲, 血片, 卽咯血證.

805) 加減淸金甘桔湯: 前方去阿膠, 茯苓, 加花粉, 燈心, 河水煎之. 治乾咳嗽, 爲淸金至寶.

806) 膠菀淸金湯: 前方加紫菀, 地骨皮, 再加犀角. 治血中伏火, 痰帶血腥, 宜淸血室者.

807) 淸金養榮丸: 大生地(薄荷湯煮爛), 大白芍, 元參, 丹皮, 川貝母, 地骨皮, 大麥冬, 花粉, 炙草, 用煉熟白蜜四兩丸, 血證中候調理之劑.

808) 百部淸金湯: 百部, 地骨皮, 大麥冬, 雲茯苓, 人蔘, 桔梗, 粉丹皮, 炙甘草, 治尸疰.

809) 『理虛元鑑 · 陽虛之症統于脾』.

810) 歸養心脾湯: 人蔘, 生地, 當歸身, 芡實, 茯神, 酸棗仁, 炙黃芪, 生冬朮, 懷山藥, 北五味. 治夢遺滑精.

811) 歸養心腎丸: 生地, 熟地, 當歸身, 茯神, 酸棗仁, 炙黃芪, 生冬朮, 懷山藥, 炙甘草, 炙北五味子, 山茱萸, 芡實. 治遺精滑精.

812) 養心固本丸: 人蔘, 黃芪, 白朮, 甘草, 生地, 熟地, 厚杜仲, 淮牛膝, 枸杞子, 山茱萸, 龜板膠(紅糀炒成珠), 鹿角膠(同上炒), 爲收功固本之要劑.

813) 固本腎氣丸: 人蔘, 黃芪, 白朮, 茯笭, 生地, 當歸身, 酸棗仁, 炙草, 煨薑, 治陽虛遺泄.

苦를 참지 못하는 사람이 된다. 잘 치료하는 자는 반드시 病이 생기기 전에 어떠한 징후가 나타나는지 혹은 어떠한 병의 뿌리가 있는지를 살핀다. 그러한 때에는 한두 마디의 간결한 말로써 보여줄 수 있으니, 조섭을 잘하게 하고 이어서 湯藥 십수제를 쓰고 계속하여 膠丸 두세 斤으로 병의 뿌리를 끊어버리는 것이 일에 앞서는 좋은 방법이 아니겠는가? 원컨대, 갈증이 난 이후에 우물을 파거나 전쟁이 터진 다음에 병기를 만들지는 말지어다(患虛勞者, 若待其已成而後治之, 病雖愈, 亦是不禁風浪, 不耐辛苦之人矣. 善治者, 必于其未成之前, 審其現何幾兆? 中何病根? 爾時卽以一二要言指示之, 令其善爲調攝, 隨用湯藥十數劑, 續用膠丸二三斤以斷其根, 其非先事之善策哉? 愿毋俟渴而掘井, 鬪而鑄兵也.)"[814) 라고 하였다.

구체적인 예방조치로 그는 다음과 같은 여섯가지의 방법을 제시하였다.

(1) 六節: 虛勞가 성하면 항상 性格이 偏重된 까닭에 情志의 조절을 잃게 되므로 반드시 精神을 잘 지키도록 해야 한다. 그는 "放蕩하여 거둘 수 없는 자는 嗜慾을 절제하여 養精하는 것이 마땅하고, 滯하여 化하지 못하는 者는 煩惱를 절제하여 養神하는 것이 마땅하며, 激怒하여 平安하지 못한 者는 忿怒를 절제하여 養肝하는 것이 마땅하고, 躁動하여 안정되지 못하는 者는 辛勤을 절제하여 養力하는 것이 마땅하며, 자질구레한 일에 얽메어 마음이 평탄하지 않은 자는 思慮를 절제하여 養心하는 것이 마땅하고, 근심이 많아 解脫하지 못하는 者는 悲哀를 절제하여 養肺하는 것이 마땅하다. 이 六種은 모두 五志七精으로 인한 病으로 藥石으로 治療할 수 있는 것이 아니다(其在蕩而不收者, 宜節嗜欲以養精, 在滯而不化者, 宜節煩惱以養神, 在激而不平者, 宜節忿怒以養肝, 在躁而不靜者, 宜節辛勤以養力, 在瑣屑而不坦夷者, 宜節思慮以養心, 在慈悲而不解脫者, 宜節悲哀以養肺. 此六種, 皆五志七精之病, 非藥石之所能療.)"[815)]라고 하였다.

(2) 八防: 虛弱한 사람은 쉽게 外邪를 받으므로 일년 사계절의 기후변화에 항상 주의를 기울여야 한다. "봄에는 風과 寒을 豫防하여야 하고, 여름에는 暑熱과 더위로 인해 찬 것을 취하는 것을 豫防하여야 하며, 長夏에는 濕을 豫防하여야 하고, 가을에는 燥를 豫防하여야 하며, 겨울에는 寒과 風을 豫防하여야 한다.(春防風, 又防寒, 夏防暑熱, 又防因暑取凉, 長夏防濕, 秋防燥, 冬防寒, 又防風.)"[816)]

(3) 二護: "寒은 足으로부터 따라 일어나고, 風은 肩兪와 눈썹 근처로부터 들어오는데, 病者는 항상 이 두 곳을 保護하여야 한다.(寒從足起, 風從肩兪眉際而入, 病者常護此二處.)"[817)]

(4) 三候: "二十四節氣 사이에 虛勞에 가장 나쁜 절후가 세가지가 있는데, 하나는 초봄의 木盛火升한 때이고, 또 하나는 仲夏의 濕熱이 行하는 때이며, 다른 하나는 여름과 가을이 만나는 伏火가 金을 삭이는 때이다.(二十四候之間, 最與虛勞爲仇者, 其候有三, 一爲春初木盛火升, 一爲仲夏濕熱令行, 一爲夏秋之交伏火爍金.)"[818)] 勞嗽, 吐血, 痰血 등의 증상은 한 번에 세가지의 절후와도 만나는데, 본

814) 『理虛元鑑 · 虛勞當治其未成』.
815) 『理虛元鑑 · 知節』.
816) 『理虛元鑑 · 知防』.
817) 『理虛元鑑 · 知護』.
818) 『理虛元鑑 · 知候』.

증과는 크게 거스를 수가 있으므로 반드시 미리 豫防해야 한다.

(5) 二守: 虛勞는 慢性病이므로 빠른 효과를 기약해서는 안 된다. 빨리 하고자 하면 도리어 이르지 못하게 되는데, 단지 견지해야 할 것이 있다면 "하나는 服藥이고, 둘째는 攝養이다.(一服藥, 二攝養.)"[819] 아울러 지켜야 할 것을 오래도록 잃지 말아야 하고, 섣부르게 생각하거나 게으르게 하여서도 안 되며, 처음부터 끝까지 勤勉하고 懶怠하지 않아야 한다.

(6) 三禁: "虛勞를 治療하는데 三禁이 있는데, 一禁은 燥烈이고, 二禁은 伐氣이며, 三禁은 苦寒이다.(治勞三禁, 一禁燥烈, 二禁伐氣, 三禁苦寒是也.)"[820] 대개 虛勞의 痰은 火逆하여 끓어올라 이루어진 것으로 二陳湯, 平胃散 등의 痰을 여는 약물은 안 되므로 절대 燥烈은 금해야 한다. 虛勞의 火는 陰虛로 인하여 火動한 것으로 黃芩, 黃連, 知母, 黃栢 등의 火를 淸하는 약물은 안 되므로 절대 苦寒한 藥은 禁해야 한다. 虛勞의 氣는 肺가 엷어서 氣가 막힌 것으로 靑皮, 枳殼, 香附子, 豆蔻 등의 理氣시키는 약물은 안 되므로 절대 伐氣는 禁해야 한다. 飮食의 禁忌하는 바도 또한 같다.

以上의 여섯 가지 항목은 모두 실천할 만한 지침을 갖추고 있으니, 임상에서 참고할 만하다.

【평가】

綺石은 虛勞를 진단하고 治療하는데 뛰어났다. 그는 다년간의 임상경험에 근거하여『理虛元鑑』을 지었는데, 이 서적은 虛勞를 치료하는 몇 안 되는 專門書籍 중의 하나이다. 이 서적은『素問』,『靈樞』를 宗主로 삼고 아울러 여러 醫家들의 장점을 취하고 있으나, "초연하게 시류에 부합하지 않았으며, 문장에 독특한 기운이 있다.(倜儻不附時俗, 文章有奇氣.)"[821] 이는 옛 것을 배우지만 거기에 얽매이지 않고 여러 醫家들의 장점을 선택하여 그 자체로 독특한 학문연구태도라고 할만한 것이다.

綺石은 虛勞의 病因, 病機에 대하여 적지않은 독창적 견해가 있다. 그는 "虛證有六因"을 주장하였는데, 이는 虛勞病의 주요 原因을 완벽하게 총괄하고 있는 것으로, 病機의 分析과 治療를 정리해주어 病因學의 기초를 진일보 다져준 것이다. 虛勞의 病機를 그는 陰虛와 陽虛의 兩方面으로 분석하였는데, 이는 虛勞病機의 핵심을 움켜쥔 것이다.

綺石은 虛勞病의 豫防과 治療에도 또한 풍부한 경험을 쌓았고 이러한 경험은 그에게 많은 것을 체득할 수 있는 기회를 제공하였다. 그는 "虛勞當治其未成"이라고 인식하여 六節, 八防, 二護, 三候, 二守, 三禁 등의 예방에서의 요점을 제시하였다. 虛勞의 治療에 대해서 그는 五臟間의 全一的 認識을 주된 생각으로 삼았다. 아울러 그 중에 肺, 脾, 腎을 "治虛三本"이라고 강조하였다. 이러한 三臟 중에서도 또한 肺, 脾 二臟을 더욱 중요하게 여겼다. 그리고, 脾를 치료하는데는 오직 甘溫으로 해야 하고 大熱로 하여서는 안 되며, 肺를 치료하는데는 혹은 淸하게 하고 혹은 潤

---

819)『理虛元鑑·知守』.

820)『理虛元鑑·知禁』.

821)『理虛元鑑·陳序』.

하게 하며 혹은 疎하게 하고 혹은 降하게 하여야 한다고 하였다. 이로부터 綺石의 立法, 制方, 選藥 및 豫防 등의 방면에 모두 獨創的인 見解가 있었음을 알 수 있다. 족히 후학들에게 도움이 될 만하다.

【복습자료】

1. 虛勞六因

① 先天的 原因: 父母의 신체가 허약하여 精血이 왕성하지 못함.

② 後天的 原因: 酒色과 情欲으로 손상되어 精氣가 휴손됨.

③ 病後의 原因: 痘疹의 치료를 잘못함, 病後에 調養을 잘 하지 못하여 氣가 弱해지고 陰이 휴손됨.

④ 外感原因: 감기가 낫지 않아 오랜 기침이 肺를 상하게 함.

⑤ 境遇(生活上)의 原因: 情志로 손상되어 氣血이 虧損됨.

⑥ 醫藥의 原因: 약을 쓰는 것이 마땅하지 않아 邪熱이 엉겨 풀리지 됨.

이상은 마땅히 숙지해야 한다.

2. 虛勞의 病機는 주로 陰虛와 陽虛의 두 방면으로 이해해야 한다. 陰虛의 證은 주로 精血不足, 水不濟火로 인하여 陰虛火亢과 相火上炎에 이르러 肺金이 傷한 所致이다. 陽虛의 證은 奪精, 奪火, 奪氣 등의 여러가지 유형이 있다. 色慾이 過度하면 반드시 奪精이 되고, 勞役이 太過하면 반드시 奪氣가 되며, 奪火는 奪精으로 인해 온다. 이러한 "三奪"은 또한 虛勞를 일으킨다.

3. 治虛三本은 곧 肺, 脾, 腎의 세 臟에 근본한다. 肺, 脾는 氣血生化의 근원으로 運行의 축이며, 腎은 眞陰과 眞陽을 갈무리하는 곳이다. 이러한 까닭으로 治肺, 治脾, 治腎을 하면 氣血陰液이 충만해지고, 虛火가 평안해져서 虛勞가 나을 수 있다.

4. 治虛二統은 곧 陰虛의 證은 肺에서 統攝하고, 陽虛의 證은 脾에서 統攝한다는 것이다. 陰虛의 證을 肺에서 統攝한다는 것은 陰虛陽亢으로 因하여 肺藏의 伏火가 骨蒸, 勞嗽, 吐血 등의 虛勞證狀을 생기게 한 것을 淸金補肺시켜서 치료하는 것이니, 곧 補肺하여 근원을 滋養하는 것이다. 陽虛의 證은 脾에서 통섭한다는 것은 陽虛에 비록 奪精, 奪氣, 奪火 등의 구분이 있으나 中氣를 구하는 것이 가장 먼저이므로 補裨益氣로써 치료하는 것이니, 곧 補脾하여 建中하는 것이다.

5. 綺石은 虛勞를 치료하는 用藥法에 李東垣, 朱丹溪, 薛立齊 등 세 醫家들의 장점은 취하고 단점은 버렸다. 東垣의 補脾의 法을 쓸 때도 升麻, 柴胡 등의 辛燥한 약물을 사용하지 않음으로써 肺金을 방해하지 않도록 하였고, 丹溪의 滋陰의 법을 쓸 때에도 黃栢, 知母 등의 苦寒한 약물의 사용은 피함으로써 中土를 障碍하지 않도록 하였으며, 薛立齋의 溫補腎命의 法을 쓸 때에도 鹿茸, 肉桂, 附子 등의 溫熱한 약물은 사용하지 않음으로써 郁熱을 조장하지 않도록 하였다.

6. 本節의 어려운 문제는 綺石이 肺, 脾, 腎을 治勞의 三本이라고 여기고 治虛는 肺, 脾의 두 臟에서 統攝한다고 한 점이다. 임상에서 운용할 때 과연 肺, 脾, 腎 세 臟을 치료할 것인가, 아니면 肺, 脾 두 臟만을 치료할 것인가에 대해서 이를 공부하는 자들로 하여금 헤매게 한다. 綺石은

治虛는 肺, 脾 두 臟에서 統攝한다고 주장하고 腎은 내버려 두고 돌아보지 않았다. 또한 그는 世俗에서 陽虛를 치료할 때 오직 命門火만을 말하고 肉桂, 附子에서 벗어나지 않는 것과 陰虛를 치료할 때 오직 腎水만을 말하고 知母, 黃栢에서 벗어나지 못하는 것에 대해 반대하였다. 이러한 까닭으로 그는 腎水를 補하는 것이 補肺하여 근원을 滋養하는 것만 같지 못하고 命門火를 補하는 것이 補脾하여 建中하는 것만 같지 못하다고 주장하였다. 임상에서 운용할 때에는 마땅히 治肺, 治脾 위주로 할 것이나 治腎을 또한 廢할 수는 없으니, 그가 스스로 만든 治虛의 處方 중에 固本腎氣丸, 歸養心腎丸 등이 있는 것은 이러한 이유에서이다.

【학습과제】

1. 綺石의 학술사상과 그 연원을 기술하시오.
2. 綺石이 인식한 虛勞의 病因은 몇 종인가? 어떻게 발병하는가?
3. 綺石은 虛勞의 病機에 대하여 어떠한 주장을 하였는가?
4. 綺石의 理虛三本은 무엇에 근거하는가?
5. 綺石의 治虛二統은 무엇에 근거하는가?
6. 綺石의 虛勞治療의 用藥原則과 대표적인 方劑를 기술하라.
7. 綺石의 虛勞治療의 用藥法과 李東垣, 朱丹溪, 薛立齋 등의 用藥法은 무엇이 같고 다른가?
8. 綺石이 虛勞의 豫防法에 대하여 주장한 것은 무엇인가? 豫防을 위해 무엇을 하는 것이 좋다고 인식하였는가?

6 喩昌

【학습목표】

1. 喩昌의 大氣論, 秋燥論 등의 주요 논점을 파악한다.
2. 喩昌의 傷寒에 대한 연구와 溫病에 대한 주장을 숙지한다.
3. 喩昌이 병을 논한 내용과 用藥의 특징과 견해를 이해한다.
4. 喩昌의 생애와 저작을 이해한다.

【생애 및 저작】

喩昌은 字가 嘉言이고, 號는 西昌老人이다. 江西 南昌府 新建사람으로, 明나라 萬歷 12년(1585년)에 태어나 淸나라 康熙 3년(1664년)까지 80세를 살았다. 소년시절부터 六經詩文에 뛰어났으며 이를 깊이 연구하였다. 崇禎 때 뽑혀서 北京에 들어가기도 하지만, 明末에 淸나라 병사가 쳐들어오자 머리를 깎고 중이 되어 은거생활을 하며 불교를 깊이 연구하였다. 그 후에는 醫業에 전념하며 南昌, 靖安 등을 왕래하였다. 1644년에서 1661년사이에 蘇南의 名醫인 錢謙益의 초대에 응하여 江蘇 常熟으로 옮겨가 의원을 열고 진료를 하였는데, 명성이 알려져 금방 유명해졌다. 張路玉, 吳謙 등과 더불어 淸나라 초기 3대 명의로 알려져 있다. 선생으로도 활동하여 그에게 배운 자들이 매우 많은데, 徐彬, 羅子常 등이 모두 그의 門人이다.

저작으로는 『尙論篇』 4권, 즉 『尙論張仲景傷寒論重篇三百九十七法』이 있는데, 1648년에 완성하였다. 주로 方有執의 『傷寒論條辨』을 참고하였으나 編次가 같지 아니하고 내용을 補正한 것이 있다. 『傷寒尙論後篇』 4권은 『尙論篇』의 속편이다. 『醫門法律』 6권은 1658년에 만들어졌는데, 이는 喩昌이 74세의 고령에도 불구하고 쉬지 않고 여러 책을 섭렵하고, 널리 수집하여 자기의 수십 년에 걸친 임상경험과 결합하여 완성한 것이다. 그 내용이 구체적이어서 醫林에 전해져 후세 사람들에게 名著로 인정받고 있다. 『寓意草』는 1643년에 완성되었는데 난치병 醫案 60例를 담고 있다.

【학술내용】

1. 『傷寒論』에 대한 연구

1) "錯簡重訂"說을 지지함

喩昌은 『傷寒論』을 연구함에 있어 方有執의 錯簡重訂의 說을 추종하여, 王叔和, 林億, 成無已 등의 編次와 校注의 方法에 반대하였다. 그는 王叔和가 『傷寒論』을 정리편찬한 것을 "아름다운 비단을 재단하여 헌 솜과 꿰매었으니 후세인들을 눈멀게 한 것(碎剪美錦, 綴以敗絮, 盲瞽後世)"[822]으로 인식하였다. 『傷寒論』은 王叔和의 편찬을 거치면서 본래의 모습을 잃어버렸다. 그는 "仲景의 도를 사람들이 단지 王叔和에 의하여 밝혀졌다고만 알지, 누가 王叔和로 인하여 떨어졌다는 것을 알겠는가(仲景之道, 人但知得叔和而明, 孰知因叔和而墮也.)"[823]라고 하였다. 그러므로, 方有執이 王叔和의 『傷寒例』를 삭제한 것이 "크게 經을 존중하는 뜻을 얻은 것(大得尊經之旨)"이고, 『太陽篇』을 고친 것은 "앞사람들을 뛰어넘는 탁월한 식견(卓識超越前人)"이라고 찬양하였다. 동시에 林億, 成無已 등의 校注에 대해서도 크게 반대하여 "그 校正한 것, 이른바 詮注라고 하는 것은 仲景의 불행이요, 이 道의 큰 재앙이다(其所爲校正, 所謂詮注者, 乃仲景之不幸, 斯道之大厄也.)"[824]라고 하였다.

仲景의 원래 취지를 좇아 스스로 『尙論篇』 한 권을 쓰고, 『傷寒論』을 거듭 새롭게 편집하여 일가를 이루었다. 그가 方有執이 『傷寒論』을 重訂한 것을 계승하였으나, 교정의 방법은 方有執의 것과 비교하면 다른 점이 있다. 예를 들면 『傷寒例』를 方有執은 삭제하였으나, 喩昌은 남겨 두고 이를 논박하여 "萬歷 年間에 方有執이 『傷寒論條辨』을 지으면서 먼저 王叔和의 『序例』를 삭제하였는데, 크게 經을 존중하는 뜻을 얻었으나, 잃어버림의 지나침을 면할 수는 없다. '愛禮存羊'만 같지 못하며, 취하여 논박하면 시비가 정해지고 공과 죄가 밝혀질 것이다(萬歷間方有執著『傷寒條

822) 『尙論篇 · 尙論仲景傷寒論先辨叔和編次之失』.
823) 上同.
824) 『尙論篇 · 尙論仲景傷寒論大意』.

辨』, 始先卽削去叔和『序例』, 大得尊經之旨, 然未免失之過激, 不若'愛禮存羊'[825], 取而駁正之, 是非旣定, 功罪自明也.)"[826]라고 하였다. 또 "왕숙화의 序例는 전해진지가 오래되어 사람들에게 깊이 인식이 되었으니, 삭제하여 없애려 해도 여러 곳에서 새겨진 것이 성행하니 대중들의 눈을 가리기는 어려우므로, 원문을 그대로 두고 잘못을 논박하면 바로잡아져서 종주가 될 것이다(王叔和序例傳習已久, 中人已深, 欲削去之, 而坊刻盛行, 難掩衆目, 如存原文, 駁正其失, 以定所宗.)"[827]라고 하였다. 이러한 이유로 『尙論篇』의 머리에 「駁正王叔和序例」를 두었다. 그 다음에는 『傷寒論』 397법을 써서 『傷寒論』 조문을 바로잡았는데, "卒病論 여섯 권은 이미 다시 볼 수 없고, 『傷寒論』열권도 화재의 피해를 입은 나머지를 겨우 얻어 읽은 자가 입으로 전하였으므로, 편목의 선후가 일그러져 있으니, 397법과 113방의 이름이 있는데 의존하여 교정할 수 있다(其卒病論六卷, 已不可復睹, 卽『傷寒論』十卷, 想亦劫火之餘, 僅得之讀者之口授, 故其篇目先後差錯, 賴有三百九十七法, 一百一十三方之名目可爲校正.)"[828]라고 했다. 또 "397법을 나누어 大綱의 아래에 붙이니, 仲景의 책이 비로소 온전하게 되었다. 물론, 法 가운데에 法이 또 있고, 方의 가운데에도 또한 法이 있다(擧三百九十七法分隷于大綱之下, 然後仲景之書始爲全書. 無論法之中更有法, 卽方之中亦更有法.)"[829]라고 하였다. 이른바 397법을 헤아려 보면, 太陽上篇이 53, 中篇이 58, 下篇이 24이다. 陽明上篇이 39, 陽明中篇이 31, 陽明下篇이 3이다. 少陽篇은 21이다. 合病이 9, 幷病이 5, 壞病이 2, 痰病이 3이다. 太陰篇이 9, 少陰前篇이 25, 後篇이 19이다. 厥陰篇은 55이다. 過經不解病이 4, 差後勞復病이 6, 陰陽易病이 1이다. 실제로 그는 367法으로 바로잡았다. 『尙論後篇』에서 또한 春溫을 30법으로 바로잡았다.

2) "三綱鼎立"說을 크게 주장함

喩昌은 太陽病의 三綱鼎立說을 주장하였다. 太陽經 중에서는 風傷衛의 桂枝證, 寒傷營의 麻黃證, 風寒兩傷營衛의 大靑龍證 등으로 大綱을 삼았으니, 여기에 학술사상의 연원이 있다. 일찌기 晋代 王叔和의 『傷寒論 · 辨脈篇』에서 "風則傷衛, 寒則傷營, 營衛俱病骨節煩疼."을 주장하였다. 그 후에 唐代 孫思邈은 "麻桂靑龍"三法을 만들었다. 宋代 成無己는 『傷寒論』을 注解할 때에 "寒則傷營, 風則傷衛"로 風寒의 證을 해석하였다. 許叔微는 『傷寒發微論』 중에서 "桂枝治中風, 麻黃治傷寒, 靑龍治中風見寒脈, 傷寒見風脈."이라고 주장하였다. 明代 方有執은 "衛中風", "營傷寒", "營衛俱中傷風寒" 등으로 太陽篇을 고쳐 바로잡았다. 喩昌은 곧 이러한 기초 위에서 정식으로 三綱鼎立說을 주장하였다. "무릇 足太陽膀胱經의 병은 表에서 주로 나타나는데, 表에는 營衛의 다

825) 愛禮存羊: "告朔餼羊"이라고도 한다. 『論語 · 八佾』에서 나온 말인데, 告朔은 西周시대의 일종의 制禮로 제후가 매달 초에 조상의 묘에 제사를 지내는 것이다. 餼羊은 제사 때에 쓰이는 살아있는 양이다. 魯나라 文公부터 직접 묘에 가지 않고 단지 양 한마리를 잡아 형식적으로 제사를 지냈는데, 그래서 子貢은 양을 쓰는 虛禮는 폐지해야 한다고 생각했는데, 공자는 애써 반대하였으며, "爾愛其羊, 我愛其禮."라고 하였다. 이후부터 "愛禮存羊"은 형식상의 虛文을 비유하는 말로 쓰인다. 여기서는 남겨둔 王叔和의 『傷寒例』를 허문이라고 여기고 나중에 론박한 것을 설명하고 있다.

826) 『尙論篇 · 尙論仲景傷寒論大意』.

827) 『尙論篇 · 駁正王叔和序例』.

828) 『尙論篇 · 尙論仲景傷寒論大意』.

829) 上同.

름이 있고 病에는 風寒의 각각 다름이 있다. 風은 衛를 傷하고 寒은 營을 傷하며, 風寒을 겸하여 받으면 營衛가 모두 상한다. 세가지의 病이 각각 나누어지는 경계가 있으므로 仲景이 桂枝湯, 麻黃湯, 大靑龍湯을 만들어서, 큰 줄기의 三法을 세우고 三證을 나누어 치료하였다. 風이 衛를 상하면 桂枝湯을 쓰고, 寒이 營을 상하면 麻黃湯을 쓰며, 風寒이 營衛를 둘다 상하면 大靑龍湯을 쓴다. 쓰임이 마땅하면 風寒이 바로 해산되어 더이상 힘을 쓸 필요가 없다. 또, 病이 衛에 있는데 營을 치료하거나, 病이 營에 있는데 衛를 치료하거나, 病이 營衛에 있는데 그 중 하나만을 치료하고 하나를 남겨 놓거나, 만약 病이 營衛를 떠났는데 다시 땀을 내거나, 병이 營衛에서 떠나지 않았는데 잘못 瀉下시키면, 傳經하는 것이 錯亂에 이르러 變化가 그치지 않으니, 근원이 한번 일그러지면 마지막에는 백가지로 나타난다. 이에 여러 종의 節目이 다시금 나온다. 三法을 보충하여 행하니 비로소 정연하여 어지럽지 않게 되었다. 仲景이 뒤섞인 것을 참고하여 病의 변화를 다하여 그것을 桂枝, 麻黃, 靑龍의 三法에 통괄하니, 어찌 다시금 무엇을 의심하겠는가(夫足太陽膀胱, 病主表也, 而表有營衛之不同, 病有風寒之各異, 風則傷衛, 寒則傷營, 風寒兼受, 則營衛兩傷, 三者之病, 各分疆界, 仲景立桂枝湯, 麻黃湯, 大靑龍湯, 鼎足大綱三法, 分治三證. 風傷衛則用桂枝湯, 寒傷營則用麻黃湯, 風寒兩傷營衛, 則用大靑龍湯. 用之得當, 風寒立時解散, 不勞餘力矣. 乃有病在衛而治營, 病在營而治衛, 病在營衛而治其一遺其一, 與夫病已去營衛而復汗, 病未去營衛而誤下, 以致經傳錯亂, 展轉不已, 源頭一差, 末流百出, 于是更出種種節目. 輔三法而行, 始得井井不紊. 仲景參互錯綜, 以盡病之變態, 其統于桂枝, 麻黃, 靑龍三法, 夫復何疑.)"[830]라고 하였다. 또 "지금 大綱이 이미 정해진 후에 그 節目을 상세히 구하면, 비로소 仲景의 책 중의 기준이 확실해지게 된다(今大綱旣定, 然後詳求其節目, 始知仲景書中矩則森森.)"[831]라고 하였다. 그리하여 그는 「太陽篇」원문을 분류하여 편찬하였는데, 風傷衛가 한 篇이고, 寒傷營이 다른 한 篇이며, 風寒兩傷營衛가 마지막 한 篇이다.

2. 溫疫의 三焦論治

喩昌은 傷寒을 연구하였지만, 동시에 溫病에 대해서도 밝혀낸 바가 있다. 그는 "寒病이 사람을 傷하는 것은 열 중에 셋이나, 溫病이 사람을 상하는 것은 열중에 일곱이다(寒病之傷人十之三, 溫病之傷人十之七.)"[832]라고 하여 仲景의 『傷寒論』이 비록 傷寒에 대해서는 상세하고 溫病에 대해서는 간략하지만, 溫病의 治療法도 실제로 그 가운데 포괄하고 있기에 『傷寒論』 중의 많은 方劑들도 같이 溫熱病을 치료할 수 있다고 인식하였다. 아울러 溫病도 3개의 유형으로 나누었는데, 겨울에 寒에 상하면 봄에 반드시 溫病이 된다는 것이 하나의 유형이고, 겨울에 精을 藏하지 않으면 봄에 溫病이 생긴다는 것이 다른 하나의 유형이며, 이미 겨울에 寒에 傷하였는데 또 겨울에 精을 藏하지 않아면 봄에 이르러 동시에 發病한다는 것이 또 다른 하나의 유형이다. 또한 세가지 溫病의 發病機轉과 다른 證狀을 구체적으로 분석하였다. 그 목적은 溫病의 三綱과 傷寒의 三綱을 아울러 논하여 하나의 辨證綱領을 만드는 것이다. 그러나 그의 이러한 분류이론은 임상실제와는

830) 上同.
831) 上同.
832) 『尙論後篇 · 尙論春三月溫症大意』.

어느정도의 거리가 있다. 이러한 까닭으로 후세의 溫病學者들에 의해 채용되지 않았다.

喩昌은 瘟疫의 病機, 辨證 및 治療에 대하여 三焦로부터 論을 세웠는데, 이것은 후세에 어느 정도 영향을 주었다. 그는 "傷寒의 邪氣는 먼저 등을 지나고, 다음에는 몸의 앞을 지나며, 그 다음에는 옆을 지나니, 밖으로부터 들어온 것이다. 溫疫의 邪氣는 바로 가운데로 행하여 三焦에 流布되는데, 上焦는 淸陽이므로 淸邪가 위로부터 들어오고, 下焦는 濁陰이므로 濁邪가 아래로부터 들어오며, 中焦는 陰陽이 만나는 境界이니 淸濁의 邪氣가 반드시 여기로부터 나누어지고 심한 경우에는 三焦가 서로 섞이게 된다(傷寒之邪, 先行身之背, 次行身之前, 次行身之側, 繇外廓而入, 溫疫之邪則直行中道, 流布三焦, 上焦爲淸陽, 故淸邪從上入, 下焦爲濁陰, 故濁邪從下入, 中焦爲陰陽交界, 凡淸濁之邪必從此區分, 甚者三焦相溷.)"[833]고 인식하였다. 淸邪가 上焦로부터 들어온다는 것은 "사람의 鼻氣는 하늘과 통하므로 陽中의 안개, 이슬같은 사기가 淸邪가 되며 코로 숨쉬는 것을 통하여 위로 양분에 들어가며, 들어가면 發熱, 頭痛, 項强, 痙攣 등의 증상이 나타나는데, 바로 세속에서 칭하는 大頭瘟, 蝦蟆瘟 등의 설명과 부합하는 것이다.(人之鼻氣通于天, 故陽中霧露之邪者爲淸邪, 從鼻息而上入于陽, 入則發熱, 頭痛, 項强, 頸攣, 正與俗稱大頭瘟, 蝦蟆瘟之說符也.)"[834], "大頭瘟이라는 것은 얼굴, 뺨과 턱이 표주박과 같이 붓는 것이며, 蝦蟆瘟이라는 것은 목이 막혀 소리가 나지 않고, 목의 근육이 부어오르는 것(所稱大頭瘟者, 頭面, 腮頤腫如瓜瓠者是也, 所稱蛤蟆瘟者, 喉痺失音, 頸筋脹大者是也.)"[835]이다. 濁邪가 下焦를 따라 들어온다는 것은 "사람의 口氣는 땅과 통하므로 陰中의 물과 흙의 邪氣인 음식의 濁味가 입과 혀를 따라 아래로 陰分에 들어가며, 들어가면 반드시 몸을 떨고, 다리가 차가우며, 소변이 절제되지 않고 막 나오고, 설사를 하면서 뒤가 무겁고, 배꼽주위가 심하게 아픈데, 바로 세속에서 칭하는 絞腸瘟, 軟脚瘟 등의 설명과 부합하는 것이다(人之口氣通于地, 故陰中水土之邪者, 爲飮食濁味從口舌而下入于陰, 入則其人必先內慄, 足膝逆冷, 便溺妄出, 淸便下重, 臍築湫痛, 正與俗稱絞腸瘟, 軟脚瘟之說符也.)"[836], "絞腸瘟이라는 것은 腸에서 소리가 나고 헛구역질을 하며, 대소변이 통하지 않는 것이며, 軟脚瘟이라는 것은 대변이 묽고 희며, 다리가 무거워 옮기기 어려운 것이다(所稱絞腸瘟者, 腸鳴乾嘔, 水泄不通者是也, 所稱軟脚瘟者, 便淸泄白, 足重難移者是也.)"[837]이다. 淸濁의 邪氣가 中焦로부터 나누어진다는 것은 "코와 입으로부터 들어온 邪氣는 반드시 먼저 中焦를 거쳐 上下로 나뉘어 퍼지므로 中焦가 사기를 받는데, 치료를 하지 않으면 胃中이 濁하게 되어 營衛가 通하지 않고 血液이 맺혀서 흐르지 않게 된다. 이것이 숙성되어 변하면 中焦에 나타나는데, 세속에서 칭하는 瓜瓤瘟, 疙瘩瘟 등의 증이다(然從鼻從口所入之邪, 必先注中焦, 以次分布上下, 故中焦受邪, 因而不治, 中焦不治則胃中爲濁, 營衛不通, 血凝不流. 其釀變卽現中焦, 俗稱瓜瓤瘟, 疙瘩瘟等證.)"[838], "瓜瓤瘟이라는 것은 가슴과 옆구리가 솟아나고, 구토한 물이 혈액과 같은 것이며, 疙瘩瘟이라는 것은 온몸이 붉게 붓고 혹과 같은 덩어리가 생기는 것이다(所稱瓜瓤瘟者, 胸高脇起, 嘔

833) 『尙論篇 · 尙論溫疫以破大惑』.
834) 上同.
835) 上同.
836) 上同.
837) 上同.
838) 上同.

汁如血者是也, 所稱疙瘩瘟者, 遍身紅腫, 發塊如瘤者是也.)"이다. 치료에 있어서는 "傷寒의 邪氣는 밖으로부터 적중된 것으므로 表에 있으면 흩어지게 하면 되나, 溫疫의 사기는 가운데에 있으므로 表에서는 흩어지지 않는다. 傷寒의 邪氣가 위부에 들어가면 배가 더부룩하고 변이 굳어지므로 下之시킬 수 있으나 溫疫이 三焦에 있으면 흩어져서 거둘수 없고 下之시켜도 다시 모이게 된다.(傷寒邪中外廓, 故一表卽散, 疫邪行在中道, 故表之不散, 傷寒邪入胃腑則腹滿便堅, 故可攻下, 疫在三焦, 漫散不收, 下之復合.)"[839] 이로 인하여 그는 溫疫을 三焦로써 論治하는 것을 만들어 냈다. "上焦는 안개와 같으니 끌어올려서 내쫓고 겸하여 解毒시키며, 中焦는 거품과 같으니 소통시켜서 내쫓고 겸하여 解毒시키며, 下焦는 도랑과 같으니 터지게 하여 내쫓고 겸하여 解毒시킨다. 營衛가 이미 通하였으면 형세를 보아 몰아내어 잠겨 자양되지 않도록 한다.(上焦如霧, 升而逐之, 兼以解毒, 中焦如漚, 疏而逐之, 兼以解毒, 下焦如瀆, 決而逐之, 兼以解毒. 營衛旣通乘勢追撥, 勿使潛滋.)"[840]

喩昌의 溫疫病에 대한 三焦論治의 說은 당시 醫家들의 주목을 끌지는 못했다. 그러나, 이후 吳鞠通이 확립한 溫病의 三焦辨證體系를 볼 때 喩昌이 제시한 것과 어느 정도 관련성이 있다.

3. 秋燥論

喩昌은 『醫門法律』에서 "秋燥論"을 특별히 다루고 있는데, 가을의 燥邪에 傷하는 것에 대한 자못 독창적인 견해이다.

『素問・生氣通天論』의 "秋傷于濕, 上逆而咳."와 『陰陽應象大論』의 "秋傷于濕, 冬生咳嗽."에 대하여 "『내경』의 병기19조에 유독 燥氣만이 빠져 있다. 다른 이들이 '秋傷于燥'를 모두 '秋傷于濕'이라고 이르니, 歷代의 學者들이 글만을 좇아 해석을 하여 그 오류를 살피지 못하였다(『內經』病機十九條, 獨遺燥氣. 他凡秋傷于燥, 皆謂秋傷于濕, 歷代諸賢, 隨文作解, 弗察其訛.)"[841]라고 하였다. 喩昌은 "秋傷于濕"은 "秋傷于燥"의 잘못이라고 인식하였다. 이유는 "봄에는 地氣가 動하여 濕이 이기고(春月地氣動而濕勝)", "가을에는 天氣가 맑아 燥가 이긴다(秋月天氣肅而燥勝)", "그러므로, 春分 이후의 濕과 秋分 이후의 燥는 각각의 맡은 바가 있다.(故春分以後之濕, 秋分以後之燥, 各司其政.)"[842] 그리고, "봄에 風에 傷하고, 여름에 暑에 傷하며, 長夏에 濕에 傷하고, 가을에 燥에 傷하며, 겨울에 寒에 傷하게 된다. 六氣가 四時와 짝하는 취지와 五運과 서로 어그러지지 않음을 깨달아야 할 것이다.(春傷于風, 夏傷于暑, 長夏傷于濕, 秋傷于燥, 冬傷于寒. 覺六氣配四時之旨, 與五運不相背戾.)" 春, 夏, 冬의 三時는 모두 때를 主하는 氣에 傷하는데, 가을은 燥가 主하는데 濕에 상한다니, 이것은 논리에 부합되지 않는다. 四時六氣가 각각 主하는 바가 있다는 것으로 말한다면, 喩昌의 주장은 또한 비교적 정확한 것이다.

喩昌은 또한 病理와 결합하여 다른 하나의 논점을 실증하였다. 『內經』에서 "燥勝則乾"이라 하였는데, 그것이 病을 일으키면 밖으로는 皮膚가 거칠게 갈라지며, 안으로는 精血이 枯渴되고

839) 上同.
840) 上同.
841) 『醫門法律・秋燥論』.
842) 上同.

津液이 마르는 등의 여러가지 변화가 생긴다. 모두 燥에 의하여 傷한 것으로 이로 인하여 또한 '熯'[843]이라고 이른다. 만일 燥氣가 肺를 傷하여 肺의 津液을 傷하게 하면 治節이 제대로 이루어지지 않아 淸肅의 令이 제대로 아래로 내려가지 못하여 마침내 膹鬱, 咳喘 등의 증상이 나타난다. 이로 인하여 그는 『素問·至眞要大論』의 病機 중에서 "諸氣膹鬱, 皆屬于肺, 諸痿喘嘔, 皆屬于上"은 모두 燥氣가 肺를 상하게 한 것을 가리켜 말한 것으로 인식하였다. 그는 "'諸氣膹鬱之屬肺'라는 것은 肺의 燥에 속하는 것이지 肺의 濕에 속하는 것은 아니다. 만일 肺氣가 燥하지 않으면 모든 氣가 淸肅의 令을 稟賦받아 온몸의 末端까지 도달하니 어떻게 膹鬱이 되겠는가? '諸痿喘嘔之屬于上'이라는 것의 上도 또한 肺를 가리키는 것인데, 오직 肺의 燥가 甚하면 肺葉이 쪼그라들어 쓸 수가 없어 肺氣가 거슬러 올라가 기침을 하고 먹어도 격막을 지나기가 어려워 嘔吐가 나온다. 세 가지 모두 燥證의 지극한 것이다. 經의 글에 원래 '秋氣를 거스르면 太陰이 거두어 들이지 못하여 肺氣가 타서 그득해진다.'라는 문장이 있는데, 濕病이라고 칭할 수 있겠는가(諸氣膹鬱之屬肺者, 屬于肺之燥, 非屬于肺之濕也, 苟肺氣不燥, 則諸氣禀淸肅之令, 而周身四達, 亦明致膹鬱耶? 諸痿喘嘔之屬于上者, 上亦指肺, 惟肺燥甚, 則肺葉痿而不用, 肺氣逆而喘鳴, 食難過膈而嘔出, 三者皆燥證之極也, 經文原有'逆秋氣則太陰不收, 肺氣焦滿'之文, 其可稱爲濕病乎.)"[844]라고 하였다. 이상은 그가 病理的 측면에서 '秋傷于燥', '燥則傷肺' 및 肺燥로 인하여 上部의 病變이 일어나는 이유 등을 설명한 것이다.

喩昌은 燥病을 치료할 때에 辛香行氣하는 약물은 꺼렸는데, 이것은 津液을 傷하여 燥가 助長될까 염려해서이다. 반드시 甘柔滋潤한 藥物을 써서 淸燥求肺하였다. 肺氣가 潤하여지면 淸肅의 氣가 행하여 治節이 均衡을 얻어 氣가 膹鬱하지 않을 뿐만 아니라 痿와 喘鳴이 저절로 나으며, 영향이 胃氣에까지 미쳐 通降下行시키므로 嘔吐를 일으키지 않는다. 그가 만든 淸燥救肺湯[845]은 나중에 名方이 되었는데, 淸燥救肺의 효과가 뛰어나다. 喩昌의 說이 믿을만하다는 것을 충분히 증명해 준다.

4. 大氣論

"氣"의 인체에 대한 작용은 『內經』으로부터 歷代의 醫家들이 적지 않게 논술하였으나, 특별히 胸中의 大氣에 대하여 주장한 것은 孫一奎와 喩昌을 제외하고는 실제로는 많이 나타나지 않는다. 喩昌은 胸中의 大氣와 人體의 形成 및 생리활동은 유관하다고 인식하였다. 『素問·五運行大論』에는 "땅은 사람의 아래에 있으며, 太虛의 가운데에 있는 大氣가 그것을 들고 있다(地爲人之下, 太虛之中, 大氣擧之.)"라는 구절이 있다. 喩昌은 이러한 문장을 통해 자연계 중에서 땅의 四周는 모두 널리 퍼져있는 大氣가 升擧하는 것은 大氣가 운동을 쉬지 않기 때문이니, 이와 같아야 비로소 風, 寒, 暑, 濕, 燥, 火 등 모든 氣의 변화가 있으며, 生, 長, 化, 收, 藏 등의 발전과정이 있게 된다는 것을 인식하게 되었다. 인간과 자연현상이 서로 적응하는 것, 인체의 일체활동 및 生長壯

843) 熯(한): 古語로 불을 쪼이거나 찌는 것을 의미하며, 또한 지극히 적은 기름을 써써 달이는 것을 가리킨다.
844) 『醫門法律·秋燥論』.
845) 淸燥救肺湯: 桑葉 3돈, 石膏 2돈5푼, 甘草 1돈, 人蔘 7푼, 胡麻仁 1돈, 眞阿膠 8푼, 麥門冬 1전2푼, 杏仁 7푼, 枇杷葉 1쪽.

老의 과정은 모두 사람의 大氣와 밀접한 관계가 있다. 그는 "오직 氣로써 形을 만드니, 氣가 모이면 形이 존재하고, 氣가 흩어지면 形이 없어진다(惟氣以成形, 氣聚則形存, 氣散則形亡.)"[846]고 하였다. 또, "오장육부의 큰 經과 작은 絡脈이 晝夜로 쉬지 않고 순환하는 것은 반드시 胸中의 大氣가 그 사이를 돌고 있는 것에 의존한다. 大氣가 한번 衰하면 出入이 廢하고, 升降이 멈추며, 神機가 꺼지게 되어 氣가 홀로 버티기가 위태로워진다(五臟六腑, 大經小絡, 晝夜循環不息, 必賴胸中大氣, 斡旋其間. 大氣一衰, 則出入廢, 乘降息, 神機化滅, 氣立孤危矣.)"[847]라고 하여 인체의 형성과 인체의 일체 생리적 활동은 전적으로 大氣에 기대어 유지되는 것이라고 설명하고 있다.

喩昌은 大氣를 모든 氣를 주도하는 胸中의 陽氣라고 인식하였다. 大氣란 궁극적으로는 무엇인가? 그는 大氣가 胸中에서 모여서 肺 주위를 들어올리는 陽氣라고 인식하였다. 그것은 膻中의 氣와는 다른데, "天運인 膻中臣使를 참고한다면, 단지 寒, 暑, 燥, 濕, 風, 火의 六氣를 들이는 직분(參之天運膻中臣使, 但可盡寒暑燥濕風火六入之職)"이어서, 顫中이 臣使의 관으로서의 기능은 어느 정도 국한성이 있기에 "大氣라고 말 할 수 없는(未可言大氣也)" 것이다. 또한, 宗氣와도 다른데, "어찌 宗氣와 營氣, 衛氣가 나뉘어 세 가지가 되고 이미 갈래지어 말할 수 있음을 알겠는가!(詎知宗氣與營氣, 衛氣, 分爲三隧, 既有隧之可言)", 이는 넓고 끝없는 大氣를 말하는 것이 아닌 것이다. 이로부터 이해하기는 어려우나, 그가 말하는 大氣는 즉 胸中의 陽氣이며, 모든 氣를 지지하는 전신 활동의 기본능력이다. 그는 "몸에는 營氣, 衛氣, 宗氣, 臟腑의 氣, 經絡의 氣 등이 있어서 각각 나누어진다. 그래서, 營衛, 臟腑, 經絡 등을 통섭하고 두루 충만하게 하며 쉼없이 순환하게 하여 온몸이 모두 영활하게 하는 것은 전적으로 胸中의 大氣가 이끄는 것에 의존한다(身形之中, 有營氣, 有衛氣, 有宗氣, 有臟腑之氣, 有經絡之氣, 各爲區分. 其所以統攝營衛, 臟腑, 經絡, 而令充周無間, 環流不息, 通體節節皆靈者, 全賴胸中大氣爲之主持.)"[848]라고 하였다.

이외에도 喩昌은 『金匱要略』의 "大氣가 한번 움직이면 氣는 곧 흩어진다(大氣一轉其氣乃散)"는 조문을 인용하여 胸中의 陽氣가 충만하여 온몸에 도달하면 질병이 저절로 없어지는 것을 설명하였다. 아울러 "心下가 盤石과 같이 단단하고 주변이 잔과 같으면 水飮 때문이다(心下堅大如盤, 邊如旋杯, 水飮所作)"라는 병례 분석을 들어 胃中의 陽이 펴지지 못하면 水飮의 陰邪가 凝聚되어 왕왕 胸陽을 손상시킨다고 하였다. 그러므로, "水飮이 오랜동안 胸中에 맺혀서 흩어지지 못하면 凝縮된 氣를 상하게 하여 곧 心下가 盤石과 같이 단단하여지고 大氣를 막아버려 통과하지 못하게 하는데, 桂枝湯에서 芍藥을 제거하고 麻黃, 附子 등을 가한 것을 써서 胸中의 陽氣를 통하게 해야(水飮久結胸中不散, 傷其絪縕之氣, 乃至心下堅大如盤, 遮蔽大氣, 不得透過, 用桂枝去芍藥加麻黃, 附子以通胸中陽氣.)"[849]하며, 동시에 또한 病을 치료함에 胸中의 正氣를 그릇되게 상하게 하지 않게 경계하여, 痞塞, 痺痛 등의 病이 생기지 않도록 하였다.

846) 『醫門法律 · 大氣論』.
847) 上同.
848) 上同.
849) 上同.

5. 處方과 用藥의 특징

병을 의논하여 用藥함(議病用藥). 喩昌은 經方을 잘 썼다. 그러나 그는 특별히 臨機應變, 병을 의논하여 用藥할 것, 症에 따라 덜고 더할 것 등을 강조하였다. 『寓意草』의 책머리에 『先議病後用藥』 한 편을 싣고, "병을 치료함에 반드시 먼저 병을 알아야 하고, 병을 안 다음에 약을 의논해야 한다(治病必先識病, 識病然後議葯.)", "병에 대한 經의 논의가 분명해지면 병이 있고 약이 있을 것인데, 병이 천가지로 변하면 약 또한 천가지로 변한다(病經議明, 則有是病, 則有是藥, 病千變 藥亦千變.)"[850], "병을 알면 수 많은 약 중에서 임의로 한 두가지를 들어서 쓰면 신통할 것이다(識病, 則千百藥中, 任擧一二種用之且通神.)"[851]라고 했다. 이로 인하여 그는 질병을 치료할 때 상세히 분석하면서 자세히 탐구할 수 있었으며 診斷의 立法 또한 奧妙하여 奇妙한 處方의 妙를 갖추게 되었다.

급류에 배를 끌어 올림(急流挽舟). 喩昌은 여름과 가을에 熱, 暑, 濕의 세가지 氣에 感하여 痢疾이 되는 것을 치료함에 "반드시 밖으로부터 내보냄(必從外而出)"을 주장하였다. 이러한 까닭으로 汗法을 써서 먼저 밖을 풀어주고 나중에 안을 고르게 하였다. 또한 表에서 놓쳐 外邪가 안으로 들어가서 病이 비록 오래 되어도 왕왕 邪氣를 당겨 밖으로 내보낼 수 있다고 하였다. 그의 이와 같은 痢疾을 치료하는 독특한 견해를 "急流挽舟"法이라고 칭한다. 주요한 치료방제로 그는 人蔘敗毒散을 썼다. 반드시 지적해야 할 것은 "急流挽舟"가 단지 喩昌의 痢疾을 치료하는 방법의 하나에 불과하지만 痢疾을 치료하는 하나의 새로운 길을 개척하였다고 할만한 것이기에 후세에 "홀로 얻은 秘術이 있다(有獨得之秘)"고 칭하여 졌다는 점이다. 그러나, 이것만이 痢疾을 치료하는 유일한 방법은 아니므로 痢疾을 임상에서 치료할 때에는 각각의 상황에 따라 분별하여 치료해야 할 것이다.

單腹脹을 치료하는 세가지 방법. 臌脹症을 喩昌은 單腹脹이라고 칭하였다. 『內經』에서도 일찍이 이를 논하였는데, 歷代의 醫家들은 모두 腹脹, 臌脹, 蟲脹 등을 沈疴의 重證으로 豫候가 좋지 않다고 여겼다. 病機는 대체로 氣, 血, 水, 蟲 등이 腹腔內의 肝, 脾, 腎 세 臟에 쌓여서 臌脹을 이룬 것이다. 治療는 "鬱滯되고 오래된 것을 제거함(去菀陳莝)"을 원칙으로 攻邪의 法을 常用하였다. 그러나, 喩昌은 비교적 독창적인 견해를 내었다. 病因의 측면에 있어서 그는 "무릇 癥瘕, 積塊, 痞塊 등은 脹病의 뿌리이니, 날이 갈수록 쌓여서 배가 키처럼 커지거나 항아리처럼 커지는 것을 單腹脹이라고 한다(凡有癥瘕, 積塊, 痞塊則是脹病之根, 日積月累, 腹大如箕, 腹大如瓮, 是名單腹脹.)"[852]고 인식하였고, 病機의 측면에 있어서는 水裹, 氣結, 血凝 등의 說을 주장하였다. 아울러 "單腹腫은 中州의 땅에서 오래도록 四方을 돌리는 軸이 막혀서 맑은 것은 올라가지 못하고 탁한 것은 내려가지 못하여 서로 맺히고 둘러 쌓여 단단해져 破하지 못하는 것이다. 실제로는 脾氣가 微弱한 所致인데 脾를 瀉하는 藥을 여전히 아무 생각없이 쓰겠는가?(單腹腫, 則中州之地, 久窒其四

850) 『寓意草 · 先議病後用藥』.
851) 上同.
852) 『醫門法律 · 脹病論』.

運之軸, 而清者不升, 濁者不降, 互相結聚, 牢不可破, 實因脾氣之衰微所致, 而瀉脾之藥尙致漫用乎?)"[853], "대개 세상에 전하는 모든 처방은 모두 사나운 毒으로 공격하는 방법이니, 元氣를 傷하고 脾胃를 虧損하여 한번은 가능하지만 두번 쓰는 것은 불가한 약들이다. 비록 일시적으로는 효과를 볼 수 있을지 모르지만, 혹 腹腫에 이르면 다시 치료할 수 있는 방법이 없게 된다(蓋傳世諸方, 皆是悍毒攻劫之法, 傷耗元氣, 虧損脾胃, 可一不可再之藥. 縱取效于一時, 倘至腹腫則更無法可療.)"[854]라고 인식하였다. 그는 "무릇 겁탈하는 약은 처음에는 갑자기 없어지나 나중에 공격할 때는 없어지지 않고, 나중에 다시 공격할 때에는 철석과 같이 굳어져 있다(凡用劫奪之藥者, 其始非不遽消, 其後攻之不消矣, 其後再攻之如鐵石矣.)"[855]라고 인식하여, 이로부터 臌脹을 치료하는 三法을 만들어 醫家들의 치우침을 꾸짖었다. "培養法은 補益元氣시키는 것이고, 招納法은 升擧陽氣시키는 것이고, 解散法은 鬼門을 열고 淨府를 깨끗하게 하는 것이다(培養一法, 補益元氣是也, 招納一法, 升擧陽氣是也, 解散一法, 開鬼門, 潔淨府是也.)"[856], 아울러 "三法에 비록 瀉法을 말하지는 않았지만 瀉法이 그 가운데 있으니 덧붙이지 않는다(三法雖不言瀉, 而瀉在其中矣, 無餘蘊矣.)"[857]고 하였다. 상용 처방으로는 人蔘芎歸湯[858], 化滯調中湯[859], 人蔘丸[860], 見晛丸[861], 小溫中丸[862], 禹餘粮丸[863], 導氣丸[864], 溫胃湯[865], 强中湯[866] 등이 있다. 각 처방의 조성과 작용으로 보건데, 三法의 정신이 그 사이를 관통하고 있다. 臌脹證을 연구하여 本虛表實에 속한다고 총괄하여 喩昌은 攻, 補, 消 등을 한 화로에 녹여 공격하는 약을 투여하지 않았으니, 이는 病機에 부합하므로 진실로 취할만한 法이다.

【평가】

喩昌은 『傷寒論』의 연구에 있어서 方有執의 뒤를 이어 "錯簡重訂"의 說을 말하고 王叔和, 林億, 成無己 등의 醫家들을 비판하였다. 그는 經으로 벼리를 삼고, 法으로 조목을 삼아 『傷寒論』을 새롭게 고쳐서 仲景『傷寒論』의 원래 모습을 회복하려고 시도하였다. 그는 風傷衛, 寒傷營, 風寒兩傷營衛를 가지고 "三綱鼎立"을 주장하였고, 三綱大法을 세워 세 證을 나누어 치료하였다. 그가 傷寒을 치료한 학술사상은 후세에 傷寒을 연구하는 醫家들에게 일정한 영향을 주었다. 그를 따른 사람으로는 張璐, 吳議洛, 程應旄, 章楠, 周揚俊, 黃元御 등이 있다. 喩昌은 傷寒을 연구함과 동시

853) 『寓意草 · 面議何茂倩令媛病單腹脹脾虛將絶之候』.
854) 上同.
855) 上同.
856) 上同.
857) 上同.
858) 人蔘芎歸湯: 人蔘, 辣桂, 五靈脂, 烏藥, 蓬朮, 木香, 砂仁, 炙甘草, 川芎, 當歸, 半夏.
859) 化滯調中湯: 白朮, 人蔘, 白茯苓, 陳皮, 厚朴, 山査肉, 半夏, 神麯, 麥芽, 砂仁.
860) 人蔘丸: 人蔘, 當歸, 大黃, 桂心, 瞿麥穗, 赤芍藥, 白茯苓, 葶藶.
861) 見晛丸: 附子, 鬼箭羽, 紫石英, 澤瀉, 肉桂, 元胡索, 木香, 檳榔, 血竭, 水蛭, 京三稜, 桃仁, 大黃.
862) 小溫中丸: 陳皮, 半夏, 神麯, 茯苓, 白朮, 香附子, 針砂, 苦蔘, 黃連, 甘草.
863) 禹餘粮丸: 蛇含石, 禹餘粮石, 眞針砂.
864) 導氣丸: 青皮, 莪朮, 胡椒, 三棱, 檳榔, 赤芍, 乾薑, 附子, 茱萸, 石菖蒲.
865) 溫胃湯: 附子, 厚朴, 當歸, 白芍藥, 人蔘, 甘草, 橘皮, 乾薑, 川椒.
866) 强中湯: 人蔘, 青皮, 陳皮, 丁香, 白朮, 附子, 草果仁, 乾薑, 厚朴, 甘草.

에 瘟疫學에서도 어느 정도 독창적인 견해가 있었다. 그의 溫疫病에 대한 三焦論治의 說은 후세에 吳鞠通의 溫病三焦辨證體系에 일정한 영향을 주었다. 그는 "溫病患者는 邪氣가 물러나도 陰氣가 여전히 한가닥이라도 남아있으면 살 수 있다(溫病之人, 邪退而陰氣猶存一線者, 方可得生.)"[867]고 인식하여 나중의 溫熱派에도 많은 영향을 주었다. 그러나, 喩昌의 주장은 왕왕 지나칠 정도로 치우친 감도 있다. 예를 들면 王叔和의 실수를 강조하면서도 王叔和의 공헌을 무시한 것, 三綱鼎立의 說을 따르면서 風寒과 營衛의 병리적 관계를 비교적 기계적인 관계로 파악한 것 등이다.

醫學의 규범을 확립하고 庸醫들이 사람을 그르치게 하는 것을 피하게 하기 위하여 喩昌은 일생의 임상경험을 모아서 『醫門法律』을 지어 의료의 시비와 표준을 확립하여 임상의 방향을 제시하여 주었으니, 사리분별이 분명하다고 할 수 있다. 이 책에는 의학이론면에 독창적인 견해가 비교적 많은데, 주요한 것으로는 "秋燥論"과 "大氣論"이다. "秋燥論"은 燥氣가 肺를 傷하는 病理를 밝혀서 『內經』의 燥邪病機가 不足한 점을 바로 잡고 보충한 것이다. 더우기 淸燥의 논점을 강조하여 후세의 溫病學派에 매우 큰 영향을 미쳤다. "大氣論"은 胸中의 陽氣의 人體에 있어서의 생리, 병리 작용을 밝힌 것이다. 이것은 후학들에게 많은 영향을 미쳤다. 예를 들어 張錫純(1860~1933)은 大氣陷下病의 인식과 치료에 대해서 방법은 비록 東垣을 본받았으나, 이치는 실제로 喩昌에게서 근원한다. 張錫純은 "大氣가 胸中에 充滿하여 肺의 呼吸의 氣를 부린다(大氣者充滿胸中, 以司肺呼吸之氣.)"라 하였고, 또 "이 氣는 또한 온몸을 지탱하고 정신을 진작시켜, 心의 사고와 骨의 동작에 미치는 것이니, 이 氣에 의존하지 않는 것이 없다(此氣且能撑持全身, 振作精神, 以及心思腦力骨骸動作, 莫不賴乎此氣.)"라 했는데, 이는 모두 喩昌의 주장과 일치한다. 喩昌의 處方과 用藥에도 또한 독창적으로 체득한 것이 있었다. 더우기 병을 논하고 약을 쓰는 것(議病用藥)과 급류에 배를 당기는 법(急流挽舟) 등은 후세 醫家들의 명언이 되었다. 그러나, 역사적 조건의 제한과 喩昌이 중년 이후에는 머리를 깍고 중이 되어 불교의 영향을 깊이 받았기에, 의학저작 중에 因果應報, 鬼祟, 劫運 등의 미신적 색채를 띠는 것들이 있어 아쉬움이 남는다. 우리는 과학적인 태도를 견지하면서 그 정화로운 내용들은 취하고 번잡한 것들은 버리는 취사선택을 해야 할 것이다.

【醫案選錄】

1. 論吳吉長乃室誤藥之治驗

吉長이라는 친척이 초가을에 몸을 추위에 벌벌 떨면서 發熱하고 점차 咳嗽가 생기는 병을 앓았는데, 병이 심하지 않았을 때 表散藥을 먹었으나 낫지 않고 몸이 날이 갈수록 마르는 것이 초겨울까지 이어졌다. 人參, 白朮 등의 補劑를 먹였더니, 오히려 숨이 끊어질 듯하고 음식을 먹으려 하지 않았으며, 기침을 하되 소리를 내지 않고 설사가 그치지 않아 매우 위급하였다. 의사가 人蔘五錢, 附子 三錢에 乾姜, 肉桂, 白朮 등을 加하여 한 劑를 만들어 먹였는데, 止瀉補虛의 방법으로 背水之陣의 효과를 거두려 한 것이다. 吉長이 어찌할 바를 몰라 종을 연달아 보내어 진료를 청하

867) 『尙論後篇·尙論春三月溫症大意』.

였다. 내가 이에 "이것은 모두 약을 잘못 쓴 소치이다. 처음에 皮毛間에서 몸을 떨며 惡寒發熱하는 것은 肺金이 時令인 燥에 상한 때문인데, 表散하는 약을 쓰는 것은 방법이 아니며, 人蔘과 白朮을 써서 補하는 데에 이르러서는 肺氣가 닫혀버리고 기침의 소리가 나오지 않으며, 胸腹이 더 부룩하여 음식생각이 없는 것이다. 肺中의 熱이 宣通되는 곳이 없으니 急히 大腸으로 달려가 음식이 들어가도 運化되지 못하고 바로 나와 버리며, 음식이 들어가지 않으면 곧 腸中의 찌꺼기가 氣를 따라 나오니 이러한 까닭으로 瀉痢가 그치지 않는 것이다. 지금 潤肺시키는 藥으로 腸을 潤하는 것을 겸하면 源流가 모두 맑아지고 寒熱, 咳嗽, 泄瀉는 모두 멈추게 될 것이다. 단지 四劑의 藥만을 取하여 복용하면 낫게 될 것이니 염려할 필요가 없다"라고 하였다. 處方은 黃芩, 地骨皮, 甘草, 杏仁, 阿膠 등을 사용하였다. 처음에 한 제를 먹이니 설사가 조금 그쳤다. 네 제를 다 먹이니 寒熱이 모두 없어졌으며, 다시 몇 제를 더 먹이니 기침도 모두 나았다.(『寓意草』)

吉長乃室 新秋病洒淅惡寒 寒已發熱 漸生咳嗽 然病未甚 服表散藥不愈 體日瘦羸 延至初冬 飮以參朮補劑 轉覺厭厭欲絶 飮食不思 有咳無聲 瀉利不止 危在旦暮. 醫者議以人蔘五錢 附子三錢 加入姜 桂 白朮之屬 作一劑服 以止瀉補虛 而收背水之捷. 吉長徬徨無措 延仆診畢. 謂曰 是病總由誤藥所致. 始先皮毛間洒淅惡寒發熱 肺金爲時令之燥所傷也 用表散已爲非法 至用蔘朮補之 則肺氣閉錮而咳嗽之聲不揚 胸腹飽脹 不思飮食. 肺中之熱無處可宣 急奔大腸 食入則不待運化而直出 食不入則腸中之垢汚亦隨氣奔而出 是以瀉利無休. 今以潤肺之藥兼潤其腸 則源流俱清 寒熱咳嗽泄瀉 一齊俱止矣. 但取藥四劑 服之必安 不足慮也. 方用黃芩 地骨皮 甘草 杏仁 阿膠. 初進一劑 瀉則少止. 四劑畢 而寒熱俱除 再數劑 而咳嗽俱全愈矣. (『寓意草』)

2. 袁聚東痞塊危證治驗

袁聚東이 20세에 痞塊가 생겼다. 수개월간 몸져누웠는데, 써보지 않은 치료법이 없었다. 날로 化堅削痞시키는 藥을 쓰니 점차 마르고 살이 빠지며 얼굴이 검어지고 피곤해하며 살아날 기미가 거의 없었다. 買舟載가 가서 郡中의 의사를 모았으나 다시 살지 못할 것을 염려하여 그만두었다. 임시로 한번 진찰을 청하니 生死의 遠近을 결정할 뿐 다른 희망이 없었다. 내가 진찰할 때에 먼저 그 塊를 보니 少腹부터 배꼽근처까지 세 부분으로 나뉘어져 있는 것이 모두 돌처럼 단단하고 손으로 문지르면 아파서 참지 못하였으며 그 脈은 단지 양쪽 尺脈이 洪盛하고 나머지는 微細하였다. 내가 이에 "이 병은 塊를 보고 塊를 치료하여 그 원인을 궁구하지 않은 誤治로 말미암았다. 처음 發病하였을 때는 塊가 분명 단단하지 않았으나 峻猛한 藥으로 공격하니 眞氣가 內亂하여 邪氣를 감싸서 해가 된 것으로, 사람이 서로 때리면 뭉친 것이 곁으로 풀리지 않고 긴장되어 흩어지지 않지만 그 실체는 공기가 모인 것과 같으며, 여자의 衝任血海에 있어서 그 月經이 凝滯되어 行하지 않아 血塊가 생기는 것과는 다른 것이다. 兩尺脈이 洪盛한 것을 보건데, 少陰腎經의 氣가 膀胱으로 전해진 것이 분명하며 膀胱의 氣는 본래 前後 二陰으로 전해져서 二便으로 나오는 것인데 잘못해서 破血시키는 약을 써서 氣를 破하는 것을 겸하니 그 氣가 轉運되지 못하여 맺혀서 石塊가 되므로 손으로 문지르면 더욱더 아프니 情況이 크게 드러난 것이다. 만일 이것이 血塊라면 손으로 만진다면 어찌 통증이 있겠는가? 이 병은 본래 한 劑면 치료가 가능한데, 수개월간 誤治를 하였으니 위로부터 아래에까지 병들지 않은 곳도 또한 먼저 傷하게 된 것이다. 그러므로 補中하는 藥 한 劑로써 中下의 氣를 통하게 하고 연후에 많은 양의 藥으로 腎氣를 안으로 거두어들이고 膀胱의 氣를 밖으로 흩어서 서로 얽힌 것을 풀어야 할 것이다. 대략 3제 정도면 완전히 나을 것이다"라고 하였다. 이에 먼저 理中湯에 附子 五分을 가하여 한 제를 먹였더니 塊가 10분의 3정도가 줄었다. 다시 肉桂, 附子를 쓴 藥을 한 제 더 먹였더니 腹中의 氣가 시원하게 뚫리면서 세 개의 塊가 일시에 없어졌다. 친척들이 모두 놀라면서 신기해하였다. 다시 한 제를 먹였더니 과연 완전히 나았다. 調攝을 한 달여 하고 나니 肌肉이 다시 생기고 얼굴이 潤澤해졌으니, 한무더기의 구름이 일어나 겨우 몇 줄기의 풀만 남았다고 할 정도로 병이 없어져 버렸다. 매번 날씨가 추울 때가 되면 반드시 두터운 옷을 입고 몸을 감히 일으키지 못하였다. 내가 이에 "病根이 아직 남아 있다. 대개 腎氣의 갈무리가 굳건하지 않고 膀胱의 氣化가 왕성하지 않은데, 겸하여 어린 나이에 결혼하여 入房을 하면 그 塊가 다시 생겨서 나중에 위험하게 된다"라고 하였다. 다시 補腎藥에 肉桂, 附子를 더하고 紫河車를 많이 써서 丸을 만들어 胞로써 胞를 補하는 방법으로 膀胱의 化源을 도왔다. 服藥을 하고 나니 마침내 추위를 두려워하지 않고 腰周圍가 또한 커졌으며 몸이 充盛해졌다.(『寓意草』)

袁聚東年二十歲 生痞塊. 臥病數月 無醫不投. 日進化堅消痞之藥 漸至枯瘁肉脫 面黧發卷 殆無生理. 買舟載往郡中就醫 因慮不能生還而止. 姑請一診 以決生死遠近耳 無他望也. 余診時 先視其塊 自少腹至臍旁 分爲三歧 皆堅硬如石 以手拊之 痛不可忍 其脈止兩尺洪盛 餘微細. 謂曰 是病由見塊醫塊 不究其源而誤治也. 初起時 塊必不堅 以峻猛藥攻之 至眞氣內亂 轉護邪氣爲害 如人厮打 扭結一團 旁無解散 故進緊不放 其實全是空氣聚成 非如女子衝任血海之地 其月經凝而不行卽成血塊之比. 觀兩尺脈洪盛 明明是少陰腎經之氣傳于膀胱 膀胱之氣本可傳于前後二便而出 誤以破血之藥兼破其氣 其氣遂不能轉運 而結爲石塊 以手摩觸則愈痛 情況大露 若是血塊 得手則何痛之有? 此病本一劑可瘳 但數月誤治 從上至下 無病之地 亦先受傷. 姑用補中藥一劑 以通中下之氣 然後用大劑藥內收腎氣 外散膀胱之氣 以解其相厮相結. 約計三劑 可全愈也. 于是先以理中湯 少加附子五分. 服一劑 塊已減十之三. 再用桂 附藥一劑 腹中氣響甚喧 頃之 三塊一時頓沒 戚友共駭爲神. 再服一劑 果然全愈. 調攝月餘 肌肉復生 面轉明潤 堆雲之發 才剩數莖而已. 每遇天氣陰寒 必用重裀厚被蓋覆不敢起身. 余謂病根尙在. 蓋以腎氣之收藏未固 膀胱之氣化未旺 兼之年少新婚 倘犯房室 其塊復作 仍爲後日之累. 更用補腎藥 加入桂 附 而多用河車爲丸 取其以胞補胞而助膀胱之化源也. 服之竟不畏寒 腰圍亦大 而體加充盛. (『寓意草』)

3. 傷寒壞證兩腰僂廢治驗

張令施는 제자인데, 傷寒의 壞證으로 양쪽의 허리가 굽어져서 누워있으면서 밤새도록 아파 소리를 질렀는데 모든 치법이 효과가 없자 나에게 진찰을 요구했다. 그 脈은 또한 平順하여 병이 없는 듯하고 통증은 前에 비하여 크게 감소하였다. 내가 이에 "病이 죽을 증상은 아니나 폐인이 될까 걱정이 된다. 이 증상이 전변한 곳이 모두 통증이 칼로 찌르는 듯한 것은 아직도 邪氣와 正氣가 다투고 있는 상이며, 만약 전혀 아프지 않으면 邪氣와 正氣가 혼합된 것으로, 보기에는 문제가 없어 보인다. 지금 통증이 크게 감소했다고 느끼는 것은 실로 염려할 일이니 마땅히 빨리 치료해야 한다"라고 하였다. 환자가 이에 "내 몸은 이미 廢하였는데 목숨이 어찌 살겠는가. 빨리 죽느니만 못하다"라고 하였다. 내가 이마를 찌푸리며 살릴 방법을 구하였으나 治法이 없었는데, 살피고 생각하기를 잠시하고 나서 "熱邪가 양쪽 허리에 깊이 들어가 血脈이 閉한지 오래되어 다시 회복하지 못하니 단지 攻散시키는 한가지 방법이 있다"라고 하였다. 邪氣가 들어온 지 이미 오래되었고 正氣는 완전히 허약해졌으니 攻하는 것은 반드시 마땅하지 않으니 이에 桃仁承氣湯에 肉桂, 附子를 가하여 두 제를 먹였다. 복용 후에는 건강해져 일어났고 다시 앞의 방법으로 丸을 만들어 10여일 남짓 먹이니 완전히 나았다. 仲景은 結胸證에 附子瀉心湯 한가지 방법이 있다고 하였는데, 원래는 附子와 大黃을 함께 썼다. 그러나 上部의 病證은 氣多하므로 이 法이 瀉心이다. 그러한 즉 下部의 病證은 血多하므로 오직 그 뜻을 모방하지 않더라도 桃仁, 肉桂를 합한 것으로써 腰間에 맺힌 血을 散해야 하지 않겠는가?(『寓意草』)

張令施乃弟 傷寒壞證 兩腰僂廢 臥床徹夜痛叫 百治不效 求診于余. 其脈亦平順無患 其痛則比前大減. 余曰 病非死證 但恐成廢人矣. 此證之可以轉移處 全在痛如刀刺 尙有邪正互爭之象 若全然不痛 則邪正混爲一家 相安于無事矣. 今痛覺大減 實有可慮 宜速治之. 病者曰 此身旣廢 命安從活 不如速死. 余蹙額欲爲救全 而無治法 諦思良久 謂熱邪深入兩腰 血脈久閉 不能復出 只有攻散一法. 而邪入旣久 正氣全虛 攻之必不應 乃以桃仁承氣湯多加肉桂 附子二大劑與服. 服後卽能强起 再仿前意爲丸 服至旬餘全安. 仲景于結胸證 有附子瀉心湯一法 原是附子與大黃同用. 但在上之證氣多 故此法瀉心. 然則在下之證血多 獨不可仿其意 而合桃仁 肉桂以散腰間之血結乎? (『寓意草』)

【복습자료】

1. 喩昌의 錯簡重訂說은 方有執을 계승하여 나온 것이다. 이른바 錯簡이라는 것은 『傷寒論』의 經文을 王叔和가 篇次를 만들고 林億, 成無已 등이 校注를 한 이후에 仲景『傷寒論』의 원래 모습이 일그러졌다는 것이다. 이른바 重訂이라는 것은 이러한 『傷寒論』 條文을 새롭게 篇次를 定하여 『傷寒論』의 원래의 모습을 회복하려고 하는 것이다. 喩昌은 397法을 써서 『傷寒論』을 고쳤는데 『傷寒論』原文의 내용을 397法으로 看做하고 六經으로 나누어 놓았다. 실제로 喩昌의 『尙論篇』 中에는 단지 367法을 고쳐놓았으나 『尙論後篇』의 春溫에 또한 30法을 고쳐 놓았다.

2. 『傷寒論』의 397法에 대하여 歷代 醫家들의 說은 일치하지 않는다.

먼저 宋의 林億은 『傷寒論』을 교정할 때에 方의 條文이 하나의 法을 취하고 있으며 證을 나타내는 것은 아니라고 인식하였다. 그러나, 이 『傷寒論』 중에 있는 方의 條文은 397條가 되지는 않는다.

元의 王履는 『醫經溯回集』을 지으면서 이러한 계산방법에 반대하였는데, "注釋한 것의 수는 통틀어 387法"이라고 설명하였고, 아울러 이러한 수를 세는 설명법은 이치에 통하지 않는다고 주장하였다.

明末淸初에 喩昌의 397法은 條文이 아니고 또한 處方도 아니다. 그는 별도로 397法을 세워 『傷寒論』의 條文에 귀납시켰다. 예를 들면 "太陽經受病之初有定脈證一法"과 같다.

청의 陳念祖는 한 條文을 한 節로 삼고 한 節이 하나의 法이 된다고 여겼다.

3. 三綱鼎立의 내용은 風傷衛의 桂枝證, 寒傷營의 麻黃證, 風寒兩傷營衛의 大靑龍證 등이 三綱이 된다는 것이다.

4. 三綱鼎立의 형성과정

晋나라 王叔和는 "風則傷衛, 寒則傷營, 營衛俱病骨節煩疼."이라고 하였다.

唐의 孫思邈은 "麻桂靑龍"의 三法을 만들었다.

宋의 成無己는 "寒則傷營, 風則傷衛"로 風寒의 證을 해석하였다.

宋의 許叔微는 "桂枝治中風, 麻黃治傷寒, 靑龍治中風見寒脈, 傷寒見風脈."을 주장하였다.

明의 方有執은 "衛中風", "營傷寒", "營衛俱中傷風寒" 등으로 太陽篇을 改訂하였다.

이상 醫家들의 說에 三綱鼎立의 내용이 있으나 정식으로 三綱鼎立의 說을 주장하지는 않았다. 喩昌에 이르러서 비로소 정식으로 三綱鼎立이라는 名稱을 사용한 주장이 있게 되었다.

5. 喩昌은 瘟疫의 三焦辨證에 대하여 淸邪가 上焦로 들어가면 인체 上部의 症狀이 생기고 濁邪가 下焦로 들어가면 인체 下部의 症狀이 생긴다고 하였다. 淸邪가 전염되는 경로는 코로부터이고, 濁邪가 전염되는 경로는 입으로부터이다. 코나 입으로부터 들어온 邪氣는 반드시 먼저 中焦로 들어가서 이후에 上下로 나뉘어 퍼진다. 이러한 까닭으로 淸濁의 邪氣는 모두 中焦로 하여금 邪氣를 받아 發病하게 할 수 있다고 하였다.

6. 秋燥論은 본 節의 중요한 점이다. 『內經』에서 가을에 濕에 傷하면 肺臟의 病變이 발생한다고 하였는데, 歷代 醫家들도 대부분 이 說을 습관적으로 썼다. 喩昌은 가을에 燥에 傷해야 肺臟의 病變이 발생하니 이러한 病變이 생긴 경우에는 마땅히 甘潤한 藥物을 써서 치료해야 한다고 하였다. 그는 스스로 淸燥救肺湯을 만들었는데 이는 가을에 燥에 傷한 肺를 치료하는 名方이다.

7. 大氣論 또한 본 節의 중요한 주제이다. 喩昌의 大氣는 실제로는 胸中의 陽氣를 가리키는데, 그 생리적 기능은 다음과 같다. 첫째, 인체의 형성과 인체의 일체 생리활동은 모두 大氣가 유지한다. 둘째, 大氣는 인체의 營氣, 衛氣, 宗氣, 臟腑의 氣, 經絡의 氣 등을 주지하고 통괄한다. 아울러 大氣의 病變과 治療에 대해서도 주장을 하였다.

8. 喩昌은 用藥原則에 있어서도 議病用藥을 주장하였는데, 그의 "急流挽舟"法과 單腹脹을 치료하는 三法 등은 모두 議病用藥의 새로운 견해이다.

9. 선별된 醫案의 분석

案一論吳吉長乃室誤藥之治驗.

본 醫案은 秋燥의 病을 誤治하여 壞證이 된 것이다. 時令으로 설명하자면 患者가 病을 얻었을 때가 초가을로 밖으로는 몸을 떨며 惡寒이 있으며 寒이 이미 다시 熱로 바뀌는 증상이 나타나면서 기침을 하니 이는 점차적으로 발생한 것으로 風寒의 感冒와는 같지 않은 점이 있다. 外感風寒은 반드시 感冒의 원인이 있으며 또한 어느 정도의 寒熱, 身痛, 脈浮 등의 전신증상이 있어야 믿을 만하다. 秋燥의 病은 燥가 手太陰肺를 傷한 것이 특징인데 이는 溫病 중 風溫의 초기증상과 자못 유사하나 治療에 있어서는 반드시 凉潤을 爲主로 해야 한다. 본 醫案에서는 처음에 發汗을 하는 誤治를 하였다. 肺는 여린 장부로 全身의 治節을 주관하는데, 肺가 이미 燥熱의 損傷을 받은 데다가 다시 잘못 汗法을 쓰니 肺의 津液이 겁박을 받아 肅降의 기능을 잃어 마른 기침이 나고 痰은 없으니 이것이 분명하다. 의사가 凉潤한 藥으로 肺의 燥를 潤하게 하여 肺의 津液을 구하지 못하고 도리어 人蔘, 白朮 등의 補劑로 肺氣를 壅塞하게 하니 肺熱이 宣通되어 나가지 못하고 바로 大腸을 핍박하여 泄瀉가 나오는 것이다. 肺, 胃, 大腸은 하나의 氣로 서로 이어져 있으며 또한 肺와 大腸은 서로 表裏가 되므로 肺熱이 바로 大腸으로 달려가 出路를 구한 것이다. 喩昌은 이러한 때에 凉肺潤肺시키는 약제를 투여하고 大腸을 潤하게 하는 것을 겸하였는데 이러한 까닭으로 네 제를 먹고 나니 기침과 설사가 모두 줄어든 것이다. 이는 "秋燥論"의 이론을 임상에 응용한 예이다.

案二袁聚東痞塊危證治驗

본 醫案은 "大氣論"의 理論을 腹腔內의 질환에 운용한 하나의 예이다. 환자의 痞塊는 無形의 기체가 맺혀서 이루어진 것이다. 처음에는 塊가 단단하지 않았는데 의사가 맹렬한 약으로 공격하여 眞氣가 內亂하게 되었다. 이러한 까닭으로 양쪽의 尺脈이 洪盛하니 脾腎의 氣가 誤治로 인하여 더욱 더 아래로 꺼져 들어갔음을 알 수 있다. 본래 停滯되지 않은 瘀血을 공격하면 반드시 脾胃의 冲和之氣를 손상하며 胸中의 大氣도 또한 반드시 損傷을 받는데, 脾腎이 統攝함을 잃으면 그로 인하여 아래로 膀胱을 핍박하여 氣가 모여서 形體를 이루니 痞塊와 같게 되는 것이다. 喩昌은 理中시키는 많은 양의 약으로 脾陽을 회복시키니 胸中의 大氣 또한 그로 인하여 들어 올려지게 되었다. 또한 肉桂, 附子 등을 加하여 腎陽을 溫固시키고 無形의 맺힌 것을 깨뜨렸다. 이러한 까닭으로 營衛가 通하게 되고 陽이 그 자리를 되찾아 病이 마침내 낫게 된 것이다.

案三傷寒壞證兩腰僂廢治驗

본 醫案에서 서술하고 있는 證은 痛處는 양쪽 허리이고 脈은 平順한 것이다. 이는 傷寒으로 太陽經에 있는 邪氣가 이미 안으로 들어가 양쪽 허리부위를 막고 깊이 血絡에까지 들어가서 다시 나오지 못하는 것이다. 이러한 까닭으로 양쪽의 허리가 굽어져서 매우 심하게 아픈 것이다. 이미

傷寒의 壞證이 된 것으로 腎虛로 인한 통증이나 寒濕으로 인한 통증과는 서로 같지 않다. 腎虛로 인한 통증은 만져주면 감소한다. 寒濕으로 인한 통증은 반드시 점차 形體가 생기고 아울러 鈍痛이 있으면서 무거운 느낌이 있는데, 여기서처럼 통증을 발하는 것이 빠르고 못으로 찌르는 것 같은 것과는 크게 다르다. 이로 인하여, 喩昌은 附子瀉心湯의 法을 모방하여 桃仁承氣湯에 附子, 肉桂 등을 가하여 腎陽을 따뜻하게 해주고 腰部位의 맺힌 血을 흩어지게 하였는데, 이는 본래 "通則不通"의 理論에서 着眼한 것이다. 이는 喩昌이 『傷寒論』의 理法에 근거하여 處方을 변화시켜서 기이한 효과를 얻은 것이다.

【학습과제】

1. 喩昌은 어떻게 『傷寒論』을 重訂하였는가?
2. 喩昌의 "三綱鼎立"學說의 내용 및 형성과정을 서술하시오. 학술적 가치를 어떻게 생각하는가?
3. 喩昌의 溫疫의 三焦論治에 대한 내용 및 溫病學에의 공헌을 서술하시오.
4. 喩昌의 "秋燥論"의 論点과 論據 및 病理學에의 공헌을 서술하시오.
5. 喩昌은 大氣에 어떠한 작용이 있다고 인식하였나?
6. 喩昌의 用藥上의 특징을 서술하시오.

7 張璐

【학습목표】

1. 張璐의 治血理論을 이해한다.
2. 張璐가 痢證에 대해 밝힌 것을 숙지한다.
3. 張璐가 傷寒을 치료한 학문적 관점을 이해한다.
4. 張璐의 생애, 저작과 학술연원을 이해한다.

【생애 및 저작】

張璐는 字가 路玉이고 晩號는 石頑老人이다. 江南 長洲(지금의 江蘇省 吳縣) 사람으로, 明 萬曆 45년(1617년)에 태어나 淸 康熙 39년(1700년)에 세상을 떠났다. 어릴 때 儒學을 공부하던 중 明나라 말에 戰亂이 일어나자 洞庭山에 은거하여 醫術鍊磨에 몰두하였다. 그는 60여 년 동안의 의사생활을 통해 淸나라 초기의 三大名醫 중 한 사람이 되었다. 張璐의 학문은 一家의 울타리만을 지키는 것이 아니라 歷代 名家들의 이론을 두루 모아 스스로 一家를 이룬 것이었다.

그의 저작에는 『張氏醫通』, 『本經逢源』, 『傷寒纘論』, 『傷寒緖論』, 『傷寒舌監』, 『傷寒兼證析義』, 『診宗三昧』, 『千金方衍義』 등이 있다. 그 중 『張氏醫通』이 가장 유명한데, 모두 16권으로

역대 醫家들의 名論을 모아 체계적으로 정리하고 아울러 치료에 대한 자신의 주장을 곁들이고 있으며, 門類의 先後는 모두 王肯堂의 『證治準繩』을 따른 것이었다. 그의 著作들은 많은 내용을 축약시키고 있음으로써 간단하지만 복잡한 내용을 포괄하고 있다는 장점을 지니고 있어 후세 醫家들의 추숭을 받았다.

【학술내용】

1. 論血證

氣血의 관계와 血의 생리작용에 대해 張璐는 『內經』의 이론에 근거하여 "血과 氣는 異名同類이며, 비록 陰陽, 淸濁의 나뉨이 있지만 모두 水穀의 정미로운 부분이 변화된 것이다(血之與氣, 異名同類, 雖有陰陽淸濁之分, 總由水穀精微所化.)"[868]라고 하였다. 經에서 "氣主煦之, 血主濡之."라고 한 것은, 氣는 陽和之性을 지녀 血을 이끌고 血은 陰凝之質을 지녀 氣가 이에 의지한다는 말이다. 兩者의 관계는 陰中有陽, 陽中有陰하여 확연히 가를 수 없다는 것이다. 血은 정상적인 상황에서 그 淸濁과 발생의 차이에 따른 작용으로 인해 근본은 하나이지만 셋으로 나뉘게 된다. 첫째는 五臟에 조화되어 守臟之血이 되는 것이다. 둘째는 六腑를 적시면서 퍼져 있어 灌注之血이 되는 것이다. 셋째는 百脈에 흘러 다녀 經營之血이 되는 것이다. 血이 인체 내에서 쉬지 않고 운행하면서 각기 맡은 바를 지니고 서로 도우니, 이로써 "陰平陽秘"하여 上溢下脫하는 出血病이 발생하지 않게 된다.

出血의 원인에 대해 張璐는 주로 인체 陰陽의 偏勝偏衰와 臟腑之氣의 乖逆을 들었다. 인체 陰陽의 偏勝偏衰에 의한 出血은 주로 "사람이 稟賦받은 것에 偏勝한 바가 없지 않고, 勞役으로 인해 偏傷한 바가 없지 않으니, 血이 偏衰, 偏傷한 곳으로부터 새어 나오게 된다. 무릇 사람이 稟賦받은 바는 이미 편벽되어 있으므로 水穀이 偏勝한 氣를 따라 化하는 경우가 많아서, 勝한 것은 더욱 勝하고 弱한 것은 더욱 弱해지니, 陽이 勝하면 陰이 衰하고 陰이 衰하면 火가 旺하며 火가 旺하면 血이 이를 따라 위로 넘쳐난다. 陰이 勝하면 陽이 微하고 陽이 微하면 火가 衰하며 火가 衰하면 血이 통섭됨을 잃고 아래로 脫한다(緣人之禀賦不無偏勝, 勞役不無偏傷, 其血則從偏衰偏傷之處而滲漏焉. 夫人稟賦旣偏, 則水穀多從偏勝之氣化, 而勝者愈勝, 弱者愈弱. 陽勝則陰衰, 陰衰則火旺, 火旺則血隨之而上溢. 陰勝則陽微, 陽微則火衰, 火衰則血失其統而下脫.)"[869]한 것이라고 하였다. 다만 막연하게 血의 上溢下脫로부터만 火盛陽衰를 변별할 수는 없으며, 임상에서 치료할 때에는 出血의 색깔과 濃淡에 근거하여 진단해야 하는데, 이에 대해 그는 "위로 넘치는 血은 火가 盛해서만 그런 것이 아니다. 아래로 脫하는 血은 陽이 衰해서만 그런 것이 아니다. 다만 색이 선명하면서 농후하면 火가 盛한 것이고, 색이 어두우면서 윤택하지 않으면 陽이 衰한 것이다(其上溢之血, 非一于火盛也. 下脫之血, 非一于陽衰也. 但以色之鮮紫濃厚, 則爲火盛. 色之晦淡無光, 卽爲陽衰.)"[870]라고 하였다. 臟腑의

868) 『張氏醫通 · 諸血門』.
869) 上同.
870) 上同.

氣逆, 氣乖가 일으킨 出血은 마땅히 臟腑기능 사이의 상호관계와 出血의 다른 특징에 근거하여 변별해야 하는데, 이에 대해 그는 "위로 넘치는 경우에는 그 勢가 반드시 肺, 胃의 길을 따른다. 아래로 脫하는 경우에는 그 勢가 반드시 大腸, 小腸과 膀胱으로부터 아래로 이른다. 대개 肺로부터 나오는 것은 龍雷의 亢逆이나 咳逆의 上奔으로 인해 血이 이를 따라 위로 넘치는 것이니, 대부분 痰沫과 함께 분홍색의 血이 나온다. 心包로부터 나오는 것도 또한 반드시 上逆하게 되는데, 색이 짙은 붉은 색으로 광택이 있는 붉은 옻색을 띠고 있다. 만약 吐하여 나오면 바로 뭉쳐져서 만져도 손가락에 들러붙지 않는 것은 臟을 지키는 血로서, 이 血이 나오면 반드시 죽게 된다. 脾로부터 나오는 것은 胃脘으로부터 넘치든 大腸으로부터 아래로 脫하든지 血이 반드시 靑紫色을 띠면서 濃厚하지만 心包에서 나오는 血처럼 광택하지는 않다. 肝에서 나오면 혹 위로 嘔吐하거나 혹 아래로 脫하는데, 血은 반드시 靑紫色을 띠면서 稠濃하고 血縷나 結塊가 있다. 腎으로부터 나오는 것은 咳逆이나 咯吐나 묽은 痰을 따라 구슬처럼 섞여 나오는데, 血이 비록 얼마 안 되고 色이 비록 선명하지 않지만 病이 가장 깊은 경우이다. 간혹 精竅로부터 나오는 경우가 있는데, 氣化作用이 損傷을 입어 膀胱, 尿道를 따라 나오는 것과 같은 경우이며, 모두 臟器와 관계된 것이다. 위로부터 나오는 것은 대부분 水液, 痰液을 겸하여 吐하면 그 양이 매우 많으며, 그 多氣多血함으로 인해 비록 藥力이 쉽게 이르나 臟血의 돈독함에는 미치지 못하니 오장의 근본을 또한 가볍게 보아서는 안 된다(從上溢者, 勢必假道肺胃. 從下脫者, 勢必由于二腸及從膀胱下達耳. 蓋出于肺者, 或緣龍雷亢逆, 或緣咳逆上奔, 血必從之上溢, 多帶痰沫及粉紅色者. 其出于心包, 亦必上逆, 色必正赤如朱漆光澤. 若吐出便凝, 摸之不粘指者, 爲守臟之血, 見之必死. 出于脾者, 或從胃脘上溢, 或從小腸下脫, 亦必鮮紫濃厚, 但不若心包血之光澤也. 出于肝者, 或從上嘔, 或從下脫, 血必青紫稠濃, 或帶血縷, 或有結塊. 出于腎者, 或從咳逆, 或從咯吐, 或稀痰中雜出如珠, 血雖無几, 色雖不鮮 其患最劇. 間有從精竅而出者, 若氣化受傷, 則從膀胱溺孔而出, 總皆關乎臟氣也. 其出于胃者, 多兼水液痰液, 吐則成盤成盞, 汪洋滿地, 從其多氣多血, 雖藥力易到, 不若臟血之篤, 然爲五臟之本, 亦不可忽.)"[871]라 하여 각 臟腑機能의 失常이 일으킨 出血이 서로 다른 특징을 지님을 설명하였다.

出血의 치료에 대해 張璐는 인체의 氣禀과 陰陽의 勝衰로부터 시작하여 寒으로 熱을 다스리고 熱로 寒을 다스릴 것을 주장하였는데, 이것은 물론 가장 긴요한 법칙이 되는 것이다. 다만 구체적으로 운용하는 데 있어 한 가지 면에 치우칠 수 없고, 또한 不寒不熱之劑로 病機를 나쁘게 이끌어서도 안 된다. 말은 비록 이러하였지만 張璐는 치료함에 있어 溫補의 일면에 치우쳤다. 그는 "大抵血氣喜溫而惡寒"이라 했는데, 이는 『內經』에서 血證을 치료함에 있어 "寒則泣不能流, 溫則消而去之"라고 한 것과 일치한다. 이로 인해 그는 醫者가 出血을 한번 보기만 하고 바로 寒凉滋陰의 방법을 쓸 수는 없으며 처음에 비록 일시적으로 효과를 볼 수는 있지만 결국은 陽이 衰하여 病變이 심해질 수 있다고 하였다. 血이 위에서 넘치는 陰不濟陽之證에서 寒凉한 藥을 마구 쓰면 變證이 발생하게 된다. 陽不統陰의 亡脫之證은 상상조차 할 수 없을 정도로 좋지 못한 경우이다. 그래서, 그는 血證을 치료함에 있어 비록 한가지 틀에 얽매이지 않고 辨證을 중시했지

871) 上同.

만, 많은 경우에 있어 脾陽을 溫하게 하여 튼튼히 하고 肺腎의 陰을 滋養하는 면에 착안한 것은 張璐의 축적된 경험에 그 공을 돌리지 않을 수 없는 것이다. 그는 血證이 나아진 후의 조리에 있어 心, 肝, 脾 三經을 좇아 藥을 쓸 것을 주장하였는데, 다만 脾經에 중점을 둠으로 인해 保元湯, 四君子湯, 歸脾湯 등의 처방을 즐겨 사용했다. 心主血, 脾統血, 肝藏血이라 하므로 歸脾湯 一方은 三經을 함께 다스리는 藥이 된다. 遠志, 酸棗仁은 肝을 補하여 心營을 기르고, 茯神은 心을 補하여 脾土를 生하며, 人蔘, 黃芪, 甘草는 脾를 補하여 肺氣를 굳세게 하고, 木香의 香은 먼저 脾로 들어가 血을 脾에서 다스리도록 하니, 무릇 鬱怒傷肝, 思慮傷悲로 인한 血證에 더욱 적합한 것이다. 火가 旺한 경우에는 山梔子, 牧丹皮를 加한다. 火가 衰한 경우에는 肉桂, 牧丹皮를 加하는데, 동시에 八味丸을 배합하여 先天의 근본을 배양한다. 이렇게 간명하게 血證을 치료하고 조리하는 基本大法을 제시한 것은 後人들에게 좋은 본보기가 되는 것이다.

2. 論痢疾

張璐는 痢疾을 腸澼에 속하는 것으로 여겨, "모두 傳化가 제대로 되지 못해 津液이 손상을 입어 어지럽게 다니게 된 것이다(皆緣傳化失職津液受傷, 而致奔迫無度.)"[872]라고 하였다. 아울러 널리 『內經』, 『傷寒論』 및 歷代醫家들의 說을 인용하여 그 辨證治療에 대해 자세한 분석을 가했다.

辨痢下赤白: 痢疾은 古名으로는 腸澼이며, 『內經』에서는 본래 下血, 下白沫, 下膿血이라고 다르게 불렀다. 후세의 醫家들은 모두 白沫은 虛寒에 속하고, 膿血은 濕熱에 속한다고 여겼는데, 그는 이에 대해 "앞선 醫家들이 痢疾에 대해 논한 바를 살펴보면, 白沫이 있는 경우는 虛寒 때문이고 膿血이 있는 경우는 濕熱 때문이라 했고, 劉守眞에 이르러서는 赤白을 겸한 경우를 들었는데, 어찌 腸胃에서 寒熱이 모두 심한 경우도 함께 痢疾로 설명할 수 있는가? 朱丹溪는 이를 조화시켜 赤痢는 小腸으로부터 오고 白痢는 大腸으로부터 오며, 모두 濕熱로 인한 것이라고 하였다. 이 이론이 나온 후 후세에 모두 痢疾이 熱에 속한다고 보고 함부로 苦寒한 약으로 攻했으니, 그 폐해가 지금까지도 사라지지 않고 있다. 李東垣처럼 脾胃에 밝은 사람은 濕熱之物이 中焦를 상하여 膿血을 下할 때는 마땅히 苦寒한 약물로 疏利시켜야 한다고 하였다. 膿血이 진하여 자주 화장실에 들러도 便을 보지 못하고 脈이 洪大有力한 경우에는 瀉下시켜야 한다고 한 것도 또한 膿血이 熱 때문이라고 보았기 때문이다(及觀先輩論痢, 并以白沫隶之虛寒, 膿血隶之濕熱, 至守眞乃有赤白相兼者, 豈寒熱俱甚于腸胃, 而同爲痢之說? 丹溪從而和之, 遂有赤痢從小腸來, 白痢從大腸來, 皆濕熱爲患. 此論一出, 後世咸爲痢皆屬熱, 恣用苦寒攻之, 蒙害至今未已. 卽東垣之聖于脾胃者, 猶言濕熱之物, 傷于中而下濃血, 宜苦寒以疏利之. 膿血稠粘, 數至圊而不能便, 脈洪大有力者下之, 亦認定膿血爲熱.)"[873]라고 하였다. 張璐는 痢疾下白沫을 모두 寒에 의한 것으로 볼 수는 없으며, 痢疾有血의 경우도 또한 모두 熱에 의한 것으로 볼 수는 없으니, 임상에 있어 마땅히 자세히 변별해야 한다고 생각했다. 下利有血한 경우에는 마땅히 그 血色의 鮮暗에 따라 변별해야 하는데, 이에 "血色이 선명한 紫色이면 熱 때문인 것으로

872) 『張氏醫通 · 大小府門 · 痢』.
873) 上同.

믿을 수 있다. 만약 血色이 어둡고 묽거나 瑪瑙色과 비슷한 경우는 陽이 虛하여 陰을 제어하지 못함으로 인해 下하는 것이므로 그 氣를 따뜻하게 다스려주지 않으면 血이 맑아지지 못한다. 氣를 다스릴 때에는 화로에서 쇠를 불리는 것처럼 하는 것이 가장 빠른 방법이다. 만약 이 방법을 모르고서 대개 疏利시키는 방법을 써서 五液이 모두 寒을 따라 내려가도록 한다면 어찌 평안하게 그칠 날을 기대할 수 있을 것인가(血色鮮紫者, 信乎屬熱. 若瘀晦稀淡, 或如瑪瑙色者, 爲陽虛不能制陰而下, 非溫理其氣, 則血不淸. 理氣如爐冶分金, 最爲捷法. 設不知此, 概行疏利之法, 使五液盡隨寒降而下, 安望其有寧止之日哉.)"[874]라고 하였다. 아울러 陽虛不能制陰하여 下利하는 경우도 자주 볼 수 있는데, 黃連, 大黃의 類를 씀으로 인해 變症이 연이어 생기는 경우도 언급하였다.

辨痢疾身熱: 張璐는 『內經』에서 "腸澼便血, 身熱則死, 寒則生."[875]이라 하여 血溫身熱로 인해 죽는다고 하는 것이 陰虛下痢의 證이며, 客邪之痢를 겸한 것과는 다르다고 여겼다. 仲景은 痢를 논하면서 身熱手足溫한 경우는 陽이 돌아온 것으로서 可治라 하였고, 厥逆不返은 陽이 絶하여 死證으로 여겼으니, 傷寒陰證을 가리키는 것으로, 여름과 가을의 腸澼과 같이 놓고 볼 수 없는 것이다. 이 외에, 挾邪之痢와 時行疫痢는 모두 身熱이 있는데, 치료에 있어서는 마땅히 表邪를 없애야 하니, 表邪가 없어지면 자연히 몸이 시원해지면서 痢疾이 멈추게 된다. 이처럼 痢證身熱을 모두 死證으로 볼 수는 없는 것이다. 張璐의 이상과 같은 이론은 실제로 初期의 外感痢疾, 外感熱病 後期의 下痢變症 및 內傷雜病으로 인한 痢疾의 세가지 身熱과 그 예후에 대해 감별해 놓은 것이다.

痢疾의 치료: 張璐는 脈이 滑大數實하거나 挾熱 후 煩渴이 심한 경우를 제외하고는 마땅히 黃芩, 黃連, 芍藥, 澤瀉, 白頭翁, 秦皮 類의 苦寒한 藥으로 疏利해야 하며, 그 외의 攻伐과 같은 治法을 써서는 안 된다고 하였다. 그는 "무릇 五色의 噤口痢와 어두운 색깔의 淸血이 있는 모든 痢疾에는 언제나 甘草, 乾薑을 써서 脾胃를 다스리도록 한다. 肉桂, 茯苓은 腎에 있는 邪氣를 전적으로 伐하는데, 그 효과가 매우 크다. 초기에 腹痛, 後重이 있으면 木香, 檳榔, 厚朴을 加해 泄하도록 한다. 음식을 넘기기 힘드는 경우에는 枳實, 焦한 白朮을 가해 運化시키도록 한다. 陰氣가 上逆하여 乾嘔不食하는 경우에는 丁香, 吳茱萸를 가해 溫하게 한다. 嘔吐涎水하는 경우에는 橘皮, 半夏, 生薑을 加해 通하도록 한다. 膿血이 진한 경우에는 茜根, 烏梅를 가해 다스린다. 水道가 통하지 않는 경우에는 升麻, 柴胡를 加해 올려 주어야 한다. 身熱이 없어지지 않으면 桂枝, 芍藥, 生薑, 大棗를 加하여 和解시켜 준다. 陰이 虛하여 밤이 되면 發熱과 함께 통증이 심해지면 熟地黃, 黃芪, 阿膠, 當歸, 芍藥을 加해 구하도록 한다. 만약 수일간 멈추지 않고 腹痛, 後重이 심해지면 반드시 人蔘, 白朮, 升麻, 柴胡로써 補하면서 升하게 해야 한다. 久痢로 噤口不食하는 것은 胃氣가 潰한 경우로서 가장 위급한 증후인데, 초기의 口禁과 비교할 때 여전히 물리쳐야 할 濁氣가 있고 몰아내야 할 積沫이 있으므로 서로 매우 다른 것이니, 많은 양의 人蔘, 白朮를 쓰면서 茯苓, 甘草, 藿香, 木香, 煨葛根 등으로 佐하여 胃氣를 크게 補하고 겸하여 津液을 운행시켜도 開通시킬

874) 上同.
875) 上同.

수 없다. 다만 胃氣가 돌기 시작하여 음식이 조금씩 들어가면 바로 獨蔘湯에 橘皮나 製香附子를 조금 加하여 서서히 調補하면서 滯氣를 소통시키는 것이 가장 적합한 方劑이니, 淡滲시키는 茯苓, 耗氣시키는 木香, 行津시키는 葛根을 모두 뺀 것이다. 즉 久痢後重에는 三奇散을 쓰는데, 黃芪, 防風을 취하여 開闔시키고 枳殼으로 滯氣를 破하는 것이 탁월한 바이니, 이후 後重이 조금 덜어지면 바로 補中益氣하도록 한다. 轉關의 妙用이 모두 여기에 있다(凡遇五色噤口, 及瘀晦清血諸痢, 每用甘草 乾薑專理脾胃. 肉桂 茯笭專伐腎邪, 其效如鼓應桴. 初起腹痛後重者, 則兼木香 檳 朴以泄之. 飲食難進者, 則兼枳實, 焦朮以運之. 陰氣上逆, 乾嘔不食者, 則兼丁香 吳茱萸以溫之. 嘔吐涎水者, 則兼橘 半 生薑以豁之. 膿血稠粘者, 則兼茜根 烏梅以理之. 水道不通者, 則兼升 柴以擧之. 身熱不除者, 則兼桂枝 芍藥 薑棗以和之. 陰虛至夜發熱痛劇者, 則兼熟地 黃芪 阿膠 歸 芍以濟之. 若數日不已而腹痛後重轉甚者, 必須參 朮 升 柴兼補而升之. 久痢噤口不食, 此胃氣告潰, 最爲危候, 較之初起口噤, 尙有濁氣可破, 積沫可驅, 逈乎不同, 非大劑參朮, 佐以茯笭 甘草 藿香 木香 煨葛根之屬, 大補胃氣, 兼行津液, 不能開之, 但得胃氣一轉, 飮食稍進, 便宜獨蔘湯略加橘皮或製香附, 緩緩調補, 兼疏滯氣, 最爲合劑, 如茯苓之淡滲, 木香之耗氣, 葛根之行津, 皆當屛除. 卽如久痢後重用三奇散, 取黃芪 防風以開闔, 枳殼以破滯氣, 以爲卓識不群, 然後重稍減, 便當改用補中益氣. 轉關妙用, 全在乎此.)"[876], "世醫들이 痢疾을 치료하면서 오직 通因通用, 痛無補法의 例만을 고수할 뿐 氣病으로 腸中切痛할 때 氣를 溫理시키지 않으면 통증이 멈추지 않는다는 것을 모른다. 氣가 陷하여 濁氣가 아래로 쏠릴 때 氣를 올려주지 않으면 後重이 없어지지 않는다. 氣가 傷하여 津液이 崩脫할 때 氣를 調補하지 않으면 積이 없어지지 않는다. 陰虛로 인해 밤에 微熱腹痛이 있을 때 陰을 峻補하지 않으면 痢痛이 없어지지 않는다(世醫治痢, 專守通因通用, 痛無補法之例, 不知因氣病而腸中切痛, 非溫理其氣則痛不止. 因氣陷而濁氣下墜, 非升擧其氣則後重不除. 因氣傷而津液崩脫, 悲調補其氣則積不已. 因陰虛而至夜微熱腹痛, 非峻補其陰則痢痛不息.)"[877]라 했다.

이로써 張璐는 痢疾을 논하면서 辨證을 통해 下痢赤白을 밝히는 데 있어 身熱을 중요하게 여긴 것을 알 수 있다. 論治에 있어 苦寒疏利에 얽매이지 않고 氣機를 溫理하는 방법을 많이 썼다.

3. 論傷寒

張璐의 『傷寒論』연구는 方有執, 喩昌으로부터 많은 영향을 받았다. 그는 30년 동안『傷寒論』을 연구하면서 諸家가 갈라져 통일되지 못함을 안타깝게 여겼으나, 方有執의 『傷寒論條辨』, 喩昌의 『尙論篇』을 본 후 비로소 "홀연히 명료하게 깨달은 바, 전에 여러 갈래로 보였던 것이 점차 하나로 꿰뚫어지는 듯이 느껴졌다(忽有瞭悟, 覺向之所謂多岐者, 漸歸一貫.)"[878]라고 하였다. 그 중 喩昌의 관점을 더욱 중요하게 여겼다. 그는 "뜻을 해석하는 데 있어 喩嘉言은 홀로 새로운 경지를 열어 裁取한 바가 諸家의 倍가 되니, 독자들이 前人들의 잘못을 답습하지 않게 된다(至于釋義, 則嘉言獨開生面, 裁取倍于諸家, 讀者毋以拾唾前人爲誚.)"[879]라고 하였다.

876) 上同.
877) 上同.
878) 『傷寒纘論 · 自序』.
879) 上同.

方有執, 喩昌의 "三綱鼎立"의 說을 매우 숭상한 그는 "三綱鼎立"의 說을 큰 關鍵으로 여겼다. 그는『太陽篇』중에서 "風寒營衛를 변별하는 것은 매우 엄격하여 한 조문이라도 함부로 순서를 바꿀 수 없다(辨風寒營衛甚嚴, 不敢謾次一條.)"[880]라 했다. 아울러 風傷衛, 寒傷營, 風寒兩傷營衛의 기초 위에 또한 風傷衛犯本, 寒傷營犯本, 風傷衛壞證 및 寒傷營壞證 등의 몇 가지 유형을 더하였다.

喩昌의 傷寒溫熱不分에 대해서는 크게 異意를 달았는데, 그는 "太陽病, 發熱而渴, 不惡寒者, 爲溫病. 若發汗已, 身灼熱者, 名曰風溫. 風溫爲病, 脈陰陽俱浮, 自汗出, 身重, 多眠睡, 鼻息必鼾, 語言難出."이 溫病이지 傷寒이 아니라고 하였다. 즉 黃芩湯, 白虎湯, 白虎加人蔘湯, 黃連阿膠湯, 猪苓湯, 猪膚湯이 쓰이는 모든 조문의 證治도 또한 마땅히 溫熱病의 범주에 속하는 것이라고 하였다.

傷寒의 辨治에 대해서는 "傷寒을 치료하는 법은 전적으로 그 綱領을 얻는데 있으니, 邪氣가 三陽에 있으면 마땅히 經에 있는지 府에 있는지를 변별해야 하고, 病이 三陰에 들어 있으면 마땅히 傳經에 의한 것인지 直中한 것인지를 나누어야 한다. 대개 經은 表에 속하므로 마땅히 밖에서 解하여야 하고, 府는 裏에 속하므로 반드시 攻下하여 몰아내야 한다. 傳經의 경우는 熱에 속하므로 비록 陽極似陰, 厥逆下利 등의 證이 있더라도 급히 마땅히 내부를 淸理해야 한다(治傷寒之法, 全在得其綱領, 邪在三陽, 則當辨其經府. 病入三陰, 則當分其傳中. 蓋經屬表, 宜從外解, 府屬裏, 必須攻下而除. 傳屬熱, 雖有陽極似陰, 厥逆自利等證, 急當淸理其內.)", "直中은 寒에 속하므로 비록 陰極似陽, 發熱躁悶 등의 證이 있더라도 이는 陰盛格陽의 假熱로서 陽이 脫亡하려는 징조이므로 人蔘, 附子를 峻用해야 한다(中屬寒, 雖有陰極似陽, 發熱躁悶等證, 此陰盛格陽之假熱, 陽欲脫亡之兆, 峻用蔘附無疑.)"[881]라고 하였다. 결론적으로 張璐의 傷寒에 대한 辨治의 특징은 "陰陽傳中"의 넉 자를 벗어나지 않으니, 즉 三陽은 表가 되고 三陰은 裏가 되며, 傳經은 熱에 속하고 直中은 寒에 속한다는 것이다. 먼저 陰陽傳中을 분명하게 나눈 이후 이 기초 위에 六經經府 및 表裏寒熱을 나누어 구체적인 辨證論治를 진행한 것이다.

【평가】

張璐의 학문은 엄정하였고 또한 많은 내용을 함축하고 있어 外感과 雜病을 막론하고 모두 그 근원을 밝혀 내었다. 그는 복잡하게 얽혀 있는 가운데에서 조리를 찾아낸 후 자신의 경험과 체득한 점을 결합하여 총체적인 결론을 얻어냈다. 이것은 그의 학문이 성공할 수 있었던 하나의 중요한 이유이다.

張璐는 傷寒을 연구하면서 方有執, 喩昌을 계승하였다. 다만 그는『傷寒論條辨』과『尙論篇』두 서적의 風傷衛, 寒傷營, 風寒兩傷營衛의 三綱鼎立의 설에 결코 만족하지 못했다. 그래서, 三綱의 기초 위에 太陽病을 8개 유형으로 나누고, 아울러 진일보한 연구를 진행했다. 이런 분류방법

---

880)『傷寒纘論 · 太陽上篇』.
881)『張氏醫通 · 諸傷門 · 傷寒』.

은 비록 완벽한 것은 못되지만 三綱鼎立의 설에 비해서는 비교적 상세한 것이었다.

張璐는 雜病을 연구하면서, 또한 傷寒을 연구한 방법에서와 같이 산만한 가운데에서 조리를 찾아내어 꿰뚫음으로써 이론을 정연하게 하였다. 그래서, 그는 雜病을 연구한 저작을 『醫通』이라 이름지었다. 이 서적은 王肯堂의 『證治準繩』, 張景岳의 『雜證謨』의 체재를 본받고 있고, 매 病門마다 먼저 各家의 논점을 나열하고 있는데, 위로는 『靈樞』, 『素問』으로부터 아래로는 明淸의 諸家에까지 이르고 있다. 이 책은 비록 王肯堂, 張景岳의 두 저서와 자못 비슷한 점이 있으나 내용에 있어서는 張璐 자신의 의학적 주장을 펴고 있다. 이런 주장은 또한 그의 辨證理論과 實踐經驗이 구체적으로 결합된 것이다. 그는 널리 자료를 인용하여 증명하기를 좋아하여 항상 李東垣, 張景岳, 薛立齋, 李士材 등 諸家들 사이를 드나들었는데, 다만 또한 諸家들의 學說에 얽매이지는 않았다. 溫補에만 전념하여 辨證을 소홀히 하지도 않았을 뿐 아니라, 또한 命門眞陰眞陽의 어떤 한 측면만 강조하지도 않았다. 그는 虛損病을 치료함에 항상 甘溫平補의 法으로 脾胃를 조리했고, 동시에 中氣轉輪에 얽매이지 않으면서 또한 滋陰生液의 治法을 배합했다. 이상에서 알 수 있듯이 그는 溫補하는 治法을 잘 쓰는 한편 丹溪滋陰派의 이론까지도 흡수하였으므로 後世 醫家들이 그가 雜病을 치료한 원칙을 많이 따르게 되었다.

다만 張璐는 어떤 病證에 대해서는 단지 醫經을 모아 各家의 논술을 나열하기만 하였을 뿐 독특한 창조력이 결여되었는데, 이런 점은 부족한 점이라 할 수 있다.

【醫案選錄】

1. 寒中少陰

文學范鉉甫 孫振麟이 大暑 중에 厥冷自利를 앓아 六脈弦細芤遲而按之欲絶, 舌色淡白, 中心黑潤無苔, 口鼻氣息微冷, 陽縮入腹, 精滑如冰하였다. 그 까닭을 물어보니 낮에 땅에 누워 자다 寒氣를 받은 후 밤에 연속 두 차례 走精했는데, 홀연히 머리가 山과도 같이 부푸는 것처럼 느끼고 앉았다 일어나면 어지러워 쓰러지며, 四肢厥逆, 腹痛自利, 胸中兀兀欲吐, 口中喃喃妄言하여 濕溫의 類와 비교해 다르지 않았다. 醫者가 잘못하여 停食感冒로 여기고 發散消導시키는 약 1劑를 주었다. 복용 후 가슴과 머리, 목 부위에 땀이 많이 나면서 등이 더욱 시려왔고, 下體가 얼음같이 서늘해지면서 하루에도 몇 차례씩 어지럽게 되었다. 이는 陰寒이 暑를 挾하여 手足少陰에 들어간 증후인데, 腎 중의 眞陽이 虛極함으로 인해 發熱이 되지 못한 것이다. 결국은 四逆加人蔘湯을 생각해냈는데, 方 중에는 人蔘 1냥, 熟附子 3돈, 炮乾薑 2돈, 炙甘草 2돈이 들어 있다. 晝夜를 이어 3일 동안 6劑를 복용하니 4일째 寅時가 되어 陽氣가 회복되었다. 이날에 乾薑, 附子를 모두 빼고 保元湯으로 바꾸어 썼는데, 方 중에는 人蔘 5돈, 黃芪 3돈, 炙甘草 2돈에 麥門冬 2돈, 五味子 1돈을 가하여 膈上의 虛陽을 淸肅시켰다. 그러자 4劑만에 식사를 할 수 있게 되었다. 다시 生料六味에 麥門冬, 五味子를 가하여 쓰면서 매번 熟地黃 8돈씩을 복용시켜 竭하려는 下焦의 水를 회복시켰는데, 이는 바로 "陰平陽秘, 精神乃治"의 뜻이다. (『張氏醫通』 卷二)

文學范鉉甫孫振麟, 于大暑中, 患厥冷自利, 六脈弦細芤遲, 而按之欲絶, 舌色淡白, 中心黑潤無苔, 口鼻氣息微冷, 陽縮入腹, 而精滑如冰. 問其所起之由, 因臥地晝寢受寒, 是夜連走精二度, 忽覺顚脹如山, 坐起暈倒, 便四肢厥逆, 腹痛自利, 胸中兀兀欲吐, 口中喃喃妄言, 與濕溫之證不殊. 醫者誤爲停食感冒, 而與發散消導藥一劑. 服後胸前頭項汗出如漉, 背上愈加畏寒, 而下體如冰, 一日昏憒數次. 此陰寒挾暑, 入中手足少陰之候, 緣腎中眞陽虛極, 所以不能發熱. 遂擬四逆加人蔘湯, 方用人蔘一兩, 熟附三錢, 炮薑二錢, 炙甘草二錢. 晝夜兼進, 三日中進六劑, 決定第四日寅刻回陽. 是日悉屛薑, 附, 改用保元, 方用人蔘五錢, 黃芪三錢, 炙甘草二錢, 加麥門冬二錢, 五味子一錢, 淸肅膈上之虛陽. 四劑, 食進. 改用生料六味, 加麥冬, 五味, 每服用熟地八錢, 以救下焦將竭之水, 使陰平陽秘, 精神乃治. (『張氏醫通』 卷二)

2. 類中風

趙明遠은 평소 六脈이 微弱했는데 己酉년 9월부터 類中風을 앓아 여러 해 동안 낫지 못하다가 石頑老人에게 치료를 부탁하게 되었다. 左手 三部의 脈이 弦大而堅한 것으로부터 腎臟陰傷, 壯火食氣의 증후인 것을 알 수 있었다. 또한 人迎이 안으로 1寸 가량 기울어 있었는데, 이는 三陽經이 滿하여 陽維之脈으로 넘쳐 흐른 것으로서 顚仆不仁의 염려가 없을 수 없었다. 右手 三部의 脈은 浮緩했고 氣口이 윗쪽이 微滑했는데, 이는 頑痰이 膈에 涌塞해 있는 象이다. 淸陽의 자리를 痰氣가 차지하여 心主를 범하므로 神識不淸, 語言錯亂이 있게 된 것이다. 혹자는 神識不淸, 語言錯亂, 口角常有微涎, 目睛恒不易轉한 것을 邪氣가 經絡을 막고 있는 것으로 여기고 祛風導痰의 약을 쓰기도 하는데, 이는 腎氣가 위로 心에 통하지 못해 心에 虛熱로 인한 風이 생긴 것이므로 실로 風燥藥이 마땅하지 않음을 알지 못하는 것이다. 혹자는 小便이 淸利하면서 평상시의 배가 되는 것 때문에 腎虛로 여기고 八味丸같은 壯火의 方劑를 쓰기도 하는데, 이는 이 證이 비록 虛證이더라도 虛陽이 肝臟에 伏해 있어 陽事易擧, 飮食易飢한 것이므로 또한 益火消陰하는 약이 마땅하지 않음을 알지 못하는 것이다. 혹자는 전에 休息久痢를 앓아 대변을 본 후 항상 담홍색의 漬沫이 있었던 것으로부터 補中益氣의 治法을 쓰기도 하는데, 이는 脾氣가 下焦에 陷했을 때는 升擧시키는 治法을 쓸 수 있지만 이런 陰虛로 인한 久痢의 餘疾에서는 어떻게 淸氣가 하부에 있는 것을 升發시킬 수 있겠는가. 만약 升麻, 柴胡를 써서 肝腎의 虛陽을 升動시켜 膈上의 痰飮을 때린다면 喘脹逆滿의 患이 생기지 않는다고 보장할 수 있겠는가. 이런 升擧시키는 약은 함부로 쓸 수 없는 것이다. 지금 河間의 地黃飮子를 써서 腎을 돕고 心을 통하게 한다면 일거양득의 효과를 거둘 수 있다. 다만 음식을 담백하게 하고 성생활을 멀리 하지 않으면 약이 비록 병에 응하더라도 결코 치료에 도움이 되지 않을 것이니, 오직 지혜롭게 조섭을 잘 하는 것이 가장 중요한 일이다. (『張氏醫通』 卷一)

趙明遠, 平時六脈微弱, 己酉九月患類中風, 經歲不痊, 邀石頑診之, 其左手三部弦大而堅, 知爲腎臟陰傷, 壯火食氣之候. 且人迎斜內向寸, 又爲三陽經滿, 溢入陽維之脈, 是不能無顚仆不仁之虞. 右手三部浮緩, 而氣口以上微滑, 乃頑痰涌塞于膈之象. 以淸陽之位, 而爲痰氣占據, 未免侵漬心主, 是以神識不淸, 語言錯亂也. 或者以其神識不淸, 語言錯亂, 口角常有微涎, 目睛恒不易轉, 以爲邪滯經絡, 而用祛風導痰之藥, 殊不知此本腎氣不能上通于心, 心臟虛熱生風之證, 良非風燥藥所宜. 或者以其小便清利倍常, 以爲腎虛, 而用八味壯火之劑, 殊不知此證雖虛, 而虛陽伏于肝臟, 所以陽事易擧, 飮食易飢, 又非益火消陰藥所宜. 或者以其向患休息久痢, 大便後常有淡紅漬沫, 而用補中益氣, 殊不知脾氣陷于下焦者, 可用升擧之法, 此陰虛久痢之餘疾, 有何淸氣在下可升發乎. 若用升, 柴升動肝腎虛陽, 鼓激膈上痰飮, 能保其不爲喘脹逆滿之患乎. 是升擧藥不宜輕服也. 今擧河間地黃飮子, 助其腎, 通其心, 一擧而兩得之. 但不得薄滋味, 遠方室, 則藥雖應病, 終無益于治療也, 惟智者善爲調攝, 爲第一義. (『張氏醫通』 卷一)

【복습자료】

1. 論血證

(1) 血과 氣의 관계: 氣와 血은 모두 水穀의 精微가 변화된 것으로, 氣는 血을 이끌고 血은 氣에 의지한다.

(2) 出血의 원인: 첫째는 陰陽의 偏勝인데, 陽이 勝하면 陰이 衰하고 陰이 衰하면 火가 왕성해지며, 火가 왕성해지면 血이 火를 따라 위로 넘친다. 陰이 勝하면 陽이 微하고 陽이 微하면 火가 衰하며, 火가 衰하면 血이 그 통제되는 것을 잃고 아래로 脫하게 된다. 둘째는 臟腑의 氣逆과 氣乖인데, 즉 각 臟腑의 기능이 비정상적으로 되었기 때문이다. 血證의 치료를 종합하면 바로 辨證施治이다. 張璐는 주로 脾陽을 溫健하고 肺腎의 陰을 滋養하는 데 착안하여 血證의 調理에 있어 心, 肝, 脾 三經으로부터 시작했는데, 그 중 脾에 중점을 두어 歸脾湯을 잘 썼다.

2. 論痢疾

(1) 痢下赤白: 일반적으로 白沫은 虛寒에 속하고 膿血은 濕熱에 속하는 것으로 여긴다. 張璐는 痢疾에 白沫이 나오는 것을 모두 寒으로 인한 것으로 여길 수 없으며, 痢疾에 膿血이 나오는 것도 또한 모두 熱로 인한 것으로 여길 수는 없다고 하였다. 예를 들어 痢疾로 下血이 있을 때 그 색이 瘀晦稀淡하거나 瑪瑙色과 같으면 陽虛이며, 氣를 溫理하지 않으면 血이 맑게 되지 못한다.

(2) 痢疾身熱: 內傷雜病으로 陰虛하여 下痢身熱한 것은 死候이다. 傷寒 後期에 陰證下痢가 있을 때 身熱, 手足溫한 경우는 陽이 회복되어 치료가 가능한 證이다. 外感熱病 초기에 下痢身熱한 경우는 表邪가 흩어지는 것으로 자연히 몸이 서늘해지면서 下痢가 그친다.

(3) 痢疾의 치료: 實證은 苦寒한 약으로 疏利시키고, 虛證은 氣機를 溫理하는 治法을 쓴다.

3. 論傷寒

(1) 方有執, 喩昌의 "三綱鼎立"의 說을 지지하고, 아울러 三綱의 기초 위에 太陽病을 8개 유형으로 나누었다. 즉 ①風傷衛 ②寒傷營 ③營衛俱傷 ④風傷衛犯本 ⑤寒傷營犯本 ⑥寒傷營壞證 ⑦風傷衛壞證 ⑧營衛俱傷壞證 등이다.

(2) 傷寒 연구의 주요 특징은 "陰陽傳中"의 4字를 벗어나지 않는다. 즉 三陽은 表가 되고 三陰

은 裏가 되며, 傳經은 熱에 속하고 直中은 寒에 속한다는 것이다.

4. 醫案에 대한 분석

(1) 寒中少陰案: 寒邪가 直中하면 少陰의 陽을 상하는 경우가 많으며, 陽이 상하면 病從寒化한다. 이 證은 땅에 누워 寒氣를 받았는데 밤에 走精을 두 차례 하여 少陰의 精氣가 虛해지자 寒邪가 바로 몰려 들어온 것이다. 元陽의 氣가 상하여 안에서 虛해지자 腹痛自利, 口鼻息微, 陽縮精滑, 脈遲細欲絶하게 되었고, 밖에서 虛해지자 肢體厥逆, 頭脹耳重, 坐起暈倒하였다. 잘못 發汗시킴으로 인해 惡寒이 더 심해졌고 下肢가 매우 차가워졌다. 이는 陽氣가 땀을 따라서 다 빠져나가서 생긴 현상이다. 處方으로 四逆加人蔘湯을 써서 3일 동안 6劑를 이어 복용했는데, 발에 寒氣가 매우 심하게 느껴질 때 溫補를 힘써 행하지 않으면 絶하려는 陽氣를 회복시킬 수 없다. 발병의 초기와 병이 든 후 이미 수 차례에 걸쳐 滑泄한 것으로부터 이 證이 元陽과 腎 중의 陰精 모두 虧損된 것에서 생긴 것임을 알 수 있다. 그러므로 陽氣가 회복된 후에 保元湯을 써서 脾胃를 補하는 것 외에 또한 六味丸에 가미하여 腎陰을 補하였다.

(2) 類中風案: 張璐가 말한 類中風은 元氣의 부족으로 虛風이 요동하여 卒倒昏迷하는 것을 말한다. 본 병에서 주의할 점에는 다음과 같은 3가지가 있다. 첫째는 陰虛而陽亢, 둘째는 痰盛上焦蒙蔽淸竅, 셋째는 精傷不攝于下이다. 세 가지의 관건은 腎이 虛하여 위로 心에 통하지 못함으로 인해 虛熱로 인한 風이 생기는 데 있다. 張璐는 劉河間의 地黃飮子를 借用했는데, 이로써 陰을 길러 陽이 亢하는 것을 억제함으로써 心腎을 交通시키고 心竅의 탁한 痰을 없애 虛風을 가라앉혔다. 益腎陰, 柔肝木, 寧淸竅, 祛濁痰, 制虛陽, 通心腎의 모든 작용이 한 처방에 갖추어짐으로써 그 효과가 매우 빠르다.

【학습과제】

1. 張璐는 出血의 원인은 무엇이라고 여겼는가? 그리고 어떻게 치료했는가?
2. 張璐는 赤色 혹은 白色을 띤 痢疾의 寒熱屬性을 어떻게 변별하였는가?
3. 張璐는 痢疾身熱에는 어떤 원인들이 있다고 보았는가? 그 예후에는 어떤 차이가 있다고 하였는가?
4. 張璐가 陽虛로 인한 痢疾을 치료한 방법을 설명하시오.
5. 張璐가 傷寒을 치료하는 데 있어서의 특징을 설명하시오.

8 張志聰

【학습목표】

1. 張志聰의 醫經과 傷寒의 학문의 특징을 이해한다.
2. 생애와 저작을 이해한다.

【생애와 저작】

張志聰은 字가 隱庵이고 浙江 錢塘(지금의 浙江省 杭州) 사람이며, 明末淸初(서기 1610~1674)에 생존했던 인물이다. 張卿子를 師事하고 후에 같이 공부했던 高士宗과 후배 수십 명을 모아 侶山堂에서 학문을 논했는데, 그 학술활동이 일시에 자못 크게 성했다.

그의 저작으로는『素問集注』9卷,『靈樞集注』9卷,『傷寒論宗印』8卷,『傷寒論集注』6卷,『本草崇原』3卷,『侶山堂類辨』2卷이 있다. 이 외에『金匱要略注』가 있는데 전해지지 않았다.

【학술내용】

1.『內經』에 대한 연구

張志聰은 동료와 후배 수십 명을 侶山堂에 모아 5년을 지나는 동안『靈樞』,『素問』을 토론, 연구하고, 아울러 이 두 醫書들을 교정하고 注를 달았는데, 이는 협동작업의 신기원을 열어 놓은 것이다. 이 작업을 통해 매 句와 字를 상세하게 살펴서 經文의 뜻을 잘 밝혀 놓았다. 그리하여 이것은『靈樞』,『素問』에 대한 훌륭한 注解本이 되었다. 몇 가지 예를 들어보면 다음과 같다.

『素問·陰陽別論』중에 "二陰一陽發病, 善脹, 心滿善氣"라는 句가 있다. 王冰은 心滿善氣에 대해 "氣가 상부에 쌓이므로 心이 滿하니, 下虛上盛하므로 氣가 새어 나온다(氣畜于上, 故心滿, 下虛上盛, 故氣泄出.)"라고 했다. 기타『內經』에 대해 깊이 연구한 醫家인 吳崑, 馬蒔, 張介賓 등 조차도『素問』을 주석하면서 이에 대한 해석을 가하지 않았다. 張志聰은 이에 대해 "善氣라는 것은 크게 숨쉬는 것이다. 心系가 급해지면 氣道가 좁아지므로 크게 숨을 쉬어 펼쳐 내보내게 된다(善氣者, 太息也. 心系急, 則氣道約, 故太息以伸出之.)"라고 하였다. 心滿의 滿은 "懣"과 같은 것으로, 心이 滿하여 평안하지 못하고 때로 숨을 크게 쉬어 펼치려 하는 것인데, 이것은 임상에서 흔히 보이는 증상이며 心腎의 氣가 서로 만나지 못하는 데서 생긴다. 張志聰의 注는 王冰에 비해 더욱 임상적 의미를 갖추고 있는 것이다.

『素問·陰陽別論』중에 "所謂陽者, 胃脘之陽也"라는 句가 있다. 王冰은 胃脘의 陽이 人迎의 氣를 뜻한다고 생각했는데, 이는 다소 부적절한 해석이며 전통적으로 脈을 볼 때 胃氣를 살핀다는 뜻과 서로 부합되지 않는다. 張志聰은 이에 대해 "이른바 二十五陽이라는 것은 胃脘에서 생겨나는 陽氣이다. 胃脘은 中焦에 속하며 水穀의 精氣를 化하여 五臟을 資養하는 것을 맡고 있다. 四時五臟의 脈은 모두 微和한 胃氣를 얻으므로 二十五陽이 된다(所謂二十五陽者, 乃胃脘所生之陽氣也. 胃脘者, 中焦之分, 主化水穀之精氣以資養五臟者也. 四時五臟之脈, 皆得微和之胃氣, 故爲二十五陽也.)"

라고 해석하여 王冰의 잘못을 바로잡았다.

『靈樞 · 邪氣臟腑病形』 중에 "脾脈이 急한 것이 심하면 瘈瘲이 되고, 약간 急하면 膈中이 되고, 음식이 들어왔다 다시 나가면 뒤에 沃沫이 생긴다(脾脈急甚爲瘈瘲, 微急爲膈中, 食飮入而還出, 後沃沫.)"라는 句가 있다. 馬蒔(明代의 醫家)는 이에 대해 脾氣가 아래로 내려가 소산되지 못하여 생긴 沃沫이라 하였다. 張志聰은 이에 대해 "脾가 津液을 游溢시켜 위로 肺로 보내고 사방의 皮毛로 퍼뜨리지 못하므로 涎沫이 입으로 나오게 된다(脾不能游溢津液, 上歸于肺, 四布于皮毛, 故涎沫之從口出也.)"라고 하였다. 실제 임상에 근거해 보면 張志聰의 학설이 馬蒔의 것보다 나은 것임을 알 수 있다.

張志聰은 그가 교정하고 注를 단 『素問』, 『靈樞』에 대해 자못 자신감을 갖고 있었다. 그는 "밤낮을 통한 연구로 岐伯과 黃帝의 깊은 뜻을 확인하면서 前人들의 말들을 답습하지 않았고, 옛 이론들의 찌꺼기들을 남겨두지 않았다. 오로지 同學인 高良과 더불어 함께 연구의 깊이를 더할 뿐이었다. 문하의 여러 후배들에게는 때때로 교정의 엄격함을 맡겼다(以晝夜之悟思, 印岐黃之精義, 前人咳唾, 概所勿襲, 古論糟粕, 悉所勿存. 惟與同學高良, 共深參究之秘. 及門諸弟, 時任校正之嚴.)"[882]라 하였다. 옛 사람들의 것의 진수를 취하고 찌꺼기를 버리며, 또한 여러 사람들의 공동 노력으로 창작하였는데, 이런 정신은 특히 본받을 만한 것이다.

2. '傷寒'에 대한 연구

張志聰은 傷寒에 대해 "무릇 傷寒은 外因이다. 『傷寒論』 經文의 뜻에는 風寒暑濕의 六氣가 모두 실려 있다. 그 사이에는 表裏, 陰陽, 寒熱, 氣血, 邪正, 虛實에 대한 분석이 모두 갖추어져 있다. 傷寒의 道에 밝으면 온갖 어려운 병들이 이 범위에서 벗어나지 않음을 알 것이다(夫傷寒, 外因也. 而『傷寒』經旨, 風寒暑濕之六氣, 咸所具載矣. 其間分析表裏, 陰陽, 寒熱, 氣血, 邪正, 虛實, 靡不備悉. 明乎傷寒之道, 千般病難, 不出于範圍焉.)"[883]라고 하였다. 그는 『傷寒論』이 비록 外感에 대해 논술한 책이지만 만약 그것의 理法과 辨證의 정신을 이해한다면 임상 각 과의 辨證論治의 기초가 될 수 있다고 하였다. 이런 생각으로 그는 『傷寒論』을 연구하여 큰 성과를 얻었다. 이것은 다음과 같은 세 가지 점들에서이다.

1) 維護舊論滙節分章

張志聰의 스승인 張遂辰은 『傷寒論』연구에 있어 저명한 醫家로서, 『傷寒論』의 篇次에 대해 "悉依舊本, 不敢去取", "維護舊論", "尊王贊成"하였다. 이는 張志聰의 傷寒學에 깊은 영향을 미쳐 張志聰이 舊論을 옹호하게 되는 계기가 되었다. 그래서, 그는 일찍이 『傷寒論宗印』에서 "본經의 章句는 조문의 원칙을 따르면 저절로 節目이 되며, 章法을 세세하게 음미해 보면 관계가 정연하여 실로 次第가 있으니, 진실로 斷簡殘篇이 아니라 叔和가 순서에 맞게 펴낸 것임을 믿을 수

---

882) 『素問集注 · 自序』.
883) 『侶山堂類辨 · 醫學入門』.

있다(本經章句, 向循條則, 自爲節目, 細玩章法, 聯貫井然, 實有次第, 信非斷簡殘篇, 叔和之所編次也.)"[884]라고 하였다. 만년에 지은 『傷寒論集注』에서는 또한 이런 관점을 거듭 강조하여 "本論 6篇에는 모두 381證이 있고, 「霍亂」「易復」「痓濕暍」「汗吐下」에는 모두 93證이 있어, 모두 474證에 걸쳐 113개의 처방이 있다. 成無己 이후로 本論을 주석하면서 모두 散敍平鋪하여 그 綱領이 되는 뜻을 잃었고, 지금에 이르기까지도 그 길을 알지 못한 채 斷簡殘篇으로 여겨 이윽고 條文, 節目이 갈라지게 되었다. 그러나 원본을 취해 滙節分章해 보면 이치가 분명해지고 뜻이 다 드러나니 옮기지 않는 것이 지극히 당연한 것이다. 仲景의 경지에 정신을 쏟지 않으면 쉽게 얻어질 수 없다(本論六篇, 計三百八十一證, 「霍亂」「易復」「痓濕暍」「汗吐下」計九十三證, 共四百七十四證, 一百一十三方. 成氏而後, 注釋本論, 皆散敍平鋪, 失其綱領旨趣, 至今不得其門, 視爲斷簡殘篇, 輒敢條裂節割. 然就原本而滙節分章, 理明義盡, 至當不移, 非神游仲景之堂, 不易得也.)"[885]라고 하였다.

張志聰이 말한 "滙節分章"은 바로 全論398조를 모아 100장으로 나누어 놓은 것이다. 「太陽第一篇」 21장(1~81조), 「太陽第二篇」 10장(82~178조), 「陽明篇」 20장(179~262조), 「少陽篇」 10장(263~272조), 「太陰篇」 8장(273~280조), 「少陰篇」 11장(281~325조), 「厥陰篇」 8장(326~381조), 「霍亂篇」 9장(382~391조), 「陰陽易差後勞復篇」 3장(392~398조)으로 되어 있다. 그는 이런 모양을 "或合數節(條)爲一章, 或合十餘節(條)爲一章, 拈其總綱, 明其大旨, 所以分章也, 章義旣明, 然後節解句釋, 闡幽發微, 幷無晦滯不明之弊."[886]라고 여겼다.

張志聰은 『傷寒論』 398조에 錯簡이 없다고 여겼을 뿐 아니라 조그만 잘못도 없어서 滙節分章을 거친 후에는 더욱 "理明義盡, 至當不移"하게 되었다고 여겼다. 張遂辰의 "維護舊論"에 비해 더욱 강한 논거를 제시한 것이다. 그러나, 그는 「傷寒例」를 王叔和의 저작으로 보고 처음에는 大論의 끝에 옮겨 놓았으며, 이어 정리 과정을 거쳐 「辨脈」, 「平脈」 두 편을 論後에 놓아 先證後脈의 뜻에 부합되게 하였다.

2) 三綱鼎立說에 반대하다

風傷衛, 寒傷營, 風寒兩傷營衛의 說은 『傷寒論 · 辨脈篇』에서 시작되었는데, 成無己가 이에 대해 깊이 연구함으로써 明代의 方有執, 喩昌의 三綱鼎立學說의 바탕을 이루었다. 張志聰은 이에 대해 반대하였는데, 그는 「辨脈篇」에서 말한 "風則傷衛, 寒則傷營, 營衛俱傷, 骨節煩疼"이 단지 同氣相感의 뜻을 취해 설을 세운 것일 뿐 결코 일체의 風寒의 證이 모두 이와 같은 것은 아니라고 하였다. 成無己가 "寒則傷營, 風則傷衛"를 통해 모든 風寒의 證을 해석한 것은 仲景의 본뜻에 어긋나는 것으로 본 것이다. 이로 인해, 張志聰은 成無己의 논점을 꼬집어 病機, 脈證 및 치료 등의 면에서 분석을 가했다.

病機의 측면: 張志聰은 "무릇 天의 風寒이 사람의 氣血을 상함에 있어 혹은 陰에 中하고 혹은

884) 『傷寒論宗印 · 凡例』.
885) 『傷寒論集注 · 凡例』.
886) 上同.

陽에 中하여 항상됨이 없다. 사람의 皮毛와 肌腠, 氣分은 陽이고, 血分은 陰이며, 營氣는 脈 안으로 운행하고 衛氣는 脈의 밖으로 운행한다. 風雨寒暑가 사람에 적중하는 것은 皮膚로부터 시작된다. 皮膚가 緩하면 腠理가 열리고, 腠理가 열리면 邪氣가 毛髮로부터 들어오는데, 邪氣가 들어오면 저항이 심해지고 저항이 심해지면 毛髮이 서게 되며, 毛髮이 서면 淅然해져 皮膚가 아프게 된다. 머물러 去하지 않으면 전해져 脈絡에 머문다. 이런 風寒의 邪氣는 처음에 모두 皮毛의 氣分을 상하게 하고, 머물러 去하지 않으면 후에 전해져 經脈, 營氣에 머물게 된다(若夫天之風寒傷人氣血, 或中于陰, 或中于陽, 無有恒常也. 人之皮毛, 肌腠, 氣分爲陽, 血分爲陰, 營行脈中, 衛行脈外. 風雨寒暑之中人也, 始于皮膚. 皮膚緩則腠理開, 開則邪從毛髮入, 入則抵深, 深則毛髮立, 毛髮立則淅然, 故皮膚痛. 留而不去, 則傳舍于脈絡. 是風寒之邪, 皆始傷皮毛之氣分, 留而不去, 而後傳舍于經營者.)"[887]라 하였다. 또한 "虛邪가 사람에 적중되면 灑淅하게 形이 動하면서 毫毛가 일어나고 腠理가 열린다. 모름지기 風寒은 모두 外邪로서 먼저 皮毛에 客하였다가 후에 肌腠로 들어오며, 머물러 去하지 않으면 經으로 들어오고, 또 머물러 去하지 않으면 腑로 들어오니, 반드시 風은 衛를 상하고 寒은 營을 상하게 하는 것은 아님을 알아야 한다(虛邪之中人也, 灑淅動形, 起毫毛而發腠理. 須知風寒皆爲外邪, 先客皮毛, 後入肌腠, 留而不去, 則入于經, 留而不去, 則入于腑, 非必風傷衛而寒傷營也.)"[888]라 하여 사람의 몸에 본래 단계적인 층차가 있음을 설명하였다. 무릇 風寒이 사람을 상하면 한결같이 表로부터 裏에 미치고, 얕은 곳으로부터 깊은 곳으로 들어가고, 먼저 衛를 상하고 후에 營을 상하며, 먼저 氣를 상하고 후에 血을 상하니, 風이 반드시 衛를 상하고 寒이 반드시 營을 상한다 할 수 없다는 것을 말한 것이다. 그러므로, 『傷寒論』에서는 왕왕 中風, 傷寒을 함께 거론하고 있는 것이다.

脈象의 측면에 있어 成無己는 "脈緩爲中風, 脈緊爲傷寒."이라 하였다. 張志聰은 風寒의 脈證이 서로 섞여 나타나는 경우가 많으며 仲景의 傷寒, 傷風에는 본래 엄격한 한계가 없는 것이라고 생각했다. 그는 "무릇 脈이 緩하면 風 때문인데, 왜 「太陽篇」(39조)에서 傷寒의 脈이 浮緩하다고 하고, 「陽明」, 「太陰」篇(192, 278조)에서도 傷寒의 脈이 浮而緩하다고 하는가? 脈이 緊하면 寒 때문인데, 왜 「太陽篇」(144조)에서 脈이 緊하면 반드시 咽痛이 있다고 하고, 「陽明篇」(206조)에서는 脈이 浮而緊하면 반드시 潮熱이 있다고 하는가?(夫脈緩爲風, 何以「太陽篇」云傷寒脈浮緩(第39條)? 「陽明」, 「太陰」篇云傷寒脈浮而緩(第192, 278條)? 脈緊爲寒, 何以「太陽篇」云脈緊者必咽痛(第144條)?「陽明篇」云脈浮而緊者必潮熱(第206條)?)"[889]라고 하였다. 상술한 일련의 문제들에 대해 張志聰은 "모름지기 陽邪가 陽을 상하고 陰邪가 陰을 상하여 正과 邪가 같은 類로서 둘이 서로 맞서지 않으면 脈이 緩하게 된다. 寒邪가 陽을 상하고 熱邪가 陰을 상하여 邪正의 陰陽이 서로 부딪치면 脈이 緊하게 된다. 따라서 마땅히 中風은 脈이 緩하고 傷寒은 脈이 緊하다고 하는 것에 얽매일 필요가 없다(須知陽邪傷陽, 陰邪傷陰, 正邪同類, 兩不相持, 其脈則緩. 寒邪傷陽, 熱邪傷陰, 邪正陰陽, 兩相搏擊, 其脈則緊, 不當拘執中風脈緩, 傷寒脈緊.)"[890]라고 하였다. 『傷寒論』에서 관계된 조문에 근거하여 분석한 것임

887) 『侶山堂類辨 · 風傷衛寒傷營辨』.
888) 『傷寒論集注 · 凡例』.
889) 上同.
890) 上同.

을 알 수 있는데, 脈이 緩하거나 緊한 것은 단지 邪氣와 正氣가 다투는 정도의 强弱을 반영하는 것일 뿐 風, 寒을 감별하는 절대적인 근거는 될 수 없다고 한 것이다. 기타 證狀의 측면에서 볼 때 張志聰은 成無己의 傷寒惡寒, 傷風惡風의 설에 대해서도 다른 관점을 지녔다. 그는 이에 대해 "成無己는 傷寒惡寒, 中風惡風이라고 하였다. 진실로 이와 같다면 왜 本論(101조)에서 傷寒 4, 5일에 身熱惡風하다고 하고, 12조에서 太陽中風으로 嗇嗇惡寒하다고 하였겠는가? 모름지기 寒은 太陽의 本氣이고 風은 寒 중의 動氣임을 알아야 한다. 太陽病으로 皮毛가 뭉쳐 수렴되면 惡寒이 되고, 太陽病으로 皮毛가 열려 發하면 惡風이 되니, 惡寒과 惡風은 皮毛가 수렴되는지 열리는지에 달린 것이다. 風邪가 처음 들어올 때 毛竅가 열리지 않으면 비록 中風이라도 또한 惡寒이 되고, 寒邪가 肌肉에 들어와 邪氣가 腠理를 상할 때 비록 傷寒이라도 또한 惡風이 있으니, 결코 傷寒惡寒, 中風惡風인 것만은 아니다(成氏謂傷寒惡寒, 中風惡風. 誠如斯言, 何以本論云傷寒四五日身熱惡風(第101條)? 何以太陽中風嗇嗇惡寒(第12條)? 須知寒爲太陽之本氣, 風乃寒中之動氣. 病太陽而皮毛凝斂則惡寒, 病太陽而皮毛開發則惡風, 惡寒惡風, 隨皮毛之凝斂開發而言. 如風邪始入, 毛竅未開, 雖中風而亦惡寒. 寒入于肌, 邪傷腠理, 雖傷寒而亦惡風, 并非傷寒惡寒, 中風惡風也.)"[891]라고 하였다.

治療의 측면: 成無己는 다음과 같이 주장하였다. 傷寒으로 惡寒無汗한 경우에는 麻黃湯이 마땅하다. 中風으로 有汗惡風한 경우에는 桂枝湯이 마땅하다. 風寒兩感으로 營衛俱傷하여 風見寒脈, 寒見風脈인 경우에는 大青龍湯이 마땅하다. 이것은 곧 方有執, 喩昌 등이 말한 三綱鼎立의 내용이다. 張志聰은 이 三綱鼎立의 설에 대해 반대하였다. 그는 "실로 이와 같다면 왜 惡風無汗而喘한데 麻黃湯을 쓰는 것이 마땅하다(35조)고 하고, 喘而汗出한데 麻黃杏仁甘草石膏湯을 쓴다고 하였겠는가?(63조) 왜 外證이 풀리지 않았을 때에는 마땅히 땀을 내서 풀어야 하므로 桂枝湯을 쓰는 것이 마땅하다고 하고(42조), 약간 惡寒한 경우는 表가 풀리지 않은 것으로서 땀을 낼 수 있으므로 桂枝湯을 쓰는 것이 마땅하다고 하였겠는가(236조)?(誠如是也, 何以惡風無汗而喘, 宜麻黃湯(第35條), 喘而汗出, 麻黃杏仁甘草石膏湯(第63條)? 何以外證未解, 當以汗解, 宜桂枝湯(第42條), 微惡寒者, 表未解也, 可發汗, 宜桂枝湯(第236條)?)"[892]라고 하였다. 그가 제기한 일련의 문제들은 확실이 깊이 생각해 볼만한 것이다. 그후 張志聰은 麻黃, 桂枝의 사용법에 대해 자신의 관점을 제기하여, "모름지기 麻黃은 터럭처럼 가볍고 가늘어서 『本經』에서는 中風, 傷寒의 頭痛을 주로 치료한다고 하였으니, 무릇 병이 皮毛에 있으면 麻黃을 쓸 수 있다. 桂枝는 氣味가 辛甘하여 本論에서는 解肌하는 데 쓴다고 하였으니, 무릇 병이 肌腠에 있으면 桂枝를 쓸 수 있다. 반드시 麻黃이 寒을 치료하고 桂枝가 風을 치료하는 것은 아니다(須知麻黃空細如毛, 『本經』主治中風傷寒頭痛, 凡病在皮毛, 麻黃可用. 桂枝氣味辛甘, 本論用以解肌, 凡病在肌腠, 桂枝可用. 非必麻黃治寒, 而桂枝治風也.)"[893]라 하였고, 또 "風과 寒은 결과적으로 마땅히 다르게 치료되며, 그 시작도 물론 가히 분별할 수 있다. 병이 胃에 전해지면 柴胡 · 陷胸 등의 여러 처방을 쓰는데, 어떻게 風인지 寒인지를 구별하여 다르게 치료하는

891) 上同.
892) 上同.
893) 上同.

가? 成無己는 風寒兩感으로 營衛가 모두 상하면 마땅히 大青龍湯을 써야 한다고 했는데, 이는 잘못이 매우 큰 것이다. 만약 太陽中風으로 脈이 緊하면서 無汗惡寒하거나, 太陽傷寒으로 脈이 緩하면서 有汗惡風한 것은 바로 風寒兩感한 것으로서, 즉 本論에서와 같은 風寒兩感의 경우가 많다. 太陽病으로 項背强几几, 無汗惡風하거나(31조), 傷寒으로 汗出而渴하거나(73조), 傷寒이나 中風 5, 6일(98조), 병을 얻은 지 6, 7일이 되어 脈이 遲하면서 浮弱하고 惡風寒한 경우(100조), 傷寒으로 發熱하면서 腹이 滿하고 自汗이 나오는 경우(112조), 부인이 中風으로 發熱惡寒한 경우(148조), 陽明中風으로 口苦咽乾, 發熱惡寒, 脈浮而緊한 경우(194조), 陽明病으로 脈이 浮而緊하면서 땀이 나고 惡寒하지 않은 경우(226조), 陽明病으로 땀이 많이 나면서 약간 惡寒이 있는 경우(236조) 등의 證을 예로 들어 추측건대 모두 風寒兩感한 것으로서 어찌 大青龍湯을 쓰지 않을 수 있겠는가?(風寒果當異治, 其始固可分別. 病傳于胃, 用柴胡・陷胸諸方, 何以別其爲風爲寒而異治耶? 成氏謂風寒兩感, 營衛俱傷, 宜大青龍湯, 則背謬殊甚. 若以太陽中風脈緊, 無汗惡寒; 太陽傷寒脈緩, 有汗惡風, 便爲風寒兩感, 則本論之風寒兩感多矣. 如太陽病項背强几几, 無汗惡風(第31條); 傷寒汗出而渴(第73條); 傷寒五六日中風(第98條); 得病六七日, 脈遲浮弱, 惡風寒(第100條); 傷寒發熱, 其腹必滿, 自汗出(第112條); 婦人中風, 發熱惡寒(第148條); 陽明中風, 口苦咽乾, 發熱惡寒, 脈浮而緊(第194條); 陽明病脈浮而緊, 汗出不惡寒(第226條); 陽明病汗出多, 微惡寒(第236條) 等證, 例而推之, 皆爲風寒兩感, 何以不用大青龍?)"[894]라고 하였다. 張志聰의 이런 논리적인 분석은 실제 임상에 비교적 잘 부합되는 것이다.

3. 氣化로 傷寒六經을 해석하다

仲景은 『傷寒論』自序에서 "撰用『素問』, 『九卷』, 『八十一難』, 『陰陽大論』"이라 했는데, 후세 사람들은 모두 『陰陽大論』이 바로 王冰이 『素問』에 보충해 넣은 일곱편의 大論이라 여겼으며, 그 내용은 주로 五運六氣를 논한 것으로 여겼다. 張志聰은 『傷寒論』을 편찬하면서 『陰陽大論』을 인용한 것은 "天에는 六氣가 있고 地에는 五行이 있으며, 사람은 天地의 기운이 합해져 生하므로 이 五行六氣를 겸유하고 있다.(天有六氣, 地有五行, 人秉天地之氣而生, 兼有此五行六氣.)"[895] "사람의 陽氣는 天氣에 응하여 밖에 있고 五臟의 五行은 五運에 응하여 안에 있어 升降出入이 순환하면서 그침이 없는데, 만약 風에 상하면 비로소 外內淺深의 병이 나타나게 된다(人之陽氣, 應天氣之在外, 五臟五行, 應五運之在中, 升降出入, 環轉無端, 若爲風所傷, 始見外內淺深之病.)"[896]고 했다. 그래서, 그는 『傷寒論』을 공부하는 것도 五運六氣로부터 시작해야 비로소 그 大義를 얻을 수 있다고 생각했다.

인체내의 六氣의 생성과 분포: 張志聰은 인체의 六氣가 모두 안으로 臟腑에서 생긴다고 보아 "君, 相의 두 火는 腎에서 발원한다. 太陽의 氣는 膀胱에서 생겨난다. 風氣는 肝木에 근본을 두고, 濕氣는 脾土에 근본을 두고, 燥氣는 胃金에 근본을 둔다(君相二火, 發原在腎. 太陽之氣, 生于膀胱. 風氣本于肝木, 濕氣本于脾土, 燥氣本于胃金.)"[897]고 하였다. 이후 각각 經脈의 구분에 따라 皮膚에 분

894) 上同.
895) 『侶山堂類辨・傷寒論編次辨』.
896) 『傷寒論集注・本義之一』.
897) 『侶山堂類辨・傷寒傳經辨』.

포하는데, "太陽은 背 부위에 분포하고, 陽明은 胸 부위에 분포하고, 少陽은 脇 부위에 분포하고, 太陰은 腹 부위에 분포하고, 少陰은 臍下에 분포하고, 厥陰은 季脇, 少腹의 사이에 분포하니, 七政麗天과도 같이 각기 方位가 있다(太陽分部于背, 陽明分部于胸, 少陽分部于脇, 太陰分部于腹, 少陰分部于臍下, 厥陰分部于季脇少腹之間, 如七政麗天, 各有方位.)"[898]와 같은 것이다.

傷寒六經의 病은 六經氣化로 인한 것이 많다. 張志聰은 인체의 三陰三陽六經의 氣가 天의 六氣와 상응하는 것이라고 여겼다. 정상적인 상황에서는 上下相因, 內外相貫, 周流不息하지만 일단 邪氣에 의해 傷하면 그 영향으로 반드시 氣가 먼저 病을 받으며, 드물게는 처음부터 病이 經絡, 臟腑로 들어간다. 이것은 經氣가 經絡의 밖에서 지키기 때문에 氣가 먼저 病을 받는 것이다. 張志聰은 이에 대해 "太陽, 陽明, 少陽이 三陽이고, 太陰, 少陰, 厥陰이 三陰이다. 三陰三陽을 六氣라고 한다. 天에는 이 六氣가 있고, 사람에게도 또한 이 六氣가 있다. 병이 없으면 六氣가 운행되어 위로 天에 합하지만, 밖으로 風寒에 感하면 邪氣가 正氣를 상하는데, 처음에는 氣와 氣가 서로 感하다가 이어서 氣를 좇아 經으로 들어온다. 세상의 의사들은 經氣를 알지 못하여 太陽은 바로 膀胱을 이르는 것이라 하고, 陽明은 바로 胃를 이르는 것이라 하고, 少陽은 바로 膽을 이르는 것이라 하니, 有形한 것만을 좇고 無形한 것을 잃어 버리게 되어 적은 것을 좇으면서 큰 것을 잃게 되는 꼴이다(太陽, 陽明, 少陽, 三陽也; 太陰, 少陰, 厥陰, 三陰也. 三陰三陽, 謂之六氣. 天有此六氣, 人亦有此六氣. 無病則六氣運行, 上合于天; 外感風寒則以邪傷正, 始則氣與氣相感, 繼則從氣而入于經. 世醫不明經氣, 言太陽便曰膀胱, 言陽明便曰胃, 言少陽便曰膽, 迹其有形, 亡乎無形, 從其小者, 失其大者.)"[899]라 했고, 또 "이른바 六經의 傷寒이라는 것은 병이 六氣에 있어 脈으로는 드러나지만 經兪에는 들어오지 않은 것이니, 氣分을 좇아 經으로 들어오는 것은 열에 둘, 셋에 지나지 않는다(所謂六經傷寒者, 病在六氣而見于脈, 不入于經兪, 有從氣分而入于經者, 什止二三.)"[900]라고 했다. 그러므로, 張志聰이 말한 三陰三陽病이라는 것은 대부분이 六經氣化로 인한 病(즉 인체의 六氣가 病이 된 것)일 뿐 經絡 자체의 病變이 아닌 것이다. 그는 "仲祖가 펴낸 『傷寒論』은 단지 太陽이라 하는 바의 병을 논한 것으로서, 脈浮, 頭項强痛이라 하는 것들은 太陽의 氣를 대표적으로 드러내는 것이며, 전체적인 면과 부분적인 면이 있다. 陽明의 병에 이르러 胃家實이라 한 것은 陽明이 燥熱한 氣를 주관하는 것을 말한 것이다. 少陽의 병으로 口苦, 咽乾, 目眩하다고 한 것은 少陽이 相火의 氣를 주관함을 말한 것이다. 太陰의 병으로 腹滿而吐한다 한 것은 太陰이 濕土의 氣를 주관함을 말한 것이다. 少陰의 병으로 脈微細, 但欲寐하다고 한 것은 少陰에 標本寒熱의 氣化가 있음을 말한 것이다. 厥陰의 병으로 消渴, 氣上撞心, 心中疼熱하다고 한 것은 厥陰이 中氣를 좇아 少陽의 火化가 나타나는 것을 말한 것이다. 이는 모두 六氣之化를 논한 것으로서, 司天在泉五運六氣의 뜻에 근본을 두고 있다(仲祖撰『傷寒論』, 止論太陽之爲病. 曰脈浮, 曰頭項强痛, 此首明太陽之氣, 有通體, 有分部也. 至于陽明之爲病曰胃家實, 謂陽明主燥熱之氣也. 少陽之爲病曰口苦, 咽乾, 目眩, 謂少陽主相火之氣也. 太陰之爲病曰腹滿而

898) 『傷寒論集注 · 凡例』.
899) 上同.
900) 『傷寒論集注 · 本義之八』.

吐, 謂太陰主濕土之氣也. 少陰之爲病曰脈微細, 但欲寐, 謂少陰有標本寒熱之氣化也. 厥陰之爲病曰消渴, 氣上撞心, 心中疼熱, 謂厥陰從中見少陽之火化也. 此皆論六氣之化, 本于司天在泉五運六氣之旨.)"[901]라고 하였다.

太陽은 또한 전체를 주관한다. 이른바 太陽이 전체를 주관한다는 것에 대해 張志聰은 六氣 가운데 오직 홀로 太陽之氣만이 背部에 분포할 뿐 아니라 전체를 주관한다고 했으며, 아울러 전체적인 太陽과 부분적인 太陽을 天과 日에 비유했는데, 그는 "전체적인 太陽은 天과 같고, 부분적인 太陽은 日과 같으니, 이른바 陽氣가 天, 日과 같다고 한 것의 뜻이다(通體之太陽猶天, 分部之太陽猶日, 所謂陽氣者若天與日之義.)"[902]라고 했다. 전체적인 太陽之氣는 三陰三陽 六氣의 밖으로 운행되며 六氣는 전체적인 太陽之氣 안에서 운행되니, 전체적인 太陽之氣는 밖으로 일신의 皮毛를 채우고 안으로 臟腑之兪를 총괄하여 피부 표층의 제 1층으로 밖을 지키는 작용을 맡고 있다. 각 부분의 六氣는 피부와 肌腠의 사이로 운행되어 제 2층이 되는데, 다만 부위가 皮毛에 가까운 탓에 그 氣도 모두 太陽에 속하는 것이다. 구체적으로 말하면, 太陽之氣는 전체적인 太陽之氣와 부분적인 太陽之氣로 나뉘는데, 부분적인 太陽之氣는 背部의 太陽經氣를 주관하고 전체적인 太陽之氣는 天의 陽氣에 해당되며 三陰三陽의 밖에 운행되어 六氣의 司天在泉을 맡고 있다. 따라서 인체에서 三陽의 表로 운행되고 또한 五臟의 안으로 들어가는 것이다. 이로 인해, 그는 傷寒太陽病의 인식에 대해 전체적인 太陽病과 부분적인 太陽病으로 나누었는데, 惡寒發熱, 身疼脈浮 등의 전신증상은 전체적인 太陽에 病이 있는 것이고, 頭項强痛, 項背强几几 등의 국부증상은 부분적인 太陽에 病이 있는 것이다.

【평가】

『黃帝內經素問』은 "경문의 뜻이 넓고 미묘하니, 성인의 말씀이 담긴 옛 글은 실로 마땅한 사람이 아니면 그 뜻을 통하기 어렵다(經義淵微, 聖詞古簡, 苟非其人, 鮮有通其義者.)"[903]라 하여 歷代醫家들이 注疎를 붙인 경우가 비록 많지만, 그 논설이 사람마다 달라 "혹 한가지 단서로 구하거나(或以一端求之)", "혹 치우친 견해를 가지고 풀거나(或以偏見解之)", "혹 본문에 따라 詮釋하여 그 큰 근원에 어둡거나(或以本文詮釋而昧其大原)"[904]하였다. 張志聰은 이것을 안타깝게 여겨 동료, 후배 수십 명을 모아 "힘을 다하여 깊이 생각하여(竭力覃思)", "반복해서 연구하여 주석을 가하고(反復探討, 予以疎注)" 후에, 또 『靈樞經』에 대해서도 "皇甫士安이 『甲乙經』을 펴내고 玄臺馬氏가 또한 鍼書로만 여겨 이치가 흐려졌으니, 후세 사람들로 하여금 이 책을 鍼書로만 여기고 홀대하게 만들었다(乃有皇甫士安, 類爲『甲乙經』, 而玄台馬氏又專言鍼而昧理, 俾後世遂指是經爲鍼傳而忽之.)"[905]라고 하였다. 그리하여, "다시 同學諸公들을 모아서 『靈樞』를 詮釋하였다(復集同學諸公, 擧『靈樞』而

901) 『傷寒論集注 · 本義之六』.
902) 『傷寒論集注 · 本義之二』.
903) 『素問集注 · 自序』.
904) 上同.
905) 『靈樞集注 · 自序』.

詮釋之)", "마음을 다하여 연구하여 닭이 울 때부터 바람부나 비가오나 조금도 감히 쉬지 않았다(殫心硏慮, 鷄鳴風雨, 未敢少休.)" 하였는데, 張志聰의 학문이 엄정했을 뿐 아니라 협동작업의 새로운 장을 열었음을 보여주고 있다. 그 注疏한 것도 또한 각 句와 字가 자못 상세하여 전인들의 심오한 이치가 많이 담겨져 있으며, 一字一理마다 확실히 많은 사람들의 주목을 받았다. 이런 까닭에 일반적으로 그 질과 양 면에서 모두 뛰어나다고 여겨졌으며, 아울러 임상에서도 큰 의의를 지녀 오늘날 『內經』을 공부하는 데 있어 좋은 교재가 되고 있다. 다만 문장을 보면 임의로 뜻을 풀어놓은 곳도 있다. 그래서, 汪昂(1615~?)은 이에 대해 "옛 문장을 줄줄이 늘어놓으면서 억측하여 풀어놓은 곳이 많으니, 또한 사사로운 생각으로 聖人의 뜻을 헤아린 것이 아닌가 두렵다(盡屛舊文, 多創臆解, 恐亦以私意測度聖人者也.)"[906]라고 평하기도 하였다.

張志聰은 '傷寒'의 연구에 있어서도 탁월한 업적을 쌓았다. 傷寒學派는 明代의 方有執이 "錯簡重訂"을 주장한 이후 張遂辰이 이 설을 반대하고 維護舊論을 힘써 주장하였는데, 張志聰은 후자를 좇아 『傷寒論』의 조문에 錯簡이 없을 뿐 아니라 앞뒤가 조리에 맞다고 여겼다. 그는 『傷寒論』에 대해 "滙節分章"의 編次를 엮어낸 후 "節解句釋"을 거침으로써 『傷寒論』조문을 파악하여 그 정신을 이해하는 데 있어 큰 도움을 주었다. 후인들은 "隱菴의 集注는 그 체득한 바가 매우 신묘하여, 무릇 경문 중의 각 부분, 글자 하나하나마다 모두 분명한 뜻을 얻었으니 가히 長沙의 후예라 불리기에 부끄러울 것이 없다(隱菴集注, 體貼入妙, 凡經中章節句字, 均釋得融洽分明, 不愧長沙賢裔.)"[907]라고 하였다. 張志聰은 비록 張遂辰을 師事하여 그의 뜻을 크게 받들었지만 맹종하지는 않았으며, 成無己, 喩昌 등이 제창한 三綱鼎立說에 대해서도 크게 異意를 지녀 일일이 논박하였다. '傷寒'六經의 해석에 대해서는 六經氣化學說을 제창하였는데, 仲景의 책을 숙독하지 않았다면 결코 이런 高見을 내놓을 수 없었을 것이다. 다만 汪琥는 "議論이 牽强附會한 면이 있고 成無己의 注와 더불어 서로 어그러지므로 法으로서 취하기에는 부족하다(議論穿鑿, 與成注故相執拗, 不足取以爲法也.)"[908]라고 하였다.

【醫案選錄】

水腫案

내가 苕溪에서 水腫을 치료한 적이 있는데, 배가 커지고 피부가 부어 八正散, 琥珀散, 五子丸, 五皮散과 같은 류의 약들을 오래 복용하니 소변이 淋漓해지고 통증이 매우 심했다. 나는 다음과 같이 말했다. "이것은 비록 虛證이지만 水가 운행되지 않으면 부은 것이 없어지지 않고 부은 것이 없어지지 않으면 正氣가 어찌 회복될 수 있겠습니까?" 때가 여름이어서 나는 麻黃을 쓰지 못했는데, 陽氣가 빠져나가 끝없이 땀이 나게 될 것이 염려되었기 때문이었다. 蘇子, 防風, 杏仁 세 약을 양을 같이 하여 달여 따뜻하게 복용시키니 약간 땀이 나면서 水가 잘 통하게 되었다. 다음

906) 『素問集注紀略』.
907) 『素問集注·增補凡例』.
908) 『醫籍考·傷寒論宗印』.

날, 환자의 침실에 갔는데 침상의 위아래가 양동이로 물을 몇 차례 뿌려놓기라도 한 것처럼 옷이고 이불이고 휘장이고 젖지 않은 것이 없었다. 환자는 "어제 약을 복용한 후 땀이 나길 기다릴 틈이 없이 소변이 쏟아지듯 나왔습니다. 소변통에 가지도 못하고 침대 위에 앉아 소변을 보니 침대 아래가 이처럼 되어버렸습니다. 새벽이 되자 뜻하지 않게 소변이 다시 나오니 침대를 내려갈 틈도 없이 옷과 이불이 또 이처럼 되어버렸습니다. 이제 배가 그득하고 부었던 것이 다 없어지고 통증이 다 사라졌으니, 神과 같은 공력이 나를 구했음을 깊이 느끼고 있습니다"라고 하였다. 나는 "그렇지 않습니다. 이것은 급한 탓에 표를 치료해 놓았을 뿐입니다. 당신의 病因은 火土가 상하여 水가 범람한 것으로서, 虛한 것이 오래 된 證입니다. 火는 사람의 元氣인데 반드시 脾氣를 얻어야 元氣가 회복되어 완전해질 수 있습니다"라고 하였다. 나는 바로 六君子湯에서 甘草를 빼고 蒼朮, 厚朴, 炮薑, 熟附子를 가하여 처방을 써주고 매일 진하게 달여 따뜻하게 복용하도록 하였는데, 즉 이 처방에 丸藥 一料를 합하여 매일 巳時와 未時 사이에 복용하면 즉 湯藥을 그치도록 하였다. 반년 후 환자의 형이 선물을 준비해 와 감사하다고 했다. "제 동생이 다 나았습니다." 나는 "이런 證은 水가 비록 운행되어도 正氣가 회복되지 못하여 나중에 또 부어올라 죽는 사람이 많습니다. 이것은 命이 긴 것이지 나의 공이 아닙니다. 그러나, 邪氣가 들어오면 正氣가 반드시 虛해지니, 처음 붓기 시작할 때 그 水를 없애면 正氣가 쉽게 회복되는데, 의사가 發汗行水의 방법을 알지 못하고 오직 疎利시키는 藥으로 利하게만 하니 부은 것이 줄면서 설사가 없어지더라도 나라를 구덩이에 빠뜨리는 것과 같을 따름입니다"라고 하였다. 이렇게 疎利시키는 藥을 오래 복용하면 正氣가 날로 줄고 水가 오래 머물러 있게 되어 火土가 점차 소멸되니, 이후 이런 법을 쓰면 구할 도리가 없게 된다. (『侶山堂類辨·發汗利水辨』)

【복습자료】

1. 『內經』의 연구는 대대로 그침이 없었는데 그 연구방법은 대체적으로 세 가지로 나뉜다. 즉 校訂疎證, 分類, 專題發揮이다. 校訂疎證은 바로 校勘注釋을 말하는데, 注釋의 방법에는 夾注, 脚注, 篇末注가 있다. 張志聰의 『集注』두 가지는 모두 夾注를 채용하고 있다. 『內經』에 注釋을 가하는 작업에 있어 각 醫家들의 수준이 같지 않음으로 인해 그 결과물의 질에도 차이가 있는데, 다만 각 注本마다 모두 장점과 단점이 있으므로 우리들이 각가의 注釋을 볼 때에는 장점을 취하고 단점을 버리는 노력이 필요하다. 일반적으로 張志聰의 두 集注에는 두 가지 장점이 있다고 알려져 있다. 하나는 인용된 注의 선택이 비교적 정세하다는 것이고, 다른 하나는 自注와 임상의 결합이 긴밀하고 원문의 해석에 대해서도 經文의 뜻과 잘 부합된다는 것이다. 가히 『內經』을 공부하는 데 있어 참고할 만한 책이라 할 수 있다.

2. 현재 전하는 『內經』저작 중에 처음으로 『內經』에 대해 전체적인 분류작업을 한 것은 唐代 楊上善의 『太素』인데, 『太素』는 『素問』, 『靈樞』에 대해 모두 注釋을 붙여 놓았다. 그러나, 이 책은 宋에서 淸에 이르는 동안 중국에서 失傳되었으며, 淸末에 이르러서야 日本으로부터 베껴 왔

다. 『內經』에 대해 처음으로 注釋을 붙인 것은 齊梁 사이의 사람인 全元起의 『內經訓解』本인데 이 책은 이미 失傳되었으며, 후에 唐代 王冰이 『訓解』本을 기본으로 하여 『素問』에 대해 篇卷과 注釋을 조정하는 작업을 진행하였다. 우리들이 현재 공부하는 『素問』의 篇卷은 바로 王冰이 정한 것이다.

3. 張志聰의 『傷寒論』연구에는 세 가지 주요특징이 있다.

(1) 維護舊論滙節分章: 傷寒學派는 明代 方有執이 錯簡重訂을 제기한 이후 傷寒學派 내부의 계파 사이에 논쟁이 일게 되었는데, 張遂辰이 먼저 반대하고 維護舊論을 주장하였다. 張志聰은 張遂辰의 入室弟子로서 그의 영향을 많이 받아 維護舊論을 지지했는데, 의학에 미친 張志聰의 영향이 그의 스승보다 큼으로 인해 그는 維護舊論派의 중견인물이 되었다. 그는 『傷寒論』 398조를 100장으로 나누어 공부하는 데 편리하도록 하였다. 張志聰은 『傷寒論』의 編次에 대해 비록 張遂辰이 王叔和의 六經編次의 法을 따른 것에는 동의했지만, 張遂辰이 『傷寒例』를 따라 '辨脈', '平脈'을 篇首에 놓은 것에는 다른 의견을 지녔다. 그는 『傷寒例』가 王叔和의 序例이며 또한 熱病을 논한 것으로 『傷寒論』의 내용과는 부합되지 않으므로 삭제해야 한다고 여겼다. 아울러 자신의 "先證後脈"의 編次원칙에 따라 '辨脈', '平脈'을 篇後에 두었다.

(2) 三綱鼎立學說에 반대하다.

三綱鼎立學說은 비록 喩昌에 의해 제기되었지만 王叔和로부터 비롯된 것이며 成無己의 주장과 매우 큰 관계가 있다. 張志聰은 비록 스승의 "尊王贊成"의 관점을 따랐지만 맹종하지는 않았고, 成無己의 많은 관점들에 대해 모두 반대의견을 지녔다. 더욱이 成無己가 "風則傷衛, 寒則傷營"을 통해 風寒之證을 해석한 것에 대해서는 病機, 脈證, 治療 세 가지 면을 통해 일일이 논박을 가하였다.

(3) 氣化로 傷寒六經을 해석하다

傷寒六經의 실질에 대해서는 歷代醫家들의 논쟁이 계속하여 있어 왔는데, 아직까지도 결론이 나지 않고 있다. 張志聰은 그의 說을 세워 후세에 六經의 실질을 이해하는 데 도움이 되도록 하였다. 그는 六經의 실질이 六經氣化를 말하는 것이라 하였다. 인체의 六氣는 臟腑에서 생겨난 후 六經을 따라 체표에 분포한다. 『傷寒論』에서 말한 三陰三陽의 六經病變은 六經經絡 자체의 病變이 아니며, 또한 六經과 관계된 臟腑의 病變도 아니며, 바로 六經氣化의 病變인 것이다. 六經氣化에 있어 또한 특별히 太陽經의 氣化作用을 강조하고, 아울러 太陽經의 氣化를 두 가지 면으로 나누었다. 하나는 부분적인 太陽의 氣化로 太陽經의 氣化를 주관하며, 다른 하나는 전체적인 太陽의 氣化로 天의 陽氣와도 같아 三陰三陽의 氣化와 모두 관계가 있다.

傷寒六經의 實質에 대해서는 歷代醫家들의 논쟁이 끊이지 않아 각자의 견해를 밝혀 왔다. 그 주요 관점들을 나누어 보면 다음과 같다. ① 經絡으로 해석: 대표적인 醫家들은 다음과 같다. 朱肱은 足三陰三陽의 經으로 여겼다. 汪琥는 "則十二經之在手足者"(手足三陰三陽)로 여겼다. 張景岳도 經絡으로 해석했다. ② 氣化로 해석: 대표적인 醫家들은 다음과 같다. 張志聰은 "三陰三陽謂

之六氣"라 여겼고, 張令韶, 黃元御는 모두 五運六氣論으로 설명했다. ③ 臟腑로 해석: 대표적인 醫家로는 李時珍, 高學山이 있다. ④ 經絡과 臟腑를 합하여 해석: 대표적인 醫家로는 龐安時, 尤怡가 있다. ⑤ "經界學說"로 해석: 대표적인 醫家로는 柯琴이 있는데, "仲景之經是經界之經"이라 했고 아울러 六經地面을 나누었다. ⑥ 綜合體說. 후세의 醫家들은 臟腑, 經絡, 氣化, 病位, 段階 등의 이론을 종합하여 하나로 만들어 三陰三陽의 機理를 설명하였다.

4. 醫案의 분석

水腫이 형성되는 데에는 원인이 여러 가지가 있는데, 肺氣가 폐색하여 皮毛로 疎泄되지 못하므로 水가 모여 腫이 되는 것, 肺氣가 하강하지 못하고 水道를 通調하지 못하므로 水가 모여 腫이 되는 것, 脾陽이 不振하여 水濕을 운화시키지 못하므로 瀦留하여 腫이 되는 것, 濕熱困脾로 인해 脾가 전수하지 못해 水가 넘쳐 腫이 되는 것, 腎陽이 부족하여 水腑를 溫化하지 못해 범람하여 腫이 되는 것, 胃關이 기능을 잃고 膀胱이 不利하여 水가 下泄되지 못하고 腫이 되는 것이 있다. 病이 비록 세 臟을 벗어나지 않지만 證에 虛와 實이 있으니 치료함에도 補와 攻이 있다. 本 案의 水腫은 실제로 肺氣가 內閉하여 宣表達下하지 못함으로 인해 생긴 것이다. 水가 이미 오래 고여 있어 火土에까지 손상이 미쳐 虛證을 이루었으니, 八正散, 琥珀散, 五子丸, 五皮散 등의 滲利逐水之品을 계속 복용하고도 조금의 효과도 보지 못한 것이 당연한 것이다. 張志聰은 먼저 辛開苦降한 藥物로 肺氣를 利하게 했는데, 즉 外竅가 통하면 內竅가 泄하고 上竅가 開하면 下竅가 利한 까닭이니 이어서 六君子加減方으로 火土를 도우면 바로 培本善後之計가 되는 것이다.

【학습과제】

1. 張志聰이 『內經』을 주석한 것에는 어떤 특징이 있는가?
2. 張志聰과 王冰은 『素問 · 陰陽別論』 중의 "心滿善氣", "胃脘之陽也" 두 句의 注釋에 있어 어떤 차이가 있는가? 당신은 누구의 注釋이 더 낫다고 보는가? 그 이유는 무엇인가?
3. 張志聰과 馬蒔는 『靈樞 · 邪氣臟腑病形』 중의 "食飮入而還出, 後沃沫"句의 注釋에 있어 어떤 차이가 있는가? 당신은 누구의 注釋이 더 낫다고 보는가? 그 이유는 무엇인가?
4. 張志聰이 『傷寒論』을 연구한 학술적 관점은 그 스승 張遂辰의 관점과 어떤 차이가 있는가?
5. 張志聰은 『傷寒論』 398조에 대해 어떻게 編次를 만들었는가? 당신은 이것에 어떤 장점과 단점이 있다고 보는가?
6. 張志聰은 成無己, 喩昌 등의 三綱鼎立學說에 대해 어떻게 논박하였는가?
7. 張志聰은 '傷寒'六經의 實質에 대해 어떻게 해석하였는가?
8. 당신이 생각하는 '傷寒'六經의 實質은 무엇인가? 그 이유를 기술하시오.

9 吳師機

【학습목표】

1. 吳師機의 內病外治의 이론적 근거를 파악한다.
2. 그 外治法의 구체적인 운용을 숙지한다.
3. 그 학술연원, 생애, 저작을 이해한다.

【생애 및 저작】

吳師機는 본래 이름이 安業이고 字는 尙先이며 浙江 錢塘(지금의 杭州市) 사람으로, 淸 嘉慶 11년(서기 1806년)에 태어나 光緖 12년(서기 1886년)에 사망했다. 그는 어릴 때 아버지인 吳忽庵을 따라 江蘇 揚州에 거주하면서 의학을 공부하기 시작했다. 咸豊 3년(서기 1853년)에 이르러 太平天國의 난으로 봉기한 군대가 南京을 공격하여 점령하였는데, 이후 揚州에 이르자 吳師機 일가는 江蘇 泰州 동북방의 兪家垛로 옮겨 살았다. 이 때부터 그는 外治法을 써서 사람들의 病을 치료하기 시작했다. 그 外治法에 簡, 廉, 驗의 우수한 점들이 있었고, 또한 內服藥物이 일으키는 부작용이 없었으므로 널리 환자들의 환영을 받아 찾아오는 사람들이 매우 많았다. 그의 동생인 官業은 당시의 치료상황을 다음과 같이 말하고 있다. "무릇 원근에서 오는 사람들이 하루에 일이백 명 혹은 삼사백 명이나 되었는데, 모두 각기 때때로 몰려드는 것이 업고 오거나, 부축해 오거나, 들쳐메고 오거나, 기대어 있든지 웅크리고 있거나, 서 있든지 쭈그리고 있거나, 찡그리고 있든지 멍하니 있거나, 소리를 지르거나, 신음을 하거나, 눈물을 흘리거나 울거나 간에 뜰에 뭉쳐 있으면서 고약을 구하려고 기다리는 것이 매우 간절해 보였다.(凡遠近來者, 日或一二百人, 或三四百人, 皆各以時聚, 有舁有負, 有扶掖, 有提携, 或倚或蹲, 或立或跪, 或瞻或望, 或呼或叫, 或呻或吟, 或泣或啼, 擁塞于庭, 待膏之救, 迫甚水火.)"[909]

저술로는 『理瀹駢文』(又名 『外治醫說』)이 있는데, 外治法을 운용하는 이론적 근거와 구체적 방법들에 대해 모두 자세히 논술하고 있어 의학문헌 가운데 독특한 격식을 갖춘 것이라고 볼 수 있다.

【학술내용】

1. 外治法의 학술연원

吳師機는 평생 外治法을 썼는데 결코 그가 "師心自用"한 것은 아니다. 그는 外治의 방법이 옛날부터 이미 있었다고 생각했는데, 그는 "『內經』에서 桂心을 써서 적셔 줌으로써 寒痹를 熨해 주고 白酒에 桂枝를 섞어 風에 中한 血脈을 어루만져 준 것이 膏藥을 사용한 시초이다(『內經』用桂心漬酒以熨寒痹, 用白酒和桂以塗風中血脈, 此用膏之始.)"[910]라고 하였다. 그 후 "仲景의 『傷寒論』에서

---

909) 『理瀹駢文』官業의 序文.

910) 『理瀹駢文 · 略言』.

火로 薰蒸하여 땀을 내거나, 찬물을 뿌려 주거나, 赤小豆를 코 안에 넣거나, 猪膽汁蜜煎導法을 쓴 것 등이 모두 外治이다(仲景『傷寒論』有火熏令其汗, 冷水噀之, 赤豆納鼻, 猪膽汁蜜煎導法, 皆外治也.)"[911] 라고 하였다. 宋代의 『和濟局方』에는 雲母膏, 萬金膏, 神仙太乙膏 등이 실려 있다. 『外科經驗全書』에는 長肉紫金膏, 咬頭膏, 太乙膏 등이 실려 있다. 明代에 이르러서는 이미 膏藥을 중요시하여 사용했는데, 陳實功의 『外科正宗』에는 加味太乙膏, 乾坤一氣膏, 琥珀膏, 阿魏化痞膏 등 여러가지 膏藥들의 용도와 만드는 방법이 실려 있다. 李時珍의 『本草綱目』에도 膏藥이 "癰疽風濕諸症"을 치료할 수 있다고 하였고 藥를 배합하고 제조하는 방법이 실려 있다. 淸代에 이르러서는 보편적인 民間醫藥으로 발전하여 『醫宗金鑑』의 경우를 보면 더욱 많은 膏藥處方이 실려 있는데, 예를 들어 內症을 치료하는 데 상용하는 太乙膏, 觀音膏, 霏雲膏를 제외하고도 四時傷寒을 치료하는 兩萬靈膏, 脾胃을 치료하는 金絲萬應膏, 勞損을 치료하는 五養膏 등이 있다. "널리 많은 책들에서 보면 상당히 규모가 있다(博采諸書, 未始不粗有規模.)"[912]라고 하였지만, 어떤 醫家는 "재능과 식견이 높더라도 전적으로 外治만을 할 수는 없으므로 外治方은 內治法만한 것이 못된다(持以才高識妙, 不必專主外治, 故外治方不若內治之備.)"[913]라고 하였다. 그러나, "良工은 또한 外治를 廢하지 않았는데, 옛날 葉天士는 平胃散을 炒한 것으로 熨하여 痢疾을 치료하였다. 常山飮을 炊하면서 냄새를 맡게 하여 瘧疾을 치료하였다. 湯劑를 변화시킨 것이 外治가 되니, 실로 후세 사람들에게 무한한 法門을 열어 준 것이며, 내가 膏藥을 쓰는 것도 이로부터 말미암은 것이다(良工亦不廢外治, 昔葉天士用平胃散炒熨治痢. 用常山飮炊嗅治瘧. 變湯劑爲外治, 實開後人無限法門, 吾之用膏, 卽本于此.)"[914] 라고 하였다. 이런 古代의 外治法의 경험과 이론이 바로 吳師機의 학술이론의 연원이 되었다. 吳師機는 바로 이런 기초 위에서 더 나아가 膏藥의 치료범위를 확대한 것 외에도 敷, 熨, 熏, 浸, 洗, 罨, 擦, 坐, 口畜, 嚏, 縛, 括, 痧, 火罐, 推拿, 按摩 등의 일이십 종의 外治法들을 정리하였다.

2. 內病外治의 이론적 근거

吳師機는 內服藥과 外貼膏藥에 "殊途同歸"의 妙가 있다고 여겼는데, 이 점에 그의 이론적 근거가 있다. 그는 "무릇 병에는 밖으로부터 들어온 것이 많으므로 醫學에 外治法이 있게 되었는데, 經文에서 內取와 外取를 함께 들어 놓은 것은 사람들에게 전적으로 內治만을 쓰지 말라고 한 것이다. 하물며 上部에서는 嚏法을 쓰고, 中部에서는 塡法을 쓰고, 下部에서는 坐法을 쓰게 되면 藥을 內服하는 것보다 더욱 효과가 빠르다(凡病多從外入, 故醫有外治法, 經文內取外取幷列, 未嘗叫人專用內治也. 矧上用嚏, 中用塡, 下用坐, 尤捷于內服.)"[915]라고 하였다. 外治法을 자유자재로 운용할 수 있다면 內治法과 마찬가지로 病을 치료하는 목적을 이룰 뿐 아니라 內治法의 부족한 점을 보충할 수 있다는 것이다.

---

911) 上同.
912) 上同.
913) 上同.
914) 上同.
915) 上同.

吳師機는 外治用藥이 經絡을 통해 몸 안으로 들어가는 것으로 여겼으며, 또한 內治法과 마찬가지로 病理의 차이에 근거하여 辨證施治해야 한다고 여겨, "外治의 이치는 즉 內治의 이치와 같으며, 外治의 약물 역시 內治의 약물과 같으니, 다른 것은 治法일 따름이다(外治之理, 卽內治之理, 外治之藥, 亦卽內治之藥, 所異者法耳.)"[916]라고 하였다. 이것은 또한 바로 病因, 病機, 辨證이 같으면 用藥도 또한 상통할 수 있으며, 다른 점은 藥을 쓰는 방법과 경로의 차이일 뿐이라는 것이다. 예를 들어 外科疾病에 있어 陽證에는 淸凉한 藥物을 內服하는 것이 마땅한데, 外部에 또한 黃連, 蒲公英 등의 淸凉한 藥物을 붙이는 것이 필요하니, 이것은 바로 "熱者寒之"를 말하는 것이다. 陰證에는 溫經散寒시키는 藥物을 복용하는 것이 마땅한데, 外部에 또한 桂枝, 鹿角霜 등의 溫熱한 藥을 붙이는 것이 필요하니, 이것은 바로 "寒者熱之"를 말하는 것이다.

吳師機는 外治法의 치료원칙이 內治法과 같다고 보아 病을 치료하는 데에는 먼저 그 근본을 구해야 한다고 하였다. 그는 "外治는 반드시 內治와 같아서 먼저 그 근본을 구해야 하니, 근본이 되는 것은 무엇인가? 陰陽을 분명히 하고 臟腑를 아는 것이다. 『靈樞』, 『素問』 이래로 『傷寒論』, 『金匱要略』 및 여러 醫家들의 저작을 모두 읽지 않을 수 없는데, 喩嘉言, 柯韻伯, 王晋三 등이 밝혀 놓은 바는 정미로운 생각을 갖추고 있어서 또한 자세히 궁구하지 않을 수 없다. 요즘에는 名師가 없으니, 이 사람들이 바로 스승이다. 확실히 깨우치고 나면 모든 책들이 다 형체는 없고 그 쓰임만 있게 된다. 이를 조장하고 변화시키는 나로부터이니, 비록 밖을 치료하더라도 안을 치료하는 것과 다르지 않게 된다(外治必如內治者, 先求其本. 本者何? 明陰陽, 識臟腑也. 『靈』, 『素』而下, 如『傷寒論』, 『金匱』以及諸大家所著, 均不可不讀, 那喩嘉言, 柯韻伯, 王晋三諸君所闡發, 俱有精思, 亦不可不細繹. 今無名師, 是卽師也. 通徹之後, 諸書皆無形而有用. 操縱變化自我, 雖治在外, 無殊治在內也)"[917]라고 하였다.

吳師機는 또한 『難經』에서 "臟의 病은 생겨나 옮겨가지 않아서 그 병이 밖으로 벗어나지 않지만, 腑의 병은 상하로 흘러 다녀 거처에 항상됨이 없다(臟病上而不移, 其病不離其外, 腑病上下行流, 居處無常.)"[918]라고 한 점으로부터 膏藥으로 臟腑의 病을 치료해도 똑같이 좋은 치료효과를 얻을 수 있다는 것을 깨달았다. 그는 예를 들어 "일찍이 心의 병으로 인해 神이 제자리로 돌아오지 못하는 사람이 있어 醫者가 黃連鷄子湯과 補心丹 등을 썼으나 효험을 보지 못하였다. 내가 膏藥(『證治準繩』의 牛心方加減)을 쓰자 밖으로 넘치던 神이 저절로 수렴되었다. 또한 心의 병으로 잠을 이루지 못하는 사람이 있어 醫者가 心腎湯을 썼으나 효험을 보지 못하였다. 내가 膏藥(『千金要方』 龜板方加減)을 쓰자 陰氣가 회복되면서 잠을 잘 수 있었다. 약을 복용하면 胃로 들어갔다가 다시 胃로부터 분포되어 흩어져 모이지 않으니, 膏藥의 간단하고 신속함만 같지 못하다(嘗有心病神不歸舍者, 醫用黃連鷄子湯及補心丹等不效, 余以膏貼之(卽『準繩』牛心方加減), 而外越之神自斂. 又有心病不寐者, 醫用心腎湯等不效, 余以膏貼之(卽『千金』龜板方加減), 而陰氣復卽瞑. 誠以服藥須從胃入, 再由胃分布, 散而不

916) 上同.
917) 上同.
918) 上同.

聚, 不若膏藥之扼要也.)"[919]라고 하였다. 아울러 五臟六腑의 다른 病變들에 근거하여 다른 膏藥들을 만들었는데, 그는 "膏藥에는 上焦心肺의 膏藥이 있고, 中焦脾胃의 膏藥이 있고, 下焦肝腎의 膏藥이 있다. 한 臟만 전적으로 主治하는 膏藥이 있는데, 臟을 淸하거나 溫한다. 한 腑만 전적으로 主治하는 膏藥이 있는데, 腑를 通하거나 澁하게 한다. 또한 三焦를 通治하거나 五臟을 通治하거나 六腑를 通治하는 膏藥이 따로 있다. 또한 表裏寒熱虛實에 따라 나누어 사용하는 膏藥이 있고, 섞어서 사용하는 膏藥이 있고, 兼用하는 膏藥이 있다. 藥은 혹 차지게 하여 안에 집어넣거나 혹 피부에 붙여주거나 혹 먼저는 膏藥을 붙이고 나중에 洗擦하거나 혹 나중에 고약을 붙이고 熏熨해 주거나 한다(膏有上焦心肺之膏, 有中焦脾胃之膏, 有下焦肝腎之膏. 有專主一臟之膏, 臟有淸有溫. 有專主一腑之膏, 腑有通有澁. 又有通治三焦, 通治五臟, 通治六腑之膏. 又有表裏寒熱虛實分用之膏, 互用之膏, 兼用之膏. 藥則或糝膏內, 或敷膏, 或先膏而後用洗擦, 或後膏而用熏熨.)"[920]라고 하였다.

臟腑兪穴이 背部에 분포되어 있으므로 吳師機는 외부에서 背部의 兪穴을 치료하면 바로 臟腑의 病을 치료할 수 있다고 여겼다. 그는 "五臟은 모두 背部와 연결되어 있어 臟腑의 12개 兪穴이 모두 背部에 있는데, 그 穴들로 모두 邪氣가 들어갈 수 있으므로 臟腑의 병은 모두 背部에서 치료할 수 있으며, 앞과 뒤로 募穴이 또한 서로 응하므로 心腹의 병도 모두 아울러 背部에서 치료할 수 있다(五臟之系咸在于背, 臟腑十二兪皆在背, 其穴幷可入邪, 故臟腑病皆可治背, 前與後募兪亦和應, 故心腹之病皆可兼治背.)"[921]라고 하였다.

이상에서 알 수 있듯이 吳師機의 外治法은 인체를 전일적인 관점에서 인식하여, 體表와 體內, 經絡과 兪穴, 諸竅와 臟腑의 관계를 매개로 外部를 치료함으로써 內部를 다스리는 효과를 얻어낼 수 있는 것이다.

3. 外治法의 구체적인 운용

1) 三焦分治法

吳師機는 내부의 病을 외부에서 치료함에 있어 病情과 部位에 근거하여 上, 中, 下 三焦로 나누어 치료하였다.

"上焦의 병에는 약을 갈아 잘게 가루내어 코 안에 불어넣어 재채기가 나도록 하여 發散시키는 것이 가장 빠른 법이다(上焦之病, 以藥研細末, 口畜, 鼻取嚏發散爲第一捷法.)"[922], "이 외에도 정수리에 도말하는 법, 이마를 덮는 법, 눈썹 가운데에 도말하는 법, 눈 위에 떨어뜨리는 법, 귀에 넣는 법, 정수리와 어깨를 마찰하는 법이 있다. 또한 손가락을 잡아당기는 법, 주먹을 쥐는 법, 손목을 당기는 법, 팔뚝에 도말하는 법이 있다. 더욱이 膻中과 背心 두 곳은 上焦의 중요한 穴들로서 병을 치료하는 데 있어 중심이 되는 곳이다. 太陽穴은 두통이 있을 때 반드시 다스려야 하는 곳

919) 上同.
920) 上同.
921) 『理瀹騈文』官業의 序文.
922) 『理瀹騈文 · 續增略言』.

이다.(尙有塗頂, 復額, 罨眉心, 點眼, 塞耳, 擦頂及肩. 又有扎指, 握掌, 敷手腕, 塗臂之法. 膻中, 背心兩處, 尤爲上焦要穴, 治病握總之處. 太陽穴則頭疼者所必治也.)"[923]

"中焦의 병에는 약을 갈아 거칠게 가루내고 향이 나도록 炒한 다음 베로 싸서 배꼽 위에 붙인다. 古方에서 風寒을 다스리는 데 葱白, 生薑, 豆豉를 鹽炒하여 熱하게 되면 베로 싸서 배꼽 위에 붙인 것과 같다. 霍亂을 치료하는 데는 鹽을 炒하여 베에 싸서 배꼽 위에 놓고 그릇으로 덮어 놓으면 복통이 바로 멈춘다.(中焦之病, 以藥切粗末炒香, 布包縛臍上. 如古方治風寒用葱, 薑, 豉, 鹽炒熱, 布包掩臍上. 治霍亂用炒鹽布包置臍上, 以碗復之, 腹痛卽止.)"[924]

"下焦의 병에는 약을 갈거나 炒하거나 證에 따라 법제하여 베에 싸서 몸 아랫부분에 坐하는 것이 가장 빠른 법이다.(下焦之病, 以藥或研或炒, 或隨證而制, 布包坐于身下爲第一捷法.)" 水腫, 小便不利, 水瀉不止, 疝 등 "下焦의 병에는 坐하지 못할 것이 없다. 만약 內服한 약의 기운이 도달하지 못하거나, 혹 胃氣를 상할까 두려운 경우, 혹 下焦를 치료하면서 上, 中焦를 범하지 말아야 할 경우, 혹 上焦의 병에 釜底抽薪해야 하는 경우에는 더욱 坐하는 것이 좋다.(下部之病, 無不可坐. 若內服藥不能達到, 或恐傷胃氣者, 或治下須無犯上中者, 或上病宜釜底抽薪者, 更以坐爲優.)" 이 외에, 또한 摩腰法, 暖腰法, 兜肚法 및 命門, 臍下, 膝蓋, 腿彎, 脚跟, 足心 등 諸法[925]이 있는데, 모두 下焦治療의 범위에 속한다.

吳師機는 이런 세 종류의 방법이 비록 上中下 三焦를 나누어 치료하는 것이지만, 만약 上焦의 證을 下焦에서 치료하는 경우, 下焦의 證을 上焦에서 치료하는 경우, 中焦의 證을 上下로 나누어 치료하는 경우, 中焦를 치료하여 上下가 상응하는 경우, 三焦를 함께 치료하는 경우라도 모두 이상의 몇 가지 治法을 벗어나지 않는 것으로 여겼다. 따라서, 필요한 것은 汗, 吐, 下, 補, 散, 斂, 溫, 淸의 작용을 통해 疾病을 낫게 하는 것에서 벗어나지 않는 것이다.

2) 膏藥의 사용법

吳師機가 膏藥을 사용하면서 얻은 많은 귀중한 경험들은 중요시할 만한 가치가 있다. 그는 膏藥의 작용에 대해 "하나는 撥하는 것이요, 하나는 截하는 것이다. 무릇 병이 뭉쳐 있는 곳에서는 撥하면 병이 저절로 나오게 되어 깊이 들어가 內陷하는 질병이 없게 된다. 병이 지나가는 곳에서는 截하면 邪氣가 저절로 단절되어 妄行하여 傳變할 우려가 없게 된다(一是撥, 一是截. 凡病所結聚之處, 撥之則病自出, 無深入內陷之患; 病所經由之處, 截之則邪自斷, 無妄行傳變之虞.)"[926]라 하였다. 그는 膏藥에 藥을 더하는 것에 대해서도 연구하였다. 그는 "혹 완만하여 힘이 없을 경우를 고려하여 猛藥, 生藥, 香藥을 빌어 여러 약들을 이끌고 開結行滯하여 病所에 直達하게 하니, 攻結滋助하는 바가 뜻과 같이 되지 않는 것이 없다. 일단 氣血이 다시 유통되게 되면 병이 저절로 나오니, 이것이 내가 膏藥을 만드는 법이다(慮其或緩而無力也, 假猛藥, 生藥, 香藥, 率領群藥開結行滯, 直達其所, 俾

923) 上同.
924) 上同.
925) 上同.
926) 上同.

令攻決滋助, 無不如志, 一歸于氣血流通, 而病自已, 此余制膏之法也.)"[927]라 하였다. 이것은 모두 膏藥療法의 작용과 구체적인 운용 및 제조방법의 요점을 설명하고 있는 것이다.

吳師機가 膏藥을 쓸 때 중시한 사항들은 그의 풍부한 임상경험으로부터 나온 것이다.

(1) 膏藥에서 사용하는 藥物은 반드시 氣味가 모두 厚한 것이어야 약효를 얻을 수 있다. 예를 들어 "蒼朮, 半夏의 燥性은 기름에 들어가면 潤澤해지고, 甘遂, 牽牛, 巴豆, 草烏, 南星, 木鱉의 毒은 기름에 들어가면 변화한다.(蒼朮, 半夏之燥, 入油則潤. 甘遂, 牽牛, 巴豆, 草烏, 南星, 木鱉之毒, 入油則化.)"[928]라고 하여 이렇게 하여 쓰면 결코 해가 없다고 하였다. 또한 炒하거나 蒸하여 쓰는 것은 모두 生用하는 것만 못하다고 하였다.

(2) 膏藥은 熱性의 것이 쉽게 약효를 얻고 凉性의 것은 그보다는 못하다고 하였는데, 이것은 熱藥은 性이 急하고 凉藥은 性이 緩하기 때문이다. 攻하는 데 쓰면 쉽게 약효를 얻고 補하는 데 쓰면 그보다 못하다고 하였는데, 이것은 攻하는 藥의 힘이 사납고 補하는 藥의 힘이 완만하기 때문이다. 그러나 모두 그렇다고는 할 수 없다. 만약 大熱한 證을 만나 凉性의 藥을 쓰고 극히 虛한 證을 만나 補益藥을 쓰면 그 효과가 매우 신속하므로, 중요한 점은 辨證施治가 정확하느냐에 있는 것이다.

(3) 熱證에도 熱藥을 쓸 수 있다. 그는 "어떤 경우는 熱을 얻으면 行하고, 어떤 경우는 熱로써 熱을 이끌어 熱이 밖으로 나가도록 한다.(一則得熱則行, 一則以熱引熱, 使熱外出.)"[929] "虛證에도 또한 攻하는 약을 쓸 수 있으니, 이른바 병이 있으면 마땅히 빨리 없애야지 병을 길러서는 안 된다고 한 것이다(虛證亦可以用攻藥, 所謂有病當先去, 不可以養患也.)"[930]라 하였다. 전자는 『內經』의 從治(反治)의 法을 따른 것이고, 후자는 임상에서의 짐작을 통한 변통의 방법이다.

(4) 膏藥은 寒熱消補에 같이 쓸 수 있다. 그는 "古方에서도 한 證을 치료할 때 왕왕 寒熱을 함께 쓰는 경우가 있고, 消補를 겸하여 行하는 경우가 있으니, 膏藥이 어찌 홀로 그렇지 않겠는가? 『外科精要』(宋代 陳自明이 지어 1263에 간행된 外科專門書)에 溫膏를 貼하면서 凉藥을 더한다는 說이 있는데, 족히 膏藥을 쓰는 자들의 비결이 될 수 있다. 미루어 보면 또한 補하는 膏藥에 消하는 약을 더할 수도 있는 것이니, 이것이 바로 扶正하여 邪氣를 몰아낸다는 뜻이다. 두 證을 치료하는 데 있어 寒熱消補를 비록 같이 쓰더라도 上焦를 치료하면서 下焦를 범하지 않고, 下焦를 치료하면서 上焦를 범하지 않고, 中焦를 치료하면서 上, 下焦를 범하지 않아 더욱 꺼릴 것이 없다(古湯頭治一證, 往往有寒熱并用者, 有消補兼行者, 膏藥何獨不然? 『精要』有貼溫膏敷凉藥之說, 足爲用膏藥者之一訣, 推之亦可貼補膏敷消藥也, 此卽扶正以逐邪之義也. 若治兩證, 則寒熱消補雖同用, 而上不犯下, 下不犯上, 中不犯上下, 更無顧忌.)"[931]라 하였다. 이렇게 뒤섞여 복잡한 치료방법은 전적으로 內治法의 辨證의 변천에 근거하여 나온 것이다.

---

927) 上同.
928) 『理瀹駢文 · 略言』.
929) 上同.
930) 上同.
931) 上同.

(5) 膏藥貼法은 결코 한 穴에 국한되지 않는다. 예를 들어 "太陽經外感의 초기에 치료할 때에는 膏藥을 太陽, 風池, 風門, 膻中穴에 貼하고, 또 약을 써서 天庭에 바르거나 頭面, 腿彎에 熏하며, 가슴과 背部, 양쪽 手心, 양쪽 足心에 문질러(모두 땀을 낸다) 그 勢를 나누어 없앤다. 만약 臟腑라면 병이 있는 곳을 살펴 상부이면 心口에 貼하고, 중부이면 臍眼에 貼하고, 하부이면 丹田에 貼한다. 혹 마주하는 心兪와 心口, 命門과 臍眼이나 서로 應하는 足心과 丹田에 貼한다. 外證에는 患部에 貼하는 것 외에도 膏藥을 心口에 貼하여 心을 보호하거나, 胃氣를 열어 주는 膏藥을 써서 음식을 들여 힘을 내게 하는데, 가히 안을 통해 外證을 밀어내 치료하는 것이다(治太陽經外感初起, 以膏貼兩太陽, 風池, 風門, 膻中穴, 更用藥敷天庭, 熏頭面, 腿彎, 擦前胸後背, 兩手心, 兩足心(皆取汗), 分殺其勢. 若臟腑, 則視病所在, 上貼心口, 中貼臍眼, 下貼丹田. 或兼貼心兪與心口對, 命門與臍眼對, 足心與丹田應. 外證除貼患處外, 用一膏貼心口以護其心, 或用開胃膏使進飮食以助其力, 可以代內托治外證.)"[932]라고 하였다.

【평가】

外治法의 운용에 대해서는 의학문헌 가운데 기록이 많이 산재되어 있지만 전문적으로 外治法을 써서 각종 疾病을 치료한 경우는 吳師機를 그 시작으로 볼 수 있다. 독특한 격식을 갖춘 外治法의 전문서적으로는 또한 吳師機의 『理瀹騈文』을 들 수 있다. 吳師機는 "醫不拘法"이라 하여 內治法, 外治法 모두 疾病을 치료할 수 있다고 여겼다. 그는 前人의 학술적 기초 위에 자신의 임상경험을 결합하여 內病外治의 이론을 총괄하였고, 아울러 膏藥療法, 溫熱療法(罨罐發汗, 煅炕出汗, 熨斗, 熱砂熨, 瓶熨, 熱瓶吸, 火熏), 水療法(水浴療, 水榻暖療, 熱水熏蒸療, 冷水療), 蠟療法(黃蠟加熱敷患處), 泥療法(淨黃泥調水敷), 發泡療法(蒜泥敷, 使局部發泡) 등의 外治法의 구체적인 운용에 이르기까지 外治法을 발전시켜 의학에 새로운 내용을 첨가시켰다.

그러나, 膏藥을 피부에 붙이는 것은 약효가 스며드는 것이 비교적 완만하여 응용범위에 한계가 있고, 기타의 外治法도 또한 사용이 제한적이므로 外治法이 모든 疾病에 대해 전적으로 효과가 있는 것은 아니라고 할 수 있다. 임상에서는 辨證에 근거하여 각 종의 치료법을 잘 골라 씀으로써 종합적인 치료효과를 거둘 수 있다.

【복습자료】

1. 吳師機의 內病外治의 이론적 근거는 다음과 같다.

(1) 病은 외부로부터 들어오는 경우가 많아 經文에서는 內取, 外取를 같이 열거하였는데, 內治와 外治는 길은 다르지만 어울려 함께 치료목적에 도달할 수 있다.

(2) 外治에 쓰인 약물은 經絡을 거쳐 體內에 도달하므로 外治法과 內治法은 같은 것으로 볼 수 있으며, 모두 辨證施治를 통해 치료목적에 도달할 수 있다.

(3) 外治法 用藥의 원칙도 또한 內治法과 같다. 예로 寒者熱之, 熱者寒之라 한 것이 그것이다.

---

932) 上同.

(4) 內治法은 陰陽을 잘 이해하고 臟腑를 잘 알아야 한다. 外治法도 마찬가지로 陰陽을 잘 이해하고 臟腑를 잘 알고 있어야 한다. 모두 陰陽臟腑寒熱虛實에 근거하여 치료해야 한다. 이것은 또한 治病求本의 뜻이기도 하다.

(5) 『難經』의 臟病不離其外, 腑病上下行流이라는 병리적 특징 및 臟腑兪穴이 背部에 분포한다는 생리적 특징에 따라 五臟六腑에 病이 있는 것은 모두 外治法으로 치료할 수 있다.

2. 外治法의 三焦論治

(1) 上焦의 病은 嚏를 통해 發散할 수 있는데, 그 외에 塗頂, 復額, 罨眉心, 點眼, 塞耳, 擦項和肩, 扎指, 握掌, 敷手腕, 塗臂 등의 法을 쓸 수 있다.

(2) 中焦의 病은 藥을 갈아 가루로 만들어 태워 향이 나면 천에 싸 배꼽 위에 덮는다.

(3) 下焦의 病은 藥을 갈거나 볶아 證에 따라 坐藥을 만들어 앉거나 또한 摩腰, 暖腰, 兜肚의 방법을 쓸 수 있고, 命門, 臍下, 膝蓋, 腿彎, 脚跟, 足心 등에 쓸 수도 있다.

3. 膏藥의 치료작용에는 두 가지가 있다.

첫째는 病이 모인 곳에 膏藥을 써서 뽑아 내면 病이 저절로 나오는 것이다. 둘째는 病이 지나가는 곳에 膏藥을 써서 막으면 邪氣가 저절로 멈추게 된다.

4. 膏藥의 사용방법

吳師機는 內服하는 많은 湯, 丸의 처방들을 膏藥으로 바꿔 만들었는데, "무릇 湯丸 가운데 효과가 있는 것들은 모두 볶아서 膏藥으로 쓸 수 있다(凡湯丸之有效者, 皆可熬膏.)"고 여겼기 때문이다. 使用時에는 膏藥이 緩而無力한 것을 고려하여 항상 膏藥에 猛藥, 生藥, 香藥을 가해 病所에 바로 도달하도록 하였다.

5. 膏藥의 임상운용에 있어 반드시 주의해야 할 점

(1) 사용하는 藥物은 반드시 氣味가 함께 厚한 것이어야 약효를 얻을 수 있다. (2) 일반적으로 볼 때 膏藥은 熱性의 것이 쉽게 효과를 보고 凉性의 것은 그보다는 못하다. 攻하는 것은 쉽게 효과를 보고 補하는 것은 그보다 못하다. (3) 膏藥에는 正治法을 쓸 수도 있고 從治法을 쓸 수도 있다. 熱證에도 熱藥을 쓸 수 있고 虛證에도 또한 攻하는 藥을 쓸 수 있다. (4) 膏藥은 寒熱消補에 모두 쓸 수 있다. (5) 膏藥을 붙이는 법은 辨證施治에 근거하여 여러 穴位에 붙이는 것이며, 한 개의 穴位에 국한되지는 않는다.

【학습과제】

1. 吳師機의 內病外治의 학술적 연원을 간단하게 서술하시오.

2. 吳師機의 內病外治의 이론적 근거는 무엇인가?

3. 吳師機의 三焦分治法을 설명하시오.
4. 吳師機는 膏藥의 치료작용에 어떤 것이 있다고 생각했는가? 그 배합방법은 어떠한가?
5. 吳師機는 膏藥의 구체적인 운용에 있어 어떤 점들에 주의해야 한다고 했는가?
6. 吳師機의 의학에 대한 공헌은 어떤 것이 있는가? 당신은 吳師機의 外治法을 어떻게 평가하는가?

10 王泰林

【학습목표】

1. 王泰林이 肝을 치료한 방법을 파악한다.
2. 王泰林의 方劑學에 대한 공헌을 숙지한다.
3. 王泰林의 생애와 저작을 이해한다.

【생애 및 저작】

王泰林은 字가 旭高이고 晩號를 退思居士이다. 江蘇 無錫 사람으로 淸 嘉慶 3年(1798년)에 태어나 同治 元年(1862년)에 사망했다. 어릴 때 외숙인 高錦庭으로부터 의학을 배워 醫術을 다 전수받은 후 그 이름이 江蘇, 浙江 등지에 널리 알려지게 되었다.

그의 저작으로는 『退思集類方歌注』, 『醫方證治滙編歌訣』, 『醫方歌括』, 『西溪書屋夜話錄』, 『醫學芻言』, 『環溪草堂醫案』 등이 있다. 方劑에 대해서도 많은 연구를 하였다. 이들 가운데 王泰林의 학술사상이 가장 잘 반영되어 있는 것으로는 『西溪書屋夜話錄』만한 것이 없으나 이미 절반 이상이 失傳되었으며, 남아 있는 '肝症證治'篇은 治肝三十法을 담고 있는 經驗談이다.

【학술내용】

1. 肝病의 機理와 辨證施治의 연구

『西溪書屋夜話錄』에서는 肝病의 證治를 자못 상세하게 밝혀 놓았는데, 王泰林은 "肝氣, 肝風, 肝火 3가지는 同出異名의 관계이다. 그 안에 侮脾乘胃, 衝心犯肺, 挾寒挾痰, 本虛標實 등의 여러 다른 병증이 있으므로 肝病은 가장 복잡하고 治法도 가장 많다(肝氣, 肝風, 肝火, 三者同出異名. 其中侮脾乘胃, 衝心犯肺, 挾寒挾痰, 本虛標實, 種種不同, 故肝病最雜而治法最廣.)"[933]라 하였다. 肝은 藏血을 主로 하고 風木의 臟으로 體陰用陽, 主動主升하므로 반드시 腎水의 涵養, 營血의 濡潤, 肺金의 制約, 脾土의 培養에 힘입어야만 條達暢茂의 性을 발휘할 수 있다. 만약 넷 중에 하나라도 부족하면 모두 疾病을 일으킬 수 있으므로 肝臟은 病이 많은 것이다. 王泰林은 肝氣, 肝風, 肝火의 삼대유

933) 『西溪書屋夜話』.

형을 綱으로 하여 辨證施治를 함으로써 그 요령을 얻었다. 이에 肝氣, 肝風, 肝火의 세 면에서 살펴 보기로 한다.

1) 肝氣證治

肝氣의 證은 鬱怒傷肝, 土不榮木, 心火氣盛, 金不制木, 飮食不節, 寒暑失常으로 생길 수 있다. 따라서, 그 證에는 自鬱本經, 侮脾乘胃, 衝心犯肺의 경우가 있고, 痰, 食, 寒, 熱, 虛, 實의 구분이 있다. 病因이 같지 않아 病이 여러 가지이므로 治法도 서로 다르다.

(1) 疏肝理氣: 肝氣가 스스로 本經에 鬱하여 兩脇氣脹或痛한 경우에는 疏肝시키는데, 香附子, 鬱金, 蘇梗, 青皮, 橘葉 등을 쓴다. 寒을 겸하였으면 吳茱萸를 加하고, 熱을 겸하였으면 牡丹皮, 山梔子를 加하고, 痰을 겸하였으면 半夏, 茯笭을 加한다.

(2) 疏肝通絡: 疏肝이 잘 되지 않고 營氣痹窒, 絡脈瘀阻한 경우에는 겸하여 血絡을 통하게 하는데, 旋覆花, 新絳, 當歸鬚, 桃仁, 澤蘭葉 등을 쓴다.

(3) 柔肝: 肝氣脹甚, 疏之更甚한 경우에는 柔肝시켜야 하는데, 當歸, 枸杞子, 柏子仁, 牛膝 등을 쓴다. 熱을 겸하였으면 天門冬, 生地黃을 쓰고, 寒을 겸하였으면 肉蓯蓉, 肉桂를 쓴다.

(4) 緩肝: 肝氣가 심하고 中氣가 虛하면 緩肝시켜야 하는데, 炙草, 白芍, 大棗, 橘餠, 淮小麥을 쓴다.

(5) 培土泄木: 肝氣乘脾로 인해 脘腹脹痛이 있으면 六君子湯에 吳茱萸, 白芍藥, 木香을 가하여 쓰는데, 즉 培土泄木의 방법이다.

(6) 泄肝和胃: 肝氣乘胃(즉 肝木乘土)로 인해 脘痛嘔酸하면 二陳湯에 左金丸을 합해 쓰거나 白荳蔻, 金鈴子를 가해 쓴다.

(7) 泄肝: 肝氣가 心에 上衝한 熱厥心痛은 泄肝해야 하는데, 金鈴子, 玄胡索, 吳茱萸, 川黃連을 쓴다. 寒을 겸하였으면 川黃連을 빼고 蜀椒, 肉桂를 加한다. 寒熱이 함께 있으면 川黃連을 더하는데, 혹은 또 白芍藥을 加하기도 한다. 대개 苦, 辛, 酸의 세 가지는 泄肝의 주된 治法이다.

(8) 抑肝: 肝氣가 肺에 上衝하여 猝得脇痛, 暴上氣而喘하면 抑肝시켜야 하는데, 吳茱萸汁과 함께 炒한 桑白皮, 蘇梗, 杏仁, 橘紅 등을 쓴다.

이상 설명한 여덟가지 법에는 각기 장점이 있고, 또한 서로 관련을 맺고 있다. 따라서, 證을 잘 살펴 치료하고 病因에 따라 藥을 써야 한다. 疏肝理氣法은 散氣를 위주로 하는데, 즉『內經』에서 "肝欲散, 急食辛而散之"[934]라 한 것과 같다. 疏肝通絡法은 散瘀를 위주로 하는데,『金匱要略』의 旋覆花湯의 예에서와 같이 肝氣鬱結의 實證을 치료하는 것이다. 柔肝은 養陰에 중점을 두는 것으로 母子相生, 乙癸同源의 說을 따른 것이다. 緩肝은 補中에 중점을 두는 것으로, 즉『內經』에서 "肝苦急, 急食甘以緩之"[935]라 한 뜻과 같이 肝의 虛證을 치료하는 방법이다. 培土泄木, 泄肝和胃의 두 治法은 肝氣侮脾乘胃의 징후를 가리키는 것이다. 脾를 侮하는 것은 木强土弱한 것이므로

934)『素問 · 藏氣法時論』.
935) 上同.

中土를 補하여 木을 泄하게 하면 脾氣가 강건해지고 肝氣가 화평하게 된다. 胃를 乘하는 것은 肝實胃逆으로 인한 것이며, 泄肝和胃하고 아울러 降逆시키는 것을 위주로 한다. 泄肝, 抑肝의 두 治法을 보면, 첫째는 肝氣犯心으로 母의 實함이 子에 미치는 것이니 母를 瀉하여 子를 補하도록 하고, 둘째는 肝氣犯肺로 子의 實함이 母를 侮하는 것이니 子를 瀉하여 母를 補하도록 한다.

2) 肝風證治

"肝風이라는 證은 비록 위로 巓頂 부위에 冒하는 경우가 많지만, 또한 四肢에도 나타날 수 있다. 上冒의 경우는 陽亢이 많고, 四肢에 나타나는 경우는 血虛가 많다.(肝風一證, 雖多上冒巓頂, 亦能旁走四肢. 上冒者, 陽亢居多. 旁走者, 血虛爲多.)"[936] 이것은 肝風을 논한 것으로 內風만을 가리켜 말한 것인데, 즉『素問 · 至眞要大論』에서 "諸風掉眩, 皆屬于肝."이라 한 것과 같다. 그 원인에는 2가지가 있다. 첫째는 肝陽이 亢盛하여 風으로 化하는 것으로, 肝이 木에 속하므로 木과 火가 서로 북돋아 風이 저절로 안에서 생기는 것이다. 둘째는 營血虧少, 肝木失養으로 木이 强해져 風이 動하는 것이다. 病因이 서로 다르므로 治法도 또한 다르게 된다.

(1) 熄風和陽: 肝風初起로 頭目昏眩하면 熄風和陽法을 쓰는데, 羚羊角, 牧丹皮, 甘菊, 釣鉤藤, 決明子, 白蒺藜를 쓴다. 즉 凉肝시키는 것이다.

(2) 熄風潛陽: 熄風和陽한 것이 효험이 없으면 熄風潛陽해야 하며, 牡蠣, 生地黃, 女貞子, 玄蔘, 白芍藥, 菊花, 阿膠 등을 쓴다. 즉 滋肝시키는 것이다.

(3) 培土寧風: 肝風上逆, 中虛納少하면 陽明을 滋하고 厥陰을 泄해야 하며, 人蔘, 甘草, 麥門冬, 白芍藥, 甘菊, 玉竹 등을 쓴다. 즉 土를 배양하여 風을 안정시키는 방법이며 緩肝法이라고도 할 수 있다.

(4) 養肝: 肝風이 四肢에 走하여 經絡이 당기거나 둔해진 경우에는 養血熄風해야 하며, 生地黃, 當歸身, 枸杞子, 牛膝, 天麻, 制首烏, 三角胡麻 등을 쓴다.

(5) 暖土以御寒風: 『金匱要略』, 『近效』의 白朮附子湯[937]과 같이 風虛頭重眩苦極, 不知食味한 것을 치료한다. 이것은 土를 온난하게 하여 寒風을 제어하는 방법이며, 肝을 치료하는 것이 아니라 실제로는 中을 補하는 것이다.

上述한 다섯 가지 법 가운데 熄風和陽과 熄風潛陽의 두 法은 실제로는 陰虛陽亢, 肝木動風 두 종류의 輕重이 다른 것에 대한 治法으로, 전자는 凉肝에 중점을 둔 것이고 후자는 養陰에 중점을 둔 것이다. 養肝의 治法은 단지 肝陰을 기르는 것이 아니라 營血을 기르는 것이며, 熄風潛陽法과 비교해 볼 때 더 많이 쓰이는 것이다. 培土寧風法, 暖土御風寒法은 모두 脾胃를 중심으로 치료하는 것인데, 전자는 胃陰을 滋養하여 肝風을 제거하는 데 중점을 두고, 후자는 脾陽을 補하여 虛風을 제거하는 것에 중점을 둔다. 각기 寒熱虛實을 따라 치료하는 것이다.

---

936) 『西溪書屋夜話』.

937) 白朮附子湯: 白朮, 附子, 甘草, 薑, 棗.

3) 肝火證治

“肝火가 燔灼하여 三焦에 흘러다니면 몸의 上下內外로 모두 病을 일으킬 수 있다. 이것을 일일이 열거할 수 없을 정도이다. 예를 들면, 目紅顴赤, 痙厥狂躁, 淋秘瘡瘍, 善飢煩渴, 嘔吐不寐, 上下血溢 등이 이러한 것들이다.(肝火燔灼, 游行于三焦, 一身上下內外皆能爲病, 難以枚擧. 如目紅顴赤, 痙厥狂躁, 淋秘瘡瘍, 善飢煩渴, 嘔吐不寐, 上下血溢皆是.)”[938] 肝火의 형성에는 두가지가 있는데, 하나는 肝氣가 울결된 것이 오래 되어 逆亂하여 火로 化하는 것이고, 다른 하나는 肝陽이 亢盛하여 火로 化하여 上衝하는 것이다. 둘은 서로 밀접히 관련되어 나누어 생각할 수 없는 것이다. 肝火에는 또 虛實의 구분이 있는데, 虛火는 陰虧에 원인이 있고 實火는 陽亢에 원인이 있다. 虛火는 일반적으로 顴赤, 煩渴, 不寐 등의 症으로 나타나고, 實火는 目紅, 痙厥狂躁, 淋秘瘡瘍, 善飢嘔吐, 失血 등의 症으로 나타난다.

(1) 淸肝: 肝火로 인한 病이 上部와 外部에 있는 경우에는 淸해야 하는데, 羚羊角, 牧丹皮, 黑梔子, 黃芩, 竹葉, 連翹, 夏枯草 등을 쓴다.

(2) 瀉肝: 肝火의 證이 下部와 內部에 있는 경우에는 瀉해야 하는데, 龍膽瀉肝湯, 瀉青丸, 當歸蓉薈丸 등을 쓴다.

(3) 淸金制木: 肝火上炎한데 淸해도 그치지 않으면 制肝해야 하는데, 즉 金을 淸하여 木火의 亢逆을 억제하는 것이다. 沙參, 麥門冬, 石斛, 枇杷葉, 天門冬, 玉竹, 石決明 등을 쓴다.

(4) 瀉子: 肝火가 實하면 겸하여 瀉心해야 하는데, 즉 “實則瀉其子”라 하는 것으로 甘草, 黃連 등을 쓴다.

(5) 補母: 水가 虧하고 肝火가 盛하여 淸해도 효과가 없으면 腎水를 더해 주어야 하는데, 즉 “虛則補母”의 法으로서, 六味丸, 大補陰丸 등을 쓰는 것이다. 또한 乙癸同源의 뜻이기도 하다.

(6) 化肝: 景岳은 鬱怒傷肝, 氣逆動火, 煩熱脇痛, 脹滿動血 등의 證을 치료함에 있어 青皮, 陳皮, 牧丹皮, 山梔子, 芍藥, 澤瀉, 貝母를 썼는데, 처방명을 化肝煎이라 하였다. 이것은 肝經의 鬱火를 淸化하는 것이다.

(7) 溫肝: 肝에 寒이 있어 嘔酸上氣하면 溫肝해야 하는데, 肉桂, 吳茱萸, 蜀椒 등을 쓴다. 中虛胃寒을 겸하였으면 人蔘, 乾薑을 더하는데, 즉 大建中湯法이다.

상술한 七法 중에 淸肝, 瀉肝의 두 法은 肝火가 上下로 游溢하는 것을 분별하여 치료하는 것으로서 肝火實證의 治法이다. 淸金制木, 瀉子, 補母의 法은 비록 肝을 치료하는 것은 아니지만 모두 肝火에 관계된 것으로, 肝火가 亢盛하여 金을 刑함으로 인해 肺가 肅降기능을 잃어버린 것이므로 淸金制木의 治法으로 肺氣를 淸肅시키는 것이다. 肝火가 亢盛한 것이 子에 미치면 子를 瀉하고 겸하여 肝을 淸해야 한다. 肝虛火炎하면 水를 滋養하여 木을 길러야 한다. 化肝法은 肝經의 鬱火를 統治하는 것이다. 만약 肝脾虛寒으로 인한 것이면 肝脾의 陽을 溫運시키는 데 중점을 두어야 하는데, 陽이 和하면 證이 저절로 나아지는 것이다. 淸肝, 瀉肝, 淸金制木, 瀉子, 補母, 化肝

---

938) 『西溪書屋夜話』.

의 六法은 나눌 수도 있고 합할 수도 있어 淸肝, 瀉肝은 항상 같이 운용될 수 있으며, 淸金制木이 효과가 없으면 또한 補母 등의 治法을 겸하여 쓸 수 있다. 그러므로, 病機를 잘 살펴 證에 따라 치료해야 한다.

王泰林은 이 외에 補肝, 鎭肝, 斂肝의 세 治法이 있었는데, 이 세 治法은 肝氣, 肝風, 肝火를 막론하고 그 합당한 바에 모두 쓸 수 있는 것들이다. 補肝에는 制首烏, 免絲子, 枸杞子, 酸棗仁, 萸肉, 脂麻, 沙苑蒺藜를 쓴다. 鎭肝에는 石決明, 牡蠣, 龍骨, 龍齒, 金箔, 靑鉛, 代赭石, 磁石을 쓴다. 斂肝에는 烏梅, 白芍藥, 木瓜를 쓴다.

이 외에, 또한 平肝, 散肝, 搜肝의 세 治法이 있다. 平肝에는 金鈴子, 蒺藜, 釣鉤藤, 橘葉을 쓴다. 散肝에는 "木鬱達之", "肝欲散, 急食辛以散之"의 뜻이 있는데, 方으로는 逍遙散을 쓴다. 搜肝은 즉 搜風法인데, 王泰林은 "무릇 사람에게는 반드시 먼저 內風이 있은 후에 外風이 있거나 外風이 內風을 動하게 하는 경우가 있으니, 따라서 肝風門 중에는 夾雜한 것이 많아 搜風시키는 약을 또한 마땅히 引用시키는 약으로 써야 한다(凡人必先有內風而後外風, 亦有外風引動內風者, 故肝風門中, 每多夾雜, 則搜風之藥, 亦當引用.)"[939]라 하였다. 搜風藥에는 天麻, 羌活, 獨活, 薄荷, 蔓荊子, 防風, 荊芥, 僵蠶, 蠶蛻, 白附子 등을 쓴다.

마지막으로, 王泰林은 4가지의 補肝法을 제시했다. 첫째는 肝陰을 補하는 것으로, 藥으로는 地黃, 白芍藥, 烏梅를 쓴다. 둘째는 肝陽을 補하는 것으로, 藥으로는 肉桂, 川椒, 肉蓯蓉을 쓴다. 셋째는 肝血을 補하는 것으로, 藥으로는 當歸, 續斷, 牛膝, 川芎을 쓴다. 넷째는 肝氣를 補하는 것으로, 藥으로는 天麻, 白朮, 菊花, 生薑, 細辛, 杜仲, 羊肝을 쓴다.

肝氣, 肝風, 肝火는 서로 다른 것이지만 섞여 나타나는 경우가 많으므로, 세 가지는 분명히 구분되면서도 서로 영향을 미치는 것이며, 이로 인해 상술한 모든 治法 외에도 또한 補肝, 鎭肝, 斂肝, 平肝, 散肝, 搜肝, 補陰, 補陽, 補氣, 補血 등의 治法을 통해 肝을 치료하는 방법이 더욱 확대될 수 있다.

2. 方劑學의 源流와 化裁運用에 대한 성취

王泰林은 方劑를 연구하면서 그 源流와 化裁를 중시했는데, 前人들의 장점을 융합하고 자신의 의견을 덧붙여 임상에 나타나는 病變에 응용하였다. 그는 『退思集類方歌注』의 首卷에서 이런 뜻을 밝혔다. "사람으로 하여금 흐름을 좇아 근원을 찾게 함으로써 옛것을 녹여내어 새로운 것을 만들어 내는 묘함을 알도록 하였다. 배우는 사람들이 이 책의 모든 처방들에 대해 깊이 생각하면서 숙독한다면 변화에 응하는 바가 무궁할 것이다.(使人從流溯源, 知夫熔古化新之妙. 學者能于此卷諸方, 精思而熟讀之, 應變無窮矣.)" 『退思集類方歌注』는 徐靈胎의 『傷寒類方』을 근본으로 함과 아울러 『金匱要略』이하의 역대 名方과 경험방들을 모은 것으로, 간간이 王泰林 자신의 處方도 덧붙인 것이다. 『醫方歌訣』은 또한 『蘭臺軌範』의 通治方을 근본으로 하여 지어진 것이다. 이 책은 여러

---

939) 上同.

책을 두루 모으고 간간이 새로운 주석을 넣은 것인데, 仲景方을 근본으로 하여 一家의 學說에 구애됨이 없이 仲景 이래의 뛰어난 醫方들을 모아 놓았다. 두 책은 源流相貫, 化裁運用의 장점을 지니고 있다. 그 歌訣은 먼저 方劑의 源流를 찾아 醫家의 논술을 인용함으로써 수준높은 按語가 될 수 있었다. 四君子湯의 예를 보면 "四君子湯中和義, 參朮茯苓甘草比. 脾氣虛衰百病生, 脈來細軟須當視."[940]라 하였다. 먼저 이 처방이 『太平惠民和劑局方』에서 나온 것임을 지적한 후에, 중간에 張璐의 말인 "病久不愈, 惟有補脾, 益腎兩途" 및 許叔微의 "補脾不如補腎", 孫思邈의 "補腎不如補脾"의 說을 인용하여 按語의 수준을 높였고, 오래 된 病의 치료에 있어 腎과 脾를 통해 접근하는 것에 대해 분석하면서 "오랜 병으로 허약해진 상태에서 胸中에 痞滿이 없으면 腎을 補한다. 胸中에 痞滿이 있으면 脾를 補하는 것이 또한 要訣이다(久病虛羸, 胸無痞滿者, 宜補腎. 胸有痞滿者, 宜補脾, 亦要訣也.)"라 하였다. 아울러 四君子湯의 적응증으로 볼 수 있는 脈象에 대해 "脈이 細軟한 경우는 脾氣가 虛한 것이니 이 湯이 마땅하다. 만약 細數하다면 脾血이 虛한 것이며, 歸脾湯이 마땅하다(脈來細軟者, 脾氣虛也, 宜此湯. 若細數者, 脾血虛也, 宜歸脾湯.)"고 하였다. 근원과 그 흐름을 좇음으로써 명백한 주석이 될 수 있었던 것이다.

【평가】

王泰林의 저작들 중에는 전해지지 않은 것이 많은데, 특히 이론 부분이 그러하여 남아 있는 것이 드물다. 이로 인해 그의 학술사상을 연구하고 평가한다는 것은 상당히 어려운 일이다. 오로지 현존하는 저작에만 근거해 볼 때, 그의 『醫案』은 『傷寒論』, 『金匱要略』의 처방을 많이 인용하고 있으며, 그의 方劑歌括은 葛可久, 喻昌, 王晋三, 徐靈胎 등의 영향을 많이 받았고, 그의 肝病證治는 葉桂가 肝을 치료한 방법과 비슷하다. 이로 미루어 볼 때, 王泰林의 학술연원은 멀게는 仲景을 본받았고 가까이는 葉桂을 따랐으며, 또한 葛可久, 喻昌, 王晋三, 徐靈胎 등 제가의 학문에 통했던 것이다.

王泰林의 肝病證治三十法은 내용이 풍부하고 세밀한데, 그는 직접적으로 肝을 치료하는 방법을 제시했을 뿐 아니라 간접적으로 肝을 치료하는 법도 제시하고 있어 임상에서 자못 많이 쓰일 수 있는 것이다. 다만 어떤 治法에서 예로 든 用藥은 알맞지 않은 점이 있어 後人들이 계속하여 보충할 필요가 있다.

王泰林은 方劑學에도 공헌했다. 그는 『退思集類方歌』, 『醫方證治滙編歌訣』, 『增訂醫方歌訣』, 『醫方歌括』의 네 책 중에 모두 500여개의 처방을 싣고 있는데, 주로 歌訣의 형식으로 『傷寒論』, 『金匱要略』의 처방과 임상에서 상용하는 처방의 운용지식을 소개했으며, 아울러 各家의 논설과 자신이 체득한 바를 널리 모아 注文을 지어 놓음으로써 간명하고 명쾌하여 쉽게 외우고 기억할 수 있도록 하였다.

940) 『醫方證治滙編歌訣』.

【醫案選錄】

1. 肝氣

우측 關脈이 滑하고 動하며 舌苔가 누렇고 끈적거리는 것은 痰이 中焦에 쌓여 있는 것이다. 좌측 關脈이 弦하고 搏한 것은 肝木의 氣가 왕성한 것으로, 좌측 肋骨에서 臍下에 이르기까지 한 줄기 나뭇가지가 있는 것같아 만지면 단단하게 느껴지는데, 肝氣가 絡脈에 들어간 까닭이다. 尺寸의 脈이 모두 微緩하고 한 해동안 泄痢가 있는 것은 氣血兩虧한 것이니, 補해도 도움이 되지 않고 攻하는 것도 옳지 않아 病根을 결국 뽑아내지 못하는 것이다. 病根이란 무엇인가. 痰積과 濕熱은 肝氣인데, 濕熱과 痰積은 元氣를 빌어야만 밖으로 움직여 나올 수 있으니, 潔古가 '養正積自除'라 말한 것처럼 脾胃가 튼튼하면 濕熱이 저절로 풀어지는 것이다. 본래는 久病을 가리켜 말하는 것이다. 이 病은 오래 된 것이 아님이 없으니 攻消克伐을 함부로 할 수 없다. 이에 性味가 사납지 않아 通하고 化할 수 있는 것을 골라 쓴다. 人蔘, 茯苓, 于朮, 靑皮, 陳皮, 紫草, 澤瀉, 枳殼, 神麯, 茅朮, 當歸, 白芍, 黃芪, 防風根. (『柳選四家醫案・環溪草堂醫案』 中卷)

2. 肝風

五臟六腑의 精氣는 모두 위로 目에 注한다. 目系는 위로 腦에 속하고 뒤로 項으로 나온다. 그러므로, 風邪가 項에 적중하여 腦로 들어오면 目系가 急하여 잘 보지 못하는 경우가 많고, 혹은 頸項이 强急하기도 한다. 이 證이 口目牽引으로부터 시작되는 것은 外風이 內風을 引動시키는 것이며, 內風이 火로부터 나오는 경우가 많은 것은 그 원인이 실제로는 水의 虧함에 있기 때문이다. 水가 虧하면 木이 旺하고, 木이 旺하면 風이 生한다. 口脣乾燥赤碎에 이른 것을 餂脣風이라 하는데, 역시 肝風胃火로 말미암아 생긴 것이다. 淸火, 熄風, 養陰의 治法으로 다스린다. 大生地黃, 牡丹皮, 沙蔘, 釣鉤藤, 桑葉, 羚羊角, 白芍藥, 川斛, 石決明, 芝麻, 蔗皮, 梨皮, 玄蔘心. (『柳選四家醫案・環溪草堂醫案』 上卷)

3. 肝火

아들을 잃어 病이 생겼는데 悲憤抑鬱로 肝火가 偏盛하여 소변이 淋濁하고 점차 遺精에 이른 것이 1년이 넘도록 조금도 나아지지 않았다. 올해 정월에는 왼쪽 少腹 睾丸의 氣가 가슴으로 치받쳐 올라와 心神狂亂, 衄血目靑이 있게 되니, 모두 肝火가 亢盛한 것을 억제하지 못한 것이다. 腎은 閉藏을 主하고 肝은 疏泄을 맡는데, 두 臟에 모두 相火가 있고 그 系가 위로 心에 속한다. 心은 君火인데 君이 相을 제어하지 못하면 相火가 망동하여 교합하지 않아도 精이 또한 느끼지 못하는 사이에 흘러 새어나온다. 治法은 마땅히 肝의 亢盛한 것을 억제하고 腎의 虛한 것을 더해주는 것인데, 越人의 東實西虛, 瀉南補北의 예를 따른다. 川黃連, 黑梔子, 玄胡索, 赤茯苓, 沙蔘, 川楝子, 鮮地黃, 知母, 黃柏, 龜板, 芡實과 當歸龍薈丸 1돈을 끓인 물과 함께 복용한다. (『柳選四家醫案・環溪草堂醫案』 下卷)

【복습자료】

1. 본절의 중점은 王泰林의 治肝三十法이다. 즉 疏肝理氣, 疏肝通絡, 柔肝, 緩肝, 培土泄木, 泄肝和胃, 泄肝, 抑肝, 熄風和陽, 熄風潛陽, 培土寧風, 養肝, 暖土以御寒風, 淸肝, 瀉肝, 淸金制木, 瀉子, 補母, 化肝, 溫肝, 補肝, 鎭肝, 斂肝, 平肝, 散肝, 搜肝, 補肝陰, 補肝陽, 補肝血, 補肝氣. 治肝三十法은 각기 특징이 있으며, 또한 서로 연계되어 임상에서 辨證에 근거해 운용될 수 있으며, 한 가지 治法만을 쓸 수도 있고 두 가지 또는 여러 가지의 治法을 동시에 쓸 수도 있다. 治肝三十法은 비교적 완비된 肝病治療法으로서, 제대로 이해하고 쓸 수 있다면 임상에서 좋은 효과를 볼 수 있다.

2. 肝病治法의 적응증은 임상에서 많은 의의를 지니는데, 肝病의 病因과 病機 및 肝病과 기타 臟腑의 관계(과거에 공부한 것을 포괄함)를 결합하여 이해하고 학습해야 한다.

3. 肝病治法에 쓰이는 藥物과 處方의 예들은 임상에서 참고할 수 있다. 다만 결점이 있기도 하다. 예를 들어 抑肝法은 그 이치가 疏肝開鬱하여 肝氣犯肺에 이르는 것을 막아야 하는데, 王泰林이 단지 桑白皮, 蘇梗, 杏仁, 橘紅을 써서 安肺定喘한 것은 抑肝의 근본적인 治法이 아니다. 또한 暖土御風寒의 法은 大建中湯이나 附子理中湯을 쓰는데, 이 치료법은 단지 『近效』에서 朮附湯만을 쓴 것보다 더욱 넓혀진 것이다. 또한 治肝藥중에 柴胡가 들어가지 않은 것도 결함 중 하나라고 할 수 있다.

4. 王泰林의 方劑學에 대한 공헌: (1) 『傷寒論』, 『金匱要略』과 仲景 이래 醫家들의 名方 500여 개를 골라 실었다. 아울러 歌訣로 만들어 외워 기억하기 쉽게 하였다. (2) 方劑를 선택함에 있어 세밀하고 신중하여 醫方 가운데 뛰어난 것들을 모았다. (3) 그 歌訣의 특징은 먼저 方劑의 源流를 찾고, 다음에 각 醫家들의 논설과 자신의 체험을 결합하여 선택된 方劑에 대한 주석을 단 것이다. (4) 古方의 법을 잘 따라 新方을 化裁하였다.

5. 醫案에 대한 분석

(1) 肝氣案: 泄利가 해가 지나도 멈추지 않으면 반드시 中氣가 虛한 경우인데, 中氣가 虛하면 脾氣가 운행되지 못해 痰濕이 中焦에 머무르게 된다. 우측 關脈이 動滑하고 舌苔가 黃白而膩한 것은 모두 痰濕이 쌓여 있는 증상이다. 脾가 虛하면 肝木이 저절로 왕성해지는데, 肝이 왕성해지면 그 氣가 저절로 經脈에 울체되어 脇肋 아래로부터 少腹에 이르기까지 단단하게 느껴지게 된다. 證이 비록 肝脾同病에 속하지만, 脾虛에 근본적인 문제가 있는 것이므로 王泰林의 處方은 土를 기르는 데 중점을 두고 木을 泄하는 것은 중요시하지 않았다.

(2) 肝風案: 本病은 비록 外風이 內風을 引動하여 생긴 것이지만, 內風이 動하기 쉬운 까닭은 반드시 먼저 水虧火旺이 있기 때문이다. 水가 虧하면 肝이 길러지지 못하고, 火가 旺하면 母를

實하게 한다. 그러므로, 王泰林의 處方은 凉肝熄風, 滋水涵木 등의 法을 합하여 치료하는 것이다.

(3) 肝火案: 腎主封藏, 肝司疏泄하므로 遺精의 證은 腎에서도 형성되고 또한 肝에서도 형성된다. 그런데, 肝의 疏泄이 太過했든지 혹은 腎의 封藏이 不足했든지를 막론하고 모두 相火가 쉽게 動하는 것과 일정한 관계가 있다. 이 病은 먼저 情志抑鬱에서 비롯되어 후에 小便淋濁, 齦血目靑, 心神狂亂 등의 證을 보이는데, 이것은 肝火가 上下에서 燔灼하고 疏泄이 太過한 것임을 알 수 있다. 다만 木火의 有餘함은 실제로는 金水가 不足하기 때문이며, 金이 木을 억제하지 못하면 木이 旺하고, 水가 火를 억제하지 못하면 火가 旺한다. 그래서, 王泰林은 東方은 實하고 西方은 虛하다고 생각했고, 아울러 秦越人의 "瀉南方, 補北方"의 法을 치료에 사용했다.

【학습과제】

1. 王泰林이 肝病을 치료한 방법에는 어떤 것들이 있는가? 그 적응증과 대표적인 方藥을 서술하시오.
2. 王泰林은 方劑學에 어떤 공헌을 하였는가?
3. 당신은 王泰林의 治肝방법과 대표적인 方藥들에 대해 어떻게 생각하는가?

11 王淸任

【학습목표】

1. 王淸任의 理血法則의 특징을 파악한다.
2. 氣血理論을 숙지한다.
3. 해부학에 대한 공헌을 이해한다.
4. 생애, 저작, 그리고 학문하는 태도를 이해한다.

【생애 및 저작】

王淸任은 일명 全任이라고도 하며 字는 勳臣이고 淸나라 河北省 玉田縣 사람이다. 乾隆 33년(서기 1768년) 태어나 道光 11년(서기 1831년)에 사망했다. 일찍이 "武庠生[941], 納粟得千總[942]銜, 性磊落, 精岐黃術."[943]이라 하였다. 20세 무렵부터 의학을 연구하기 시작하여 일찍이 난주(灤州), 奉川 등지를 돌아다녔는데, 후에 北京에 거주하면서 뛰어난 의술로 널리 알려져 "名噪京師"라 하였다. 그의 의학은 매우 엄밀하면서 진실되어 그 스스로 "의학자가 말을 하고 책을 쓸 때는 반드시 세상을 구하는데 마음을 두어야 하니 그것이 진정으로 훌륭한 마음가짐이다. 만약이 하나의 症이

941) 武庠生: 武功, 拳術을 학습하는 學生.
942) 千總: 淸代의 관직명.
943) 『玉田縣志』.

라도 밝지 못한 것이 있다면 놔두고서 후학이 그것을 보충하기를 기다려야 할 것이다. 결단코 허튼 이름을 구해서는 안 되며 재주를 믿고 말을 해서도 안 되고 병을 보기 전에 임의대로 처방을 세워서도 안될 것이다. 만약 병의 근원을 알지 못한다면 處方이 症에 맞지 않을 것이니 이것은 사람을 살리고자 하는 마음이 있어도 사람을 죽이는 일이 될 것이다. 그러니 가히 삼가지 않을 수 있겠는가?(醫家立言著書, 心存濟世者, 乃良善之心也. 若一症不明, 留與後人再補. 斷不可取虛名, 恃才立論, 病未經見, 揣度立方. 倘病不知源, 方不對症, 是以活人之心, 遺作殺人之事, 可不畏與.)"[944]라고 하였다. 또 "근거없는 말로 사람을 속여서 얻는 이득은 헛된 이름을 얻는데 그치지만 사람을 해롭게 하는 데에는 實禍에 속한다. 재물을 훔치는 것도 오히려 도적이라고 하는데 이름을 훔치는 것이 어찌 도적이 되지 않을 것이며 천백년후에 누가 그것을 모르겠는가?(以無凭之談, 作欺人之事, 利已不過虛名, 損人却屬實禍. 竊財猶謂之盜, 偸名豈不爲賊. 千百年後, 豈無知者.)"라 하였고, "후세 사람들이 나를 알아주기를 바라는 것도 아니며, 또한 후세 사람들이 나를 탓하는 것을 피하는 것도 아니다(非欲後人知我, 亦不避後人罪我)"[945]라고 하였다. 이로서 王淸任은 실질을 중시하는 사람임을 알 수 있다.

『醫林改錯』 2권을 지었는데, 임상의학과 해부학 분야에 자못 많은 공헌을 하였다. 특히 그의 活血祛瘀의 치법은 후대 의학자들의 모범이 되었다.

【학술내용】

1. 氣血論治에 대한 독창적인 견해

王淸任은 治病에서 氣血을 중시했다. 그는 "병을 치료하는 비결은 氣血을 분명히 하는 데에 있다. 內傷과 外感을 막론하고 처음 병이 사람의 어디를 손상시켰는지를 아는 것이 중요하다. 臟腑를 傷하게 할 수 없고, 筋骨을 傷하게 할 수 없고, 皮肉을 傷하게 할 수 없으니, 모든 傷하는 바는 氣血이 아닌 경우가 없다(治病之要訣, 在明白氣血, 無論外感內傷, 要知初病傷人何物, 不能傷臟腑, 不能傷筋骨, 不能傷皮肉, 所傷者無非氣血.)"[946]라고 말하였다. 氣血病變과 論治에 대해서 王淸任은 또한 血瘀와 氣虛의 두 證을 특별히 강조하였다.

1) 血瘀論治

(1) 血瘀의 病理: 血瘀의 원인은 매우 많다. 왕청임은 氣虛, 血虧, 邪與血結의 3가지 측면이 중요하다고 인식했다.

氣虛血瘀: 氣는 血을 거느린다(氣爲血帥), 血은 氣를 따라 운행한다(血隨氣行), 血은 元陽의 기에 의존하여 운행한다(血賴元陽之氣以運行), 만약 "元氣가 이미 쇠했으면 반드시 血管에 미치지 못하게 되며, 血管에 氣가 없으면 반드시 停留되어서 瘀血이 된다.(元氣旣虛, 必不能達于血管, 血管無氣, 必停留而瘀.)"[947] 따라서 元氣虧虛는 血瘀에 이를 수 있다.

944) 『醫林改錯 · 半身不遂論敍』.
945) 『醫林改錯 · 醫林改錯臟腑記敍』.
946) 『醫林改錯 · 氣血合脈說』.
947) 『醫林改錯 · 論抽風不是風』.

血虧血瘀: 王清任은 "血에는 虧瘀가 있으며(血有虧瘀)", 血虧의 원인은 또한 각종 出血에 있다고 보았다. 그는 "血에는 虧瘀가 있는데 血虧는 반드시 虧血, 吐血, 衄血, 溺血, 便血, 破傷流血過多, 崩漏, 産後傷血過多 등의 원인이 있다(血有虧瘀. 血虧, 必有虧血之因. 或因吐血, 衄血, 或溺血, 便血, 或破傷流血過多, 或崩漏, 産後傷血過多.)"[948]고 말하였다. 사실상 出血이 되거나 또는 血管을 떠난 血液이 體外로 빠져 나오지 않으면 內部에 정체되거나 혹은 血虧하여 脈行이 無力하여 血瘀에 이를 수 있다.

邪與血結로 인한 血瘀: 王清任은 "血이 寒邪를 받으면 응결되어 덩어리를 형성하고, 熱邪를 받으면 바짝 졸여져서 덩어리를 형성한다(血受寒則凝結成塊, 血受熱則煎熬成塊.)"[949]고 하였으며, "內部에 毒을 간직하고 있으면 그 血을 달구게 되니, 血이 달구어지면 그 血은 반드시 응축한다(蘊毒在內, 燒爍其血, 血受燒爍, 其血必凝.)"[950]라고 하였다. 이는 寒熱邪毒이 營分으로 들어가게 되거나 혹은 寒邪가 응고시키거나 혹은 熱邪가 달구어서 邪氣와 血結이 血瘀에 이르는 것이다.

(2) 血瘀의 證治: 血瘀의 症에 대해서 王清任은 寒冷한 藥을 過用하고서 補益藥을 마구 사용하는 것을 반대하며 "차가울수록 더욱 잘 凝血되며, 補하면 할수록 더욱 잘 瘀血이 된다(愈涼愈凝血, 愈補愈瘀)"[951]고 인식하고 이에 化瘀藥을 활용할 것을 주장하였다. 『醫林改錯』에서 活血化瘀方 총 15개를 만들었으며 그 약물구성의 특징은 活血化瘀와 理氣藥을 같이 사용하는 것을 위주로 하는 것으로, 化瘀에 行氣를 겸해야 함을 말하고 있다. 그 외에도 이러한 방제 중에 다시 活血化瘀藥과 清熱解毒, 平肝, 通竅, 養陰, 攻逐, 散寒, 祛風, 通經 등의 약재를 함께 사용하여 方劑構成에서 융통성을 발휘하고 있다. 王清任이 活血化瘀法으로 血瘀證을 치료하는 구체적 운용방법의 특징은 인체부위에 근거하여 通竅活血湯, 血府逐瘀湯, 膈下逐瘀湯, 少腹逐瘀湯 등 처방을 만들어 血瘀證을 치료한 점이다. 요약하면 아래와 같다.

① 通竅活血湯

應用部位: "立通竅活血湯, 治頭面四肢周身血管血瘀之症."[952]

適應症: 頭髮脫落, 眼疼白珠紅, 糟鼻子, 耳聾年久, 白癜風, 紫癜風[953], 紫印臉[954], 青記臉如黑[955], 牙疳[956], 出氣臭, 婦女乾勞[957], 男子勞病, 交節病作, 小兒疳症.[958]

藥物組成: 赤芍 一錢, 川芎 一錢, 桃仁 三錢(研泥), 紅花 三錢, 老葱 三根(切碎), 生薑 三錢(切碎), 紅棗 七介(去核), 麝香 5g(絹包)

948) 『醫林改錯 · 氣血合脈說』.
949) 『醫林改錯 · 膈下逐瘀湯所治之症目』.
950) 『醫林改錯 · 論痘非胎毒』.
951) 『醫林改錯 · 血府逐瘀湯所治之症目』.
952) 『醫林改錯 · 方敍』.
953) 紫癜風: 則血瘀于膚裏.
954) 紫印臁: 臁如打傷血印, 色紫成片, 或滿臁皆紫, 皆血瘀所致.
955) 青記臁: 長于大庭的瘀塊.
956) 牙疳: 血瘀牙傷.
957) 婦女乾勞: 經閉三四个月以上, 咳嗽急喘, 飲食減少, 四肢無力, 午後發燒.
958) 이상 『醫林改錯 · 通竅活血湯所治之症目』에 보임.

② 血府逐瘀湯

應用部位: "立血府逐瘀湯, 治胸中血府血瘀之症."[959]

活應症: 頭痛, 胸痛, 胸不任物, 胸任重物, 天亮出汗, 食自胸後下, 心裏熱(名曰燈籠病), 瞀悶, 急躁, 夜睡夢多, 呃逆, 飮水卽嗆, 不眠, 小兒夜啼, 心跳心忙[960], 夜不安, 이것은 세속에서 말하는 肝氣病인데 乾嘔가 있고 午後에 潮熱이 있다.[961]

藥物組成: 當歸 三錢, 生地 三錢, 桃仁 四錢, 紅花 三錢, 枳殼 二錢, 柴胡 一錢, 甘草 二錢, 桔梗 一錢半, 川芎 一錢半, 牛膝 三錢.

③ 膈下逐瘀湯

應用部位: "立膈下逐瘀湯, 治肚腹血瘀之症."[962]

活應症: 積塊, 小兒痞塊, 痛不移處, 臥則腹墜, 腎瀉, 久瀉.[963]

藥物組成: 靈脂 二錢(炒), 當歸 三錢, 川芎 二錢, 桃仁 三錢(研泥), 丹皮 二錢, 赤芍 二錢, 烏藥 二錢, 元胡 二錢, 甘草 三錢, 香附 錢半, 紅花 三錢, 枳殼 錢半.

④ 少腹逐瘀湯

應用部位: 少腹血瘀之症.

活應症: 少腹積塊疼痛, 或有積塊不疼痛, 或有疼痛無積塊, 或小腹脹滿, 或 月經이 있을 때 먼저 허리가 시리고 少腹이 불러오거나, 或 月經이 한달에 3-5차례 보이거나 연속해서 그치지 않고 그쳤다가 다시 오며 그 色이 紫色 또는 黑色 또는 塊를 형성하거나 혹은 崩漏이거나. 혹은 小腹疼痛을 겸하거나, 혹은 粉紅兼白帶일 때 모두를 치료할 수 있으며 효과는 말로 다할 수 없다.[964]

藥物組成: 小茴香 七粒(炒), 乾薑二分(炒), 元胡 一錢, 沒藥 二錢(炒), 當歸 三錢, 川芎 二錢, 官桂 一錢, 赤芍 二錢, 蒲黃 三錢(生), 靈脂 二錢(炒)

王淸任은 비록 部位를 나누어 치료하는 것을 강조하였으나, 全身疾病에 있어서는 또한 部位에 구애받지 않고서 앞의 세 개의 方劑를 번갈아 복용하는 방법을 제시하였다. 가령 小兒疳症에 대해서 "通竅活血湯을 사용하여 血管을 통하게 하고, 血府逐瘀湯을 사용하여 午後潮熱을 제거하고, 膈下逐瘀湯을 사용하여 積塊를 제거시킨다. 세 가지 方劑를 차례로 복용하여 낫지 않은 경우가 없다(用通竅活血湯, 以通血管, 用血府逐瘀湯, 去午後潮熱, 用膈下逐瘀湯, 消化積塊, 三方輪服, 未有不愈者.)"고 하였다. 그 외에 加味止痛沒藥散[965]으로 초기의 眼疼白珠紅과 후기의 雲翳를 치료하고, 通氣散[966]으로 耳聾과 不聞雷聲을, 解毒活血湯[967]으로 霍亂初起를, 通經逐瘀湯[968]으로 痘瘡과 혈관에

959) 『醫林改錯 · 方敍』.

960) 心忙: 卽心慌, 心煩.

961) 이상 『醫林改錯 · 血府逐瘀湯所治之症目』에 보임.

962) 『醫林改錯 · 方敍』.

963) 『醫林改錯 · 膈下逐瘀湯所治之症目』.

964) 『醫林改錯 · 少腹逐瘀湯所治之症目』.

965) 加味止痛沒藥散: 沒藥三錢, 血竭三錢, 大黃二錢, 朴硝二錢, 石決明三錢(煅), 爲末分四付, 早晩淸茶調服.

966) 通氣散: 柴胡一兩, 香附一兩, 川芎五錢, 爲末, 早晩開水調服.

瘀血이 응체된 것을, 會厭逐瘀湯[969]으로 痘后水嗆血凝을, 古沒竭散[970]으로 胎衣不下를, 古下瘀血湯[971]으로 血鼓腹大를, 身痛逐瘀湯[972]으로 痺症身痛을, 癲狂夢醒湯[973]은 癲狂을, 玉龍膏[974]는 跌打損傷를 치료하는 등 모두 瘀血을 몰아내는 것을 근간으로 치료하였다.

2) 氣虛論治

王淸任은 元氣가 생명의 근원이라고 인식하여 인체의 생리활동은 元氣에 의존하고 있다고 보았다. 그는 "元氣는 곧 火이고, 火는 곧 元氣이니, 이 火는 사람의 생명의 근원이다(元氣卽火, 火卽元氣, 此火乃人生命之源.)"[975], "사람이 걷고, 앉고, 움직이는 것이 오로지 元氣에 의지하고 있다. 만약 元氣가 충분하면 힘이 있고, 元氣가 쇠하면 힘이 없으니, 元氣가 끊어지면 죽게 된다(人行坐轉動全仗元氣, 若元氣足則有力, 元氣衰則無力, 元氣絶則死矣.)"[976]고 말하였다. 또한 "氣에는 虛實이 있으니, 實이라는 것은 邪氣가 實하다는 것이고, 虛라는 것은 正氣가 虛하다는 것이다(氣有虛實, 實者邪氣實, 虛者正氣虛.)"[977]고 하였다. 즉 正氣가 病이 들면 오직 虛證만이 있고, 實證이 없다고 하였다. 이러한 이유로 그는 많은 疾病을 모두 氣虛에서 원인을 찾았다. 가령 半身不遂 같은 경우에 歷代醫家들이 中風이라고 하여 그 원인을 風火濕痰이라고 한 論議에 반대하였고, 또 眞中風과 類中風으로 구별하는 것 또한 否認하였다. 그는 그 원인을 元氣의 虛損으로 보아 "虧損元氣, 是其本源."[978]이라 하였다. 아울러 "半身不遂門四十種氣虛之症"[979]을 열거하였다. 口角流涎은 痰飮이 아니라 氣虛하여 津液을 固攝하지 못하기 때문이며[980], 大便乾燥은 風火때문이 아니라 無氣力하여 자꾸 아래로 내려가려고 하는 것이라고 하였고[981], 小便頻數과 遺尿不禁은 氣虛하여 그것을 제어하지 못하기 때문이라고 하였으며[982], 口噤咬牙는 氣虛하여 氣가 위로 오르지 못하기 때문이라고 하

967) 解毒活血湯: 連翹二錢, 葛根二錢, 柴胡三錢, 當歸二錢, 生地五錢, 赤芍三錢, 桃仁八錢(研), 紅花五錢, 枳殼一錢, 甘草二錢, 水煎服.
968) 通經逐瘀湯: 桃仁八錢(研), 紅花四錢, 赤芍三錢, 山甲四錢(炒), 皂刺六錢, 連翹三錢(去心), 地龍三錢(去心), 柴胡一錢, 麝香三厘(絹包), 水煎服.
969) 會厭逐瘀湯: 桃仁五錢(炒), 紅花五錢, 甘草三錢, 桔梗三錢, 生地四錢, 當歸二錢, 玄參一錢, 柴胡一錢, 枳殼二錢, 赤芍二錢, 水煎服.
970) 古沒竭散: 沒藥三錢, 血竭三錢, 爲末, 滾水調服.
971) 古下瘀血湯: 桃仁八錢, 大黃五分, 蟅蟲三个, 甘遂五分(爲末沖服, 或八分) 水煎服.
972) 身痛逐瘀湯: 秦艽一錢, 川芎二錢, 桃仁三錢, 紅花三錢, 甘草二錢, 羌活一錢, 沒藥二錢, 當歸三錢, 靈脂二錢(炒), 香附一錢, 牛膝三錢, 地龍二錢(去心).
973) 癲狂夢醒湯: 桃仁八錢, 柴胡三錢, 香附二錢, 木通三錢, 赤芍三錢, 半夏二錢, 腹皮三錢, 青皮二錢, 陳皮三錢, 桑皮二錢, 蘇子四錢(研), 甘草五錢, 水煎服.
974) 玉龍膏: 香油一斤, 白蘞, 升麻. 當歸, 川芎, 連翹, 銀花, 甲片, 川烏, 象皮各四錢, 乳香 一錢半(末), 沒藥一錢半(末), 輕粉三錢(末), 冰片三分(末), 麝香三分(末), 白占二兩, 熬膏, 貼破爛諸瘡.
975) 『醫林改錯・醫林改錯臟腑記敍』.
976) 『醫林改錯・半身不遂論敍』.
977) 『醫林改錯・氣血合脈說』.
978) 『醫林改錯・半身不遂論敍』.
979) 『醫林改錯・氣血合脈說』.
980) 『醫林改錯・半身不遂論敍』.
981) 上同.
982) 上同.

였다.[983] 이 외에도 癱痿의 증상에도 반드시 氣虧의 모든 상태가 나타나며,[984] 抽風은 風이 아니고 氣虛하여 四肢가 견고하지 못하기 때문[985]이라고 하였다. 이렇듯 그는 氣虛에 근거하여 立論하였다.

王清任은 元氣를 중요시하여 氣虛로 인한 병을 강조하였고, 동시에 氣虛가 血瘀에 이르러 서로 겸하여 병이 될 수 있음을 주장하였다. 따라서 치료에 있어서도 補氣藥과 活血藥을 겸용하여 標와 本을 함께 치료하였다. 補氣藥은 黃芪를 주로 사용하였다. 『醫林改錯』에 보이는 補氣의 方劑 12개 중에서 11개가 黃芪를 사용하고 있으며 用量도 최소 8錢에서 최대 8兩까지 사용하고 있는데, 대체로 1兩에서 4兩의 사이에서 사용하고 있다. 그리고 12개의 補氣方 중 9개가 補氣와 活血을 동시에 운용하고 있다. 이에 王清任은 補氣活血法을 운용하면서 黃芪를 특히 잘 활용하였음을 알 수 있다.

王清任의 補氣活血法 중에서 가장 대표적인 방제는 補陽還五湯이다. 그 내용은 生黃芪 四兩, 歸尾 二錢, 赤芍 錢半, 川芎 一錢, 桃仁 一錢, 紅花 一錢, 地龍 一錢이다. 이 처방으로 그는 어른과 소아의 半身不遂(口眼喎斜, 言語蹇澁, 口角流涎, 大便乾燥, 小便澁數, 遺尿不禁 등의 증세 포함)와 痿症까지 치료하였다. 본 處方의 특징은 黃芪의 양이 많은데다가 生用하고 있으나 다른 活血藥들의 분량은 매우 적다는 점이다. 그 까닭은 生黃芪의 성질이 온몸을 走而周行하여 大補元氣하며 痿廢를 일으켜 세우기에 活血化瘀藥과 배합하여 活血化瘀通絡시키기 위해서이다. 최근 20여 년의 임상보고에 의하면 본 處方은 中風後遺症, 腦血栓形成, 小兒麻痺, 顔面神經麻痺, 偏頭痛의 치료에 모두 양호한 효과가 있다.

그 밖에도 王清任은 可保立蘇湯[986]을 사용하여 병이 오래되어 생기는 氣虛抽搐昏厥을 치료하였고, 止瀉調中湯[987]으로 痘後泄瀉不止를, 保元化滯湯[988]으로 痘後痢疾을, 助陽止癢湯[989]으로 痘後身痒不止를, 足衛和榮湯[990]으로 痘後抽風을, 黃芪桃紅湯[991]으로 産後抽風을, 黃芪赤風湯[992]으로 癱腿를, 黃芪防風湯[993]으로 脫肛을, 黃芪甘草湯[994]으로 老人玉莖痛을, 急救回陽湯[995]으로 吐瀉轉筋을, 古開骨散[996]으로 難産을 치료하였다. 이는 모두 補氣活血法이며, 補氣藥을 위주로 하고 活血化瘀

983) 上同.
984) 『醫林改錯 · 癱痿論』.
985) 『醫林改錯 · 論抽風不是風』.
986) 可保立蘇湯: 黃芪一兩五錢(生), 党參三錢, 白朮二錢, 甘草二錢, 當歸二錢, 白芍二錢, 棗仁三錢(炒), 山萸一錢, 枸杞子二錢, 故紙一錢, 核桃一介(連皮打碎), 水煎服.
987) 止瀉調中湯: 黃芪八錢, 党參三錢, 甘草二錢, 白朮二錢, 當歸二錢, 白芍二錢, 川芎一錢, 紅花三錢, 附子一錢(制), 良姜五分, 官桂五分(去粗皮), 水煎服.
988) 保元化滯湯: 黃芪一兩(煎湯冲), 滑石一兩(末).
989) 助陽止痒湯: 黃芪一兩, 桃仁二錢(研), 紅花二錢, 皂刺二錢, 赤芍一錢, 山甲一錢(炒).
990) 足衛和榮湯: 黃芪一兩, 甘草二錢, 白朮二錢, 党參三錢, 白芍二錢, 當歸一錢, 棗仁二錢, 桃仁一錢五分(研), 紅花一錢五分, 水煎服.
991) 黃芪桃紅湯: 黃芪八兩(生), 桃仁三錢(研), 紅花二錢, 水煎服.
992) 黃芪赤風湯: 黃芪二兩(生), 赤芍一錢, 防風一錢, 水煎服.
993) 黃芪防風湯: 黃芪四兩(生), 防風一錢, 水煎服.
994) 黃芪甘草湯: 黃芪四兩(生), 甘草八錢, 水煎服.
995) 急救回陽湯: 党參八錢, 附子八錢(大片), 乾姜八錢, 白朮八錢, 甘草三錢, 桃仁二錢(研), 紅花二錢.

藥을 겸용한 경우이다. 王淸任은 「瘟毒吐瀉轉筋」中에서 다시 瘟疫은 瘟毒이 血液을 燃燒하여 氣血을 壅塞시킨 것이므로, 처음에 正氣가 손상받지 않았을 때는 解毒活血湯을 써서 淸熱解毒, 凉血活血시켰는데, 이는 또한 解毒藥과 活血藥을 결합하여 운용한 예이다.

2. 解剖學에 대한 공헌

王淸任은 解剖學을 매우 중시했다. 그는 "의학을 업으로 하는 사람이 병을 진단함에는 마땅히 먼저 臟腑를 이해해야 한다(業醫診病, 當先明臟腑.)"[997], "臟腑를 모르고서 책을 쓰는 것은 어리석은 사람이 꿈을 설명하는 것이 아니겠는가? 病을 치료하는데 臟腑를 이해하지 못한다면 봉사가 밤길을 걷는 것과 무엇이 다르겠는가?(著書不明臟腑, 豈不是痴人說夢. 治病不明臟腑, 何異于盲者夜行)"[998]라고 하였다. 그는 옛사람의 臟腑論과 臟腑圖는 모순이 되는 곳이 많고 또 그 사람들이 臟腑를 잘못 설명하고 있는 것은 직접보지 않았기 때문이라고 하였다. 그래서 그는 20세 이후에 內臟 연구에 관심을 갖기 시작하였다. 그가 30세가 되던 해에 란주(灤州) 도지진(稻地鎭)에서 타향살이를 하였는데, 그때 그곳 아이들이 瘟疹痢症에 바로 감염되어 열중에서 여덟 아홉이 죽어갔다. 이에 그는 매일 이른 아침이면 무덤으로 달려가 드러나 있는 臟腑를 상세히 관찰하였고 후에는 참수당한 罪人의 臟腑構造를 관찰하기도 하였다. 이렇게 해서 만들어진 그의 臟腑圖는 한의학의 解剖學 발전에 많은 공헌을 하였다. 요약하면 다음과 같다.

(1) 王淸任은 汪昂의 뒤를 이어, "심은 생각을 주관한다(心主思)"라는 관점을 부정하였고 "心은 출입하는 기의 도로인데 어찌 영감(靈感)이 생겨나고 기억이 저장되겠는가?(心乃出入氣之道, 何能生靈機貯記性)"라고 주장하였다. 그리고 "영감과 기억력은 뇌에 있다(靈機記性在腦)", "양쪽 귀는 뇌에 통해 있어 소리를 듣는 것은 뇌로 들어가고(兩耳通于腦, 所聽之聲歸于腦)", "양눈의 핏줄은 줄과 같은 것으로 뇌와 연결되어 본 것은 바로 뇌로 들어가며(兩目系如線, 長于腦, 所見之物歸于腦.)", "코는 뇌로 통해 있어 향취를 맡은 것도 뇌로 들어간다(鼻通于腦, 所聞香臭歸于腦.)"[999]라고 명확히 주장하였다. 이는 五官과 腦의 관계에 대해 명확한 결론을 제시한 것이다.

(2) 王淸任은 肺가 2개의 葉으로 이루어져 있음을 보았고, 또한 氣管, 氣管支, 小氣管支 등까지 관찰하였다. 그는 肺를 묘사함에 있어 "肺의 兩葉은 큰 面이 등쪽을 향하고 있고 작은 面이 가슴을 향하고 있으며(肺兩葉大面向背 小面向胸)", "肺管은 아래에서 두 개의 큰 가지로 나뉘어 肺의 兩葉으로 들어가고, 각각의 큰 가지는 9개의 중간 가지로 나뉘며, 각각의 중간 가지는 9개의 작은 가지로 나뉘게 되며, 각각의 작은 가지는 여러 개의 小枝와 연결되며 小枝가 끝나는 곳에는 구멍이 없다(肺管下分爲兩杈, 入肺兩葉, 每杈分九中杈, 每中杈分九小杈, 每小杈長數小枝, 枝之盡頭處, 並無孔竅.)"[1000]라고 이야기하였으며, "肺의 아래에는 실제로 투과하는 구멍이 없다(肺下實無透竅)"라고

996) 古開骨散: 當歸一兩, 川芎五錢, 龜板八錢, 血餘一團(燒炭), 加生黃芪四兩, 水煎服.
997) 『醫林改錯 · 醫林改錯臟腑記敍』.
998) 上同.
999) 『醫林改錯 · 腦髓說』.
1000) 『醫林改錯 · 醫林改錯臟腑記敍』.

하여 옛사람들이 肺에 6葉과 2개의 耳와 24개의 구멍이 있다고 인식한 것을 고쳐 바로잡았다.

(3) 그는 主動脈, 頸動脈, 鎖骨下動脈, 腋動脈, 肋間動脈, 腸系膜動脈, 腎動脈, 腰骨動脈, 腹動脈, 下腔靜脈에서 小動脈(氣管), 小靜脈(血管)에 이르기까지의 형태에 대해 비교적 상세하게 기재하였다.[1001]

(4) 그는 幽門의 括約筋을 발견하였다. 그는 胃를 묘사하는 그림을 설명하면서 "胃內에 津門의 왼쪽에 一分 거리에 부스럼같은 것이 있는데 모양이 대추와 같다. 이를 이름하여 遮食이라 하는데, 음식과 물을 막아주는 것이다(胃之內, 津門之左一分遠, 有一疙瘩, 形如棗大, 名遮食, 乃擋食放水之物)"[1002]고 하였다. 여기서 그가 말한 "遮食"은 지금의 幽門括約筋이다.

이 밖에도 그는 會厭(喉頭蓋)과 肝, 胃, 橫膈膜, 心肺의 위치 등에 대해 묘사하였다. 이것은 모두 중국의 解剖學과 生理學의 발전에 커다란 공헌을 한 것이다. 그러나 시대적인 한계 때문에 王淸任의 『醫林改錯』또한 적지 않은 문제점이 있다. 가령 "사람이 숨을 들이쉬면 배가 차 오르는 것이지 肺가 커지는 것이 아니며, 숨을 내쉬면 배가 작아지는 것이지 肺가 작아지는 것이 아니다. 그리고 出氣, 入氣, 吐痰, 吐飮, 唾津, 流涎 등은 肺와 전연 관계가 없다(人氣向裏吸, 則肚腹滿大, 非肺滿大. 氣向外呼, 則肚腹虛少, 非肺虛少. 出氣, 入氣, 吐痰, 吐飮, 唾津, 流涎, 與肺毫無干涉.)"[1003]라고 한 점이나 腸을 연결하는 막을 氣府라 하여 "氣府의 俗名은 鷄冠油이니, 아래로 내려가 小腸을 둘러싸고, 肌膚 안쪽과 小腸 바깥은 元氣가 있는 곳이다(氣府俗名鷄冠油 下棱抱小腸 氣府內小腸外存元氣之所)"[1004]한 점, 그리고 "心에는 血이 없다(心無血說)"는 주장은 모두 잘못된 것이다.

【평가】

王淸任은 다양하게 새로운 이론을 주장하였기 때문에 그의 『醫林改錯』에 대해서 많은 논의가 있어 왔다. 唐容川(1862~1918) 같은 의학자는 "『醫林改錯』의 論議는 조잡하고 잘못된 것이 많은데, 오직 瘀血을 치료하는 것만이 가장 뛰어나다(醫林改錯, 論多粗舛, 惟治瘀血取長.)"[1005]고 하였고, 張錫純은 "『醫林改錯』은 活血化瘀에 관한 모든 처방을 만들어, 上中下의 部位로 나누어 瘀血을 제거하는 것으로 모든 병을 치료하였는데, 瘀血이 사라지면 모든 症狀이 저절로 나을 것이라고 한 것은 편벽된 바가 없지 않다. 그러나 그 전체적으로 그의 주장은 확실한 점이 있기 때문에 그 처방을 쓰고 효험을 본 사람들이 많다(醫林改錯一書, 立活血化瘀諸湯, 按上中下部位分消瘀血, 通治百病, 謂瘀血去而諸症自愈, 其立言不無偏處. 然其大旨則確有主見, 是以用其方者, 亦多效驗.)"[1006]고 하였다. 그리고 『淸史稿』에서는 "그가 참수한 죄인을 살피고 짐승의 장부를 살피고 西洋醫書는 보지 않았음에도 그 주장이 자못 일치한다(于刑人時, 考驗有得, 參證獸畜, 未見西書而其說與合.)"[1007]라고 하였

1001) 上同.
1002) 上同.
1003) 上同.
1004) 上同.
1005) 『血證論』卷八.
1006) 『醫學衷中參西錄』.
1007) 『淸史稿』卷502 · 藝術.

다. 이상은 기본적으로 王淸任의 견해를 긍정적으로 여기는 주장이다. 그 외에 王淸任에 대해 부정적인 입장이 있는데 陸九芝같은 의학자는 그를 폄하하여 "썩은 고기뼈 무더기속에서 사람을 가르치고 사람 죽이는 곳에서 의학을 배웠다(敎人于腐骼堆中, 殺人場上學醫)"라고 하였고, 근대 의학자들중의 일부는 『醫林改錯』에 대해 "고칠수록 착오가 더 많아졌다(越改越錯)"라고 비난하였다.

우리들은 王淸任이 옛것에 대해 의문을 가지고 용감하게 새로운 것을 개발하고 실천을 중시하였음을 인식하여야 한다. 解剖學과 의학연구의 방법론에 있어 일정한 공헌을 한 것 외에 중요한 것은 그가 活血化瘀의 치료방법에 있어 매우 독창적인 견해를 주장하여 한의학을 더욱 풍부하게 발전시켜 현재의 活血化瘀 연구에 있어 매우 큰 영향을 미쳤다는 것이다.

그러나 王淸任은 인체내부 구조를 설명함에 있어 적지 않은 오류를 범했으며, 또한 그의 解剖學的 지식의 착오로 인해 氣血理論도 착오가 생길 수 밖에 없었다. 이에 대해 우리는 분명히 시대적 한계임을 고려해야 할 것이며 현대의 해부학과 비교하여 그를 무조건 비난해서는 안될 것이다.

【복습자료】

1. 王淸任의 학술사상의 특징: 氣血理論을 특별히 강조하였고, 外感內傷에 관계없이 모든 질병을 氣血의 病變으로 인식하였다. 血病에서는 오로지 血瘀만 중시하였는데, 그 발생요인을 ① 氣虛로 인해 行血이 안 되어 瘀血이 생긴 것, ② 血虧로 인해 血瘀가 생긴 것. ③ 外邪를 받아서 邪와 血이 結하여 血行이 阻滯되어 血瘀가 생긴 것으로 요약하였다. 氣病은 오직 氣虛를 중시하였는데, 氣는 인체생명의 근원이므로 많은 疾病이 모두 이 氣虛로부터 생겨난다고 본 것이다. 王淸任은 中風의 40개 症狀과 小兒抽風症 20종 症狀 모두 氣虛로 인한 것이라고 하였다.

2. 活血化瘀의 치료방법이 본 절에서의 중점인데, 王淸任은 4개의 유명한 方劑를 만들어 血瘀證을 部位別로 나누어 치료하였다. 通竅活血湯을 세워 頭面과 四肢 및 全身의 血瘀證을 치료하고, 血府逐瘀湯으로 胸中血府의 血瘀證을, 膈下逐瘀湯으로 肚腹의 血瘀證을, 少腹逐瘀湯으로 少腹의 血瘀證을 치료하였다. 4개의 方劑는 모두 임상적 의의가 있어서 후세의 活血化瘀法 연구에 많은 영향을 미쳤다. 4개 方劑의 배합원칙은 모두 活血, 化瘀, 그리고 理氣藥을 함께 사용한 점에 있다.

3. 補氣藥 중에서 黃芪를 주로 사용하였다.

王淸任이 만든 補氣方 중에서 黃芪의 응용회수가 비교적 많은데, 용량도 또한 많다. 補氣方의 배합원칙에 있어서는 活血藥과 배합하는 경우가 많다. 補陰還五湯이 그 대표적 方劑인데 많은 後世醫家들이 이를 사용하고 있다.

4. 王淸任의 解剖學은 의학발전사에 있어 매우 중요한 역할을 하였다. 다만 現代解剖學과 비교했을 때 많은 착오가 있기는 하지만 중국의 解剖學이 급속도로 발전하는데 일익을 담당하였다는 점에 의의가 있다. 우리가 王淸任의 解剖學에 대해 연구하는 까닭은 그가 解剖學發展史에 공헌한 점을 이해하고 그의 실천을 중시하는 정신을 배우기 위해서이지, 그 구체적인 내용의 사실

여부를 따지는 것은 본 절의 주된 목적이 아니다.

【학습과제】

1. 王淸任은 血瘀의 원인을 무엇으로 보았는가? 무엇 때문인가?
2. 王淸任이 活血化瘀法으로 血瘀를 어떻게 치료하였는가?
3. 王淸任의 活血化瘀方劑의 配伍原理를 설명하시오.
4. 王淸任은 氣虛證을 치료할 때 어떤 약을 잘 사용하였는가? 그 대표적인 方劑는 무엇인가?
5. 당신은 역사상의 인물을 어떻게 평가해야 한다고 생각하는가? 당신은 王淸任의 『醫林改錯』을 어떻게 평가하는가?

12 唐宗海

【학습목표】

1. 唐宗海의 血證病機 및 그 辨證治療의 독창적인 견해를 파악한다.
2. 唐宗海의 水火氣血理論을 숙지한다.
3. 唐宗海의 생애, 저작, 학문하는 방법론에 대한 주장 등을 이해한다.

【생애와 저작】

唐宗海의 자는 容川으로 청나라 사천팽현 사람이며, 1862년에서 1918년까지 살았다. 光緖 15년(1889년)에 進士를 하였는데, 易理에 정통하였다. 그는 비록 과거에 급제하여 벼슬길에 올랐지만, 진정한 그의 성취는 의학에 있었다. 그의 학문하는 방법론은 "옛 것을 좋아하되 옛 사람에 미혹되지 않고, 널리 공부하되 장점을 취하고 단점을 버리는 것(好古而不迷信古人, 博學而能取長舍短.)"이다. 그는 『內經』, 『傷寒論』, 『金匱要略』 등 서적들을 열심히 연구하여 마음을 다하여 그 뜻을 이해하여 능히 "觸類旁通", "悟其言外之旨"할 수 있었다. 또한 임상경험도 매우 중시하여 매번 하나의 증상을 만날 때마다 반드시 실질적인 효과를 내어서 "悟出切實之理"라 하였다. 현대의학에 대하여는 그는 中醫의 입장에서 中西醫의 匯通을 주장하여 "西醫에도 또한 장점이 있으니, 中醫에 어찌 단점이 없겠는가?(西醫亦有所長, 中醫豈無所短)"[1008]라고 인식하여 "지역의 차이를 두는 견해를 버리고, 단지 절충하여 하나의 옳음으로 귀결시킬 것을 구한다(不存疆域異同之見, 但求折衷歸於一是)"[1009]고 하여, 西醫理論으로 中醫學을 해석하려고 시도하였다.

唐宗海의 저작으로는 『中西匯通醫經精義』 2권이 있는데, 이는 중국 최초로 中西醫學 일부의 회통을 시도한 저작이다. 이외에도 『血證論』 8권, 『傷寒論淺注補正』 7권, 『金櫃要略淺注補正』 9

1008) 『中外醫學四種合刻 · 中西醫解自敍』.
1009) 上同.

권, 『本草問答』 2권, 『醫易通說』 2권, 『醫學一見能』 1권 등이 있다. 『血證論』은 唐宗海의 대표적인 저작으로 氣化學說에 대하여 상세히 서술하고 있다. 이 책은 상당히 계통적으로 血證論治의 임상경험을 총결하고 있는데, 조문의 분류가 매우 요점이 있어서 비교적 이론과 실제가 서로 잘 결합된 의학저작이다. 이 책은 널리 보급되어 끼친 영향도 또한 크다.

【학술내용】

1. 氣血生化에 대한 견해

唐宗海는 人體의 一切의 生理活動이 모두 陰陽 두 기운의 부단한 운동의 결과로, 陰陽은 곧 水火이며, 水火는 또한 氣血을 化生하는 根源이라고 인식하였다. 그는 "사람의 몸은 陰陽에서 벗어나지 않는다. 陰陽이라는 두 글자는 곧 水火이며 水火라는 두 글자는 곧 氣血이다. 水는 氣로 化하고 火는 血로 化한다(人之一身, 不外陰陽, 而陰陽兩字, 則是水火. 水火二字, 則是氣血. 水卽化氣, 火卽化血.)"[1010]라고 하여 水火氣血의 相互資生하는 理論으로 氣血의 生化를 설명하였다.

1) 氣의 生化

唐宗海는 "氣는 腎水에서 生한다"라고 인식하였는데, 그는 "사람의 氣는 배꼽 아래의 丹田에 있는 氣海에서 생겨나는데, 배꼽 아래라는 것은 腎과 膀胱의 水가 돌아가 머무는 곳이다(人身之氣, 生于臍下丹田氣海之中. 臍下者腎與膀胱, 水所歸宿之地也.)"[1011]라고 설명하였다. 이는 氣가 腎과 膀胱의 水에서 生한다는 것을 설명한 것이다. 그러나, 腎과 膀胱의 水도 스스로 化하여 氣가 될 수 없으니, "또한 鼻間에서 天陽[1012]을 흡입하는 것에 의존하여 肺管으로부터 心火를 당겨 아래로 臍下로 들여 보내어 水를 쪄서 氣로 化하게 한다(又賴鼻間吸收天陽, 從肺管引心火下入于臍之下, 蒸其水, 使化爲氣.)"[1013]고 하였다. 가히 "氣가 腎水에서 生한다"는 것의 의미를 알 수 있다. 그리고, "氣生于腎水"의 구체적인 과정도 肺氣와 心陽의 蒸化를 거쳐서 완성되는 것이다.

氣가 생성된 후에는 "곧 太陽經脈을 따라 바깥을 싸서 보호하는데, 이것이 衛氣이다. 위로 올라가 肺에서 만나니 이것이 呼吸인데, 五臟六腑가 서로 숨쉬어 불어주는 것이다.(則隨太陽經脈爲布護于外, 是爲衛氣, 上交于肺, 是爲呼吸, 五臟六腑息以相吹.)"[1014] 또한 氣化하여 올라가면 "膀胱과 腎中의 水陰이 바로 氣를 따라 올라가 津液이 된다(膀胱腎中之水陰卽隨氣升騰而爲津液)"[1015]고 하였고, "아래에서 氣化하면 水道가 通하여 小便이 된다(氣化于下, 則水道通而爲溺)"고 하였다. 氣化하여 올라가면 위로 행하여 밖으로 달려 몸의 生化의 根源이 됨을 설명하였고, 또한 "氣는 火에서 생겨나니, 즉 능히 水를 化할 수 있다(氣生于火, 卽能化水)"[1016]는 것을 설명하고 있다.

1010) 『血證論 · 陰陽水火氣血論』.
1011) 上同.
1012) 하늘과 땅 사이의 陽氣를 가리킨다.
1013) 『血證論 · 陰陽水火氣血論』.
1014) 上同.
1015) 上同.
1016) 上同.

唐宗海는 또한 病理上에서 "水는 氣에서 생겨나는데, 또한 능히 氣를 병들게 할 수 있다(水化于氣, 亦能病氣.)"라고 인식하였다. 만일 잠깐이라도 水의 通調에 障碍가 發生하면 또한 氣의 機能에 影響을 미치게 되는 것이다. 예를 들어 "水가 머물러 化하지 못하면 밖으로는 太陽의 氣가 도달하기 못하여 땀이 나가지 않고 안으로는 津液이 생겨나지 않아 痰飮이 動하게 된다(水停不化, 外則太陽之氣不達, 而汗不得出, 內則津液不生, 痰飮交動.)"[1017]는 것과 같다. 동시에 氣는 水에서 生하니 氣病은 또한 水液의 運化의 影響을 받는다. 예를 들어 "肺의 節制機能이 行하여지지 못하면 氣가 내려가지 못하여 이로 인하여 小便이 막히거나 잦아지는 증상이 나타난다(肺之節制不行, 氣不得降, 因而隆閉滑數.)"[1018]고 한 것과 같다. 또한 만일 腎中의 陽氣가 水를 채우지 못하여도 또한 飮이 되거나 瀉가 되는 등의 증상이 나타난다. 그는 水病이 氣病으로 될 수가 있고 氣病 역시 水病이 될 수 있다고 하였는데, 이러한 까닭으로 唐宗海는 "病水而卽病氣", "病氣卽病水"[1019]라고 말한 것이다. 이것은 바로 "氣卽水也", "水卽氣也"라는 것이다. 그러므로 "氣與水本屬一家, 治氣卽是治水, 治水卽是治氣."[1020]라고 주장한 것이다.

2) 혈의 化生

唐宗海는 "火卽化血"[1021], "血生于心火"[1022]라고 말하였다. 이는 『靈樞 · 決氣』의 "中焦受氣取汁變化而赤, 是謂血"에 根據하여 "心生血"의 理論을 언급한 것으로 血의 化生은 脾經의 化汁과 心陽이 水化한 것을 퍼뜨린 結果라고 구체적으로 설명하고 있는 것이다. 그는 "음식의 기운이 위에 들어가면 脾經이 汁을 化하여 위로 心을 봉양하는데, 心火가 그것을 얻으면 變化하여 붉게 되는 것이 血이다(食氣入胃, 脾經化汁, 上奉于心, 心火得之, 變化而赤, 是之謂血.)"[1023]라고 하였고, 또 "血의 색은 火의 붉은 색이고, 火는 心이 주관하는 것으로 血液을 생기게 하여 온몸을 적셔준다(血色, 火赤之色也. 火者心之所主, 化生血液, 以濡周身.)"[1024]라고 하였다.

血은 陽化로부터 말미암는데 이는 水火旣濟의 산물이다. 心火는 또한 반드시 陰血을 滋養해야 비로소 균형을 이루어 亢進하지 않아 正常的인 生理機能을 發揮할 수 있게 된다. 그는 "火는 陽으로 陰血을 生하니 즉 陰血에 힘입어 火를 기른다. 그러므로 火가 위로 치솟지 않으면 血液이 아래에 깃들어 肝에 갈무리되어 血海에 의탁하고 있다가 衝脈, 任脈, 帶脈 三脈으로부터 온몸으로 내달아 몸을 따뜻하게 길러준다. 男子는 血의 순환이 드러나 보이지 않으나, 女子는 血이 순환하여 月經이 때에 맞춰 나타난다. 血이 내려가 血海의 가운데에 깃들면 心火가 따라내려가 구제하므로 血이 盛하면 火가 亢進되지 않는다. 이러한 까닭으로 男子는 病이 생기지 않고 女子는 임

1017) 上同.
1018) 上同.
1019) 上同.
1020) 上同.
1021) 上同.
1022) 上同.
1023) 上同.
1024) 上同.

신을 할 수가 있다(火爲陽而生血之陰, 卽賴陰血以養火, 故火不上炎, 而血液下注, 內臧于肝, 寄居血海, 由衝任帶三脈行達周身, 以溫養肢體. 男子則血之轉輸無從覘驗[1025], 女子則血之轉輸月事時下. 血下注于血海之中, 心火隨之下濟, 故血盛而火不亢烈, 是以男子無病而女子受胎也.)"[1026]라고 하였다.

生理의 火는 진실로 血液을 化生하게 할 수 있으나, 火旺 혹은 火衰한 경우에는 또한 血液의 化生을 해롭게 할 수 있다. 이른바 "火化太過, 反失其火", "火化不及而血不能生."[1027]이라고 한 것이다. 이는 모두 病理의 火가 조성하는 血病을 가리킨 것이다. 血病은 또한 累積되어 火病이 될 수 있다. 예를 들면 血液이 虧虛하면 肝이 臧하는 것을 잃게 되고 木旺이 火를 動하게 하면 生理的인 火로 하여금 病理的인 邪火로 變性하게 하여 血不足이나 火가 上炎하는 증상이 나타나는 것이다. 가히 火病이 血病에 이를 수 있고 血病이 火病을 造成할 수 있다는 것을 볼 수 있다. 唐宗海는 "血과 火는 원래 한 가족이니, 이를 알면 곧 調血을 말할 수 있다(血與火原爲一家, 知此乃可與言調血矣.)"[1028]라고 말하여 血과 火 사이의 밀접한 관계를 주장하였다.

3) 氣血의 관계

"水卽化氣", "火卽化血"은 水와 氣, 火와 血의 상호관계를 설명한 것이다. 그런데, 氣와 血, 水와 火는 또한 상호의존하고 상호작용의 관계가 있어 인체의 생리기능을 유지한다. 氣가 분리되고 血이 열리거나 血이 분리되고 氣가 열리는 등의 현상은 모두 상응하는 기능이 제대로 발휘되지 못하기 때문이다. 예를 들면 血의 운행이 氣의 통솔에 의존하고, 氣의 편안함과 데워짐이 또한 血의 營養에 의존하는 것과 같다. 그러므로, 唐宗海는 "血을 運行하는 것은 氣이며, 氣를 지키는 것은 血이다(運血者卽是氣 守氣者卽是血.)"[1029]라고 하였다. 또한 "氣는 血의 將帥이니, 血은 그것을 따라 운행한다. 血은 氣를 지키는데, 氣가 그것을 얻으면 고요해진다(氣爲血之帥, 血隨之而運行. 血爲氣之守, 氣得之而靜謐.)"[1030]라고 하였다. 이와는 반대로 氣血의 關係가 失調되어 血이 運行하지 못하면 瘀血이 생기거나 氣가 寧謐하지 못하면 燥氣 혹은 浮氣가 된다. 血이 瘀阻되는 까닭은 원래 氣의 不行에 있으며 氣가 寧謐하고 溫煦하지 못하는 까닭은 또한 血이 濡養하지 못하기 때문이다. 이러한 까닭으로 唐宗海는 "氣가 맺히면 血이 응체된다(氣結卽血凝.)"[1031]라고 하였다. 또한 "血病은 氣가 쌓인 것(血病則累氣)", "陰分의 血液이 不足하면 津液이 내려가지 못하여 氣病이 생긴다(陰分之血液不足, 則津液不下而病氣.)"[1032]라고 하였다.

마지막으로, 唐宗海는 기혈생화의 전체 과정을 매우 정미롭게 개괄하였다. "血은 心火에서부터 생겨나 아래로 肝에서 갈무리된다. 氣는 腎水에서부터 생겨나 위로 肺에서 모인다. 그 사이에

1025) 覘驗: 관찰하여 증명된다는 의미.
1026) 『血證論 · 陰陽水火氣血論』.
1027) 上同.
1028) 上同.
1029) 上同.
1030) 上同.
1031) 上同.
1032) 上同.

서 위아래로 움직이게 하는 것이 脾이다(血生于心火, 而下藏于肝. 氣生于腎水, 而上注于肺. 其間運上下者, 脾也.)"[1033]라고 하였다. 매우 작은 몇 마디의 말로 인체 생명활동의 기본규율을 설명하였는데, 水火旣濟가 되면 위아래가 서로 잡아당겨서 하나가 올라가면 하나는 내려오고 운동이 쉬지 않으니 이를 따라 氣血의 生化도 그침이 없는 것이다. 그 중에서 脾가 中央에 있으면서 升降의 작용을 斡旋하는 것을 강조하였다. 이로 인하여 "血을 다스림에는 반드시 脾를 위주로 하는 것을 요체로 삼아야 하는데, 氣를 다스림에 이르러서도 또한 마땅히 脾를 위주로 해야 한다(治血者, 必以脾爲主, 乃爲有要. 至于治氣 亦宜以脾爲主.)"[1034]라고 하였다.

2. 血證의 病機

唐宗海는 "보통 사람의 血液은 脈絡을 펼쳐 행하면서 肌膚를 채우면서 내달려 흐름에 막힘이 없으니, 이를 循經이라고 하는데, 정상적인 길을 따른다고 하는 것이다(平人之血, 暢行脈絡, 充達肌膚, 流通無滯, 是謂循經, 謂循其經常之道也.)"[1035]라고 인식하였다. 잠깐이라도 血이 제 길을 循環하지 못하여 밖으로 溢出하면 血證이 된다. 늘 나타나는 血證은 두 가지의 상황으로 표현할 수 있다. 하나는 血液이 體外로 넘치는 것이요, 둘째는 血液이 內部의 臟腑, 經絡, 腠理 등에서 넘쳐 쌓이는 것이다. 前者는 吐血, 衄血 등과 같은 것이고, 後者는 각종의 瘀血, 蓄血 등과 같은 것이다. 血證의 病因, 病機는 매우 複雜한데, 唐宗海가 서술한 것에 근거하여 다섯가지의 方面으로 歸納시킬 수 있다.

1) 氣機가 저체되어 거슬러 올라가 血이 이를 따라 올라가 넘치는 것

氣는 血의 將帥인데, 氣機가 沖和하면 血이 따라서 行하며, 氣機가 막혀 거스르면 "氣迫則血走"하여 血이 평상의 길을 떠나 위로 넘쳐 吐血, 嘔血, 咳血 등의 證이 된다.

吐血: 唐宗海는 무릇 上吐의 證이 모두 胃에 屬한다고 인식하였는데, "血이 비록 胃에서 주관하는 것은 아니지만, 이러한 吐證같은 경우에 어찌 胃를 責하지 않겠는가?(血雖非胃所主, 然同是吐證, 安得不責之于胃?)"[1036]라고 하였다. 그 病機의 요점은 血海라고 불리는 衝脈이 陽明에 속한다는 것인데, 만일 衝脈의 氣가 上逆하면 胃氣가 아래로 行하지 못하여 血이 따라서 거슬러 올라가 나오는 것이다. 그러므로, 唐宗海는 吐血의 치료에 대하여 모두 調胃, 降氣를 주요한 방법으로 삼았다.

嘔血: 唐宗海는 嘔血이 吐血과 비록 같이 "口中에서 出하는 것"이나, 단 "吐血은 病이 胃에 있으나 嘔血은 病이 肝에 있다(吐血其病在于胃, 嘔血其病在于肝.)"[1037]고 인식하였다. 곧 肝膽의 火旺으로 肝이 疏泄기능을 失調하여 氣機가 逆亂한 까닭이다. 그러므로 治療도 凉肝調氣를 爲主로 하

1033) 上同.
1034) 上同.
1035) 『血證論·吐血』.
1036) 上同.
1037) 『血證論·嘔血』.

였다.

咳血: 唐宗海는 "肺는 氣를 주관하며, 기침을 하는 것은 氣病이므로, 咳血은 肺에 屬한다(肺主氣 咳者氣病也 故咳血屬之于肺.)"[1038]고 하였다. 그 병변의 원인은 두 가지가 있다. 하나는 實邪에 속하는 것이니, 만약 外感으로 肺氣가 막히거나 울체가 오래되어 火로 변하거나 하여 火熱이 肺를 薰蒸시키면 사람으로 하여금 기침을 하게 하며, 기침이 오래되면 脈絡의 血液을 진동시켜서 咳血을 일으키는 것이다. 다른 하나는 陰虛에 속하는 것으로, 肺中의 津液이 不足하여 陰虛가 火를 生하고 火邪가 肺를 훈증시켜 肅降의 슈을 행하지 못하여 咳血이 생기는 것이다. 實證 혹은 虛證을 막론하고 모두 肺氣의 淸肅下降이 이루어지지 못하여 氣가 上逆한 결과이다.

2) 脾가 統攝의 기능을 잃어 血이 돌아가지 못하는 것

唐宗海는 "脾는 五臟을 통솔하고 주관하여 陰을 지키는 것이다. 그 氣는 위로는 心肺로 수송되고 아래로는 肝腎으로 하달되며 밖으로는 사방을 관개하고 기육에 충만하여 넘치니, 이른바 중앙에 居하면서 四方으로 펼쳐진다는 것이 이것이다. 血은 그것을 따라 運行을 쉬지 않으니, 이른바 脾가 血을 統攝한다는 것이 또한 이와 같다(脾能統主五臟而爲陰之守也. 其氣上輸心肺, 下達肝腎, 外灌漑四旁, 充溢肌肉, 所謂居中央暢四方者如是. 血卽隨之運行不息, 所謂脾統血者, 亦卽如是.)"[1039]라고 말했다. 그러므로 血이 上下로 운행하는 것은 전적으로 脾氣의 統攝에 의존한다. 만약 飮食, 勞倦, 思慮 등으로 脾를 상하거나, 혹은 "肝經怒火妄動, 木鬱剋土"하여 脾胃의 元氣가 虛損되어 血이 統攝되지 않으면 血이 上下로 넘쳐 나와 각종의 出血病證이 나타나게 된다. 예를 들어 "脾不攝血而唾血", "脾不統血, 是以崩潰, 名曰崩中"과 같으며, 脾虛하여 "中宮不守, 血無所攝"하면 遠血이 된다. 이외에도 吐血, 衄血 등의 증상도 또한 脾虛로 인해 統攝을 하지 못한 까닭이다. 이러한 까닭으로 唐宗海는 血證을 치료할 때에 항상 補脾를 위주로 하였고, 특별히 衄血, 吐血, 便血, 婦女의 血崩 등의 증상에 凉血止血藥을 써도 효과가 없는 경우에는 다시 培補脾胃와 引血歸經시키는 藥物을 써서 종종 현저한 효과를 얻을 수 있었다.

3) 火熱의 熾盛로 血을 逼迫하여 妄行하게 함.

唐宗海는 火熱이 內盛하면 血을 逼迫하여 妄行하게 한다고 인식하였다. 熱이 陽絡을 傷하면 衄血이 나타나고 熱이 陰絡을 傷하면 下血을 하며, "陽明燥熱所攻"하면 目衄이 나타나고, 肝膽三焦의 "相火內動, 挾血亡行"하면 耳衄이 나타나며, "胃火上炎, 血隨火動"하면 齒衄이 나타나고, "心火亢盛, 血爲熱逼而滲出"하면 舌衄이 나타나며, "心經火旺, 血脈不得安靜因而帶出血絲"하면 咯血이 나타나고, "心肺火盛, 逼血從毛孔中出"하면 血箭[1040]이 되며, "心經遺熱于小腸"하면 尿血이 나온다.

1038) 『血證論·咳血』.

1039) 『血證論·唾血』.

1040) 血液이 毛孔을 따라 흘러 나올 때 한가닥의 혈액이 나오는데, 화살이 날아오는 것과 비슷한 것이다.

4) 瘀血이 絡을 막아 血行이 失常한 것

唐宗海는 "瘀血이 버티고 머물러 있으면 새로운 血이 편안하게 탈없이 행하지 못하니 마침내는 반드시 마음대로 내달려 토하거나 넘칠 것이다(瘀血踞住 則新血不能安行無恙 終必妄走而吐溢矣.)"[1041]라고 했다. 무릇 吐, 衄, 便, 漏 등 각종의 血證에는 經을 벗어난 血이 瘀血을 이루지 않는 경우가 없으니, 瘀血이 안에서 막으면 다시 出血이 생겨날 수 있다. 그러므로, 唐宗海는 瘀血을 제거하는 것을 매우 重視하여 "凡血證, 總以去瘀爲要"[1042]라고 하였다. 그렇지 않으면 瘀血이 안에서 막아서 거듭 새롭게 吐溢하는 出血에 이를뿐 만이 아니라 계속 질환을 남겨 다른 疾病을 생겨나게 할 수 있다.

5) 臟腑와 血證의 관계

氣逆, 血熱, 血瘀 및 血의 統攝을 잃는 것 등이 비록 血證의 중요한 病因, 病機이나, 血證과 臟腑 또한 밀접한 관계가 있다. 唐宗海는 "臟腑의 性情과 部位는 각각 다른 것이 있으며 주관하는 病도 또한 다르니, 雜病을 치료하는 자는 마땅히 그것을 알아야 하고 血證을 치료하는 자 또한 그것을 알아야 할 것이다. 臨證과 處方에서 經에 따라 藥을 쓸 때 이를 벗어나지 않는다(臟腑之性情部位, 各有不同, 而主病亦異, 治雜病者宜知之, 治血證者亦宜知之, 臨證處方, 分經用藥, 斯不致南轅北轍耳.)"[1043]라고 하였다. 吐血은 病이 胃에 있고, 嘔血은 病이 肝에 있으며, 咯血은 病이 腎에 있고, 唾血은 病이 脾에 있으며, 咳血은 病이 肺에 있다. 또한 같은 血證이라도 여러 臟腑와 관련이 있을 수 있다. 예를 들어 咳血이 비록 病이 肺에 있으나 胃中에 熱이 쌓여 火가 盛하여 金을 타면 氣가 거슬러 올라가 부딪쳐서 咳血에 이를 수 있으며, 肝의 怒火가 거슬러 올라가도 또한 咳血에 이를 수 있다. 咯血이 비록 病이 腎에 있으나, 또한 水火는 互根하는 것이니, 腎病으로 水가 火를 구제하지 못하여 心經의 火가 旺盛하여 絡을 傷하면 또한 咯血을 할 수가 있다. 唾血은 비록 病이 脾에 있으나 實證은 肝에 屬하며 藏血하지 못한 것이다. 그러므로 血證論治는 모름지기 臟腑辨證과 결합하여야만 능숙하게 변통을 할 수가 있으니, 하나에 얽매일 필요는 없다.

3. 血證의 治療

1) 治療原則

唐宗海의 血證에 대한 기본적 治法은 다음에서 벗어나지 않는다. 氣血을 고르는 것, 陰陽을 조화롭게 하는 것, 不足한 것을 보충하는 것, 남는 것을 덜어내는 것, 항진한 陽의 불꽃을 제어하는 것, 水陰이 마르려고 하는 것을 救하는 것 등이다. 이른바 "或補陰以和陽, 或損陽以和陰."으로 구체적인 것은 다음과 같다.

1041) 『血證論·吐血』.
1042) 『血證論·瘀血』.
1043) 『血證論·臟腑病機論』.

止血: 吐衄이 갑자기 일어나면, "이러한 때에는 血의 원인을 다 치료할 겨를이 없으니, 오직 止血이 제일의 방법이다.(此時血之原委 不暇究治 惟以止血爲第一要法.)"[1044] "조금의 혈액이라도 보존하는 것이 사람의 목숨을 보존하는 것이다.(存得一分血, 便保得一分命.)"[1045] 止血의 방법에 있어서, 그는 吐衄의 血證은 대부분 胃熱이 內盛하여 氣火가 거슬러 올라간 것에 속한다고 인식하였다. 그러므로 "其法獨取陽明"이라 하고, 모두 瀉火降逆을 위주로 하였다. 火가 올라가 血을 끓여 넘치는 것을 막을 수 없을 때에는 반드시 猛降한 藥으로 거슬러 오르는 기세를 끊어야 한다. 이에는 仲景瀉心湯을 쓰는데 瀉心은 곧 瀉火이며 瀉火가 곧 止血시키는 것이다. "이러한 때에 腎水를 補하여 平氣시킨다는 것은 세상물정에 어두운 말이며, 心血을 補하여 火와 짝을 이루게 하는 것은 미흡한 治療이다. 그러므로 오직 瀉火의 법이 하나 있으니, 除暴安良시켜서 邪氣를 除去하고 正氣를 保存하게 하는 것이다. 處方名을 瀉心이라고 한 것은, 實하면 胃를 瀉하는데 胃氣가 下泄하면 心火가 消導하는 바가 있어서 胃中의 熱氣가 또한 위로 올라가 맺히지 않으므로 이에 氣가 順하여져서 血이 거스르지 않게 되기 때문이다(此時補腎水以平氣, 迂闊之談也. 補心血以配火, 不及之治也. 故惟有瀉火一法, 除暴安良, 去其邪以存其正. 方名瀉心, 實則瀉胃, 胃氣下泄, 則心火有所消導, 而胃中之熱氣亦不上壅, 斯氣順而血不逆矣.)"[1046]고 하였다. 唐宗海는 더우기 大黃의 효과를 찬양하며 瀉心의 妙가 "전적으로 大黃의 降氣作用으로 降血시키는데 있다(全在大黃降氣卽以降血)"고 주장하였다. 大黃은 藥中의 "將軍"으로 곧바로 陽明의 腑로 들어가서 胃腸에 쌓여있는 邪氣를 씻어낼 뿐만 아니라 血病의 聖藥이 되어 凉血시키고 또한 活血시키며 血을 당겨 아래로 내려보내는 장점이 있다. "大黃은 능히 오래된 것을 밀어내고 새것을 불러들여 陽을 덜어 陰을 조화롭게 하고……무릇 氣가 血分中에서 거슬러 올라가 血에 조화롭지 못한 곳이 있는 경우에는 大黃의 성질이 또한 도달하지 못하는 곳이 없다(大黃一味 能推陳致新 以損陽和陰……凡屬氣逆于血分之中 致血有不和處 大黃之性亦無不達.)"[1047]라고 하였다. 이로 인하여 歷代로 止血의 處方이 비록 많지만 결국에는 瀉心과 陽明厥逆을 내리는 것에서 벗어나지 않는다.

唐宗海의 止血法은 出血되었을 때 한가지의 약물로 덮어버리는 것이 아니라 근본을 치료하는 것을 가리킨 것임을 알 수 있다. 邪氣가 實하여 血이 거슬러 오른 경우는 마땅히 瀉心湯을 써서 止血시켜야 한다. 이와는 달리 思慮, 勞倦 등으로 脾를 傷한 血證에는 補中益氣湯 및 歸脾湯을 써서 치료해야 하며, 氣가 血을 따라 빠져나간 위급한 證은 또한 헛되이 血藥을 써서 치료할 수 있는 것이 아니므로 마땅히 獨蔘湯을 써서 補氣해야 한다. 그는 이에 대해 "血이 빠져나가도 氣가 빠져나가지 않았으면 비록 위급한 증이라도 살 수 있으며, 한 가닥의 氣라도 끊어지지 않았으면 血이 서서히 생겨날 수 있다(血脫而氣不脫 雖危獲生 一線之氣不絶 則血可徐生.)"[1048]라고 했다.

消瘀: "이미 血이 멎은 後라도 그 經脈 중에 이미 動한 血이 예전의 道로 돌아가지 못한 것이

1044) 『血證論 · 吐血』.
1045) 上同.
1046) 上同.
1047) 上同.
1048) 『血證論 · 脈症死生論』.

있어서(血旣止後, 其經脈中已動之血, 有不能復還故道者)"[1049], 체내로 넘쳐 들어가 瘀血을 생성한다. 瘀血은 氣化의 通路를 막으면 새로운 血液이 肌肉을 생기게 하는 것을 방해하고, 瘀血이 臟腑의 사이에 있으면서 오래되면 乾血, 勞瘵 등이 발생하며, 瘀血이 經絡의 사이에 있으면 偏枯가 생기거나 腫痛이 나타나고, 瘀血이 肌肉과 腠理의 사이에 있으면 변하여 骨蒸, 모발이 끊어지고 몸이 마르는 등의 증상이 나타난다.[1050] 그러므로 이미 血이 멎은 후에는 급히 瘀血을 제거시키는 것이 요체이다. 瘀血이 上焦에 있으면 血府逐瘀湯을 쓸 수 있고, 中焦에 있으면 甲已化土湯[1051]을 쓸 수 있으며, 下焦에 있으면 歸芎失笑散을 쓸 수 있다. 이 외에도 花蕊石散[1052]을 각종 瘀血證候에 광범위하게 써서 瘀血을 小便을 通하여 나가게 할 수 있다.

寧血: "吐血이 이미 멎고 瘀血도 사라진 후에 數日間 혹은 數十日間에 血이 다시 潮動하여 吐하는 것은 血이 정상으로부터 벗어난 까닭인데, 반드시 寧血시키는 법을 써서 血을 편안하게 하면 낫는다(吐旣止, 瘀旣消, 或數日間, 或數十日間, 其血復潮動而吐者, 乃血不安其經常故也. 必用寧之之法, 使血得安乃愈.)"[1053]고 하였다. 止血法과 消瘀法 중에 사용하는 약을 대부분 猛峻한 것으로 하여 효과를 얻는데, "곧 도적을 쳐서 평정하는 방법이나 어루만져 편안하게 하는 방법은 아니다.(乃削平寇盜之術, 尙非撫綏之政.)" 그러므로 止血, 消瘀시킨 후에는 완만한 약으로 寧血시켜서 冲氣를 安和시키면 出血이 다시 發하지 않는다.

寧血의 治法도 모름지기 原因과 증상에 따라 다르게 해야 하는데, 일반적으로는 祛邪, 調氣, 凉血, 瀉火, 潤燥, 淸肝 등의 여러 法을 쓴다. 그 중에 특별히 調氣를 중시하였는데, 그는 "총괄하여 말하면 血이 불안한 까닭은 모두 氣가 불안한 연고이니 氣를 편안하게 하는 것이 곧 血을 편안하게 하는 것이다(總而論之 血之所以不安者 皆由氣之不安故也 寧氣卽是寧血.)"[1054]라고 하여 氣機를 조화롭게 하는 것이 血絡을 편안하게 하는데 중요한 의의가 있다고 주장했다. 唐宗海는 四磨湯, 香蘇飮, 犀角地黃湯, 淸燥救肺湯, 小柴胡湯, 龍膽瀉肝湯 등을 임상에서 증상에 따라 사용하면 어느 정도의 寧血作用이 있다고 하였다.

補血: 血證은 陰精이 새나가는 것으로 반드시 "封補滋養"의 法을 써서 虛損을 補해야 한다. 그러나, 邪氣의 勢가 팽창할 때에는 溫補의 法이 진실로 불을 끌려고 땔나무를 덮는 것일 뿐만 아니라 滋養의 法 또한 邪氣를 거두어 들이는 우환을 면치 못하는 것이다. 이로 인하여 반드시 祛邪消瘀시킨 연후에 補를 말할 수 있으니, 이른바 "實證은 결단코 補虛의 處方을 쓸 수 없으며, 虛證은 實證의 여러 處方들을 廢하여서는 안 된다(實證斷不可用補虛之方, 而虛證則不廢實證諸方.)"고 한 것이다. 구체적으로 補陰, 保養이나 어느 臟腑를 補할 것인가에 이르러서는 모두 모름지기 補血을 하는 동시에 근본을 궁구히하여 證을 살펴서 치료를 논해야 한다. 補肺에는 甘凉潤燥한 藥

1049) 『血證論 · 吐血』.
1050) 上同.
1051) 甲已化土湯: 白芍藥 五錢, 甘草 三錢.
1052) 花蕊石散: 花蕊石을 두드려 가루낸 것을 매번 三錢씩 服用하는데, 男子는 酒調하고, 女子는 醋水에 服用한다.
1053) 『血證論 · 吐血』.
1054) 上同.

을 많이 쓰고, 補脾에는 脾陰을 滋養하는데 중점을 두며, 補腎에는 地黃湯이 마땅한데 補水하여 氣를 함양시키고 利水하여 氣를 化하게 한다.

2) 用藥宜忌

唐宗海는『血證論 · 用藥宜忌論』중에서 “汗, 吐, 攻, 和의 雜病을 治療하는 四大法은 失血의 證에 있어서는 마땅한 것과 마땅하지 않은 것이 있다(汗 吐 攻 和爲治雜病的四大法 而失血之證有宜有不宜.)”라고 말했다. 血證의 치료에 있어서 그는 下法, 和法에 주력하고 汗法, 吐法은 禁하였다.

忌汗: 張仲景은 衄家에 대해서 發汗을 엄중이 경계하였는데, 汗과 血은 근원이 한가지라는 것에서 착안한 것이다. 吐血로 이미 陰血을 傷하였는데 땀을 내어 또 津液을 傷하게 하는 것은 水와 血을 둘다 傷하게 하는 것이니 뼈가 마르게 된다. 그러므로 唐宗海는 血證을 치료함에 辛溫發汗의 약물을 쓰는 것을 꺼려서 眞陰을 거듭 傷하여 陽氣가 搖動하여 血이 氣를 따라 넘쳐나지 않게 하였다. 그는 “무릇 脈이 가라앉아 있고 氣가 숨어 있으면 이에 血이 올라가지 못하는데, 發汗하면 氣가 發泄되니 吐血하는 사람은 氣를 가장 거두어 들이기 어렵다. 發泄을 그치지 않으면 血이 氣를 따라 넘쳐나 막을 수 없으므로 비록 表證이 있더라도 단지 和散시키는 것이 마땅하며, 재빠르게 麻黃, 桂枝, 羌活, 獨活 등을 써서는 안 된다. 만일 外感으로 인하여 失血한 경우에는 밖으로부터 흐뜨릴 수 있으나 또한 收斂과 發散을 겸하여서 지나치게 땀을 내어 亡陰이 되지 않도록 해야 한다(夫脈潛氣伏, 斯血不升, 發汗則氣發泄, 吐血之人, 氣最難斂. 發泄不已, 血隨氣溢而不可遏抑, 故雖有表證, 止宜和散, 不得徑用麻 桂 羌 獨. 果系因外感失血者, 乃可從外表散, 然亦須斂散兩施, 毋令過汗亡陰.)”[1055]고 하였다. 이와 같이 그는 血證에 汗法을 응용하는데 식견이 있었다.

禁吐: 唐宗海는 失血을 한 사람에게 吐法을 쓰는 것을 더욱 嚴禁하였다. 그는 “失血한 사람은 氣가 이미 上逆하였는데, 만약 痰涎이 있다고 다시 吐하게 하면 거스르는 勢를 도와주는 것으로 반드시 氣가 올라가 그치지 않게 된다. 治療의 法은 위로 올라간 것은 억누르는 방법인데, 반드시 氣로 하여금 위로 날뛰지 못하게 하여야 이에 血도 위로 넘치지 않는다. 肺氣를 내리고 胃氣를 고르게 하며 腎氣를 제자리로 들어가게 해야 하니, 氣가 아래로 내려가면 血도 아래로 내려가 血이 그치면 氣도 또한 평온함을 회복한다. 血家가 가장 禁忌해야 할 것은 動氣이다. 病이 있을 때 吐를 禁할 뿐만 아니라 病이 나은 後에도 다른 雜證이 있으면 가벼이 吐藥을 써서는 안 되니, 왕왕 吐로 因하여 血證을 發하는 경우가 있다. 血證에 吐法을 꺼리는 것을 알면 降氣시켜서 吐를 그치게 하는 것이 이에 治血의 法이라는 것을 아는 것이다(失血之人 氣旣上逆 若見有痰涎 而復吐之 是助其逆勢 必氣上不止矣. 治病之法 上者抑之 必使氣不上奔 斯血不上溢. 降氣肺氣 順其胃氣 納其腎氣 氣下則血下 血止而氣亦平復. 血家最忌是動氣 不但病時忌吐 卽已愈後 別有雜證 亦不得輕用吐藥 往往因吐便發血證. 知血證忌吐 則知降氣止吐 便是治血之法.)”[1056]라고 했다.

主下: 血證이 갑자기 發하는 것은 대부분 氣가 盛하고 火가 왕성한 때문이다. 血이 넘친 후에

1055)『血證論 · 用藥宜忌論』.

1056) 上同.

또 陰血을 상하게 하므로 唐宗海는 下法이 氣를 끊어 火를 새나가게 할 수 있고 또한 火를 瀉하여 陰을 구할 수 있다고 주장하였다. 그는 "血證은 氣盛火旺한 경우가 십중팔구인데 넘치는 때를 당하여 막을 수 없을 때에는 바로 下法을 써서 그 勢를 꺽는 것이 마땅하다. 仲景의 陽明證에도 급히 下法을 써서 陰을 보존하는 방법이 있고, 少陰證에도 급히 下法을 써서 陰을 보존하는 방법이 있다. 血證으로 火氣가 盛한 경우에 가장 두려워해야 할 것이 亡陰인데, 下法이 바로 救陰하는 것으로 攻하는 것이 補하는 것과 다르지 않다(血證氣盛火旺者十中八九, 當其騰溢, 而不可遏, 正宜下之以折其勢. 仲景陽明證, 有急下以存陰法, 少陰證, 有急下以存陰法. 血證火氣太盛者最恐亡陰, 下之正是求陰, 攻之不啻補之矣.)"[1057]라고 했으며, 또한 下法을 반드시 사용해야 할 때에 관하여는 "만약 實邪가 오래 머물러 正氣가 이미 다시 支持되지 못하거나 或은 大便이 唐薄한 경우는 英雄이 武力을 쓸 수 없는 경우와 같다(如實邪久留, 正氣已不復支, 或大便唐薄, 則英雄無用武之地.)"라고 했다. 이러한 때에 "단지 서서히 調停할 수 있으니, 순순히 清潤降利하는 藥을 사용하여 下法의 뜻을 어기지 않는다(只可緩緩調停, 純用清潤降利, 以不違下之意.)"[1058]라고 하였다. 下法이 血證의 치료에 있어서 중요한 위치를 차지하고 있음을 알 수 있다.

宜和: 唐宗海는 和法에 대해서도 "血證에서 제일 좋은 方法으로 表證을 겸한경우는 肺氣를 和하게 하고, 裏證인 경우는 肝氣를 和하는데, 脾腎의 氣를 더욱 돌아보는 것이다. 혹은 補陰으로 和陽시키고 혹은 損陽으로 和陰시키며, 혹은 逐瘀로 和血하고 혹은 瀉水로 和氣하며, 혹은 補瀉를 겸하여 실시하고 혹은 寒熱을 互用한다(則爲血證第一良法 表則和其肺氣 裏者和其肝氣 而尤照顧脾腎之氣. 或補陰以和陽 或損陽以和陰 或逐瘀以和血 或瀉水以和氣 或補瀉兼施 或寒熱互用.)"[1059]라고 하였다. 唐宗海가 말한 和法은 그가 血證의 治療總則을 광범위하게 포괄하고 있는 것으로, 기본정신은 證을 살펴 治療하고, 偏盛을 바로잡으며, 氣機를 조화롭게 하고 거슬러 어지러워진 것을 평탄하게 하는 등에 있다.

【평가】

唐宗海는 血證의 理論 및 實際에 있어서 앞 사람들을 뛰어넘는 점이 있어서 慧眼이 있는 醫家로서의 지위를 잃지 않았다.

그는 『內經』의 氣血, 經絡, 臟腑 등의 學說 및 血證의 치료원칙을 계승하여이를 "觸類旁通"하여 血證의 측면에서 『內經』理論의 미비한 점을 보충하였다. 각각의 醫學流派와 歷代 醫家들의 학술적 견해에 대해서는 한가지의 견해만을 고집하지 않고 좋은 점과 나쁜 점을 잘 가려내어 장점을 취하고 단점을 버렸다. 예를 들어, 그는 李東垣의 脾胃學說을 계승하였지만, 또한 "李東垣을 따라 脾胃를 중시한 자들이 脾陽을 補하는 것을 알았으나 脾陰을 滋養하는 것을 몰랐다. 脾陽이 不足하면 水穀이 진실로 化하지 못하지만, 脾陰이 不足해도 水穀이 또한 化하지 못한다(李東垣後,

1057) 上同.
1058) 上同.
1059) 上同.

重脾胃者, 但知宜補脾陽, 而不知滋養脾陰. 脾陽不足, 水穀固不化, 脾陰不足, 水穀仍不化也.)"[1060]라고 하였다. 그러므로 李東垣이 脾陽을 중시한 장점은 취하였지만, 脾陰을 가벼이 여긴 문제점은 비판한 것이다. 朱丹溪가 陰血을 중시한 관점을 계승하지만, 또한 "朱丹溪는 병을 치료함에 血을 爲主로 하였으므로 藥을 쓰는 것이 寒凉에 치우쳤다. 병이 火臟에 있으면 寒凉이 마땅하고 病이 土臟에 있으면 甘緩이 마땅한 것을 몰랐던 것이다(朱丹溪治病以血爲主 故用藥偏于寒凉. 不知病在火臟宜寒凉 病在土臟宜甘緩也.)"[1061]라고 하였다. 그래서 寒凉한 약을 잘 쓴 장점은 취하였지만, 溫補의 用藥原則에서 드러나는 단점은 취하지 않았다. 이외에도, 王淸任의 活血化瘀의 方法, 黃元御, 陳修園 등의 학설에 대해서도 장점은 가려내어 이를 취하여 그의 학술사상과 치료경험 속으로 스며들게 하였다. 이러한 유행을 좇지 않고 자신의 소신에 따라 연구하는 학문태도는 가히 귀감으로 삼을 만한 것이다.

唐宗海는 血證에 대하여 심도있는 연구를 하여『血證論』을 지었다. 이는 血證에 대해 論述한 專門書籍으로 血證에 대하여 자못 많은 독창적인 견해를 주장하였는데, 理, 法, 方, 藥 등이 엄밀하다. 血證의 진행과정에 대해 비교적 계통적으로 서술한 것 외에도 血證의 범주 뿐만 아니라 기본이론에 대하여 內傷, 婦人, 雜病에 이르기까지 비교적 정확한 서술을 하였다. 그의 학술이론 및 임상경험은 곧바로 후세의 한의학의 교육과 연구 및 임상에서 중요하게 여기는 바가 되었다.

唐宗海는 또한 당시의 西醫學의 이론도 잘 받아들여서 中西醫匯通의 첫 발걸음을 열었다. 애석하게도 역사적 조건, 과학수준 및 中西醫學理論體系의 차이 등의 원인으로 이른바 匯通의 理論은 자못 牽强附會한 면이 많아서 匯通의 목적에는 도달하지 못하였다.

【복습자료】

1. 本節의 중요점은 唐宗海의 血證의 病機 및 血證治療에 대한 논술이다. 血證의 病機와 血證의 治療를 학습할 때에는 마땅히 과거에 배운 氣와 血의 관계와 결합하여 氣血과 臟腑의 관계를 이해해야 한다. 먼저, 氣는 血의 將帥이다. 氣는 血을 生하니 氣가 病들면 血이 病든다. 氣는 血을 行하게 하니, 氣가 病들면 血液이 妄行하여 넘쳐날 수 있고 또 血行이 제대로 되지 않아 瘀血이 생길 수 있다. 氣는 血을 統攝하니, 氣가 病들면 血을 統攝하지 못하여 脈道로 넘쳐나게 된다. 다음으로, 血은 氣의 母가 된다. 血이 많이 몸밖으로 나가면 氣도 또한 따라서 나가 脫하게 된다. 氣血과 臟腑의 관계는 곧 氣血은 臟腑의 생리기능의 산물이며, 또한 臟腑의 생리기능의 표현이라는 것이다. 이러한 까닭으로 血證의 病機 및 治療와 氣와 臟腑 사이에는 밀접한 관계가 있다.

2. 氣血의 化生: 氣는 腎水에서 생겨나는데, 이는 肺氣와 心陽의 蒸化作用을 거쳐서 완성된다. 氣가 생성된 후에는 五臟六腑와 四肢百骸의 生化의 根源이 된다. 血은 心火에서 생겨나는데, 이는 脾經의 化汁을 心陽이 퍼뜨린 결과이다. 血液이 생성된 후에는 心陽을 길러주어 항진하지 않게 해야 한다. 氣와 血은 또한 밀접한 관계가 있는데, 血의 運行은 氣의 統率에 의존한다. 기의

1060)『血證論 · 男女異同論』.
1061)『血證論 · 陰陽水火氣血論』.

편안함과 데워짐은 또한 血의 기름에 의존하니, 氣血이 서로 작용하여 인체의 생리기능활동이 유지한다.

3. 血證病機: ① 氣機가 거슬러 올라감: 胃氣가 上逆하면 吐血이 나타나고, 肝膽의 火旺으로 肝氣가 上逆하면 嘔血이 나타나며, 肺中의 鬱火가 오래되어 기침을 하면 肺絡을 傷하여 혹 肺虛해져 肅降의 令이 행하지 못하면 肺氣가 上逆하여 咳血이 나타난다. ② 脾가 統攝의 機能을 잃어버림: 脾가 虛하여 統攝하지 못하면 血이 脈道 밖으로 넘쳐 나와서 각종의 血證이 나타나게 된다. ③ 化熱이 熾盛하여 血을 逼迫하여 妄行하게 한 것: 熱이 陽絡을 傷하면 衄血이 나타나고, 熱이 陰絡을 傷하면 下血을 하며, 陽明燥熱이 있으면 目衄이 나타나고, 肝膽三焦에 火가 있으면 耳衄이 나타나며, 胃火가 上炎하면 齒衄이 나타나고, 心火가 盛하면 舌衄이 나타나며, 心火가 金을 剋하면 咯血이 나타나고, 心肺가 亢盛하면 血箭이 되며, 心이 小腸에 熱을 남기면 尿血이 나온다. ④ 血이 絡脈을 막아 血行이 장애를 받으면 血이 넘친다. ⑤ 血證과 臟腑의 病變은 밀접한 관계가 있다.

4. 血證의 治則: 血證의 治療는 네가지의 단계가 있다. ① 吐衄이 갑자기 일어나면 먼저 止血을 시켜야 하는데, 仲景瀉心湯을 써서 瀉火止血시켜야 한다. ② 止血을 한 후에는 많은 瘀血이 생겨나 변화된 여러 증상이 나타나므로 止血한 후에는 곧 瘀血을 제거시키는 藥을 써야 한다. ③ 止血, 消瘀시킨 후에는 곧 寧血시켜야 血證의 再發을 막을 수 있다. ④ 血證의 後에는 대부분 血虛하므로 止血, 消瘀, 寧血시킨 후에는 곧 補血을 하여야 마무리를 잘하는 것이다.

5. 用藥宜忌: ① 忌汗: 汗과 血은 같은 근원으로 모두 인체의 陰液이다. 失血로 陰을 傷하였으므로 땀을 내어 거듭 陰을 상하지 않도록 해야 한다. ② 禁吐: 出血의 病因은 대부분 氣逆이다. 치료는 마땅히 降氣, 順其, 納其, 下氣 등으로 해야 한다. 吐하면 氣가 上逆하므로 吐를 金하여 氣가 動하는 것을 막아야 한다. ③ 主下: 血證이 갑자기 發하는 것은 대부분 氣가 盛하고 火가 왕성한 때문이다. 血이 넘친 후에는 대부분 陰虛하므로 下法을 사용하여 氣를 끊어 火를 내릴 수 있다. 또한 火를 瀉하여 陰을 구할 수 있다. ④ 宜和: 氣는 血의 將帥이다. 氣가 動하면 血도 動하므로 血證는 마땅히 氣機를 調和시켜 陰陽을 和平하게 하여야 한다.

【학습과제】

1. 唐宗海는 氣血이 어떻게 化生한다고 인식하였는가? 氣와 血은 어떠한 관계인가?
2. 唐宗海의 血證病機에 대한 주장을 서술하시오.
3. 唐宗海의 血證治療의 4대 원칙을 서술하시오.
4. 唐宗海은 무엇 때문에 血證을 治療할 때 忌汗, 禁吐, 主下, 宜和 등을 주장하였는가?
5. 唐宗海의 瘀血治療法은 후세의 醫家들에게 어떠한 영향을 주었는가?

13 張壽頤

【학습목표】

1. 張壽頤의 "內因之風"說의 思想的 의미를 파악한다.
2. 張壽頤가 中風治法을 어떻게 운용했는지를 파악한다.
3. 張壽頤의 생애, 저작과 주장을 이해한다.

【생애 및 저작】

張壽頤는 字가 山雷로 淸 江蘇 嘉定 사람이며, 1872년에 태어나 1934년까지 생존했다. 매우 博學했던 그는 특히 小學과 訓詁에 더욱 밝았는데, 어머니가 風痺를 앓아 낫지 않자 의학을 공부하게 되었다. 먼저 兪德琈, 候春林, 黃醴泉 등의 醫家들로부터 內科를 私事받고, 후에 또 朱閬仙으로부터 外科를 배웠다. 1920년에는 上海 神洲醫學總會의 소개로 浙江 蘭溪中醫學敎의 교무주임을 맡아 15년간 일했다. 張壽頤는 經典, 醫籍을 가장 중시했는데, "『內經』, 『難經』은 醫를 논하는 데 있어 기초가 되는 것이고, 『脈經』, 『甲乙經』 또한 道를 깨닫는 데 있어 기본이 되는 것이다. 비록 모두 後人들에 의해 엮였다고 해도 요점은 上古時代로부터 전해져 오는 것이며, 간단한 말들 속에 깊은 뜻을 담고 있어 층층이 쌓인 바가 다함이 없으니, 기이하고 의심되는 바를 분석하면서 끝없이 연구해야 한다(『靈素』, 『難經』終是談醫之鼻祖, 『脈經』, 『甲乙』亦爲吾道之大宗. 雖皆采集于後人, 要自貽傳于上古, 微言雋義, 層出不窮, 賞奇析疑, 鉆硏無盡.)"[1062]고 하였다. 그 다음 歷代醫家들의 저술들도 널리 연구하여 諸家의 장점을 흡수했다. 그 가운데 서양의학에 대해서는 "取長補短, 以擴見聞, 爲媾通界限之先機."라고 주장했다.

張壽頤는 교직에 근무하면서도 병원을 열어 환자를 보아 그 이름이 江蘇, 浙江 등지에 널리 알려졌다. 또한 저술활동과 교재의 편찬에 힘써 그 저작이 매우 많았는데, 『重訂中風斠詮』, 『本草正義』, 『脈學正義』, 『難經正義』, 『瘍科綱要』, 『沈氏女科輯要箋正』, 『錢氏小兒藥證直訣箋正』, 『籀簃醫話』, 『談醫考證集』, 『藏府藥式補正』 등이 있다. 『重訂中風斠詮』은 淸末의 蓬萊 張伯龍이 中西의 두 학설로 中風을 논술한 것을 기초로 하는데, 經典에 의거하여 널리 증거를 모음으로써 中風에 있어서의 "內風腦病說"의 脈因證治에 대해 진일보한 해석을 가했다. 그 논설은 매우 체계적이어서 지금까지도 中風의 證治에 대해 참고할 만한 가치가 있는 것이다.

【학술내용】

1. 內風爲腦病之脈證說

張壽頤는 中風에 있어 外風, 內風의 病因, 證治가 다르다고 생각했다. 外風은 外因의 風邪가 얕은 곳으로부터 깊은 곳으로, 經絡으로부터 臟腑로 들어오는 것이므로 外部에서 치료해 泄하고

1062) 『編制課程商榷意見書』黃墻朱氏中醫學校 1914년 鉛印本. 轉引自邵寶仁: 張山雷先生 學術經驗과 治學方法, 浙江中醫學院學報, (3): 29, 1979.

散하게 한다. 內風은 內部에서 發하여 靜으로부터 動을 生하니 갑자기 뒤흔들어 변화가 심하다. 반드시 內部에서 치료하는 데 힘써야 하니, 古人들의 息風良法은 반드시 潛陽鎭定시키는 것이다. 中風의 이름은 『素問』에서 처음 보이는데, 그 증상이 『難經』, 『傷寒論』 등에서 말한 中風과 같이 모두 外感風邪가 일으킨 外風을 가리키므로 內風과는 뜻이 다른 것이다. 둘은 실제로 다른 병이 같은 이름으로 불리는 것이므로 합쳐 논해질 수 없는 것이다. 그 잘못된 유래를 살펴 보면 먼저 『金匱要略』의 中風篇에서 시작되었는데, "喎僻不遂, 昏不識人"이라 한 것은 風邪가 經脈, 絡脈에 있거나, 臟腑에 들어온 것을 말한 것이다. 『甲乙經』에서도 "擊仆偏枯, 猝然暴死"라 하여 "偏中風邪"를 말하고 있다. 그리하여 "而始有以內風之病識作外風之誤"하게 된 것이다. 이에 『千金方』, 『外臺秘要』 등의 책들도 이어서 風寒을 溫散하는 小續命湯을 中風治療의 전제로 삼았는데, 이런 習俗이 이어져 그 害를 가늠할 수 없을 정도였다. 金元의 醫家들은 內因으로 생긴 병들을 外感으로 인한 것들과 구분했는데, 이로 인해 主火, 主氣, 主痰의 說이 있게 되었고, 아울러 "類中風"이라는 이름도 제시됨으로써 큰 발전을 이루었다고 할 수 있지만 治法에서는 여전히 이전의 방법을 벗어나지 못하고 있었다. 續命諸方에 대해서는 "古人들이 이것을 씀에 있어서도 또한 病情에 정확히 부합시켜 효력을 발생하지는 못하였다. 鄕村의 俗醫들을 살펴보건대, 古方에 의지하여 火升, 痰升으로 昏仆한 자들이 舌裂脣焦, 如遭炮烙한 바를 치료하려 하니, 누구한테 하소연할 데도 없이 매우 안타까운 경우가 많다. 이는 배운 바가 분명하지 않음에도 단지 집안에 전해내려 온 책들만을 보고 일을 그르치는 것이며, 古人들의 千方一律에도 또한 허물을 두어야 할 것이다(古人用之, 亦不能確合病情, 發生效力. 而以返觀鄕曲俗醫, 猶多依傍古方, 以治火升痰升之昏仆者, 舌裂脣焦, 如遭炮烙, 哀號誰愬, 慘不可言, 此雖學之不明, 徒讀父書, 適以僨事, 而古人之千方一律, 當亦不能不任其咎者矣.)"[1063]라 하였다. 상술한 原因을 살펴보면 張壽頤는 淸末의 名醫인 蓬萊 張伯龍의 『類中秘旨』에서의 "血衝腦經之說"을 이어받아 內風에 대해 진일보한 해석을 밝혔다.

張壽頤는 內風이 腦病의 脈證이라고 생각했다. 그는 "中風이라는 病은 갑자기 昏仆하면서 痰壅涎流, 癱瘓不仁, 舌强語蹇, 痙厥瘈瘲, 抽搐昏憒 등의 위급한 證이 이어서 생기며, 심하면 움직이지도 못하고 말도 못하여 바보같거나 취한 것처럼 보인다.(中風之病, 猝然傾仆, 痰壅涎流, 而癱瘓不仁, 舌强語蹇, 痙厥瘈瘲, 抽搐昏憒諸危證, 接踵而來, 甚則不動不言, 如癡如醉.)"[1064] "근래의 西洋의 醫家들은 즉 이를 血衝腦經한 病으로 보고, 또한 腦失血, 腦溢血 및 腦血管이 파열된 것으로 칭하기도 한다. 그 命名의 뜻을 보건대, 분명히 中醫學의 옛 설들과는 거리가 있는 것이다. 또한 剖檢을 통해 볼 때 이 병으로 죽은 자들은 腦 중에 반드시 死血과 積水가 있으니, 이것이 血衝入腦에 대한 증거가 될 수 있다(近之西國醫家, 則謂此是血衝腦經之病, 又有稱爲腦失血, 腦溢血, 及腦血管破裂者. 觀其命名之義, 固是離乎中醫舊說, 別有發明. 且據其剖驗所見, 凡以是病死者, 其腦中必有死血及積水, 是血衝入腦, 信而有徵.)"[1065]라고 하였다. 內風의 증상을 볼 때 內風은 확실히 腦病이다. 그러나, "血이 絡

1063) 『重訂中風斠詮 · 論續命等方古人專治外因寒風而幷用凉藥可見古時已是內熱之證』.
1064) 『重訂中風斠詮 · 自序』.
1065) 上同.

脈을 통해 운행되다가 무슨 이유로 上衝하여 腦를 상하고, 마침내 血管破裂에까지 이르는지에 대해 이를 치료하는 학자들이 그 이치를 분명히 밝힐 수 없었다.(血行於絡脈之中, 何故而上衝傷腦, 竟致血管破裂, 則治彼之學者, 未能明言其理.)"[1066] "근래 蓬萊 張伯龍의 『雪雅堂醫案』은 일찍이 이 病에 대해 논했는데, 『素問 · 調經論』의 '血之與氣, 幷走于上, 則爲大厥, 厥則暴死, 氣復反則生, 不反則死'라는 내용에 근거하고 서양의학의 血衝腦經의 說을 참고하여 腦에는 神經이 있어 온몸에 분포하여 知覺運動을 주관한다고 하였다. 무릇 猝倒昏瞀, 痰氣上壅으로 인한 中風은 모두 肝火自旺, 化風煽動하여 氣血이 함께 위로 내달려 腦를 범하여 神經을 뒤흔들게 된 것으로, 昏不認人, 喎斜傾跌, 肢體不遂, 言語不淸 등의 證이 생기게 된다고 여겼다.(近人蓬萊張士驤伯龍氏『雪雅堂醫案』, 嘗論是病, 則據『素問 · 調經論』, '血之與氣, 幷走于上, 則爲大厥, 厥則暴死, 氣復反則生, 不反則死'一節, 而參用西學血衝腦經之說, 謂腦有神經, 分布全體, 以主宰此身之知覺運動. 凡猝倒昏瞀, 痰氣上壅之中風, 皆由肝火自旺, 化風煽動其氣血, 幷走于上, 直衝犯腦, 震擾神經, 而爲昏不認人, 喎斜傾跌, 肢體不遂, 言語不淸諸證.)"[1067] 內風으로 腦病이 되는 기전은 肝火自旺, 化風煽動氣血, 氣血上衝于腦로 神經에 영향을 미친 것이다. 이 외에, 張壽頤는 內風之脈이 弦勁滑大, 浮數模糊不淸한 경우가 많다는 것으로부터 內風이 腦病이 된다는 것을 논증했는데, 그는 "內風이 動하면 氣升, 火升으로 血逆上擾, 衝擊腦經하게 되는데, 脈이 弦勁滑大, 浮數渾濁하지 않은 경우가 없고, 심하면 上溢促擊, 虛大散亂하게 된다. 대개 病이 肝에 근본을 두며 火浮氣越하여 억누를 수 없는 상태가 된다. 弦하면서 勁한 것은 肝火가 橫逆한 것이다. 滑하면서 大한 것은 氣가 燄하면서 퍼지는 것이다. 浮數한 것은 陽이 넘쳐나 藏해지지 못해 그 勢가 안정되지 못한 것이다. 渾濁한 것은 痰이 저체되어 氣가 막혀 그 形이 저절로 분명하지 않게 된 것이다. 또한 氣血이 날뛰어 逆行하여 上部를 犯하는데, 脈象도 이에 應하니 위로 넘쳐 腦로 들어가면 促數한 것이 손가락에 느껴져 분명히 알 수 있게 된다. 더욱 심한 경우는 腦의 神經이 진동하여 脈絡이 흐르는 것이 정상적이지 못하게 되는데, 滑大하여 神이 없거나 散亂되어 질서가 없게 되며, 几几于一蹶不振, 大氣不反하는 위험에 빠지게 된다.(內風之動, 氣升火升, 以致血逆上擾, 衝擊腦經, 其脈未有不弦勁滑大, 浮數渾濁者, 甚者且上溢促擊, 虛大散亂. 蓋病本于肝, 火浮氣越, 自有蓬蓬勃勃, 不可遏抑之態. 弦而勁者, 肝火之橫逆也. 滑而大者, 氣燄之囂張也. 浮數者, 陽越不藏, 其勢自不能沈着安靜. 渾濁者, 痰阻氣塞, 其形自不能淸析分明. 且也氣血奔騰, 逆行犯上, 脈象應之, 而上溢入腦, 促數搏指, 亦固其所. 尤甚者, 則腦之神經, 旣爲震動, 而脈絡周流, 失其常度, 或爲豁大而無神, 或且散亂而無序, 固已几几于一蹶不振, 大氣不反之危矣.)"[1068]

이상 서술한 바를 종합해 보면, 張壽頤는 內風, 外風이 함께 논해질 수 없다고 생각했으며, 內風은 "血衝腦經"이 일으키는 것으로, 즉 "內風腦神經病"이다. 內風의 證은 血衝腦經病의 證이고, 內風의 脈은 血衝腦經病의 脈이다.

1066) 上同.

1067) 上同.

1068) 『重訂中風斠詮 · 內風腦神經病之脈因證治』.

2. 內風論治八法

張壽頤는 內風治療의 원칙이 비록 "潛鎭攝納"을 위주로 하지만, "이 病의 근원을 생각해 보건대, 비록 모두 木旺水衰, 肝陽陡動, 氣升痰壅, 激犯神經으로 인한 것이지만 眞陰이 虛한 것에 정도의 차이가 있으므로 木火가 燄하는 것에 정도의 차이가 있으니, 이치를 논함은 한 가지에 그치지만 證이 나타나는 것에는 많은 차이가 있다(惟思是病之源, 雖同是木旺水衰, 肝陽陡動, 氣升痰壅, 激犯神經, 而眞陰之虛, 有微有甚, 卽木火之燄, 有重有輕, 論理止一端, 見證已多岐異.)"[1069]라고 하였다. 이로써 "이에 아는 바가 미치는 곳에 나아가 수년동안의 치료경험을 참고하여 이윽고 효과를 본 경우가 있었다(爰就識力所及, 參以頻年治驗, 而已得實效者.)"라 하여 8가지 治法을 만들었다. 이에 아래에 나누어 기술한다.

1) 閉證宜開

內風에 痰濁을 挾하여 泛濫上陵, 壅塞淸竅, 每多目瞪口呆, 牙關緊閉, 喉中曳鋸, 鼻鼾氣粗한 것은 氣火升浮, 痰塞隧道의 閉證[1070]이다.

이 證을 치료하는 데 있어서는 반드시 閉한 것을 급히 開하는 것에 중점을 두며, 潛陽降氣, 鎭逆化痰하는 것은 그 다음이다. 氣가 窒하여 소리가 나오지 못하는 경우는 반드시 먼저 氣를 通하게 해야 하는데, 즉 通關散으로 搐鼻하여 噴嚏가 나오도록 한다.(細辛, 牙皂를 炒炭하여 가루로 만드는 방법을 쓴다.) 水溝, 合谷 등의 穴을 針刺하여 知覺機能을 회복한다. 모두 開關의 빠른 방법이다. 그 다음으로 牙關不開한 경우에는 烏梅肉으로 어금니 부위를 문지르면 酸味가 肝火를 수렴시키고 剛한 것을 柔하게 한다.[1071] 『本事方』과 같은 古方의 救急稀涎散은 "開痰泄壅聖藥"이고, 勝金丸은 稀涎散의 變法으로서 取吐痰涎시키며, 『聖濟總錄』의 白礬散은 急中風으로 口閉涎上, 欲垂死한 경우를 치료한다[1072].

2) 脫證宜固

內風은 閉證에 속하는 경우가 많은데, 또한 眞陰이 下部에서 虛하여 고갈되어 無根之火가 갑자기 飛騰함으로써 氣涌痰奔, 上蒙神志, 忽然痙厥하며, 目合口開, 手不握固, 聲嘶氣促, 舌短面靑한데, 심하면 自汗淋漓, 手足逆冷, 脈伏不見, 二便自遺, 氣息細微, 殆將不繼하니, 이는 眞元이 衰微하여 龍雷가 暴動하는 脫證이다.[1073]

治法에 있어서는 반드시 眞陰을 끌어들여 元氣를 굳게 지키는 것이 급한 일이므로 戀陰益液之劑를 쓰는데, 潛鎭虛陽의 法과 더불어 같이 쓴다. 人蔘, 阿膠, 山萸肉, 鷄子黃 등으로 戀陰滋養할 때에는 반드시 龍骨, 牡蠣, 玳瑁, 龜板, 鱉甲 등 많은 양의 潛鎭之品으로 진하게 달여 자주 복

1069) 『重訂中風斠詮 · 治法總論』.
1070) 『重訂中風斠詮 · 論閉證宜開』.
1071) 上同.
1072) 『重訂中風斠詮 · 開關之方』.
1073) 『重訂中風斠詮 · 論脫證宜固』.

용하면 효험이 있다. 그리고, 痰涎을 開泄시키는 약들이 그 안에 들어가서는 안 되는데, 滋塡하는 힘을 감소시키기 때문이다. 만약 肢冷脈伏하거나 自汗과 頭汗이 기름방울처럼 나는 경우는 陰이 亡하여 陽도 따라서 亡한 것이므로 人蔘, 附子가 아니면 안 된다. 痰이 咽喉 부위를 막고 있어 뱉어내려 해도 힘이 없고 약으로도 내려가지 않는 경우에는 眞猴棗를 갈아 가루로 만들고 石菖蒲根과 달여 먼저 복용함으로써 그 逆涌之勢를 잠시 평안하게 한다. 『和劑局方』의 黑錫丹이 鎭納浮陽, 溫養下元하는 것도 墜痰定逆함에 있어 가장 뛰어나니, 또한 가벼이 볼 수 없는 중요한 약이다.[1074] 기타 古方중의 獨蔘湯, 三生飮, 星附散, 三建二香湯, 養正丹, 黑錫丸, 地黃飮子, 資壽解語湯 등도 또한 證에 따라 선택해 쓸 수 있다.[1075]

3) 肝陽宜於潛鎭

內風의 證에 비록 閉證, 脫證이 있지만, 그 閉한 경우는 木火가 사납게 風을 몰아 위로 치받아 淸空의 竅를 어지럽히는 것이다. 그 脫한 경우는 龍雷가 奔迅하고 僭越飛揚하여 그 安宅之鄕을 떠난 것이다. 대개 火燄之熾가 張하여 肝膽의 망동함을 더하게 하니, 虛陽이 폭동하여 肝腎이 藏하지 못한다. 그러므로, 閉와 脫이 나뉘어짐이 비록 하나는 實하고 하나는 虛하여 그 원인이 확실히 다르고 형태도 또한 뚜렷하게 다르지만, 閉와 脫을 합하여 보면 肝, 腎을 막론하고 모두 浮火가 거처에 편안히 있지 않은 것이므로 이것을 급히 潛藏시키는 것이 필요한 것이다.[1076]

潛陽의 法은 甲殼類를 쓰는 것만큼 좋은 것은 없으니, 珍珠母, 石决明, 玳瑁, 牡蠣, 貝齒, 龜板, 鱉甲 등과 같은 것을 潛陽의 최고 약물로 쓰는 것이다. 石類 중의 磁石, 龍骨 등과 함께 흡입력을 갖고 있는 것들도 또한 같은 용도로 쓸 수 있다. 金石類 중의 黑鉛, 鐵落, 磁石, 辰砂 등은 오로지 鎭墜함에 그 장점이 있다. 그 나머지 石英, 浮石, 玄精石, 寒水石 등은 힘이 비교적 약하여 보좌하는 약물로 쓰일 수 있는 것들이다.[1077] 이 외에 古方 중의 風引湯, 張文仲이 諸風을 치료한 寒水石煎散方, 五石湯, 眞珠母丸 등도 또한 證에 따라 선택해 쓸 수 있다.[1078]

4) 痰涎宜於開泄

內風에서는 胸中에 痰濁을 挾하고 있지 않은 경우가 없는데, 갑자기 넘쳐나 氣道를 막으면 性靈蒙蔽, 昏瞀無知하게 된다. 痰涎이 盤鋸한 것은 實證으로 喉頭 부위가 막혀 톱을 끄는 것과 같은 소리가 나는데, 입안 전체에서 돌면서 양 입술에 묻어 나온다. 그 痰을 없애지 못하면 無形의 氣火가 또한 사그라들어 내려가지 못한다.

治痰의 法은 먼저 그 虛實을 살펴 攻克消導의 차별을 둔다. 形壯氣實한 사람은 蕩하고 滌함에 있어 비록 猛熱之劑라 하더라도 또한 거리낄 것이 없으니, 稀涎散, 滾痰丸, 控涎丹, 靑州白丸子

1074) 上同.
1075) 『重訂中風斠詮 · 固脫之方』.
1076) 『重訂中風斠詮 · 論肝陽宜于潛鎭』.
1077) 上同.
1078) 『重訂中風斠詮 · 潛陽攝納之方』.

등으로 강하게 攻伐함으로써 임시적인 치료가 될 수 있다. 形餒氣衰한 사람은 泄히고 化힘에 있어 오직 和平한 약을 써야만 잘못이 없게 되는데, 二陳湯, 杏仁, 貝母, 枳實, 竹茹 등이 또한 開泄降逆하여 痰을 없애는 일을 돕는다. 南星, 天竺黃, 竹瀝 등의 몇 가지는 性이 가장 和平하면서도 큰 힘을 발휘하므로 虛實을 막론하고 모두 쓸 수 있다. 痰은 본래 濁膩한 성질이 있고 性이 또한 끈적끈적하면서 질기므로 芳香이 있는 약물이 아니면 正氣를 도와 濁陰을 化하지 못하니, 石菖蒲根의 경우 氣가 본래 芳香이 많고 味가 또한 雄厚하여 몸 안의 노폐물을 씻어낼 수 있으며, 그 기세가 심하지 않아 正氣를 상하게 하지 않으므로 반드시 引導하는 약물이 되어 치료부위에 이르게 할 수 있다.[1079] 나머지 枕中方, 星香湯, 省風湯, 溫膽湯, 導痰湯, 滌痰湯, 貝母爪蔞散 등도 모두 證을 살펴 골라 쓸 수 있다.[1080]

5) 氣逆宜于順降

內風猝中, 火升痰升, 喘促不止한 것은 모두 氣逆으로 인한 것이다. 또한 血이 氣를 따라 올라가 위로 腦에 부딪쳐 오는데, 이른바 氣와 血이 함께 올라가면 大厥이 된다고 하는 것이다. 그러므로, 이것을 치료하는 데에는 氣를 순조롭게 하지 않으면 血이 또한 下降하지 못하고 痰이 平定되지 못하며 肝陽도 潛藏되지 못하게 된다.[1081]

順氣시키는 약이 많지는 않지만 順氣시키는 이치가 또한 한가지가 아닌 까닭에 상술한 潛陽鎭逆, 攝納肝腎 및 化痰開泄 등의 몇 가지는 모두 順氣의 法을 포함하고 있다. 二陳湯, 溫膽湯 등도 또한 消痰降逆하는 데 있어 보좌하는 역할을 할 수 있다. 또한 이른바 匀氣散, 烏藥順氣散 등의 처방도 약을 고름에 비록 다 순수하지는 못하지만 氣逆을 順氣시킴으로써 다스리는 것임을 알 수 있으니, 이 병에 있어 마땅히 급히 해야 하는 것이다.[1082]

6) 心液肝陰宜於培養

內風卒中은 그 標에서는 모두 肝의 暴動으로 보이지만 그 本은 血液이 충분하지 못하기 때문인 것이다. 肝의 性은 剛하여 쉽게 動하므로 반드시 陰血에 힘입어 적셔 줌으로써 剛함이 부드럽게 길들여져 暴戾의 變이 없게 된다. 무릇 肝陽이 제멋대로 노는 것은 모두 血液이 모손되어 虛해짐으로 인한 것이며, 그 뛰어오름이 한번 發하면 거두기가 어렵다. 그러므로, 肝을 다스리는 법은 急하면 標를 안정시켜 鎭攝潛陽하는 것을 먼저 하도록 하고, 緩하면 本을 기르되 반드시 育陰養血이 기본이 되어야 한다. 그리고, 眞陰의 盛함은 腎에 관계되고 血液이 마르는 것은 心에 관계되는데, 肝腎은 "乙癸同源"의 관계이므로 肝陰을 자양할 때에는 반드시 心血이 生하게 된다.[1083]

心을 기르는 약은 많지 않아 酸棗仁, 淮小麥, 柏子仁, 茯神 등을 넘지 않는데, 淸熱化痰하여

1079) 『重訂中風斠詮·論痰涎宜于開泄』.
1080) 『重訂中風斠詮·化痰之方』.
1081) 『重訂中風斠詮·論氣逆宜于順降』.
1082) 上同.
1083) 『重訂中風斠詮·論心液肝陰宜于培養』.

病邪를 없애는 것이 또한 正氣를 돕는 일이며, 이로써 寧神益智에도 일정한 효과가 있다. 또한 肝陽이 上擾할 때에는 痰濁이 제멋대로 노는 때가 많으므로 腎을 補하는 厚膩한 약들을 早期에 쓸 수 없으며, 養心寧神의 法이 淸而不滯, 淡而不濁하여 痰을 더하지 않고 正氣를 기르는 효과가 있으므로 潛鎭抑降의 法과 함께 쓸 수 있다. 肝陰을 기르는 法에 있어서는 近代의 醫家들이 肝病에 대해 肝陰을 기른 法들을 참고하여 쓸 수 있는데, 高鼓峰의 滋水淸肝飮, 魏玉璜(1722~1772)의 一貫煎 등이 모두 陰을 기르고 또 肝氣를 잘 통하게 하는 것들이다.[1084)]

7) 腎陰漸宜滋塡

肝陽의 病에서 肝은 標가 되고 腎은 本이 되는데, 腎水가 충분하다면 肝氣가 절대로 橫逆할 수 없는 것이다. 이 養水滋腎의 法은 본래 肝陽을 다스리는 것으로서 가벼이 볼 수 없는 것이다. 오직 腎陰이 虛한 것이 오래 되어 점차 木이 길러지지 못하고 暴動하는 데까지 이르면 마땅히 緩急, 次序를 나누어야만 한다.[1085)]

이 法은 오직 潛降攝納한 후에 氣火가 和平해지고 痰濁이 막혀 있지 않아야만 이에 서서히 滋養되어 根基를 튼튼히 할 수 있는 것이다. 魏玉璜의 一貫煎, 薛一瓢의 滋營養液膏, 心脾雙補丸을 쓸 수 있다. 선택된 약들이 원활히 움직이므로 정체될 염려가 없다.[1086)]

8) 通經宣絡

內風으로 猝暴昏仆한 것은 手足不仁, 半身不遂를 겸하는 경우가 많은데, 刺痛癱瘓의 諸證은 모두 氣血의 上菀로 腦神經이 요란되어 그 기능을 잃은 것이다. 通經宣絡하지 않으면 불구가 될 수도 있다.[1087)]

暴病의 초기에 肢節을 치료함에 있어 走竄行經하면 도리어 그 氣火를 요동시켜 위로 부딪쳐 올라가 크게 해를 입을 뿐 효과는 적은 것이다. 한 달 사이에 통로가 막혀도 크게 심하지만 않다면 아직은 소통될 가망이 있는 것이다.[1088)] 古方에서 獨活寄生湯, 白斂薏苡湯, 桑枝煎, 三痺湯, 續骨丹, 大活絡丹 및 藥酒는 모두 證을 살펴 선택해 쓸 수 있다[1089)].

【평가】

張壽頤는 古典醫學文獻들을 깊이 연구하여 歷代醫家들의 著述의 長點들을 취한 데다가 자신의 임상경험들을 결합하여 의학이론들을 임상에서 반복적으로 검증하여 참된 지식을 얻었다. 따라서 그 의학이론과 임상경험은 모두 상당한 정도의 깊이가 있는 것이었다. 그는 한의학의 內,

---

1084) 上同.
1085) 『重訂中風斠詮 · 論腎陰漸宜滋塡』.
1086) 上同.
1087) 『重訂中風斠詮 · 論通經宣絡』.
1088) 上同.
1089) 見『重訂中風斠詮 · 通絡之方』.

外, 婦人, 小兒 등 臨床 各科의 발전과 의학저자들의 정리, 연구에 모두 일정한 공헌을 하였다. 본설에서는 다만 中風에 대한 연구 한 가지만 소개하였다.

張壽頤는 中風에 대해 『素問』에서의 氣血上菀의 내용과 腦溢血의 病理를 반복적으로 내세우면서 類中, 眞中의 원인이 같지 않음과 內因, 外因으로 인한 證이 각기 구별되어 그에 따라 치료도 달리해야 함을 밝혔다. 中風에 대한 各家들의 方論에 대해서도 이론에 근거하여 치료효과를 밝히고 또한 임상경험을 결합하여 內風을 치료하는 8가지 治法을 창시하였다.

張壽頤의 內風爲腦病之脈證說은 張伯龍의 학술사상의 영향하에서 『內經』의 이론과 당시 서양의학의 腦溢血의 관점을 합하여 만든 것으로서, 內風이 腦溢血로 인한 腦神經病이라고 여겼으며, 內風의 脈이 바로 腦病의 脈이고 內風의 證이 바로 腦病의 證이라고 보았다. 中, 西 의학의 두 학설을 회통시키려는 이런 종류의 시도는 높은 가치가 있는 것이기는 하지만 다소 牽强附會한 측면이 있다.

【醫案選錄】

陳如深의 治驗. 丙辰年(1916년) 7월에 처음 髀樞가 不利함을 느끼고 반나절이 안 되어 양쪽 발에 掣痛을 느끼고 오른쪽 손에까지 미쳤다. 내가 진찰했을 때에는 이미 3일째가 된 상태로 사지가 모두 강직되어 누운 채로 조금도 움직이지 못했고, 손을 당겨 脈을 보려 하면 칼날이라도 닿은 듯이 크게 아파했으며, 脈은 弦大有力했는데 비록 크게 洪數하지는 않더라도 손가락에 渾濁模糊한 느낌이 왔다. 舌苔는 滿白垢膩하여 이미 痰壅氣升한 病임을 알 수 있었고, 肢節이 아픈 것은 흡사 風寒濕의 3가지 邪氣가 섞여 이루어진 痺證인 것 같았다. 말하는 것은 여전히 분명하였으나 때때로 더듬거리는 것이 느껴졌으며, 頰車 부위가 어떠하냐고 물어보자 당일부터 점차 굳어지고 있다고 하였다. 이에 바로 肝火不藏, 氣血挾痰, 上衝激腦하여 神經을 진동시켜 급작스럽게 발생한 病이라고 여겼다. 이 때 大府가 3일 동안 行하지 아니하여 解하려 해도 解하여지지 않았는데, 대개 升多降少하여 地道가 불통한 것으로서 氣血이 上菀하여 神經에 病이 들어 낫지 않은 것이다. 이로 인해 清肝潛降, 泄熱滌痰, 疏通大府하는 처방을 내렸다. 처방에서 羚羊角尖을 水磨하여 5푼을 衝服하는데, 生石決明, 生牡蠣, 紫貝齒 각 1냥, 生玳瑁, 青龍齒, 生磁石 각 6돈을 모두 먼저 달이고, 陳膽星, 天竺黃, 仙露半夏, 生白芍, 萊菔子 각 3돈, 石菖蒲根, 鹽水橘紅 각 1돈, 礞石滾痰丸 5돈을 베로 감싸 달이며, 따로 淡竹瀝 3냥에 生薑汁 3, 5방울을 가하여 3, 4번에 나누어 따뜻하게 복용시켰다. 1劑를 복용하자 밤에 掣痛이 크게 안정되면서 二便이 잘 통했다. 다음날 다시 진찰해 보니, 침상에 평안히 앉은 채로 屈伸이 자유로웠다. 이는 肢體의 큰 病으로서 처음에 또한 빠른 효과를 기대할 수는 없었지만, 치료가 잘 된 것은 神經이 병든 것으로 動하는 즉 함께 動하고 靜한 즉 함께 靜하니 張伯龍의 이론을 징험할 수 있기에 족한 것으로서, 결코 쉽지 않은 것이다. (『重訂中風斠詮 · 自序』)

陳如深之治驗. 其病在丙辰七月, 初覺髀樞不利, 不半日而兩足掣痛, 幷及右手. 余至診視, 已第三日, 則四體俱殭, 仰臥不可一動, 引手察脈, 卽大痛呼號, 慘于刀刃, 其脈弦大有力, 雖不甚洪數, 而指下渾濁模糊，舌苔又滿白垢膩，已知是痰壅氣升之病，惟肢節痛楚，頗似風寒濕邪三氣雜至之痹證．語言尙是淸楚，而有時已覺謇澁，因詢其頰車是否如常，則曰自今日起，已漸漸牽强．遂直斷爲肝火不藏，氣血挾痰，上衝激腦，震動神經之病，是以病發猝暴，忽然而至．惟時大府三日不行，有欲解不得解之意，盖升多降少，地道不通，而氣血上菀，神經爲病，未有已也．因以淸肝潛降，泄熱滌痰，疏通大府爲劑．方用羚角尖水磨衝服五分，生石決明，生牡蠣，紫貝齒各一兩，生玳瑁，青龍齒，生磁石各六錢，皆先煎，陳膽星，天竺黃，仙露半夏，生白芍，萊菔子各三錢，石菖蒲根，鹽水橘紅各一錢，礞石滾痰丸五錢，布包煎，另用淡竹瀝三兩，加生薑汁三五滴，分三四次溫服．甫嘗一劑，是夜卽掣痛大定，自起如厠，二便暢行．明日復診，卽安坐床頭，屈伸自若．此是肢體大病，初亦不敢必其果有捷效，而竟能應手成功者，則神經爲病，動則俱動，靜則俱靜，足徵伯龍所論，確是此病一定不易之眞情．(『重訂中風斠詮・自序』)

【복습자료】

1. 中風에는 內風, 外風의 구별이 있다. 外風은 外感風邪가 經絡, 臟腑에 침입한 內虛邪中의 證으로서, 치료에 있어서는 疏風祛邪를 위주로 한다. 內風은 안에서 생겨나는 것으로서 猝然昏仆, 不省人事, 半身不遂 등의 證을 위주로 하며, 치료에 있어서는 潛陽鎭定하는 것이 마땅하다. 본절에서는 주로 內風의 脈因證治를 논하였다.

2. 內風의 成因. 張壽頤는『內經』에서의 "血之與氣, 幷走于上, 則爲大厥"의 이론에 근거하여 肝火旺盛, 化風煽動氣血, 氣血上衝于腦한 바가 神經에 영향을 준 것으로 여겼고, 아울러 서양의학의 腦充血, 腦溢血과 원리가 일치하는 것으로 여겼다. 즉 이른바 "內風腦神經病"說이다.

3. 內風治療八法은 본절의 중점적인 내용이다. 八法은 즉 開閉, 固脫, 潛陽, 滌痰, 順氣, 養陰, 滋腎, 通絡이다. 八法의 운용원칙과 方藥들은 모두 임상에서 실제적인 의의를 지니고 있다. 다만 임상운용시에는 病因, 病機, 閉證, 脫證을 잘 파악하는 것이 중요하며, 發病의 다른 단계 및 標本緩急에 따라 辨證하여 선택, 사용해야 한다.

4. 선택된 醫案에 대한 분석: 이 醫案에서는 髀樞不利, 兩足掣痛, 四體俱殭으로 인해 痛痺와 비슷한 예를 다루고 있다. 다만 發病이 급작스러운 까닭에, 비록 神志가 흐려지지 않았더라도 말소리가 이미 어눌해지고 脈이 渾濁하고 舌苔가 濁膩하며, 大府가 3일 동안 不行하여 肝火上逆, 氣血挾痰하여 上衝激腦한 病으로 여겨졌다. 大劑의 처방으로 潛降, 淸肝泄熱, 滌痰通府의 法을 써서 氣火가 위로 뜨는 것을 억제하여 내려 血이 위로 내달리지 않게 함으로써 腦가 충격을 받지 않게 하자 神經의 기능을 회복할 수 있었다.

【학습과제】

1. 張壽頤은 中風의 外因과 內因을 어떻게 구분해야 한다고 보았는가?
2. 張壽頤의 "內風腦神經病"의 이론적 근거를 기술하라.
3. 張壽頤의 內風을 치료하는 八法을 기술하라.

14 惲樹珏

【학습목표】

1. 惲樹珏의 학술사상을 숙지한다.
2. 그의 생애와 저작을 이해한다.

【생애와 저작】

惲樹珏은 자는 鐵樵, 別號는 黃山, 冷風, 焦木이다. 江蘇省 武進孟河人으로 1878~1935년간 생존하였다. 어린시절에는 집안에서 독서에 힘썼고, 16세에는 과거시험에 합격하였고, 26세에는 上海南洋公學校에 들어가서 영문학을 전공하였다. 졸업후에 잠시 長沙에 가서 교편을 잡다가 얼마 후에 上海浦東中學에 가서 교편을 잡았다. 그는 이 때에 서양문학작품을 번역하였다. 1912년에는 『小說月報』주편을 지냈다. 어린시절부터 힘들게 공부하여 몸이 허약하였기에 의학을 공부하게 되었다. 게다가 그의 세 아이들이 병을 앓다가 정확하지 못한 치료를 받아 세상을 떠나게 되어 그는 더욱 의학공부에 매진하게 되었다. 그는 汪蓮石에게서 지도를 받고 중의학 서적을 열심히 연구하였는데, 서양의학 서적도 함께 공부하였다. 그는 중년후에는 의학에만 정진하여 鐵樵醫學事務所를 열고, 『鐵樵醫學月刊』을 출판하였으며 1924년 또 中醫函授學校를 세워 중의학의 통신교육을 시작하였다. 이 때 통신교육으로 수업을 받은 자가 천여명에 달했다. 惲樹珏의 학문을 연구하는 태도는 엄격하였으며 실천을 중시하였다. 中西匯通을 주장하여 신지식을 흡수하여 中醫學을 발전시킬 것을 주장했다.

저술로는 『文苑集』, 『論醫集』, 『群經見智錄』, 『傷寒論研究』, 『溫病明理』, 『熱病學』『生理新語』, 『脈學發微』, 『病理概論』, 『病理各論』, 『臨證筆記』, 『臨證講演錄』, 『金匱翼方選按』, 『風勞臌病論』, 『保集新書』, 『婦科大略』, 『論藥集』, 『十二經穴病候撮要』, 『神經系病理治療』, 『麟爪集』, 『傷寒論輯義按』, 『藥庵醫案』 등 22종이 있다. 이것들은 모두 『藥庵醫學叢書』에 모아져 있다. 그 가운데에 가장 중요한 학술 사상은 두가지이다.

【학술내용】

1. 『內經』의 연구에 대하여

惲樹珏은 『內經』을 연구하여 『群經見智錄』을 지었다. 그 저서를 짓게 된 동기는 中醫에 반대하여 『內經』을 공격한 余雲岫를 반격하기 위한 것이었다. 이 책 가운데에는 적지 않은 내용이 『內經』의 요지를 밝힌 것이다.

1) 『內經』의 總提綱을 論함

惲樹珏은 『內經』의 학술사상이 넓고 크며 정밀하고 깊다 여기고 "奇恒回轉"을 總提綱으로 여겼다. 『素問 · 玉版論要』에서 "揆度奇恒回轉, 道在于一, 神轉不回, 回則不轉, 乃失其機"라고 하

였는데, 이것이 『內經』의 관건이 있는 곳이라고 하였다. 학자들은 이 이치를 알지 못하여 『內經』을 매우 어렵게 이해하고 있다는 것이다. 『素問 · 玉版論要』에서 논한 바 "奇恒回轉"등의 문제에 대해 惲樹珏은 일찍이 상세히 해석하였다. 그는 "奇對于恒言, 恒, 常也, 奇, 非常也. 不病, 人之常也; 病, 人之非常也. 卽奇, 病也; 恒, 不病也. 揆度奇恒, 審査其人病不病也. 岐伯曰: '奇恒者, 言奇病也'[1090] 盖謂奇恒之法, 乃撥度不循常軌而病之法, 固不言循常軌而不病者. 深一層言之, 其人雖有病, 苟循常軌, 病無害也. 其人雖無病, 苟不循常軌, 大病且來, 豫測之而不爽也. 何以知其循常軌或不循常軌, 曰此所謂奇恒也. 當有事于揆度, 故曰 '奇恒事也, 揆度事也.'[1091] 揆度奇恒, 其道奈何. 曰 '道在于一', 一者何, 天也. 使吾身臟腑之氣, 與天地運行之氣, 合而爲一也. 能一者不病, 不能一則病, 故曰 '揆度奇恒, 道在于一'. 「脈要精微論」, '補瀉勿失, 與天地如一, 得一之情, 以知生死,' 是'道在于一'之注脚也."[1092]라고 하였다. 이는 醫者의 일은 病變의 情況을 살피는데 있음을 설명한 것이다. 또한, "『內經』以轉爲順, 以回爲逆, 逆卽回而不轉之意. 病人是否轉而不回, 抑系回而不轉, 此在診病之醫. 當權衡揆度, 故 「平人氣象論」曰 '常以不病調病人, 醫不病, 故爲病人平息以調之爲法.' 準此以談, 是『內經』全書皆言奇病也. 轉爲恒, 回爲奇, 故奇恒回轉, 可爲『內經』之總提綱. 奇恒之道在于一, 則一又爲總綱之總綱."[1093]이라 하였다

요약하면 사람과 自然界는 서로 相應合一 하는 것으로 이와 같아야만 "轉而恒"할 수 있어서 인체의 건강을 保證하게 된다는 것을 밝힌 것이다. 반대로 "回而奇"하면 갖가지 病勢가 발생하므로 "奇恒回轉"이 『內經』의 提綱이 된다. 건강을 유지하는 關鍵은 사람과 자연의 통일을 회복하는데 있으므로 惲樹珏은 이 "一"을 總綱中의 總綱이라 하였다.

2) 『內經』과 『易經』의 相通을 論함

歷代의 수많은 醫家들이 醫學이 易과 통한다는 주장을 하였다. 惲樹珏은 『內經』과 『易經』은 같은 基礎를 가지고 있어서 그 理論이 서로 관련되어 通한다고 認識했다.

즉 『內經』과 『易經』은 一年四時의 變化를 깊이 연구하여 四時의 變化가 만물의 변화의 근본이 된다고 하였다. 그는 "『內經』常言'少壯老病已, 生長化收臧', 此十字卽『易』之精義"[1094]라 하였다. 生物로 말하면 動物, 植物할 것 없이 "少壯老病已, 生長化收臧"의 과정이 없는 경우가 없으니, "生則必長, 少則必壯, 壯則必老, 老則必已. 已者自已, 生者自生, 萬匯紛紜, 絶無一刻停息."[1095]이라고 하였다. 그리고 이와 같은 生老病死의 변화는 실로 철이 바뀜으로 말미암음이다. 그래서 "夏暖秋必凉, 冬寒春必溫, 假使無溫凉寒暑之變化, 則無生老病死之變化."[1096]라 하였다. 그러므로 『內經』에는 四時에 관한 논술이 많다. 예를 들어 "彼春之暖, 爲夏之暑, 彼秋之忿, 爲冬之怒."[1097],

1090) 『素問 · 病能論』.
1091) 『素問 · 玉版要論』.
1092) 『群經見智錄』卷一의 『內經之總提綱第四』『四時爲主第九』와 卷二의 『齊王侍醫遂案』.
1093) 上同.
1094) 『群經見智錄 · 易之基礎在四時 · 萬物愈變愈繁』.
1095) 上同.
1096) 上同.

"敷和, 升明, 備化, 審平, 靜順[1098]各紀."[1099]와 같은 내용들은 모두 四時의 내용과 관련된 것이다. 『易經』에서도 "法象[1100]莫大乎天地, 變通莫大乎四時."[1101]라 하였다. 그러므로 惲樹玨은 "知萬事萬物無不變化, 故書名曰'易'. 知萬事萬物之變化由于四時寒暑, 四時寒暑之變化, 由于日月運行, 欲萬物不變, 非四時不行不可. 欲四時不行, 非日月不運不可. 故曰 '易不可見, 則乾坤或幾乎息矣.'[1102] '乾坤, 則易不可見矣.'[1103] 四時爲基礎, 『內經』與『易經』, 同建于此基礎之上者也."[1104]라고 하였다. 이를 통해 『內經』과 『易經』은 모두 一年四時와 萬物變化의 理致의 공통되는 기초를 연구하여 밝힌 것이다. 四時의 변화는 만물이 변화하는 것의 기본적 이유이다. 日月의 변화는 四時變化의 이유이다.

『內經』과 『易經』은 모두 陰陽을 이야기한다. 惲樹玨은 갖가지 변화를 陰陽의 변화에 귀결시켰다. 그는 "『易』從一畫而三, 三而六, 而六十四. 所以象萬物由簡趨繁也. 由簡趨繁, 有原動力, 兩性是也. 含生之倫有雌雄, 時序有晝夜寒暑, 人事有善惡動靜, 皆相反而相成. 兩性不顯, 變化不見. 『易經』諡之以陰陽, 象之以奇偶. 故奇一以象陽, 偶--以象陰, --從一變化而來, 一爲太極, --爲兩儀. 故曰太極生兩儀. --從一生, 是陰生于陽也. 故『內經』有'同出異名'[1105]之語. 陰生于陽, 陽能生陰, 卽兩儀當然更生變化. 故曰兩儀生四象, 四象生八卦. 然易數何以盡于六十四, 此卽有精深之理. 蓋所謂法象莫大乎天地也."[1106]라 하였다. 만물이 변할수록 더 복잡해지는 것은 陰陽의 변화에 인한 것이므로 『易經』에서 음양을 말하였고 『內經』에서도 음양을 말하고 있다고 주장한 것이다. 『易經』에서는 "法象莫大乎天地, 變通莫大乎四時."라 하였고, 『內經』에서는 "陰陽者 天地之道也, 萬物之綱紀, 變化之父母, 生殺之本始, 神明之府也."[1107]라고 하였다.

이와 같이 『內經』과 『易經』이 말하는 바는 서로 통하니, 모두 四時를 기초로 삼아 陰陽의 變化를 논하고 있는 것이다.

3) 五行이 四時에 근본됨을 논함

惲樹玨은 만물이 생겨나는 것은 음양으로부터 말미암고 四時가 운행하는 것은 日月의 움직임에 기인함을 말하였을 뿐만 아니라 『內經』에서 말하는 五行은 四時의 대명사라고 여겼다. 그는 "『內經』言五行, 配以五臟, 其來源本于天之四時. 臟有五而時僅四, 故以六月爲長夏以配脾."[1108]라고

1097) 『素問 · 脈要精微論』.
1098) 『素問 · 五常政大論』:"木曰敷和, 火曰升明, 土曰備化, 金曰審平, 水曰靜順." 敷和는 溫和한 기운이 散布됨. 升明은 上升되어 光明됨. 備化는 化生을 準備함. 審平은 五行生克이 正常的인가를 살핌. 靜順은 水가 정상적인 상태에서 淸靜하면서 柔順함을 말함.
1099) 『素問 · 五常政大論』.
1100) 法象: 사물의 현상을 총칭한 것.
1101) 『周易 · 繫辭上』.
1102) 上同.
1103) 上同.
1104) 『群經見智錄 · 易之基礎在四時 · 萬物愈變愈繁』.
1105) 『素問 · 陰陽應象大論』.
1106) 『群經見智錄 · 易之基礎在四時 · 萬物愈變愈繁』.
1107) 『素問 · 陰陽應象大論』.

하여 五行에 五臟을 배속시키는 것의 근원은 四時임을 말하였다.

그는 五行相生原理의 유래를, "五行, 木生火者, 謂春旣盡, 夏當來, 夏以春生也: 火生土者, 謂夏之季, 月爲長夏, 長夏從夏生也: 土生金者, 謂長夏盡爲秋, 秋從長夏來也: 金生水者, 秋盡爲冬來也: 水生木者, 冬盡卽爲春也: 春主生, 所以能成生之功者, 實拜冬日秘藏之賜: 夏主長, 所以能成長之功者, 拜春日發陳之賜: 秋主收, 所以成收之功, 拜夏日一長養之賜: 冬主藏, 所以能成藏之功, 拜秋日成實之賜. 故曰相生也."[1109]라고 하였다. 그는 돌아가는 계절의 순서 春, 夏, 長夏, 秋, 冬의 순서로 木火土金水의 相生을 설명하였다. 또 그는 五行相剋의 이치도, "春行秋令, 句萌作達, 肅殺之氣加之, 春之功用敗矣; 夏行冬令, 嚴寒折盛熱, 閑不得發, 長養之功矣; 秋行夏令, 收束不得, 發泄無餘, 秀不實矣; 冬見長夏鬱蒸之氣, 寒水不冰, 當收反泄, 盖藏竭矣; 長夏爲夏至陰生之候, 行春令, 則陽亢不和矣. 故曰克也"[1110]하고 하였다. 이는 돌아가는 계절의 순서의 相逆으로 五行의 相剋關係를 분석한 것이다.

惲樹珏이 四時氣候의 변화로서 五行의 相生相克의 이치를 해석한 것은 그가 『內經』은 四時를 기초로 하고 있다는 입장을 반영하고 있는 것이다.

2. 中醫의 발전에 대한 주장

惲樹珏은 中西醫匯通學派의 대표적인 인물 가운데 한 사람이다. 그는 中醫學의 바탕 위에 西醫學의 선진적 과학기술을 받아들였다. 그러나 그의 匯通에 대한 주장은 사회적인 배경이 깔려 있다.

中醫學의 발전사를 살펴보면 漢나라로부터 元나라에 이르기까지 서양의학의 영향이 미미하게 보인다. 明나라 萬曆年間(1573~1619)에 서양의학이 중국에 들어오기 시작하지만 이때에 들어온 서양의학의 내용은 구라파의학에 한정되었고 그 수준에 있어서도 중의학에 비해 뛰어난 것도 없어서 거의 영향을 미치지는 못하였다. 淸나라 道光과 咸豐의 時代(1821~1874)에 이르러서는 서양의학이 중국에 대량으로 유입되어 널리 유행하게 되었는데, 그 의학의 수준이 비교적 높아서 영향력도 큰 편이었다. 汪昂, 趙學敏, 王學權, 陳定泰 등의 醫家들은 서양의학의 지식을 기꺼이 받아 들이고 있으며, 王宏翰, 朱沛文, 唐宗海, 張錫純 등은 中西醫匯通을 주장하기까지 하였다. 이후 서양의학이 중국내에 두루 영향을 미치게 되었다. 서양의학을 정식으로 교육하는 교육기관도 만들어져 중국인들 중에서 서양의학을 공부하는 이가 날로 많아지게 되었다. 이에 中西醫間에 대립이 생겨나게 되었다. 余雲岫와 같은 일부 西醫들은 中醫를 소멸시켜야 한다고 선동하면서 그의 저작 『靈素商說』十篇에서 『內經』을 공박하였다. 그는 『內經』을 중의학이론의 中堅이라고 하면서, "그 중요한 것을 뽑아서 받들고 舊醫의 中堅을 거론하여 西醫를 누르고자 하는데, 곧 舊醫는 荒唐無稽한 학문으로 날로 淹沒되어 自衛에 그치게 되니 이를 공격하지 않아도 스스로 몰락하게

1108) 『群經見智錄 · 五行之硏究第八』.
1109) 上同.
1110) 上同.

될 것이다"라고 하였다. 이를 통해 그 마음 씀씀이를 알 수 있는 것이다. 惲樹珏은 中醫의 생존과 보존을 위해 改進中醫를 주장하였다. 그 중요한 내용은 다음의 세가지가 있다.

1) 改進中醫 — 古醫書를 정리하여 第一의 要義로 삼음.

"改進中醫"의 수단과 방법을 연구하면서 惲樹珏은 中醫學術이 "退滯不進"하는 원인을 분석하였다. 그는 醫書가 의미가 古奧하여 이해하기 힘들다는 것이 그 원인중의 하나라고 생각하였다. 이로부터 그는 "改進中醫"를 위한 "第一의 要義는 古書의 晦澁한 醫理를 詮釋하여 명백히 밝혀 모든 사람들이 깨우칠 수 있도록 하는 것이다. 바꾸어 말하면, 中醫學의 민중화가 불가한 것이 아니라는 것이다"[1111]라고 하였다. 또한 "만약 中醫를 지키는 것이 필요하다면, 晦澁한 理를 詮釋하여 명백히 밝혀 온나라 사람들이 분명히 이해하도록 한 다음에 능히 그 설을 펼칠 수 있을 것이다. 그렇지 않으면 곧 西醫가 中醫를 얕잡아 보아 中醫가 스스로 그 설을 펼 수 없게 될 것이니, 끝끝내는 살아날 수 없게 될 것이다."[1112]

2) 改進中醫 — 응당 中醫 자체의 學說을 위주로 해야 함.

惲樹珏는 改進中醫에는 응당 中醫 자체의 학설을 위주로 해야 한다고 하였다. 그는 "서양의 이론을 취하여 中醫를 보조하여야 한다"고 주장하고, "中醫가 西醫에 동화되는 것"에는 반대하였다. 그는 中西醫 두 학문은 각각 고유의 장점과 단점이 있기에 마땅히 西醫의 장점은 취하고 中醫의 단점은 보완해야 한다고 하였다. 이러한 방법은 中醫學理를 검증할 수 있게 될뿐 아니라 그 오류를 바로잡을 수 있게 해줄 것이고, 더욱이 中西醫 두 學理의 장단점을 비교하여 말할 수 있게 해준다는 것이다. "西醫說을 이용하여 중국의 舊說을 증명하고자 한다. 中醫로서 西醫說을 알아서 中醫의 舊說의 잘못을 바로잡고자 한다. 또한 우리 中醫의 고대학설과 서양학설을 서로 증명하도록 하여 확실하게 西醫의 단점과 中醫의 장점, 西醫의 장점과 中醫의 단점을 가려내고자 한다. 무엇을 받아들여야 할 것인가? 무엇이 바뀌어야 할 것인가? 마음에 主宰하는 것이 있은 연후에 中醫學이 진보한다고 말할 수 있다."[1113] 惲樹珏이 비록 西醫의 장점을 취하여 中醫의 단점을 보완한다고 하였으나 이는 改進中醫를 견지하고 있어서 中醫 자체의 학설을 위주로 하고 있으니 "절대로 捨本逐末은 아니하여야 하나 과학화가 유행하여 오로지 그 形似를 추구하여 그 本末을 잊고 있다. 다만 과학화를 추구한다면 이는 당나귀도 아니고 말도 아닌 것이다.…… 中醫가 西醫에 동화된다고 할 수 있으니 이와 같으면 中醫가 西醫에 鎔入되어서 中醫의 本身은 없어지게 된다."[1114] "그러므로 中醫로 하여금 西醫에 동화되게 하여서는 안 되고, 다만 西醫의 學理를 취하여 中醫를 보조하게 하여야 하니 借助他山은 可하지만, 援儒入墨은 않된다."[1115]

1111) 『論醫集 · 程中央國醫館意見書』.
1112) 『論醫集 · 醫學平議』.
1113) 『傷寒論研究第三』.
1114) 『論醫集 · 程中央國醫館意見書』.
1115) 上同.

3) 改進中醫 —『內經』의 이론을 배제할 수 없다.

余雲岫는 中醫에 반대하며 먼저『內經』을 논박하였는데, 이를 소위 攻堅이라고 한다. 惲樹玨은 改進中醫를 주장하면서 또한 먼저『內經』을 지켜야 한다고 하였다. 아울러『對于統一病名建議商榷』중에서 명확하게 "『內經』의 이론을 배제할 수 없다"라고 주장하였다.『內經』은 中醫의 핵심이론이므로 "仲景이『傷寒論』을 지을 때 스스로『素問』과『難經』을 사용했다고 말하였으니, 巢元方 이후로 모두 이 醫書를 宗主로 삼았다"[1116]라고 하였다.『內經』의 이론은 임상의 기반 위에 세워져서 무수한 임상경험이 축적되어 있으므로 "千慮之一得"의 진리인 것이다. "속된 말로 오이를 심으면 오이를 얻고 콩을 심으면 콩을 얻으나 오이를 심는다고 하여 반드시 오이를 얻을 수 있는 것은 아니지만 오이를 얻으면 반드시 콩을 심은 것은 아니었다는 것을 알 수 있다. 그러므로 원인을 살펴서 결과를 알아내면 때에 따라서 결과가 어긋나기도 하지만, 결과를 보고 원인을 유추하면 곧 대부분 틀림이 없다."[1117] 그는 "『內經』의 임상경험적 이론은 "결과를 알고 원인을 유추하는" 것이며, "이에 의거할 때『內經』은 확실히 정미로운 뜻이 있어서 扣盤捫燭[1118]을 말할 수 있는 것이 아니다."[1119] 그러므로『內經』의 이론은 배제할 수 없는 것이다.

【평가】

惲樹玨은 근대 中西醫滙通學派 가운데 중요한 醫家이다. 그는 改進中醫를 주장하여 먼저 古典醫書를 정리하여야 한다고 하였다. 中醫古籍의 晦澁하고 알기 어려운 이론을 이해하여 분명히 안 다음에 中醫 자체의 학설을 위주로 하여 改進하여야 하며, 결코 中醫가 西醫에 동화되어서도 안 된다고 하였다. 단지 借助他山은 可하지만, 援儒入墨는 不可하다는 것이니,『內經』의 이론은 배제할 수 없다고 하였다. 이로 인해 그가『內經』을 깊이 연구하여『群經見智錄』을 펴내어『內經』의 요지를 널리 보급하고 그 大義를 발휘하였다. 그는 "奇恒回轉"을『內經』의 總提綱으로 삼고 그 중요 내용을 파악하였다. 그는『內經』과『易經』의 관계와 五行을 이해할 때 四時를 기초로 해석하여 이해하였다. 惲樹玨의 주장과 中醫學에 대한 공헌은 불멸의 역사적 功積이므로 章巨膺은 그의 설을 칭찬하여 "일개 寒儒가 醫林의 一代宗匠을 이루니 어찌 위대하지 않겠는가?"라 하였다.

惲樹玨이 적극적으로 활동하여 몸소 "改進中醫"를 실천하지만, 이는 당시 중국정부의 中醫에 대한 탄압과 과학기술의 수준의 한계, 中西醫匯通 자체의 곤란함 등으로 인하여 改進說은 큰 성공을 거둘 수 없었던 것이다.

1116)『論醫集·對于統一病名建議書之商搉』.

1117) 上同.

1118) 扣盤捫燭: 蘇東坡의『日喩』에 나온다. "生而眇者不識日, 問之有目者, 或告之曰: '日之狀如銅盤,' 扣盤而得其聲, 他日聞鍾以爲日也. 或告之曰: '日之光如燭,' 捫燭而得其形, 他日揣籥, 以爲日也." 의미는 일부만을 알고 잘못 이해하는 것을 말함.

1119)『論醫集·對于統一病名建議書之商搉』.

【복습자료】

1. 『內經』의 總提綱은 『內經』 연구의 관건이니, "揆度奇恒, 道在于一, 神轉不回, 回卽不轉, 乃失其機"가 그것이다. 여기에서 揆度는 衡量, 審査이고; 奇는 異, 病이고; 恒은 常, 不病이고; 一은 天, 自然을 가르킨다. 神은 인체의 精神氣血을 가르키고; 轉은 向前運轉을 말하고; 回는 反回를 말한다. 여기서 뜻하고자 하는 바는 『內經』이 인체의 病과 不病을 衡量 또는 審査하고 있다는 것이다. 辨別하는 방법은 오직 하나가 있으니, 곧 인체의 氣血이 四時의 변화가 向前轉運을 하여 回折되지 않는 것이다. 恒하면 병이 들지 않고 만약 回折되어 轉運하지 않으면 이것이 奇이니 곧 병들게 된다. 곧 『內經』의 總提綱은 사람과 자연을 결합하여 인체의 생리와 병리의 변화를 연구하는 것이다. 이것은 『內經』의 思想 중 일부일뿐이지 전부는 아니다.

2. 『內經』과 『易經』은 상통한다. 『內經』과 『易經』은 밀접한 관계가 있다. 예를 들면, 이 두가지가 모두 四時變化를 기초로 삼고 있고, 모두 陰陽五行學說을 말하고 있다.

3. 五行의 근본은 四時에 있다. 四時氣候의 盛衰變化로써 五行의 相生相克의 이치를 해석할 수 있다. 예를 들면 봄이 다하면 여름이 오는 것은 木生火이고 春行秋令하는 것은 金克木이다.

4. 惲樹珏은 中西醫匯通派의 대표적 醫家 중의 한사람이다. 그의 匯通에 대한 주장은 "改進中醫"로 요약된다. 그 내용을 몇 가지로 나누면 다음과 같다. (1) 古醫書를 정리하여야 한다. 그는 中醫 지체의 원인으로서 醫書에 담긴 옛 뜻을 이해하기 어려운 것을 하나로 꼽았다. 그리하여 그는 改進中醫의 제일가는 방법으로 古書의 晦澁한 醫理를 詮釋하여 명백히 하여 "中醫學의 이론을 민중화하여야 한다"고 하였다. (2) 中醫 자체의 학설을 主로 하여 西醫學理를 취하여 中醫를 보완하여야 한다. 절대로 中醫가 西醫에 동화되도록 하여서는 안 되며, 만약 그와 같아진다면 中醫는 없어지고 말 것이다. (3) 『內經』의 이론을 배제할 수 없다. 『內經』은 中醫理論의 핵심이다. 『內經』의 이론은 임상에서부터 비롯된 것이기 때문에 더욱 그러하다.

【학습과제】

1. 惲樹珏이 인식한 『內經』의 總提綱은 무엇인가?
2. 惲樹珏은 몇 가지 측면에서 『內經』과 『易經』의 밀접한 관계를 논술하였는가?
3. 惲樹珏은 어떻게 四時氣候로 五行生克의 이치를 해석하였는가?
4. 惲樹珏의 中西醫匯通에 대한 주장은 무엇인가? 그 실패의 주요 원인은 무엇인가? 당신은 한의학과 서양의학을 어떻게 연계시킬 수 있다고 보는가?
5. 당신은 한의학을 어떻게 연구해야 발전한다고 보는가?

各家鍼灸學說 總論

各家鍼灸學說은 鍼灸學의 새로운 영역을 개척한 것으로, 역대 醫家 및 鍼灸學者의 鍼灸學說과 流派를 연구하는 학문이라 할 수 있다. 各家란 단어에는 한의학의 모든 분야에서 지대한 업적을 남긴 역대 醫家는 물론 鍼灸學 전문분야에서 두각을 나타낸 학자들이 포함된다. 學說은 학술적 측면에서 체계적으로 형성된 주장 · 견해 · 이론을 가리키며, 流派는 학술적 이념 · 사상 · 견해 혹은 주장 · 學風 · 경향이나 연구 방법론과 기본 틀이 같은 학자들로 형성된 그룹을 일컫는다. 이와 같이 學說과 流派는 밀접한 관련이 있기에 鍼灸流派에 대한 내용이 본 과목 안에 포함된다.

各家鍼灸學說을 습득하는 것은 역대 醫家의 鍼灸學에 대한 醫學思想 · 理論 · 成果와 그 기원, 영향 및 流派를 파악하는데 도움이 된다. 이 과목을 통해 鍼灸學의 기본적인 이론과 실기를 익히는데 유익할 뿐만 아니라 선인들의 경험이나 교훈을 거울삼아 임상에 활용할 수 있게 된다.

따라서 各家鍼灸學說이 교과과정을 통하여 다음과 같은 목적을 달성할 수 있다.

(1) 새로운 學說 및 學派의 출현의 중요한 의미를 이해한다.
(2) 各家의 生涯, 著述, 學說, 學術思想, 學術的 成果 등을 파악한다.
(3) 各家鍼灸學說 및 그 流派의 기원, 형성, 발전과정과 영향력 그리고 상호 작용과 연관성을 전반적으로 파악함으로서 정확한 인식과 평가를 가한다.
(4) 鍼灸學의 발전과정을 체계적으로 인식한다.
(5) 臨床을 통해 선인들의 훌륭한 鍼術技法을 활용하고 그 경험을 본받는다.
(6) 鍼灸學에 관련된 고대 문헌 조사의 연구기법을 터득한다.

1 各家鍼灸學說의 학술적 근원과 이론적 기초

各家鍼灸學說의 학술적 근원은 대체로 네 가지 측면이 있다. 첫째, 先代의 문헌에서 그 기원을 찾을 수 있다. 예를 들면 晋代 이전의 各家學說은 대체로 『黃帝內經』, 『八十一難經』, 『鍼灸甲乙經』 등 前時代의 문헌에서 기원한다. 둘째, 스승으로부터 전수되는 경우이다. 대표적인 예로 徐鳳은 彭九思, 孟仲倪 두 사람의 가르침을 깊이 받았다고 스스로 말하였고, 羅天益은 李東垣을 스승으로, 劉瑾은 陳會를 스승으로 삼았던 것으로 이들의 학설은 대부분 스승의 영향을 받았다. 셋째, 家傳으로부터 연원하는 경우이다. 이른바 家學으로부터 연원하는 대표적인 예로 張璧이 家學을 계승한 것과 徐文伯, 王國瑞, 凌雲 등이 鍼灸世家로 脈을 이어오면서 이름을 떨친 경우 등을 꼽을 수 있다. 넷째, 일반 백성들을 치료하는 과정에서 축적된 경험으로부터 비롯된다. 일부 醫家들은 책을 열심히 열람하고 같은 뜻을 갖고 있는 동지들을 찾아다니면서 학식을 쌓았는데, 대표적인 인물로는 葛洪, 趙學敏 등이 있다. 이들은 민간에서 적지 않은 鍼灸經驗을 수집하여 醫書에 기록하였고 자신의 독특한 색깔을 만들어 내었다. 물론 위의 네 가지 근원이 서로 확연하게 구분되어 독립적으로 존재한다고 말할 수는 없다. 실제로 적지 않은 醫家들의 學術思想이 복합적인 요소에 의하여 형성되었다. 竇默의 학설이 형성되는 데에는 스승의 전수도 있지만 또한 『內經』에서 얻어진 것도 있었고 아울러 宋子華의 秘傳도 있었던 것이다.

鍼灸學說의 이론적 기초는 대체로 고대 의학문헌에서 근거를 찾을 수 있다. 이러한 의학문헌에는 長沙 馬王堆 漢墓에서 출토된 『帛書經脈篇』, 『內經』, 『難經』과 甘肅省 武威의 漢墓에서 출토된 『武威漢代醫簡』, 『傷寒雜病論』, 『脈經』, 『甲乙經』 등이 포함된다. 특히 그 가운데 『內經』, 『難經』, 『甲乙經』 등 대표적인 3권의 醫書는 후대에 지대한 영향을 미치게 되었고, 천 여년 동안 鍼灸學者들이 자신의 학술적 기틀을 세우고 많은 업적을 남길 수 있도록 지침서 역할을 하였다. 鍼灸學者들은 이 3권의 원전 내용을 보충하고 발휘시킬 수 있었다. 따라서 이 3권의 원전은 各家鍼灸學說의 공통된 학술적 근원이 되며 이론적 기초라고 할 수 있다. 그러므로 3권의 원전이 鍼灸學에서 이룩한 성과와 후세에 미친 영향에 대해 반드시 전반적인 이해가 필요하다.

1.1 『內經』이 鍼灸學의 성과 및 各家鍼灸學說에 미친 영향

『內經』의 등장은 한의학 역사상 획기적인 의미를 갖는다. 약 30만자에 이르는 이 거작은 주로 한의학의 기본이론을 논술하고 있다. 임상의학에 있어서 本草나 方劑에 대한 언급은 매우 적은 반면에 鍼灸學에 관한 내용을 대폭적으로 담고 있다. 汪石山의 『鍼灸問對』에 따르면 "內經에서 질병을 다루는 경우 湯液 및 醪醴에 관한 것은 적은 편이고 기재된 服餌法은 한두 가지에 불과하며 뜸에 관한 것도 네다섯 가지에 그치지만 기타 내용은 鍼法을 밝힌 것이 무려 열에 여덟아홉은 된다(內經治病, 湯液醪醴爲甚少, 所載服餌之法才一二, 而灸者四五, 其他則明鍼法, 無慮十八九)"고 언급하였다. 책 속 여러 곳에서 "九鍼"(일명 鍼經 혹은 鍼論), "刺法", "經脈" 등 고대 문헌을 인용하고 있어 초기 鍼灸學의 윤곽을 엿볼 수 있게 한다. 이는 鍼灸學의 발전과정에서 하나의 이정표가 된다. 이것은 春秋戰國時代에 鍼灸學이 이미 체계적인 이론을 갖추어 의학의 중요한 분야로 등장하였음을 시사한다. 비록 당시에 이미 약물요법과 按摩 등의 다양한 치료수단이 있었지만 『靈樞』의 서두인 開宗明義第一篇에서는 역시 "先立鍼經"을 언급하여 鍼灸學을 강조하고 있다. 『素問·八正神明論』에서도 "옛날의 의술을 본받을 때 먼저 鍼經부터 알아야 한다(法往古者, 先知鍼經)"고 하여 한의학의 임상에서 鍼灸學이 매우 중요한 위치를 차지하고 있음을 알 수 있다.

『內經』의 經絡理論은 비교적 완벽하게 서술된 것으로, 『靈樞』의 本輸篇에서 가장 먼저 經絡이 임상에서 차지하는 중요한 의미를 강조하였다. 그 외에 經脈篇, 脈度篇, 骨度篇, 百病始生篇, 邪氣藏府病形篇 등에서는 脈의 개념 및 "經"과 "絡"의 차이점, 상호 관계를 상세히 설명하였다. 『素問』의 五常正紀大論, 調經論이나 『靈樞』의 本藏篇, 邪氣藏府病形篇 등에서는 經絡의 생리학적 작용을 논술하였고, 『靈樞』의 海論篇 및 營衛生會篇, 營氣篇, 衛氣行篇 등에서는 經絡氣血의 생성 근원과 순환경로 및 內臟肢節과 연계되는 내용을 설명하였으며, 『靈樞』의 逆順肥瘦篇에서는 手足의 三陰三陽經이 흐르는 방향을 설명하였고, 『靈樞·天年』과 『素問·調經論』에서는 經絡의 病變과 인체의 성장 및 노쇠 과정을 자세히 논술하였다. 또한 『靈樞』의 經脈篇, 經別篇, 百病始生篇, 經筋篇, 癰疽篇 등과 『素問』의 熱論, 皮部論, 調經論, 繆刺論, 五藏生成篇 등에서는 十二經脈, 十五絡, 十二經別, 十二經筋의 순행분포 및 病候를 설명하였으며, 外感病邪가 皮毛로부터 絡으로, 經으로, 內腑로 겉에서부터 차례대로 속으로 파고들어 얕은 부위에서 깊은 부위로 傳變되는 과정을 설명하기도 하였다.

經絡을 활용하여 질병을 진단하는 것은 오랜 역사가 있다. 『素問』의 經絡論, 三部九候論, 診要經終論 및 『靈樞』의 終始篇 등은 絡脈을 관찰하여 病情을 진단하는 것과 經脈의 부위를 切診하는 것 등에 대하여 언급하였다. 經絡理論을 임상에 활용하는 측면에서도 『內經』은 按經取穴 및 表裏經의 응용에 관한 원칙을 세워 후세 醫家들이 본받을 수 있도록 기준을 마련하였다.

『內經』은 다양한 측면에서 經絡理論을 비교적 완벽하게 논술하여 후세 醫家들에게 지대한 영향을 주었다. 張仲景은 六經辨證의 理論體系를 확립하여 임상에 활용하였는데, 그의 이론적 근거는 곧 『素問·皮部論』 등에서 언급된 外邪가 表에서 裏로 傳變하는 學說은 따른 것이다. 그는 病이 太陽經에 나타나면 곧 陽明經에 刺鍼하여 다스리도록 하여 "經을 따라 傳變되지 않게 하면 곧 낫는다(使經不傳則愈)"는 것이 醫術 가운데 으뜸인 上工의 治未病이라는 주장을 폈다.

六經分證의 경우도 또한 『素問·熱論』에 근거를 두고 발전하였다. 『丹溪心法』에 기술된 手足陰陽經의 "合生見證"도 역시 『내경』의 經絡臟腑表裏相關論에서 기원하며, 이와 같은 "合生見證"說은 경락의 변증 범위를 확대시키고 임상활용의 영역을 넓히는데 중요한 의미가 있다.

經絡理論은 鍼灸學에서 매우 높은 비중을 차지하므로 역대의 醫家들은 이에 대한 깊은 관심을 보였다. 元나라 및 明나라 이후의 많은 학자들은 이 분야에 대한 전문적인 연구를 추구하였는데, 대표적인 인물로는 滑伯仁이 있다. 그는 『靈樞』의 本輸篇, 營氣篇 및 『素問』의 骨空論 등을 요약하여 十二經脈을 토대로 任脈과 督脈을 추가하여 十四經脈으로 정리해내어 후세에 널리 알려진 '十四經學說'을 제시하였다. 李時珍은 奇經八脈에 대한 전문적인 연구를 진행하였다. 그는 『靈樞』의 五音五味, 逆順肥瘦, 脈度, 動腧, 經別 및 『素問』의 擧痛論, 痿論 등을 귀결 요약하여 『奇經八脈考』를 저술하였다.

『內經』에서 腧穴理論에 대한 기록은 완벽하지 못하니, 일부 腧穴의 위치가 누락되거나 작용을 설명하지 않거나 심지어 穴자리의 명칭이 언급되지 않고 단지 위치나 取穴法만 설명한 경우가 있다. 비록 내용은 부실하지만 100여개의 常用穴이 기록되어 있다. 특히 『靈樞』의 骨度篇과 『素問』의 骨空論, 血氣形志篇 등에서는 腧穴의 定位法을 설명하였고, 『靈樞』의 經筋, 背腧, 五邪 등 篇에서는 阿是穴의 자리를 정하는 기준을 논술하였고, 『靈樞』의 本輸, 壽夭剛柔, 五亂, 九鍼十二原, 邪氣藏府病形, 經脈, 背腧 등 篇에서는 特定穴 이론을 논술하였다. 특히 五輸穴에 대한 논술은 비교적 완벽하다. 또한 原穴, 下合穴, 十五絡穴, 五臟背腧 등에 대한 기록을 담고 있다.

『內經』의 腧穴理論은 후세에 큰 영향을 미쳤다. 예를 들면 『靈樞』의 經筋, 背腧 등 篇은 "以痛爲輸" 및 "그 곳을 눌러 곧바로 적중하면 아픔이 풀린다(按其處應在中而痛解)"는 주장을 폈다. 宋나라의 王執中은 실제로 임상에서 이러한 경험을 깊이 터득하게 되었다. 그는 천식을 치료할 때 肺兪穴을 누르니 통증이 마치 송곳으로 찌르듯이 심하게 나타났고, 숙질(痼症)을 치료할 때 風池穴을 누르면 손끝에 시큰하게 아픈 느낌을 촉발하였고, 夢遺를 치료할 때는 腎兪穴을 누를 때 시큰한 통증이 나타났으며, 기침을 치료할 때는 손으로 膻中穴을 누르면 느낌이 나타났고, 痢疾을 치료할 때는 大腸兪를 눌렀을 때 통증이 심했으며, 帶下를 치료할 때는 帶脈穴을 누르니 손이 닿으면 시큰하게 아픈 느낌이 나타나지 않는 경우가 없었기에 아픈 느낌이 나타나는 穴에 뜸을 뜨거나 火鍼을 활용한 결과 모두 뛰어난 효과를 얻었다고 하였다. 또한 金나라의 劉完素는 五輸穴을 잘 활용하였던 인물로 井穴, 原穴을 임상에서 응용하여 널리 이름을 떨쳤다. 그의 저서 『素問·病機氣宜保命集』에는 약 20여 종의 병증에 鍼灸療法을 사용하였지만 활용된 穴자리는 30여개에 불과하며 그 중 대부분은 五輸穴에 속하였다. 특히 대부분의 질병을 다스릴 때 하나의 井穴 또는 하나의 原穴로만 치료한 경우가 많다. 그 밖에 李東垣은 脾胃學說을 중요시한 인물로서 『脾胃論』을 저술하여 "大腸, 小腸, 五藏은 모두 胃에 귀속되어 있으므로 胃가 虛하면 곧 모두 병이 생긴다(大腸, 小腸, 五藏皆屬於胃, 胃虛則俱病)"는 논리를 폈다. 그의 이러한 관점은 곧 『靈樞·本輸篇』에 기재된 "大腸과 小腸은 모두 胃에 속하고 足陽明이다(大腸小腸皆屬於胃, 是足陽明也)"라는 내용에서 비롯된 것이다. 따라서 그는 上下巨虛穴은 비록 大小腸에 배속되어 있지만 모두 足陽明胃經의 穴로 간주하고 脾胃가 虛弱하면 上下巨虛로 다스렸다.

『內經』에서 灸法에 대한 논술은 비교적 간결하였지만 鍼法에 관한 성과는 매우 뛰어났다. 『素問·寶命全形論』 등의 기록에 따르면 당시에 金屬鍼이 있었을 뿐만 아니라 돌로 만든 砭鍼, 鑱鍼도 있었으며, 鍼具는 아홉 가지가 있으니 각각 다른 모양과 서로 다른 작용을 가진 것으로 기록되어 있다. 『靈樞』의 官鍼, 九鍼十二原, 九鍼論 및 『素問』의 鍼解篇 등은 九鍼의 명칭, 잡는 방법, 길이, 형태, 작용, 主治, 시술법, 유의사항 등을 모두 자세하게 설명하였다. 또한 『靈樞』의 壽

天剛柔, 官鍼, 經筋 및 『素問』의 調經論 등에는 "焠刺", "燔鍼"에 관한 내용이 기록되어 있는데, 이것은 후세의 火鍼과 溫鍼의 시초가 되었다. 『素問·繆刺論』과 『靈樞·官鍼』 등에는 또한 각종 刺法을 소개하였는데, 恢刺·揚刺·偶刺·合谷刺·大寫刺·贊刺·絡刺·豹文刺·毛刺·浮刺·短刺·繆刺·巨刺 등을 포함하여 다양한 형식을 언급함으로서 귀감이 되고 있다. 刺絡瀉血法은 『內經』의 鍼灸治療學에 있어서 특히 중요한 의미가 있다. 전체 160篇에 이르는 구성에서 40여 篇의 내용이 이와 관련된 것이다. 이를테면 瘧疾, 腰痛, 癲狂 등을 치료할 때 瀉血法이 자주 활용되었다. 鍼刺補瀉法에 관하여 『素問』의 八正神明論, 離合眞邪論, 調經論, 鍼解 및 『靈樞』의 官能, 小鍼解 등 篇에서 언급되었으며, 補瀉의 시술법과 主治 범위를 자세히 밝혔다. 鍼刺得氣에 관하여 『內經』에서는 다양한 검토가 있었는데, 『靈樞』의 終始, 九鍼十二原, 小鍼解 등 篇에서는 得氣와 치료효과의 관계를 강조한 내용이 기록되었다. 또한 鍼刺의 깊이, 留鍼, 拔鍼, 鍼刺의 禁忌 등도 언급되었는데, 특히 『素問』의 診要經終論, 刺禁論, 四時逆從論 등에서 刺鍼의 오류로 야기한 부작용을 피력하여 소중한 경험으로 삼을 수 있다.

『內經』의 鍼法 및 灸法이 후세의 各家鍼灸學說에 중요한 영향을 미친 것은 주로 鍼刺得氣 및 候氣에 관한 理論에서 엿볼 수 있다. 元나라 초기의 鍼灸學者인 竇漢卿은 이러한 이론에 입각하여 그의 저술인 『鍼經指南·標幽賦』에서 침을 놓은 후 손끝에서 느껴지는 得氣에 관하여 자세하게 서술하였다. 竇漢卿과 같은 시대의 인물인 羅天益은 『衛生寶鑑』에서 자신이 竇漢卿에게서 鍼法을 전수 받을 때 竇漢卿이 그에게 "대개 침을 활용할 때는 氣가 이르지 않고서는 효과가 있을 수 없다(凡用鍼者, 氣不至而不效)" 하였다고 전한다. 羅天益은 이후 같은 시대의 유명한 鍼灸家인 忽泰必烈과 이에 대해 토론하였는데, 그 역시 이러한 주장에 동감을 하였다. 『鍼經指南』에 기록된 14字의 手法[1120]을 살피면 그 내용도 역시 『內經』에 근원을 두고 있으며 단지 저자의 정리를 통하여 보다 체계화되었음을 알 수 있다. 瀉血療法도 후세의 瀉血派 형성에 중요한 영향을 주었다. 金元時代의 張子和는 刺絡瀉血을 잘 활용하였던 유명한 학자로서 그의 학술적 견해를 『儒門事親』에서 엿볼 수 있는데, 그는 『內經』의 가르침을 본받았을 뿐만 아니라 『內經』의 이론을 한층 발전시켰다.

『內經』에 소개된 鍼灸에 관한 처방이 매우 많은데, 『靈樞』의 根結篇, 四時氣篇, 五邪篇 및 『素問』의 咳論, 痺論 등에는 穴자리를 선택할 때의 두 가지 원칙을 확립하여 곧 經絡에 따라 선택하는 按經選穴 및 臟腑에 따라 선택하는 按臟腑選穴의 원칙을 세웠다. 病所와 穴자리의 관계를 살피면 『靈樞』의 終始, 官鍼, 海論, 厥病, 上膈 등의 내용에서 요약될 수 있듯이 병변 부위 자체의 국소 혈자리, 병변 부위와 멀리 떨어진 遠隔의 혈자리, 국소와 遠隔의 穴자리를 混用하는 등의

1120) 動法(鍼을 흔들어 주는 방법), 搖法(鍼을 뺄 때 좌우로 흔들어 주는 방법), 進法(鍼을 돌리면서 집어넣는 방법), 退法(鍼을 콩의 두께 만큼씩 빼내면서 補瀉하는 방법), 搓法(鍼을 실을 꼬듯이 틀어 주는 방법), 盤法(鍼柄을 원형으로 돌리는 방법), 彈法(鍼을 퉁기는 방법), 捻法(鍼자체를 비벼 돌리는 방법), 循法(鍼을 놓은 후 그 주위의 피부를 經絡을 따라 종적으로 눌러 주는 방법), 捫法(鍼을 놓은 후 그 주위의 피부를 문지르는 방법), 攝法(鍼놓은 피부 주위를 눌러 주는 방법), 按法(鍼을 내리누르는 방법), 爪法(손톱으로 시술할 부위에 자국을 내어 침을 놓을 혈자리를 정확하게 표시하는 방법), 切法(엄지손가락의 손톱으로 침놓을 부위를 눌러 주면서 침을 놓는 방법) 등 14가지를 말함.

세 가지로 분류할 수 있다. 『內經』에는 30여 가지 病證에 대한 鍼灸處方을 수록하였는데, 그 중 熱病, 瘧疾, 痺證, 腰痛, 心腹痛, 水腫, 癲狂 등에 대한 기술이 가장 많다.

鍼灸治療의 처방구성은 후세에 많은 영향을 준 것이 분명하며 특히 인체 부위별로 穴자리를 선택하는 원칙은 晉나라 및 隋나라 시대의 명의 陳延之에 의하여 새롭게 활용되어 近道法과 遠道法으로 발전하였다. 이에 대하여 『小品方』에는 "스승이 이르기를 穴자리가 병을 낫게 하는 것은 遠近으로 구분된다. 머리의 질환은 머리에 있는 穴에 뜸을 뜨고, 팔다리의 병은 팔다리에 있는 穴에 뜸을 뜬다. 가슴이나 배, 등, 옆구리도 마찬가지이다.… 이러한 방법을 近道法이라 한다. 遠道鍼灸法이란 머리에 질환이 생기면 모두 손과 팔의 穴에 뜸을 뜨고, 心腹의 질환에는 모두 다리나 발의 穴에 뜸을 뜨며, 왼쪽 몸에 생긴 질환은 오른쪽에 뜸을 뜨고, 오른쪽에 생긴 병변은 왼쪽에 뜸을 뜨는 것이다(師述曰: 孔穴去病, 有遠近也. 頭病, 卽灸頭穴; 四肢病, 卽灸四肢穴; 心腹背脇亦然…此爲近道法也. 遠道鍼灸法: 頭病, 皆灸手臂穴; 心腹病, 皆灸脛足穴, 左病乃灸右, 右病皆灸左)"라고 하였다. 또한 按經取穴의 원칙은 王叔和, 李梴, 徐靈胎 등의 학술사상에도 큰 영향을 주었다. 『脈經』의 平三關陰陽二十四氣脈第一에서 左右의 寸關尺과 관련하여 24가지 病證 및 脈象을 소개한 내용에는 침을 놓는 부위에 대한 구체적인 언급이 없었고, 단지 刺鍼하는 經脈만 언급하였다. 張潔古, 雲岐子 역시 傷寒熱病을 치료할 때 대개 『內經』의 取穴法을 따른 것으로 보인다. 『素問 · 刺熱論』의 熱病에 대한 五十九刺取穴法을 그대로 답습하고 있고, 熱病의 無汗證, 傷寒結胸, 痞氣, 三陽頭痛, 三陰腹痛, 傷寒少陰病, 陰毒症 등의 치료법도 『內經』에 소개된 鍼灸로 熱病을 치료하는 理論을 근거로 하여 발전시킨 것이다.

1.2 『難經』의 鍼灸學 성과 및 各家鍼灸學說에 미치는 영향

『難經』은 『內經』의 뒤를 이어 세상에 등장한 또 하나의 原典이다. 이 책은 81難으로 구성되어 있는데, 그 중 32難에 이르는 내용이 鍼灸學과 관련되어 있다. 그 내용은 주로 奇經八脈 이론, 腧穴學의 八會穴 및 五輸穴 이론, 鍼刺法에 관련된 補瀉手法 및 得氣 등을 포함하여 鍼灸學 발전에 큰 기여를 하였다.

奇經八脈은 『難經』에서 가장 먼저 제시한 개념으로서, 『難經』에서는 처음으로 奇經八脈과 十二經脈을 구분하여 독립된 經脈體系를 구성하였다. 二十七難에는 이에 대하여 "대개 八脈이란 모두 기존의 經脈에 구속되지 않고 있어 奇經八脈이라고 한다(凡此八脈者, 皆不拘於經, 故曰奇經八脈也)"고 밝혔다. 二十八難과 二十九難에서는 八脈의 작용, 시작과 끝, 분포, 病候 등에 대하여 간략한 설명을 하여 『內經』에 산재되었던 내용들을 통일시키고 정리하여 奇經八脈理論으로 발전시켜 후세에 奇經八脈에 대한 이론적 근거를 마련하였다.

또한 八會穴理論은 『難經 · 四十五難』에서 처음으로 등장하며, "腑會는 太倉이고, 臟會는 季脇이며, 筋會는 陽陵泉이고, 髓會는 膈兪이며, 骨會는 大杼이고, 脈會는 太淵이며, 氣會는 三焦 밖의 한줄의 근육이 바로 두 젖가슴 사이에서 만나는 곳이다[1121]이다(腑會太倉, 臟會季脇, 筋會陽陵

泉, 髓會膈兪, 骨會大杼, 脈會太淵, 氣會三焦外一筋直兩乳內也)"고 설명하였다. 특히 "熱病이 속에 있을 때 그 기운이 몰리는 會穴을 取하여 다스린다(熱病在內者, 取其會之氣穴也)"는 논리는 후세의 임상에 지침이 되었다. 兪募穴 이론에 대하여 『難經』은 비록 정확한 부위를 밝히지는 않았지만 六十七難의 "五臟의 募穴은 모두 陰에 자리하고, 兪穴은 모두 陽에 자리한다(五臟募皆在陰, 而兪皆在陽)"는 주장은 兪募穴 이론에 이론적 기초가 되었다. 十二原穴에 관하여 『難經』은 『靈樞』의 九鍼十二原篇에 기록된 五臟經의 5개 原穴과 本輸篇에 기록된 六腑經의 原穴에 心經의 原穴인 兌骨(神門)을 보충하여 十二原穴을 완벽하게 臟腑에 배속시켰다. 아울러 原穴은 三焦의 元氣가 머무르는 곳이라고 하여 原穴의 특성을 명확히 밝혔으며, 침구치료 범위에 대해서는 九鍼十二原에서 언급한 五臟 질환에서 五臟六腑의 질환으로 확대시켰다(六十六難 참조). 五輸穴 이론에 있어서도 새로운 견해를 밝혀 五行과 배속시키는 한편 主治 病證 등에 대하여 자세한 설명을 곁들였다. 六十四難에서는 五門十變剛柔의 배속관계를 논리적으로 전개하여 子午流注의 이론적 기틀이 되기도 하였다.

六十九難 이후의 내용은 配穴法 및 刺法의 이론을 서술한 것으로, 刺鍼의 깊이, 得氣, 補瀉手法, 穴의 配伍關係 등을 설명하였다. 특히 두 손으로 시술하는 手法 및 得氣에 관한 견해는 매우 독특하다. 七十八難에서는 刺鍼하는 과정에서 왼손의 놀림을 강조하여 "침을 잘 놓는 자는 왼손을 믿고, 침을 제대로 놓지 못하는 자는 오른손만 믿는다. 침을 놓았을 때 먼저 왼손으로 침을 꽂을 滎兪 부위를 눌러주고, 튕기면서 힘을 주거나 손톱으로 눌러서 그 氣가 이르도록 하여 맥이 뛰는 듯한 모양이 나타나면 잇따라 침을 찌른다. ……得氣가 안 되면 이는 분명 죽고 치료가 되지 않는 경우이다(知爲鍼者, 信其左; 不知爲鍼者, 信其右. 當刺之時, 先以左手壓按所鍼滎兪之處, 彈而努之, 爪而下之, 其氣之來, 如動脈之狀, 順鍼而刺之.……不得氣, 是爲十死不治也)"라고 하였다. 실제로 임상에서 왼손은 침시술 과정의 중요한 보조적 역할을 하게 되며 得氣 여부에 따라 환자의 豫後를 짐작하는데 매우 중요하다. 八十難에 기록된 "왼손에 氣가 와 닿으면 곧 침을 찌르고 침을 꽂은 뒤 氣가 사라지면 곧 침을 뺀다(左手見氣來至, 乃內鍼, 鍼入見氣盡, 乃出鍼)"의 내용도 실용적 가치가 크다.

五行學說에 대한 활용에 있어서 『難經』은 五輸穴과 五行을 配屬시키는 외에 六十九難에서 처음으로 "虛하면 그 母를 補하고, 實하면 그 子를 瀉한다(虛者補其母, 實者瀉其子)"는 補瀉 원칙을 제시하였는데, 이는 곧 子母配穴法이다. 七十九難에서는 "氣를 맞이하여 빼앗는 것은 그 子를 瀉하는 것이고, 뒤따르면서 보태는 것은 그 母를 補하는 것이다(迎而奪之者, 瀉其子也; 隨而濟之者, 補其母也)"라고 설명하였다. 구체적인 예를 들면 心은 火에 속하는 것으로 心病에 本經의 兪穴을 瀉하는 것은 兪穴이 土에 속하기에 곧 맞서 빼앗는 瀉法이 되고, 반대로 本經의 井穴을 補하는 것은 井穴이 木에 속하기에 곧 뒤따르면서 보태주는 補法이 된다. 또한 肝病의 實證에 本經의 滎穴을 刺鍼하는 것도 역시 實하면 그 子를 瀉하는 의미가 된다. 즉 肝은 木에 속하고 滎穴은 火에 속하

1121) 註釋에서는 이를 膻中穴로 일컬음.

니 木은 生火하므로 火가 木의 子가 되는 까닭으로 추론된다. 『內經』의 迎隨補瀉 원칙을 재해석하여 개발한 配穴法을 明나라 汪機는 "子母迎隨法"이라 이름을 붙였다. 동일한 病證에 虛實이 곁들여진 경우 七十五難의 내용을 살피면 先補後瀉의 원칙이 제시되어 곧 이른바 瀉南補北法이 등장한다. 그 밖에 八十一難에서는 刺鍼의 補瀉를 적절하게 활용할 것을 권고하였으며, 부족한 상태를 무너뜨리고 남아도는 상태를 보태는(損不足而益有餘) 부작용을 야기하지 않도록 주의시켰다. 이와 같이 取穴의 補瀉法 외에 手法의 補瀉에 관하여 七十八難에서는 침을 놓아 得氣한 후 "침을 밀어주면서 넣는 것이 補法이고, 움직여 펴지게 하는 것이 瀉法이다(推而內之是謂補, 動而伸之是謂瀉)"라고 밝혀 후세의 提插補瀉를 창안하는데 귀감이 되었다.

『難經』의 鍼灸學 성과는 各家鍼灸學說에도 영향을 주어 奇經八脈 이론은 곧 明나라 李時珍의 『奇經八脈考』 저술에 중요한 참고문헌이 되었다. 五腧穴과 五行을 配屬하는 五門十變 이론은 金나라의 何若愚가 저술한 『子午流注鍼經』 및 그가 창설한 子午流注學說에 기틀이 되었다. 八會穴 이론은 후세의 醫家들에게 새로운 과제를 안겨주었다. 明나라 시대의 袁坤厚는 八會穴이 氣·血·筋·骨·脈·髓·藏·府 등의 病變을 다스릴 수 있다고 주장하였고, 淸나라의 孫鼎宜는 八會穴이 熱病을 주로 다스리며 外感病의 通稱이라 주장하였다. 임상에 있어서 『此事難知』는 絶骨穴을 활용하여 百節의 痠痛을 다스렸고, 『鍼灸資生經』은 上氣喘咳를 膻中穴로 다스렸으며, 『鍼灸大成』의 楊氏醫案에서는 설사에 章門穴과 中脘穴을 활용하였고, 『類經圖翼』에서는 膈兪穴이 血病을 두루 다스린다고 주장하는 등 모두 『難經』의 八會穴 이론에서 파생된 것임을 알 수 있다.

『難經』에서 鍼灸補瀉手法에 따른 得氣에 관한 내용은 후세의 各家鍼灸學說에 지대한 영향을 주었다. 『鍼灸大成』은 별도로 "難經補瀉"章을 편성하여 전문적으로 서술하였으며, 그림과 도표로 그 의미 및 활용법을 설명하기도 하였다. 明나라의 鍼灸學者인 徐鳳은 '金鍼賦'를 편찬하였는데, 그 중 많은 내용은 『難經』의 학설을 계승하였다. 예를 들면 "得氣가 되지 않으면 반드시 죽기 마련이다(候氣之不至, 必死無疑)"라고 주장한 논리나 "따라서 손톱으로 누르거나 침을 찌르는 방법은 ……튕겨주는 것은 補虛한다……(是故爪而切之, 下鍼之法……)" 등의 논리는 모두 『難經』에서 비롯되었지만 저자의 견해를 곁들인 것이다.

1.3 『甲乙經』의 鍼灸學成果 및 各家鍼灸學說에 미친 영향

晉나라의 皇甫謐(기원 215년~282년)은 『鍼灸甲乙經』을 편찬하였다. 그는 주로 『靈樞』, 『素問』, 『明堂孔穴鍼灸治要』 등 3권의 저술을 참고하고 『難經』의 관련된 문헌을 참작하여 유사한 부분을 정리하고 겉도는 글귀를 삭제하고 중복된 부분을 삭제하여 핵심만을 추리는 방법을 택하였다. 이 책은 비교적 가장 빠른 시기에 나온 체계를 갖춘 鍼灸學 관련 전문서적이다.

『甲乙經』에서는 十四經腧穴을 전체적으로 계통성있게 정리하였다. 349개의 穴자리에 대하여 別名, 部位, 取穴法, 해당하는 經脈의 會穴, 해당 經脈의 經氣 시발점, 鍼刺 禁忌, 艾灸 禁忌 및 刺灸의 誤謬로 야기되는 부작용, 刺鍼의 깊이, 留鍼의 시간, 艾灸의 壯數 등을 구체적으로 서술하였다. 그 穴자리의 순서가 머리, 등, 얼굴, 귀, 목, 어깨, 가슴, 배, 手三陰三陽經, 足三陰三陽經의 순서로서 팔다리의 말단에서부터 머리와 얼굴, 몸체를 따라 차례로 윗 쪽과 가운데 쪽으로 향하여 후세의 十四經 순행분포의 배열순서와 사뭇 다르지만 經脈과 經穴을 분리시킨 기존의 체계를 정리하여 經脈과 腧穴 이론을 초보적으로 나마 서로 결합시켰다.

穴자리의 別稱에 대하여 晉나라 이전의 문헌에는 거의 기록되지 않았지만『甲乙經 』에는 70여개가 수록되었고, 개별적인 穴은 3,4개의 별명이 붙기도 하였는데, 대표적인 예로는 攢竹, 石門, 承扶 등을 꼽을 수 있다. 別名이 등장한 것은 한편으로 腧穴理論의 발전을 의미하는데, 이것은 다른 한편으로 穴의 위치 및 작용을 파악하는데 편리함을 제공하게 되었다. 예로 承山은 魚腹이라고도 하였고, 少海는 曲節, 攢竹은 夜光, 地機는 脾舍라고 하는 등 穴의 위치나 작용을 생동감 있게 표현해주고 있다.

『內經』에서 적지 않은 穴은 단지 이름만 존재할 뿐 取穴法이나 부위에 대한 언급이 미비하였다.『甲乙經』은 이를 보완하여 風府穴은 “빠르게 말할 때는 그 근육이 곧바로 불룩 솟고, 말이 끝나면 그 근육은 곧바로 가라앉는다(疾言, 其肉立起; 言休, 其肉立下)”라고 하였고, 率谷穴은 “씹도록 하면서 穴을 取한다(嚼而取之)”고 하였고, 下關을 取할 때는 “입을 다물면 구멍이 나타나고, 입을 벌리면 곧 구멍이 닫힌다(闔口有孔, 張口卽閉)”고 하였다. 瘈脈을 취할 때는 “귀 뒤로 닭발처럼 뻗은 퍼런 絡脈이다(耳後鷄足靑絡脈)”라고 하였고, 昆侖穴을 취할 때는 눌러서 “가느다란 맥의 움직임이 손끝에서 느껴진다(細脈動應手)”고 하였다. 이러한 내용들은 穴자리를 取할 때 어떤 경우는 환자의 구강을 움직여 자리를 잡고, 어떤 경우는 體表의 靜脈 분포에 따라 위치를 파악하며, 어떤 경우는 손끝에 닿는 動脈의 움직임으로 穴을 찾는 등 取穴의 정확도를 높이는데 어느 정도 의미가 있다.

交會穴에 관한 내용은 처음으로『甲乙經』에 수록된 것이 약 80여개로서 후세에 수정된 부분은 극히 드물다. 이러한 會穴들은 대부분 頭面과 體幹에 위치한 것으로, 머리와 복부에 위치한 穴이 절반을 차지하며, 四肢에 위치한 穴은 三陰交, 居髎, 臂臑 등 몇몇에 불과하다. 交會되는 經脈은 대개 2~3개로 많은 경우는 4개의 經脈이 만나는데, 예를 들면 中極과 關元은 足三陰經과 任脈이 만나는 會穴이다. 交會穴 이론은 후세에 經穴을 考證하는데 많은 근거를 제공하여 穴자리의 主治 범위를 확대하는데도 중요한 의미가 있다. 이를테면 大椎穴은 三陽經과 督脈의 會穴로서 督脈經에 나타나는 등골이 뻣뻣하고 뒤로 젖혀지는 病變을 다스릴 뿐만 아니라 三陽經의 病證도 함께 다스린다.

脈氣가 발생하는(脈氣所發) 穴은 처음으로『素問 · 氣府論』에서 소개되는데, 督脈의 기운이 발생하는 穴은 28개에 이르는 것으로 經脈에 자리하는 모든 穴을 포함한 것 같다. 그러나『甲乙經』에서는 督脈의 기운이 발생하는 穴에 大椎, 陶道, 長强 등이 포함되지 않으며, 349개의 穴 중에서 100여개만이 脈氣가 발생하는 穴로 지목되어『內經』의 내용과 사뭇 다르다. 특히 일부 穴은 소속된 經脈과 전혀 관련이 없는 것으로, 兌端은 手陽明의 脈氣가 발생하는 곳이라고 하였고, 大迎은 足太陽의 脈氣가 발생하는 곳이라 하여『內經』에서 脈氣가 발생하는 穴자리를 소속된 經脈의 穴

자리 대명사로 간주한 개념과는 확연하게 차이를 보이고 있다.

五輪穴에 관하여 비록『難經』에서『內經』의 내용을 보완하기는 하였지만 여전히 미비한 부분이 존재하였는데,『甲乙經』에서 手少陰經의 五輪穴을 보충함으로서 그 내용이 더욱 완벽해졌다.

『甲乙經』의 腧穴學 이론은 후세의 "穴法派"에 큰 영향을 주었다. 三陰交穴에 관하여『甲乙經』에서는 주로 오래 앉지 못하거나 濕痺로 걷지 못하거나 발바닥이 熱이 나면서 아픈 下肢의 病證을 主治한다고 하였고, 徐文伯은 下胎에 주로 활용하였다.『普濟方 · 鍼灸』에서는 그 主治 범위를 부인과 질환, 하복부 질환, 腸胃 질환 등으로 확대시켰는데, 이는 모두『甲乙經』의 交會穴 이론을 근거로 형성된 주장들이다.

『甲乙經』의 鍼灸學的 성과는 여러 측면으로 나누어 볼 수 있다.

刺鍼의 깊이에 대하여『靈樞 · 經水』篇에서는 經脈에 침을 놓을 때 들어가는 깊이를 기준으로 서술하였지만『甲乙經』은 일일이 구체적인 설명을 붙였다. 예를 들어 頭面部의 穴은 3分 정도로 찌르고, 四肢 말단이나 등, 가슴과 옆구리 등은 3~4分 찌르며, 어깨는 5~7分 찌르고, 배는 8分~1寸 깊이로 찌르도록 규정하여 각 부위별로 안전하게 刺鍼하는 기준을 제시하였다.

留鍼하는 시간에 관하여『靈樞』의 내용은 원칙론적이지만『甲乙經』은 200여개의 常用穴의 留鍼 시간을 호흡수로 정하여 일반적으로 6~7회 호흡하는 동안 침을 머무르게 하는 것이 원칙이지만 짧게는 1회 호흡하는 시간만큼 留鍼하는 少商穴이 있는 반면 길게는 10회 호흡하는 동안만큼 留鍼하는 下髎穴도 있으며, 가장 길게 20회 호흡하는 동안만큼 留鍼하는 環跳, 內庭, 公孫 등이 있어『內經』보다 구체적인 내용이 언급되었다.

唐宋時代에 성행했던 起泡化膿灸는『甲乙經』에서 이미 등장했던 것으로, 第三卷의 끝부분에서 "뜸을 뜨고 나서 부풀게 하려면 짚신을 태워 지지는데, 사흘이 지나면 곧 부풀어 오른다(欲令灸發者, 炙(원래는 '灸'로 되어 있으나 뜻이 잘못된 것으로『外臺秘要』39권의 내용에 따라 수정함)履韈熨之, 三日卽發)"고 서술하였다. 뜸을 놓는 壯數에 대하여 이 책에서는 각 穴에 매번 3~4壯을 뜨도록 하였고, 머리나 목 또는 어깨와 등에는 대부분 3壯을 뜨게 하였으며, 가슴이나 겨드랑이 또는 배에는 대부분 5壯을 뜨도록 하였다. 뜸을 가장 적게 뜨는 穴은 井穴로서 1壯만 뜨고, 가장 많이 뜨는 穴자리는 大椎穴로서 9壯까지 뜰 수 있다. 環跳穴의 경우 50壯을 뜨는 것으로 최근의 임상에서 활용하는 방법과 유사하게 기록되어 있다.

그 밖에『甲乙經』은 어떤 穴에 잘못 刺鍼하거나 잘못 뜸을 떠서 생겨나는 결과에 대해서도 언급하고 있다. 이에는 刺鍼을 잘못하여 문제를 일으킨 13개의 穴과 뜸을 잘못 떠서 문제를 일으킨 29개의 穴이 포함되어 있다. 예를 들면 神庭穴에 刺鍼을 잘못하여 간질을 유발하거나 腦戶, 風府, 瘂門에 뜸을 잘못 떠서 失音을 야기한 것, 地五會에 뜸을 뜬 후 살이 빠지면서 3년만에 사망한 경우, 天府穴에 뜸을 뜬 후 逆氣를 유발한 것, 經渠에 뜸을 떠서 神明을 손상시킨 경우, 氣衝에 뜸을 떠서 숨을 쉬지 못하게 된 경우, 絲竹空에 뜸을 떠서 눈이 작아지며 失明한 경우 등이다. 刺鍼 후 출혈을 일으킨 경우도 보이니, 顱息에 刺鍼하여 출혈이 과다하여 죽은 경우이다. 또 刺鍼하여 일부 중요한 혈관을 손상시켜 위험한 상태를 초래한 경우로, 人迎穴을 깊게 찔러 頸動脈

竇를 자극하여 혈압이 갑자기 저하되어 혼절하여 사람을 죽인 경우이다. 또한 가슴이나 등 또는 어깨나 겨드랑이 부위의 穴자리에 깊이 刺鍼하여 氣胸 및 호흡곤란을 초래한 경우이니, 缺盆과 雲門 등의 穴이다. 엄격하게 소독하지 않고서 化膿灸를 시술하여 感染이 될 수 있으니, 膻中에 刺鍼하여 '惡瘍'을 일으키거나 乳中에 刺鍼하여 '生蝕瘡'한 경우 등이다. 따라서 先人들이 주장한 禁鍼禁灸의 견해는 매우 일리가 있는 것이다.

『甲乙經』의 鍼灸學 분야 성과는 후세에 많은 영향을 주었다. 우선 刺鍼의 깊이에 대하여 명확히 규명함으로서 鍼刺의 임상활용에 안전한 시술법을 확보하였다. 또한 留鍼의 시간에 대한 견해도 후세의 醫家들은 대부분 『甲乙經』의 주장을 따랐으며, 艾灸法에 관하여 비록 『甲乙經』에 수록된 내용이 제한적이었지만 독특한 發灸瘡法을 제시하여 후세의 醫家들이 뜸을 활용할 때 發泡시키는 방법에 『甲乙經』이 크게 영향을 미쳤다. 특히 宋나라의 王執中은 『鍼灸資生經』의 第2卷 「治灸瘡」에서 "대개 뜸을 놓아 瘡이 생기면 앓던 질환이 곧 낫고, 瘡이 생기지 않으면 그 질환이 낫지 않는다(凡著艾得瘡發, 所患卽差, 不得瘡發, 其疾不愈)"고 강조하였다.

『甲乙經』은 7~12권까지 절반에 가까운 내용에 약 200여종의 病證과 500여개의 처방을 수록하여 지금까지 보존된 晉나라 시대 이전의 고전문헌에 없었던 기록을 담고 있다. 그 특징을 살펴보면, 첫째는 단일 처방이 많은데, 한 가지 병이나 증세에 1개의 穴을 선택하는 것으로 嘔血이나 上氣를 앓는 경우에 神門으로 다스리고, 갑자기 소리를 잃고 말을 하지 못하는 증상에는 支溝穴로 다스리는 등이 그 예이다. 둘째는 구체적인 取穴法을 제시하여 기존의 經脈을 取하는 애매한 표현에서 탈피하였다. 예를 들면 『內經』에서는 瘧疾을 치료할 때 間日瘧에 渴症이 나타나지 않으면 足太陽에 刺鍼한다(間日瘧不渴刺足太陽)고 하였지만 『甲乙經』에서는 "瘧疾에 渴症이 없으면서 하루건너 발작하는 경우는 飛揚穴로 다스린다(瘧, 不渴, 間日作, 飛揚主之)"고 구체적으로 서술하였다. 셋째는 처방의 내용을 살피면 刺鍼이나 艾灸를 시술하는 명확한 설명이 없거나 補瀉에 대한 언급이 적은편이다. 비록 "배가 그득하고 식사를 못하면 脊中에 침을 놓는다(腹滿不能食, 刺脊中)", "腸에 자주 소리가 나고 이따금씩 명치께로 치받치면 膻中에 뜸을 뜬다(腸中常鳴,, 時上衝心, 灸膻中)", "대개 唾血에는 魚際를 瀉하고 尺澤을 補한다(凡唾血, 瀉魚際, 補尺澤)" 등의 기록이 있지만 미진한 편이다. 넷째는 처방은 대부분 近取法을 먼저 소개한 후 遠取法을 언급하였으며, 近取法이 더 많은 비중을 차지하고 있다. 手足陽明脈動發口齒病第六篇에는 蟲齒의 통증에 먼저 目窓, 正營, 浮白, 完骨, 顴髎, 兌端, 耳門, 齦交, 頰車, 上關, 下關, 角孫 등 치아와 가까운 부위의 穴자리를 소개한 후 溫溜, 三間, 液門, 四瀆, 陽谷, 合谷 등 치아와 멀리 떨어진 부위의 穴을 활용하도록 하였다.

『甲乙經』에 수록된 鍼灸處方의 治療學的 성과는 매우 큰 것으로, 晉나라 이후의 많은 문헌에 인용되면서 경전으로 추앙받았고 醫家들의 임상에 이론적 지침이 되기도 하였다. 葛洪은 霍亂을 치료할 때 中脘을 활용하였고, 먼저 토하는 증상이 나타나면 巨闕에 뜸을 뜨고 몸과 얼굴이 모두 붓는 증상에는 발목 안쪽 복사뼈(足內踝) 밑에 흰 살 언저리(白肉際)를 떠주었는데, 이는 모두 『甲乙經』의 경험을 이어받은 것이다. 일부 경험은 뛰어난 효과를 얻었던 것으로 『鍼灸資生經』에 소개된 衄血에 上星을 灸하거나 『續名醫類案』에 소개된 腰脊痛에 申脈을 灸하는 내용을 꼽을 수 있다.

위와 같이 各家鍼灸學說의 핵심적 學術根源과 理論的 바탕을 『內經』, 『難經』 및 『甲乙經』을 통하여 살폈다. 그 어떤 자연과학분야도 學說을 창안하기 위하여 합리적인 논리 전개가 필요할 것이다. 합리적인 논리를 전개하려면 철학적 사고에 입각하여야 하므로 고대 醫家의 철학사상은 분명 學說의 형성과정에서 적지 않는 영향력을 발휘하고 있다.

2 古代鍼灸流派

鍼灸學은 오랜 역사의 흐름 속에서 臨床을 통하여 理論을 정리하거나 혹은 理論을 臨床에서 검증하는 등 행위를 반복하는 과정을 거치면서 그 연구의 폭과 깊이에서 모두 큰 진전이 있게 되었다. 고대의 많은 학자들은 鍼灸의 연구에 여러 가지 내용을 다양한 연구방법을 사용하여 각종 觀點과 理論을 제시하여 많은 學說과 流派를 형성하게 되었는데, 이는 鍼灸學을 발전시키고 내용을 풍부하게 하는데 큰 역할을 하였다.

學說과 學派의 관계는 매우 긴밀하지만, 學派와 流派는 같은 개념은 아니다. 學說은 學派를 구성하는 요소로 學派形成의 기초가 된다. 그러므로 學派에는 반드시 學說이 있고, 學說을 갖추지 않은 學派란 존재하지 않는다. 그러나 여기에서 소위 流派란 것은 범위가 한층 더 광범위하여, 어떤 學說을 가진 學派들을 포괄하고, 어떤 문제들에 대한 주장과 견해 그리고 그 특징을 포괄할 뿐만 아니라, 다양한 學說들을 모두 포괄한다. 예를 들면 葛洪과 같은 流派는 急證의 치료에 뜸의 이용을 중요시하지만, 그의 저작 중에서는 오히려 이러한 觀點에 대한 理論이 체계적으로 반영되어 있지 않아 이를 쉽게 찾아 볼 수 없다. 또한 何若愚와 같은 경우도 子午流注納甲法을 제시하고 있지만, 단지 按時取穴派의 理論을 만들었을 뿐 충분한 설명을 하지는 못하였다.

고대의 鍼灸學者들은 대부분 스스로가 어느 流派에 속한다고 선언하지는 않았다. 그렇기 때문에 여기에서는 문헌의 기록을 근거로 그 학술사상의 특징을 참작하여 인위적으로 구분하였을 뿐이다. 이른바 "鍼派"라고 부르는 것은 鍼灸流派를 폭넓게 일컫는 말이지 단순히 鍼法流派만을 가리키는 것은 아니다. 그렇기 때문에 『四庫全書總目提要 · 明堂灸經』 중에서는 "옛 법에 鍼과 灸를 같이 언급한 경우가 많지만, 단지 鍼이라는 말로 뜸까지도 포함하고 있다(古法多鍼灸竝言, 或惟言鍼以該灸……)"라고 언급하였다. 그러므로 소위 "鍼派"란 鍼灸流派를 개괄하는 말이다.

2.1. 鍼灸流派의 起源에 대한 傳說

鍼灸療法은 매우 오래전인 원시시대에 이미 싹이 텄다. 고고학적인 발굴과 현존하는 가장 오래된 문헌에서 볼 수 있듯이 인류의 선조는 멀리 石器時代(기원전 21세기)에 이미 광범위하게 돌로 만든 원시적 鍼具와 쑥으로 체표의 일정한 부위를 자극하여 治病하였다. 사회가 진보하고 생산이 증대되며 경험이 누적됨에 따라 이러한 치료법은 부단히 향상되었다. 특히 商代 盤庚(기원전 14세기) 이후에 문자가 대량으로 만들어지고 사회가 분화되어 鍼灸療法이 발전하여 일종의 醫學分野의 한 파트로 등장하게 된 조건이 만들어졌다. 『帛書·經脈篇』(일명 『足臂十一脉灸經』, 『陰陽十一脈灸經』)의 출토는 오래전 春秋戰國 시대에 이미 鍼灸에 관한 문자기록이 나타났음을 설명해 준다. 이후, 체계적인 醫學專門書籍인 『內經』이 출간됨으로써 많은 분량의 鍼灸學理論을 기록하여 싣게 되었는데, 이것은 鍼灸가 이미 하나의 학문 분과를 이룰 정도로 발전하였다는 의미를 갖는다.

戰國時代(기원전 481~221)에는 諸子가 등장하여 百家의 논쟁이 활발하게 전개되는 국면이 학술계에 나타나, 전에 없던 문화의 번영을 이루었다. 范文瀾이 『中國通史簡編』제1편 제4장에서 "古代文化의 創造"라는 말로 지적하고 있듯이 이 시기에는 이미 "法家學派"가 존재했고, 鄭나라의 "子産이 바로 法家學派의 창시자이다(子産則是法家學派的創始人)"라고 말한다. 또한 그 책 제5장 "戰國文化의 일반적 상황"이라는 내용 중에서는, 이 시기에 "儒, 墨, 道의 3大 學派"가 있었다고 말하고 있는데, 비록 醫家들의 學派에 대한 언급은 없지만 문헌에 근거하여 고증해 볼 때 鍼灸學派도 존재했다고 판단할 수 있다. 최근의 학자인 謝利恒은 『中國醫學源流論·醫學變遷』에서 "醫學의 興盛은 얼마나 오래 되었는지! 『曲禮』에서는 '醫不三世, 不服其藥'이라 했는데, 孔子는 舊說을 인용하여 밝히기를 '三世란 『黃帝鍼灸』, 『神農本草』, 『素女脈訣』 또는 『天子脈訣』을 말하는 것이다'고 하였다. 이것은 한의학에서의 가장 오래된 流派이다. 후세에 전하는 책으로 볼 때, 『靈樞經』은 『黃帝鍼灸』 一派에 속하고, 『本經』은 『神農本草』 一派에 속하며, 『難經』은 『素女脈訣』 一派에 속한다. 책으로 기록한 것은 대개 周秦 무렵이다.……(吾國醫學之興, 遐哉尙矣! 『曲禮』'醫不三世, 不服其藥'. 孔疏引舊說: '三世者, 一曰『黃帝鍼灸』, 二曰『神農本草』, 三曰『素女脈訣』, 又云『天子脈訣』'. 此蓋中國醫學最古之派別也. 其書之傳於後世者, 若『靈樞經』, 則『黃帝鍼灸』一派也; 若『本經』, 則『神農本草』一派也; 若『難經』, 則『素女脈訣』一派也. 其筆之於書, 蓋亦在周秦之際.……)"라고 언급하고 있다.

가장 오래된 醫學流派로 간주되는 것 중의 하나는 "黃帝鍼灸派"이다. 黃帝는 이 流派의 대표적인 인물 중의 한 사람인데, 『內經』과 晋나라 皇甫謐의 『帝王世紀』, 『鍼灸甲乙經』 및 宋나라 羅泌의 『路史』 등에 따르면, 이 學派의 창시자와 전파자는 실제로 당시의 名醫였던 岐伯이다. 『內經』의 經文 중에 黃帝와 岐伯의 문답형식이 많이 나오는 것을 볼 때, 岐伯은 黃帝의 스승으로 이 流派의 핵심인물이라는 것을 알 수 있다. 『甲乙經·序』에 나오는 "黃帝가 岐伯, 伯高, 少兪의 무리에게 자문받았고……鍼道가 생겨났다(黃帝咨訪岐伯, 伯高, 少兪之徒……而鍼道生焉)"라는 언급도 이를 증명하는 것이다. 『路史』 등의 문헌으로부터 이 流派에는 그 밖에도 兪跗, 雷公, 少師, 巫彭, 桐君 등의 학자들이 포함될 뿐 아니라, 岐伯의 스승인 僦季貸도 당연히 포함됨을 알 수 있다. 『內經』 이외에, 『隨誌』 중의 『岐伯經』, 『舊唐書』 중의 『黃帝明堂經』과 『黃帝鍼灸經』, 『新唐書』

중의『歧伯灸經』, 그리고『宋史 · 藝文誌』중의『歧伯鍼經』등도 이 流派의 학술관점을 담고 있는 專門書에 속한다. 이 외에『宋史 · 藝文誌』의『伯樂鍼經』에서는 春秋戰國 시대의 작품으로 이야기되는 劉向의『列仙傳』과 僞蜀의『馬鑒續事始』,『古今醫統』등의 책 중에 黃帝 때에 鍼灸를 이용하여 말을 잘 치료한 名醫 師皇이 있었다고 전한다.『列仙傳 · 師皇篇』에서는 師皇이 말의 병을 치료하면서, "입술 아래와 입 안에 침을 놓고, 甘草湯을 마시게 하여 낫게 했다(鍼其脣下及口中, 以甘草湯飮之而愈)"라고 말한다. 이는 당시 이미 獸醫鍼灸流派가 존재했다는 것을 보여 준다.『左傳』중에 나오는 醫緩과 醫和는 또 다른 流派의 대표인물로서 이는 黃帝岐伯鍼派도 비교적 큰 하나의 係派임을 증명해 준다.

黃帝岐伯鍼派의 영향이 지대했을 뿐 아니라 후세의 많은 醫家들이『內經』을 경전으로 떠받들게 됨에 따라 이 流派의 학술사상이 결과적으로 鍼灸學의 正宗이 된 것은 당연한 이치이다.

黃帝岐伯鍼派가 나온 후, 戰國時代에는 또한 유명한 扁鵲鍼派가 출현했는데, 司馬遷은『史記 · 扁鵲倉公列傳』에서 扁鵲이 鍼灸에 정통하여 일찍이 鍼灸로 虢太子의 尸厥을 낫게 하여 소문이 일세에 퍼졌다고 말하고 있다. 그의 스승은 長桑君이었고, 제자로는 子陽, 子豹, 子明 등이 있다. 비록 저작을 남기지는 않았지만, 그가 虢太子의 尸厥을 치료한 방법을 볼 때, 그가 주장한 學術觀點은 여타의 고문헌에서는 보이지 않는 것으로서, 이것은 그의 學術觀點이 일반적인 것과 다르다는 것을 나타내준다. 이러한 사실은 扁鵲이 지금의 河北 任丘 지역의 사람이므로 河北地域도 鍼灸의 발상지 중의 하나이고 아울러 거기에 또 다른 鍼灸流派가 형성되어 있었다는 것을 보여준다.

이상을 종합할 때, 고대의 鍼灸流派에 대해 전해지는 이야기는 매우 많은데, 그 형성 연대는 鍼灸學의 형성과 수반하여 春秋戰國 시대로부터 비롯되며, 이들 流派의 學術思想은 후세의 각종 鍼灸流派를 발전시키는 기초가 되었음을 알 수 있다.

2.2 戰國時代 이후의 주요 鍼灸流派

戰國時代 이후의 鍼灸流派는 매우 많지만, 그 업적의 성격과 내용 및 학술경향에 따라 구분해 보면 다음과 같은 여덟 개의 큰 流派로 개괄해 볼 수 있다. 즉 經學派, 經穴考訂派, 穴法派(按時取穴 포함), 手法派, 刺絡放血派, 重灸派, 重鍼派, 臨床各科諸派 등이다.

2.2.1 經學派

즉『內經』,『難經』등의 經典 硏究에 주로 종사한 流派로서, 그 硏究內容은 주로 校勘, 分類, 考證, 注疏, 訓詁 등을 포함한다. 그 가운데 비교적 성과를 거두었던 학자들로는 楊上善, 王冰, 楊玄操, 滑伯仁, 高武, 張景岳, 馬蒔, 張志聰 등이 있다. 비록 그들이 공통된 學術觀點과 理論을 제시한 것이 많지는 않지만, 經典의 원래 모습을 보존하고, 經文의 錯簡을 校勘하며, 鍼灸의 깊은 뜻을 밝혀내는 등의 측면에서 모두 큰 공헌을 하였다.

『內經』을 정리하고 주석하는 일을 가장 먼저 한 것은 齊梁間의 全元起인데, 그는 『黃帝素問』 8권을 註解하여 『素問訓解』라 이름을 붙였다. 그러나 애석하게도 이 책은 南宋 이전에 이미 사라졌다.

隨唐 시대에 와서 楊上善은 『內經』을 分類·編纂·注疏하여, 『黃帝內經太素』를 지었는데, 이는 현존하는 가장 오래된 『內經』의 注釋本이다. 이 책은 19개의 大類로 나뉘어져 있는데, 그 중 經絡, 腧穴, 九鍼 등의 편이 鍼灸에 대하여 전문적으로 논술한 부분이다. 또한 楊上善은 腧穴에 대해 訓解한 『黃帝內經明堂類成』 13권을 지었지만 이미 亡佚되었고, 다만 手太陰肺經에 관한 1卷이 現存하는데, 근대에 孫鼎宜가 지은 『孫氏醫學叢書』 가운데 수록되어 있다.

『素問』을 주석하는 데 큰 영향을 미친 사람은 唐나라 중기의 王冰이다. 그는 鍼灸學에 대한 주석에 古籍을 매우 많이 인용하여 『甲乙經』 등을 참고한 외에도 현재 이미 散佚된 『經脉流注孔穴圖經』, 『中誥孔穴圖經』 등을 인용하였는데, 『黃帝內經太素』의 부족한 부분을 보충하고 또한 착오를 바로 잡았으며 『素問』에 수록된 鍼灸의 원래 뜻을 한층 더 밝혀내어 鍼灸學 발전을 촉진하는데 큰 역할을 하였다.

紀元 7世紀에 楊玄操(일명 楊玄孫, 楊操, 楊玄임)의 경우 『難經集注』라는 책에 보존되어 있는 그의 『難經』에 관한 注文에서 吳의 太醫令 呂廣이 『難經』에 대해 注解한 것의 부족한 부분을 보충하고 바로 잡았다. 『外臺秘要』의 兪穴篇은 楊玄操가 기술한 것을 많이 인용하고 있다. 楊玄操는 또한 『鍼經音』과 『明堂音義』 등의 저작을 후세에 남겨 鍼灸學에 대한 그의 공헌을 족히 알 수 있다.

이상 세 사람은 初期 經學派의 대표적인 인물이다. 元·明·淸 시기에 이르러 考證에 대한 붐이 일어나면서 많은 醫家들이 經典著作들을 연구하였고 또한 많은 업적을 남겼다. 그 중 비교적 저명한 인물로는 元나라의 滑伯仁이다. 그는 『難經本義』와 『十四經發揮』 등을 저술했는데, 깊은 뜻을 찾아내고 의심스런 곳은 풀어내며 좋은 점을 취하면서 잘못된 것은 바로잡는 등의 많은 성과를 이룩했다. 『十四經發揮』는 『內經』과 『難經』에 나오는 經脈에 대한 논의를 종합적으로 고증하여 穴位를 첨부하고 그림으로 설명하며 綱目을 만들어 經脈과 兪穴을 결합시킴으로서 임상응용을 더욱 편리하게 한 것이다.

그 다음으로 明代의 高武는 『鍼灸素難要旨』를 지었다. 이 책은 『內經』 중에서 經脈과 刺灸에 대한 내용을 광범위하게 수집하여 번잡한 것은 없애고 요점은 뽑아내었으며, 아울러 滑伯仁의 『難經本義』 注文을 함께 인용하여 鍼灸를 연마하는데 아주 좋은 참고서를 만들었다.

또한 馬蒔는 『素問』, 『靈樞』를 다시 새롭게 편성하여 주석했는데, 그 중 『黃帝內經靈樞注證發微』 9권은 최초로 『靈樞』를 全文에 걸쳐 注釋한 책으로 후인들이 鍼灸經文을 연구하고 익히는데 크게 편리함을 주었다.

明代의 張景岳은 1624년 『內經』의 원문을 그 성격에 따라 "以類相從" 하는 방식으로 편찬하여 『類經』이라는 책을 썼다. 이 책은 12개의 大類로 구성되어 있는데, 經絡이나 鍼刺 등 鍼灸에 대한 전문적인 내용을 다루었을 뿐만 아니라 註釋도 달았다. 이 『類經圖翼』과 『類經附翼』은 鍼

灸醫學理論을 한층 더 강조하여 설명하였으며, 후세의 鍼灸醫學 발전에 불멸의 공적을 쌓았다. 1672년 張志聰은 『黃帝內經素問靈樞集注』를 출간하여, 『內經』의 많은 難題들을 밝혀내는데 기여하였다.

이상 經學派의 概況과 그 주요 成果에 대해 언급하였다. 鍼灸學에 있어서 그들이 한 공통적인 공헌은 經文의 깊은 뜻을 밝혀 후학들에게 편리함을 주어서 古典 鍼灸學을 계승하여 발전시키는 데 큰 영향을 끼쳤다는 데에 있다. 모두 주지하는 바와 같이 『內經』, 『難經』의 鍼灸理論은 鍼灸醫學의 正宗이다. 그렇기 때문에 소위 經學派는 실제로 鍼灸流派 중의 正統派라 할 수 있다.

2.2.2 經穴考訂派

經穴을 考證하는 일에 힘을 기울여 비교적 큰 성과를 거두었던 학자들을 일러 經穴考訂派라 한다.

먼저 經穴圖의 제작을 살펴보면 經穴理論을 直觀的, 規範的, 統一的으로 정리하기 위해 많은 학자들이 經穴圖를 연구하고 제작하는데 힘을 쏟았다. 최초의 鍼灸經穴圖는 葛洪의 『抱朴子 · 雜應』 중에 이미 기재되어 있는데, 다만 만든 사람이 누군지는 알 수 없다. 그 후 『隨書 · 經籍誌』와 新 · 舊로 나뉘는 『唐書』에도 적지 않은 기록이 보이는데, 그 중에 이름을 고증할 수 있는 최초의 사람은 南朝 劉宋醫家의 秦承祖이다. 곧 歐陽修의 『新唐書 · 藝文誌』 중에서 '秦承祖明堂圖'라고 불린 것이 바로 孫思邈의 『千金翼方』에서 '秦承祖圖'라고 칭한 것이다. 아울러 秦圖 중의 착오는 鍼灸大師인 甄權의 수정을 거쳐 '明堂人形圖'로 다시 새롭게 그려지게 되었으며, "이후의 관리들은 權圖를 많이들 模寫하였다(爾後縉紳之士, 多寫權圖)"고 한다. 이 그림들은 애석하게도 지금은 모두 亡佚되었다.

孫思邈도 鍼灸圖의 제작을 매우 중요시하여, 『千金翼方』 중에서 "穴자리가 어렵고 불분명한 것은 그림이 아니면 안 된다(孔穴難諳, 非圖莫可)"라고 거듭 강조하였다. 그러나 현재 볼 수 있는 가장 오래된 鍼灸圖는 1900年 敦煌에서 출토된 唐代 鍼灸圖의 殘存品이고, 완벽한 상태로 보존된 것으로는 北宋 初年의 『太平聖惠方』, 『銅人腧穴鍼灸圖經』 등에 있는 것이다.

그 다음은 鍼灸模型의 제작인데, 대표적으로 뛰어난 인물로는 당연히 王惟一과 高武를 들 수 있다. 北宋의 鍼灸家인 王惟一은 鍼灸經穴이 "앞서 간 성인과 점차 멀어질수록 그 학문은 精通하기 어렵고 ……마음으로 전하는 것은 눈으로 직접 보여 주는 것만 못하며, 글로 저술하는 것은 모형을 만드는 것만 못하기(去聖寖遠, 其學難精……傳心豈如會目, 著辭不若案形)" 때문에, 이에 "銅人을 주조하는 방식으로…… 보는 사람으로 하여금 분명하게 순서를 알게 하고, 의심스러운 것은 풀어 주어…… 비로소 사방에 전파되니 좋은 방식이 만대에 전할 것이다(鑄銅人爲式……使觀者爛然而有第, 疑者渙然而氷釋……肇頒四方, 景式萬代)"라고 언급하고 있다. 이는 최초의 鍼灸經穴銅人의 模型이었다. 이후 元世祖가 尼泊爾에게 명하여 工匠인 阿爾哥가 다시 새롭게 수리하여 복원하였다. 明나라 英宗 때에는 "이전 것을 본떠서 다시 만들라"는 조서가 내려졌다. 嘉靖 때에는 四明의 高武도 男子, 婦人, 小兒의 銅人을 각각 하나씩 鑄造했다. 이는 다 經穴理論을 통일하고 규범화시키는데 큰 역할을 했으며, 鍼灸醫學의 전수에 편리함을 주었다.

經穴理論에 대한 문헌연구에 편중하여 經穴을 고증하는데 힘을 쏟은 학자들도 매우 많다. 비교적 앞선 시대의 대표적 인물로 隋代에 『黃帝內經明堂類成』을 저술한 楊上善과 『銅人腧穴鍼灸圖經』을 지은 北宋의 王惟一을 꼽는다. 南宋의 王執中은 당시에 볼 수 있었던 옛 문헌을 근거로 『內經』의 논술을 표준으로 삼아 穴位의 定位 등에 대해서 일부 고증을 하였다. 그는 『鍼灸資生經』 1권에서 "前頂은 顖會穴 뒤로 1寸半 떨어진 곳의 뼈가 오목하게 들어간 부위에 있다. 甄權은 1寸이라고 했으나, 『素問』에 따라 1寸半으로 定한다(前頂在囟會後寸半骨陷中, 甄權云是一寸, 今依『素問』寸半爲定)"라고 하였다. 이에 이어 또한 "許希의 鍼經에 나오는 혈 가운데 아주 드물게 諸經과 같지 않고 그 이름도 다른 것이 있는데, 興龍穴과 같은 穴이 바로 그렇다. 이를 포함시키지 않은 것은 한 개인이 사사로이 이름붙인 것으로 여러 經의 오래된 穴들을 혼란스럽게 하고 그것으로 후학들을 미혹시키고 싶지는 않기 때문이다(許希鍼經之穴, 旣與諸經不同, 其名又異, 如興龍穴之類是已. 亦不附入者, 不欲以一人之私名, 亂諸經之舊穴, 以滋後學者惑也)"라고 말하였다.

또한 明代에 출간된 『循經考穴編』(작자미상)과 같은 책도 經穴을 고증하고 있는 전문서로서 수십종의 고적을 인용하고 있는데, 그 중에 『習醫眞格』, 『明堂訣式』(모두 이미 없어짐) 등도 가치가 크며, 특히 30여종의 透穴鍼法을 싣고 있어서 임상적 의의가 크다.

『金蘭循經取穴圖解』의 저자인 忽泰必烈, 『十二經絡論』의 저자인 葛可久, 『經絡發明』의 저자인 金孔賢, 『經絡詳据』의 저자인 呂夔, 『經絡考』의 저자인 張三錫, 『經絡全書』의 저자인 尤乘 등은 모두 經絡學 硏究에 전문적으로 종사한 학자들이다. 또한 『銅人穴經』의 저자인 李中梓, 『經穴發明』의 저자인 徐春甫, 『氣穴考略』의 저자인 沈彤 등은 모두 穴位에 대한 분야에서 독특한 주장을 내세웠다.

穴位의 歸經에 대한 考證에서도 歷代 醫家들은 많은 노력을 하였던 것으로 皇甫謐, 楊上善, 王燾, 王惟一 등이 각자의 관점을 반영하여 자신의 一說을 내세웠지만, 공평 타당하다고 할 수는 없다. 그러나 『聖濟總錄』의 출간을 통하여 비로소 『靈樞·經脈篇』에 근거한 354개 腧穴을 비교적 합리적으로 14經脈에 귀속시키게 되어 腧穴歸經理論이 초보적인 統一을 이루게 되었다.

2.2.3 穴法派

臨床에서 穴位의 選用을 중시하는 流派를 말한다. 여기서 穴法이라고 하는 것은 일반 鍼灸古籍 중에 나오는 이른바 穴法의 개념과 전적으로 같지는 않다. 汪機는 『鍼灸問對』 自序 중에서, 당시의 鍼灸 大師인 淩漢章과 李千戶가 모두 '穴法'에 정통하여 兩京에 이름을 떨쳤는데, 淩漢章은 取穴할 때 잘 헤아려 눌러보지도 아니하고 옷 위에다 놓아도 혈자리에 적중하였고, 李千戶는 取穴할 때 반드시 재어보고 點을 찍어 표시한 후에야 침을 놓았다고 한다. 汪機가 말하고 있는 것은 주로 取穴法을 가리키는 것으로, 主治作用을 포함한 穴法과는 차이가 있다.

穴位의 選擇은 침구학자들이 모두 중요하게 여기는 바이다. 皇甫謐의『鍼灸甲乙經』은 『明堂孔穴鍼灸治要』 등에 근거하여 수백종의 병증에 대한 500여개의 鍼灸選穴處方을 논술하고 있는데,

비교적 전반적으로 辨證取穴의 理論體系를 확립하고 있다.

腧穴의 숫자가 매우 많기 때문에 歷代 醫家들은 穴의 선택에 각각 다양한 관점을 내놓았다. 때문에 穴法派도 몇개의 分派로 나뉜다. 『難經』에서는 八會穴을 제창하며 사용하고 있고, 王叔和는 兪·募穴을 응용함에 『內經』, 『難經』의 理論을 토대로 더 나아가 兪·募穴의 名稱, 部位, 主治, 刺灸法 등에 관한 내용을 제시하였다. 아울러 平三關病候幷治宜篇에서는 20여종의 寸關尺의 脈象 및 病因病機, 臨床症狀, 활용되는 兪募穴의 이름 등을 모두 설명하였다. 비록 林億이 『甲乙經』을 注하면서 삼국시대의 呂廣이 『募兪經』을 지었다고 말하였지만, 현재 볼 수 있는 최초의 기록은 역시 『脈經』이다. 唐代의 孫思邈은 經外奇穴의 응용에 대해 특별한 관심을 보였다. 그는 자신이 지은 『千金要方』과 『千金翼方』 중에서 100여개에 이르는 經外奇穴의 定位와 응용에 대해 기술하고 있는데, 이렇게 많은 數의 經外奇穴을 거론한 것은 처음이라 할 수 있다.

이 외에도, 巢元方은 『諸病源候論』에서 中風 및 小兒科 疾病 등에 대한 辨證取穴을 논술하고 있고, 王執中은 임상에서 인체에 指壓을 가하여 痠痛이 나타나는 곳에 鍼灸하는 방법을 많이 사용하고 있는데, 이것 또한 다른 학설과 구별되는 것이다.

劉完素는 五輸穴을 즐겨 사용하여 八關大刺法으로 淸泄火熱하는 방법을 창안하였고, 그 제자인 王好古는 그의 저술 『此事難知』에서 이를 본받아 발전시킨 바가 있다.

張潔古, 雲岐子, 羅天益은 12井穴에 침을 놓는 "大接經法"으로 중풍을 치료하는 독특한 방법을 창안하였는데(후에 나온 『乾坤生意』 중의 "初中風急救鍼法"은 이에 근거함), 그 후 楊繼洲가 이를 발전시켜 治療範圍를 확대하였고, 病의 種類도 크게 늘려 나갔다. 『鍼灸大成』권5의 "十二經井穴圖"는 이를 근거로 하여 『素問·繆刺論』을 결합시킨 경험을 총괄하여 만들어진 것이다.

竇默은 八脉交會穴을 사용하는데 있어서 독특한 경험을 갖고 있었다. 그는 宋子華로부터 그곳으로 秘傳되어진 "流注八穴"을 임상에 광범하게 응용하여 탁월한 효과를 보았다. 그는 "子華가 이 기술을 河淮에서 41년간을 시행했다. 위독한 환자들을 그 손으로 얼마나 많이 살려 내었던가!(子華以此術行於河淮間四十一年. 起危篤患, 隨手應者, 豈勝數哉)"라면서, "내가 이를 다시 시험하여 일일이 정밀하게 밝혀내니 낫지 않는 병이 없었다(予復試此, 一一精曉, 疾莫不瘳)"고 말한다. 그는 八穴의 主治를 대대적으로 추가하여 확대시켰으며, 각 穴을 활용하여 24~31종류의 병증을 치료하였다. 이 치법은 후에 楊繼洲가 『鍼灸大成』제7권에서 配穴을 증가시키고 치료범위도 확대시켜 현재 우리가 常用하는 臨床選穴法이 만들어지게 되었다.

또한 劉瑾의 『神應經』에서도 400여종의 病證에 대한 穴자리 구성 처방을 논술하여 辨證取穴理論을 매우 풍부하게 하였다. 淸代에 이르러 李學川은 辨證取穴을 강조하여 穴法派의 학술을 한층 발전시켰다.

穴法派 중 적지 않은 學者들이 經絡의 응용을 매우 강조하였다. 이 流派는 일반적으로 어떤 症에 어떤 穴자리를 쓴다는 것을 제시한 것이 아니라, 어떤 經絡을 取한다고 말한다. 즉 楊繼洲가 이른바 "설령 穴자리는 놓치더라도, 經絡은 놓치지 말라(寧失其穴, 毋失其經)"고 말한 것과 같다. 앞서 언급한 岐伯, 王叔和도 이 流派에 속하며, 李梴도 『醫學入門』 1卷에서 "『靈樞·雜證論』에

서 어떤 병에 어떤 경락을 취한다고 하고 穴을 말하지 않은 것은 바로 경락에 따라 取하고자 함이다(『靈樞』雜症論某病取某經, 而不言穴者, 正欲人隨經取用)"라고 언급하고 있다. 그렇다면 어떻게 經絡에 따라서 取할까? 李梴은 한걸음 더 나아간다. 그는 "대개 上部의 병은 手陽明經을 많이 취하고, 中部는 足太陰, 下部는 足厥陰, 前膺部는 足陽明, 後背部는 足太陽經을 取한다. 각 經絡의 病에 따라 각 經絡의 穴을 取하는 것이 가장 중요하다(大概上部病多取手陽明經, 中部足太陰, 下部足厥陰, 前膺足陽明, 後背足太陽, 因各經之病而取各經之穴者, 最爲要訣)"고 말한다. 取經學說은 나중에는 理解하기 어려워 비교적 명확하고 구체적인 穴法으로 대체되는 추세로 점차 나아가게 된다. 때문에 淸代의 徐靈胎는 그가 지은 『醫學源流論』 중에서 이를 매우 애석해하면서 古人들은 經絡을 取했는데 요즘 사람들은 단지 穴만 取할 줄 아니 이 또한 하나의 損失이라고 지적하고 있다. 오늘날 穴位의 主治作用이란 것이 절대적 특이성을 가지는 것이 아니며, 같은 經絡에 있는 穴位의 作用은 공통점을 비교적 많이 갖고 있는 것으로 볼 때, 『內經』 및 후세의 일부 醫家들이 取經을 강조한 것은 임상적으로 의의가 있다.

金元明代에 거쳐 우뚝 솟아난 按時取穴派란 사실 "穴法派"의 한 流派로 분류된다. 이 學派는 인체의 經脈에 있는 氣血이 流注하는 과정에서 盛衰하는 시간에 따라 穴位를 선택하는 논리를 근거로 삼는데, 이런 學術思想은 『內經』, 『千金』, 『外臺』, 『諸病源候論』 중에 나오는 按時刺灸學說에서 起源한다. 가장 대표적인 醫家는 金代의 何若愚이다. 그는 子午流注說을 창안하여 '流注指微賦'(이는 『流注指微論』을 原書로 개편한 저술이며, 金代의 閻明廣이 이에 注를 덧붙여 『子午流注鍼經』 중에 수록됨)를 만들었는데, 이는 子午流注에 대한 초기 전문저술이다. 이 책은 후에 원대의 竇桂芳이 그의 『鍼灸四書』에 수록함으로써 그 영향을 한층 더 확대시키게 되었다.

明代에 이르러서 徐鳳이 『鍼灸大全』을 통해 "子午流注之法", "子午流注逐日按時定穴歌", "流注圖" 등을 전문적으로 실으면서 子午流注를 응용하는 것이 더욱 구체화되었고, 그 영향도 더욱 커지게 되었다. 16세기 초기에 高武는 『鍼灸聚英』을 출간하면서 何若愚의 子午流注納甲法의 기초 위에 子午流注納子法을 제시했는데, 이는 子午流注學說을 한층 더 완벽하게 보완하였다. 明代 中期의 李梴은 『鍼灸大全』의 방법을 근거로 하여 일종의 다원적인 子午流注開穴法을 완성시켜 子午流注穴의 활용범위를 확대시켰다.

飛騰八法, 靈龜八法은 竇黙(竇杰, 號는 竇漢卿임)이 "八穴流注"의 기초 위에서 발전시킨 또 하나의 새로운 按時取穴理論으로서 飛騰八法은 14세기에 王國瑞의 『扁鵲神應鍼灸玉龍經』에 가장 먼저 나타났으며, 15세기 徐鳳의 『鍼灸大全』에도 두 방법이 동시에 기록되어 있다. 徐鳳은 또한 奇經八脈周身交會歌, 八脈交會八穴歌, 八脈配八卦歌, 八法逐日干支歌, 八法臨時干支歌, 靈龜取法飛騰鍼圖, 九宮圖, 八法歌, 飛騰八法歌 등을 지어내어 일련의 理論을 만들었고, 이 學說을 확대시키는데 큰 역할을 하였다.

竇黙은 또한 '標幽賦'중에서 "一日取十二經之原"이라는 일종의 原穴按時取穴法을 제시하였지만 전수되지는 못하였다. 王國瑞의 『扁鵲神應鍼灸玉龍經』 중에 실려 있는 "十二經夫妻相合逐日按時取穴法"도 按時取穴에 대한 또 다른 하나의 學術思想이다.

按時取穴流派의 형성은 단순한 "辨證取穴"의 테두리를 깨고, "辨時取穴"이라는 새로운 理論을 등장케 하였다. 이는 穴자리 작용의 특이성에 관한 연구에 있어서 새로운 과제를 내놓은 것이었다.

2.2.4 手法派

手法을 강조한 流派를 手法派라고 한다.

手法의 操作은 주로 毫鍼을 사용하는 방법을 일컫는 것으로, 자극하는 부위의 선택을 중요시하는 "穴法派"와 상대되는 말로 "手法派"라 이름을 붙였다. '席弘賦'에서 "무릇 침을 놓으려면 반드시 穴을 살펴야 하고, 補瀉迎隨訣에도 밝아야 한다(凡欲行鍼須審穴, 要明補瀉迎隨訣)"라고 말하고 있듯이, 古代에는 단순히 穴法派만 있었던 것도 아니고 手法派만 있었던 것도 아니다. 대부분의 경우는 穴法과 手法을 모두 중요시하였다. 이와 같은 구분은 醫家들이 침을 시술하는 방법을 전파하고 응용하는 면에서 편중된 부분이 있다는 것에 지나지 않는다.

鍼灸補瀉는 그 포괄하는 범위가 매우 넓지만, 여기서는 다만 補瀉에 도달하기 위한 목적으로 시행하는 각종의 操作方法을 위주로 하여 말하고자 한다.

역사적으로 鍼刺補瀉手法에 대해 조예가 깊었던 醫家는 매우 많다. 다만 宋나라 이전의 문헌은 기본적으로 모두『內經』,『難經』의 說을 따르고 있어 발전이 비교적 적었고, 金明時代에 이르러서야 비로소 興盛하게 된다. 그 중에 가장 크게 영향을 끼친 것은 明나라 초기 徐鳳의『鍼灸大全』에 포함되어 있는 '金鍼賦'를 꼽을 수 있다. '金鍼賦'에서는 何若愚의 轉鍼迎隨, 分男女左右 및 補生瀉成 등의 補瀉理論을 기본적인 근간을 삼으면서 많은 새로운 補瀉法을 제시하였다. '金鍼賦'에서는 鍼刺補瀉에 대한 정확한 이해가 무엇보다 중요하다고 먼저 강조하여, "補瀉에 밝아야만 위태한 지경에서 일어설 수 있다(須要明於補瀉, 方可起於傾危)"라고 말하고 있다. 물론 이전『靈樞·脹論』에서도 이미 "마땅히 瀉해야 할 곳은 瀉하고, 補해야 할 곳은 補해야 한다. 이는 북에 북채가 따르는 것과 같다(當瀉則瀉, 當補則補, 如鼓應桴)"라고 하였고,『靈樞·邪氣臟府病形』에서도 "補瀉를 반대로 하면 병이 더 심해진다(補瀉反則病益篤)"라고 하였고,『靈樞·根結』에서 "가득 찬데 補하거나(滿而補之)", "虛한데 瀉하면(虛而瀉之)", "죽음을 주는 것이다(予之死期)"라고 하였다. 다만 그 후 발전이 별로 없다가, 徐鳳에 의해서 비로소 많은 구체적인 補瀉方法이 제시되게 되는데, 元初의 鍼灸大師인 竇默으로부터 전해졌다고도 한다. 특히 '金鍼賦'의 序文에 "수년간 써보니 백발백중으로 효력이 나타나지 않은 적이 없었다(數年間用而百發百中, 無不奏效)"라고 하여 더욱 사람들의 관심을 불러 일으켰다.

徐鳳의 鍼刺手法理論은 사실상 北宋 末年의 劉黨이 지은『琼瑤發明神書』중의 鍼刺補瀉手法과 관련된 부분을 발전시킨 것인데, '金鍼賦' 중의 적지 않은 내용이『琼瑤發明神書』의 내용과 일치하는 것으로 보아, 宋代에 이미 手法 理論이 상당히 발전하였음을 알 수 있다. '金鍼賦'의 원서명은『梓岐風谷飛經走氣發明神書』이다. 후에 高武의『鍼灸聚英』에 실리게 되고, 楊繼洲의『鍼灸大成』에도 수록되면서 注解가 만들어졌고, '金鍼賦'로 이름도 바뀌면서 그 영향력 또한 한층 커지게 되었다. 그 내용은 徐鳳이 그 스승이었던 洞玄先生 孟仲倪 및 東隱先生 彭九思로부터 秘傳 받은 것이다. '金鍼賦'의 序에는 "두 先生께서 竇太師의 鍼道를 밝힌 것으로부터 깊이 도움을 받은 책(深得兩先生發明竇太師鍼道之書)"이라고 말하고 있다. 후일 徐鳳은 이를 賦로 개편하여 후세에 전하게 된다. 竇漢卿의 『鍼經指南』 중에서 언급하고 있는 補瀉方法은 그리 많지 않으며, 燒山火·透天凉·陽中隱陰·陰中隱陽·子午搗臼·龍虎交戰·青龍擺尾·白虎搖頭·蒼龜探穴·赤鳳迎源 등과 같은 '金鍼賦' 가운데 나오는 수많은 補瀉法은 竇漢卿의 補瀉理論을 한층 발전시킨 것이다.

徐鳳이 補瀉法을 중요시한 것은 또한 당시 江西에서 유행하던 席弘鍼派의 學術思想과도 관계가 있다. 席弘鍼派의 學術經驗을 총괄적으로 반영하는 '席弘賦'에는 비록 구체적인 補瀉法에 대해서 많은 언급은 하지 않았지만, 補瀉의 응용에 대해서는 매우 강조하고 있다. 『神應經』에서는 "補瀉手法"이라는 내용을 따로 수록하고 있고, 이를 발간한 明나라의 寧獻王도 序文 중에서 "그 補瀉法과 折量法, 그리고 그 오묘한 口訣과 손끝의 놀림(其補瀉折量之法, 其口訣指下之妙)"을 극도로 칭송하였다. 徐鳳의 手法理論 중에 나오는 "通經接氣法"은 青龍擺尾, 白虎搖頭, 蒼龜探穴, 赤鳳迎源 등의 여러 방법을 활용한 것으로, 鍼感을 "동통이 있는 곳으로 가게 하는(走至疼痛之所)" 手法이라고 여겼다. 이것은 何若愚의 '流注指微賦'중의 經脈의 길이, 순행속도, 호흡횟수에 근거하여 침을 놓는 시간을 정하는 接氣通經法을 한층 더 발전시킨 것이다. 徐鳳의 補瀉理論이 후세에 끼친 영향은 매우 크다. 明代 楊繼洲의 경우는 『鍼灸大成』에서 '金鍼賦'등의 문헌을 비중 있게 싣고 있을 뿐 아니라, 매우 많은 지면을 할애하여 內經補瀉, 難經補瀉, 神應經補瀉, 南豊李氏補瀉, 四明高氏補瀉 및 楊氏補瀉 등 역대 醫家들의 補瀉理論을 집중적으로 소개하고 있다.

楊繼洲는 또한 『古今醫統』을 인용하여 "혹자 다음과 같이 물었다. '요즘 의사들이 침을 놓는데 걸핏하면 소매로 손을 가리고는 手法을 몰래 행하면서 그 手法이 신비하므로 가벼이 사람들에게 보여줄 수 없다고 하면서 그 手法을 몰래 취할까 두려워하는데, 과연 어떤 手法인지 알지 못하겠다'고 물었다. 이에 내가 다음과 같이 대답하였다. '金鍼賦의 14가지 手法과 青龍擺尾法 등은 이미 다 충분하다고 할 것이다. 이것을 버리고 다른 신비한 방법을 구하고 있으니 나는 믿을 수 없다.'(或問: 今醫用鍼, 動輒以袖覆手, 暗行指法, 謂其法之神秘, 弗輕示人, 惟恐盜取其法者, 不知果何法耶? 曰:『金鍼賦』十四法, 與夫青龍擺尾等法, 可謂已盡之矣; 舍此而求他法之神秘, 吾未之信也)"라고 하였다. 이를 통해 '金鍼賦'를 楊繼洲가 높이 평가하고 있음을 알 수 있다.

手法派는 明代에 이르러 지금의 華東(양자강 하류) 지역에서 성행했는데, 高武·楊繼洲·吳昆·陳會·劉瑾·李梴 등은 모두 이 學說의 발전에 기여한 대표적 인물이다. 吳昆의 『鍼方六集』은 '金鍼賦'의 기초 위에서 '修金鍼賦'를 지어 手法理論을 한층 더 완벽하게 만들었다.

徐鳳의 補瀉手法과 관련하여 적지 않은 醫家들이 그 중의 일부 방법에 대해서 유보적인 태도를 보이기도 한다. 예를 들어 高武는 『鍼灸聚英』 중에서 "교묘하게 이름을 붙이는 것은 『素問』과 『難經』의 뜻이 아니다(巧立名色, 非素難意也)", "鍼道를 밝힐 것을 구하지만 도리어 鍼道를 어둡게 만든다(求鍼之明, 爲鍼之晦)"라고 말한다. 楊繼洲도 '金鍼賦'의 注에서 補瀉에 있어서 男女와

早晩을 기준으로 나누는 것은 근거가 부족하다고 생각하였다. 汪石山도 『鍼灸問對』에서 "합리적인 것은 적고, 이치에 어긋난 것이 많으며, 잘못된 것이 뒤섞여 혼란스럽고 번잡하게 중복되어 있다(合理者少, 悖理者多, 錯雜紊亂, 繁冗重複)"라고 언급하고 있다. 그 임상적 가치를 살펴서 실천을 통한 검증이 한층 더 요구된다고 하겠다.

清代의 吳亦鼎이 지은 『神灸經綸』에서는, 침을 쓸 때는 마땅히 手法을 중요시해야 하고, 뜸을 뜰 때는 穴法을 중요시해야 할 것에 대해 말하고 있다. 이러한 說에도 비록 일리는 있지만 꼭 그런 것은 아니다. 사실 穴法과 手法은 똑같이 중요하므로 어느 한 쪽도 버릴 수 없는 것이다. 元代의 杜思敬은 『濟生拔萃・鍼經摘英集』 중에서 "어떤 병은 穴에 의거하여 鍼灸를 하는데도 병이 낫지 않는 것은 왜 그런가? 물음에 답하기를, 첫째는 穴에 정확히 적중하지 못했기 때문이고, 둘째는 비록 穴에 적중했다 하더라도 그 分野에 못 미치게 찔렀기 때문이며, 셋째는 비록 그 깊이에 미쳤더라도 氣가 이르지 않았는데 침을 뽑았기 때문이고, 넷째는 비록 氣는 이르렀지만 補瀉를 분명히 하지 않았기 때문에 병이 생긴 것이다(其病或依穴鍼灸, 或有不愈者何? 答曰: 一則不中穴, 二則雖中穴, 刺之不及其分, 三則雖及其分, 氣不至出鍼, 四則雖氣至, 不明補瀉, 故其病成)"라고 말한다. 분명한 사실은 鍼灸治療의 효과를 높이기 위해서는 반드시 여러 방면에 걸쳐 작용이 최대한으로 발휘되도록 해야 하는데, 자극하는 手法과 부위를 정확히 선택하는 것이 그 중 가장 중요한 두 가지 요소라는 점이다. 이는 상호 보완해서 같이 이루어야 할 일이지 한 가지 면에만 주의를 기울이고 다른 면을 소홀히 해서는 불가능한 것이다.

2.2.5 刺絡放血派

이는 刺絡하여 瀉血하는 방법을 주로 활용하는 學派를 말한다.

刺絡瀉血은 본래 『內經』에서 많이 언급되고 있지만, 金元時代에 이르러 비로서 정식으로 발전하여 流派를 이루게 된다. 대표적인 인물은 金元四大家의 한 사람인 張子和이다. 그는 張仲景의 汗・吐・下 三法을 토대로 治病하면서 이를 더욱 확대시켜, "三法은 여러 가지 치법을 兼할 수 있다(三法可兼衆法)"라고 하면서, 각종 요법을 이 三法의 범주로 귀납시키고 있다. 그는 邪氣가 發病에 있어서 중요한 의의가 있음을 강력히 주장한다. 그는 『儒門事親』에서 "무릇 병이란 것은 사람의 몸에 본디 있던 것이 아니다. 혹 외부로부터 들어오고, 혹은 내부에서 생기는데, 모두 邪氣로 말미암는다(夫病之一物, 非人身素有之也, 或自外而入, 或由內而生, 皆邪氣也)"라고 말한다. 그는 攻邪하는 것을 치료의 가장 중요한 원칙이라 생각하여, "邪去正安"의 說을 제기하여 "瀉해서 안될 병은 없고, 補해서 안될 병은 있다(無病不可瀉, 有病不可補)"라는 주장을 편다.

그는 "훌륭한 의사는 병을 치료함에 있어서 먼저 實한 것을 치료하고, 나중에 虛한 것을 치료하는데, 어떤 때는 虛한 것은 치료하지 않을 때도 있다. 조잡한 의사는 혹 虛한 것을 치료하기도 하고 혹 實한 것을 치료하기도 하는데, 다행히 적중되는 때도 있지만 어떤 때는 맞추지를 못한다. 그릇된 의사는 實한 것을 實하게, 虛한 것을 虛하게 하여 늘 사람을 잘못되게 만드는 자취를 드러내니 죄가 있다고 할 것이다. 오직 庸劣한 의사는 순전히 虛를 補하기만 하고, 實한 것은 감히 치료하지 않으면서 온 세상 사람들 다 평온하다고 말한다고 한다. 다른 사람을 잘못되게 하고도 그 흔적을 드러내지 않고, 그도 과실을 스스로 반성하지 않으며 끝내 늙어서도 뉘우치지 않는다. 그러고는 '내가 보약을 썼는데 무슨 죄가 있단 말인가?' 라고 하고, 병자도 또한 '그가 보약으로 나를 보했는데, 그에게 무슨 죄가 있겠는가?'라고 하니, 비록 죽고서도 깨닫지를 못한다. 무릇 조잡한 의사와 그릇된 의사도 사람을 잘못되게는 하지만, 庸劣한 의사의 잘못이 가장 크다(良工之治病者, 先治其實, 後治其虛, 亦有不治其虛時. 粗工之治病, 或治其虛, 或治其實, 有時而幸中, 有時而不中. 謬工之治病, 實實虛虛, 其誤人之迹常著, 故可得而罪也. 惟庸工之治病, 純補其虛, 不敢治其實, 擧世皆曰平穩, 誤人而不見其迹, 渠亦不自省其過, 雖終老而不悔, 且曰: '吾用補藥也, 何罪焉?' 病人亦曰: '彼以補藥補我, 彼何罪焉?' 雖死而亦不知覺. 夫粗工之與謬工, 非不誤人, 惟庸工誤人最深)"라고 언급하고 있다. 이러한 이야기는 그가 攻邪에 치중하게 된 연유를 말해 준다.

張子和의 攻瀉法은 藥物治療 면에서 뿐 아니라 鍼刺瀉血療法을 즐겨 사용한 점에서도 두드러지게 나타나는데, 그의『儒門事親』중에는 이 방법으로 치료한 경험을 30여회 이상이나 기재하고 있어 그의 학술사상을 알 수 있게 해준다. 그는 瀉血을 攻邪하는 중요한 手段의 하나로 삼고 있다. 그의 瀉血療法에는 세 가지가 많은 것(三多)이 있는데, 첫째는 鈹鍼을 많이 활용하였다. 鈹鍼은 鈹鍼이라고도 하는데 劍鋒과 같은 모양이며, 체표를 자극할 때 創傷面이 비교적 커서 출혈이 비교적 많이 된다.(『內經』의 鈹鍼은 주로 "많은 膿을 빼낼 때" 씀) 둘째는 매번 鍼刺하는 부위와 사용된 鍼의 숫자가 많아, 수 십 곳에다 수 백 개의 침을 놓은 환자들도 적지 않았다. 셋째는 出血시키는 양이 많다는 것으로, 되[升]나 말[斗]로 헤아리는 경우도 있었고(옛날과 지금의 도량형은 다른데, 『吳醫匯講』에서는 斗가 지금의 약 7合이라고 함), 어떤 때는 "出血二杯" "出血約一盞" 등과 같이 杯나 盞으로도 계량하였다. 그 많은 出血量은 현재 瀉血하는 경우 몇 방울이라는 표현과는 비교가 안 될 정도이다. 張子和의 刺絡法의 3대 특징은 결국 瀉血量이 특히 많았다는 한 가지로 귀결된다. 出血量의 다소와 治療效果가 어떤 밀접한 관계가 있는지는 연구해 볼 가치가 있는 과제이다.

이 流派를 私淑한 學者가 대대로 적지 않다. 羅天益, 薛立齋, 郭右陶 등이 다 적극적인 지지자들이다.

刺絡瀉血로 喉病을 치료하여 좋은 효과들을 거두었기 때문에 역대의 많은 喉科 학자들이 모두 이 방법을 잘 이용하였다. 예를 들어 淸代의 鄭梅澗이 지은『重樓玉鑰』의 3권과 4권에서는 喉科病의 鍼法을 專論하고 있다. 夏春農의『疫喉淺論』에서도 喉病을 전문적으로 치료하는 30여개의 穴位를 싣고 있는데, 두개의 그림을 덧붙여가면서 그 治療方法을 상세히 소개하고 있다.

歷代 醫家들이 사용한 瀉血 도구는 각각 다른데, 李東垣은 三稜鍼을, 張子和는 鈹鍼을 주로 활용했고, 薛立齋는 細瓷片을 썼다. 그는『保嬰撮要』의 11권에서 "砭法은…… 얇은 磁器를 부숴 칼끝처럼 예리한 것을 취하여, 젓가락을 쪼개이 끼워 넣고, 실로 고정시켜 묶고 나서 양 손가락으로 젓가락을 가볍게 집어, 약간 고정했다가, 뾰족한 자기 끝으로 피를 모은 곳에 대놓고, 다시 다른 젓가락 한 개로 빈번하게 두드려 毒血을 찔러 빼낸다……(砭法……用細磁器擊碎, 取用鋒芒者,

以箸頭劈開夾之, 用線縛定, 兩指輕撮箸頭, 稍定, 令磁芒對聚血處, 再用箸一根, 頻擊刺出毒血……)"라고 언급한다. 清代의 郭又陶는 銀鍼을 사용하였는데,『痧脹玉衡』에서는 銀鍼이 痧를 치료하는데 매우 효과가 있으며 또한 無毒하다고 생각했다.

刺絡瀉血은 또한 動物治療에 있어서도 중요한 手段이었다.『伯樂鍼經』,『新刻注釋馬牛駝經大全集』,『元亨療馬集』 등의 책에는 많은 瀉血療法이 기술되어 있으며, 지금까지도 광범하게 응용되고 있다.

瀉血療法은 국외에도 많은 영향을 끼쳤다. 예를 들어 일본 攝都管周桂의『鍼灸學綱要』 중에 기술된 70여개에 이르는 穴의 대부분이 瀉血을 주장하고 있고, 또한 일본주식회사 健康出版社가 1979년 5월에 출판한 黑岩東五 편저의『眞空淨血療法』이란 책도 실은 현대의 刺絡拔罐에 관한 전문서적의 하나이다.

기타 世界 각국에서도 이 방법을 매우 광범하게 활용하고 있다. 이집트, 인도, 이탈리아, 스페인, 프랑스, 독일, 그리스 등에서 모두 유구한 역사를 지니고 있다. 최근에는 서방 각국도 이를 응용하고 있는데, 미국에서도 이 방법을 매년 수만명에 사용하여 효과를 보았으며, 여러 疾病에 독특한 治療效果가 있음이 이미 입증되고 있다.

2.2.6 重灸派

뜸에 치중하여 병을 치료한 流派를 重灸派라 하는데, 이는 고대의 鍼灸流派 중에서 가장 큰 系派이다.

重灸派는『陰陽十一脈灸經』과『足臂十一脈灸經』에서 비롯된다. 陳邦賢은 1958년에『中國醫學史與保健組織』에서 王慶菽이 런던에 유학하던 중 대영제국박물관이 소장하고 있던 敦煌의 두루마리 책 가운데서『灸圖』,『灸經明堂』 등의 醫學文獻을 발견하였다고 언급하고 있다. 또한『隨書·經籍誌』 중의『曹氏灸經』, 唐代의『黃帝明堂灸經』 등도 모두 비교적 이른 시기의 重灸派들의 전문서적들이다. 이 流派의 선구자로는 葛洪, 鮑姑, 陳延之 등이 있다.

唐代에 와서는 침은 잘 쓰지 않고 뜸을 주로 사용했던 王燾가 이 流派의 대표적인 인물이다. 그가 著述한『外臺秘要』에는『內經』의 "침은 사람을 죽일 수 있다(鍼能殺人)"는 구절을 인용하여 鍼法은 深奧하여 精通하기가 어렵기 때문에, "오직 灸法을 쓴다(唯取灸法)"라고 설명하였다. 이 책의 14권에서도 또한 灸法이 "王道"이기 때문에 "침은 쓰지 않는다(不取鍼也)"고 하였다.

宋代에 이르러『西方子明堂灸經』이 출간되었는데, 이 책의 저자는 王燾를 추종하여 그의 重灸說을 발전시켰으며『讀書敏求記校證』,『四庫全書聰目提要』에서도 "이 책이 灸에 대해서는 언급하면서도 鍼은 언급하지 않은 것이 王燾의 생각과 같다(此書言灸不言鍼, 猨燾志也)"라고 하였다.

南宋時代에 이르러 竇材는 重灸派의 理論을 한층 발전시켰다. 그의 저서로는『扁鵲心書』 3권이 있는데, 陽氣가 생명활동에 있어서 중요한 역할을 한다는 것을 강력히 주장하여, "만약 陽精이 건장하면 천년의 수명을 누리고, 陰氣가 더욱 군세어지면 반드시 손상을 입게 된다(陽精若壯千年壽, 陰氣加强必斃傷)", "陰氣가 사그라들지 않으면 끝내는 죽게 되고, 陽精이 만약 있다면 반드시

長生한다(陰氣未消終是死, 陽精若在必長生)"라고 하였다. 臨床治療에서부터 攝生에 이르기까지 모두 "陽氣를 보호하고 부양해 주는 것이 근본(保扶陽氣爲本)"임을 강조하여, "灼艾가 제일이고, 丹藥은 둘째며, 附子는 셋째다(灼艾第一, 丹藥第二, 附子第三)"라고 뜸을 이용한 扶陽을 가장 중요하게 여기고 있다. 그는 "醫者가 병을 치료하는데 뜸을 이용하는 것은 밥을 짓는데 장작이 필요한 것과 마찬가지다(醫之治病用灸, 如做飯需薪)"라고 말한다. 또한 "陽氣가 끊어지지 않아야 性命이 견고해 진다(陽氣不絶, 性命牢固)", "사람이 노년에 이르면 陽氣가 衰하여 手足이 따듯하지 못하고 下元이 虛弱하고 困乏해져 움직임이 어려워진다. 무릇 사람에게 한 번 숨 쉴 기운만 있어도 죽지는 않는데, 氣는 陽이 생기게 하는 것이다. 그러므로 陽氣가 다 소진되면 반드시 죽는다. 사람이 無病할 때 늘 關元 · 氣海 · 命關 · 中脘에 뜸을 뜨고, 또한 保元丹, 保命延壽丹을 복용하면 長生은 못한다 하더라도 백년의 수명은 보장할 수 있을 것이다(人至晩年, 陽氣衰, 故手足不煖, 下元虛憊, 動作艱難. 蓋人有一息氣在則不死, 氣者陽所生也. 故陽氣盡必死. 人於無病時, 常灸關元, 氣海, 命關, 中脘, 更服保元丹, 保命延壽丹, 雖未得長生, 亦可保百年壽矣)"라고 하였다. 그는 『扁鵲心書』 중 많은 편에 內科 · 婦人科 · 小兒科 · 外科 등 各科의 60여종의 疾病에 대한 鍼灸療法을 기술하였고, 40여편의 鍼灸醫案을 덧붙이고 있는데, 그 90% 이상에서 뜸으로 治療效果를 거두고 있다.

竇材가 뜸을 이용한 특징은, 첫째로는 장수(壯數)가 많다는 것이다. 일반적으로 각 穴에 100壯 심지어는 500~600壯까지 뜬다. "大病宜灸"라는 節에서는 "세속에서 뜸을 쓰는데 30~50壯을 넘지 않으니, 비록 작은 疾病은 낫게 할지 몰라도 생명의 근본을 지키기는 어렵다. 그러므로 『銅人鍼灸圖經』에서 '무릇 큰 病에는 마땅히 臍下에 500壯을 떠서 眞氣를 보충해준다'라고 한 것이 바로 이러한 것이다. 만약 風邪로 인하여 四肢에 생긴 작은 病이라도 없애려면 3 · 5 · 7장을 넘지 않아도 될 것이다(世俗用灸, 不過三五十壯, 殊不知去小疾則愈, 駐命根則難, 故『銅人鍼灸圖經』云: '凡大病宜灸臍下五百壯, 補接眞氣'. 卽此法也. 若去風邪四肢小疾, 不過三 · 五 · 七壯而已.)"라고 하였다. 둘째는 溫補脾腎을 많이 활용하였던 것으로, 脾와 腎 두 經絡에 局限되는 穴을 주로 取하는 경우가 많았다. 특히 命關穴로 脾陽을 溫補시키고, 關元에 뜸을 떠 腎陽을 補하는 방법을 널리 활용하였다. 그는 "脾는 五臟의 母이고, 腎은 一身의 根이다(脾爲五臟之母, 腎爲一身之根)", "脾와 腎은 몸의 根蒂이다(脾腎乃人一身之根蒂)"라고 생각하였다. 竇材는 宋代의 名醫인 許叔微가 뜸으로 腎陽을 補하였던 방법을 근간으로 이를 脾와 腎을 雙補하는 學說로 발전시켰다. 여기에 羅天益의 뜸으로 脾胃를 補하는 學說이 덧붙여지면서 溫補學派의 理論이 한층 더 완벽하게 다듬어졌고, 溫補派學說의 기초를 세우게 되었다. 그 후, 張景岳은 이러한 理論을 발전시켜 뜸 치료가 溫通經絡 · 驅散寒邪 · 解陰毒 · 溫脾腎 · 回陽救逆 등의 작용이 있음을 인식하게 되었다. 淸代의 吳硯丞이 지은 『神灸經綸』이라는 책은 약 20만자로 된 전문적인 灸法 專門醫書로 淸 이전의 뜸 治療에 대한 주요한 성취를 集大成하였는데, 이 책은 重灸派의 理論을 한층 풍부하게 만들어 주어 뜸법을 발전시키는 역할을 하였다.

그러나 竇材가 뜸으로 溫補하는 방법을 주장하였지만 灸法을 단지 溫補에만 국한시켜 적용시키려고 했던 것은 아니었다. 이러한 문제와 관련하여 역사상 두개의 대립된 流派가 출현하는데,

즉 熱證忌灸派와 熱證可灸派이다. 熱證에 뜸을 금기했던 流派의 대표적인 인물은 張仲景인데, 그는 熱證에 뜸을 떠서 생기는 부작용을 매우 심각하게 설명하면서 심지어 생명을 위태롭게까지 한다고 간주하였다. 따라서 陰虛로 인한 熱證이든 陽盛해서 생긴 熱證이든 모두 灸法을 금기하도록 世人에게 간곡하게 권유하고 있다. 이 流派가 後世에 미친 영향은 매우 커서 宋나라 때에 출간된 『太平惠民和劑局方』 附錄에 있는 許洪의 『指南方論』에 나오는 傷寒十勸에서도 "상한으로 인한 옆구리의 통증과 배가 그득한 증상에는 뜸을 함부로 사용해서는 안 된다(傷寒胸脇痛及腹滿, 不可妄用艾灸)"라고 말하고 있다. 잘못하면 뜸 때문에 죽게 되는 경우가 생기므로, "오직 陰證에만 뜸을 뜬다(惟陰證可灸)"라는 주장을 펴고 있는 것이다.

張景岳은 또한 陽盛陰虛로 인한 熱證에는 뜸을 뜨지 말아야 하며, 그렇지 않으면 災殃이 따르게 된다고 생각하였다. 王孟英은 陰虛한 사람에게 뜸을 뜨는 것을 한층 더 강하게 반대하여, 뜸이 陰을 빼앗는다(劫陰)는 說을 최초로 제시하였고, 熱證에 灸法을 사용하는 것을 위험하게 여겼다.

그러나, 熱證에 뜸을 뜰 수 있다고 생각한 사람들도 역사적으로 많은데, 明代의 龔居中이 그 대표적인 인물이다. 그는 『紅爐點雪』이라는 책에서 灸法이 寒熱虛實의 각종 病證에 적합하지 않은 경우가 없다는 점을 명확히 제시하였다. 虞搏의 『醫學正傳』과 汪石山의 『鍼灸問對』에서는 이를 해석하여 "虛한 사람에게 뜸을 뜨는 것은 火氣를 이용하여 元氣를 도우려는 것이다. 實한 자에게 뜸을 뜨는 것은 實邪가 火氣를 따라서 발산되도록 하려는 것이다. 寒者에게 뜸을 뜨는 것은 그 氣를 따뜻하게 덥혀 회복시키려는 것이고, 熱者에게 뜸을 뜨는 것은 鬱熱된 氣를 끌어내어 밖으로 퍼지도록 하려는 것이다. 이것은 『周易』의 '火就燥'의 의미이다(虛者灸之, 使火氣以助元氣也; 實者灸之, 使實邪隨火氣而發散也; 寒者灸之, 使其氣復溫也; 熱者灸之, 引鬱熱之氣外發, 火就燥之義也)"라고 하였다. 李梴 역시 『醫學入門』에 이 說을 수록하였다.

사실 熱證可灸說은 明代 이전의 많은 醫家들이 이미 언급한 것이다. 劉完素 · 李東垣 등의 저작 중에도 언급되고 있고, 朱丹溪도 일찍이 理論的으로 밝힌 바 있으며, 朱丹溪는 熱證에 뜸을 뜨는 것은 곧 症狀의 추이를 거스르지 않는 從治의 의미라고 밝히면서 灸法을 陰虛證에 활용할 수 있는 이유는 뜸이 補陽할 수 있고, "陽이 생기면 陰이 자라기 때문(陽生則陰長)"이라고 하였다. 이러한 주장들은 熱證可灸說을 理性的 認識으로 끌어올리는데 기여하였다.

重灸派는 또한 化膿灸派와 隔物灸派, 藥條灸派 등의 3대 係派로 나누어 볼 수 있다.

化膿灸에 관하여 『甲乙經』의 發灸瘡說이 가장 최초의 기록에 속한다. 南北朝 시대에 간행된 『劉涓子鬼遺方』은 이 방법이 外科 영역에서 효과적임을 보다 더 긍정적으로 입증하였다. 晋에서 宋에 이르는 시기는 이러한 방법의 全盛期라 할 수 있다. 紀元 6세기 魏에서 편찬한 『魏書 · 列傳酷吏七十七 · 李洪之』에서는 "洪之가 뜻과 성품이 트여있고 참을성이 많아서, 疹疾에 뜸을 뜰 때 艾炷로 그 둘레를 휘감아 2寸이나 둘러싸고, 머리에서 발까지 10여 곳을 동시에 시술하여도 웃으면서 말하고 태연자약 하였다(洪之志性慷慨, 多所堪忍, 疹疾灸療, 艾炷圍將二寸, 首足十餘處, 一時俱下, 而言笑自若)"라고 언급하고 있다. 이른바 "참을성이 많다(多所堪忍)" 등의 글귀로 볼 때 이러한 시술법은 당연히 물집이 생기게 하는 化膿灸에 속했을 것이다. 『宋史 · 列傳第二十五 · 錢若水』에는

錢若水가 “病에 걸려 양 발에 뜸을 떴는데, 헌데를 가르자 몇 말이나 출혈이 되었다. 이로부터 몸이 마르고 여위어 황제가 직접 친필로 그를 위로하였다(因疾灸兩足, 創潰出血數斗, 自是貌體羸瘦, 手詔慰勞之)”라고 적고 있다. 이와 같이 전문 의학서적이 아님에도 불구하고 化膿灸의 응용을 언급하고 있는 것으로 볼 때, 그 盛行한 정도를 충분히 알 수 있다.

晋隋 시대의 陳延之도 重灸派의 선구자 중 한 사람인데, 『醫心方』 2권에는 그의 著述인 『小品方』이 인용되어 “뜸을 떴을 때 곪아 터져야 風寒이 빠져나간다. 곪지 않으면 병이 낫지 않는다(灸得膿壞, 風寒乃出, 不壞, 則病不除也)”는 기록이 있다.

宋代에 王懷隱 등이 편찬한 『太平聖惠方』 100권에서도 “비록 灸炷의 壯數가 충분하더라도 뜸을 뜬 자리가 부풀어 곪아터져야 병이 낫는다. 만약 뜸을 뜬 자리가 곪지 않아 터지지 못하면 병이 낫지 않는다(灸炷雖然數足, 得瘡發膿壞, 所患卽差; 如不得瘡發膿壞, 其疾不愈)”고 말하고 있다.

聞人耆年은 『備急灸法』이란 책에서 灸瘡과 앓는 질병, 뜸뜨는 부위의 관계에 대해 보다 깊은 견해를 밝히고 있다.

清代에 이르러 李守先이 『鍼灸易學』에서 “灸瘡이 반드시 생겨야 확실하게 병을 손아귀에 움켜잡은 듯이 없애게 된다(灸瘡必發, 去病如把抓)”라고 지적하였다. 灸瘡이 생겨야 비로소 질병을 낫게 할 수 있으며 그렇지 않으면 효과를 거둘 수 없다고 생각하였던 것이다. 비록 이러한 주장은 지나친 면이 있지만, 뜸 치료의 자극 정도에 대한 언급은 유념할 가치가 있다. 이렇게 灸瘡이 생기게 해야 한다는 관점은 매우 큰 영향을 미치게 되었으며, 宋代의 王執中과 竇材, 元代의 竇漢卿, 明代의 徐春甫·徐鳳·龔廷賢·李梴 등이 모두 이러한 學說을 지지하였고, 다양한 發灸瘡의 방법을 제시하였다. 어떤 경우는 熱敷를 外用하고, 어떤 경우는 辛溫劑를 활용하여 通散生肌하는 약을 겉에 바르고, 어떤 경우는 滋補시키는 약물을 內服하는 등, 많은 학자들은 뜸이 타들어갈 때 일어나는 灼熱感과 통증을 줄이기 위하여 온갖 보조적인 방법을 개발하였다. 예를 들어 『扁鵲心書』에는 睡聖散을 내복하도록 하여 실제로 전신마취법에 해당하는 방법을 개발하였으며, 明代의 龔信은 『古今醫鑒』에서 “挑筋灸癖法”과 “약으로 특별하게 만든 종이를 마찰시켜 살갗을 문지르면서 얼얼한 느낌이 들게 하는(用藥製過的紙擦之, 使皮肉麻木)” 방법을 제시하였는데, 이는 곧 국소마취법이라 할 수 있겠다. 『外臺秘要』에 소개된 瘰癧灸法의 경우는 麻花와 艾絨을 혼합하여 뜸을 붙이는데, 이 역시 국소 마취의 방법에 해당한다. 또한 『壽世保元』 10권에는 “쑥뜸에 불을 붙일 때 통증을 참을 수 없으면, 미리 손가락으로 그 穴자리를 꽉 덮어 누르거나, 쇳덩어리로 눌러주면 곧바로 그친다(着艾火, 痛不可忍, 預先以手指緊罩其穴處, 更以鐵物壓之, 卽止)”고 하여 指壓으로 유발하는 국소마취법도 제시되었다.

隔物灸派의 선구자인 葛洪은 『肘後備急方』에서 가장 먼저 隔蒜·隔鹽·隔椒·隔麵·隔灸器 등의 다양한 隔物灸法을 기록하고 있다. 歷代에 隔物灸法을 즐겨 사용한 학자들이 적지 않은데, 문헌상으로는 元代의 朱丹溪가 隔物灸法을 비교적 많이 응용하였다. 『脈因證治』, 『丹溪手鏡』, 『丹溪心法』 등의 著述 중에는 隔蒜·隔甘遂·隔頭垢·隔鹽·隔皀角· 隔薑·隔附子餠 등의 隔物灸法이 다양하게 반영되어 있으며, 치료한 病證의 종류 또한 매우 광범위하였다. 明代의 薛立齋

는 外科疾患을 隔物灸法으로 치료하는 데 비교적 많은 경험을 쌓았다. 隔蒜灸를 拔毒消腫에 활용하였고, 隔豉餠灸를 종기가 딱딱해져 문드러지지 않거나 문드러진 후에 아물지 않는 데에 활용하였고, 隔附子餠灸를 瘡이 함몰되어 맑고 옅은 진물이 흐르는 증상에 활용하였고, 隔香附木香餠灸를 肝氣鬱結의 病證에 사용하는 등 독특한 치료법을 선보였다.

隔物灸派가 사용한 뜸과 살갗 사이에 끼워 넣는 재료들은 후대로 갈수록 계속 확대되어 역대의 의학문헌에서 찾아 볼 수 있는 것만도 약 40여종에 달한다. 이미 언급한 재료들 외에도 隔薤灸, 隔韭灸, 隔葱灸, 隔苦瓠灸, 隔莨菪灸, 隔桃樹皮灸, 隔桃葉灸, 隔土瓜根灸, 隔蒼朮灸, 隔檳榔灸, 隔礬灸, 隔蟾灸, 隔鷄子灸, 隔虫灸, 隔醬灸, 隔麪餠灸, 隔黃土灸, 隔紙灸, 隔碗灸, 隔核桃灸 등이 있고, 그 범위는 식물성과 동물성은 물론 기구 종류 등도 대량 포함하여 일일이 열거할 수가 없다. 隔物灸의 임상적 의의가 긍정적으로 입증되었음에도 불구하고 이를 異常한 主張으로 간주하는 경우가 있었는데, 明代의 승려인 株宏은 『竹窗隨筆』에서 이러한 방법들은 "고통만 있고, 효과는 없다(有痛苦而無功能)"고 하면서 비난하였던 것으로, 그의 편견을 드러냈다.

또한 艾卷藥條灸派가 있다. 이 流派는 明淸代에 興盛하였는데 최초의 기록은 明나라 초기의 朱權이 지은 『壽域神方』으로 추정된다. 이 책의 3권인 灸陰證에서는 "종이로 쑥을 꽉 다져 말아서, 종이로 살갗과 격리한 채 穴에 대고 지지는데, 깔린 종이 위에 힘을 주어 누르면서 뱃속에서 열감이 느껴질 때까지 기다리면 땀이 나면서 곧 낫는다(用紙實卷艾 以紙隔之点穴 于隔紙上用力實按之 待腹内覺熱 汗出卽差)"고 하였다. 최초의 艾卷은 藥 가루를 함께 섞어 넣지 않았는데, 李時珍의 『本草綱目』과 楊繼洲의 『鍼灸大成』에 이르러 비로소 艾絨 속에 麝香, 穿山甲, 乳香 등의 약 가루를 넣어 뜸 막대를 만들었고, 이를 "雷火神鍼" 혹은 "雷火鍼法"이라고 지칭하였다.

淸代의 范毓奇, 李學川, 陳修園, 孔廣培 등은 그들의 著述에서 또 다른 종류의 약을 넣어 이름을 "太乙鍼"이나 "太乙神鍼"이라고도 불렀다. 葉桂의 『種福堂公選良方』에는 "三氣合痺鍼", "百發神鍼", "治癖神火鍼", "陰症敗毒鍼" 등의 다양한 名稱이 나오는데 사용한 약물도 서로 다르고 治療한 病證도 또한 각각 다르다. 이 방법을 기록하고 있는 전문서로는 淸代의 雷少逸이 편찬한 『雷火鍼法』, 韓貽豊이 펴낸 『太乙神鍼心法』, 周雍和가 편찬한 『太乙神鍼附方』, 陳惠疇가 쓴 『太乙神鍼方』 등이 있다. 現代에 활용되고 있는 艾卷灸法, 藥條灸法은 모두 이를 토대로 발전해온 것이다.

艾卷·藥條灸의 治療效果에 대해 淸代의 著述에서는 높이 평가하고 있다. 예를 들어 『太乙神鍼心法』의 序文을 쓴 邱時敏은 자신이 오른쪽 팔이 시고 아프면서 엄지손가락이 뻣뻣해지는 증상을 앓았는데 16일 동안 7차례 뜸을 뜨고 나서 "거듭 도지고 케케묵은 고질병에도 효력을 못 보는 경우가 없다(復迁沈疴, 無不奏效)"고 하였다. 또한 『太乙神鍼附方』의 郭寅皐가 쓴 序文에서는 雍正 年間에 奧東(지금의 廣東 지역) 潮州의 總鎭인 范毓奇가 이와 같은 방법을 활용하여 沈士元의 손가락 마비를 치료하였고, 郭寅皐 자신도 足部의 痲木 증상을 앓았는데 역시 뜸으로 낫게 되었고, 이러한 뜸 치료법으로 4명의 다른 환자도 모두 낫게 했다. 『太乙神鍼集解』의 저자인 孔廣培 역시 그의 妾이 痂症을 앓았는데 뜸을 뜬지 한 달이 못되어 빠르고도 깨끗하게 나았다는 일화로 보면 당시에 이와 같은 뜸 치료법이 임상에서 매우 효과적이었다.

2.2.7 重鍼派

주로 鍼術 치료법에 치중한 流派를 일컫는 말이다. 『內經』, 『難經』, 『甲乙經』은 모두 뜸에 대해서는 간략하게 설명하였고, 침에 대해서는 상세하게 기록하고 있어 이러한 原典이 실제로 이 流派의 始初라 할 수 있다.

鍼術治療의 도구는 매우 많은데, 『內經』에서는 당시 이미 아홉 종류의 침도구가 있었음을 언급하고 있다. 歷代 醫家들은 임상에서 각종 鍼을 활용하였던 것으로, 張子和는 鈹鍼을 사용하였고, 鍼石을 주로 활용한 醫家는 涪翁이 대표적인 인물이다. 『後漢書 · 方術列傳』의 第72下 「郭玉傳」에는 그가 鍼石으로 病을 치료한 기록이 나오며, 그의 著述로는 『涪翁鍼經』이 있으니 이를 통해 그의 학술적 경향을 알 수 있다.

또한 北魏의 句驪客도 이 流派에 속하는데, 『酉陽雜俎』에서는 그가 사용한 침이 가느다란 머리카락을 관통할 수 있었다고 傳한다. 唐代의 甄權, 宋代의 許希는 모두 『鍼經』에 관한 著述을 폈으며, 歷史書에서는 이들의 뛰어난 鍼術을 기록하여 역시 重鍼派의 대표적인 醫家로 꼽힌다.

宋代의 無爲軍醫인 張濟도 毫鍼으로 病을 잘 치료했는데, 宋代의 邵博은 『邵氏聞見續錄』에서 그가 오른쪽 손가락에 침을 놓아 땅에 엎어진 임신부가 배가 왼쪽으로 쏠린 것을 치료하였고, 정수리에 침을 놓아 오래된 脫肛을 치료하였으며, 눈구석[目眥]에 침을 놓아 傷寒으로 飜胃 및 呃逆 등의 증상이 나타나는 환자를 치료하여 모두 뛰어난 효과를 보았다고 한다.

元代에 이르러 鍼術에 名聲을 날린 竇漢卿도 鍼法을 잘 활용한 醫家이다. 그가 著述한 『鍼經指南』은 그가 鍼術에 편중하였음을 반영하는 근거이니, 실제로 책의 내용에 있어서도 灸法에 대한 論述은 매우 적었다.

明代에 이르러 安徽의 승려인 坦然에 관하여 『太平縣誌』에서는 그가 매우 가느다란 鍼具를 활용하여 병을 치료한 경험을 많이 쌓았다고 기록하였다.

凌雲鍼派의 경우도 毫鍼을 주로 사용하였다. 『浙江通誌』에는 그의 鍼法이 泰山道人에게서 전수받은 것이라고 한다. 또한 『明史 · 凌雲傳』에서는 "세상에서 침법을 말할 때에는 歸安의 凌氏를 말한다(海內稱鍼法者, 曰歸安凌氏)"고 하였다. 아울러 凌雲의 후손인 凌千一이 펴낸 『鍼灸秘要』 중에 소개된 大樵山人의 序文을 통해 볼 때, 이 책도 鍼法에 대해 특히 상세하게 論述하고 있음을 알 수 있다.

歷代로 많은 醫家들이 鍼으로 질병을 다스리는 것에 편중했던 이유는 그들의 鍼術이 뛰어났기 때문이었고, 아울러 鍼治療의 效果가 빠른 장점도 一助를 했을 것이다. 이러한 鍼 효과에 대한 시각은 現代까지 이어져 重鍼派에 속하는 사람이 더욱 많아졌다. 또한 鍼術의 전수에 있어서도 보수적인 관념을 타파하여 쉽게 전파되면서 鍼術로 인한 부작용도 어느 정도 줄일 수 있었기에 그 활용도가 더 높아졌다. 古代 毫鍼의 가는 정도는 『靈樞經』에서 언급한 "微鍼"과 『東坡集』 15권의 贈眼醫王生彥若詩란 글귀에 나오는 "침 끝이 보리의 뾰족한 가시와 같다(鍼頭如麥芒)"고 한 내용으로 볼 때, 古今의 毫鍼은 거의 비슷하다.

重鍼派와 手法派는 서로 다른 특징을 나타낸다. 重鍼派는 치료 도구가 주로 鍼이었음을 강조한 것이고, 手法派는 시술하는 技法을 강조한 것이다. 다만 시술하는 技法을 강조하는 경우 주로 豪鍼이 사용되었기에 두 流派의 관계는 매우 밀접하다.

重鍼派와 重灸派의 갈등은 元代 이후 첨예하게 대립되어 서로 극단적인 배타적 입장을 보이면서 상대를 수용할 수 없을 정도에 까지 이른다. 예를 들어 重鍼派의 竇漢卿은 『鍼經指南 · 氣血問答』 중에서 "침이면 침이고, 뜸이면 뜸이다. 침을 놓으면 뜸을 뜨지 말고, 뜸을 뜨면 침을 놓지 말아라(鍼則鍼, 灸則灸, 若鍼而弗灸, 若灸而弗鍼)"라고 밝혔다. 明代의 李梴은 『醫學入門』에서 竇漢卿의 이러한 주장을 기억하기 쉽게 시처럼 만들어 "뜸을 뜨면 침을 놓지 말고, 침을 놓으면 뜸을 뜨지 말 것을 鍼經은 늘 신신당부 했다. 아둔한 醫家들이 침과 뜸을 같이 써서 공연히 환자에게 불로 지지는 형벌을 가하게 되고 만다(灸而勿鍼鍼勿灸, 鍼經爲此常叮嚀, 庸醫鍼灸一齊用, 徒施患者炮烙刑)"고 강조하여 竇漢卿의 主張을 두둔하였다.

明代의 劉瑾은 竇漢卿의 主張을 『內經』의 가르침으로 잘못 인식하고, 『神應經』 중에서 "『素問』에서는 '鍼而不灸, (灸)而不鍼'이라 하였지만 庸醫는 침을 놓고 다시 또 뜸을 뜨고, 뜸을 뜨고 다시 또 침을 놓는다. 후세의 醫者들이 軒岐의 道를 깨닫지 못하고서 침을 놓고 다시 뜸을 뜨고, 뜸을 뜨고 다시 침을 놓는 경우가 있다(『素問』內言: '鍼而不灸, (灸)而不鍼', 庸醫鍼而復灸, 灸而復鍼. 後之醫者, 不明軒岐之道. 鍼而復灸, 灸而復鍼者有之)"고 하면서, 또한 "옛날 宏綱先生(陳會)이 역시 늘 오직 腹部에 침을 놓을 때는 뜸을 여러 壯 떠주어서 그 穴을 튼튼하게 만드는 것이 좋지만 다른 부위는 이를 삼가야 한다고 하였다. 이를 일률적으로 활용하여서는 안 되는 것으로, 이는 醫家가 임기응변해야 한다는 말이다(昔宏綱先生亦常言, 惟腹上用鍼, 隨灸壯數, 以固其穴亦可, 他處忌之, 不可以一例用之, 此醫家權變之說也)"고 덧붙여 설명하였다.

이와 같은 견해들은 사실상 모두 편파적인 主張으로서 버려야 하는 인식이다. 唐代의 名醫인 孫思邈은 일찍이 침과 뜸 그리고 약물은 각각 마땅히 써야 할 데가 있다고 정확하게 지적해 주었다. 淸代의 李守先은 "뜸은 완만하게 작용하고, 침은 빠른 효과를 나타낸다(艾穩鍼捷)"고 설명하여 침과 뜸의 특징을 잘 활용하여 균형을 잃지 않고 임상에 도입할 필요성을 시사하였다.

2.2.8 臨床各科諸派

學者들이 臨床에서 개인의 특별한 치료기술에 따라 형성된 학술경향을 근거로 그 流派를 구분한 것이 臨床諸派이다. 그 중에는 外科 · 小兒科 · 眼科 · 熱病 · 응급 질환 및 骨蒸病 등과 같은 몇몇 流派가 대표적이다.

外科疾患을 鍼灸로 치료하는 방법을 선호하는 臨床家를 흔히 外科鍼灸派라 분류하였다. 鍼灸를 外科分野에 활용한 것은 『內經』에서부터 시작하여 葛洪의 『肘後備急方』, 南齊의 龔慶宣이 편찬한 『劉涓子鬼遺方』에 기록된 내용에 이르기까지 오랜 역사를 지니고 있다. 하지만 外科鍼灸流派가 形成된 것은 宋代에서부터 시작하여 元代에 이르러 전성기를 맞게 되었다. 그 당시 많은 醫

家들은 鍼灸로 癰疽를 치료하는 방법을 지극히 선호하였다. 예를 들어 『宋史』에 수록되어 있는 『經效發背方』, 『治背疽方』, 『外科新書』 등은 비록 이미 亡佚되었지만, 그 序文들은 『醫籍考』에 보존되어 있어, 殘存한 내용으로 著者들이 癰疽에 뜸을 활용하여 좋은 效果를 얻어 높은 평가를 내리고 있음을 알 수 있다.

東軒居士의 『衛濟寶書』에서는 騎竹馬灸法이 外科疾病을 치료하는 方法과 效果를 논술하고 있다. 王執中의 『鍼灸資生經』 7권에는 많은 醫案을 인용하여 뜸이 外科病을 치료하는 데에 확실히 좋은 효과가 있음을 설명하였다. 徐夢符의 『外科灸法論粹新書』는 이 流派의 첫 번째 전문의서이다.

元代에 이르러 胡元慶은 『癰疽神秘灸經』를 지었다. 明代의 薛立齋는 이 책을 校刊하였을 뿐 아니라 뜸과 침[砭]의 두 방법을 응용하여 外科疾病의 치료에 탁월한 성과를 거두었다. 그는 "瘡瘍이라는 것이……가벼울 때에야 약으로 解散시킬 수 있지만, 심한 경우는 약만 가지고 효과를 볼 수 없으며, 灼艾로 시술해야 효과가 크다. 대개 뜸 치료는 곪지 않았을 경우에는 울체된 독을 뽑아내주고, 이미 곪았을 경우는 陽氣를 보태준다(瘡瘍之證……輕者藥可解散, 重者藥無全功, 是以灼艾之功爲大. 凡灸法, 未潰則拔引鬱毒, 已潰則補接陽氣)"고 主張하였다. 『薛立齋醫案全集』 중에는 적지 않은 外科疾病을 灸와 鍼砭 두 방법으로 치료한 醫案이 나온다. 예를 들면 疔瘡, 脫疽, 多骨疽, 髀疽, 背疽, 腰疽, 夭疽, 囊癰, 懸癰, 乳癰, 流注, 漏瘡, 破傷風, 楊梅瘡, 虫蛇咬螫傷, 瘰癧 등에 대한 經驗談이 많이 수록되었다.

明代의 汪石山이 지은 『外科理例』에는 100개가 넘는 醫案에서 鍼灸로 治療한 경험이 언급되고 있다. 淸代의 胡最良, 王蘊陵, 張士璧도 鍼灸治療로 外科疾病을 치료하여 큰 名聲을 얻었으며, 祁廣生이 輯注한 『外科大成』은 각종 疾病에 鍼灸療法을 활용하여 이 流派의 醫學思想에 다양한 새로운 내용을 보탰다.

臨床家 중에는 小兒科 疾病에 대하여 鍼灸治療를 실시한 醫家들도 많다. 隋代의 巢元方은 『諸病源候論』에서 적지 않은 小兒科 疾病에 대한 鍼灸療法을 수록하였고, 이 후 『太平聖惠方』 중의 『明堂灸經』에서도 小兒科 疾病의 鍼灸經驗方을 서두에 수십개 기록하여 小兒科 疾病의 鍼灸法을 집중 소개함으로서 이 流派의 理論的 토대를 만들었다.

『宋史 · 藝文誌』에서는 吳復珪가 『小兒明堂鍼灸經』을 지었다고 언급하고 있는데, 이는 이 流派의 가장 일찍 편찬된 최초의 專門醫書라 할 수 있다. 『宋史 · 劉翰傳』 및 『古今醫統』의 기록에 의하면 吳復珪는 宋나라 淳化 年間(990~994년)에 太宗의 御醫를 담당하였으며, 劉翰과 名聲을 나란히 했던 인물로서 太宗의 명을 받들어 『開寶本草』와 『太平聖惠方』을 편찬하였는데, 이 책에 많은 내용을 집대성시켰다. 그 중 小兒科와 관련된 灸方은 吳復珪가 편집한 것이라고 할 수 있다. 이후 明代에 小兒科에 精通했던 萬密齋는 『保命歌訣』을 지었는데 역시 小兒科 疾患에 대하여 鍼灸를 활용한 내용들이 기록되어 있다. 淸代의 魏之琇도 『續名醫類案』에서 그의 鍼灸經驗醫案을 수록하였으며, 薛立齋는 『保嬰撮要』에서 특히 다양한 小兒科에 대한 鍼灸經驗醫案을 싣고 있다. 淸代 王德森의 小兒科 전문의서인 『保赤要言』 5권에서도 小兒의 臍風에 대한 燈火灸法 등을 전문적으로 소개하고 있는데, 이는 모두 小兒鍼灸派 理論의 발전에 일정한 기여를 하였다.

또한 鍼灸로 眼科疾病을 치료하여 名聲을 날린 醫家도 있다. 예를 들어 南北朝의『梁書·鄱陽王恢列傳第十六』에는 "어떤 사람이 눈병을 앓아 오랫동안 앞을 보지를 못했는데 北渡道人 慧龍이 눈을 고치는 기술이 있어……慧龍이 鍼을 놓자 환하게 열려 밝게 보게 되었다(目有疾, 久廢視瞻, 有北渡道人慧龍得治眼術,……慧龍下鍼, 豁然開朗)"고 한다. 역대 기록상 金鍼으로 內障을 다스린 文獻도 또한 많다. 많은 醫家들이 소경을 다시 눈뜨게 한 醫術로 名聲을 얻었는데 明代의 李瞻, 淸代의 方震, 李長忠, 金雲翔, 倪守太 등과 같은 이들이 모두 "金鍼으로 소경의 눈을 뜨게 한(金鍼開瞽)" 그 시대에 名醫로 알려졌다.

張仲景 등의 醫家들은 鍼灸로 熱病을 다스렸던 인물이다. 宋代의 龐安時는 傷寒熱病에 대해 깊은 조예가 있었고 특히 鍼灸에 精通했다.『東坡誌林』의 著者가 일찍이 손이 부어오르는 病證을 앓았는데 龐安時가 鍼으로 낫게 하여 사람들의 깊은 신뢰를 얻었다고 傳한다. 宋나라의 周密이 편찬한『齊東野語』및『鍼灸資生經』의 序文을 지은 徐正卿이 龐安時의 鍼法을 대단히 崇尙한 것으로 보아 龐安時의 鍼術이 훌륭하였음을 엿볼 수 있다. 龐安時가 지은『傷寒總病論』이란 책에는 "傷寒暑病通用鍼刺法"에 관한 내용을 서술하였는데, 이는 곧 熱病에 관한 鍼法을 전문적으로 논술한 것이다. 이 후에도 金代의 劉完素, 張潔古는 傷寒熱病의 鍼灸法을 한층 더 발전시켰다. 淸代에 이르러 溫病에 대한 鍼灸治療가 비교적 크게 발전하였는데, 王孟英은『潛齋醫學叢書』에서 痧證에 鍼으로 치료한 결과 效果가 좋았으므로 그의 고향 동료가 이 방법을 즐겨 썼고, 탁월한 효능을 거두어 이를 널리 전파하기 위하여 痧證에 활용되는 刺痧十穴을 창안하게 되었다고 하였다. 또한 郭右陶가 지은『痧脹玉衡』도 痧證에 활용되는 瀉血療法에 대해 전문적으로 논술하였다.『陳修園五十種·急救異痧奇方』에도 많은 鍼灸療法이 소개되었는데, 모두 鍼灸로 急性熱病을 치료하는 理論에 관한 내용이다.

뜸으로 위급한 重證을 구하는 經驗方에 대해서는 일찍이 葛洪의『肘後備急方』에 관련 내용이 수록되어 있으며, 이 후 聞人耆年의『備急灸法』에서도 급하고 위중한 병증에 활용하는 灸法을 중점적으로 소개하고 있어 이 두 사람이 이 流派의 대표적인 인물이라 할 수 있다.

일부 學者들은 鍼灸를 骨蒸虛勞의 치료에 잘 활용하였는데, 이를 흔히 灸勞派라 한다. 이 流派의 최초의 대표적인 인물은 唐代의 崔知悌로서, 그가 지은『骨蒸病灸方』이라는 책은『外臺秘要』에 고스란히 보존되어 있다. 이 책에서는 이러한 방법에 대하여 "30일을 계속 뜸을 떠 13인을 살렸으며, 전후로 나은 자가 200명이 넘는다(常三十日灸活一十三人, 前後差者數過二百)"고 기록하고 있다. 후에 나온『蘇沈良方』에서도 이 방법을 언급하면서, 저자 스스로도 "오래된 虛勞病에 이 방법을 써서 낫다(久病虛羸, 用此而愈)"고 하였다. 嚴用和의『濟生方』과 陳自明의『婦人良方』에서도 역시 이 방법의 효과에 대해 높이 평가하였다. 莊季裕의『膏肓兪穴灸法』도 사실은 이러한 理論을 밝힌 것이다. 明代에 이르러 龔居中이 지은『紅爐點雪』이라는 책은 虛勞의 치료에 관한 전문의서로서, 勞證에 灸法을 사용하는 것을 매우 높이 평가하고 있다. 그는 뜸에는 "산을 뽑을 만한 힘(拔山之力)"이 있어, 陽虛에 속하는 骨蒸 뿐만 아니라 陰虛로 생기는 熱證에도 사용할 수 있다고 주장하여 그 응용범위를 더 확대시켰다.

이상으로 8개의 측면에서 古代의 주요한 鍼灸流派를 살펴보았다. 그러나 각 流派의 특성이 서로 뒤섞여 있어 명확한 구분을 긋는 것은 어렵다. 예를 들어 張景岳은 經學派이면서도 重灸派에 속하였고, 吳亦鼎도 重灸派이면서 穴法派에 속하였다.……따라서 각 流派에 대하여 단지 그 주요한 學術的 傾向을 크게 구분해 나누었을 뿐이다.

이상의 8大 流派 외에도 학술적 淵源으로 구분할 때 또한 原典을 본받는 尊經崇古派가 있고, 민간의 경험을 중요시한 民間派가 있으며, 이 두 가지 流派를 통합한 弁蓄派가 있다. 鍼刺補瀉에 따라 學派를 구분하는 경우 鍼刺에 有補無瀉를 주장한 流派가 있었고 鍼刺에는 有瀉無補라고 주장한 流派도 있다. 이 외에도 鍼灸가 예방보건에 뛰어난 효력이 있다고 주장하는 學說, 鍼灸를 시술할 때 반드시 脈診을 중요시해야 한다는 學說, 鍼灸에서 經絡辨證이 중요하다고 강조한 學說 등이 제시되면서 다양한 流派가 파생되었다.

歷代 많은 學者들이 鍼灸藥을 함께 활용하도록 또 다른 學說을 내세워 역시 하나의 큰 係派를 이루었는데, 이 流派에는 扁鵲·淳于意·張仲景·孫思邈이 선두에 섰고, 그 뒤를 이어 金元 四大家·王執中·高武 등이 뒷받침을 하였다. 明代의 吳昆이 지은 『鍼方六集』 제4권의 『旁通集』에서는 전문적으로 鍼과 약의 竝用을 논술하였다.

鍼灸醫學을 문자로 기록함에 있어서 그 형식도 다양한데, 일부 學者들은 歌賦韻文의 형식을 중요시하여 하나의 流派를 형성하기도 하였다. 宋代의 『琼瑤發明新書』(이는 明代의 『國史經籍誌志』에 있음)의 저자인 劉黨과 『傷寒百問歌』의 저자인 許叔微 등이 곧 이 流派의 대표적인 인물들이다. 鍼灸에 관한 歌賦는 元明 시대에 絶頂에 이르게 되고, 淸代에 편찬된 『醫宗金鑒·刺灸心法』에는 대부분의 내용이 七言詩로 구성되어 後世의 많은 학자들이 이를 본받기도 하면서 그 영향이 매우 깊었다.

近現代에 형성된 鍼灸流派는 그 派別이 歷史上 그 어느 시대보다 훨씬 더 많은 것이 틀림없다. 대표적인 流派로는 江蘇의 承淡安을 비롯한 中西匯通派, 武漢의 孫惠卿을 비롯한 皮膚鍼派를 꼽을 수 있고, 그 밖에 世人의 주목을 크게 받았던 安徽 合肥市의 刺絡瀉血, 南京의 耳鍼, 山西의 頭鍼, 陝西의 電鍼, 上海 및 浙江 지역의 溫鍼, 華南 각지의 挑鍼, 東北 지역의 鍉鍼 등이 모두 우후죽순처럼 등장한 대표적인 學說과 流派라고 할 수 있다. 이와 같은 다양한 學說과 流派의 출현은 鍼灸學의 발전을 촉진시키는 데 분명 큰 역할을 담당하였다고 의심치 않는다.

〈古代主要鍼灸流派 및 그 代表人物 一覽表〉

1. 經學派: 楊上善, 楊玄操, 王冰, 滑壽, 馬蒔, 張介賓, 張志聰 등
2. 經穴考訂派: (1) 經穴圖 製作 — 秦承祖, 甄權, 孫思邈 등
   (2) 模型 鑄造 — 王惟一, 高武 등
   (3) 文獻考證 — 楊上善, 王惟一, 王執中, 忽太必烈, 李中梓 등

3. 穴法派: (1) 辨證選穴 — 王叔和, 皇甫謐, 孫思邈, 巢元方, 劉瑾, 楊繼洲 등

(2) 經絡重視 — 岐伯, 李梴, 徐靈胎 등

(3) 按時選穴 — 何若愚, 閻明廣, 王國瑞, 徐鳳, 高武, 李梴 등

4. 手法派: 劉黨, 竇默, 徐鳳, 陳會, 李梴, 楊繼洲 등

5. 刺絡放血派: 張從正, 李杲, 薛己, 鄭宏綱, 夏春農 등

6. 重灸派: 葛洪, 陳延之, 王燾, 許叔微, 羅天益, 竇材, 吳亦鼎 등

(1) 以適應證分 — ① 熱證忌灸派 — 張仲景, 王孟英 등

② 熱證可灸派 — 劉完素, 朱震亨 등

(2) 以施灸反應及器材分 — ① 化膿灸 — 陳延之, 聞人耆年 등

② 隔物灸 — 葛洪, 朱震亨 등

③ 艾卷灸 — 朱權, 范毓奇 등

7. 重鍼派: 涪翁, 張從正, 竇默, 凌雲 등

8. 臨床各科諸派: (1) 外科 — 王機, 薛己, 胡元慶 등

(2) 小兒科 — 巢元方, 吳復珪 등

(3) 眼科 — 李瞻, 方震 등

(4) 熱病 — 張仲景, 劉完素, 張元素, 龐安時 등

(5) 急病 — 葛洪, 聞人耆年 등

(6) 骨蒸 — 崔知悌, 莊綽 등

2.3 鍼灸流派의 형성 요소

고대의 鍼灸流派가 형성된 원인은 다양한 측면에서 찾아볼 수 있다.

2.3.1 학술적 발전

鍼灸學의 끊임없는 발전은 鍼灸流派의 형성을 촉진시켰다. 兪穴 이론의 발전은 晉唐 시대에 이르러 내용적 측면에서 풍성해졌을 뿐만 아니라 穴法派의 등장에 여건을 조성하였다. 穴자리 數가 늘어나고 醫家들이 임상에서 활용할 때에 사용하는 穴이 각자에 따라 치중되는 경향이 있음으로 인하여 각종 穴法派가 나타나기 시작하였다. 또한 스승에게 전수받고 자신의 경험을 축적하는 과정에서 일부 혼란스러운 상태가 나타나 穴자리 위치나 取穴하는 방법에 큰 차이를 보이기도 하였다. 北齊 시대의 馬嗣明은 明堂의 取穴 방법과 차이가 있었고, 『龍銜素鍼經』의 背兪穴 取穴法이나 『扁鵲灸經』의 穴자리 명칭 및 取穴法, 『秦承祖鍼灸圖』의 穴자리 위치 등은 모두 明堂經과 내용이 다르다. 따라서 唐宋 시대에 이르러 전문적으로 經穴의 圖表를 제작하는 연구가 시작되었으며, 모형을 만들고 經穴에 관한 文獻을 考證하는 流派가 등장하게 되었다. 또한 上古 시대에는 砭石을 사용하여 질병을 치료하는 경우는 상처의 면적은 크지만 주로 淺刺하기 때문에 피가 많이

나더라도 안전하였다. 그러나 金屬鍼이 만들어 진 후 砭石을 대체하면서 鍼具는 더욱 정교해지고 가늘어 깊이 찌를 수 있게 되었으며 잇따른 사고도 많아지게 되었다. 고대 문헌에 기록된 刺鍼 사고에서 이와 같은 사실을 확인할 수 있으며, 최초의 法醫學 저서인 南宋의 宋慈가 편찬한 『洗冤錄』에 곧 "鍼灸死"를 전문적으로 기록할 만큼 그 당시에 鍼灸로 인한 의료사고가 적지 않았음을 엿볼 수 있다. 元나라에 이르러 至元 7年(1270년)에 益都府의 醫人인 劉執中이 침술을 시술한 후 상태가 급격히 악화된 元帥의 娘子가 사망하게 되었다는 실화가 있다. 明代의 楊儀가 펴낸 『高坡異纂』에도 저명한 鍼灸學者인 凌雲이 처음 鍼灸術을 배울 때 3명이나 목숨을 잃게 하였다고 기록하고 있다. 한편 고대의 鍼刺術은 보수적인 경향이 있어 옛 기법을 그대로 답습하는 경우가 많았으니, 龔居中은 『紅爐點雪』에서 이러한 현상을 꼬집어 "지금의 鍼法은 신비한 효과를 내는 경우가 극히 드물다(今之鍼法, 得妙者稀)"고 지적하였다. 그러므로 唐나라에 이르러 鍼術을 포기하고 灸法에 의존하는 王燾學派가 등장하였다. 물론 鍼術의 사고를 완전히 피할 수 있었기에 王燾를 본받아 灸法에 치중하는 醫家가 있었어도 鍼術의 발전에 큰 영향을 미치지는 않았다. 重灸派의 등장은 魏晉 시기에 曹翕, 葛洪, 陳延之 등이 주도적인 역할을 하였기 때문이다. 그 후 천여년이 지나 灸法 이론은 끊임없이 보완되면서 각종 重灸派가 출현하였으니, 化膿灸, 隔物灸, 藥條灸 등으로 분류되었다. 灸法의 적용 범위에 대하여 각각 다른 인식을 가졌기에 또한 熱證에 대한 禁灸와 可灸를 주장하는 두 개의 派가 생겼다. 臨床의 각 流派는 分科에 따라 더욱 세분화되었고, 治療의 對象에 따라 치중하는 治法이 다라지면서 分化 과정을 겪었다. 이러한 측면에서 보면 學派는 學術의 발전에 힘입어 점차 체계를 형성하게 된 것이다. 바꾸어 말하자면 學派의 등장은 學術的 발전을 어느 정도 反映한 結果이며, 동시에 學術의 進步와 繁榮을 뒷받침하여 커다란 推動作用을 일으킨다. 그러므로, 學術의 발전과 流派의 형성은 서로 상승작용을 하는 긴밀한 관계를 갖는다.

2.3.2 스승의 학문 승계

한의학에서 師弟의 승계관계는 대체로 家傳 및 스승의 전수 두 가지로 구분된다. 선조나 스승의 학술적 특색, 경향, 전공분야 등은 流派의 형성에 중요한 요인으로 작용한다.

일부 鍼灸流派는 '선조로부터 전달(祖傳)'되어 형성되었다. 魏晉時期 이후에 가계의 傳承 관계로 인하여 학문의 보수적인 경향이 더욱 심화되었으며 學派의 가족관계가 매우 뚜렷하게 나타나기 시작하였다. 기존의 스승으로부터 이어진 학문체계는 점차 친족들에 의해 전수되게 되었다. 晉나라 醫家인 葛洪의 妻 鮑姑는 灸法에 능했던 인물로 알려져 있는데, 葛洪의 학술사상에 영향을 많이 받았을 것으로 추정된다. 鮑姑는 자신의 醫術을 그의 제자인 崔煒에게 전수하였다. 南朝의 徐熙의 가문은 六代에 걸쳐 鍼灸世家로 전통을 이어 갔으니, 가장 많은 鍼灸學者를 배출한 派系에 속한다.

1세대 - 徐熙

2세대 - 徐秋夫

3세대 - 徐道度(秋夫의 子), 徐叔響(秋夫의 子)

4세대 - 徐文伯(道度의 子), 徐成伯(道度의 子), 徐嗣伯(叔嚮의 子)

5세대 - 徐雄(成伯의 子)

6세대 - 徐之才(雄의 子)

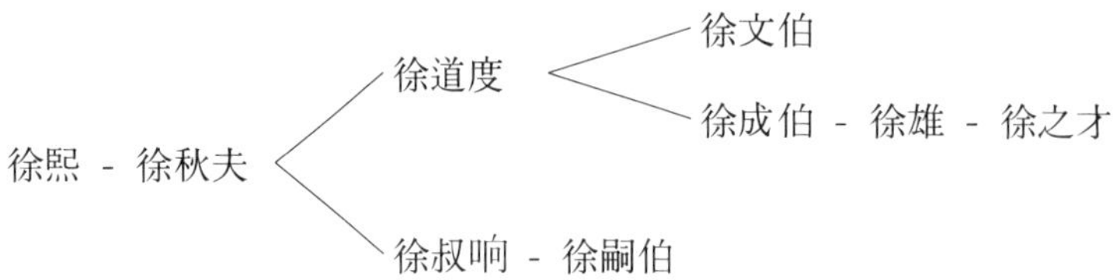

徐氏 가문에는 南齊 시대의 徐叔嚮이 편찬한『鍼灸要鈔』가 있었으나 오래전에 이미 失傳되었다. 현재 그 내용 가운데 일부를 李延壽의『南史 · 列傳』에서 흔적을 찾아 볼 수 있을 뿐이다. 이를 통해 徐秋夫는 鍼灸로 腰痛을 다스렸고, 徐文伯은 鍼으로 足太陰을 瀉하고 手陽明을 補하여 下胎시켰다는 것을 알 수 있다. 또한『北史 · 列傳第七十八 · 徐謇』에서 徐之才가 魏武帝의 정신이상 증상을 치료할 때, "침과 약을 가함에 때에 맞추면 반드시 효과를 얻었다(鍼藥所加, 應時必效)"는 사실을 기록하고 있다. 이러한 史錄에서 徐氏鍼派는 鍼刺法을 매우 중요시하였음을 엿볼 수 있다. 그 외에 魏나라에서 편찬한『魏史 · 列傳第七十九 · 李修』에 기록된 내용을 보면 李亮 父子가 鍼灸에 매우 精通하였으며 그의 아들 李修는 家業을 이어 太醫令이 되었고, "항상 禁內에서 高祖나 文明太后가 예상치 않게 아프면 李修는 침과 약으로 치료하였는데, 대개 효과를 보았다(常在禁內, 高祖文明太后時有不豫, 修持鍼藥, 治多有效)"고 하였다. 淩雲鍼派를 보면 明나라 弘治(기원 1488~1505년)에서 淸나라 末期의 光緒年間에 이르기까지 13대를 傳하면서 그의 가문의 學術的 특징을 고스란히 보존하였다.『歸安縣誌』와『邃初堂文集』에 따르면 그의 후손 중 淩瑄, 淩千一, 淩貞候 등은 모두 한 시대를 풍미한 인물이며,『淸代名醫醫案精華』에는 道光29年에 그의 13代孫인 淩奐이 湖城에서 鍼灸로 많은 霍亂患者를 治癒하여 지역 백성들의 칭송을 받았다고 한다. 安徽 無爲의 章吉老 가문은 九鍼法에 精通하여 鍼術이 뛰어났으며 章濟, 章權에 이르기까지 三代에 거쳐 醫術로 사람들을 구하였으며 뛰어난 업적을 남겼을 뿐만 아니라 世醫의 특징을 잘 보존하기도 하였다.

한편 적지 않은 流派는 스승으로부터 직접 醫術을 전수받는 형태로 이어졌는데, 이는 주로 魏晉 이전에 많이 존재하였다. 대표적인 流派는 西漢 시대의 倉公鍼派이다. 司馬遷의『史記 · 扁鵲倉公列傳第四十五』에 기록된 내용을 보면 倉公은 이름이 淳于意이고, 醫學을 通達하였다. 漢文帝의 호감을 한 몸에 받았던 인물로 公乘陽慶 및 公孫光으로부터 의학을 전수 받았고, 이후 鍼灸術을 濟北王의 太醫인 王禹와 高期 및 齊王의 侍醫인 杜信과 唐安 등에게 전수하였다.『史記』의 기록에는 그의 '診籍'(곧 醫案)이 20개 소개되어 있는데, 그 중 대부분은 鍼灸法에 관한 것으로,

그의 학술적 견해를 가늠하게 한다. 그는 鍼灸와 藥物은 각각 쓰임이 다르므로 어떤 질환은 湯液을 복용하는 것이 적절하지 않고, 어떤 질환은 鍼灸를 시술하기 적절하지 않다고 간주하였다. 그는 文王이 앓을 때 "나중에 듣기로 어의가 뜸을 떠서 곧 危篤해졌다니……치료법이 砭灸를 사용해서는 적절하지 않았던 것이며 砭灸로 인하여 氣가 쫓겨난 셈이다(後聞醫灸之卽篤……法不當砭灸, 砭灸至氣逐)"고 소견을 밝혔다. 그러므로 그의 鍼灸醫籍에는 刺法이 효과를 거두지 못하였을 때 湯藥으로 바꾸어 효과를 얻거나 刺法이 효력이 없어 灸法으로 대체하여 편안하게 한 경우나 鍼灸 또는 湯液을 같이 활용하여 효과를 높인 경험담을 많이 수록하였다. 刺灸의 부위는 대부분『內經』에서 언급한 것처럼 해당 經脈이나 특정 부위만을 밝혔고 구체적인 穴자리에 대하여 설명한 내용은 없어 매우 독특한 견해를 지녔다. 東漢 시기의 涪翁鍼派에 관하여 範曄이 펴낸『後漢書 · 方術列傳第七十二下 · 郭玉』의 기록에 따르면 어떤 노인이 涪翁이라 하는데, "자주 涪水(지금의 四川 지역임)에서 낚시를 하여 號를 涪翁이라 붙여주었다. 세간에서 구걸로 살며 환자를 만나면 가끔 鍼石으로 치료하는데 쉽게 바로 효과를 보았다.『鍼經』과『脈診法』을 저술하여 세상에 남겼다(이미 失傳됨). 제자인 程高는 의학을 배우려고 수년을 쫓아다니다가 노인이 그에게 전수해주었다……郭玉은 어린 시절 程高를 스승으로 삼았고……和帝가 재위하던 시절에 太醫라는 관직을 맡았으며 대부분 효과를 잘 보았다(常漁釣於涪水, 因號涪翁, 乞食人間, 見有疾者, 時下鍼石, 輒應時而效, 乃著鍼經, 脈診法傳於世. 弟子程高, 尋求積年, 翁乃授之……. 玉少師事高,……和帝時, 爲太醫丞, 多有效應)"고 하였다. 이 내용으로 보아 涪翁鍼派의 인물은 程高, 郭玉 등으로 그 맥이 이어졌음을 알 수 있다. 郭玉은 四川 廣漢 지역의 사람으로서 漢和帝 때에 名醫로 활약하였다. 그는 "腠理는 지극히 미묘하니 氣를 따라 기술을 사용해야 한다. 鍼石과의 사이에 털끝만큼만 어그러져도……(腠理至微, 隨氣用巧, 鍼石之間, 毫芒卽乖……)"라고 하였다. 그가 귀족계층의 "貴人"을 치료하였지만 효과를 보지 못하자 和帝는 "貴人들에게 살이 빠지게 먹게 하고 거처를 바꾸도록 한 후 침을 놓자 단숨에 낫다(令貴人羸服變處, 一鍼卽差)"고 한다. 그는 훗날 漢和帝와 이에 대하여 얘기를 나누면서 당시의 잘못된 부분을 辯論하였다고 한다. 후세에서는 이 流派의 學術的 견해는 주로 "腠理"를 강조하는데 특징이 있다고 간주하였다. 그러나 이 流派는 그 어떤 醫書도 세상에 남기지 않았으므로 학술적 주장이 어떠한지에 대하여 명확히 규명할 자료가 부족하다. 또한 역사적으로 유명한 醫家 華佗의 경우 비록『隋書 · 經籍誌』에서 그의 著述『枕中灸刺經』을 소개하였지만 이 책은 이미 失傳되었다. 그의 학술적 견해에 대하여 단지『後漢書 · 方術列傳第七十二下』,『華佗傳』및 陳壽가 펴낸『三國誌 · 魏書 · 方伎傳第二十九』등을 통해 엿볼 수 있을 뿐이다. 예를 들면 華佗는 穴을 비교적 적게 사용한 것으로, 鍼灸는 한 두 곳에만 시술하고 여러곳에 시술하지 않았으며, 夾脊穴을 창안하여 "……등의 수십 곳을 點처럼 배열하여 등골에서 1寸 또는 5分 정도 떨어지며,……뜸을 놓는 곳은 등골뼈를 끼고 1寸 정도 떨어진 부위의 위아래(……點背數十處, 相去一寸或五分……灸處夾脊一寸上下)"를 夾脊穴로 정하였다. 그는 刺鍼 시간을 중요시하였으며 환자의 得氣 느낌을 자세히 살펴 行氣法에 치중하였다. 그의 弟子인 樊柯는 胸背의 穴에 刺鍼할 때 長鍼을 즐겨 활용하였으며 좋은 효과를 보여 華佗鍼派의 學術的 見地가 뛰어났음을 알 수 있다. 李百

藥이 펴낸『北濟書』의 기록에는 李元忠과 그의 弟子 李密이 鍼과 藥을 꾀뚫었다고 하며,『魏書·列傳第七十九·術藝』에는 崔彧 및 그의 스승이 鍼術에 能했으며 많은 후학을 가르쳐 의술을 펴도록 하였고, 弟子 중 淸의 河趙約이나 渤海의 학문법(郝文法) 등도 유명한 醫家로서 派系를 형성하였다고 한다.

일부 流派는 家傳과 스승에게서 전수받는 복합적인 성격을 나타낸다. 葛洪鍼派, 李亮鍼派 및 潔古雲岐派 등은 모두 이러한 流派에 속한다. 張潔古는 鍼術을 자신의 아들인 雲岐子에게 전수하였을 뿐만 아니라 그의 제자 및 북방의 넓은 지역에서 의술을 전수하여 먼 후세까지 그의 명맥을 이어받았다. 그가 직접 醫術을 전수한 王好古는 다시 그의 醫術을 羅天益에게 전하였고, 杜思敬 및 高武 등이 계속 전승하여 그 영향력을 확대시켰다.

2.3.3 流派間의 상호 영향

醫家의 學術 주장이 서로 다르기 때문에 學術流派의 형성과정에서 서로 영향을 주고받게 된다. 이러한 영향은 주로 家傳이나 스승의 전승 과정에서 받는 영향을 제외하고 문헌이나 사회적 學風에 따라 조성된 것을 말한다. 王燾의 學術觀點은『外臺秘要』에 다각도로 방영되어 있다. 그는 唐나라 이전의 諸家學說을 정리하였는데,『集驗』,『備急』,『必效』,『錄驗』,『刪繁』,『救急』,『近效』,『延年』,『廣濟』,『小品』,『音義』등을 망라하여 扁鵲, 崔氏, 蘇恭, 甑權, 張文仲, 范汪, 深師, 神素師, 楊操, 劉氏 등의 學術經驗을 통합하는 한편 자신의 학술적 견해를 제시하였다. 이후 宋나라의 竇材는 그 영향을 깊이 받아『扁鵲心書』를 폈으며, 王燾의『外臺秘要』를 인용하면서 灸法의 중요성을 강조하였다. 그는 三國 시대에 華佗가 曹操의 頭風證을 완치시키지 못하고 病證이 재발된 원인을 그 당시에 뜸을 뜨지 않았기 때문이라고 설명하였으며, "만약 침을 놓을 자리에 뜸을 50壯 뜨면 영원히 재발하지 않는다(若於鍼處灸五十壯, 永不再發)"고 자신의 견해를 밝혔다. 竇材의 관점은 분명 王燾의 영향을 많이 받았다고 할 수 있다.

張子和의 學術思想도『內經』에서 비롯된 것으로 보인다.『內經』은 瀉血療法에 관한 논술을 비교적 많이 담고 있는데, 張子和의『儒門事親』은 六經의 氣血多少에 따라 각 經脈에 瀉血 여부를 결정하는 주장을 제시하였고, 일부 醫案에서도 알 수 있듯이『內經』의 理論을 거의 따른 것으로 瘧疾을 치료하는 경우『素問·刺瘧論』에서 제시한 "열 손가락을 瀉血시킨다(刺十指間出血)"는 方法을 그대로 답습하여 效果를 얻었다. 또한 徐鳳이나 楊繼洲의 著述에는 手法에 대한 논술을 폈는데, 劉黨의 영향을 많이 받은 것으로 보인다.『瓊瑤神書』에 나오는 詹景炎의 序文에 "鍼灸의 방법은 藥을 사용하는 것보다 빠르기에 사람들은 이를 알고, 따라서『鍼灸大全』,『鍼灸大成』이 세상에 널리 알려지게 되었는데, 그것이 모두『瓊瑤』에 바탕을 두고 있음을 알지는 못한다(鍼灸之法, 捷於用藥, 夫人而知之矣, 于是乎『鍼灸大全』,『鍼灸大成』遍行於世, 而不知其皆本於『瓊瑤』乎)"라는 대목이 이를 입증해준다.

사회적 學風의 영향을 받은 경우는 外科鍼派의 형성과정을 살펴볼 수 있는데, 역시 당시 醫家들의 상호 영향력과 관련이 있다. 外科鍼派는 宋나라 시대에 이미『外科灸法論粹新書』등 전문저술을 편찬하였으며 王蘧, 史源, 鄒應龍 등은 일찍부터 灸法이 癰疽 치료에 효과적임을 인정하였다. 王蘧는 『經效癰疽方』의 序文에서 직접 자신이 背疽를 앓았던 경험을 소개하면서 徐州 肖縣의 어느 醫人에게 뜸을 150壯을 뜬 후 나았다고 하였다. 당시 京師에 사는 士大夫 중 疽를 앓는 사람이 7명이나 되었는데 모두 치료가 되지 않고 사망하였다. 이러한 醫家의 경험이 널리 소개되면서 이 流派의 형성에 어느 정도 작용하였으니, 元나라 시대에 이르러 정식으로 자체의 특징이 있는 流派로 등장한 것이 결코 우연은 아니었다.

魏晉 시대에서 宋나라에 이르기까지는 灸法을 중요시하는 풍토가 성행하였으니, 많은 史料에서 이와 같은 사실을 확인할 수 있다. 『南史 · 齊本紀上第四』에 따르면 당시에 어느 학자가 북방에서 灸法을 배웠는데, "貴賤을 막론하고 서로 이를 시술하려고 했으며 20여일만에 都城에서 크게 성행하게 되어 모두 이를 聖火라고 불렀을 정도였다(貴賤爭取之, 多得其驗, 二十餘日, 都下大盛, 咸云聖火)"고 한다. 심지어 지배층에서 임금의 명을 내려 이를 금지하려고 했지만 그칠 줄 몰랐다(詔禁之不止). 그 당시 "시골 사람인 楊道慶은 虛疾을 20년간 앓았는데 배운대로 灸法을 시술한 결과 곧바로 낫다(邑人楊道慶, 虛疾二十年, 依法灸卽差)"는 일화도 있다. 또한 南北朝에 관한 史記에도 유사한 기록이 많은데 『南史 · 徐羨之傳』, 『北史 · 流求國傳』, 『北宋 · 趙王果傳』, 『北史 · 麥鐵杖傳』, 『魏書 · 李洪之傳』 등에서 모두 灸法으로 질병을 치료하는 내용을 소개하여 그 부흥의 일면을 알 수 있다. 宋나라의 名作인 陸游의 『老學庵筆記』에는 그의 祖母가 질병을 앓아 名醫가 속수무책일 때 어느 道人이 뜸을 시술하여 나았다는 내용이 들어 있다. 홍매(洪邁)의 『夷堅誌』에도 趙三翁이 환자에게 뜸을 떠주어 효과를 보았다는 내용이 기록되어 있다. 이러한 내용들은 灸法을 중요시한 重灸派의 형성에 분명 영향을 미치었다.

2.3.4 地域的 요인

『素問 · 異法方宜論』에서는 砭石, 九鍼, 灸焫 등이 모두 서로 다른 지역에서 기원된 것이라 밝히고 있다. 곧 砭石은 동쪽에서 시작되었고, 九鍼은 남쪽에서 비롯되었으며, 灸焫은 북쪽에서 기원하였다. 동남 지역의 기후가 비교적 온화하기 때문에 熱病이 많이 생겨 기타 지역에 비해 鍼이나 砭石을 질병 치료에 주로 활용하였고, 북쪽은 비교적 춥기 때문에 寒證이 많이 발생하여 灸法을 주로 활용하여 질병을 다스린 것으로 추정된다. 지역적인 특징이 鍼灸學 발전에 영향을 주었을 뿐만 아니라 流派의 형성과도 관련이 있다. 뜸을 선호하는 主灸派는 곧 북쪽 陝西 지역의 王燾와 河北 지역의 竇材가 대표적인 인물이며, 鍼을 선호하는 主鍼派는 남쪽 四川 지역의 涪翁과 浙江 지역의 凌雲이 대표적인 인물이다. 물론 流派의 형성은 다양한 요인에 의하여 영향을 받는 것으로 어느 한 가지 요인에 의하여 결정되지는 않기 때문에 각 派別 중 북쪽 지역이라도 鍼을 선호하거나 남쪽이라도 뜸을 선호한 경우가 있기 마련이다. 甄權이 바로 남족 長安 지역에서 오래 거주한 인물로서 그는 鍼을 더 선호하였고, 王執中은 남쪽 浙江 지역의 학자였지만 뜸을 선호하였다.

역사상 저명한 鍼灸學者 중 이름이 고증될 수 있는 인물만 410여명에 이른다. 그 중에서 宋元

이전의 학자는 대부분 河北, 陝西, 甘肅, 山西, 河南, 山東 등에 많이 분포되었고, 宋元 이후의 학자는 주로 江蘇, 浙江, 安徽, 江西 등에 많이 분포되었다. 河北 지역을 중심으로 黃河流域의 대표적인 醫家로는 扁鵲을 꼽을 수 있고, 金元時代에 이르러 劉完素·張潔古·竇黙 등을 중심으로 두 流派가 등장한다. 河北 中部에는 河間 劉完素 및 易水 지역의 張元素를 중심으로 주로 瀉血과 灸法에 치중하였으며, 학술적 업적을 많이 남겼는데 이 學派를 따랐던 인물로는 雲岐子, 李東垣, 羅天益, 竇材 등이 있다. 『濟生拔萃』 중 白楡의 서문에는 張潔古의 학문이 醫家 중에서도 王道로 꼽히며 "북쪽은 岐伯과 黃帝의 학문을 따르는 사람들이 그 학설을 활용하여 효과를 얻은 경우가 많다(北方業岐黃者, 用其說以取效者多)"라고 하여 그 영향력을 가늠케 한다. 이 책에서 소개한 "潔古雲岐鍼法", 明나라 高武가 주장한 "東垣鍼法" 및 劉完素의 『素問病機氣宜保命集』, 羅天益의 『衛生寶鑒』, 竇材의 『扁鵲心書』 등은 모두 이 流派의 대표적인 著述이다. 그 뒤를 이어 河北 남부의 肥鄕縣에서 활동한 竇漢卿鍼派를 꼽을 수 있는데, 그는 山東과 河南 일대의 鍼法에 관한 특징을 승계하여 毫鍼療法에 치중하였으며, 刺鍼의 手法을 통하여 得氣하고 적절한 穴자리의 선택을 강조하였다. 이러한 主張은 후세 華東 지역의 鍼灸學 발전에 지대한 영향을 미치게 되었고, 그 學術的 성과를 전파한 인물로는 주로 『濟生拔萃』의 著者인 杜思敬과 그의 著述인 『鍼經指南』을 收藏하고 刻印하여 간행한 牛良祐와 杜桂芳 등이다. 아울러 浙江 지역을 살피면 浙江 지역은 예로부터 鍼灸學이 발달하고 人才들이 많았던 고장으로서 『紹興府誌』의 기록에 따르면 晉代의 鍼灸學者인 于法開는 孝宗의 질환을 치료할 정도의 명의였다고 한다. 徐熙의 家門도 6代에 거쳐 醫術을 전수하면서 鍼灸에 통달하였던 것으로 세상에 널리 알려져 있다. 그 밖에 王執中, 朱丹溪, 聞人耆年, 滑伯仁, 王開 및 元나라 이후의 鍼灸 名家인 王國瑞, 沈好問, 凌雲, 周漢卿, 周仲良, 祝定, 高武, 楊繼洲, 吳嘉言, 胡子良, 李夢周, 董允明 등이 역사적으로 높은 평가를 받았던 인물들이다. 그 중 王開나 凌雲 등은 家系 승계로 형성된 큰 派別에 속한다. 하지만 학술적 경향을 그리 많지 않은 著述에서 판단하기에 다소 어려움이 있다. 단지 현존하는 일부 文獻에서 그들의 학술사상이 서로 영향력을 발휘하였던 것으로 추정된다. 그 實例로 宋代의 王執中은 灸法에 치중하였는데, 聞人耆年과 朱丹溪도 灸法에 치중하였다. 王開는 毫鍼을 선호한 경향이 있는데, 王國瑞나 周仲良, 祝定, 楊繼洲 등도 유사한 경향을 보였다. 義烏縣의 金孔賢은 經絡을 연구하는데 몰두하였던 인물로 알려져 『經絡發明』이란 著述을 펴내기까지 하였는데, 鄞縣의 趙獻可도 『經絡考』 등을 편찬하여 같은 경향을 보였다.

江西 지역의 학자들은 學術的 시각에 있어서 비슷한 특징을 나타냈는데, 江西鍼派의 대표인물은 南宋 시기의 席弘으로 그와 같은 학술관점은 明나라의 劉瑾까지 傳承되었다. 劉瑾은 寧王 朱權의 命을 받들어 소속 學派의 經驗을 정리하였고 陳會의 『廣愛書』를 바탕으로 삼아 『神應經』으로 改編하였다. 이 책에는 鍼灸派의 系譜를 삽입하여 첫 인물로 梓桑君 席弘을 열거하였고, 席弘의 鍼術이 9대째 전수되어 席華叔에게로 이어졌으며 10대째에는 席信卿과 席仁卿에서 傳承되고, 11대에는 席天章과 陳會에게로, 12대에서는 席伯珍과 劉瑾으로 이어지면서 이 學派를 추종한 弋陽縣의 徐鳳도 있었던 것으로, 高武는 徐氏 家門도 鍼灸의 世醫 집안이라 하였다. 徐鳳이 편찬한

『鍼灸大全』에는 첫 부분에 ‘席弘賦’를 수록하여 席弘鍼派의 學術思想을 傳播하는데 기여하였다. 또한 南豊縣의 李梴도 그의 저서 『醫學入門』에서 席弘의 鍼灸學說을 높이 평가하였다. 江西派의 學術的 특징을 살피면 주로 다음과 같다. 첫째는 八法鍼의 응용을 중요시하였다. 八法鍼은 八法神鍼이라고도 부르며, 八脈八穴이나 그 시술과정을 일컫는 것이다. 明淸 시대의 『饒州府誌』에는 樂平縣의 洪魁八이 八法神鍼에 精通하였다고 기록하고 있으며, 『彭澤縣誌』에는 陶欽臣이 八法鍼을 잘 활용하였다고 기록하였으며, 『江西通誌』에는 項世賢이 八法鍼 시술법의 要旨를 精通하였다고 기록하였다. 李梴은 『醫學入門』의 1권에 가장 먼저 “子午八法”을 수록하여 “八法은 奇經의 八穴이 핵심이다(八法者, 奇經八穴爲要)”고 설명하였다. 심지어 江西 지역의 유명한 극본작가인 湯顯祖의 『牡丹亭』 劇에서도 八法鍼이 등장할 정도였다. 두 번째는 補瀉의 手法을 중요시하였다. 徐鳳의 『鍼灸大全』에 수록된 ‘金鍼賦’, 『鍼灸大成』에 수록된 ‘神應經補瀉’와 ‘南豊李氏補瀉’ 등은 鍼刺補瀉의 手法을 男女左右로 구분하여 활용하였던 것으로 방법이 매우 다양하였으며, 補瀉法을 보급하는데 일정한 기여를 하였다. 셋째는 灸法을 활용한 질병예방법을 발전시켰다. 江西 金溪 지역의 明나라 醫家인 龔廷賢이 펴낸 『萬病回春』 4卷에는 小兒의 탯줄을 끊은 후 배꼽에 뜸을 떠주어 “외적으로는 배꼽을 튼튼하게 지켜줄 수 있고, 내적으로는 眞氣를 보존하여 새어나가지 못하게 한다(外固臍蒂之堅牢, 內保眞氣而不漏)”고 소개하였다. 成人도 해마다 추석이 되면 뜸을 한 번씩 떠서 無病長壽의 효과를 얻고자 하였다. 또한 ‘煉臍法’을 제시하여 乳香, 沒藥, 川續斷, 麝香 등의 약가루로 배꼽을 가득 메운 다음 뜸을 올려놓고 뜨는데, 건강한 사람은 매일 뜨고, 병을 앓는 사람은 3일에 한번씩 뜨도록 하여 뱃속에서 소리가 나고 아프며 대변에 거품 따위가 섞여 빠져나올 때까지 灸法을 시술하였다. 이와 같은 방법은 『壽世保元』 및 南豊의 李梴이 펴낸 『醫學入門』에서도 누차 제기되어 그 효력이 世人의 인정을 받았다.

한 지역의 學者가 지닌 學術觀點은 그 인근 지역으로 퍼지면서 영향력을 발휘하여 자연스럽게 다양한 그 지역의 특징적인 流派로 형성된다. 그러나 지역에 따른 영향이 근현대로 접어들면서 구분이 명확하지 않는데, 이는 사회적 발전에 따라 교통이나 인쇄업 등이 발달하면서 學問의 전파가 공간적인 제약을 탈피하게 되었고 더 넓은 영역으로 영향을 미치게 되었기 때문이다.

2.3.5 연구내용

學術流派의 형성에 영향을 주는 요소로 醫家들이 주로 다루는 질환이나 연구 성격 또는 그 내용도 한 몫을 한다. 이는 學者가 자신이 다루는 특정 분야에 대하여 깊은 인식을 갖고 중요하게 생각하기 때문이다. 孫思邈은 經脈의 穴자리에 대하여 정리하는 작업을 진행하면서 그 중요성을 깊이 인식하고 “聖人들과 너무 멀리 떨어져 學徒들은 아둔하게 되었고 孔穴이 잘못되어 있어도 經穴의 근원을 제대로 알바 없으니 약하고 위독한 사람을 도우려고 할 때 임상에서 대개 당혹하게 된다(去聖久遠, 學徒蒙昧, 孔穴出入, 莫測經源, 濟弱扶危, 臨事多惑)”고 생각되어 『鍼灸甲乙經』과 그 당시의 名醫들의 문헌을 참고하면서 ‘秦承祖圖’를 校勘하게 되었고, 많은 잘못을 바로 잡았다. 그는 칼라로 된 人體의 正面, 엎드린 자세, 側面 등의 鍼灸圖를 각각 1폭씩 제작하였다. 그 밖에

文獻硏究에 몰두하였던 鍼灸歌賦派는 音律을 타는 詩調 형식의 鍼灸內容을 편찬하고 刻印하는 것이 鍼灸學 보급에 중요한 의미가 있다고 인식하였다. 高武는 『鍼灸聚英』에서 "세속에서는 歌賦를 좋아하는데, 그것은 쉽게 암기되기 때문이다(世俗喜歌賦, 以其便於記誦也)"라고 하였다. 高武는 先人들의 歌賦를 대대적으로 자신의 著述에 수록하였다. 醫家는 주로 환자를 상대하기에 임상에서의 각 派別은 주로 환자나 病證의 종류로 구분하는 경우가 원칙이다. 예를 들면 喉科鍼灸派의 대표적인 인물 夏春農은 주로 咽喉科 질환을 치료하였으며, 熱病鍼灸派의 대표주자 龐安時는 주로 『傷寒論』 硏究에 몰두하였고, 治勞灸派의 龔居中은 虛勞病을 치료하는 전문가였다. 이와 같이 임상에서는 대부분 醫家가 전공하는 전문분야에서 이룩한 성과에 따라 流派가 나뉘었다.

2.3.6 특정 환경 및 조건의 영향

일부 學者의 학술관점이 형성되는 과정은 醫學에 종사한 특정 시기나 지역과 관련이 크다. 특수한 환경은 질병의 주된 원인이 되고 질병의 성격을 결정하는 경우가 종종 있다. 張子和는 攻瀉法을 주장한 인물로서 이는 그가 당시에 주로 체격조건이 건실한 농민들을 주로 치료해온 경험과 관련이 있는 것으로 추정된다. 張子和는 중년시절에 京城에서 짧은 기간 동안 太醫를 하였으나 그의 일생은 대부분 시골에서 보냈다. 그의 醫案에 등장하는 환자는 대부분 "血實", "肝木茂", "太陽陽明血氣俱盛"의 상태가 많았으며, 치료했던 病證은 대부분 外感 및 耳鼻咽喉科의 熱病이나 外科 질환이므로 그가 瀉血이나 攻瀉法을 주로 활용하는 기회가 많을 수밖에 없었다. 羅天益은 대부분 灸法을 활용하여 溫補脾胃에 치중하였다. 이는 그가 스승인 李東垣의 學術的 영향을 받은 것과 관련이 있는 한편 그가 생활하던 시대가 바로 金나라가 수시로 몽골의 공격을 받아 전쟁을 자주 치르는 동란의 세월을 겪었던 것과도 관련이 있다. 그의 고향인 河北은 戰亂으로 굶주림에 시달려 飮食勞倦 병증을 앓는 사람이 많았다. 元遺山는 "壬辰(1232年)의 變亂을 겪는 오육십일 동안 飮食勞倦으로 손상되어 죽은 사람이 백만명에 이른다(壬辰之變, 五六十日間, 爲飮食勞倦所傷而歿者, 將百萬人)"고 설명하여 전쟁으로 빚어진 특수한 상황이 醫家의 학술사상이 형성되는데 중요한 영향을 미치는 例를 보여준다.

2.3.7 치료효과의 영향

學派의 형성에 치료효과도 관련된다. 『宋史』의 기록에 따르면 許希는 鍼을 즐겨 활용하였던 醫家로서 그는 『神應鍼經要訣』을 펴냈다. 이는 許希가 宋仁宗의 병환을 鍼으로 치유하여 임금의 칭찬을 받은 사실과 관련이 있다. 甄權 역시 鍼法을 중요시한 인물로서 『鍼方』과 『鍼經鈔』를 편찬하였는데, 이는 甄權이 鍼術로 成君綽 및 魯州 刺史의 病證을 완치시킨 것과 관련이 있다.

특히 醫家들은 좋은 효과를 직접 경험하였을 때 學術流派의 형성과정에서 더 큰 영향을 받는 경향이 있다. 莊綽은 灸法을 중요시하였는데, 그는 陳了翁의 傳授를 받기도 하였지만 스스로의 질병을 灸法으로 치유하고 난 후에 灸法에 대한 연구에 더욱 힘을 쏟아 『膏肓兪穴灸法』이란 著述을 편찬하였다. 또한 宋나라의 許叔微는 灸法에 대하여 독특한 체험이 있었던 것으로 그의 『普

濟本事方』 2卷에는 그가 腰痛을 앓을 때 灸法으로 효과를 얻은 치료과정을 기록한 내용이 있다. 張子和는 瀉血法을 선호하였는데, 『儒門事親 · 目疾頭風出血最急說』에는 그가 자신이 앓았던 눈병을 치료하기 위하여 上星穴에 刺鍼하여 瀉血시킨 후 효과를 얻은 경험을 소개하였다. 王執中은 灸法, 火鍼 및 阿是穴을 활용하기 좋아하였는데, 그의 가족과 자신의 질병을 치료할 때 이러한 치료법과 穴자리로 뛰어난 효과를 얻었기 때문이다. 『鍼灸資生經』의 6卷에는 그가 母親의 頭風을 灸法으로 치유한 내용이 소개되었고, 1卷에는 자신이 冷痺를 앓아 火鍼으로 치료한 결과 효과를 얻은 내용이 수록되었다. 5권에는 또한 그와 그의 妻弟가 膝痛을 앓았는데 灸法으로 치유한 경험이 소개되어 있고 足三里穴과 膝關穴에 壓痛이 나타나 그 穴자리를 활용하였을 때 효과가 더욱 뛰어났으므로 阿是穴이 통증치료에 더욱 효과적이라고 주장하고 있다.

실제로 임상에서 좋은 효과를 거두면 醫家의 학술적 연구에 힘을 실어주어 성취욕을 자극하므로 學派의 형성에 기폭제 역할을 한다.

2.3.8 다양한 학문의 융합

按時取穴派가 형성되었던 것은 曆學, 陰陽, 八卦, 五行學說 등이 함께 어우러져 가능했던 것이다. 道家學說은 重灸派에 대하여 영향을 주었는데, 秦漢 이후에 道家에서는 養陽의 이론을 강조하여 이러한 경향이 점차 醫學界로 파고들면서 점차 重灸派의 이론적 근거가 되었다. 『百子全書 · 道家類 · 至游子』에는 "……陰이 다하면 陽이 순수하게 남아 곧 자라서 생성하게 된다(…陰盡陽純, 則長生焉)"라 하였고, 또한 "……陰이 소진되면 陽이 순수해져 오래살 수 있게 된다(……陰消而純陽矣, 可以長生)"고 하였다. 灸法에 매료된 竇材는 『扁鵲心書』에서 "道家에서는 陰氣로 가려진 것이 죄다 사라지면 순수한 陽氣로 달구어져 비로소 凡常한 상태에서 성스러움으로 거듭나니 아득하게 높이 날아오르게 된다(道家以消盡陰翳, 煉就純陽, 方得轉凡成聖, 霞擧飛昇)"고 하였고, "陽氣가 끊어지지 않으면 性命이 단단히 붙어 있기 마련이다(陽氣不絶, 性命堅牢)"고 명확히 밝혔다. 葛洪이 灸法을 중요시한 것은 분명 道家의 養陽思想에서 영향을 받았기 때문이다. 葛洪 자신도 道家의 대표적인 인물로 알려져 그가 灸法을 활용할 때 壯數나 뜸을 놓을 자리나 시술의 순서 등은 모두 철저하게 補陽의 사상에 충실하였던 것으로 드러나고 있다.

學派의 형성에 영향을 미치는 요인들이 다양한 것으로, 단지 몇 가지 측면으로 나누어 살폈지만 고대 각 鍼灸學派의 형성은 대부분 종합적인 요인에 의하여 작용한 결과이다. 王執中을 대표로 하는 流派의 경우 학술적인 발전에 영향을 받은 한편 다른 醫家의 영향을 받은 부분도 있으며 또한 당시에 주로 다루었던 의학 분야나 자신의 경험 등 여러 요인이 복합적으로 작용하였다고 볼 수 있다. 席弘鍼派의 경우는 학술적인 발전에 힘입어 세력을 확장한 한편 지역적 특징에 영향을 받기도 하였으며, 스승의 가르침과 다른 학문의 영향 등도 작용하였다. 따라서 고대 鍼灸學派의 형성 요인은 반드시 전반적인 고증을 통하여 역사적 상황을 구체적으로 분석하여야 하고, 단편적인 결론을 내려 경솔하게 구분해서는 안 된다.

2.4 鍼灸流派가 鍼灸學 발전에 미친 영향

各家鍼灸學說과 流派가 끊임없이 형성되고 나타나면서 그 자체로서 충분히 鍼灸學의 발전을 촉진시켰으며, 鍼灸學의 내용을 충실하게 보완하고 향상되도록 작용하였다. 각종 學說이 제기되면서 學者들은 개인적 견해를 자유분방하게 토론할 수 있었고, 거듭 새로운 관점과 이론으로 채워나갔으며 학문의 완성도를 높일 수 있었다.

먼저, 經絡學의 발전을 살펴보면『帛書 · 經脈篇』에 가장 일찍 11개 經脈의 분포 및 다스리는 疾病을 기록하였는데, 그 내용은 비교적 간결하였다. 黃帝岐伯鍼派의 이론은 經絡學說을 좀 더 완벽하게 보충하여『內經』에는 經脈이 하나 추가되었고, 經絡體系를 十二經脈, 十二經別, 十二經筋, 十二皮部, 十五別絡, 365개의 絡脈 등으로 나누어 비교적 완벽한 理論的 기틀을 구축하였다. 그 뒤로『難經』은 다시 經絡學說 중 奇經八脈에 대하여 정리하였으며, 정식으로 奇經八脈과 十二經脈을 구분하여 두 계통은 서로 다르며 각자 독립된 상태로 존재하는 것이라고 규명하였다. 특히 維脈이 다스리는 病證을 보충하여 奇經八脈의 이론체계를 확립시켰다.

東漢의 張仲景은 六經辨證 이론을 창안하였고, 西晉의 王叔和는 表裏經이 만나는 부위와 공동으로 나타나는 證候에 대하여 새롭게 설명하였다. 아울러 經絡의 虛實脈證에 대하여 새로운 견해를 제시하였고, 督脈이 다스리는 證候에 대하여 “어른의 癲疾이나 소아의 風癎疾(大人癲疾, 小兒風癎疾)” 등을 추가하였다. 金元 시대에 이르러 劉完素는 中風, 瘡瘍, 瘰癧 등에 대하여 經脈辨證으로 치료를 하여 좋은 효과를 얻었다. 張潔古는 經絡學說에 특히 기여가 크니,『中藏經』과『脈經』등의 文獻에 따라 經絡辨證에 관한 내용을 많이 보충하였다. 그가 著述한『珍珠囊』은 약물의 歸經學說을 창안하였고,『醫學啓源』을 펴내 經脈辨證理論을 완벽하게 정리하였다. 李東垣, 朱丹溪 등은 經絡學說에 대하여 독특한 견해를 제시하였으며 李時珍은 奇經八脈理論을 발전시켰다.

이와 같이 經絡學說의 발전과정은 곧 各派의 主張과 理論이 보충되고 새롭게 접목되어 발전한 결과이니, 經絡學說에 대하여 各派가 제시한 새로운 견해는 經絡理論의 발전을 촉진시켰다.

다음으로, 兪穴學의 발전에 있어서도 各派의 영향은 크다고 할 수 있다.

十四經의 兪穴은 晉代에 이르러 비교적 완벽하게 체계를 갖추었다. 그러나 經外奇穴의 數는 매우 적었던 것으로 十四經兪穴理論은 역시 미비한 상태였다. 唐代에 이르러서 孫思邈과 王燾의 노력으로 많은 내용이 채워졌으며 兪穴理論은 큰 발전을 이룩하였다. 孫思邈은 經外奇穴의 取穴法과 그 主治證을 대대적으로 소개하였고, 王燾는『外臺秘要』에서 十二經脈의 각 穴자리에 대하여 위치, 取穴法, 主治證, 灸法의 壯數, 刺鍼의 禁忌 등을 자세하게 나열하여 설명하였다.

宋代의 官府에서 修訂한『聖濟總錄』이 세상에 간행되어 나오면서 兪穴의 排列 순서를 통일시켰다. 이러한 작업은 經脈과 兪穴의 관계를 밀접하게 접목시키는데 중요한 역할을 하였다. 그 후 忽太必烈, 滑伯仁 등은 이를 토대로 考訂을 거쳐 經穴을 전부 十四經의 범위로 귀속시켜『十四經發揮』를 펴내 穴자리와 經絡의 관계를 더욱 긴밀하게 확립시켰다.

特定穴에 있어서는 그 理論이 歷代의 穴法派에 의하여 정리되면서 내용도 점차 체계를 이루었다. 『難經』에서는 八會穴과 兪募穴의 활용을 제시하였지만 단지 원칙론적인 설명에 그쳤고, 후세에 이르러서야 비교적 큰 발전을 가져왔다. 五輸穴이나 井穴과 原穴에 대해서도 『內經』과 『難經』의 설명은 미비하였지만 金元 시대의 四大家가 나타나면서 그들의 임상경험을 통하여 五輸穴의 활용 범위는 확대되었으며, 특히 그 뒤로 이어진 子午流注學說의 확립은 이를 더욱 풍성하게 하였다. 또한 八脈交會穴 理論은 竇默에 의하여 일일이 수집된 것이며 각 穴의 主治 범위를 약 30여 가지 病證으로 넓혀 활용함으로서 임상에서 검증하고 그 효과를 인정받았다. 이후 楊繼洲 등은 그 내용을 보완하였고, 특히 王國瑞와 徐鳳 등은 이러한 이론을 확대 활용하여 飛騰八法, 靈龜八法으로 발전시켰다.

이와 같이 각 鍼灸流派의 學術的 觀點이나 理論은 兪穴學의 발전을 촉진시키는데 크게 기여하였다.

셋째, 刺灸學의 발전에도 鍼灸流派의 활약은 돋보였다. 刺鍼의 手法은 漢나라에서 宋나라에 이르기까지 거의 『內經』에서 제시한 방법을 답습하는 것에 국한되어 발전이 없었다. 金元 시대에 이르러 何若愚, 竇默 등의 노력으로 변화를 일으켰으며, 이후 徐鳳에 의하여 다양한 補瀉手法이 고안되었고, 楊繼洲는 十二法, 下手八法을 창안하여 그 내용이 더욱 풍성해졌다.

瀉血療法은 張子和에 의하여 주로 實熱證에 활용되었으며, 薛立齋는 外科 질환에 주로 활용하였고, 郭右陶는 주로 痧證에 활용하였고, 夏春農은 주로 咽喉 질환에 활용하여 그 임상 범위가 점차 널리 확대되었다.

灸法의 경우 晉나라 이전에는 내용이 매우 빈약하였지만 魏晉에서 宋元에 이르기까지 化膿灸와 多壯灸 등의 방법이 새로 나타나면서 점차 발전하였다. 이는 당시에 많은 重灸派가 등장하면서 적극 임상에 도입한 결과라고 할 수 있다. 많은 醫家들은 發灸瘡의 중요성을 강조하였고, 發灸瘡의 시술법과 灸瘡이 낫지 않거나 灸瘡으로 생기는 통증을 해결하는 문제 등을 일일이 열거하면서 체계적인 논리로 정리하였다.

隔物灸는 晉나라 시기에 등장한 치료법으로서 金元 시대에 이르러 임상에서 보다 많이 활용하게 되었다. 淸나라 때에는 뜸을 뜨기 전에 살갗에 받치는 물체로는 각종 動物, 植物과 여러 종류의 藥物을 망라하여 수십 가지에 이르렀다. 이러한 결과는 葛洪, 朱丹溪, 薛立齋 등의 적극적인 노력과 떼어놓을 수 없다.

藥條灸는 明나라 때부터 시작하여 쑥을 막대처럼 말아 뜸을 뜨는 지금의 방법과 같이 크게 변하지 않았다. 이 방법은 明淸 시기의 范培蘭, 陳修園, 葉天士 등의 노력에 의하여 임상에 널리 보급되었다.

이와 같이 鍼灸流派가 刺灸學의 발전에 기여한 성과들은 쉽게 찾아볼 수 있다.

마지막으로 鍼灸流派가 鍼灸臨床의 處方學에 기여한 성과를 살피면 鍼灸處方이 『內經』에 적지 않은 기록이 있었어도 『鍼灸甲乙經』에서 그 내용이 더욱 풍성해진 것을 주목할 수 있다. 葛洪의 『肘後備急方』에는 灸法으로 數十 가지의 응급증상을 치료하는 내용을 보충하였다. 陳延之도 이에 대한 여러 가지 활용법을 제시하였는데, 그는 뜸으로 기침을 치료하는 처방만 10여 가지 고

안하였다. 唐나라에 이르러 孫思邈, 王燾 등은 鍼灸에 관련된 文獻을 대거 수집하여 散在된 經驗方을 집대성함으로서 그 내용은 더욱 실용적으로 발전하였다. 특히 鍼灸學은 예방의학 분야에서 새롭게 활용되면서 두드러진 성과를 거두었고, 이는 鍼灸處方學의 지대한 발전에 근간이 되었다.

결론적으로 鍼灸流派의 學術成果는 鍼灸學의 발전에 많은 영향을 주었다. 時代별로 보면 제시된 學說이 많을수록, 또한 流派가 다양할수록 학술적 토론이 더욱 활발하였고 鍼灸學도 더욱 빠른 속도로 발전하였다. 반대로 學說이 빈약하거나 流派가 침체된 시기에는 鍼灸學의 발전도 停滯 상태에 머물렀다. 宋나라에서 金元 시대를 거쳐 鍼灸學이 飛躍的인 발전을 할 수 있었던 것은 金元 四大家의 學說이 각자의 입장을 피력하고 깊은 탐구에 착안하여 서로 다른 견해를 과감하게 제시하였기 때문이다. 淸나라에 이르러 鍼灸學의 발전은 정체 사태에 머물러 눈에 띄는 발전을 이루지 못하였는데, 이는 당시의 流派가 비교적 적은 편이며 醫家들도 대개 先人의 理論과 方法을 그대로 답습하는 정도에 머물렀기 때문이다.

鍼灸流派가 鍼灸學 발전에 적극적인 推進 작용이 있었던 반면 소극적인 영향을 미친 부분도 분명 존재하였다. 그 實例로 王燾의 廢鍼論을 꼽을 수 있는데, 그의 주장은 鍼法의 발전에 어느 정도 阻碍要素가 되었고, 張仲景의 熱證에 禁灸說도 灸法의 임상 활용범위를 많이 제한시켰다. 이러한 주장들은 鍼灸學의 균형적인 발전에 장애 요인으로 작용하였을 것이다. 王燾는 灸法에 각별한 애착을 가졌던 인물로서 그의 뒤를 이어 龔中居는 灸法의 활용 범위를 무한대로 확대시켜 지나치게 단편적으로 치중된 면모를 보였다. 물론 鍼灸學의 전반적인 발전에 대하여 각 鍼灸流派의 기여도가 소극적인 영향보다 큰 것이 사실이며 그 성과를 높이 평가할만하다.

各家鍼灸學說 各論

1 張機의 鍼灸學說

張機는 字가 仲景(약 紀元 150~219년)이고 南陽 涅陽(지금의 河南 南陽鄧縣임) 지역의 사람인데 東漢末年의 著名한 醫學家이다. 그는『內經』등의 古典醫書를 심도 있게 연구하였고, 民間에서 질병을 다스리는 경험을 두루 모아 자신의 임상과 결합시켜『傷寒雜病論』16권을 撰述하였다. 그는 傷寒의 六經辨證과 雜病의 八綱辨證에 관한 原則을 제시하여 辨證論治의 理論을 발전시키고 傷寒과 雜病의 구체적인 治療方法을 倡導하여 後世에 큰 영향을 주었다. 그가 著述한 醫書는 晉代의 王叔和가 순서를 再編하였고, 또한 宋代의 高保衡, 孫奇, 林億 등이 校正하여 지금까지 전해지는『傷寒論』과『金匱要略』두 권의 책으로 완성되었다.

張仲景은 鍼·灸·藥을 모두 중요시하였던 첫 醫家이다. 그가『傷寒論』의 序文에서 越人이 虢나라 땅에서 진료하였다는 記述은 곧 鍼·灸·藥을 함께 활용한 先例가 되며, 그가 스스로 '오랫동안 方術을 崇尙하였다'고 말했을 때의 '方術'은 곧 '導引吐納, 鍼灸膏摩'를 두루 지칭한 것이다. 그의 著述 중에 직접 鍼灸와 관련이 있는 條文은 69項에 달하여 여기에 그의 鍼灸學說과 主張을 일부 反映하였다. 條文의 내용 중 응용된 穴位는 風池, 風府, 期門, 巨闕, 大椎, 肺兪, 肝兪, 勞宮, 關元 등의 9개가 있다. 후세 醫家들은 그의 논술에 근거하여 다시 足三里, 太谿, 膈關, 氣海, 中極, 中脘, 下脘, 太衝, 百會, 幽門, 交信, 顖會, 廉泉, 大杼, 缺盆, 氣衝, 上下廉, 雲門, 委中 등의 穴을 보충하였다.

그의 鍼灸學說은『內經』의 학술사상을 繼承하고 발전시켜 이루어낸 것이다.

1.1 陽證에는 鍼이 적합하고 陰證에는 灸가 적합하다(陽證宜鍼, 陰證宜灸)

陽證에는 鍼이 적합하고 陰證에는 灸가 적합하다는 것은 張仲景이 제시한 鍼灸學說의 주요 관점중 하나이다. 鍼灸와 직접 관련된 69개의 條文 중『傷寒論』을 살피면 정확하게 鍼灸로 치료한 내용에 해당하는 것은 18개 條文이 있다. 그 중에서 三陽篇에 속하는 것이 11개 條文인데 鍼刺法이 10개 條文이고, 단지 1개의 條文만이 灸法에 해당한다. 즉 "桂枝加桂湯"이란 條文이 유일하게 뜸에 대해 언급하고 있다. 이 條文은 비록 三陽篇에 속하는 灸法을 사용한 내용이나 寒邪에 대한 치료법을 설명한 것으로 寒에 溫熱의 方法을 활용한 例가 된다. 이는 "陽證宜鍼, 陰證宜灸"의 學說과 결코 어긋나지 않는다. 三陰篇에 속하는 條文은 모두 7개 條文이다. 그중에서 灸의 治法에 관한 것은 6개 條文이고, 1개 條文만이 鍼法을 사용하고 있다. 즉 "少陰病을 앓아 설사를 하고 대변에 피고름이 섞인 경우는 鍼을 놓을 수 있다(少陰病, 下利, 便膿血者, 可刺)"라는 내용이 이에 해당한다. 이것은 비록 少陰病에 속하나 도리어 邪氣가 血中으로 陷入되어 實熱이 되므로 "實卽瀉之"의 方法을 활용한 것이니, "陽證用鍼, 陰證用灸"의 학설과 역시 어긋나지 않는다. 그리고 誤治에 대한 條文이 21개가 있는데, 그중에 三陽篇에 속하는 것이 17개 條文으로서 誤治의 원인은 모두 熱證에 灸를 사용한 것과 有關하다. 三陰篇에 속하는 條文은 1개인데, 비록 陰證에 속하였으나 灸를 사용하여 陰虛가 야기된 것으로, 그 구체적인 내용은 "少陰病을 앓는 경우 기침을 하면서 설사를 하고 헛소리를 하는 것은 火氣가 가로 막힌 까닭이다. 소변을 보기 반드시 어려워지니 이를 억지로 少陰에 汗法을 사용한 것이라고 탓한다(少陰病, 咳而下利, 譫語者, 被火氣劫故也. 小便必難, 以强責少陰汗也)"고 서술하였다. 따라서 이와 같은 變證이 나타나게 된다. 기타 篇에 속하는 條文은 3개가 있는데, 모두 傷寒이 熱로 化하고 裏로 傳한 증후에 火熱의 治療法으로 誤治하여 壞證을 야기한 것이라 밝혔다.

이러한 맥락에서 張仲景은 陽證에는 鍼刺를 사용하고 陰證에는 灸法을 사용하여 치료하면 대체로 變證이나 壞證이 야기되지 않는다고 주장하였음을 알 수 있다. 하지만 陽證에 灸法을 사용하면 쉽게 變證이나 壞證을 야기한다. 陰證의 경우 鍼法을 사용하는 것은 특수한 상황에서만 가능하다고 강조하였다.

1.2 陽盛陰虛에는 火灸를 사용하는 것을 금기로 한다(陽盛陰虛, 忌用火灸)

소위 火라는 것은 당연히 艾灸, 熏熨, 溫鍼, 燒鍼 등을 포함하는데, 張仲景은 陽實證에는 火를 활용하여 다스리는 것이 적합하지 않다고 여겼다. 예를 들면『傷寒論』의 118조에 "맥이 浮하고 熱이 심한데 오히려 뜸을 뜨는 것은 實하게 하는 방법이니 實하게 하는 방법으로 虛한 것을 다스리는 것은(脈浮熱甚, 而反灸之, 此爲實. 實以虛治)……" 火邪가 上越하게 되면 熱이 陽絡을 傷하게 하니 "火가 움직여 반드시 목이 메마르고 피를 토한다(因火而動, 必咽燥吐血)"고 하였다. 또한『傷寒論』의 117조에는 "太陽經의 병증은 火로 훈증하면 땀이 나오지 않으니 환자는 반드시 躁證이 생기고 해당 經脈에 이르러서도 풀리지 않으면 반드시 淸血이 섞인 변을 보니 이를 火邪라고 부른다(太陽病, 以火熏之, 不得汗, 其人必躁, 到經不解, 必淸血, 名爲火邪)"고 하였다. 곧 太陽病에서는 火熏으로 發汗을 해서는 안 된다고 설명하고 있다. 설령 땀이 나오게끔 하여도 또한 火力으로 몰아부친 것이니 陽實證에 이 方法을 사용하면 逆治가 되므로 躁擾나 便血 등의 症이 나타나게 된다.

陰虛로 인한 熱證의 경우는 火熱이 비교적 강한 方法을 활용할 수 없을 뿐만 아니라 설령 火熱이 비교적 온화한 灸法이라도 삼가야 한다. 『傷寒論』의 284조에는 "少陰病을 앓는 경우 기침을 하면서 설사를 하고 헛소리를 하는 것은 火氣가 가로 막힌 까닭이다. 소변을 보기 반드시 어려워지니 이를 억지로 少陰에 汗法을 사용한 것이라고 탓 한다(少陰病, 咳而下利, 譫語者, 被火氣劫故也, 小便必難, 以强責少陰汗也)"고 설명한 글귀와 일맥상통한다. 이는 少陰이 邪氣를 받으면 본래 溫藥을 사용하여 扶陽과 驅邪를 겸할 수 있는데, 다만 火氣가 협박하여 억지로 汗出시키면 陽이 아직 회복되지 않았는데 陰까지 거듭 損傷되므로 變證을 낳는다는 설명이다. 따라서 陰虛의 病證에는 扶陽이 필요해도 또한 火氣를 이용하지 않는 것이 誤治를 免하는 것임을 가히 알 수 있다. 또한 『傷寒論』의 119조에서 "微數한 脈象은 조심하여 뜸을 사용하지 말아야 하는 것으로, 火가 邪氣로 작용하여 곧 煩逆의 병증을 일으키기 때문인데, 虛를 좇아가서 實邪를 몰아내려다가 血이 脈 속에서 흩어지면 火氣가 비록 미약해도 속에서 공격하면 힘이 강하기 때문에 뼈를 사르고 힘줄을 손상시키니 血이 회복되기 어려워진다(微數之脈, 愼不可灸, 因火爲邪, 卽爲煩逆, 追虛逐實, 血散脈中, 火氣雖微, 內攻有力, 焦骨傷筋, 血難復也)"고 하였다. 陰虛한 사람은 筋骨이 본래 濡養을 잃은 것인데 지금 灸法을 사용하면 火力이 비록 微弱하더라도 쉽게 진액을 소모시켜 陰虛를 加重시키므로 形體가 枯槁하게 되고 혹은 질병을 악화시키니 삼가도록 하는 것이 마땅하다.

陽證의 경우 비록 火를 꺼려야 하지만 예외의 경우도 있으니 『傷寒論』 48조에는 "二陽에 더불어 병증이 나타나면……설령 안색이 불그스름하게 가장자리를 따라 달아오르면 陽氣가 들끓어 겉에 울체된 경우이니 마땅히 풀어주려면 熏法을 쓴다(二陽幷病……設面色緣緣正赤者, 陽氣怫鬱在表, 當解之熏之)"고 하였다. 이는 陽熱이 表에 있으면 透散시킬 수 있어 熏法의 透散시키는 힘을 빌어서 熱을 몰아내는 것이다. 이와 같은 경우는 陽實한 병증이 裏에 있는 경우 마땅히 淸法을 활용한다거나 "陽이 盛하거나 陰이 虛한 상태에는 火灸를 삼가야 한다(陽盛陰虛忌用火灸)"는 이치와 같은 맥락이 아니다.

1.3 未病은 서둘러 預防하고 已病은 일찍 끊어주어야 한다(未病早防, 已病早截)

張仲景은 『內經』의 豫防思想을 계승, 발전시켜 未病은 서둘러 預防하고 已病은 일찍 끊어주어야 한다는 관점을 제시하였다. 그의 "未病早防"에 대한 인식은 病이 생기기 전에 攝生을 통한 保養에 유의하여 外邪의 侵犯을 막아 발병하지 않게 하는 것이 중요하고, 아울러 이미 病이 든 후에도 서둘러 치료하여 먼저 아직 병들지 않은 臟을 다스리는 관점이 바탕에 깔려있다. 예를 들어 "肝에 病이 들면 마땅히 먼저 脾를 튼튼하게 해준다(見肝之病, 當先實脾)"는 논리에서 그 일면을 엿볼 수 있다. 『金匱要略』에는 "만약 인간이 攝生에 조심하여 邪風이 經絡으로 침입하여 어지럽히지 못하도록 하면 마침 經絡에 침입하였다 하더라도 臟腑로 퍼지지 않으면 곧 醫者가 다스릴 수 있다. 팔다리가 막 무겁고 뻣뻣할 때 곧바로 導引이나 吐納을 실행하고 또는 鍼灸를 시술하고 膏藥을 발라 문지르면 九竅가 막히지 않게 할 수 있다(若人能養愼, 不令邪風干忤經絡, 适中經絡, 未流傳臟腑, 卽醫治之. 四肢才覺重滯, 卽導引, 吐納, 鍼灸, 膏摩, 勿令九竅閉塞)"고 하였다.

治療에 있어서 張仲景의 辨證論治는 또 한 가지 매우 중요한 方法을 제시하였으니, 곧 "已病早截"의 主張이다. 즉 질병의 傳變 과정을 차단시키는 治療法이다. 예를 들면 『傷寒論』의 8번 條文에 "太陽病을 앓아 머리가 아픈지 7일 이상 지난 후 저절로 낫는 것은 해당 經脈을 따라 흐르는 과정이 끝났기 때문이다. 만약 거듭 經脈에서 다시 도지려고 하면 침으로 足陽明經을 찔러 傳經되지 못하게 하면 곧 낫는다(太陽病, 頭痛至七日以上自愈者, 以行其經盡故也; 若欲作再經者, 鍼足陽明, 使經不傳卽愈)"고 하였다. 張機는 질병이 만약 臟腑로 파고들지 못하면 經脈의 사이에서 서로 傳經하게 되는데, 이러한 과정은 엿새 동안의 循環하는 시간이 필요하며, 이레째 되어 六經에 두루 순환하고 나서 곧 호전되는 방향으로 전개된다고 보았다. 만약 곧바로 낫지 않으면 거듭 두 번째 循環의 과정을 반복하게 되는데, 이 때 2차 循環의 고리를 끊으려면 足陽明經에 鍼을 놓을 수 있으니 傳經하지 못하게 하여 완전히 치유될 수 있는 것이다.

1.4 탕약을 침구와 함께 활용함(和湯合藥, 兼施鍼灸)

張仲景은 비록 方藥에 유능하였지만 질병을 다스릴 때 마땅히 鍼 · 灸 · 藥을 함께 활용해야 한다고 주장하였다. 예를 들면 『傷寒論』의 24조에서 "太陽病을 앓을 때 처음에는 桂枝湯을 복용하고 나서 오히려 煩證이 풀어지지 못하면 먼저 風池穴과 風府穴을 刺鍼하고 다시 桂枝湯을 함께 복용시키면 곧 낫는다(太陽病, 初服桂枝湯, 反煩不解者, 先刺風池, 風府, 却與桂枝湯卽愈)"고 하였다. 鍼 · 灸 · 藥은 각각의 장점이 있어 鍼을 놓고 뜸을 뜨며 藥을 함께 사용하면 그 효과가 더 높아진다. 그 밖에도 그는 "熱入血室"證에 관하여 小柴胡湯을 주로 활용하거나 期門穴에 鍼을 놓는 鍼灸法을 주로 활용하거나 하는 등 병증에 따라 治法을 달리 사용하여 治療效果를 높였다. 이에 대해 그는 『金匱要略』 중에서 명확하게 "부인의 병증은……脈象으로 陰陽을 자세히 살피고 虛實이나 緊弦을 구분하여 그 鍼의 시술과 약물 투여를 정하여 다스려야만 편안해질 수 있다(婦人之病……審脈陰陽, 虛實緊弦, 行其鍼藥, 治危得安)"고 밝혀 鍼 · 灸 · 藥을 함께 사용하는 중요성을 강조하였다.

張仲景의 鍼灸學에 관한 學術思想은 후세에도 매우 깊은 영향을 주었다. 鍼灸의 大家인 許叔微는 仲景을 본받아 뛰어난 업적을 남겼던 것으로, 그가 기록한 "熱入血室刺期門", "妊娠刺勞宮", "太陽病欲傳經鍼足陽明" 및 "陰毒漸深"의 병증에 關元을 灸하여 손발이 서서히 따뜻해지는 효과를 얻거나 "陰毒沈困"의 병증, 脈微細數, 陽欲脫 등의 병증에 배꼽에 있는 神闕을 灸하는 여러 治療醫案과 治法은 모두 張仲景의 鍼灸學說을 진일보 발전시킨 것이다. 또한 張元素가 주장한

井穴, 原穴로 일련의 傷寒病 증상들을 치료하는 方法이나 근대의 承淡安이 저술한 『傷寒論新著』는 특히 『傷寒論』의 鍼灸法과 관련된 條文을 결합시켜 理論을 전개한 것으로, 仲景의 熱病에 대한 鍼灸治療 學說을 계승, 발전시킨 것이다.

2 王熙의 鍼灸學說

王熙는 字가 叔和이며, 高平(지금의 山西省 高平縣, 一說에는 山東省 濟寧人임) 지역의 사람이다. 生卒年代는 미상이나, 『鍼灸甲乙經』의 序에서 그가 당시 이미 '近代太醫令'이었다고 기록되어 있는 것으로 보아 그는 皇甫謐과 동일한 시대의 인물이었으므로 대략 기원 2~3세기에 생존하였다고 추정된다. 그는 西晉의 名醫로 太醫令을 역임했는데, 經史에 통달했다. 方脈을 연구하였는데, 切診에 마음을 쏟아 前代의 脈에 관한 문헌을 모아 여기에 자기의 임상경험을 결합하여 『脈經』 10권을 편찬하여 脈學의 理論과 方法을 체계화시켰다. 이 책에서 각종 脈象을 24종으로 귀결시켰고, 아울러 서로 비슷한 脈象을 비교하여 나열함으로서 습득하기 편하게 만들어 脈學 연구에 지대한 공헌을 하였다. 『脈經』에는 50여개의 穴位에 대해 기술하고 있는데, 그 중 20여개의 穴位는 前代의 문헌에 나타나지 않았던 것이다. 책 안에서 經絡病候, 診斷의 分類에 대해 많은 내용을 보충했고 鍼灸法理論에 대해서도 鍼刺의 깊이나 施灸의 壯數 등에 대해 모두 기준을 새롭게 만들어 鍼灸學說의 발전에 비교적 큰 영향을 주었다.

그 외에 王叔和는 張仲景의 『傷寒雜病論』을 정리해 나갔다. 이 외에도 唐代 林伯宗의 『名醫傳』과 宋나라의 『太平御覽』에 실린 내용에 따르면 그의 著述은 『脈訣』, 『脈賦』 등도 있었음을 알 수 있다.

2.1 鍼灸治療의 전제로서 반드시 診脈 실시

經絡 및 臟腑學說을 기본 핵심으로 삼는 鍼灸辨證施治의 理論은 『脈經』에서 뚜렷한 발전을 가져왔는데, 그 특징은 切診과 臟腑經絡辨證을 긴밀하게 結合시켜 脈象으로서 證을 논한 것이다. 이것은 먼저 脈을 보고 나서 證을 살피고 끝으로 鍼灸施術의 원칙과 방법을 제시하는 것이었다. 예를 들어, 『脈經』 2卷의 "平三關陰陽二十四氣脈第一"에는 "왼손의 關脈 앞쪽 寸口의 脈象이 끊어질듯하면 小腸의 脈이 사라진 것이니 배꼽이 우리하게 아파 괴로우면 이는 아랫배에 疝瘕가 생긴 탓이며, 5월에 곧 찬 기운이 위로 치받아 心으로 몰린 것이다. 手心經에 刺鍼하여 陰을 다스린다. 心主經의 穴은 손바닥 뒤로 주름무늬에 자리한다(左手關前寸口陽絶者, 無小腸脈也. 苦臍痺, 小腹中有疝瘕, 王(五로 되어 있기도 함)月卽冷上搶心. 刺手心主經, 治陰. 心主在掌後橫理中)"고 서술하였는데, 이는 곧 大陵穴에 해당하는 혈자리가 된다. 또한 "왼손 關脈 앞으로 寸口에 陽이 實하면 小腸에 實邪가 있는 것이니 명치끝이 당기면서 아파 괴롭고 小腸에는 熱이 있어 소변이 赤黃色을 띠

는데, 手太陽經에 刺鍼하여 陽을 다스려야 한다. 太陽經의 穴은 새끼손가락 바깥쪽 밑동 마디인 本節의 오목한 곳에 자리한다(左手關前寸口陽實者, 小腸實也. 苦心下急痺, 小腸有熱, 小便赤黃, 刺手太陽經, 治陽, 太陽在手小指外側本節陷中)"고 서술하고 있는데, 곧 後溪穴에 해당하는 내용이다. 脈位를 論할 때에는 왼손의 寸關尺을 心肝腎으로 배속해 놓고, 오른손의 寸關尺을 肺脾腎으로 배속해 놓았으며, 六腑는 相合의 관계로 五臟과 相配하는 원칙을 제시하였다. 따라서 앞의 글에서 언급했듯이 左寸口를 小腸과 心에 配屬시켰다. 脈의 實體를 論할 때 充實한 상태와 虛한 상태로 陰陽을 나누었다. 예를 들어 寸口의 陽的 변화로 小腸을 살피고 陰的 변화로 心을 살폈다. 그러나 陽이 끊어질 듯한 경우 陰經인 心主經을 다스리도록 하였고, 陽이 充實할 때에는 陽經인 小腸經을 다스리도록 하였다. 이와 반대로 陰脈이 끊어질 듯한 경우는 陽經인 小腸經을 다스리고 陰脈이 充實할 때에는 陰經인 心主經을 다스리도록 하였다. 그 밖의 장부에 대해서도 이러한 형식으로 類推한다.

王叔和는 脈診을 매우 중요시했으나 단순히 脈診에만 의존하여 病證을 판단한 것이 아니라 시종일관 四診合參의 원칙을 지켰다. 脈象을 기록할 때 반드시 동시에 나타난 증상을 기록하였다. 각종 증상에 대한 問診과 더불어 항상 望診을 활용했다. 예를 들어 "口中傷爛", "不安", "短氣", "眯目" 등의 증세를 눈여겨 잘 관찰했다. 또한 病症에 따라 聞診을 사용하여 寒熱을 判別했다. 예를 들어 "胃中冷", "胃虛熱", "胃熱" 등을 판단할 때 곧 구토한 내용물과 대소변의 냄새를 통하여 구체적으로 진단했던 것이다. 그가 脈象을 통하여 病證을 論하였고 四診合參을 함께 활용하였기 때문에 治療에 있어서도 鍼과 藥을 같이 쓰도록 강조하였다. 예를 들어 『脈經』 2卷의 "平三關病候幷治宜第三"에서는 中風에 桂枝湯을 쓰고 아울러 風池와 風府에 鍼을 놓았으며, 火氣를 활용하기 위해 몸에 뜸을 뜨고 治風膏를 몸에 발라주는 등 복합적인 치료술을 폈다. 傷寒에 대해서는 麻黃湯을 쓰고 아울러 眉衝과 顳顬에 鍼을 시술하는 한편 治傷寒膏를 발라주는 동시에 각종 風을 다스리는 穴에 뜸을 뜨도록 했다. 胸中壅滿吐逆의 경우는 前胡湯을 쓰면서 아울러 太陽, 巨厥에 鍼을 놓아 瀉하였다. 이와 같이 각종 병증에 모두 鍼과 藥을 병용함으로서 효과를 높였다. 王叔和의 뛰어난 醫術은 곧 脈診을 鍼灸學 분야에 응용하였던 것으로, 『內經』의 내용보다 뚜렷한 발전이 이룩하였다.

2.2 兪穴, 募穴 및 五輸穴의 활용

王叔和의 『脈經』은 五臟六腑의 총 20개에 이르는 兪穴과 募穴의 부위, 主治 및 鍼灸 시술법에 대해 상세하게 論述하여 『內經』 및 『難經』에 기록된 兪募穴에 관한 내용을 보다 풍부하게 발전시켰다. 예를 들어 『脈經 · 卷三』에 "肝兪는 등의 아홉 번째 척추에 있으며 그 募穴은 期門이다. 膽兪는 등의 열 번째 척추에 자리하고 그 募穴은 日月에 있다(肝兪在背第九椎, 募在期門. 膽兪在背第十椎, 募在日月)"고 하였고, 또한 "心兪는 등의 다섯 번째 척추에 자리하며, 그 募穴은 巨闕에 있고, 小腸兪는 등의 열여덟 번째 척추에 자리하고 그 募穴은 關元에 있다(心兪在背第五椎, 募在巨闕.

小腸兪在背第十八椎, 募在關元)"는 등의 내용을 수록하였다. 이는 兪募穴 理論을 비교적 완전하게 서술하고 있는 현존하는 가장 오래된 문헌이다.

王叔和는 兪募穴의 위치를 상세하게 서술하고 있을 뿐만 아니라 그 適應症을 지적하고, 四肢의 五輸穴과 兪募穴을 배합하여 응용하는 치료법을 창안하였다. 예를 들어 『脈經』 6卷에서는 "肝이 앓으면 그 色은 푸르고, 손발이 오그라들며 옆구리 밑이 그득하여 괴롭고 가끔 어지러우며 그 脈은 弦長한데, 이는 다스릴 수 있는 병증으로서 마땅히 防風竹瀝湯이나 秦艽散을 복용하고 봄철이면 大敦에 침을 놓고, 여름이면 行間에 침을 놓으며, 통증이 나타나면 曲泉에 침을 놓도록 하고, 모두 補法을 시술한다. 여름 장마철에는 太衝에 침을 놓고 가을이면 中郄에 침을 놓는데, 모두 瀉法을 시술하도록 한다. 또한 마땅히 期門에 뜸을 百壯 뜨고, 등의 아홉 번째 척추에 뜸을 50壯 뜬다(肝病, 其色青, 手足拘急, 脇下苦滿, 或時眩冒, 其脈弦長, 此爲可治. 宜服防風竹瀝湯, 秦艽散, 春當刺大敦, 夏刺行間, 疼刺曲泉, 皆補之. 季夏刺太衝, 秋刺中郄, 皆瀉之. 又當灸期門百壯, 背第九椎五十壯)" 고 論述하였다. 이 중에서 大敦, 行間, 太衝, 中郄(封), 曲泉은 五輸穴에 해당하고 期門은 肝의 募穴이며 背第九椎는 肝의 兪穴이다. 그 구체적인 치료법은 五輸穴에 침을 놓고, 아울러 兪募穴에 뜸을 뜬 것이다. 그 중 五輸穴은 『難經 · 七十四難』에 의하여 계절에 따라 각각 다른 穴을 選擇하였고, 兪募穴은 적당히 활용한 것으로 보인다.

五輸穴의 응용은 『脈經』의 "平三關陰陽二十四氣脈第一" 중에서 寸脈의 病證을 소개할 때 小腸經과 心主經의 穴(林億은 後溪와 大陵이라고 함)을 선택한 것은 왼쪽 寸脈이 心과 小腸을 주관하기 때문이다. 따라서 王叔和가 五輸穴을 응용한 원칙은 먼저 脈을 짚고 다시 질병이 어느 經脈에 속했는가를 정한 연후에 해당 經絡에 의해 取穴한 것이다.

2.3 三焦와 表裏의 연관성 및 平脈에 따른 兪穴의 선정

王叔和는 臟腑經脈의 陰陽表裏에 따른 연관성에 입각하여 三焦를 이에 연결시켰다. 이를 도표로 정리하면 아래와 같다.

表裏經名稱	三焦와의 연관	陰陽氣機 會合處
心과 小腸	上焦	神庭[龜(鳩)尾의 五分아래에 있다]
肺와 大腸	上焦	雲門
肝과 膽	中焦	胞門[太倉의 左右 三寸에 있다]
脾와 胃	中焦	章門[季肋의 寸半前에 있다]
腎과 膀胱	下焦	關元 左右

五臟六腑의 表裏에 配屬되는 관계는 三焦를 통하여 유기적으로 묶어졌으며, 臟腑의 陰陽氣機와 穴位의 관계를 도출시켰다. 이러한 관계 설정으로 인하여 病證의 분류가 분명해져서 치료목적

이 더욱 확실해졌다. 예를 들어 病證을 분류할 때 『脈經』의 "平人迎神門氣口前後脈第二"에서는 表裏經의 증후에 대하여 집중적으로 論述하였는데, 그 내용은 "足太陽과 陽明經이 모두 虛하다(足太陽與陽明經俱虛也)"고 하여 "脾胃俱虛"의 병증을 언급하면서 "胃 속이 빈 듯한 모양(胃中如空狀)", "숨이 달려 호흡을 충분히 하지 못하고 팔다리가 虛하며 설사가 멎지 않는다(少氣不足以息, 四肢寒, 泄注不已)"는 등 구체적인 설명이 뒤따랐다. 또한 "手太陽과 陽明이 모두 實하다(手太陽與陽明俱實也)"는 "肺大腸俱實"證에 대하여 "頭痛이 생기고 눈앞이 아른거리며 놀라서 미치거나 목이 몹시 아프고 팔뚝이 말려들며 입가를 오므리지 못한다(頭痛目眩, 驚狂, 喉痺痛, 手臂卷, 脣吻不收)"는 등의 증세가 나타날 수 있다고 하였다. 이는 곧 三焦를 主軸으로 삼아 병리적인 양상을 表裏證候로 歸納한 것으로, 王叔和의 병증에 대한 분류법을 알 수 있다. 治療에 있어서 『脈經』의 "平三關病候幷治宜第三" 중에는 같은 浮脈일지라도 만약 寸部에 나타나면 병이 心肺에 생긴 것이므로 風池, 風府 등의 上部 穴을 선택하고, 關部에 나타나면 병이 脾胃에 생긴 것이므로 胃管穴을 선택하며, 尺部에 나타나면 병이 腎에 생긴 것이므로 橫骨, 關元 등의 下部 穴을 선택한다고 하였다. 이는 三焦에 따라 병증을 분류하고 治療法을 각각 다르게 적용하는 논리로서 임상에 직접적인 지침이 된다.

위의 내용을 종합해 보면 王熙의 鍼灸學說은 先人들의 學術思想을 승계하고 발전하는 한편 또한 經絡腧穴과 刺灸法 및 辨證 분류 등에 대해 체계적인 정리를 통하여 일련의 理論을 확립시켰다. 따라서 그는 뛰어난 脈學의 대가일 뿐만 아니라 鍼灸理論에도 큰 기여를 한 학자이다.

3 葛洪[1122]의 鍼灸學說

葛洪의 字는 稚川(기원 261~341年)[1123]이고 自號는 抱朴子이다. 사람들은 그를 葛仙翁이라 불렀다. 丹陽 句容(지금의 江蘇 句容縣[1124]) 지역의 사람으로서 東晉 시기의 저명한 道學者이면서 醫學者이다. 『晋書 · 葛洪傳』의 기록에 의하면 "葛洪은 어려서 학문을 좋아하나 집이 가난하여 스스로 땔나무를 베어 종이와 붓으로 바꾸었다. 밤에는 항상 책을 베끼고 암송하고 익혀서 드디어 儒學

1122) 晋나라 때의 학자. 道士. 煉丹家. 스스로 號를 抱朴子라 함. 江蘇 句容縣 사람으로 강남 귀족 출신이다. 종조부인 갈현의 제자 정은에게 선도를 배웠다. 석빙의 난(303) 때 공을 세워 관내후가 됨. 역사에 재능이 있어 산기상시대저잘으로 추천도었으나, 노령을 이유로 사퇴하고, 교지구루의 영을 지원하여 임지로 부임하던 중 광주자사 등악이 지우를 받고, 나부산에 들어가 저술과 연단에 전념하였다. 주요 저서로 『抱朴子』『神仙傳』 등이 있다.

1123) 葛洪의 생몰연대에 대해서 여러 가지 의견이 있다. 『道教人物故事/陸林森編著, 复旦大學出版社. 2001』에서는 284-364년으로 되어 있다. 261년은 辛巳년이고, 341년은 辛丑년이다. 『도교란 무엇인가/民族社.1991』에서는 283-343년으로 되어 있다.

1124) 강남의 구용현 모산에서는 北魏의 구겸지(365-448)가 발전시킨 신천사도와는 다르게 도교가 발전하는데, 南朝 宋나라의 육수정과 梁나라의 陶弘景(456-536)이 중심인물로서 이것이 이른바 상청파이다. 이 파는 구곡산으로도 불리는 모산을 본거지로 했기 때문에 모산파 외에 모산도라고도 부르는데, 교단의 체계를 확립시킨 사람은 육수정이다.

으로 명성을 떨쳤다"[1125]. 그는 여러 서적을 두루 섭렵하였는데『內經』,『難經』등 醫經을 열심히 연구하였고, 또한 神仙之術을 좋아하고 煉丹하는 것을 즐겨하였다. 일찍이 한번 東晉王朝의 관리가 되었다가 晩年에 廣東의 羅浮山에 은거하였다.

그는『玉函方』一百卷을 지었는데, 후에 陶弘景과 楊用道에 의하여 增補되었고, 현재 전해지는『附廣肘後備急方』으로 편찬되었다. 이 책에는 민간에서 실제로 이용되는 單方과 經驗方 및 灸法을 모았으며, 이를 총괄적으로 편집하여 수록된 처방은 대체로 값이 저렴하고 효과적이었다. 段成己가 쓴 序文에서 언급하였듯이 "그 처방이 간단하고 요점만 있으면서도 쉽게 얻을 수 있고, 鍼灸의 分寸을 쉽게 알 수 있어서 반드시 죽음으로부터 사람을 살릴 수 있을 것이다.『肘後備急方』[1126]을 지어 병이 있는 자로 하여금 그것을 얻게 하여 비록 韓伯休가 없더라도 집에 스스로 약을 갖추게 하고, 비록 封君達[1127]이 없더라도 사람들이 의사가 될 수 있게 하였으니 위급한 상태에 대비하는 데에 참으로 적합하게 하였다"[1128]고 기록하였다. 이 책은 단지 위급한 증상을 구하고 치료하는 醫方 전문서적일 뿐만 아니라 灸法을 일찍부터 적극 권장한 醫書로서 책 전체에 灸方이 모두 99條에 이르고 그 활용범위는 內科, 外科, 婦人科, 小兒科, 五官科를 망라한 30가지가 넘는 질병에 널리 응용되었다. 병을 치료하는 灸法의 作用, 效果, 시술법, 宜忌 등에 대하여 전반적으로 논술하였는데, 이것은 오랜 역사를 지닌 艾灸療法을 비교적 체계적으로 기록한 의학문헌의 하나이다.

그의 著述은 또한『神仙傳』과『抱朴子』[1129] 內外篇이 있다.

3.1 急證에 뜸을 사용함(急證用灸)

葛氏의『備急方』은 비록 뜸을 광범위하게 응용하였으나, 대부분은 急性病證에 주로 사용한 것으로 되어 있다. 예를 들면 卒中惡死의 혼미 상태, 寒濕霍亂의 吐瀉, 갑자기 발생한 癲狂과 癰疽, 犬咬, 蝎螫 등을 치료하는데 주로 썼다.

이러한 병증은 갑자기 발작하고 증세도 심각하므로 치료가 적절하면 전화위복이 되지만 잘못 치료하거나 시기를 놓치면 매우 엄중한 결과를 남기게 된다.

다음의 도표는 葛洪이 急證에 쓴 灸方에서 요약한 내용이다.

1125) 洪少好學 家貧 躬自伐薪以貿紙筆 夜輒寫書誦習 遂以儒學知名

1126) 肘後의 의미는 위급할 때 팔꿈치 뒤의 옷깃 안에서 재빨리 꺼내볼 수있도록 간편하면서 요긴한 내용을 적은 지면 안에 담고있기 때문이다. 비급(備急)이라는 의미에 맞게 이 책에서는 땅에서 쉽게 구할 수 있는 값싼 약물들을 중심으로 기록하고 있다. 葛洪은 서문에서 비급을 표방하는 책들에서 조차도 담고 있는 약물들이 값비싼 경우가 많다고 비난하고 이 책에서는 첫째 효험이 있을 것, 둘째 편리할 것, 셋째 가격이 저렴할 것 등 세 가지에 주안점을 맞혔음을 주장하였다.

1127) 한대의 醫生兼養生家. 號는 青牛道士. 隴西人. 약물과 침구에 능통하였음.

1128) 驗其方簡要易得 鍼灸分寸易曉 必可以救人于死者 爲『肘後備急方』使有病者得之 雖無韓伯休 家自有藥 雖無封君達 人可爲醫 其以備急固宜

1129) 東晋 建武 원년(317)에『抱朴子』가 완성됨.

<table>
<tr><th colspan="2">病証</th><th>施灸部位</th><th>壯數</th></tr>
<tr><td colspan="2">卒中惡死</td><td>脣下宛宛中承漿穴</td><td>十壯</td></tr>
<tr><td colspan="2">卒死尸厥</td><td>膻中</td><td>二十八壯</td></tr>
<tr><td colspan="2">卒客悟死</td><td>人中</td><td>三十壯</td></tr>
<tr><td colspan="2">卒得鬼擊</td><td>臍下一寸</td><td>二壯</td></tr>
<tr><td colspan="2">卒魘寐不寤</td><td>足大指聚毛中</td><td>二十一壯</td></tr>
<tr><td colspan="2">卒中五尸</td><td>乳後三寸</td><td>十四壯</td></tr>
<tr><td colspan="2">卒心腹煩滿吐逆</td><td>乳下一寸</td><td>七壯</td></tr>
<tr><td rowspan="5">霍亂諸急</td><td>腹筒</td><td>臍上心厥下四寸j太倉穴</td><td>十四壯</td></tr>
<tr><td>嘔吐</td><td>心下三寸</td><td>十四壯</td></tr>
<tr><td>洞下</td><td>臍旁大腸募穴</td><td>十四壯</td></tr>
<tr><td>肢厥</td><td>兩足內踝上,不愈加兩足內踝尖上三寸(三陰交)</td><td>各七壯</td></tr>
<tr><td>轉筋</td><td>蹶心當拇指大聚筋上(涌泉),又足大指下約(紋)中</td><td>七壯</td></tr>
<tr><td colspan="2">卒發癲狂</td><td>陰莖上宛宛中</td><td>三壯</td></tr>
<tr><td colspan="2">卒得驚邪恍惚</td><td>鼻下人中及兩手足大指爪甲本</td><td>各七壯</td></tr>
<tr><td colspan="2">卒中風</td><td>兩足大指下橫紋中</td><td>隨年壯</td></tr>
<tr><td colspan="2">卒咳嗽上氣</td><td>從大椎下第五節下,六節上空間</td><td>隨年壯</td></tr>
<tr><td colspan="2">卒身面腫</td><td>足內踝下白肉</td><td>三壯</td></tr>
<tr><td colspan="2">卒胃反嘔逆</td><td>兩手腕後兩筋中間使穴</td><td>各七壯</td></tr>
<tr><td colspan="2">卒患腰痛</td><td>腰眼</td><td>七壯</td></tr>
<tr><td colspan="2">癰疽發背</td><td>其發處</td><td>百壯</td></tr>
<tr><td colspan="2">卒陰腫痛</td><td>足大指第二節下橫紋理正中央</td><td>百壯</td></tr>
<tr><td colspan="2">卒猘犬所咬</td><td>灸瘡中</td><td>第一日十壯, 第二至百日,
每日一壯</td></tr>
</table>

상기 도표를 살펴보면 葛洪이 위급한 병증에 대처할 때 간단한 방법을 사용하고 활용하기 편하도록 하기 위하여 선택된 穴이 비교적 적다는 것을 알 수 있다. 百條에 달하는 灸方 중에 기재된 穴은 단지 20여개 정도에 불과하다.

葛洪은 스스로 말하기를 "灸는 단지 그 떨어진 分寸만을 언급하고 穴의 이름을 밝히지 않는데, 일반 사람들이 그것을 보고서 사용하는 방법을 파악케 하려는 것이다"[1130]고 하였다. 灸를 시술하는 부위가 대부분 穴자리가 아니고, 대략적인 위치를 가리키는 것으로서, 이를 테면 "心下三寸", "脊兩邊陷處", "足內踝下白肉" 등이라 기술하였다. 또한 직접 환부에 뜸을 시술하는 것이 있는데, 이러한 경우는 대부분 癰疽나 瘡瘍 또는 腫痛이 발생한 곳에 직접 뜨는 것이다.

또한 뜸을 뜨는 穴位를 취할 때 흔히 끈으로 재는 繩量法, 대나무 꼬챙이로 재는 竹量法 및 기타 측량하는 방법이 활용되었다. 예를 들면 寒熱諸瘧을 치료하는데, "크게 입을 벌리고 위아래 입술의 사이를 잰다. 그 끈으로 心頭에서 늘어뜨려 아래쪽 끝나는 지점에 뜸을 백장 뜬다"[1131]고

1130) 灸但言其分寸 不名孔穴 凡人覽之 可了其所用

1131) "大開口 度上下脣 以繩度心頭 灸此度下頭百壯"

하였다.

이것은 신체의 일정한 부위를 기준으로 하여 기타 부위의 穴을 취하는 척도로 삼은 것인데, 신체 특정 부위의 길이로 穴을 찾는 방법(同身寸)은 간단하고 쉬워 일반 사람들이 모두 사용할 수 있다.

이 외에도 또한 손가락으로 눌러 혈을 찾는 指按法과 華佗夾脊穴에 施灸를 시술하는 방법이 소개되었다.

총괄하면 이러한 방법은 기억하기에 편하고, 취하여 쓰기에 편하며, 효과가 뚜렷하다.

3.2 뜸으로 陽을 補함(灸以補陽)

葛洪은 뜸을 사용하여 陽을 補한다는 주장을 폈다. 그가 사용한 뜸의 壯數와 施灸를 시술하는 順序 등에 이러한 思想이 반영되어 있다. 뜸을 시술하여 치료할 때에 艾灸의 壯數는 陽數를 위주로 하였는데, 예를 들면 一壯, 三壯, 五壯, 七壯이다. 그러한 후에는 七의 倍數로 壯數를 加하였는데, 十四壯, 二十一壯, 二十八壯 등이 그것으로 이를 또 二七壯 三七壯이라 부르기도 하였다.

奇數는 陽을 상징하는 것으로서 옛 사람들은 대부분 七을 陽의 대표적인 숫자로 여겼으므로 葛洪도 病證에 따라 시술이 필요한 뜸의 壯數를 補陽시키는 용도로 활용할 때 역시 七의 倍數를 기본으로 삼았다. 따라서 葛洪은 뜸을 주로 補陽하는 용도로 활용하였던 것이며, 그의 치료 경험을 기록한 내용으로 분석해보면 대부분의 경우 陰寒偏盛과 氣機逆亂으로 말미암아 생성된 病證에 해당하므로 艾火로 溫陽시킬 때 陽數에 해당하는 壯數를 정하여 적절히 운용함으로써 더욱 효과를 거둘 수 있었다.

葛洪은 뜸을 시술하는 과정에 先後의 순서를 정하였는데, 일반적으로 陽에서부터 陰에 이르는 순서로 시술하였다. 예를 들어 脚氣病을 치료함에 "반드시 먼저 위에서부터 시작한다"[1132]. 즉 순서는 머리에서부터 발로 이르게 차례로 뜸을 뜬다. 머리는 諸陽이 모이는 곳이므로 먼저 머리에 뜸을 뜨는 것은 全身의 陽氣를 비교적 빠르게 조절하기 위한 것이다. 먼저 陽을 다루고 이어서 陰을 다루는 先陽後陰은 곧 陽에서 陰으로 넘어가면서 시술하는 방법이다. 이러한 治法은 葛洪이 道家의 陽氣를 중요하게 여기는 思想을 반영하고 있기 때문이기도 하고 急性의 寒症을 다스리는 과정에서 陽으로 陰을 제어하는 '以陽制陰' 및 陽에서 시작하여 陰에 이르는 '從陽到陰'의 治法을 중요하게 여겼다는 것을 의미한다.

1132) "其灸法, 孔穴亦甚多, 恐人不能悉皆知處, 今止疏要者. 必先從上始, 若直灸脚, 氣上不泄則危矣. 先灸大椎, 在項上大節高起者, 灸其上面一穴耳. 若氣, 可先灸百會五十壯, 穴在頭頂凹中也"라 하였고, 뜸을 뜨는 순서는 大椎→百會→肩井→膻中→巨闕→風市→三里→上廉→下廉→絶骨의 순서이다.

3.3 뜸은 반드시 쑥을 사용할 필요가 없으며, 뜸을 시술할 때 隔物하여도 된다(灸焫未必用艾, 施灸亦可隔物)

뜸을 활용한 救急의 편리성을 위하여 葛洪은 또한 竹茹灸, 黃蠟灸, 紙屑灸 등의 방법을 창안하였다. 이러한 방법들은 갑자기 응급 상황이 발생하여 뜸이 없을 때에 쑥의 대용품으로 미리 만들어 활용할 수 있도록 한 것이다. 또 한편 竹茹와 黃蠟 등의 치료 작용을 함께 이용하여 효과를 높일 수 있다. 이는 艾灸法에 대한 새로운 개발이다. 예를 들어 뱀에 물린 것을 치료할 때 "대나무 껍질을 긁어 쓰거나 종이를 비벼 丸처럼 만든 후 뜸으로 쓸 수 있다(刮竹皮及紙皆可以爲丸)"고 하였는데, 이렇게 丸처럼 만든 것을 사용하여 患處에 뜸을 뜨는데, 竹茹는 淸熱開竅 및 通經活絡의 작용을 하여 일정한 해독 효능을 발휘한다. 또한 미친개에게 물린 상처에 "불을 붙인 蜜蠟으로 상처에 떨구어 뜸처럼 뜬다(火灸蠟以灌瘡中)"고 하였는데, 곧 녹아내리는 蜜蠟이 상처의 깊숙한 곳까지 파고들어 치료 작용을 나타내기 때문이다. 이러한 약물은 艾條처럼 뜨겁게 지지는 溫熨作用을 하는 한편 艾灸가 갖지 않는 다른 특성까지 있어서 灸法의 치료 형식과 작용 범위를 더욱 널리 확대시켰다.

隔物灸法에 대한 가장 오래된 문헌기록은 葛洪의 『備急方』으로 추정된다. 그는 마늘[蒜], 소금[鹽], 천초[椒], 밀가루[麵] 등과 기와장이나 도자기 조각[瓦甑] 등으로도 뜸을 시술하는 다양한 방법을 창안하여 灸法의 다양성을 개발하는데 새로운 길을 열었다.

隔物灸 중에 마늘을 밑에 깔고 뜸을 뜨는 隔蒜灸가 가장 많이 응용되었다. 灸腫令消方 중에 "외쪽마늘 하나를 취하여 두께가 1分 정도 되게 잘라 부어오른 종기 위에 올려놓고 뜸을 오동나무 열매 크기만큼 만들어 마늘 위에 올린 후 백장을 뜬다"[1133]고 소개하였고, "너무 뜨겁지 않게 하는데 단지 통증을 느끼거든 곧 마늘을 들어올리고, 마늘이 타거든 새로운 마늘로 바꾸도록 하여 살갗이 손상될 정도로 뜸을 시술하지 않는다"[1134]고 덧붙였다. 이러한 방법을 葛洪은 일찍이 몸소 체험하였던 것으로 그는 "내가 일찍이 아랫배에 큰 종기를 앓았는데 뜸을 뜨고 나서 곧 나았다. 매번 이 방법을 썼는데 곧 큰 효과를 보았다"[1135]고 설명하였다.

隔鹽灸에는 두 가지 방법이 있는데, 첫째는 배꼽에 소금을 직접 놓는 것이고, 둘째는 입으로 소금을 씹고서 瘡口에 뱉은 후 다시 灸法을 시술하는 치료법이다.

隔椒灸와 隔麵灸는 "모든 毒腫으로 일어나는 疼痛을 참을 수가 없는 경우 밀가루를 반죽하여 둥글게 동전크기만 하게 비벼 부은 종기를 모두 덮을 수 있게 하고 나서 종기의 가운데 천초를 올리고 밀가루를 떡처럼 눌러 종기를 덮고 나서 뜸을 뜨는데 몹시 통증을 느낄 정도로 시술하고 나면 곧 가라앉는다"[1136]고 하였다.

1133) "取獨顆蒜 橫截厚一分 安腫頭上 炷如梧桐子大 灸蒜下百壯"

1134) "勿令大熱 但覺痛 卽擎起蒜 蒜燋 更換用新者 不用灸損皮肉."

1135) "余嘗小腹下患大腫 灸卽差 每用之… 則可大效也."

1136) "一切毒腫疼痛不可忍者 搜面團腫頭如錢大 滿中安椒 以麵餠子蓋頭上 灸令徹痛 卽立止."

隔甑灸法은 일종의 熏灸에 해당하는 방법으로서, 예를 들면 "마른 쑥 잎 1斛 정도를 얻어 丸처럼 만들고 도자기 시루 속에 넣은 다음 나머지 구멍을 모두 막아주고 오직 하나만 남겨두고서 아픈 곳을 시루의 구멍에 대고 뜨거운 쑥으로 熏蒸하면 한 순간에 낫게 된다"[1137]고 하였다.

隔物灸는 藥과 뜸을 결합시킨 일종의 복합적인 뜸 치료법으로서 두 가지 작용을 함께 하므로 일부 병증에 매우 큰 효과를 발휘한다.

이상을 총괄하면 葛洪은 灸法을 적극 보급하였고, 또한 灸法을 대대적으로 急性病證 등에 많이 활용할 수 있도록 크게 기여하였고 후세에도 많은 영향을 주었다. 歷代에 간행된 적지 않은 灸療學의 서적이 부지기수인데, 唐나라의 崔知悌가 펴낸『骨蒸病灸方』, 宋나라의 聞人耆年이 저술한『備急灸法』, 明나라의 葉廣祚가 편찬한『採艾篇』, 淸나라의 徐寶謙이 쓴『灸法新傳』과 吳亦鼎이 저술한『神灸經綸』등을 꼽을 수 있다.『千金方』,『外臺秘要』,『太平聖惠方』중에도 역시 많은 灸法處方이 수록되어 있는데 이는 灸療學의 내용을 더욱 완벽하게 채워주었다.

그 밖에『太平廣記』,『歷世眞仙體道通鑑』과『廣東通志』,『三元宮碑記』에 기재된 내용을 보면 葛洪의 妻인 鮑姑도 또한 灸法으로 질병을 잘 치료하였다. 廣州 越秀山 아래에 鮑姑라는 우물이 하나 있고, 아울러 道觀이 하나 있는데 三元宮이라는 이름을 붙였다. 그 宮內에 鮑姑의 초상이 모셔져 있는데, 그녀에게 치료를 원하는 사람들의 발길이 끊이지 않아 향불이 꺼질 줄 모른다고 한다. 鮑姑가 이처럼 뜸을 중요시한 것도 물론 葛洪의 學說과 서로 밀접한 관계가 있다고 생각된다.

4 陳延之의 鍼灸學說

陳延之의 生卒年代를 알 수 없고, 考證에 의하면 晋隋時代의 醫家로 알려져 있다. 저서로는『小品方』이 있는데, 원서는 이미 失傳되었고, 단지『千金方』에서 인용한 陳延之의 條文과『外台秘要』에 수록된 110條에 이르는 내용,『醫心方』에 수록된 215條에 달하는 내용,『證類本草』에 수록된 3條의 원문 등을 통하여 그의 醫學思想의 일부를 엿볼 수 있을 뿐이다.『小品方』은 고대의 중요한 方書로서, 대략 기원 5세기 초에 완성되었다. 孫兆는 일찍이 "또한 옛날의 張仲景과 같이『集驗方』,『小品方』등은 최고의 名家이다(且古之如張仲景,『集驗』,『小品方』最爲名家)"라고 하였다. 高保衡 역시 "의사가 되기 위해서는 張仲景의『傷寒論』, 陳延之의『小品方』을 습득하고……이와 같이 미루어 보면 즉『小品方』역시 張仲景에 비할만하다. 항상 그 남아 있는 것이 없어 통탄하였는데, 陶隱居의『百一方』, 王燾의『外臺秘要』를 살펴보면 대부분 흔히 볼 수 있는 처방의 起源을 알 수 있으니, 이내 2권의 책을 거듭 읽고『千金方』을 통하여 숨은 의미를 찾아보

1137) "取乾艾葉一斛許丸之 內瓦甑下 塞餘孔 唯留一目 以痛處着瓦目下 燒艾以熏之 一時間愈矣."

면 仲景의 방법은 10개 중 2, 3개만 포함되고, 『小品方』은 10개중 5, 6개를 차지한다……(爲醫者皆習張仲景『傷寒』, 陳延之『小品』……以類推之, 則『小品』亦仲景之比也. 常痛遺逸無餘, 及觀陶隱居『百一方』, 王燾『外臺秘要』, 多顯方之所由來, 乃得反復二書, 究尋於『千金方』中, 則仲景之法十居其二三, 『小品』十居其五六……)"고 하였다. 이러한 내용을 살펴보면 陳延之와 張仲景은 동등한 입지를 차지하였던 것으로, 가히 陳延之가 당시에 높은 명성을 얻었음을 알 수 있다.

陳延之의 중요한 醫學思想은 灸法을 중요시하고 융통성 있게 뜸을 활용한 것이다. 그는 灸法이 시술하기 간편하고 또한 사용범위도 넓으며, 효과도 좋아서 적극 권장하였다. 그는 "무릇 病은 湯藥으로써 그 속을 다스리고 침과 뜸으로 그 밖을 다스리는데, 대개 鍼術은 반드시 스승에게 배워야 시술할 수 있지만, 뜸은 보통사람도 편리하게 따라 시술할 수 있다. 스승에게 배워 醫經을 이해하고 나서 침과 뜸을 뜻대로 시술할 수 있지만 스승에게 배우지 못하여 經文을 이해하지 못해도 단지 그림에 따라 글을 이해하면 따라 할 수는 있다. 草野에서는 그림도 없고 글도 이해할 수 없을지라도 다만 아픈 곳에 따라 편하게 뜸을 뜨는 것도 모두 좋은 방법이 된다(夫病以湯藥救其內, 鍼灸營其外, 夫鍼術須師乃行, 其灸則凡人便施. 爲師解經者, 鍼灸隨手而行; 非師所解文者, 但依圖詳文則可矣. 野間無圖不解文者, 但隨病所在便灸之, 皆良法)"고 하였다. 그의 이와 같은 주장에 『小品方』에 수록된 灸法에서 다양하게 논술되었다.

4.1 灸法의 융통성 있는 활용(灸宜靈活權變)

陳延之는 뜸에 치중하였는데, 대개 先人들의 경험을 참고하였지만 단지 하나의 學說에 얽매이지는 않았다. 그는 다양한 뜸에 관한 理論을 제시하였는데, 모두 독특한 견해를 지니고 있어서 그의 뜸 활용의 경향을 반영하고 있다. 예를 들어, 당시 성행하였던 起泡를 유발하는 瘢痕灸에 대해 "얼굴, 눈, 사지 등의 밖으로 드러난 곳은 피해야한다(避其面目四肢顯露處)"라는 주장을 내세우고 있는데, 이러한 부위에 瘢痕灸를 시술하면 "부스럼이 생겨 해롭기 때문이다(以創瘢爲害耳)"라고 하였다. 또한 뜸을 뜰 때 불을 붙이는 재료와 불을 붙이는 方法, 뜸에 사용되는 원료 등에 대해서도 자신이 견해를 밝혔다. 艾炷의 크기에 대해서도 설명을 덧붙이고 있다. 그는 뜸의 크기는 『黃帝內經』에 제시된 "뜸은 三分이 아니면 공연히 헛수고를 하는 것이라 할 수 있다(灸不三分, 是謂徒冤)"라는 기준에 따라 만들어야 한다고 여겼다. 그 이유는 뜸의 밑바닥 넓이를 3分 정도는 되어야 穴을 완전히 덮을 수 있으므로, 불을 붙인 다음 穴에 작용하고 經絡을 따라 그 효력이 전달되기 때문이라는 것이다. 다만 적당한 火力을 가해야만 뜨거운 기운이 經絡을 통하여 치료하고자 하는 부위에 도달할 수 있는 것이다. 만약 뜸의 크기가 지나치게 크면 뜨거운 기운이 지나쳐 피부가 쉽게 화상을 입는다. 火氣가 너무 약하면 뜨거운 기운이 전달되지 않아 治療效果가 떨어지게 된다. 비록 일반적으로 뜸의 밑바닥 넓이는 3分 정도가 적절하지만 陳延之는 "江東 및 嶺南 지역은 氣候가 온난하고 風寒이 적어 마땅히 뜸의 크기를 2分이나 1.5分으로 만들어도 되니 사람의 형체에 따라 크거나 작게 만들어야 할 뿐이다(江東及嶺南地氣溫, 風寒少, 當以二分以還, 極一分半

也, 逐人形闊狹耳)"라고 밝혀 뜸은 지역, 기후, 인체 등에 따라 각각 달리 만들어야 한다고 하였다.

그는 灸法에 다양한 활용법이 있으면 한 가지만 고집할 필요가 없다고 강조하였다. 灸法을 시술할 때 뜸의 壯數는 비록 대략적인 원칙은 있지만, "다만 병의 경중에 의하여 융통성 있게 하여야 하고 융통성 없이 하여서는 안 된다(但須准病輕重以行之, 不可膠柱守株)"라고 하였다. 그는 뜸의 壯數를 많게는 100壯에서 적게는 14壯 정도로 다양하게 사용하였으며, 같은 병증에도 상황에 따라 50壯이나 100壯 또는 나이에 따라 壯數를 정하여 뜨기도 하고, 심하면 하루에 3번 뜸을 뜨는 경우도 있었다. 狂犬病에 대한 치료 경험을 소개하는 내용을 보면 『肘後方』에 처음에는 10壯을 뜨고 이후에 매일 1壯씩 100일을 채우고 나서 그쳤다고 기록하고 있는데, 『小品方』에서는 매번 100壯씩 뜨고 뜸을 뜨기 전에 반드시 국소에 瀉血시켜 독을 빼는 것을 강조하였다. 이것은 病證에 맞추어 灸法을 시술하는 것으로서 葛洪의 뜸에 관한 學說을 발전시킨 것이다.

禁灸穴에 대해서, 陳延之는 "黃帝經의 禁忌에서 뜸을 뜰 수 없는 곳이 열여덟 곳이 있다고 하였는데, 『明堂』에서는 이것들을 금지하지 않았다(黃帝經禁曰不可灸者有十八處, 而『明堂』說便不禁之)"라고 하여 曹翕의 견해에 동조하면서 "병이 있을 때는 뜸이 가능하지만, 병이 없을 때는 뜸이 불가하다(有病可灸, 無病不可灸)"는 주장을 따랐다. 『鍼灸資生經』은 이를 근거로 뜸을 뜰 수 없는 穴자리에 3壯까지는 뜰 수 있다는 원칙을 세워 그 내용을 보다 발전시켰다.

이와 같이 陳氏의 醫學思想을 살피면 그는 瘢痕灸, 艾炷의 크기, 뜸의 壯數, 禁灸의 穴位 등에 대하여 다각도로 논술하였으며, 융통성 있게 灸法을 활용하였던 것으로 보인다.

4.2 灸法에 반드시 辨證에 따른 穴을 선택(灸必辨證用穴)

陳延之는 뜸을 뜨는 穴자리에 대해 많은 독특한 견해를 제시하였는데, 『千金要方』, 『千金翼方』, 『醫心方』 등의 著述 중에서 그의 처방을 약 30개 정도 찾을 수 있었다. 그가 穴을 운용하는 데 있어서 가장 큰 특징은 取穴을 되도록 적게 하는 것인데, 대체로 매번 한 개나 많게는 두세 穴에 그친다. 또한 14經의 腧穴을 제외하고 經外奇穴도 활용하였다. 그 중 중요한 의미가 있는 것은 같은 병에 다양한 처방을 내리는 同病異治法으로서 이는 辨證論治의 활용성을 보여주었다. 예를 들어 기침을 하는 病證에 12개의 처방이 있는데, 그 중에 手太陰肺經의 中府와 雲門, 任脈의 天突·膻中·巨闕, 督脈의 風府, 足太陽膀胱經의 大杼와 肺兪, 足少陽膽經의 肩井, 足厥陰肝經의 期門, 足少陰腎經의 彧中과 兪府, 足陽明胃經의 氣戶 등을 처방하였다. 이는 그가 기침의 다양한 상태를 참작하여 病證을 구별한 후 적절한 穴을 처방하였음을 보여준 것이다.

또한 陳延之는 穴자리를 단지 14經穴만을 국한시키지 않고 때때로 經外奇穴을 활용하기도 하였다. 『醫心方』에 수록된 『明堂經』의 649개 穴, 諸家의 11개 穴을 주로 사용하였고, 그중에서 2개의 穴은 새롭게 창안된 것이다. 그는 이러한 新穴이 『小品方』에서 나왔다고 명확히 밝히면서 新穴 곧 曲尺穴과 膝目穴(曲尺穴은 "발등 위에 종아리 아래로 발목과 만나는 꺾어지는 곳에 가까이 있으며, 엄지발가락의 갈라지는 곳과 對應되는 것으로, 마땅히 복사뼈 앞으로 두 힘줄 사이에 오목하게 패인 중앙에 자리한다". 膝目穴은 "무릎 안팎의 눈처럼 움푹 패인 곳에 자리하는 것으로" 마땅히 膝眼에 해당됨)[1138]은 下肢의 病證을 다스린다고 설명하였다.

『小品方』은 비록 灸法을 중요시했지만 鍼刺法을 완전히 배척하지는 않았다. 예를 들어 눈꺼풀에 군살이 돋아 눈동자를 가린 병증을 다스리는 처방(治眼膚肉生覆瞳子方)에서는 곧 침을 불에 달구어 군살을 지지는(燒鍼鍼膚) 방법을 소개하고, 아울러 군살을 잘라내는 割治法이 이 방법보다 못하다고 설명하였다. 또한 "붉은 핏줄이 불거져 마치 꼬아놓은 새끼줄처럼 불룩 솟아오르고 당기면서 아프며 壯熱이 나타나는" 編病이라는 병증에는 곧 "鋒鍼으로 수차례 찔러 血氣를 빼주고, 鍼으로 그 맥이 맺힌 곳을 풀어준다……"[1139]고 하였다.

종합해보면 陳延之는 葛洪의 뒤를 이어 灸法를 적극 보급한 또 한명의 선구자이다. 그의 灸法 理論은 鍼灸學의 내용을 더욱 풍성하게 채워주었으며, 鍼灸學 發展에 중요한 역할을 하였음이 분명하다.

5 孫思邈의 鍼灸學說

孫思邈(기원 581~682년)은 隋唐時代에 京兆 華原(지금의 陝西省 耀縣임) 사람으로서, 어려서부터 총명하여 일곱 살 때 "천편이 넘는 명언을 줄줄 암기하였고", 어린 나이에 많은 서적을 두루 읽어 "百家의 學說에 정통하고, 老子와 莊周에 대해 곧잘 論하였고", "아울러 經典을 해석하기 좋아했다"[1140]고 한다. 또한 陰陽을 꿰뚫었고, 이를 醫藥에까지 도입하였다. 唐나라의 盧照隣은 그를 칭송하여 "道는 古今에 통하였고, 學問은 術數를 두루 꿰고 있다"[1141]고 하였으니, 그의 학문의 넓고 깊었음을 알 수 있다. 孫思邈은 어려서 병으로 인하여 의학을 배우게 되었는데, 섬세하고 끈기가 있었으며 게으름을 피우지 않고 공부에 열중한 결과 成人이 되어서는 이웃의 병을 잘 治療해 주고 "어려움에 처한 사람들을 잘 돌보았다(多所濟益)." 특히 그는 "머리가 희끗희끗하게 되도록 나이가 들어서도 손에서 책을 놓지 않았다. 脈診을 통하여 증후를 알아내고 藥을 채집하여 잘 조화시켜 적절하게 복용하였고, 평소의 생활을 항상 조심하였으며, 한 가지 일에 집념을 갖고 천리가 멀다하여도 가슴 깊이 새긴 일은 결코 포기하지 않았다."[1142] 이처럼 겸손하고 성실한 성품을 지녔기에 그는 이내 名醫로 이름을 날렸다. 그는 "각종 처방집이 無數히 난무하여 갑자기 급한 상황에 처하면 바로 대처하기에 매우 어렵다", "이에 널리 經典을 모아 번잡하고 반복된 내용은 삭제하고 簡易하게 하는 것에 힘써서"[1143] 그의 대표적인 著述인 『備急千金要方』과 『千金翼方』

1138) 曲尺穴在"脚趺上, 脛之下接腕曲屈處, 對大指岐, 當踝前兩筋中央陷中是也"; 膝目穴在"膝內外目", 當指膝眼.
1139) "赤脈起如編繩, 急痛壯熱"……"以鋒鍼數鑱去血氣, 鍼瀉其結脈處……"
1140) "口誦千餘言", "通百家說, 善言老壯", "兼好釋典"
1141) "道合古今, 學歹單術數"
1142) "白首之年, 未嘗釋券. 至于切脈診候 采藥和合, 服餌節度 一事長于己者 不遠千里伏膺取決."

등을 편찬하였는데, 이는 후세에 많은 영향을 주었다.

『備急千金要方』은 全書가 30권으로 구성되었으며, 기원 후 625년에 완성됐다. 그 중에는 內科, 外科, 婦人科, 小兒科, 五官科 등을 망라한 각종 질병에 대한 5천여개의 처방이 수록되어 있고, 이 외에도 鍼灸에 관하여 전문적으로 논술한 내용과 각 부분에 散在되어 있는 鍼灸學에 관련된 내용이 약 천여가지에 이른다. 이 책에는 救急, 食餌療法, 養生, 氣功, 按摩 등의 내용도 포함되어 있다. 그의 著述은 저자의 장기간에 걸친 임상경험을 잘 나타내줄 뿐만 아니라 동시에 唐나라 이전의 의학문헌에 관한 소중한 자료를 함께 수록하여 중요한 문헌보고라 할 수 있다. 그중 郭玉, 張文仲, 范汪 등의 學說은 대부분 孫思邈의 著述을 통하여 보존되고 전해졌다.

『千金翼方』은 全書가 30권으로 구성되어 있으며, 唐나라 永淳 元年(기원 682년)에 완성됐다. 이는 『備急千金要方』의 내용을 보완하여 새롭게 편찬된 것이다. 全書는 모두 189門으로 구분되어 處方, 理論, 治法에 관한 2천 9백여가지 내용을 포함하고 있으며, 수록된 藥物은 8백여종에 이른다. 그 내용은 婦人, 傷寒, 小兒, 補益, 中風, 雜病, 瘡癰, 色脈, 鍼灸, 禁呪 등을 포함한다.

鍼灸學에 관한 내용은 『備急千金要方』과 『千金翼方』에서 일정한 비중을 차지하고 있다. 『備急千金要方』의 29卷과 30卷, 『千金翼方』의 26卷, 27卷과 28卷 등에 鍼灸에 관한 내용을 전문적으로 記述하였으며, 적지 않은 분량은 각 卷에 散在되어 있다. 특히 孫思邈은 비교적 많은 經外奇穴을 수록하였으며, 火鍼의 구체적인 응용법과 取穴할 때의 指寸法 등을 창안하여 鍼灸學 발전에 큰 기여를 하였다.

5.1 예방 및 조기 치료의 사상(防病早治)

孫氏는 질병의 예방과 早期治療에 역점을 두어 그의 중요한 學術思想으로 주목받았다. 그는 "뛰어난 의사는 病이 생기기 전에 病을 다스린다(上工醫未病治病)", "신통한 의사는 그 근원을 깊이 파고든다(神工則深究萌芽)"라는 주장을 폈다. 鍼灸學 방면에서 그는 뜸을 이용하여 傳染病을 예방하는 방법을 제시하였다. 그는 "무릇 사람이 吳나라나 蜀나라 땅에 머무를 관료들은 몸에 항상 두세 군데 뜸을 떠 瘡으로 인해 잠시라도 달라지지 못하게 하며, 瘴癘나 溫瘧 따위의 독기가 인체에 들러붙지 못하게 하니 吳나라나 蜀나라에서는 대체로 灸法이 많이 성행하였다"[1144]고 언급하였다. 또한 孫氏는 병을 앓은 후에도 제때에 서둘러 治療할 것을 강조하여 "무릇 脚氣를 처음 앓게 되면 무릎이 약해지니 속히 뜸을 뜨고 아울러 竹瀝湯을 복용하고, 뜸이 끝나면 八風散을 복용하는데 차도가 없는 경우가 없으니 단지 서둘러 급히 治療하는 것뿐이다"[1145]고 하였다. 그는 "病이 輕한 경우는 시간이 걸려도 곧바로 악화되지 않지만 제대로 다스리지 않으면 根源이 제거되지 않아 오래 머물면서 사람을 죽도록 괴롭히니 이를 정성껏 유의하지 않으면 안 된다"[1146]고

1143) "諸方部帙浩博 忽遇倉卒 求檢至難", "乃博采群經, 刪裁繁重, 務在簡易"
1144) "凡人吳蜀地游官 體上常須三兩處灸之 勿令瘡暫差, 則瘴癘溫瘧毒氣不能著人也. 故吳蜀多行灸法."
1145) "凡脚氣初得脚弱, 使速灸之, 幷服竹瀝湯, 灸訖可服八風散, 無不差者, 惟急速治之."

간곡히 사람들에게 당부하였다.

따라서 孫氏의 豫防思想은 전면적으로 未病에서 已病까지 두루 언급하고 있으며 필요한 예방 조치를 제때에 해주도록 강조하는 한편 鍼灸를 豫防法의 한 수단으로 언급하여 실로 "세상에 으뜸가는 醫者(蒼生大醫)"임을 새삼 확인할 수 있다.

5.2 침과 약물의 동등한 중요성(鍼藥幷重)

『備急千金要方』과 『千金翼方』에서는 孫思邈이 鍼灸와 湯藥을 모두 중요시한 學術思想을 엿볼 수 있다. 그는 "만약 鍼만 놓고 뜸을 뜨지 않거나, 뜸만 뜨고 鍼을 놓지 않는다면 모두 훌륭한 의사가 아니다. 鍼과 뜸은 놓고 藥을 쓰지 않거나, 藥은 쓰고 鍼과 뜸을 놓지 않는다면, 이 또한 훌륭한 의사가 아니다……鍼과 藥을 두루 알아야 실로 훌륭한 의사라 할 수 있다"[1147]라고 하였다. 또한 "고로 經에 이르기를 湯藥은 內部를 공격하고 鍼灸는 外部를 공격하니, 곧 병이 도망갈 곳이 없게 된다. 鍼灸의 효능을 알아야 비로소 湯藥이 그 절반을 넘는 효력이 있음을 느낀다"[1148]고 하였다.

이런 까닭에 孫氏 그의 著述 중에서 대부분의 疾病을 治療할 때 침과 약을 모두 병행하였다. 다만 그는 일부 병증은 침이 더 효과적이고, 일부 병증은 뜸이 더 효과가 있으며, 일부 병증은 탕약이 더 적합하고, 일부 병증은 침과 뜸 및 탕약을 동시 병용하는 것이 더 효과를 얻을 수 있다고 간주하였다. 따라서 그는 "그 중 반드시 침을 놓아야 하는 경우 곧 鍼으로 補하거나 또는 瀉하는 방법을 시술하고, 鍼이 적합하지 않으면 곧바로 뜸을 떠야 한다"[1149]고 하였다. 각종 治療法의 특성에 따라 또한 病證의 상태를 살펴서 선택할 수 있으며, 각각의 治療法이 충분히 우세를 발휘하도록 하여 臨床治療의 효과를 높이는데 중요하다. 孫氏의 이와 같은 鍼灸와 湯藥을 조화롭게 활용하고 상승효과를 내며, 어느 한쪽으로 치중되지 않는 思想을 매우 바람직하다. 宋나라의 高保衡은 "설령 藥을 알고 뜸을 모르면 治療의 實體를 충분히 깨닫지 못한 것이고, 뜸을 알고 鍼을 모르면 表裏의 變化이 끝까지 따르지 못한 것이다. 만약 聖賢의 깊은 뜻을 알아차리면 名醫라고 하여도 좋으니 唐나라의 眞人인 孫思邈이 바로 그러한 사람이다"[1150]라고 하여 孫氏의 學術的 견해에 높은 찬사를 보냈다.

1146) "此病輕者 登時雖不即惡 治之不當 根源不除 久久期于殺人 不可不精以爲意"
1147) "若鍼而不灸, 灸而不鍼, 皆非良醫也; 鍼灸不藥, 藥不鍼灸, 尤非良醫也 … 知鍼知藥, 固是良醫."
1148) "故經曰: 湯藥攻其內, 鍼灸攻其外, 則病無所逃矣. 方知鍼灸之功過半于湯藥矣."
1149) "其有須鍼刺, 卽鍼刺以補瀉之, 不宜鍼刺, 直爾灸之."
1150) "苟知藥而不知灸, 未足以盡治療之體, 知灸而不知鍼, 未足以極表裏之變. 如能兼聖賢之蘊者, 其名醫之良乎! 有唐眞人孫思邈者, 乃其人也."

5.3 脈象에 따른 刺鍼 및 灸法(看脈刺灸)

孫思邈이 일찍이 "무릇 脈이란 醫術의 大業이니, 아직도 그 이치를 깊이 탐구하지 않았으면 어찌 의사라 할 수 있겠는가"[1151]라고 지적하였다. 따라서 그가 脈診을 매우 중요시하였음을 알 수 있다. 그는『備急千金要方』과『千金翼方』에서 각 1권의 구성으로 오로지 脈診만 闡述하여 脈診에 대한 인식이 깊었음을 가늠케 한다.

治療하는 과정에서 孫氏가 脈象을 살피고 鍼을 놓도록 하였다. 그는『備急千金要方』의 28권인 "平脈三關主對法第六" 중에서 王叔和의『脈經』을 근거로 다양한 脈象 및 症狀에 따라 시술한 내용을 정리하여 기록하였는데, 예를 들면 "寸口의 脈이 浮하면 中風으로 發熱이 생기고 頭痛이 나타나니 이에 桂枝湯이나 葛根湯을 복용하고, 風池와 風府에 침을 놓으며, 火氣를 이용하여 몸에 뜸을 뜨고 治風膏를 발라 문지르며, 이불을 덮어 땀이 나도록 한다"[1152]고 설명하였고, 또 "關部의 脈이 緩하면서 음식을 먹지 않으려는 것은 脾胃의 氣가 부족한 것인데, 마땅히 平胃散이나 補脾湯을 복용하고, 또한 章門에 침을 놓아 補하여야 한다"[1153]고 하였으며, 또한 "尺脈이 緊하고 배꼽 아래가 아프면 마땅히 當歸湯을 복용하고 天樞에 뜸을 뜨고 關元에 침을 놓아 補하도록 한다"[1154]고 論述하였다.

그는 著述에서 脈診이 鍼灸의 시술에 지침이 되는 것을 거듭 강조하였다. 그 例로 "대개 鍼과 뜸을 놓고자 한다면 반드시 脈을 보아라"[1155]고 하였고, "매번 鍼을 놓을 때는 모름지기 脈을 봐야 하니, 脈이 좋으면 鍼을 놓고 脈이 나쁘면 함부로 鍼을 놓지 말라"[1156]는 내용이 있다. 이 외에도 그는 張仲景의 '熱證에는 뜸을 삼가라'는 學說을 근거로 浮脈이나 數脈이 나타나면 뜸을 禁忌하라고 경고하였다. 예컨대 "대개 微數한 脈에는 조심하여 뜸을 뜨지 말라."고 하였고, "脈이 浮하고 熱이 甚하면 뜸을 뜨지 말라"[1157]고 하였다. 이러한 주장은 脈診을 바탕으로 한 脈象에 따른 鍼의 시술에 중요한 지침이 된다.

5.4 다양한 灸法의 활용(灸宜權變)

孫氏의『備急千金要方』에는 艾炷의 크기와 뜸의 生熟(가열의 정도를 의미함)에 관한 見解를 論述하였다. "미리, 얼굴, 눈, 목 등은 뜸은 뜰 때 살짝 적게 뜨는 것이 가장 좋다. 손, 팔, 다리 등은 뜸을 반드시 약간 뜨거울 정도로 뜨고 역시 많이 뜨지 않는 것이 적합하다. 가슴, 등, 배

1151) "夫脈者, 醫之大業也, 旣不深究其道, 何以爲醫者哉."
1152) "寸口脈孚, 中風 發熱 頭痛 宜服桂枝湯, 葛根湯, 鍼風池, 風府, 向火灸身, 摩治風膏, 覆令汗出"
1153) "關上脈緩, 不欲食, 此脾胃氣不足, 宜服平胃散, 補裨湯, 又鍼章門補之"
1154) "尺脈緊, 臍下痛, 宜服當歸湯, 灸天樞, 鍼關元補之"
1155) "凡欲鍼灸, 必先看脈"
1156) "每鍼常須看脈, 脈好乃下鍼, 脈惡勿亂下鍼"
1157) "凡微數之脈, 愼不可灸" "脈浮熱甚, 勿灸"

등에는 특히 뜸을 몹시 뜨겁게 뜨는 것이 더욱 적합하다. 허리나 등골은 뜸을 적고 살짝 뜨는 것이 좋다"[1158]고 설명하였다. 生熟의 정도에 대해 孫氏는 "대체로 그 의미는 적절히 조절하고 그 때에 따라 임의대로 바꾸며, 각종 변화에 적절히 대응하는 것으로 하나의 기준을 정하기는 어렵다"[1159]고 밝혔다. 또한 "대개 壯數에 대해 만약 건장한 사람이 병을 앓으면 병증의 뿌리가 깊으니 처방에 정해진 壯數보다 꼽으로 쓸 수 있다. 만약 老人이나 衰弱한 사람이면 다시 半으로 줄이고……역시 병증의 輕重에 따라 시술하도록 하고, 융통성 없이 고집부리는 것은 옳지 않다"[1160]라고 하였다. 즉 뜸의 크기나 加熱하는 정도의 生熟은 일정한 한도가 있으나 임상에서 나타나는 구체적인 상황을 가만하여 수시로 變通하는 것이 바람직하다.

그는 또한 隔物灸에 대한 論述도 다양하게 제시하였는데, 예를 들어 蒜, 鹽, 豆豉, 葶藶子, 附子, 商陸 등을 살갗에 대놓고 그 위에 뜸을 뜨도록 하였다. 특히 일부 특별한 灸法에 대해서도 언급하였는데, 예를 들어 麻花艾灸, 葦筒灸, 橫三間寸灸 등이 대표적이다. 그의 소중한 임상경험을 엿볼 수 있는 例로 그는 艾炷灸를 이용하여 뱀독을 다스렸고, 아울러 응급처치의 대안으로 "뜸이 없으면 火頭로 瘡孔의 크기를 가늠하여 뜨겁게 지진다"[1161]고 설명하였다. 이는 뱀독을 다스릴 필수적으로 서둘러 응급처치를 하도록 하고 다급한 상황에서 갑자기 쑥을 구할 수 없는 현실을 가만하여 火頭로 대체하게 하는 지혜를 엿볼 수 있다. 그가 제시한 이와 같은 응급조치는 생명을 구하고 상황에 맞추어 치료법을 적절히 활용하는 경험은 後世의 좋은 본보기가 된다.

5.5 經外奇穴 및 阿是穴의 활용(重奇穴 說阿是)

經外奇穴은 鍼灸腧穴의 중요한 구성으로서 이런한 腧穴에 대한 기록은 唐나라 이전의 문헌에서도 비록 기술된 바 있지만, 그 數가 무척 적었는데 孫思邈의 著述에는 비교적 많은 내용이 수록되었다. 宋나라의 高保衡은『新校備急千金要方例』에서 "대개 鍼灸의 孔穴이 明堂篇에서 이미 기록한 것을 수록하였고, 그 뒤에 차례로 각 篇에 기록한 穴은 대부분 明堂과 같지 않거나 또한 明堂에 없는 것이므로 역시 기재하여 당시에 널리 전파되고 효과가 있었던 것들을 적었으니 반드시 옛날의 經書와 같을 필요가 없다"[1162]고 설명하였다. 이와 같이 "不與明堂同者, 及明堂中所無者"라고 언급한 것은 經外奇穴을 가리켜 일컫는 것이다.

孫氏의 著述 중에 수록된 經外奇穴은 아래의 두 종류로 나뉜다. 첫째는 穴名과 部位와 取穴法이 모두 명시된 것이다. 예컨대『千金要方』에 수록된 寅門, 當陽, 當容, 燕口, 濁浴 등의 穴자리와

1158) "頭面目咽, 灸之最欲生少; 手臂四肢, 灸之欲須小熟, 亦不宜多; 胸背腹灸之尤宜大熟, 其腰脊欲須少生."
1159) "大體皆須以意商量, 臨時遷改, 應機千變萬化, 難以一準."
1160) "凡言壯數者, 若丁壯遇病, 病根深篤者, 可倍多于方數; 其人老人小羸弱者, 可復減半 … 仍須準病 輕重以行之, 不可膠柱守株."
1161) "無艾, 以火頭種瘡孔大小熱之"
1162) "凡鍼灸孔穴 已具明堂篇中, 其逐諸穴多有不與明堂同者, 及明堂中無所者, 亦應記當時所傳得效者耳, 故不必盡同久經也."

『千金翼方』에 수록된 轉谷, 始素 등의 穴라리로서 모두 120여개가 된다. 둘째는 部位와 取穴法은 명시되어 있으나 名稱이 없는 것이다. 예를 들어 『千金要方』에 수록된 "小兒의 暴癎에는 정수리 가르마 가운데에 뜸을 뜬다"[1163]고 밝힌 것과 같이 모두 70여개가 있다. 그 중에는 일부 穴은 唐나라 이전의 문헌에서 이름이 없었는데 孫氏가 새롭게 이름을 붙인 것이다. 예를 들어 葛洪의 『肘後備急方』에는 "윗입술 안쪽의 팽팽한 곳(上脣裏絃絃者)"이라고 기록한 穴을 孫氏는 懸命穴이라고 이름을 붙였다. 또한 일부 穴은 두 권의 『千金方』에서 명칭이 없었지만 후세 醫家들이 이름을 붙여준 경우도 있다. 예를 들어 『千金方』에 十指頭라는 穴에 대하여 후세의 醫家들은 十宣穴이라고 명명한 것이다.

"阿是穴"이라고 부른 것은 孫思邈이 가장 먼저 붙인 명칭이다. 비록 『內經』에 "以痛爲腧"라는 언급이 있어 阿是穴과 유사한 내용이라 하지만 제대로 명칭을 붙이지는 않았다. 『千金要方』 29권의 "灸例第六"에 "阿是라는 방법이 있는데, 이는 사람이 病으로 아프다면 곧 그 위를 꼬집어 만약 제대로 그 자리를 짚으면 그곳이 穴자리가 아니라도 곧바로 편안함을 얻게 되니 통증을 일으킨 곳이면 이른즉 '아야'라고 소리를 내게 되므로 뜸을 뜨면 모두 효험이 있다"[1164]고 論述하였다. 孫思邈의 阿是穴에 대한 견해는 후세에 큰 영향을 미치게 되었는데, 예를 들면 『鍼灸資生經』에 蒲登辰이 쓴 序文을 보면 "그간 阿是穴法에 대한 說은……역시 모두 거듭 시험할수록 효과가 있었다"[1165]라고 하였다. 이는 현재까지도 鍼灸學 영역에서 뛰어난 효과를 보이는 중요한 내용으로 인식되고 있다.

孫思邈의 鍼灸理論과 學說은 크게 5개 분야로 요약되는 외에 十三鬼穴과 火鍼에 관한 내용도 있다. 특히 火鍼에서 활용된 침 기구, 불을 붙이는 재료, 火氣의 세기, 시술하는 기간, 禁忌되는 穴자리, 適應症 등에 관한 논술은 『內經』에 언급되었던 "燔鍼"이나 "焠刺"의 理論을 더욱 발전시켜 임상에서 상당한 참고 가치가 있다.

6 巢元方의 鍼灸學說

巢元方은 隨代의 醫學家로 大業 年間(기원 605~616년)에 太醫博士를 맡았다. 『諸病源候論』을 편찬하여 기원 610년에 완성했는데, 이 책은 전체 50卷, 67門, 1739論으로 구성되어 있다. 隨代의 醫學 成果들을 집대성하여 각종 질병의 病源과 病候를 중점적으로 논술하여 病因病理學에 관한 전문서적이다. 아울러 治法에 대해서도 내용이 들어 있는데, 많은 부분은 鍼灸와 관련되어 있다. 『金匱要略』의 姙娠養胎 鍼刺禁忌, 『傷寒論』의 熱入血室에 期門에 刺鍼하는 내용, 『肘後備急方』

1163) "小兒暴癎, 灸頂上回毛中"
1164) "有阿是之法, 言人病痛, 卽令捏其上, 若裏當其處, 不問孔穴, 卽得便快, 成(疑"惑"字之誤)痛處, 卽云阿是, 灸刺皆驗"
1165) "其間阿是穴法之說 … 亦皆累試累驗"

의 沙虱이 인체에 침입했을 때 "挑灸其上" 등 다양한 방법을 인용하여 소개하는 한편 巢元方 자신의 鍼灸學的 관점을 충분히 반영하고 있다[1166]. 宋代 宋綬의 序文에는 "각종 學說의 精髓를 모았고, 가장 정미로운 理論들을 깊이 연구하였다. 形脈에 따라 證을 다스리는 것이 이 책에 모으지 않은 것이 없다. 起居, 愛慾, 風濕에 감수된 병증은 물론이고, 鍼鑱 · 蹻引 · 湯熨의 적절한 선택에 관해서도 밝혀주어 실로 術藝의 본보기이자 진찰하는데 있어 나루터처럼 발판을 마련해주었다"[1167]라고 하였다.

6.1 經絡病機說

巢元方은 『諸病源候論』에서 『內經』의 經絡理論을 근거로 하여 病機를 해석하였는데, 비교적 많은 새로운 견해를 제시하였다. 예를 들어 5卷 '消渴病諸候 · 渴利候'에서는 "小便이 잘 나오면 津液이 衰竭되고, 津液이 마르면 經絡이 매끄럽지 못하며, 經絡이 매끄럽지 않으면 榮衛가 돌지 못하게 되고, 榮衛가 돌지 못하면 熱氣가 머물러 맺히므로 癰疽가 생기게 된다.[1168]"라고 하였는데, 消渴은 지금의 糖尿病을 포괄한 의미이다. 이 내용에서 癰疽가 생긴다는 것은 대개 피부의 感染을 뜻한다. 이에 대하여 經絡理論을 근거로 그 病機를 해석한 것은 巢元方이 처음 창안한 것이다. 또 9卷의 '時氣病諸候 · 時氣衄血候'에서는 "時氣衄血이라는 것은 五臟의 熱이 뭉쳐서 된 것이다. 心은 血을 주관하는데, 邪熱이 手少陰經에 침입하면 足陽明의 絡에 깃들게 되므로 衄血이 생긴다.[1169]"고 하였다. 이는 經絡에 입각하여 衄血의 病機를 해석한 것으로, 『銅人腧穴鍼灸圖經』에 소개된 陰郄으로 衄을 다스리는 경우와 『丹溪心法』에서 豊隆을 止血에 활용한 경우 등에 이론적 근거를 제공한 것이다.

經脈의 病機에 대해서, 1卷인 '風病諸候上 · 風口喎候'에서는 中風으로 口喎가 발생한 원인을 "風邪가 足陽明과 手太陽의 經脈에 침입한 후 寒邪를 만나게 되면 筋이 오그라들어 뺨을 당기므로 입이 비뚤어지게 된다……[1170]"고 밝혔다. 後世에 이 病證을 치료할 때 顴髎穴, 聽宮穴 등을 사용한 것은 바로 이러한 기전에서 비롯된 것임을 이해할 수 있다. 또 예를 들어 44卷인 "產後月水不利候"에서는 병이 手太陽, 手少陰에 생긴 것이라 인식하였으며, 48卷인 소아의 "耳鳴候"에는 風邪가 手太陽經에 들어갔기 때문이라고 인식하는 등은 病理機轉에 설명은 모두 『內經』의 經脈理論을 발전시켰다.

1166) 침과 뜸 분야에 있어서 淋病 중 石淋, 氣淋, 소변질환 중에서 小便數, 遺尿, 大便病 중에서 大便難, 大便不通, 大小便難, 五臟六腑病 중에서 心病, 肺病, 腎病, 膀胱病, 五臟橫病 등 110여 종의 질병에 침과 뜸 치료를 응용함.

1167) 『諸病源候論 · 序』 "會粹群說, 沈研精理, 形脈之證, 罔不該集° 明居處′ 愛欲′ 風濕之所感, 示鍼鑱′ 撟引′ 湯熨之所宜° 誠術藝之楷模, 而診察之津涉° "

1168) 『諸病源候論 · 卷之五 · 消渴病諸候 · 渴利候』 "小便利則津液竭, 津液竭則經絡澀, 經絡澀則榮衛不行, 榮衛不行, 則熱氣留滯, 故成癰疽膿° "

1169) 『諸病源候論 · 卷之九 · 時氣病諸候 · 時氣衄血候』 "時氣衄血者, 五臟熱結所爲° 心主於血, 邪熱中於手少陰之經, 客於足陽明之絡, 故衄血也° "

1170) 『諸病源候論 · 卷之一 · 風病諸候上 · 風口喎候』 "風邪入於足陽明′ 手太陽之經, 遇寒則筋急引頰, 故使口喎僻, ……"

寄經八脈의 病機에 대해서, 4卷인 "虛勞裏急候"에서 "虛勞는 腎氣가 不足하고, 衝脈이 손상되어 생긴 것이다. 衝脈은 陰脈의 바다와 같은 것으로, 關元에서 시작되는데, 關元穴은 배꼽 아래에 있으며, 배를 따라 위로 곧장 올라가 咽喉에 이른다. 과로로 인하여 內傷으로 이어지면 뱃속이 당긴다.[1171)]"고 論述하였다. 또 27卷인 '鬚髮禿落候'에서는 鬚髮이 탈락하는 것이 衝任의 "血氣가 衰弱하고 經脈이 虛하고 메말라 榮潤할 수 없기 때문이다[1172)]"고 밝혔다. 이러한 주장은 모두 『內經』에서 언급한 寄經八脈의 病機에 대하여 명확하게 새로운 견해를 闡明한 것이다.

筋脈理論은 『內經』에 기록된 이후에 거의 사람들의 관심 밖에 있었는데, 巢氏만은 오히려 이에 대해 깊은 관심을 가졌었다. 예를 들어 1卷인 "風口噤候"에서는 『靈樞 · 經筋』에 근거하여 "手三陽의 經筋은 턱과 뺨에 이르러 매듭을 짓고, 足陽明의 經筋은 입을 끼고 위로 올라간다. 모든 陽經에 風寒이 침입하게 되면 筋은 오그라들기 때문에 입을 꽉 다물고 벌리지 못하게 된다.[1173)]"고 論述하여 經筋理論을 임상에 활용한 範例를 창시하였다.

巢元方은 隨나라 이전의 經絡理論에 대해서 비교적 체계적인 해석을 하였으며, 기본 理論과 臨床을 더욱 밀접하게 연결시키고, 醫家들의 사고방식을 넓히도록 방향을 제시하였으며, 鍼灸學을 임상에 널리 활용할 수 있도록 많은 시도를 하였다.

6.2 五臟에 의한 "中風"에 背兪穴의 활용

風이 五臟에 직접 침입하면 五臟中風證이 된다는 인식은 『素問 · 風論』에 가장 먼저 소개되었는데, 風이 五臟六腑의 兪穴로 침입하여도 또한 "臟腑之風(五臟의 風)"이 된다고 인식한 것이다. 단지 이에 대한 論述이 간략하게 있을 뿐 구체적인 治法은 언급되지 않았다. 巢氏는 이를 근거로 하여 五臟辨證에 따라 각각 配屬한 背兪穴에 뜸을 뜸으로써 치료하였다. 예를 들면 1卷의 "中風候"에서는 "心에 風이 침입하면 오로지 눕기만 하려 하고 옆으로 기울일 수가 없으며, 땀이 나는데 만약 입술이 붉고 땀이 줄줄 흐르면 치유가 가능하므로 서둘러 心兪에 뜸을 百壯 뜬다.……肝에 風이 침입하면 오로지 웅크려 앉으려고 하고 고개를 숙일 수가 없는데 만약 두 눈과 이마까지 색이 약간 푸른빛을 띠고 입술이 푸르고 얼굴이 누런 경우에는 치유할 수 있으니 서둘러 肝兪에 뜸을 百壯 뜬다.……脾에 風이 침입하면 웅크려 앉으면서 배가 그득하게 부르고 온몸이 황색을 띠고 짠물을 토하며 땀이 나는 경우는 치유할 수 있으니 서둘러 脾兪에 뜸을 百壯 뜬다……腎에 風이 침입하면 웅크려 앉아 허리가 아프고 양쪽 옆구리를 살피면 쌀떡 크기만한 누런 자국이 나타나지 않으면 치유할 수 있으니 서둘러 腎兪에 뜸을 百壯 뜬다……肺에 風이 침입하면 반듯하게 누우려하고 가슴이 그득하게 차오르고 숨이 가쁘며 갑갑해하면서 땀을 흘리고 눈 밑과 코 위아래

1171) 『諸病源候論 · 卷之三 · 虛勞病諸候上 · 虛勞裏急候』 "虛勞則腎氣不足, 傷於衝脈° 衝脈爲陰脈之海, 起於關元, 關元穴在臍下, 隨腹直上至咽喉° 勞傷內損, 故腹里拘急也° "

1172) 『諸病源候論 · 卷之二十七 · 毛髮病諸候 · 鬚髮禿落候』 "若血氣衰弱, 經脈虛竭, 不能榮潤, 故鬚髮禿落° "

1173) 『諸病源候論 · 卷之一 · 風病諸候 · 風口噤候』 "手三陽之筋, 幷結入頷頰 ; 足陽明之筋, 上夾於口° 諸陽爲風寒所客則筋急, 故口噤不開也° "

및 양쪽을 옆부터 입가까지 내려오면서 색깔이 흰 경우에는 치유할 수 있으니 서둘러 肺兪에 뜸을 百壯 뜬다……[1174)]"고 論述하였다. 이러한 방법에 관하여 孫思邈의『千金要方≫에도 비슷한 論述이 있는데, 辨證에 관하여 肝中風에는 "口不能言"이라는 증상을 추가하였고, 脾中風에는 "聲不出"이라는 증상을 추가하였다. 그 외에 또 大腸中風에 大腸兪에 뜸을 뜨는 등의 내용을 추가하였다.『諸病源候論』에서는 婦人・小兒科 病候에서 이러한 論述을 4번이나 거듭 언급하고 있는데, 서술한 내용은 대체적으로 비슷하지만 자세히 살피면 단순한 중복이 아니었다. 예를 들어 37卷의 "婦人雜病諸候・中風候"에서는『素問・風論』에 근거하여 五臟中風에 背兪穴을 반드시 취하는 理由에 대하여 "인체 腑臟의 兪穴은 모두 등에 있으며, 中風은 대체로 兪穴를 통하여 침입한 것으로 風이 파도든 해당 兪穴에 따라서 發病하게 되는 것이다.[1175)]"라고 밝혔다. 또 42卷의 "姙娠中風候"에서는 "妊娠 후 中風이 생기게 되면 단지 임산부만 병이 생기는 것이 아니라 甚한 경우에는 胎氣를 손상하게 된다.[1176)]"고 하였으며, 43卷의 "産後中風候"에서는 "출산을 하게 되면 血氣를 發動하여 손상하게 하고 臟腑의 勞損을 일으키는데……五臟의 氣가 虛하면 風邪가 虛한 틈을 타고 들어와 臟腑를 손상시킨다.[1177)]"라고 論述하였다. 이와 같은 내용들은 病因病機의 측면에서 中風의 發病原因과 그 機轉을 보충하였다. 48卷의 "小兒雜病諸候・中風候"에서는 한편으로 "小兒는 血氣가 未定하여 肌膚가 脆弱하므로 만약 제대로 보살피지 못하여 체온조절을 적절하게 해주지 않으면 腠理가 虛하여 열리게 되고 곧 風邪가 虛한 틈을 타고 침입하여 손상시킨다.[1178)]"고 하였을 뿐만 아니라, 또 한편 그 治法에 관하여 뜸의 壯數를 생략하고 언급하지 않고 "나이가 들던 어리든 뜸을 모두 百壯 뜬다. 만약 5,6歲 以下의 어린아이서부터 영아에 이르기까지 뜸을 뜰 경우에는 시술자가 알아서 줄이도록 한다……[1179)]"라고 하여 灸法을 융통성이 있게 활용하였다.

五臟背兪穴을 사용하여 五臟中風을 다스리는 것은『內經』에서 臟腑風證을 치료하는 理論을 보충하였다. 이러한 주장은 鍼灸臨床에서 經絡에 따라 辨證施治하는 것이 중요하지만 동시에 臟腑理論에 따라 辨證施治하는 것도 역시 중요하므로 두 가지를 조화롭게 활용하여 더 큰 효과를 내도록 하여야 바람직한 것임을 시사한다.

1174)『諸病源候論・卷之一・風病諸候・中風候』"心中風, 但得偃臥, 不得傾側, 汗出, 若唇赤汗流者可治, 急灸心兪百壯；…… 肝中風, 但踞坐, 不得低頭, 若繞兩目連額上, 色微有青, 唇青面黃者可治, 急灸肝兪百壯；…… 脾中風, 踞而腹滿, 身通黃, 吐鹹汁出者可治, 急灸脾兪百壯；…… 腎中風, 踞而腰痛, 視脇左右, 未有黃色如餠粢大者可治, 急灸腎兪百壯；…… 肺中風, 偃臥而胸滿短氣, 冒悶汗出, 視目下鼻上下兩旁下行至口, 色白者可治, 急灸肺兪百壯……"

1175)『諸病源候論・卷之三十七・婦人雜病諸候・中風候』"人腑臟兪皆在背, 中風多從兪入, 隨所中之兪而發病。"

1176)『諸病源候論・卷之四十二・婦人姙娠病諸候下・姙娠中風候』"妊娠而中風, 非止妊娠爲病, 甚者損胎也。"

1177)『諸病源候論・卷之四十三・婦人産後病諸候上・産後中風候』"産則傷動血氣, 勞損臟腑…… 五臟氣虛而風邪乘虛傷之."

1178)『諸病源候論・卷之四十八・小兒雜病諸候四・中風候』"小兒血氣未定, 肌膚脆弱, 若將養乖宜, 寒溫失度, 腠理虛開, 卽爲風所中也。"

1179)『諸病源候論・卷之四十八・小兒雜病諸候四・中風候』"其年長成童者, 灸皆百壯；若五六歲以下, 至於嬰兒灸者, 以意消息之。"

6.3 小兒科의 "愼護風池"와 "灸頰防噤"에 관한 學說

『諸病源候論』에서는 鍼灸로 소아과질병을 예방하는 내용이 상당히 많이 기록되었다. 먼저 소아를 돌볼 때 "愼護風池"해야 한다는 主張을 제시하였다. 45卷의 "養小兒候"에서는 "소아는 모두 모자를 씌우고 목을 두르는 옷차림으로 항상 뽀송뽀송하게 해주며 菊花로 만든 베개를 베도록 한다. 아이 엄마가 아기에게 수유를 할 때는 아이 목에 있는 風池를 하루 세 번씩 만져주고, 만약 壯熱이 있는 경우에는 반드시 熨法을 사용하여 약간 땀이 나도록 해야 한다. 약간 땀을 낸 후에도 차도가 없으면 다시 양쪽 風池와 등의 세 번째 척추, 다섯 번째 척추, 일곱 번째 척수, 아홉 번째 척추 양 옆에 뜸을 各各 2壯씩 뜨고 風池는 모두 10壯을 뜬다. 1歲의 아기는 7壯 뜨고, 아이가 크면 임의로 정도를 조절하여 壯數를 30壯까지 늘릴 수 있는데, 오직 風池에만 특히 많이 뜨도록 하며, 7歲 以上은 百壯까지 뜰 수 있다. 小兒는 항상 風池를 삼가 보호해야 하는데, 속담에도 소아를 조심스럽게 기르려면 風池를 삼가 보호해야 한다고 하였다. 風池는 목덜미의 양쪽에 힘줄이 있는 가장자리에 위치하며, 병이 있으면 그곳을 치료한다. 병이 미약한 경우에는 함부로 鍼灸를 시술해서는 안 된다……[1180)]"라고 하였다. 이와 같은 論述은 嬰兒에 대한 保溫 조치, 특히 風池 부위를 차게 하지 않도록 하는 것이 중요하므로 防寒에 필요한 조치와 질병을 제때에 발견하여 조기에 적절히 치료해주도록 강조하였다.

신생아의 破傷風은 古代의 常見病으로 이 책의 45卷에서는 "河洛 지역의 土地는 대개 寒하여 소아가 痙證을 많이 앓는다. 그곳의 풍속에는 신생아가 3일이 되면 거슬러서 뜸을 잘 떠서 그것을 예방하였으며, 또한 뺨에 뜸을 떠서 口噤을 예방하였다. 무릇 噤이라는 것은 舌下의 脈이 오그라들고 牙車의 筋이 당기는 것으로서, 그 땅위 기운이 寒하기 때문이니 모두 舌下에 뭉친 血을 없애고 뺨에 뜸을 떠서 噤을 방지하였다"[1181)]고 論述하였다. 이는 민간에서 유래된 소아 破傷風을 예방하는 經驗方이라 할 수 있다.

그 외에, 『諸病源候論』은 신생아의 黃疸, 小兒 中風, 小兒 變蒸, 驚癎 등에 관한 鍼灸治療法도 제시하였는데, 예를 들면 45卷인 小兒"驚候"에서는 "또 小兒는 變蒸이 있고 역시 약간씩 놀라기도 하는데…….많이 놀란 경우에는 驚脈에 뜸을 뜨고……태어난지 百日이 지나면 驚脈에 뜸을 뜨는 것이 좋다.[1182)]"라고 하였다. 아울러 "驚癎候"에서는 "驚癎에는 마땅히 그림에 따라서 뜸을 떠야 한다.[1183)]"라고 論述하였는데, 언급된 驚脈에 관하여 『素問·通評虛實論』에 따르면 "癎驚이 일

1180) 『諸病源候論·卷之四十五·小兒雜病諸候一·養小兒候』"兒皆須著帽′ 項衣, 取燥, 菊花爲枕枕之° 兒母乳兒, 三時摸兒項風池, 若壯熱者, 卽須熨, 使微汗° 微汗不瘥, 便灸兩風池及背第三椎′ 第五椎′ 第七椎′ 第九椎兩邊各二壯, 與風池凡爲十壯° 一歲兒七壯, 兒大者, 以意節度, 增壯數可至三十壯, 唯風池特令多, 七歲以上可百壯° 小兒常須愼護風池, 諺云 : 戒養小兒, 愼護風池° 風池在頸項筋兩轅之邊, 有病乃治之° 疾微, 愼不欲妄鍼灸, ……"

1181) 『諸病源候論·卷之四十五·小兒雜病諸候 一·養小兒候』"河洛間土地多寒, 兒喜病痙° 其俗生兒三日, 喜逆灸以防之, 又灸頰以防噤° 有噤者, 舌下脈急, 牙車筋急, 其土地寒, 皆決舌下去血, 灸頰以防噤° "

1182) 『諸病源候論·卷之四十五·小兒雜病諸候一·驚候』"又小兒變蒸, 亦微驚, …… 大驚乃灸驚脈, …… 生百日后灸驚脈, 乃善耳° "

1183) 『諸病源候論·卷之四十五·小兒雜病諸候一·驚癎候』"驚癎當按圖灸之."

어날 때 刺鍼하는 經脈이 다섯가지 있는데, 手太陰(魚際 혹은 經渠)을 좌우로 各 다섯 번 刺鍼하고, 太陽經(承山 혹은 陽谷)을 다섯 번 刺鍼한다……[1184]"라고 제시한 學說에 根據한 것이다. 그 구체적인 部位는 당시에 이미 별도의 그림이 있었으므로 "마땅히 그림에 따라서 뜸을 떠야 한다"라고 하였다.

이와 같이 巢氏가 鍼灸를 使用하여 小兒科 疾病을 豫防하고 치료하는 것을 매우 중요시했던 것으로, 그의 豫防醫學思想이 더욱 돋보였다.

6.4 鍼灸治療의 적절한 時機

鍼灸治療의 유리한 시기를 놓치지 않는 것은 疾病의 罹患期間을 短縮시키고, 고통을 줄이며, 疾病을 조기에 治療되도록 促進하는데 중요한 意義를 가지고 있다. 巢氏는 『諸病源候論』에서 治療時期 선택에 대해서 굉장한 관심을 보여주었으며, 특히 疾病의 진행이 比較的 빠른 急性 熱病과 重症으로 나타나는 外科의 癰疽 등에 대한 치료조치에 관심이 컸다.

溫熱病은 傳變이 빠른 병증으로서, 9卷인 "熱病諸候"에서는 『素問 · 刺熱篇』에 根據하여 이를 조기에 치료하도록 강조하였다. 먼저 患者의 顔面부위 중 어느 곳이 붉은지를 觀察하여 疾病이 어느 내장에 속하는지 결정한 연후에 "그 赤色을 보고 刺鍼하는 것을 治未病이라 한다"[1185]하였다.

또 9卷인 "時氣病諸候"에서는 病이 "첫날에는 皮毛에 있으니 마땅히 고약을 붙이고 뜸을 뜨면 낫는다. 낫지 않는 경우에는 둘째 날에는 병이 살갗[膚]에 있으니 鍼法을 사용하여야 하고……[1186]", 넷째 날에는 구토하는 藥을 服用하도록 하며, "病을 아직 낫지 않았을 경우는 다시 한번 刺鍼하면 마땅히 풀린다.[1187]"고 하였다. 또한 "熱病二日候"에는 "熱病을 앓은지 2일이 지나면 陽明이 病邪를 받아 病이 살결에 있으므로……膏藥을 바르고 뜸을 뜨며 땀을 내야 낫는다"[1188]고 하였다. 10卷인 "溫病諸候"에서는 溫病을 앓은지 2일이 지났을 경우 治療도 역시 같은 방법을 제시하였다. 溫熱病을 앓은 경우 처음 하루 이틀은 病이 表에 있어 소위 "皮毛", "膚", "肌肉" 등에 발생한 것으로, 곧 病邪가 아직 얕은 부위에 머무르면서 아직 깊은 內臟으로 들어가지 않았음을 알 수 있다. 따라서 마땅히 서둘러 鍼灸를 使用하여 가장 적절한 치료시기에 시술하여야 더욱 좋고 빠른 治療效果를 거둘 수 있으며, 疾病의 발생단계에서 억제시킬 수 있다. 病이 이미 4, 5일이 경과되었다 하더라도 이미 구토시키는 藥을 使用했으면 역시 鍼을 힘을 빌어서 藥의 기운을 도와주어 조속히 회복되도록 촉진시킨다. 실제로 이러한 효과는 이미 臨床에서 입증되었다. 만약 병이 오래되고 심한 경우는 반드시 치료에 어려움을 초래하므로 9卷인 "熱病候"에서 이른

1184) 『素問 · 通評虛實論』 "刺癎驚脈五: 鍼手太陰各五, 刺經太陽五……"
1185) 『諸病源候論 · 卷之九 · 熱病諸候 · 熱病候』 "見其赤色者刺之, 名曰治未病."
1186) 『諸病源候論 · 卷之九 · 時氣病諸候 · 時氣候』 "一日在皮毛, 當摩膏火炙愈; 不解者, 二日在膚, 法鍼 ……"
1187) 『諸病源候論 · 卷之九 · 時氣病諸候 · 時氣候』 "視病者尙未了了者, 復一法鍼之當解° "
1188) 『諸病源候論 · 卷之九 · 熱病二日候』 "熱病二日, 陽明受病, 病在肌肉,……故可摩膏火灸發汗而愈."

바와 같이 "熱病이 이레나 여드레가 되면……熱病을 앓아 이미 땀을 냈고 脈이 아직 躁하고 숨이 차면서 아울러 거듭 熱이 나면 함부로 刺鍼하지 말아야 하는 것으로, 숨이 심하게 차는 경우는 죽는다.[1189)]"고 하였다. 또한 9종의 危重한 熱病을 함께 論述하였는데, 鍼灸를 使用하지 말도록 권유하였던 것으로, 비록 鍼灸는 熱病을 다스릴 수 있지만 반드시 신중히 使用해야 한다고 강조하였다.

外傷의 癰疽가 심한 증상에는 傳變의 진행이 比較的 빨라서 만약 치료의 시기를 놓치면 심각한 결과를 초래하게 된다. 『諸病源候論』의 32卷에서 33卷에 이르기까지 내용은 전문적으로 癰疽의 治療 시기에 대하여 論述하였다. 예를 들어 "疽候"에서는 足五趾頭에 발생하는 敦疽는 4일에 刺鍼할 수 있고, 上膊과 下膊에 발생하는 疵疽는 4, 5일에 뜸을 뜰 수 있으며; 뒷목과 양쪽 귀 아래에 발생하는 杼疽는 6일째에 刺鍼할 수 있고, 背大骨 위에 발생하는 흑저와 등의 心兪에서 시작되어 팔까지 이어지는 鋒疽는 8일째에 刺鍼할 수 있고, 등의 胃兪에서 시작되어 腎兪까지 이어지는 龍疽는 9일째에 刺鍼할 수 있으며, 다리의 太陰에서 시작되어 伏兎로 이어지는 勇疽, 手足五指頭의 蚤疽, 수십 곳에 발생하는 禽疽는 모두 10일째 刺鍼할 수 있고, 목둘레로 발생하는 脈疽는 20일에 刺鍼할 수 있다고 밝혔다. 이와 같이 언급된 刺法은 대체로 굵은 鍼이나 砭石을 使用하여 排膿시키는 방법에 속하는 것이며, 그 중 疵疽에 대해서는 "반드시 그 색이 검고 무른 경우에 砭石으로 치료하여야 살 수 있다.[1190)]"라고 밝혔다. 治療과정에 있어서 반드시 얽매일 필요는 없으나 마땅히 곪은 상태를 기준으로 하여 곧 32卷의 "疽候"에서 소개한 赤疽의 상태처럼 "곪은 상태에서 刺鍼하면 바로 낫는다.[1191)]"는 것이다.

刺法 이외에도, 巢氏는 癰疽에 대하여 뜸을 使用하여 治療한 경우를 論述하였는데, 疵疽와 32卷에 소개된 "疽候"의 경우처럼 "복사뼈에 생기는 악창을 走緩라고 하는데, 色이 變하지 않으면 여러 번 뜸을 떠서 그 寒熱을 그치게 하면 죽지 않는다.[1192)]"고 論述하였다.『諸病源候論』의 내용을 통하여 巢氏가 일반 內科와 婦人 및 小兒科 疾病에 주로 뜸을 많이 활용하였고, 溫病과 外科 질환에 대하여 주로 鍼을 활용하였음을 알 수 있다.

灸法의 應用에 關하여, 35卷에서는 灸瘡의 "發洪"候에 대하여 소개하였다. "發洪"이라는 것은 灸瘡이 문드러진 後에 화끈거리면서 아프고 붓고 당기는 현상을 가리킨다. 이는 마치 "風이 氣를 타고 오르면 血을 動하게 하니 血이 灸瘡이 생긴 곳에서 흘러나오게 된다[1193)]"고 설명한 것으로 보아 곧 직접 살갗에 뜸을 뜨는 直接灸의 경우 자연스럽게 곪은 상태에서 만약 風邪에 感受되면 灸瘡이 붉게 부어오르고 피가 나는데, 이와 같은 異狀 상태를 "發洪"현상이라고 일컫는다.

1189) 『諸病源候論 · 卷之九 · 熱病諸候 · 熱病候』"熱病七八日 …… 熱病已得汗, 脈尚數躁而喘, 且復熱, 勿庸刺, 喘甚者死° "
1190) 『諸病源候論 · 卷之三十二 · 癰疽病諸候上 · 疽候』"須其色黑柔, 乃石之, 生也° "
1191) 『諸病源候論 · 卷之三十二 · 癰疽病諸候上 · 疽候』"成膿刺之卽已."
1192) 『諸病源候論 · 卷之三十二 · 癰疽病諸候上 · 疽候』"於踝, 名曰走緩° 色不變° 數灸而止其寒熱, 不死° "
1193) 『諸病源候論 · 卷之三十五 · 傷瘡病諸候 · 鍼灸瘡發洪候』"風乘於氣而動於血, 血從灸瘡處出"

7 王燾의 鍼灸學說

王燾(대략 기원 670~755년)는 唐代의 醫學家[1194]로서 郿縣(지금의 陝西 岐山縣) 사람이다. 어려서 病이 많았던 까닭에 성장해서는 醫術을 좋아하게 되었다. 『新唐書』 등의 문헌 기록에 의하면 弘文館(國家圖書館에 해당함)에서 20여 년간 근무하면서 다양한 書籍들을 읽고, 여러 醫家의 醫方을 모아 각각 분류하여 天寶 11년(기원 752년)에 『外臺秘要』를 著述했다.

『外臺秘要』[1195]는 40卷, 1104門으로 구성되어 있으며, 수록된 醫方은 6천여 首에 이르고 있다. 각 篇의 앞부분은 病候를 論述하였고, 그 뒤에 各家의 方藥이 차례로 기록되어 있다. 그 내용은 傷寒, 天行, 溫病 및 內科, 外科, 婦人, 小兒, 皮膚, 五官 등 各科의 질병을 망라하고 있다. 수록된 治療方法이 매우 豊富하며, 藥處方 외에도 다양한 灸法 및 기타 外治法, 人工救急法, 疾病看護法 등이 실려 있다.

『外臺秘要』에는 많은 醫學資料가 保存되어 있어서, 이미 散失된 唐代 이전의 많은 方書들의 대략적인 내용을 일부 찾아 볼 수 있다. 예를 들어 『范汪方』[1196], 『小品方』, 『深師方』[1197], 『許仁則方』, 『張文仲方』 등을 책에 수록하여 後世 사람이 배우고 硏究하기 편리하도록 자료를 제공하였다. 또한 많은 文獻資料의 출처를 明示하여 考證에도 도움이 된다. 이 책은 『千金方』이 간행된 뒤로 그 체계를 이어받은 또 하나의 종합적인 醫學 著述로 세상에 나타났다.

7.1 以經統穴

『外臺秘要』 39卷에는 전문적으로 經絡, 穴자리 및 灸法에 대한 내용을 기록하였고, 나머지 각 卷에는 일부 내용들이 散在되어 있다. 그는 以經統穴의 원칙에 따라 穴자리를 모두 十二經脈에 배속시켰으며, 일일이 그 穴자리를 찾는 방법, 主治病症, 뜸을 떠줄 때의 壯數 등을 소개하였고, 모두 352개의 穴자리를 수록하였다. 그 중 任脈과 督脈의 經穴을 각각 足少陰經과 足太陽經에 배속시켰고, 별도로 7개의 奇穴[1198]을 足少陽經에 배속시켰다.

十二經脈의 穴자리는 기본적으로 本經에 歸屬되나, 經脈과 循行의 관계에 따라 일부 穴을 다른 經絡에 덧붙여 나열하는 경우가 있다. 예를 들어 手太陰肺經의 中府穴, 云門穴을 足太陰脾經에 덧붙여 설명하였다. 이는 두 穴이 足太陰脾經의 순행경로와 서로 근접해 있어 足太陰脾經에 넣어 소개하였지만 中府穴과 云門穴이 手太陰肺經에 속한다는 것을 밝힘으로서 이에 대한 잘못된 인식이 없도록 유의하였다. 또한 足厥陰肝經의 期門穴, 足少陽膽經의 日月穴은 모두 足太陰脾

1194) 洪元植, 中國醫學史, p130 王燾는 전문의사가 아니어서 임상경험이 매우 적었으므로 독창적인 의견이 없었다.
1195) 洪元植, 中國醫學史, p129 의론(醫論) 부분은 『諸病源候論』이 위주이고, 의방(醫方) 부분은 『천금방』에서 뽑은 것이 제일 많다.
1196) 金南一, 중국 침뜸의학의 역사, p167 范汪은 晋나라의 醫師
1197) 金南一, 중국 침뜸의학의 역사, p169 손사막은 승심사(僧深師)가 宋나라와 齊나라 때 생존하였다고 한다.
1198) 金南一, 중국 침뜸의학의 역사, p196 後腋, 轉谷, 陰隙, 應突, 脇堂, 旁庭, 始素

經에 넣어 설명하였고, 足太陰脾經의 大包穴, 足厥陰肝經의 章門穴, 手厥陰心包經의 天池穴은 모두 足少陽膽經에 넣어 설명하였다.

그 밖에 穴位의 排列 순서는 기본적으로 經脈의 순행경로에 나열된 순서로 엮었으며, 五輸穴로부터 起始하여 軀幹部를 지나는 經脈에 대하여 모두 四肢와 軀幹이 만나는 곳까지 나열하고 나서 다시 頭頸部에서 아래로 향하여 軀幹部로 이어지면서 本經과 만나 이어지는 순행경로에 따라 정리하였다. 예를 들어 足陽明胃經은 井穴인 厲兌穴로부터 시작하여 위로 髀關穴까지 배열하고 나서 멈추고, 다시 承泣穴에서 시작하여 아래로 氣衝穴에 이르러 끝나는 것으로, 위아래의 같은 經脈이 서로 만나도록 이어주었다. 또한 氣衝穴, 肩井穴, 缺盆穴은 氣機가 모이며 서로 만나는 장소이다. 이와 같은 穴자리 排列 방법은 『鍼灸甲乙經』, 『千金要方』에서 제시한 頭身으로 部分을 나누고, 四肢로 경락을 나누는 방법과는 다르다.[1199] 經絡과 穴자리의 關係에 있어서 進一步하게 정리했고, 穴자리와 상응적인 經絡의 관계를 연계시킨 것은 前代 醫家와 비교해보면 進一步한 面이다.

7.2 唯取灸法

王燾는 『外臺秘要 · 明堂序』에서는 "鍼法은 예부터 심오하다고 여겼는데, 지금 사람들은 다 이해하지 못한다. 經에서 말하기를 鍼은 살아있는 사람을 죽일 수는 있어도 죽은 사람을 살릴 수는 없다. 만약 기록해 두고자 한다면 性命을 손상시킬까 두려워 여기에는 鍼經을 기록하지 않고 오직 灸法만을 취하였다."[1200] 그러므로 『外臺秘要』 중에는 비록 많은 醫書의 經絡과 穴자리에 관련된 자료를 수록하였지만 治療에 있어서는 灸焫法만 사용하는 내용만 인용하였다. 자신의 학술적 견해에 부합되는 理論을 전개하기 위하여, 그는 일부 原文의 내용을 수정하기도 했다. 예를 들어 『千金要方』에서는 "經에서 말하기를 湯藥은 內部를 치고, 鍼灸는 外部를 치니 병이 숨는 바가 없다. 비로소 鍼灸의 功이 탕약에 과반을 넘는다"[1201]고 하였는데, 王燾는 이를 인용할 때 "湯藥은 內部를 치고, 灸로서 外部를 치니 병이 숨는 바가 없다. 火艾의 功이 탕약에 과반을 넘는다"[1202]라고 그 내용을 바꾸어 설명했다.

灸法을 사용함에 있어서 風熱症에는 매번 灸法을 사용하는데 百壯을 초과하지 말며, 적은 것에서 많은 것으로 처음에는 三壯, 2차에는 五壯, 3차에는 七壯, 三十, 五十, 七十의 순서로 차례대로 증가시킨다. 寒濕症에는 매번 灸法을 사용하는데 千壯을 초과하지 말며, 많은 것에서 적은 것으로 처음에는 七十壯, 2차에는 五十壯, 3차에는 三十壯, 혹은 七百, 五百, 三百의 순서로 차례대

1199) 金南一, 중국 침뜸의학의 역사, p155 『甲乙經』에서는 穴자리의 部位 뿐만 아니라 穴자리의 배열을 머리, 얼굴, 어깨, 가슴, 등, 배, 사지 등 부위를 35개의 선으로 배열하여 임상에 응용하기 편리하도록 하였다.

1200) 其鍼法古來以爲深奧, 令人卒不可解. 經云: 鍼能殺生人, 不能起死人, 若欲錄之, 恐傷性命. 今竝不錄鍼經, 唯取灸法.

1201) 故經曰湯藥攻其內, 鍼灸攻其外, 則病無所逃矣. 方知鍼灸之功, 過半于湯藥矣.

1202) 故經曰湯藥攻其內, 以灸攻其外, 則病無所逃矣. 方知火艾之功, 過半于湯藥矣.

로 감소시킨다.

部位에 있어서는 四肢와 陽部位에는 灸法을 적게 사용하고, 腹背에는 灸法을 많이 사용한다. 또 이르기를 "四肢에 火가 내려가지 못하면 火氣가 行하지 못하니 맥을 따라 멀어지게 된다(四肢者, 身之支干也, 其氣係於五臟六腑出入, 其灸疾不得頓過多也, 宜依經數也 若頓多, 血脈絶於火下, 而火氣不得行, 隨脈遠去也)" "腹中은 水谷이 성한 곳으로 風寒이 결집하는 곳이기에 灸法을 많이 사용해야 한다. 척추는 신체의 교량이고……背部 또한 두텁게 구법을 많이 사용하는데 經脈이 出入往來하는 곳이므로 능히 火氣를 끌어 올릴 수 있다(腹中者, 水穀之所盛, 風寒之所結, 灸之務欲多也. 脊者身之梁……背又重厚, 灸之宜多, 經脈出入往來之處, 故灸能引火氣)"고 하였다.

『外臺秘要』가 수록한 方書는 數十家 이상이지만, 그 中『千金方』을 가장 많이 인용하였다. 이는 王燾가 孫思邈을 높이 평가하였음을 알 수 있다. 그러나 그는 오직 孫氏의 灸法에 대한 學術的 견해를 본받아 승계했던 것으로 孫思邈의 思想과는 확연하게 구별된다.

王燾의 以經統穴과 重灸學說은 鍼灸法을 발전에 큰 촉진작용을 했고, 후세에도 많은 영향을 주었다.

8 王惟一의 鍼灸學說

王惟一은 또한 王惟德이라고도 부른다. 北宋(기원 987~1067년)의 醫家이며, 일찍이 太醫局 翰林醫官, 殿中省 尙藥奉御에 임명되었다. 方藥과 鍼灸에 통달하였으며, 또한 石材의 가공에도 솜씨가 뛰어났는데, 1026년에『銅人腧穴鍼灸圖經』을 편찬하였다. 1027년에 또한 銅人鍼灸孔穴模型 2구를 설계하고 鑄造를 감독하여, "보는 사람들로 하여금 찬연하게 순서가 있게 하였으니 의문이 분명히 드러나 얼음 녹듯이 사라지게 하였다(使觀者爛然而有第, 疑者煥然而氷釋)." 그 후에『銅人腧穴鍼灸圖經』의 원문을 碑石에 새겼는데, 이는 鍼灸의 보급과 발전에 지대한 공헌을 하였다.

8.1 마음으로 전달하는 것이 눈으로 보는 것만 못하며, 글로 묘사하는 것이 有形의 方案을 만드는 것만 못하다(傳心豈如會目, 著辭不若案形)

北宋 이전의 經穴은 圖譜의 형태로 존재하였으나 조잡하여 알아보기 힘들었으며, 서술방식도 혼란스럽고 각종 說이 난무하였다. 따라서 經穴에 대해 일치된 결론을 내릴 수가 없었다. 이런 연유로 王惟一은 經穴의 규격화에 관심이 매우 깊었으며『銅人腧穴鍼灸圖經』을 편찬하고, 아울러 이를 碑石에 새겼다. 또한 최초로 銅人을 鑄造하여 經穴의 교습에 실감나는 조형물과 가시적인 교육기구를 만들어 활용함으로서 鍼灸學 분야에서 획기적인 공헌을 하였다.

『銅人腧穴鍼灸圖經』은 『新鑄銅人腧穴鍼灸圖經』이라고도 부르며, 총 3권으로 구성된다. 이 책에는 手足三陰三陽脈과 任脈 및 督脈의 순행뿐만 아니라 그 腧穴을 논술하였으며, 더불어 經脈三人圖 각 1폭씩 그렸고, 아울러 12經穴圖 12폭도 그려 가장 빠른 시기에 제작된 鍼灸圖譜로 꼽힌다.

『齊東野語』에 기록에 따르면 腧穴鍼灸銅人은 "순도 높은 구리로 제조하였고, 臟腑를 두루 갖추었으며, 그 겉에는 腧穴이 있고, 金을 입혀 穴名을 그 옆에 적었으며, 등에는 두 器具가 잘 맞추어져 완벽한 하나를 이루고 있다"[1203]고 하였다. 이는 두 조각의 정교하게 제작된 구리로 만든 鍼灸 모형으로서, 그 내부에는 臟腑가 들어 있고, 겉에는 經穴이 표시되었다. 穴의 구멍은 밖으로 통하였고, 체표의 穴자리 옆에는 穴의 이름을 새겼다. 鑄造된 이후에 하나는 醫官院에 설치하여 학습과 시험용으로 사용하였고, 하나는 大相國寺의 仁濟殿에 설치하여 관람할 수 있게 함으로서 대대로 이를 되새기게 하였다.

圖經, 碑石, 銅人의 제작은 經穴理論을 規範化하였는데, 이것은 王惟一의 주요한 학술사상의 하나이다. 圖經, 碑石, 銅人은 비록 각각 다르게 표현되었지만 그 내용은 하나로 일치한다. 碑石은 圖經의 내용을 영구적으로 보존하는 작용을 하였고, 銅人은 시각적인 교육의 도구로 활용되었다. 『銅人腧穴鍼灸圖經』의 夏竦序에는 "사람모형을 뉘인 자세에서 腧穴과 募穴을 정확히 나누고 古今의 효험을 더하여 흩어진 것을 바로잡고 여러 설을 모두 모아 3篇으로 편하였다. 위로는 오래된 경전의 고증을 정밀하게 하여, 배우는 자로 하여금 많은 잘못을 바로 잡게 했다. 마음으로 전달하는 것이 눈으로 보는 것만 못하며, 글로 묘사하는 것이 有形의 方案을 만드는 것만 못하니, 다시 銅人을 鑄造하도록 하여 표본으로 삼는다"[1204]고 하였다. 王惟一은 腧穴의 위치를 정확히 해야 치료효과를 높일 수 있다고 여겼다. 또한 穴의 정확한 위치를 잡기 위하여 문자로 記述하는 것과 더불어, 圖譜를 그리고 인체 模型을 갖추며, 碑石에 새겨 널리 퍼지게 하여야 穴자리를 통일시킬 수 있다고 생각했다.

銅人을 鑄造한 후 가장 중요한 역할은 "이를 의사들의 試驗에 도입하였는데, 그 방법은다음과 같다. 겉에 밀납을 바르고 가운데는 수은을 채운다. 醫工으로 하여금 寸數를 정확히 재어 침을 놓게 하고, 침이 穴자리를 맞추면 침이 안으로 들어가서 수은이 유출되게 하였다. 약간의 오차가 있어도 침이 들어가지 않았다(用此以試醫者, 其法: 外塗黃蠟, 中實以汞, 俾醫工以分析寸, 按穴試鍼, 中穴則鍼入而汞出, 稍差則鍼不可入矣)"고 설명하였다. 이러한 방법은 의학을 공부하는 학생들이 글로 이해하고 나서, 鍼灸圖譜와 인체모형의 도움으로 실기를 연습하여 실력을 쌓고 정확한 穴자리에 대한 인식을 갖도록 훈련하는데 기여하였다.

王惟一이 최초로 銅人을 만들어 鍼灸學의 전파와 발전에 중요한 작용을 하였다. 비록 『銅人腧穴鍼灸圖經』의 宋刊本은 이미 逸失되어 銅人에 대한 고증이 어렵지만 王惟一이 의학모형의 先

1203) 以精銅爲之, 藏府無一不具, 其外俞穴, 則錯金書穴名於旁, 背面二器相合, 則渾然全身.

1204) 定偃側於人形, 正分寸於腧募, 增古今之效驗, 刊日相之破漏, 總會諸說, 勒成三篇. 上又以古經訓詁至精, 學者封執多失, 傳心豈如會目, 著辭不若案形, 復令創鑄銅人爲式.

例을 개척함으로써, 시각적인 교재를 개발하고 經穴의 규범화를 촉진하였다. 이러한 과정은 "鍼과 砭石의 방법에 대하여 敍述이 각각 다르게 전해지는(鍼砭之法, 傳述不同)" 국면을 개선하는데 중요한 작용을 하였다.

8.2 穴法은 마땅히 考證하여야 하고, 舊說은 응당 잘못된 것을 바꿔야 한다(穴法當考證, 舊聞應革謬)

王惟一은『銅人腧穴鍼灸圖經』을 편찬할 때, "오래전부터 들어온 것을 모아 잘못된 것을 바로 잡았다(纂集舊聞, 訂正訛謬)." 따라서 많은 고증을 통하여 經穴理論에 대한 수정 및 정리를 이룩한 것이 또 다른 王惟一의 學術的 기여라고 할 수 있다. 이는 후세에『內經』원문을 공부하는데 도움을 주었으며, 깊은 이해에 견인차 역할을 하였다. 예를 들어 手太陰肺經의 주요 병증을 설명하면서,『銅人腧穴鍼灸圖經』은『脈經』6권에 나오는 "卒遺失無度"라는 것을 肺와 大腸의 表裏理論을 근거로 "卒遺矢無度"라고 한 것은 한의학 이론에 정확하게 부합되는 것으로 王惟一이 각 醫家의 學說을 충분히 고증하고 있음을 알 수 있게 한다.『銅人腧穴鍼灸圖經』은 또한 穴位의 작용을 고증하였는데, 주로『外臺秘要』와『太平聖惠方』등과 같은 비교적 오래된 서적과 비교하여 적지 않은 내용을 추가하였다. 예를 들면 上星穴은 "痎瘧振寒, 熱病汗不出, 目睛痛, 不能遠視" 등 병증이 추가되었고, 承山穴은 "腰背痛, 霍亂, 轉筋, 大便難, 久痔腫痛" 등 병증이 추가되었으며, 風府穴은 주로 "頭痛鼻衄"이 추가되고, 委中穴은 "熱病汗不出, 足熱厥逆滿, 膝不得屈伸" 등의 병증이 추가되었다. 王惟一의 많은 노력으로 經穴理論이 보다 완벽해졌고, 穴位의 주치작용도 그 범위가 확대되었으며, 腧穴의 실용성이 강화되었다.

특히『銅人腧穴鍼灸圖經』에 대한 補注는 저자가 未詳하지만 宋나라 때의 名醫인 席延賞의 견해를 인용하여『內經』의 내용을 교정한 것은 참고가치가 크다.『宋史・藝文誌』에는 席延賞이『黃帝鍼經音義』1권을 편찬하였다고 하는데, 이 책은 이미 逸失되었다.

王惟一은 최초로 銅人을 鑄造하였는데, 이것은 창조성이 뛰어난 업적이었다. 그는 鍼灸學發展에 지대한 영향을 미쳤다. 그 이후로 왕조가 이어지면서 銅人이 계속 鑄造되었고, 통치자들은 이것으로 醫生들의 시험에 활용하였다. 지금까지 수많은 종류의 銅人들이 제작되었지만 모두 王惟一의 것을 기초로 한다. 이렇듯 銅人은 鍼灸學의 보급과 발전에 막대한 기여를 하였다.

9 許叔微의 鍼灸學說

許叔微의 字는 知可이고, 宋代(약 기원 1079~1154년)의 醫學家이다. 眞州 白沙(지금의 江蘇儀征)의 사람이며, 어릴 때부터 많은 책을 보았는데 의학에 더욱 관심이 깊었다. 建炎年間 초기에 眞州

에는 戰亂이 있어 疫疾이 크게 일어났다. 그가 마을 곳곳을 돌아다니면서 빈부를 불문하고 병을 치료하고 약을 보내주면서 대가를 받지 않았는데, 온전히 살아난 사람이 매우 많았다. 紹興에서 壬子年에 다섯 번째로 進士에 붙어 이후에 관직을 맡고 集賢院 學士가 되었기에 사람들이 그를 존경하여 許學士라 칭하였다. 晩年에 그는 평생 경험에서 쌓은 처방과 진료기록을 모아 『普濟本事方』, 『傷寒百證歌』, 『傷寒發微論』, 『傷寒九十論』 등을 著述하였다. 또한 『傷寒脈法三十六圖』를 남겼는데, 이미 失傳되었다.

『普濟本事方』은 또한 『類證普濟本事方』 혹은 『本事方』이라고 부르며, 모두 10권으로 구성되었고, 약 12세기 중반에 간행되었다. 이 책은 주로 內科의 常見病證과 23가지 病證의 處方 및 鍼灸法을 수록하고 있다.

『傷寒百證歌』는 모두 5권이다. 『傷寒論』의 주요 내용을 나누어 100가지 병증으로 분류하고, 각 병증에 詩調를 만들어 엮어 쉽게 암기하도록 하였다. 아울러 『內經』, 『脈經』, 『千金要方』, 『外臺秘要』, 『諸病源候論』 등을 근거로 상세한 註釋을 달았다. 그 중 第34證은 "可火不可火歌"이고, 第36證은 "可灸不可灸歌"이며, 第37證은 "可鍼不可鍼歌"로서 이들은 모두 鍼灸學과 관련된 내용이다.

『傷寒發微論』은 上下 2권으로 나뉘어 있는데, 『四庫全書』에 따르면 "傷寒論에 날개를 붙인 것이 곧 發微論이다(翼傷寒論, 卽發微論也)"고 하였으니, 이 책은 곧 『傷寒論』을 상세히 밝힌 것임을 알 수 있다.

『傷寒九十論』은 許叔微가 직접 치료한 대표적인 病證 90例를 뽑아서 『傷寒論』의 證候 및 治法과 비교분석하고 아울러 辨證에 따라 처방하고 藥을 사용하는 요점을 설명한 것으로 깊이가 있으며, 논리의 전개가 확실하다. 그 중에 鍼灸治療의 내용도 일부 포함되었다.

9.1 陰證에 뜸을 활용함(陰證用灸)

許叔微는 仲景의 사상을 본받아 灸法을 주로 陰證에 활용한 것이 醫學思想중 큰 특징이다. 그는 "陰毒", "陽微", "陰證"에 뜸을 사용하는 것이 가장 적합하다고 인식하였다. 『傷寒百證歌』의 第14證인 "陰證陰毒歌" 중에는 "陰病이 점차 심해져서 배가 뒤틀리고 아픈데, 心胸이 그득하면서 부풀어 오르고 소리가 울리며 虛汗이 그치지 않고 목이 불편하며, 指甲이 靑黑色이고 얼굴빛이 검으며 한번 숨쉴 때 脈이 일곱 번 뛰는데, 沈細하면서 疾하면 서둘러 關元에 뜸을 뜨고 머뭇거리면 안 된다"[1205]고 하였다. 『普濟本事方 · 陰毒漸深候』에서는 陰毒이 점차 깊어지는 병증에 대하여 "마땅히 서둘러 氣海나 關元 2穴에 뜸을 200壯 또는 300壯 떠서 손발이 따뜻해지면 효과가 있다"[1206]고 밝혔다. 심각한 陰毒證에는 『普濟本事方 · 陰毒沈困證』에서 "배꼽 가운데(臍中)에 쑥을 태우는데 대추의 절반 크기만 하게 300壯 이내로 떠준다. 손발이 따뜻해지지 않으면 치료할

1205) 陰病漸深腹轉痛, 心胸䐜脹鄭聲隨, 虛汗不止咽不利, 指甲靑黑面色黧, 一息七至細沈疾, 速灸關元不可遲.
1206) 速宜於氣海或關元二穴灸二三百壯, 以手足和暖爲效.

수 없다"[1207]라고 하였다. 이 이외에도 許叔微는 巴豆와 黃連을 살갗에 깔고 뜸을 떠서 陰毒傷寒을 치료하였는데, 『普濟本事方 · 治結胸灸法』에 "巴豆 14개와 黃連을 7寸 길이로 잘라 껍질째 갈아서 唾液과 섞어 膏를 만들어 배꼽 가운데를 채우고 쑥뜸을 그 위에 뜬다. 배에서 소리가 나면 그 병이 사라진 것이니, 壯數에 얽매이지 않고 병이 나을 때까지 시술한다. 이내 뜸을 뜨고 나서는 곧바로 따뜻한 물에 수건을 담갔다가 닦아주는데, 이는 灸瘡이 생길 것을 걱정해서이다"[1208]고 하였다. 이와 같은 내용을 보면 許叔微가 뜸을 뜰 때 나타나는 반응, 뜸의 壯數 및 뜸을 뜬 후의 조치까지 설명하였음을 알 수 있다.

9.2 腎陽의 補益에 뜸의 활용(灸補腎陽)

許叔微는 '陽微'에 대하여 뜸을 시술하는 경우 腎陽이 부족한 병증에 가장 많이 쓴 것으로 나타났다. 그는 腎陽이 不足하면 모두 뜸을 시술할 수 있다고 간주하였는데,『普濟本事方』 2권에서 "腎氣가 부족한 것을 다스리는 경우 氣가 거꾸로 위로 올라가면 두통이 견딜 수 없어 이를 腎厥이라 한다"[1209]고 설명하였고, 이러한 병증에는 玉眞丸을 사용하는 동시에 關元에 뜸을 100壯 뜸으로써 腎陽을 따뜻하게 補하는 작용을 강화한다고 하였다. 같은 권에서 許叔微는 자신이 腎虛腰痛을 앓을 때 치료경험을 소개하였는데, "戊戌年 8月에 淮南에 홍수가 일어나서 城 아래가 잠기기를 수개월 이어졌는데, 내가 홀연히 臟腑가 편하지 못하여 뱃속에서 물소리가 며칠 동안 나서 몸을 다스린 결과 나았는데, 그 이후로부터 허리가 아파 굽히지 못하고 얼굴에도 장애가 생겼다. 온갖 약을 먹어도 효과를 보지 못하기를 3개월이 지났다. 내가 나중에 생각해보니 이는 반드시 水氣와 같은 陰이 盛하여 腎經이 感觸되면서 생긴 것이다. 곧 腎兪에 뜸을 21장 뜨니 차도가 있었다"[1210]고 하였다. 이는 腎腧에 뜸을 뜨는 것이 腎陽을 튼튼하게 하는 작용이 있음을 시사한다.

許叔微는 이 방법을 陰證에 陽脈이 나타나는 경우에도 활용하였는데, 『傷寒九十論 · 陰病陽脈證』에 "劉中道가 처음 병을 얻었는데 四肢가 逆冷하고 배꼽 가운데 통증이 쌓이면서 몸이 매맞은 것처럼 아팠다. 모두 陰證이었다. 급히 金液丹, 來復丹의 類를 투여하였는데 그 脈은 沈滑하였다. 沈은 陰證이요, 滑은 陽脈이다. 비록 陰證이지만 陽脈이 보이니, 仲景이 말한 陰證에 陽脈이 보이면 산다고 한 것이 이것이다. 丹田에 뜸 100장을 뜨니 손발이 따뜻해지고, 陽이 돌아와 몸에서 열이 나고 땀이 나면서 풀렸다"[1211]고 하였다.

1207) 於臍中灼艾, 如半棗大, 三百壯以來, 手足不和暖者, 不可治也.

1208) 巴豆十四枚, 黃連七寸和皮用, 右搗細, 用津唾和成膏, 塡入臍心, 以艾灸其上, 腹中有聲, 其病去矣, 不拘壯數, 病去爲度. 纔灸了, 便以溫湯浸手帕拭之, 恐生瘡也.

1209) 治腎氣不足, 氣逆上行, 頭痛不可忍, 謂之腎厥.

1210) 戊戌年八月, 淮南大水, 城下浸灌者連月, 予忽臟腑不調, 腹中如水吼數日, 調治得愈, 自此腰痛不可屈折, 雖面頰亦相妨, 服遍藥不效, 如是凡三月. 予後思之, 此必水氣陰盛, 腎經感此而得, 乃灸腎腧三七壯, 服此藥差.

1211) 劉中道初得病, 四肢逆冷, 臍中筑痛, 身疼如被杖. 蓋陰證也, 急投金液來復之類, 其脈得沈而滑. 蓋沈者陰證也, 滑者陽脈也, 病雖陰而是陽脈, 仲景所謂陰證見陽脈生也, 于是再灸臍下丹田百壯, 謂手足溫, 陽回, 體熱而汗解.

9.3 傷寒 치료에 鍼의 활용(鍼治傷寒)

張仲景의 陽證에 鍼을 활용하는 醫學思想에 따라 許叔微도 이와 같은 원칙을 지켰다. 『傷寒九十論 · 血結胸證』에는 "丁未年에 한 부인이 傷寒을 앓아 寒熱이 있었고 밤이면 헛소리를 하고 눈에 귀신이 보이며, 狂躁하여 편안하지 않았다. 남편이 나를 찾아와 치료법을 물었다. 내가 '만약 經水가 나타났다가 끊어지면 熱入血室의 병증이 아닌가 우려된다'고 하였다. 며칠이 지나서 물으니 이미 結胸의 모습이 보인다고 하였다. 내가 진찰하고 나서 '만약 믿고 맡겨 서둘러서 小柴胡湯 등을 주었다면 반드시 나았을 것인데, 앞서 의사가 알지 못하고서 병을 기른 탓에 끝내 結胸證이 되었으니 약을 써도 그 효력이 미치지 못하니 낫지 않는 것이다. 한 가지 방법이 있으니 期門穴에 침을 찌른다면 혹 나을 것을 바랄 수도 있을 것이다.'라고 말하였다. 내가 가르쳐 준대로 했는데 나았다"[1212]라고 기록하였다. 이와 같은 경우는 外邪가 血室에 침입하여 위로 올라가 胸中에 맺혀 생긴 病證이니, 氣血이 凝滯하고 陽熱이 壅結되었으므로 期門에 침을 놓아 瀉하여 효과를 본 것이다. 또한 『傷寒九十論 · 刺陽明證』에는 "庚戌 5월에, 李氏가 傷寒을 앓았는데 몸에 熱이 나고 頭痛이 생기며 땀은 나지 않고 온몸이 아프며 脈은 浮大하면서 緊하여 내가 麻黃湯을 여러 번 복용하도록 하였지만 결국은 땀이 나지 않아 다시 張苗의 燒蒸法을 여러 차례 활용하였어도 역시 소용이 없었다. 내가 陽明을 찌르도록 하였더니 조금 후에 온몸에 땀이 찔끔찔끔 흘렀다. 한참 후에 저녁이 되니 몸이 식고 병이 물러갔다"[1213]고 기록하였다. 이는 太陽經에서 陽明經으로 病證이 傳經되려는 경우이므로 陽明經에 침을 놓아 傳經을 막았기에 치유된 것이다. (그러나 陽明을 手陽明大腸經의 井穴인 商陽穴로 보는 견해도 가능하다. 역자주)

許叔微는 張仲景의 陽證用鍼 및 陰證用灸의 學說을 승계하여 발전시켰다. 특히 뜸을 활용하여 腎陽을 補하고 陰毒을 물리치는 治療法을 위주로 하는 學術觀點을 중시하여 자신만의 독자적 灸法思想을 형성하였다. 또한 許叔微는 詩調의 형식으로 鍼灸學 내용을 정리하였으니 이것은 先人들에게서는 찾아보기 힘든 공적이기에 鍼灸歌賦 창안의 선구자라고 할 것이다.

10 劉完素의 鍼灸學說

劉完素의 字는 守眞(기원 1110~1200년)이고 自號는 通玄處士이며, 金나라 河間(지금의 河北省 河間縣) 지역의 사람었기에 후세에는 그를 河間先生으로 존칭하였다. 劉完素는 『內經』의 五運六氣

1212) 丁未歲, 一婦患傷寒, 寒熱, 夜則譫語, 目中見鬼, 狂躁不寧, 其夫訪予詢其治法, 予曰: 若經水適來適斷, 恐是熱入血室也. 越日急告曰: 已作結胸之狀矣. 予爲診之曰: 若相委信, 急行小柴胡湯等必愈, 前醫不識, 涵養至此, 遂成結胸證, 藥不可及也, 無已, 則有一法, 刺期門穴, 或庶幾愈, 如敎而得愈.

1213) 庚戌五月, 李氏病傷寒, 身熱頭痛無汗, 渾身疼痛, 脈浮大而緊, 予投以麻黃湯數服, 終不得汗, 又多用張苗燒蒸之法, 而亦不得. 予敎令刺陽明, 少間汗出漐漐遍身. 一時間, 是夕身凉病退.

學說에 대해 비교적 깊은 연구를 했으며 아울러 火熱의 病機를 상세히 밝혀 火熱論을 제시하여 "여섯 가지 기운이 모두 火로 될 수 있다(六氣皆能火化)"라는 주장을 폈다. 그는 火熱이 각종 病變을 일으키는 원인이 된다고 인식하였다. 따라서 『金史』에서는 그에 대하여 "찬 약을 즐겨 사용하고 心火를 내리고 腎水를 滋益시키는 방법을 주로 활용하였다(好用涼劑, 以降心火, 益腎水爲主)"고 평하였다. 그는 후세에 金元四大家 중 寒凉派를 대표하는 인물로 名聲이 높았다.

그의 著述로는 『素問玄機原病式』, 『素問病機氣宜保命集』, 『宣明方論』, 『三消論』, 『傷寒醫鑒』, 『傷寒標本心法類萃』, 『傷寒直格』, 『傷寒心鏡』 등이 있다. 그는 『素問病機氣宜保命集』에 鍼灸學에 대한 견해와 임상경험을 기록하고 있는데, 이러한 경험들은 후세의 鍼灸著作에서 많이 인용되고 있어 널리 영향을 미쳤다.

10.1 반드시 經絡을 구분하여 뜸과 침을 시술해야 함(灸刺須分經絡)

劉完素는 『內經』에 대한 연구를 30년 넘게 하여 『內經』의 經絡學說에 대해 "큰 깨달음을 얻었다(大有開悟)." 이를 바탕으로 經絡辨證를 연구, 응용하여 中風, 瘧疾, 瀉痢, 瘡瘍, 瘰癧 등에 대하여 모두 經絡에 따라 辨證하여 치료를 시행하였다. 그의 著述에 수록된 "中風論"에는 六經의 主證, 鑑別要點 및 그 鍼法 등을 상세하게 논술하고 있는데, 다음 도표에서 정리한 바와 같다.

中風所屬經脈	症狀	鍼灸腧穴과 作用
太陽經	無汗惡寒	鍼太陽至陰出血幷刺崑崙陽蹻（麻黃續命湯）
太陽經	有汗惡風	鍼風府（桂枝續命湯）
陽明經	有汗身熱不惡風	鍼陷谷去陽明之賊 刺厲兌瀉陽明之實
太陰經	無汗身凉	刺隱白穴去太陰之賊
少陰經	有汗無熱	鍼太溪
少陽經	肢節攣痛	灸絶骨以引其熱
厥陰經	麻木不仁	鍼大敦以通其經

劉完素의 六經分證法은 『內經』과 『傷寒論』을 이어 발전시킨 것으로, 鍼灸學的 特徵을 살린 分證法임을 알 수 있다.

또한 『瘡瘍論』에서 "대개 瘡瘍에 뜸이나 침을 시술할 수 있는 경우에는 반드시 經絡의 분포와 氣血의 多少와 穴자리의 遠近을 분별해야 한다(凡瘡瘍可灸刺者, 須分經絡分部, 血氣多少, 兪穴遠近)"고 강조하면서 病變이 나타난 部位에 따라 그 근처를 지나가는 經絡을 확인하고 나서 그 經絡의 經穴을 취하도록 하였다. 등에 생긴 경우는 太陽經이 虛한 탓이므로 마땅히 太陽經의 五輪穴을 취하여 다스려야 하고, 머리의 양쪽에 생긴 경우는 少陽經이 虛한 탓이므로 마땅히 少陽經의 五輪穴을 취하여 다스려야 하며, 입이나 얼굴에 생긴 경우는 陽明經이 虛한 탓이므로 마땅히

陽明經의 五輪穴을 취하여 다스리도록 하고, 머리 뒤에 생긴 경우는 督脈經이 虛한 탓이므로 마땅히 髓會인 絶骨을 취하여 다스려야 한다. 이와 같이 經絡辨證을 통하여 取穴하는 치료법은 『內經』의 理論을 토대로 더 발전시킨 것이다.

10.2 八關大刺를 통한 泄熱 및 砭射放血를 통한 祛邪

劉完素는 '藥略' 중에서 "대개 煩熱이 나고 밤낮으로 멈추지 않으면 열 손가락 사이를 찔러 피를 빼는데, 이를 八關大刺라고 한다(大煩熱, 晝夜不息, 刺十指間出血, 謂之八關大刺)"고 소개하였다. 이에 대하여 보다 자세한 설명이 없었기 때문에 八關의 부위에 대해 歷代의 견해는 다양하다. 다만 그 刺鍼法을 살피면 일종의 瀉血을 통하여 熱을 빼주는 형태로서 實熱證을 치료하는 방법이라 할 수 있다. 그 例로 『內經』에서는 "열 손가락 사이를 찔러 피를 뺀다(刺十指間出血)"는 방법으로 瘧疾을 다스렸고, 張子和는 『儒門事親』에서 八關을 瀉血시켜 熱瘧을 치료하는 醫案을 소개하였으며, 張景岳은 『景岳全書』에서 八關에 刺鍼하여 泄熱하는 주장을 하였다.

이 밖에도 劉完素는 일찍이 다양한 瀉血療法을 비교적 다양하게 활용하였는데, 예를 들어 瘡瘍을 치료할 때는 "砭射之", "石而泄之" 등의 방법으로 다스렸고, 太陽中風에는 至陰穴을 찔러 出血시켰으며, 熱이 끝도 없이 나면서 멈추지 않을 때 刺鍼하는 경우 陷谷穴을 瀉血시키며, 견디기 힘든 요통을 다스릴 때는 委中이나 崑崙을 瀉血시켰고, 전신의 뼈마디가 쑤시고 아픈 경우 刺鍼할 때는 絶骨을 찔러 피를 빼주었으며, 金絲瘡(紅絲疔)을 치료하는 경우에는 "瘡瘍이 생긴 끝머리에 침을 찔러 經絡을 따라가지 못하게 끊어주고 瀉血시킨다(於瘡頭截經而刺之, 以出血)……"는 등 매우 다양하였다. 이러한 방법들은 후세에서도 깊은 영향을 받아 널리 활용되었다.

10.3 뜸으로 熱邪을 이끌어내는데 五輪穴을 활용함(灸引熱邪, 穴選五輪)

劉完素는 灸法을 시술할 때 열을 밖으로 끌어내는 "引熱外出"의 작용과 열을 아래로 끌어내리는 "引熱下行"의 작용이 있다고 주장하여 熱證에 뜸을 활용할 것을 권장하였다.

實熱證에 일반적으로 열을 밖으로 끌어내는 "引熱外出"法을 활용하였는데, 예를 들어 "瘡瘍이 이미 부풀어 오르듯이 붓고 단단하게 느껴지고 살갗의 혈색은 바뀌지 않고 脈은 沈하게 나타나고 아프지는 않는 경우 마땅히 뜸을 뜨는데, 邪氣를 이끌어 내보내야 멎는다(瘡瘍已覺微漫腫硬, 皮血不變色, 脈沉不痛者, 當外灸之, 引邪氣出而方止)"고 설명하였다. 劉完素는 "瘡瘍은 火의 속성을 지닌 것으로(瘡瘍者, 火之屬)" 인식하여 "邪氣를 밖으로 이끌어내야 한다(引邪氣出)"고 강조하였는데, 이는 火熱 따위의 邪氣를 일컫는 것이라 할 수 있다.

寒熱格拒證에는 열을 아래로 이끌어내는 "引熱下行"法을 활용하였는데, "열이 거슬어 올라 心痛을 일으키는 경우 몸에 열이 나면서 발은 차며, 통증이 심하면 煩躁 증상을 일으키고 구토를 하며 이마에 스스로 땀이 나는데, 이는 熱證임을 알 수 있고, 脈象은 洪大하다. 마땅히 뜸을 太溪 및 崑崙에 떠주고 ……열을 아래로 끌어내린다(熱厥心痛, 身熱足寒, 痛甚則煩躁而吐, 額自汗出, 知爲熱也, 其脈洪大, 當灸太溪及崑崙……引熱下行)"고 밝혔다. 이와 같은 경우는 위에 陽熱이 있고 아래에는 陰寒이 있는 것으로, 이는 陰寒이 막혀(陰寒格拒) 陽熱이 위로 올라가 어지럽히는 병증이니 발에 있는 穴位에 뜸을 떠주어 陽熱을 아래로 끌어내림으로서 陰寒을 제거하고, 陰陽이 서로 소통되게 하여 格拒의 상태를 풀어준다.

劉完素는 『素問病機氣宜保命集』에서 대략 20여종의 병증에 대하여 鍼灸療法을 사용하였지만 단지 30여개의 穴만을 選擇하고 있는데, 그 중 대부분은 五輸穴에 속하였고, 특히 三陽經에 배속된 五輸穴이 가장 많았다. 그는 특히 井穴과 原穴의 활용에 관심이 깊었다. '藥略'에 따르면 "눈을 크게 부릅뜨고 눈구석이 아프면 手太陽經의 井穴인 少澤에 침을 놓도록 하고, 눈초리가 아프면 少陽經의 井穴인 關衝에 침을 놓도록 하고, 陰頭의 속이 견디기 힘들 정도로 아픈 경우는 卒疝인데, 婦人에게 陰中痛이 생기면 모두 足厥陰經의 井穴인 大敦穴에 침을 놓는다(眼大眦痛, 刺手太陽井穴少澤; 小眦痛, 刺少陽井穴關衝; 陰頭中痛不可忍者, 卒疝也; 婦人陰中痛, 皆刺足厥陰井大敦穴)"고 하였다. 또한 喉痹에는 關衝 · 足竅陰 · 少商 · 隱白 등에 刺鍼하고, 心痛에는 涌泉 · 太溪 등에 刺鍼하며, 鼻衄이나 大小便에 피가 섞여 나오는 경우는 隱白에 刺鍼하였다. 이러한 내용들은 劉完素가 『素問 · 繆刺論』에 근거하여 발전시킨 理論이라 할 수 있다. 原穴의 응용에 관하여 그는 '藥略'에서 "허리가 아픈 경우 몸의 앞쪽에 있는 足陽明經의 原穴인 衝陽穴이나 몸의 뒤쪽에 위치하는 足太陽經의 原穴인 京骨 또는 몸의 옆쪽에 위치하는 足少陽經의 原穴인 丘墟 등에 침을 놓는다(腰痛, 身之前足陽明原穴衝陽; 身之後足太陽原穴京骨; 身之側足少陽原穴丘墟)"라고 論述하였다. 또한 "心痛을 앓아 脈이 沈하면 腎經의 原穴(太溪)에 침을 놓고, 脈象이 弦하면 肝經의 原穴(太衝)에 침을 놓고, 脈象이 澁하면 肺經의 原穴(太淵)에 침을 놓고, 脈象이 浮하면 心經의 原穴(神門)에 침을 놓고, 脈象이 緩하면 脾經의 原穴(太白)에 침을 놓는다(心痛脈沈, 腎經原穴; 弦, 肝經原穴; 澁, 肺經原穴; 浮, 心經原穴; 緩, 脾經原穴)"라고 설명하였다. 이는 같은 病證에서 나타나는 다양한 증상에 따라 그 해당 經脈을 구분하고 또한 그 經絡의 原穴을 응용하여 치료하는 방법으로서, 劉完素가 『靈樞』 및 『難經』에 나오는 관련 내용을 근거로 발전시킨 학설이다. 元代의 王海藏이 창안한 "拔原法"도 이러한 學術思想의 영향을 받은 것이다.

劉完素는 鍼灸學에서 經絡辨證을 근간으로 삼아 火熱論이란 학술적 견해를 정립하였으며, 鍼法에서는 八關大刺를 활용하였고, 灸法에서는 熱邪를 끌어내는 引瀉熱邪의 방법을 주로 도입하여 降火滋水의 치료목적을 이루었던 것이다. 穴位를 選擇할 때는 五輸穴을 중심으로 取穴하여 치료하였으며 특히 井 · 滎 · 輸 · 原의 네 가지 穴의 활용을 강조하였다. 이는 五行의 속성 중 井穴은 木의 속성을 나타내고, 滎穴은 火의 성질을 지녔으며, 輸穴은 土의 성질에 속하고, 原穴은 三焦의 原氣와 밀접한 연관(陰經에서는 輸穴로 原穴을 대신함)이 있으며, 아울러 木土와 火는 母子의 관계로 相生하여 비교적 강력한 淸熱瀉火의 작용이 있기 때문에 이와 같이 穴位를 활용하는 方法은 劉完素의 學術思想과 일맥상통한 것이다.

11 張元素 및 張壁의 鍼灸學說

張元素[1214]의 字는 潔古이며, 易州(지금의 河北 易縣) 지역의 사람으로서 金代(대략 기원 1130년)에 태어났다. 그의 아들은 張璧라고 하며, 雲岐子라고도 부른다. 張元素는 "병을 치료하는 데 옛 처방을 사용하지 않았다."[1215] 그는 運氣가 항상 일정하지 않다고 인식하여 옛날과 지금은 같은 길을 걸을 수 없으므로 古方이 新病과는 서로 맞지 않는다고 여겼다. 그리하여 秦漢 이후의 각 流派에서 주장하는 學術思想에 얽매이지 않고 독창적인 새로운 견해를 제시하여 易水學派의 창시자가 되었다.

張元素의 著述로는『珍珠囊』,『潔古注叔和脈訣』,『醫學啓源』,『潔古家珍』및 "臟腑標本寒熱虛實用藥式" 등이 있다. 또한『藥注難經』,『醫方』30권 등을 편찬하였는데 일찍이 遺失되었다. 이러한 著述 중에 鍼灸學에 관련된 내용은 많지 않다. 단지 杜思敬의『濟生發萃』중에 張元素의 鍼灸理論과 학술성과를 비교적 많이 기록하여 그 일면을 엿볼 수 있다.

張璧은 父親의 家業을 이어받아 鍼灸學 영역에서 많은 업적을 쌓아 父親의 名望에 뒤지지 않았다. 그는 歷史的으로 저명한 '潔古雲岐鍼法'을 완성시켜 더욱 이름을 알렸다. 이 책을 통하여 張氏 父子의 鍼灸學術思想을 파악하는데 참고가 되므로 역시 중요한 문헌중 하나로 꼽힌다.

張元素의 學術思想은 크게 두 가지로 요약된다. 하나는 臟腑辨證說이고, 다른 하나는 製藥遺方說이다. 臟腑에 따른 辨證法, 藥物의 歸經, 引經藥 등의 내용에 대해서도 뛰어난 성과를 남겼다.

張元素의 鍼灸學理論은『內經』에서 비롯되었으나『內經』보다 더 자세하게 論述하였다. 특히『內經』의 熱病에 관한 五十九刺 및 傷寒熱病에 활용된 五輸穴에 관한 내용은 뛰어난 점이 많아 후세의 醫家들에게 큰 영향을 미쳤다.

11.1 傷寒에 대한 五輸穴의 활용

張元素는『傷寒論』중의 太陽病에 風池나 風府에 침을 놓거나 熱入血室證에 期門穴 등에 침을 놓은 것을 인용하였을 뿐 아니라 傷寒病의 鍼灸治療의 方法을 비교적 많이 보완, 발전시켰다. 그 중 특히 井穴 및 原穴을 활용하여 傷寒結胸, 頭痛, 腹痛 등의 病證을 다스린『濟生拔萃 · 雲岐子論經絡迎隨補瀉法』의 구체적인 내용은 다음과 같다.

1214) 張元素의 字는 潔古이며 金代의 易州사람(지금의 河北省 易水縣)이다. 생졸연대는 자세하지 않으나 대략 劉完素와 동시대의 사람이며 劉完素보다는 나이가 어렸다.『중의각가학설』김남일외 편저

1215) "治病不用古方"

脈證		選用經絡或穴位	備注
傷寒 結胸痞氣	胸中結痞	刺瀉足少陰, 手厥陰井, 原穴	或加上, 中, 下脘
	心中結痞	刺瀉手太陽, 手少陰井, 原穴	
	胃中結痞	刺瀉足厥陰, 手太陰井, 原穴	
傷寒 三陽頭痛	太陽脈浮	刺手足太陽: 腕骨, 京骨	
	陽明脈浮長	刺手足陽明: 合谷, 衝陽	
	少陽脈浮弦	刺手足少陽: 陽池, 丘墟, 幷刺風池風府	
傷寒 三陰腹痛	脈弦	刺足厥陰, 手太陰: 太白, 太淵, 大陵	
	脈沈	刺足少陽, 手厥陰: 太谿, 大陵	
	脈細沈	刺足少陰, 手少陰: 太白, 三陰交, 神門	
傷寒少陰病脈欲絶		灸足少陰 原穴 太谿	
傷寒陰毒證		灸氣海, 關元	

傷寒의 發熱證에 대하여 그는『內經』의 내용을 인용하였을 뿐만 아니라 주로 井穴・滎穴・原穴 3가지 腧穴의 활용을 강조하여 劉河間의 學術과 비슷한 부분이 많다.

11.2 中風에 대한 接經法의 활용

大接經[1216]은 12井穴에 침을 놓는 방법이다. 12經脈의 氣血을 소통하여 12經脈의 氣血이 陰陽의 交接을 통하여 정상적으로 순환할 수 있도록 하는 것이다. 그 방법은『衛生寶鑑』7卷에 기재되어 있다. 이 鍼法은 주로 中風의 治療에 활용되었다. 大接經은 從陽引陰의 방법과 從陰引陽의 방법 두 가지로 나눈다. 從陽引陰의 방법은 곧 至陰, 湧泉, 中衝, 關衝, 足竅陰, 大敦, 少商, 商陽, 厲兌, 隱白, 少衝, 少澤 등의 순서에 따라 刺鍼하는 것이다. 이 방법은 陽證이 있는 陰病에 활용한다. 從陰引陽의 방법은 少商, 商陽, 隱白, 少衝, 少澤, 至陰, 湧泉, 中衝, 關衝, 厲兌[1217], 竅陰, 大敦 등의 순서에 따라 刺鍼하는 것이다. 이는 주로 陰證이 있는 陽病에 활용한다. 이와 같은 방법은 후세 醫家들이 임상치료에서 매우 중요시하였던 것으로 현재까지 널리 활용되고 있으며, 그 치료효과도 확실하였다.

張元素의 鍼灸學說은 그가 經典의 내용에 대해 깊은 연구한 바탕에서 수년간의 임상적 경험과 결부시켜 이룩한 성과라고 할 수 있다. 이 외에 그는 瀉血療法과 灸法을 매우 중요시하였다. 腰痛의 치료에 崑崙과 委中을 瀉血시키고 百節의 疼痛에 絶骨을 瀉血시킨 것이 대표적인 例를 꼽을 수 있다. 煩滿으로 陰囊이 오그라드는 병증에는 陽陵泉에 뜸을 떴고, 머리에는 열이 올라 불이 난 것처럼 느껴지고 발은 얼음처럼 차가운 경우에는 陽輔에 뜸을 떴으며, 風痰으로 생긴 頭痛에

1216) 治中風 偏枯大接 經從陽引陰 至陰與湧泉 中衝與關衝 竅陰與大敦 少商與商陽 厲兌與隱白 少衝與少澤 ○ 大接經從陰引陽 少商與商陽 厲兌與隱白 少衝與少澤 至陰與湧泉 中衝與關衝 竅陰與大敦 凡此十二經 井穴也 羅謙甫 治趙僧判 中藏 刺十二井穴 愈 又治 張安撫 中藏 灸十二井穴 愈(寶鑑).『東醫寶鑑』風門,鍼灸法

1217)『東醫寶鑑』에서는 厲兌穴의 차례가 세 번째로 되어 있다.

는 俠溪에 뜸을 뜨는 등 각종 灸法에 대한 소개와 치료의 금기사항에 대한 언급도 모두 張元素의 업적이다. 그의 學說은 明代에 이르러 高武, 楊繼洲 등에 의해 다양하게 인용되면서 더욱 널리 알려졌고, 그 영향력도 확대되었다.

12 何若愚의 鍼灸學說

何若愚는 金나라 시대 중반의 사람으로 生沒年代는 상세하지 않다.

何若愚의 著述은 『流注指微論』과 『流注指微鍼賦』가 있는데, 기원 1153년 이전에 편찬된 것으로서, 『流注指微鍼賦』는 『流注指微論』의 요점을 추려 만든 책이다. 『經籍訪古誌』에는 그의 著述 중 『子午流注鍼經』 3卷이 더 있다고 밝혔고, 『愛日精廬藏書誌』에는 "閻明廣子午流注鍼經"이라 이름을 붙였으며, 元代의 竇桂芳은 자신의 著述인 『鍼灸四書』 중에 이 책을 수록하였고 또한 何若愚가 編纂하고 閻明廣이 注를 달았다고 밝혔다[1218].

『子午流注鍼經』의 上卷은 곧 '流注指微鍼賦'와 閻明廣의 註釋과 經脈循行에 관한 原文을 같이 수록한 것이다. 中卷에서는 子午流注法에 활용된 五輪穴과 五行의 配合 및 時辰과의 관계 등을 소개하고 있고, 下卷에서는 賈氏子午流注의 納甲法[1219]과 流注에 선택된 穴 등을 구체적으로 소개하고 있다. 이 책은 지금까지 보존된 가장 오래된 子午流注納甲法에 관한 전문적인 著述이다.

何若愚의 鍼灸學에 관한 思想은 『內經』, 『難經』을 승계하여 형성된 것이다. 특히 氣血流注가 끊임없이 이어지면서 거듭되고 晝夜로 50周(이를 흔히 五十營이라 함)를 계속 돌게 된다는 學說과 그 氣血의 盛衰가 氣候, 季節, 時辰, 方位에 따라 주기적으로 변하는 주장 등이 하나의 配穴法으로 발전되게 됨으로서 時間鍼灸處方學의 先例를 만들었다.

12.1 按時選穴 및 養子時刻注穴說

『內經』에서부터 唐宋 이래로 시간의 변화에 따라 刺灸하는 學說은 鍼灸學에서 중요한 비중을 차지하고 있다. 何若愚는 각종 학술사상과 河圖에 나오는 "五門十變"의 이론을 결합하여 일종의 按時選穴의 方法을 창립하였는데, 이는 곧 子午流注納甲法이다. 『流注指微鍼賦』에서는 "해당하는 시각에 氣가 열리는 것을 알아야 經絡의 흐름을 말할 수 있다(知本時之氣開, 說經絡之流注)"고 설명하고 있다. 이것은 原著인 『流注指微論』 중에 按時選穴의 원칙을 논한 것에서부터 나온 것이

1218) 김남일 · 이재동 공편의 『중국침뜸의학의 역사』p.244에서는 閻明廣이 편저한 것으로 밝히고 있다.

1219) 納甲法: 납갑법은 患者가 來診한 연월일시의 干支를 推算한 후 인체 十二經脈 五腧穴의 五行 속성에 배합하여 開穴하는 穴을 取하는 方法이며 이천은 "按日起時 循經尋穴 時上有血 穴上有時"라 하였으며 經絡과 日時에 배합하는 것이 천간위주가 되면서 천간의 始가 갑이 되므로 '納甲法'이라 명칭되고 있다.

다. 그 내용은 주로 네 가지를 포함한다. 첫째, 穴位의 開闔이니 經絡氣血의 流注에 바탕이 되는 것으로써 즉 氣穴流注가 그 穴에 高潮되어 모일 때가 開穴되는 시기이고, 流注가 해당 穴에 高潮되는 시기를 벗어난 때가 그 穴이 閉穴되는 시기에 해당된다.

둘째, 納甲法의 開穴 원칙이다. "상세하게 살펴보면, 陰日에 血이 당겨지니 陽氣가 흘러가는 것을 만나게 된다(詳夫陰日血引, 値陽氣流)"고 하였으니, 陰日은 血이 爲主이므로 陰經上의 穴位를 選用하는데 가장 나중에는 陰血의 母인 心包경락에 귀착된다. 陽日은 氣가 爲主이므로 陽經上의 穴을 選用하는데 가장 나중에는 陽氣의 父인 三焦經에 귀착된다.

셋째, 何若愚는 『太始天元冊』 중의 "膽甲肝乙, 小腸丙心丁, 胃戊脾己, 大腸庚肺辛, 膀胱壬腎癸"에 의거하여 臟腑와 天干을 서로 배합하는 원칙, 즉 十天干日과 臟腑가 속하는 經脈의 開穴과의 관계를 확정하였다.

넷째는 "養子時刻(原作"克"이라고 되어 있지만, 『鍼灸聚英』에 따라 고침), 注穴必須依"라고 하였는데, 즉 子午流注納甲法 開穴의 규칙은 당연히 "經生經" 또는 "穴生穴"을 전제로 한 五行相生(養子)의 순서를 좇아 推算한 것이다. 그 구체적인 方法은 『鍼灸學』 교과서에 나오므로 이에 생략한다.

12.2 補生瀉成, 經絡迎隨淺深說

迎隨補瀉를 시행할 때 何若愚는 "河圖"의 生成數의 해석에 근거하여 일종의 補生瀉成經絡迎隨補瀉說을 만들었다. 이 방법은 氣穴運行의 방향과 浮(淺) 沈(深)으로 運用한 것으로, 『流注指微鍼賦』 중에서 "맞이하거나 따라가서 거스르거나 좇음에 반드시 氣血을 깨달아 올리고 내려야 할 것이다(迎隨逆順, 須曉氣血而昇沈)"고 하였다. 이러한 이론들은 일찍이 『內經』에서부터 나오지만, 何若愚는 이를 새롭게 발전시켜 그 체계를 정립하였다. 『素問 · 六元正紀大論』에서는 "지나침에 그 數를 成으로 나타내고, 모자람에 그 數를 生으로 나타낸다(太過者其數成, 不及者其數生)"고 하였으니 곧 成數는 太過를 상징하는 것으로서 瀉法을 使用해야 하고, 生數는 不及을 상징하는 것으로서 補法을 使用하여야 한다. 何氏는 매 하나의 經에 대하여 生成數에 의거하여 한 개의 鍼刺深淺의 표준을 삼았다. 그의 주장에 따르면 "깊으면 지나친 것이며, 각 經氣를 손상시키고, 얕으면 모자라는 것으로 어찌 각종 邪氣를 물러가게 하겠는가(深爲太過, 能傷諸經, 淺爲不及, 安去諸邪)?"라고 하였다. 이는 "河圖"에 소개된 生成數의 관계에 근거한 것으로, 生數는 1, 2, 3, 4, 5가 되며, 水에 속하는 經脈에 鍼刺할 때 1分의 깊이가 補法이 되고, 火에 속하는 經脈에 鍼刺할 때는 2分의 깊이가 補法이 되며, 木에 속하는 經脈에 鍼刺할 때는 3分의 깊이가 補法이 되고, 金에 속하는 經脈에 鍼刺할 때는 4分의 깊이가 補法이 되며, 土에 속하는 經脈에 鍼刺할 때는 5分의 깊이가 補法이 된다. 成數는 6, 7, 8, 9, 10이니, 무릇 水에 속하는 경맥에 침을 놓을 때 6分의 깊이가 瀉法이 되고, 火에 속하는 경맥에 침을 놓을 때는 7分의 깊이가 瀉法이 되며, 木에 속하는 경맥에 침을 놓을 때는 8分의 깊이가 瀉法이 되면, 金에 속하는 경맥에 침을 놓는 경우는 9分의 깊이가

瀉法이 되고, 土에 속하는 경맥에 침을 놓는 경우는 1寸[10分]의 깊이가 瀉法이 된다. 何氏의 方法은 아래의 표로 귀납할 수 있다.

鍼刺深淺			經脈	絡脈
(隨)		(迎)		
生數(補)	五行屬性	成數(瀉)		
一	水	六	足太陽 手少陽 足少陰	足陽明 手少陰 手厥陰
二	火	七	手太陽 手少陰 手厥陰	足太陽 手少陽 手太陰
三	木	八	足少陽 足厥陰	手陽明 足太陰
四	金	九	手陽明 手太陰	手太陽 足厥陰
五	土	十	足陽明 足太陰	足少陽 足少陰

12.3 接氣通經 및 息數에 따른 施鍼說

何氏는『靈樞 · 五十營』중의 "호흡을 하고 나서 숨결을 멈추면 氣는 그 사이에 6寸을 흐르게 된다(呼吸定息, 氣行六寸)"는 내용과『靈樞 · 脈度』중의 十二經脈의 길이에 관한 記載를 서로 참작하여 "接氣通經" 및 息數에 따른 施鍼法을 창안하였다. 이에 대하여『流注指微鍼賦』중에서는 "經氣가 經脈을 따라 차례로 이어지는데, 그 길이를 재는데 원칙이 있다(接氣通經, 短長依法)"라고 주장하였으며, 더불어『流注指微論』중에서 구체적으로 설명하였다. 즉 手三陽經에 接하여 九呼, 手三陰經에 接하여 七呼하고, 足三陽經에 接하여 十四呼하고, 足三陰經에 接하여 十二呼한다. 手三陽經은 각각의 經脈의 길이가 五尺이고 呼吸定息은 一次에 氣行六寸하므로 呼吸定息九次에 氣行五尺四寸으로 手三陽經의 長度를 초과했다. 그 다른 經脈들은 유추할 수 있다. 아울러 그는 이와 같은 경우 "偏枯를 오래 앓아 營分 및 衛分의 각종 질병(偏枯久者, 營衛諸疾)"이 생기는 것을 治療할 수 있다고 주장하였다. 하지만『金鍼賦』에서는 "氣血을 밀어 운행시키고 순식간에 한바퀴를 돌며 위아래가 서로 소통되고 이어진다(驅運氣血, 頃刻周流, 上下通接)"고 그 作用을 설명하여 "차가운 경우는 따뜻해지게 하고, 뜨거운 경우는 시원하게 해주며, 아픈 경우는 멎게 하고 더부룩한 것은 사라지도록 한다(可使寒者暖而熱者涼, 痛者止而脹者消)"고 하였다. 아울러 이에 대한 극찬을 아끼지 않고 "마치 물길을 열어 물이 빠져나가게 하듯이 곧바로 효력을 보니 어찌 순식간에 일어나는 위급한 상황을 되돌리지 못하겠는가(若開渠之決水, 立時見功, 何傾危之不起哉)"고 하였다.

12.4 日衰刑制, 病克而難愈說

何氏는 運氣학설을 근거로하여 臟腑經絡氣機의 旺衰와 日干이 관련이 있다고 인식하였다. 예를 들어 甲日은 膽이 주로 令하므로, 膽氣가 가장 왕성하고, 甲膽은 목에 속하고 木克土하니 만약 갑일에 土臟(위)이 병이 있으면 담목이 위토를 乘하니 즉 소위 벌을 주어 억제하듯이 "刑制"라고 하였다. 甲日은 즉 胃腑正氣가 制함을 받으니 衰敗의 날이므로, 칭하여 胃腑의 "日衰日"이라한다. 하씨는 각장부의 日衰는 刑制를 받게 되니, 이때에 鍼灸를 진행하면, 이것은 병이 刑克을 받게되기 때문에 치유가 어렵다고 인식하였다. 각장부의 日衰刑制日을 何氏는 "心病遇癸日, 肝病遇辛日, 脾病遇乙日, 肺病遇丁日, 腎病遇己日, 小腸病遇壬日, 大腸病遇丙日, 胃病遇甲日, 膽病遇庚日, 膀胱病遇戊日" 등으로 나열하여 설명하였다.

何氏의 鍼灸學理論은 일반적인 것과 다르며, 특히 子午流注納甲法의 확립을 통하여 후세에 많은 영향을 끼쳤으며, 明代 高武 李梴 汪機 楊繼洲 등의 著述 중에 인용되었다. 이는 지금까지도 많이 사람들이 按時選穴法의 연구에 힘을 쏟고 이와 같은 분야에서 업적을 쌓았다.

13 王執中의 鍼灸學說

王執中의 字는 叔權으로서, 東嘉(지금의 浙江省 瑞安見) 지역의 출신이며, 南宋 시기의 乾道 己丑(기원 1168년)에 進士가 되었고, 政郎과 澧州教授의 관직을 거쳐 政丞이 되었다.[1220]

『鍼灸資生經』은 王執中이 編撰한 鍼灸學의 名著이다. 전체는 7권으로 구성되었으며, 1220년에 간행되었다. 제1권은 腧穴을 나열하여 논하였고, 그 체제는 『甲乙經』의 기본형식과 비슷하다. 軀幹部分(頭面, 肩背, 頸項, 膺腹)과 四肢分經(手足, 陰陽, 表裏)으로 되어 있다. 제2권은 鍼灸方法과 骨度를 기술하였고, 제3권부터 7권까지는 內科, 外科, 婦人科, 小兒科, 五官科 등의 科에 대한 193종의 병증과 100여종의 부속병증을 나누어 치료법을 기술하였다. 이 책은 많은 선배들의 경험과 자신이 心得한 내용을 모아 수록하였다. 그리하여 鍼灸醫案 50여 例와 민간에 흘러 전해지는 간단하면서도 쉽게 효과가 있는 치료법에 이르기까지 광범위하게 채집하고 연구하여 쉽게 밝혀놓아 자못 학자들로 하여금 귀중히 여기는 책이 되었다. 宋나라 徐正卿이 이에 序文을 지어 "무릇 여러 醫家들의 학설 가운데 이치에 부합하고 자신이 마음으로 보고 얻은 것들을 모두 아래에 기술하여 놓았도다. 침구서적은 이 책에 이르러 드디어 쉽고 간단하게 되었으니, 고대 성현이 사람을 살리는 뜻이 여기에 이르러 남음이 없게 되었다"[1221]라고 밝힌 것으로 보아 이 책에 대한 평가가 어느 정도인지 짐작할 수 있다. 元나라의 蒲登辰은 이 책의 내용을 인용하여 임상에 도입하면서 쌓은 경험을 기록하였는데, "예전에 장년기에 勞極을 앓은 자가 있어 膏肓 兩穴에 뜸을 떠주었는데 수 차례의 치료에도 효과가 없었다. 이후 이 책을 얻어서 그림을 보고 혈을 취하니 한번 뜸을 뜨고도 곧바로 나았다"[1222]고 하였고, 또한 "근년에 미친개에 물려 다친 사람이 있어 역시 經에 의거하여 뜸을 떠 세 사람을 살렸다"[1223]고 하여 이 책이 鍼灸學 임상에서 매우 실용적이었

1220) 進士, 官從政郎, 澧州教授, 幷將作丞
1221) 凡百氏之說切于理, 自己之見得于心者, 悉疎于下. 鍼灸之書, 至是始略畧, 古聖賢活人之意, 至是始無遺憾.
1222) 舊有年壯病勞極者, 灸膏肓兩穴, 更數醫不效. 後得此書, 按圖取穴, 一灸則愈.

음을 알 수 있다.

王執中의 鍼灸學 思想을 요약하면 다음과 같다.

13.1 옛 것을 존중하되 얽매이지 않고, 異說은 마땅히 考訂해야 한다(尊古不泥古, 異說當考訂)

『鍼灸資生經』은 王執中이 諸家의 책을 수집하여 쓴 것이다. 그 내용 안에는 『內經』, 『銅人』, 『千金』, 『外臺』와 許希의 『鍼經』 등 여러 經典과 方書들이 인용되어 있다. 이러한 책들은 당연히 존중되어야 하는 것이지만 그는 古籍들에서 말한 내용에 구애되지 않았고 의심되는 것들은 이치에 근거하여 분석하여 앞 사람들의 잘못을 바로잡았다. 王執中은 經穴의 考證에 중점을 두었다. 穴자리의 부위, 취하는 법, 침을 찌르는 깊이, 침뜸의 禁忌와 일부 經外奇穴 등에 대하여 모두 古籍에 기재된 내용을 참고로 분석 비교하여 자기의 관점을 제시하였다. 跗陽穴에 대해 다음과 같이 고증했다. "『素問 · 氣府論』의 陽蹻穴에 대한 注에서 '跗陽穴을 일컫는 것은 바깥 복사뼈 위로 3寸인 곳이다'고 하였다. 생각건대 陽蹻는 곧 跗陽이다. 『氣穴論』의 陰陽蹻四穴에 관한 주석에서는 '陽蹻穴은 申脈이고 陽蹻가 시작되는 곳이다'라고 하였으니, 陽蹻는 곧 申脈이며 跗陽은 아닌 것이다. 그러므로 『明堂下經』에서 跗陽은 바깥 복사뼈 위로 3寸인 곳에 있다고 하였고, 『明堂上經』에서는 또한 陽蹻가 바깥 복사뼈 앞쪽으로 1寸인 곳이라 하였다. 寸의 길이가 서로 다르니 跗陽과 陽蹻는 각각 다른 穴자리이다. 단지 『素問』의 주석이 무엇 때문에 앞뒤가 서로 어긋나게 되었는지를 알 수 없다"[1224]라고 논술하였다. 또 前頂穴의 부위를 고증하여 顖會穴 뒤로 1촌에 있다는 것이 마땅하지 않고, 『素問』에 근거하여 顖會穴 뒤로 一寸半에 있다고 하였다.

懸樞穴의 取法에 대해서는 『明堂』, 『素問』, 『銅人』에 실린 내용이 모두 다르니, 이를 비교 분석하여 마침내 "제13추 마디의 사이(第十三椎節下間)"라고 밝혔다. 穴자리의 침을 찌르는 깊이에 대해서도 논술하였는데, 睛明穴에 관하여 "『明堂』에 따르면 '鍼一分半'이라 하였고, 『銅人』에는 '入一寸半'이라 하였으니, 둘 가운데 하나는 반드시 틀린 것이다. 내가 얼굴에 침을 놓아보니 얕은 경우는 一分이 들어가고 깊은 경우는 四分에 불과하였다. 『素問 · 氣府』의 주석에서도 역시 '刺入一分'이라 하였으니, 『銅人』에서 '一分'을 '一寸'이라고 잘못 쓴 것이다"라 하였다. 일부 穴자리의 鍼灸禁忌에 대해서도 논하였다. 承泣穴과 心兪穴에 대해 禁鍼 혹은 禁灸라는 설에 대해 承泣에 대한 禁鍼, 禁灸의 兩禁之說은 의심의 여지가 있고 心兪 또한 뜸뜨는 것이 불가한 것이 아니라고 하였다.

古籍 가운데 두가지 설이 서로 다르게 되어 있어서 그 옳고 그름을 판별할 길이 없는 것에

1223) 近年有爲狌猘所傷者, 亦賞依經灸活三人.

1224) 按『素問 · 氣府論』陽蹻穴注云 '謂跗陽穴也, 在外踝上三寸, 竊意陽蹻卽跗陽也' 及考『氣血論』, 陰陽蹻四穴注云 '陽蹻穴是申脈, 陽蹻所出'. 則是'陽蹻乃申脈, 非跗陽也. 故『明堂下經』旣有跗陽在外踝上三寸, 『上經』又有跗陽在外踝前一寸, 一寸二寸旣異, 是跗陽陽蹻各是一穴也. 但不知素問之注, 何故前後相背耶.

대해서는 지표만 세워 두고 한 가지 설에 구애받지 말아야 한다고 하였다. "李襲興이 다음과 같이 말하였다. 武德中이 鎭潞州에 出使하였을 때 甄權이 새로 편찬한 『明堂』을 나에게 보였는데, 당시에 刺史인 成綽이 돌연 목이 부어올라 몇 되의 크기만 하게 되었고 인후가 막혀 물 몇 방울도 삼키지 못한 채 3일이 되었다. 余屈權이 그를 구하였다. 그 오른손의 둘째 손가락 끝에 침을 놓아 한식경이 지나니 그 숨이 통하게 되었고, 다음날 예전처럼 물을 마실 수 있게 되었다고 하였다. 『銅人』에는 '少商穴은 엄지손가락 끝의 안쪽 옆으로 손톱에서 부추 잎 너비만큼 떨어진 곳으로서, 成君綽이 뺨과 턱이 부어 되처럼 크게 솟았는데, 甄權이 鍼을 놓자 곧바로 나았다'라고 서술하여 그 병증이 약간 다르지만 효과는 실제로 같았다. 단지 李襲興은 둘째손가락 끝이라 하였고, 『銅人』에서는 엄지손가락 끝이라 하였으니 어느 것이 맞는지 아직 모르겠다. 결과적으로 少商에 刺鍼하였다면 마땅히 엄지손가락 끝이다. 잠시 두 가지 설명을 모두 보류하여 이를 올바르게 식별할 수 있기를 기대할 뿐이다"[1225]라고 하였다.

王執中은 치료상에 있어서 옛것을 존중하면서도 그것에 얽매이지 않았다. "溏泄" 조문 아래 『銅人』에서 選穴한 三陰交, 地機, 太衝에 대해 "내가 일찍이 痺疼을 앓았는데 이미 다 나았으나 변이 묽고 자주 보는 것[溏利]은 오래되었다. 그리하여 臍中에 뜸을 뜨니 설사를 하지 않게 되었다. 연속해서 3일을 뜨니 3일 동안 설사하지 않았다"[1226]고 按語를 붙였다. 이를 바탕으로 이어서 "溏泄에 뜸을 뜬다면 臍中이 으뜸이고, 三陰交 등의 혈은 그 다음이다"[1227]라고 결론을 내렸다. 이는 자신의 체험으로 古籍을 보충하여 鍼灸治療學을 발전시킨 것이니, 옛것에만 얽매이는 자들과 비교할 바가 아닌 것이다.

13.2 鍼灸에 藥을 겸하는 것이 좋은 의사(鍼灸兼藥, 固是良醫)

王執中의 침, 뜸, 藥餌를 모두 중요하게 여긴 학술사상은 孫思邈으로부터 근원한다. 『鍼灸資生經』 제2편 '鍼灸須藥'에는 "지금 사람들이 혹은 단지 침만을 알고 뜸을 모르거나, 뜸은 알되 침은 모르거나, 혹은 오직 약만을 알고 침구를 모르는 사람들이 있으니, 모두 孫眞人이 경계한 것이다. 世人들이 의사라 하는 자들이 단지 약만을 알 뿐이니 침과 뜸은 일찍이 지나가 버리고 질문도 하지 않는다"[1228]고 하였다. 이러한 학술사상에 따라 王執中은 치료를 함에 때로는 침을 쓰고, 때로는 뜸을 뜨고 때로는 약을 쓰고, 이 가운데 한 가지만 쓸 때도 있고 겸하여 쓸 때도 있었다.

1225) 李襲興稱 '武德中出鎭潞州, 甄權以新撰『明堂』示序, 時有刺史成君綽忽頸腫如數升, 喉中閉塞, 水粒不下三日矣, 余屈權救之, 鍼其右手次指之端, 如食頃, 氣息卽通, 明日, 飮啖如故. 按『銅人』云 '少商穴在手大指端內側去爪甲角如韭葉, 成君綽腮頷腫大如升, 甄權鍼之立愈'. 病狀所異, 功效實同. 但李云次指端, 『銅人』云大指端, 未知其孰是. 果鍼少商, 當在大指端也. 故兩存之, 以俟識者.

1226) 余嘗患痺疼, 旣愈而溏利者久之, 因灸臍中, 遂不登溷. 連三日灸之, 三夕不登溷.

1227) 若灸溏泄, 臍中第一, 三陰交等穴, 乃其此也.

1228) 今人或但知鍼而不灸, 灸而不鍼, 或有用藥而不知鍼灸者, 皆犯孫眞人所戒也. 而世所謂醫者, 則但知有藥而已, 鍼灸則未嘗過而問焉.

三里穴을 설명하면서 "내가 예전에 脚氣를 앓았는데 봄이 되면 다리가 약간 붓고, 여름철에는 더욱 심하였으며, 겨울이 되면 붓기가 점차 사그라졌다. 하절기가 되어 『素問』 주석의 三里穴을 설명한 것에 근거하여 溫鍼을 놓으니 다음 날 부기가 사그라졌으니 그 효력의 신통함이 이와 같았다"[1229]고 하였는데 이것은 단지 鍼만을 사용한 예이다.

또 "여러 번 허리와 등이 구부러진 사람들이 와서 뜸떠주기를 청하였는데, 筋病이라 생각하고 陽陵泉을 짚어주니 돌아가 뜸을 뜨고 곧 나았다. 筋會는 陽陵泉이다"[1230]고 한 것은 뜸만을 사용한 예이다.

또 "상한 두통을 치료하는 약은 많으나 오직 五苓散을 진하게 달여 먹는 것은 반드시 효과가 있으니, 鍼灸가 필요하지 않다. 내가 여러 차례 사람들에게 시험해보았는데 모두 효과가 있었다"[1231]고 한 것은 약만을 사용한 예이다.

여러 치료를 겸하여 쓴 예들은 『鍼灸資生經』 가운데 매우 많이 나타나 있다. "무릇 몸이 무겁고 밥을 먹을 수가 없으며, 입맛이 없고, 心下가 헛헛하면서도 그득(虛滿)하고, 때때로 설사할 것 같으며, 눕기를 좋아하는 것은 모두 胃管, 太倉에 鍼을 놓고 建中湯과 平胃散을 복용한다"[1232], "무릇 음식 먹은 것이 소화되지 않고, 배에 들어갔다가도 다시 나오는 것은 먼저 下官을 취하고, 후에 三里를 취하여 瀉한다.……吐, 嘔, 逆은 모두 음식물을 내려 보낼 수 없는 것이니 오늘 밥을 먹으면 내일 토하는 것이다. 膈兪에 뜸을 百壯 뜬다. 反胃를 오래 앓은 한 환자가 있어서 내가 鎭靈丹을 주고 다시 七氣湯을 복용시켰더니 곧 밥을 먹게 되었다. 만약 뜸(灼艾)을 떠주었다면 더욱 좋았을 것이다"[1233]는 등 모두 종합적인 치료를 실시한 병증이니 이를 통하여 王執中의 핵심적인 학술사상은 침, 뜸, 약을 辨證에 입각하여 시술함으로서 침, 뜸, 약의 장점을 최대한 발휘하여 가장 좋은 효과를 내는 데 주안점을 두었다.

13.3 穴을 눌러 시리고 아플 때 이를 치료하면 바야흐로 효과가 있을 것이다 (按穴痠疼, 治之方效)

王執中은 침구치료를 하기 전에 왕왕 환자의 몸의 腧穴에 나타난 반응을 살펴보았다. 수혈을 눌러 보아서 시리고 아픈 느낌이 든 연후에 시술하였다. 이것은 매우 독특한 학술관점이다. 이러한 관점으로 시술한 침구치료는 항상 매우 좋은 효과를 가져온 것으로 기록되어 있다. 『鍼灸資生經』 중에 이러한 기술이 무척 많이 나타난다. "한 노파가 大腸에 항상 裏急後重한 느낌이 있어

1229) 余久有脚氣疾, 遇春則足稍腫, 夏中尤甚, 至冬腫漸消, 偶夏間依『素問』注所說(三理)穴之所在, 以溫鍼微刺之, 翌日腫消. 其神效有如此者.

1230) 屢有人腰背傴僂來覓點灸, 余意其是筋病使然, 謂點陽陵泉令舊灸卽愈. 筋會陽陵泉也.

1231) 治傷寒頭痛藥多矣, 有濃煎五苓散服, 必效, 不必鍼灸, 余屢施于人皆效故也.

1232) 凡身重不得食, 食無味, 心下虛滿, 時時欲下, 喜臥, 皆鍼胃管, 太倉, 服建中湯及平胃丸.

1233) 凡食飮不化, 入腹環出, 先取下官, 後取三里瀉之. …… 吐嘔逆不得下食, 今日食, 明日吐, 灸膈兪百壯. 有人久患反胃, 余與鎭靈丹服, 更令服七氣湯, 遂立食. 若加以灼艾, 尤爲佳也.

무척 고통스러워 하였다. …… 大腸俞를 눌러 보니 통증이 심해서 집에 돌아가 뜸을 뜨게 하니 낫다"[1234]고 하였고, "간질 환자는 風池穴을 눌러 보면 반드시 시리고 아픈 느낌이 있으니 뜸을 떠주면 낫는다"[1235]고 하였으며, "무릇 喘과 哮는 肺俞를 눌러 보아 시리고 아픈 느낌이 반드시 있으니, 肺俞에 繆刺法을 시술하고 뜸을 떠주면 낫는다. 역시 繆刺法만 시술하고 뜸은 뜨지 않아도 낫는 경우가 있는데, 이는 병에도 얕고 깊음이 있음을 시사한 것이다"[1236]고 각각 밝혔다. 그는 이러한 技法들은 "모름지기 穴자리를 눌러 보아서 시리고 아픈 곳에 뜸을 뜨면 효과가 있다"[1237]고 인식하여 "그 穴자리를 눌러서 시리고 아픈 느낌이 있으면 그곳이 바로 아픈 부위"[1238]라고 하였다. 王執中은 자신의 경험에 근거하여 肺俞에 침과 뜸을 떠서 哮喘을 치료하여 종종 효과를 거둔 경우가 많았다. "이로 인하여 사람들에게 哮喘을 치료할 때 단지 肺俞에만 繆刺法으로 침을 놓고, 다른 穴은 모두 놓을 필요가 없다. 오직 肺俞를 눌러 보아 아프거나 시리지 않으면 그 다음에 다른 혈자리를 눌러보아야 한다"[1239]고 하였다. 그는 또한 『陳氏續集驗方』에 소개된 배꼽과 같은 수평으로 그어 脊骨과 만나는 부분에 뜸을 떠서 下血不止를 치료한 기록에 근거하여 임상치료에 활용한 결과 소중한 경험을 얻었다. "내가 일찍이 이러한 뜸을 써서 사람들의 腸風을 치료하여 모두 근본을 제거하였는데, 이보다 신효한 것이 없었다. 그러나 역시 그 뼈가 튀어나온 것을 눌러 시리고 우리하게 아픈 곳에 바야흐로 뜸을 떠야 하니, 우리하게 아프지 않은 곳에는 뜸을 뜨지 않는다"[1240]고 하였다. 무릇 이러한 설명은 대개 王執中이 腧穴을 눌러서 痠痛과 같은 반응을 확인하고서 시술하였다는 중요한 증거를 제시한 것이다.

13.4 뜸과 火鍼을 힘써 모두 중시해야 한다(灸法火鍼, 務須并重)

王執中은 침, 뜸, 약물을 辨證에 따라 적절히 시술할 것을 주장하고는 있지만 실제 임상에서는 뜸만을 응용한 경우가 비교적 많다. 특히 『鍼灸資生經』 제3권에서 7권까지의 각종 병증의 治法에는 灸法을 사용한 경우가 더욱 많다. "治夢遺失精"에 관한 내용에서 20여 종의 兼證을 소개하면서 31개의 穴자리를 썼는데, 대부분 뜸을 써서 치료하라고 명시하고 있다. 이 책에 기재된 醫案과 醫說들은 대부분 뜸에 관한 것들이다. 그 다음에 火鍼이나 溫鍼으로 치료한 것이 王執中醫案 가운데 뜸 다음으로 많고 冷鍼을 쓰는 것은 극히 적으니 이를 통해 그의 치료법의 독창적인 면을 엿볼 수 있다.

王執中이 사용한 뜸의 특징으로, 첫째 取穴을 적게 한다는 것(일반적으로 1-2穴, 水腫에는 水分,

1234) 有老嫗大腸中常若裏急後重, 甚苦之 … 爲按其大腸腧疼甚, 令舊灸之而愈.
1235) 人來覓灸癇疾, 必爲之按風池穴, 皆應手痠疼, 使灸之而愈.
1236) 凡有喘與哮者, 爲按肺腧, 無不痠疼, 皆爲繆刺肺腧, 令灸而愈. 亦有只繆刺不灸而愈, 此病有淺深也.
1237) 須按其穴痠疼處灸之, 方效.
1238) 按其穴痠疼, 卽是受病處.
1239) 因此與人治哮喘, 只繆肺腧, 不無他穴. 惟按肺腧不疼痠者, 然後點其他穴.
1240) 余嘗用此灸人腸風, 皆除根本, 神效無此. 然亦須按其骨突處痠疼方灸之, 不疼卽不灸也.

氣海, 氣喘에는 肺兪, 膏肓, 鼻衄에는 上星, 膻中痛, 溏泄에는 神闕 등)이요, 둘째는 뜸의 壯數가 적다는 것이다. 대부분의 醫案에서 壯數를 밝히지는 않았지만 몇몇 병증의 예로 미루어 볼 수 있다. 傷寒咳甚에는 結喉 아래에 3壯, 疝氣偏堅에는 關元 옆 3寸에 7壯, 牙痛에는 外關에 7壯 등, 모두 3壯 내지 7壯이었다.

『鍼灸資生經』에는 治療와 관련된 내용이 대부분을 차지하는데, 각각의 병증 아래에는 先人들이 치료에 쓴 腧穴을 대량으로 수록하고 있다. 대개『明堂』,『銅人』,『甲乙經』,『千金』,『千翼』,『外臺』,『集效』,『本事』 등의 醫書 및 秦承祖, 許希 등 醫家들의 경험이 수집되어 있고, 여기에 당시 민간에서 전해 내려오는 腧穴들을 두루 수록하여 그 내용이 매우 풍부하다. 이 책의 鍼灸學的 견해는 후학들이 공부하여 활용할 만한 가치가 있다.

14 竇材의 鍼灸學說

竇材는 南宋 시기 眞定(지금의 河北省 正定懸) 지역의 사람으로서 기원 1100년 즈음에 태어났으며 일찍이 開州巡檢[1241] 武翼郎을 맡았는데 後世에 그를 太醫라고 불렀다. 晩年에 그는 "先師들이 세운 歷代의 원칙을 따르면서 자신의 40여년 동안 쌓은 경험을 함께 하여…"[1242]『扁鵲心書』를 저술하였고, 紹興 16년(기원 1164년)에 이를 간행하여 세상에 전하였다.

『扁鵲心書』는 모두 3권으로 구성되었고, "神方" 1卷이 덧붙여져 있다. 上卷에서는 의학이론의 관점, 견해를 개괄적으로 서술하고 있는데, 옛 성인과 자신이 쓰는 灸法을 같이 기록하고 있다. 中下卷은 각 병증의 치료에 대해 논하고 있는데, 內科, 外科, 婦人科, 小兒科 등 各科의 病證들이 백여종을 넘는다. 아울러 治驗醫案 40여개를 덧붙였다. "神方"은 그가 상용하는 약방을 모아 기록한 것으로 百種에 이른다. 책전체가 간단하고 명확하여 요점만 추려져 있는데, 논하고 있는 것이 대부분 경험으로부터 나온 것이 특징이다. 현행 판본 중 淸代 胡珏參論批注가 있는데, 案例印證을 덧붙인 곳이 있어서 原書를 闡發시킨 것이 자못 많고 혹은 간간이 다른 의견도 있지만 평이한 이론을 견지하고 있다.

竇材는 臨證에서 모름지기 鍼藥을 결합한 것이 많았지만 그 가운데 뜸을 가장 으뜸으로 여겼다. 그의 학설은 "반드시 扶陽의 의미를 알아야 함(須識扶陽)", "비와 신을 온보함(溫補脾腎)," "뜸으로 지지는 것이 으뜸(灼艾第一)"이라는 것이 요점으로, 독창적인 면이 있다. 아래에 나누어 서술한다.

1241) 밤에 巡將과 함께 순행하여 檢督하던 일.
1242) 將追隨先師所歷之法, 與己四下餘稔之所治驗

14.1 반드시 扶陽의 의미를 알아야 함(須識扶陽)

『扁鵲心書』 上卷에서는 "반드시 扶陽의 의미를 알아야 함(須識扶陽)"이라는 학설을 주장하여 竇材 자신의 學術的 경향을 표출하였다.

먼저, 인체의 생리에 관하여 "住世之法"에서 "……나이 40에는 陽氣가 쇠하여 起居가 궁핍해지고, 50에 몸이 무거워지고 耳目이 총명하지 않아지며, 60에는 陽氣가 크게 쇠하여져 陰痿, 九竅不利, 上實下虛, 涕泣皆出하게 된다"[1243]고 하였다. 이것은 나이가 듦에 따라 나타나는 여러가지 노화현상이 인체 陽氣의 盛衰變化와 서로 관련이 있기에 陽氣는 生死存亡을 결정짓는 관건이 된다는 것을 주장한 것이다. 그는 "須識扶陽"에 관하여 道家의 논리를 인용하면서 "陽精이 만일 굳건하면 천년을 살고, 陰氣가 더욱 강해지면 반드시 죽게 된다.……陰氣가 아직 소멸되지 않으면 결국에는 죽는다. 陽精이 만약 존재하면 반드시 長生할 것이다"[1244]고 자신의 견해를 밝혔고, 더 나아가 "사람이 晩年에 이르러 陽氣가 쇠해지기 때문에 手足이 따뜻하지 않고 下元이 虛憊해지며 동작이 어려워지는데, 대개 사람에게 一息의 氣가 있으면 죽지 않는다. 氣는 陽이 生하는 바이므로 陽氣가 다하면 반드시 죽는다"[1245]고 설명하였다. 또한 "秦玉帝專詞"에서 "陽證은 사람을 죽일 이치가 없고, 陰證은 사람을 해치는 것이 매우 빠르다"[1246]고 하여 陽氣의 耗竭이 사망의 근본원인이 된다고 하였다. 그러므로 임상진단에 있어서 특히 陽氣의 盛衰와 有無를 관찰하였고, 아울러 이로써 예후를 판단하는 근거로 삼았다. 그 예로 "禁戒寒凉"에서 "熱病은 陽에 속하는데, 陽邪은 쉽게 흩어지므로 쉽게 치료되어 죽지 않는다. 冷病은 陰에 속하는데, 陰邪는 쉽게 잠복하므로 사람들이 깨닫지 못한다. 이것이 오래되면 虛寒으로 변하고 藏府를 侵蝕하여 죽게 된다"[1247]라고 하였다.

陽氣가 인체의 생리 및 병리에서 이와 같이 중요한 작용을 하므로 養陽, 保陽, 扶陽 등이 섭생과 질병예방에 있어서 중요한 의의를 가질 수밖에 없다. 그는 "住世之法"에서 養陽에 뜻을 기울려 얻은 却病延年의 사례와 몸소 겪은 체험을 언급하였고, 또한 뜸을 사용하여 陽을 기르는 방법도 논술하였다.

임상 치료 원칙과 방법을 제정할 때 竇材는 "保扶陽氣爲本"으로 할 것을 주장하면서 "壯陽消陰"을 주장하고 있다. 그 예로 "時醫三錯"에서 陰疽를 치료할 때 "반드시 腎氣를 크게 補하여 陽을 튼튼하게 하여 陰을 가라앉힐 것이다. 土가 陽氣를 얻으면 저절로 肌肉이 생기게 되어 元氣가 두루 흘러서 骨髓가 침범을 받지 않게 된다"[1248]고 하였다. 또한 霍亂吐瀉의 경우 六脈이 沈細

1243) 年四十陽氣衰 起居乏. 五十體重 耳目不聰明矣. 年六十 陽氣大衰 陰痿 九竅不利 上實下虛 涕泣俱出矣.
『素問 · 陰陽應象大論篇第五』에서는 "年四十而陰氣自半也 起居衰矣. 年五十體重 耳目不聰明矣. 年六十 陰痿 氣大衰 九竅不利 下虛上實 涕泣俱出矣."라고 되어 있어 '陰氣'가 '陽氣'로 바뀌어 있다.

1244) 陽精若壯千年壽 陰氣加强必斃傷 …… 陰氣未消終是死 陽精若在必長生

1245) 人之晩年 陽氣衰 故手足艱難 下元虛憊 動作艱難 蓋人有一息氣在不死 氣者陽所生也 故陽氣盡必死

1246) 陽證無死人之理, 陰證害人甚速.

1247) 熱病屬陽 陽邪易散 易治 不死; 冷病屬陰 陰邪易伏 故令人不覺 久則變爲虛寒 侵蝕藏府而死

1248) 必大補腎氣, 壯陽消陰, 土得陽氣, 自生肌肉, 則元氣周流, 不侵骨髓矣.

하고 四肢가 厥冷하며 眞陽이 虛脫하게 되는 증상이 나타나면, 역시 中脘과 關元에 뜸을 떠서 回陽救逆할 것을 강조하였다. 본래 陽盛陰虛에 속하는 몇몇 병증에 대하여 竇材는 "作熱治之"할 수 없다고 인식하였다. 예를 들어 消渴病을 그는 肺脾腎氣의 부족한 증상이라고 강조하고는 氣海, 關元에 뜸을 뜨고 金液丹, 四神丹 등의 辛熱한 약제를 써서 치료할 것을 반복해서 강조하였다. "五等虛實"의 한 구절에서는 다섯 종류의 虛證을 분석하고서 모두 陽虛가 主된 病證이므로 마땅히 뜸을 사용해야 하고, 또한 "辛熱한 약과 厚味한 약제를 써서 元陽을 크게 도와야 한다"[1249]라고 덧붙였다. 심지어는 傷寒病의 太陽證, 陽明證도 또한 陽熱證이 아니라고 하여 灸法과 溫熱한 약제를 써서 치료하였다. 竇材는 扶陽, 助陽, 壯陽을 항상 염두에 두고서 잊지 않았고, 한순간도 溫陽, 回陽, 救陽을 절대 벗어나려 하지 않았으니, 『扁鵲心書』에는 이러한 학술사상의 경향이 충분하게 나타나 있다.

竇材가 扶陽을 이와 같이 중시함으로써 攻下와 寒凉한 약을 응용하는 것에 대하여 특별히 경계하는 마음을 가지고 있었다. 그는 심지어 張仲景, 劉河間, 朱丹溪 등을 비난하기도 하였다. 上卷에서는 전적으로 "忌用轉下", "禁戒寒凉"의 두 항목을 특별히 만들어 攻下法과 寒凉한 약품을 함부로 써서 여러가지 좋지 않은 결과에 이르게 된 것을 반복 논술하여 "須識扶陽"의 중요성과 필요성을 논증하였다.

14.2 비와 신을 온보함(溫補脾腎)

竇材는 扶陽을 중시하였는데, 脾腎의 陽을 保扶하는 것을 더욱 중시하였다. 그는 "사람은 脾를 어미로 삼고 腎을 뿌리로 삼는다"[1250], "脾는 五藏의 母이고, 腎은 一身의 根이다"[1251]라고 하여, 脾는 後天生化之源이 되고, 腎은 先天之本이 된다고 인식하였다. "脾腎은 一身의 根蒂이다" 라고 하여 임상에서 脾腎의 陽을 保扶하는 것을 특별히 중요시하였다.

그는 또한 古籍에 記載된 "傷寒은 반드시 太溪와 衝陽 두 맥을 진찰해야 한다"[1252]는 말에 의거하여 이 두 脈을 진찰하는 것이 脾腎二經의 盛衰를 알아내어 질병의 예후를 판단하는 것임을 논증하였다. 衝陽은 비록 胃經에 속하지만 脾胃가 表裏가 되므로 실제로는 脾氣의 盛衰를 진단하는데도 사용할 수 있다. "그러므로 이 脈이 만약에 살아 있다면 사람은 죽지 않는다"[1253]라고 하였다.

『扁鵲心書』의 "附竇材灸法"에 나열된 50여종 病證의 辨證을 볼때 30여종의 病證이 모두 脾腎陽虛에 속한다. 또한 書中에 기재된 40여 醫案을 살펴보면 역시 절반 이상이 溫補脾腎하는 방법을 사용하고 있어서 脾腎二臟을 중요시 한 정도를 엿볼 수 있다.

1249) 辛熱之藥, 厚味之劑, 大助元陽
1250) 人以脾爲母, 以腎爲根
1251) 脾爲五藏之母, 腎爲一身之根
1252) 二脈傷寒必診太溪, 衝陽二脈
1253) 故此脈若存 則人不死

臨證中에 竇材는 어떤 병에 대해서는 脾腎을 雙補하고 있다. 예를 들면 "時醫三錯"중에 "눈에 內障이 생기는 것은 脾腎이 兩虛해서 陽光이 不振한 것일 따름이다. 그러므로, 빛을 보는 것이 짧아지는 것은 주로 脾에서 병증이 생긴 경우이고, 사물을 뚜렷이 보지 못하는 것은 주로 腎에서 병증이 생긴 것이므로 마땅히 脾腎을 溫補하여 陽光을 健壯하게 함으로써 陰翳를 사라지게 해야 눈이 밝아진다"[1254]고 하였다. 또한 虛證에서 가장 중한 증상 - 元氣將脫, 傷寒太陽證, 水腫氣喘證, 脾泄注下症, 休息痢, 虛勞 등에 대하여 脾腎을 겸하여 고려하여 두 臟을 같이 다스릴 것을 주장하고 있다.

어떤 병증에 대해서는 治脾를 主로 하였는데, 翻胃, 脇痛不止, 陰黃 등이 그 예이다. 어떤 병증에 대해서는 治腎을 主로 하였는데, 傷寒少陰證, 久咳, 中風失音, 小便下血, 中消, 腰足不仁, 老人氣喘 등이 그 예이다. 어떤 병증은 先脾後腎으로 論治하여야 한다고 하였다. 그 예로 "水腫膨脹"證이나 "老人兩脇痛"證의 경우 먼저 命關[1255]에 뜸을 떠서 脾氣를 튼튼히 하고, 나중에 關元에 뜸을 떠서 腎氣를 보존한 것이 그것이다. 어떤 때에는 비록 병이 脾腎에 있으면서 다른 장에 영향을 미쳤어도 脾腎을 치료하는 것을 主로 하였다. 예를 들면 兩脇連心痛을 치료하는데, 비록 恚怒傷이 肝脾腎 三經에 영향을 미쳤다 하더라도 단지 脾腎二經病을 치료하는 穴位만 사용하였다. 上消證에 비록 병이 肺腎에 미쳤어도 단지 腎만을 치료하였고, 中消證에 병이 비록 肺胃腎에 미쳤어도 단지 腎만을 치료하였고, 暑月에 燥熱이 發하여서 비록 병이 冷物로 脾胃腎이 상하여 일어났어도 단지 脾를 다스리는 穴位만을 썼다.

竇材는 비록 脾腎을 중시하였지만 臨證에서는 辨證論治의 원칙에서 벗어나지 않았다. 사실상 적지 않은 병증들이 脾腎과 무관하거나 혹은 관계가 크지 않은 것도 있는데, 竇材는 결코 脾腎으로부터 착안하여 처리하지 않았다. 예를 들면, 口眼喎斜에 地倉을 뜸뜨고, 不省人事, 風狂에 巨闕을 뜸뜨며, 肺寒胸膈脹에 中府를 뜸뜨고, 急喉痺에 天突에 뜸을 뜨는 것 등은 脾腎으로 論治한 것이 분명히 아니다.

溫補脾陽에 命關을 사용하고, 溫補腎陽에 關元을 사용한 것은 竇材가 臨證에서 사용한 穴位중에서 主要한 두개의 처방이다. 『扁鵲心書』 처방의 특징은 穴位의 선택이 매우 精簡하다는 것인데, 일반적으로 매번 一穴을 사용하였고 많아도 두세개였다. 또한 책 전체에서 사용한 穴位의 총수가 20여개인데, 그 중에서 대다수는 命關, 關元 등이었다. 卷上의 "扁鵲灸法"항목에서 작자가 命關穴의 작용에 대하여 "이 穴은 脾에 속하므로 또한 食竇穴이라 한다. 脾에 接하고 眞氣를 藏할 수 있어서 36種의 脾病을 치료할 수 있다.…"[1256]고 논술하고 있다.

關元을 써서 補腎하는 것에 대해 이 책의 많은 곳에서 기술하고 있다. 예를 들면, "足痿病"을 論할 때 "腎虛"의 所致인 경우가 많다고 하여 마땅히 關元에 뜸을 떠서 "腎氣가 다시 되살아나게 해야 한다"[1257]고 하였고, "傷寒太陰證"에는 마땅히 "關元에 뜸을 떠서 腎氣를 救해야 한다"[1258]고

1254) 眼生內障 由于脾腎兩虛 陽光不振耳 故光之短主于脾 視物不明主乎腎 法當脾腎 壯陽光以消陰翳 則明目矣
1255) 命關穴은 食竇穴의 異名으로 足太陰脾經에 속한다.
1256) 此穴屬脾 又名食竇穴 能接脾藏眞氣 治三十六種脾病……
1257) 腎氣復長

하였으며, "腦疽發背 및 각종 疔瘡惡毒에는 반드시 關元에 300壯의 뜸을 떠서 腎氣를 보존하도록 해야 한다"[1259]는 등 關元을 주로 많이 활용한 목적이 補腎에 있었음을 확인할 수 있다.

14.3 뜸으로 지지는 것이 으뜸(灼艾第一)

脾腎의 陽氣를 溫補하는 데에는 마땅히 "灼艾가 으뜸"인데 이것은 竇材의 뛰어난 학술사상의 하나이다. 그는 "의사가 병을 치료함에 뜸을 사용하는 것은 밥을 하는데 땔나무가 필요한 것과 같다"[1260]라고 하였다. 또한 "保命하는 방법은 灼艾가 으뜸이고, 丹藥이 그 다음이며, 附子가 세번째이다"[1261]라고 하였는데, 비록 세 가지가 수단, 방법, 내용이 같지 않더라도 목적은 모두 扶陽한다는 점에서 일치한다. 그는 "큰 병에는 마땅히 뜸을 떠야한다(大病宜灸)"라고 인식하여 큰 병에는 "모름지기 艾灸를 加하여야 바야흐로 근심이 없게 될 것을 보장할 수 있다"[1262]고 하였다. 이른바 大病은 즉 危難急重證으로 "進醫書表"중에서 나열한 大病이라는 것은 傷寒, 陰疽, 虛勞, 中風, 水腫, 尸厥, 久痢, 喉痹, 急慢驚風 등이 있는데, 그는 "세상에는 백여종의 大病이 있다. 灸艾丹藥을 사용하지 않고서 어떻게 성명을 구할 것이며, 또한 병을 회복시키겠는가?"[1263]라고 하여 灼艾는 가장 좋은 拘急扶陽할 수 있는 조치라고 하였다.

竇材는 임상에서 모름지기 鍼灸丹藥을 결합한 것이 많았지만 어떤 병에는 반드시 灸療法만을 單用하여야 한다고 하였다. 예를 들면 "五等虛實"에서 元氣가 將脫하려는 大虛證을 생명이 위급한 상황에 놓인 것으로 인식하여 "평범한 藥餌로는 능히 구할 수 있는 것이 아니다"[1264]라고 하면서 灸法을 써서 효과를 거두었다. "肺傷寒"은 重證으로 또한 "약으로는 치료할 수 없다(非藥可療)"고 하여 급히 뜸을 썼다. 그는 또한 어떤 병증에는 먼저 뜸을 뜨고 나중에 약을 써야 할 것을 주장하는데, "緩急을 알아야 한다(要知緩急)"라는 항목에서 하나의 傷寒病을 치료하는데 먼저 烈火로 뜸을 뜨고 환자가 눈을 떠 음식을 생각하기를 기다렸다가 다시 薑附湯을 먹이고서 나았다고 하였다. 모두 "灼艾第一"의 사상을 나타낸 것이다.

竇材가 뜸을 중시한 것은 이론으로부터 실천, 예방보건에서부터 임상치료 등에 이르기까지 모두 이러한 점을 반영하고 있다. 그는 항상 關元, 氣海, 命關, 中脘에 뜸을 떠서 병을 예방하고 섭생하는 방법을 주장하였다. 또한 나이의 차이에 근거하여 灸의 시간 간격과 壯數를 제시하였다. "사람이 서른에 이르면 3년에 한번씩 배꼽 밑에 300壯의 뜸을 뜨고, 쉰이 되거든 2년에 한번씩 배꼽 밑에 300壯의 뜸을 뜨며, 예순에는 일년에 한번씩 배꼽 밑에 300壯씩 뜸을 뜨면 사람들이

1258) 灸關元 以救腎氣
1259) 腦疽發背 諸般疔瘡惡毒 須關灸元三百壯 以保腎氣
1260) 醫之治病用灸 如做飯需薪
1261) 保命之法 灼艾第一 丹藥第二 附子第三
1262) 須加艾灸 方保無虞
1263) 世有百餘種大病 不用灸艾丹藥 如何救得性命 却得病回
1264) 非尋常藥餌所能救

長生不老한다"[1265]고 하였다. 그는 또한 이와 같은 내용을 詩調로 엮어 灸法의 효험을 찬양하였는데, 즉 "1년의 수고스러움이 오직 300壯의 뜸이면 되니, 關元에 뜸을 뜨면 그 공력이 대단하도다. 몸을 튼튼하게 하면서 가볍게 만들어 병을 앓지 않게 하노니, 彭錢의 수명을 계산한다고 한들 어찌 하리오(一年辛苦惟三百, 灸取關元功力多, 健體輕身無病患, 彭錢壽算更如何)"라고 서술하였다.

임상치료에서 竇材는 早灸, 多灸를 주장하면서 大病에는 早灸가 더욱 마땅하다고 하였다. "만약 뜸이 늦으면 진기가 이미 탈진되어 비록 뜸을 떠도 소용이 없다. 만약 일찍 뜸을 뜰 수 있으면 자연스럽게 陽氣가 끊어지지 않고 性命이 굳건해진다."[1266]

그는 적지 않은 병증에 대하여 早灸를 반복적으로 강조하였다. 예를 들면 陰毒을 다스리는데 뜸이 "늦으면 氣가 虛脫하므로 비록 뜸을 떠도 또한 이로움이 없다"[1267]고 하였다.

氣脫을 치료하는데 "반드시 일찍 다스려야 하고, 늦으면 元氣가 또한 虛脫하므로 뜸을 떠도 역시 미치지 못한다"[1268]고 하였고, 虛勞를 치료함에 "모름지기 早灸하여야 하니, 늦으면 이로움이 없다"[1269]고 인식하였다. 傷寒의 少陰 및 太陰重證을 치료하는데도 "일찍 도모하지 않으면 안 된다"[1270]고 말하였다. 아울러 진일보하여 치료시기가 잘못하여 연장되었을 때는 엄중한 결과에 이르게 된다고 하여 『扁鵲心書』에서 의사가 傷寒을 치료하는데 너무 늦어서 결국에는 "藏氣敗絶"하고 사망에 이르렀다고 언급하였다. 또한 "暴注"證은 뜸을 뜨는 것이 늦어지면 "腸이 열려 설사를 쏟아내고 나서는 죽는다(腸開洞泄而死)"고 하였다. 이를 교훈으로 삼아야 할 것이다.

이른바 多灸는 壯數를 가리켜서 말한 것이다. 그는 "세상 사람들이 뜸을 뜨려고 하나 3,5,10壯을 넘지 않는다. 자못 작은 질병은 제거되어 낫지만 命根을 駐하기는 어렵다는 것을 모르는 것이다.…대체로 大病에 臍下에 뜸을 500壯 떠서 眞氣를 補하여 이어지도록 하려면 곧 이와 같은 방법을 쓴다. 만약 風邪가 제거되고 四肢에 小疾만 있다면 3,5,7壯을 넘지 않아도 낫는다"[1271]고 하였다.

『扁鵲心書』의 전체 내용을 살피면 매번 뜸이 100壯에서 500壯까지 뜬 경우가 매우 많으며, 100壯 미만으로 뜬 경우는 매우 적다. 단지 口眼喎斜를 地倉에 20壯을 뜬 것과 急喉痺와 咳嗽를 天突에 50壯을 뜬 것 등이 있다.

多壯灸가 환자에게 주는 고통은 말로 표현할 수가 없다. 이것 때문에 竇材는 일종의 灸前痲醉法을 만들었는데, 즉 소위 "睡聖散"을 내복하게 하여 사람을 혼수상태로 만든 후에 뜸을 떠서 통증으로 인한 고통을 없게 하는 것이다. 睡聖散은 칠팔월에 채취한 山茄花(즉 曼陀羅花)와 火痲花(즉 大痲花)로 이루어진 것으로 이 두 약의 마취작용은 이시진의 『本草綱目』에는 "八月에 이 꽃

1265) 人至三十 可三年一灸臍下三百壯 五十可二年一灸臍下三百壯 六十可一年一灸臍下三百壯 令人長生不老
1266) 若灸遲 眞氣已脫 雖灸亦無用矣 若能早灸 自然陽氣不絶 性命堅牢
1267) 遲則氣脫 雖灸亦無益矣
1268) 雖早治 遲則元氣亦脫 灸亦無及矣
1269) 須早灸 遲則無益
1270) 不可不早圖也
1271) 世俗用灸, 不過三五十壯, 殊不知去小疾則愈, 駐命根則難……凡大病宜灸臍下五百壯, 補接眞氣, 卽此法也, 若去風邪四肢小疾, 不過三五七壯而已.

(曼陀羅)을 채취하고, 七月에는 火麻子花를 채취하여 陰乾하고 같은 양을 가루내어 熱酒에 타서 3錢을 먹으면 조금 있다가 술에 취한 것처럼 昏昏해진다. 瘡을 가르거나 뜸을 뜨는 데 마땅히 먼저 이 약을 복용하면 고통을 느끼지 않는다"[1272]고 기록하였다.

임상에서 "기름진 음식을 많이 먹은 사람이 고통을 견뎌낼 수 없거나(膏粱之人, 不能忍耐痛楚)" 혹은 "癲狂人"을 다스릴 때 이와 같은 방법을 응용한다. 사람들의 의심과 걱정을 없애기 위해 그는 또한 몸으로 說法하였는데, 그는 "大病宜灸"에서 "나는 스스로 무릎에 뜸을 떠서 신효를 보았다. 마음 놓고 이것을 복용하여도 결코 사람을 잘못되게 하지 않는다"[1273]라 하였다. 이러한 것 외에도 뜸이 數百壯이 필요한 환자에게도 또한 "일단 복용한 후에는 곧 혼수상태가 되면 뜸을 50壯을 뜰 수가 있고, 깨어난 후에 다시 복용하여 뜸을 또 뜬다"[1274]고 하였다. 小兒의 用藥量에 대해서는 또한 마땅히 양을 줄여 1돈으로 하였다.

이와 같이 竇材의 鍼灸學說은 주로 "須識扶陽", "溫補脾腎", "灼艾第一" 등 세 가지 측면에서 그 일각을 살필 수 있다. 하지만 그가 鍼法에 대하여 깊은 造詣가 없었던 것은 결코 아니다. 예를 들면 失血을 치료하는 醫案에서 "한사람이 腦衄을 앓아 낮밤으로 數升을 흘리는데 각종 藥이 효과가 없었다. 내가 關元穴에 침을 2寸 깊이로 놓고 20번 호흡하는 동안 留鍼하고서 病人에게 '침 끝에서 뜨거운 것을 느끼지 않는가'라고 물었더니, 뜨겁다고 말하였고, 이에 숨을 들이마시게 하고서 침을 뽑자 이에 피가 바로 그쳤다"[1275]고 소개하였다. 또 頭風을 앓아 어지럽고 嘔吐를 수일 동안 계속하며 음식을 먹지 못한 환자에게 風府穴에 침을 좌측 귀를 향하여 3寸 깊이로 놓고, 13번 숨을 쉴 동안 留鍼하여 환자가 머리에서 麻熱을 느끼자 호흡을 들이마시게 하고서 침을 뽑고 附子半夏湯을 복용케 하니 영원히 재발하지 않았다. 또한 "단지 이 穴(風府)에 침을 놓을 때 사람이 곧 昏倒하는데, 그 방법은 좌측 귀를 향하여 橫下鍼하면 大筋을 상하지 않고 어지럼도 없게 한다"[1276]고 하였다. 이와 같은 두 가지 例에서 竇材가 침을 사용하는 데에도 특별한 장인 정신을 가지고 있었다는 것을 알 수 있다. 衄血에 關元에 침을 놓는 것은 특이하다. 風府를 귀 뒤를 향하여 침을 놓은 것은 刺法이 일반적인 경우와 같지 않다. 침을 놓은 후에는 鍼感에 집중하면서 물어보아 반드시 침 아래에 麻熱이 있게 하고서야 바야흐로 멈췄다. 이러한 경험도 또한 매우 중요한 것이다.

결론적으로 竇材의 鍼灸學思想은 鍼灸史에서 특색이 있는 것으로서 현실에서의 의의도 있으므로 이를 계승, 발전시킬 필요가 있다.

1272) 八月采此花(曼陀羅), 七月采火麻子花, 陰乾, 等分爲末, 熱酒調服三錢, 少頃昏昏如醉. 割瘡灸火, 宜先服此, 則不覺苦也.

1273) 余自用灸膝神效, 放心服之, 斷不誤人

1274) 一服後, 卽昏睡, 可灸五十壯, 醒後, 再服, 再灸.

1275) 一人患腦衄, 日夜有數升, 諸藥不效, 余爲鍼關元穴, 入二寸留二十呼, 問病人曰: 鍼下覺熱否? 曰: 熱矣, 乃令吸氣出鍼, 其血立止.

1276) 但此穴(風府)入鍼, 人卽昏倒, 其法向左耳橫下鍼, 則不傷大筋而無暈.

15 張從正의 鍼灸學說

張從正의 字는 子和이고, 號는 戴人이다(1156~1228년). 雎州 考城(지금의 河南省 蘭考縣) 지역의 사람으로서 金代의 저명한 醫家이다. 그는 어려서부터 經史를 익혔고, 醫學을 몹시 좋아하였다. 일찍이 劉完素의 의술을 공부하여 그 계통을 이어 받았다. 후에 姜仲安에게서 鍼灸의 기술을 배워 따랐다. 興定(기원 1217~1222년) 年間에 太醫로 초대 받았으나, 오래 지나지 않아 사양하고 돌아갔다. 그는 당시 麻知幾, 常德(仲明) 등과 같이 醫學理論을 연구하였다. 임상치료 경험과 의론을 모아 편찬한 것이『儒門事親』이다. 모두 15권으로 구성되어 있으며 그의 견해가 독특하고 내용도 광범위하며 논리와 서술이 精微롭고 藥物로 질병을 치료하는 것 외에도 鍼灸, 砭射, 薰洗, 熨烙, 按摩, 導引, 氣功등의 치료 방법을 기재 하였다. 刺絡泄血의 요법에 능하여 "攻破"를 주장하여 "祛邪"의 思想을 鍼灸學에서 중심으로 운용하였다.

15.1 刺絡瀉血, 祛邪安正

宋元時期에 의료기술은 점점 수준이 높아졌다. 학술사상도 비약적으로 발전하였는데, 당시 의학계는 溫補法을 학습하고 숭상하여 一般 醫師들이 補法을 잘못 이해하게 되었다. 張從正은 편향된 것을 보충하여 폐단을 바로 잡고자 "무릇 병이라는 것은 사람의 몸에 원래 있었던 것이 아니다. 혹 밖으로부터 들어오기도 하고, 혹 안으로부터 생겨나기도 하니 모두 邪氣이다. 邪氣가 몸에 들어오면 빨리 공격하는 것이 옳으며, 빨리 없애는 것이 옳으니, 잡아서 머무르게 하는 것은 무슨 이유인가?"[1277]고 피력하여 邪氣를 몰아내어 정기를 북돋게 할 것을 주장하였다. "邪去正安"說을 창도하여 임상에서 汗吐下三法을 주장하였고, 鍼灸施術에서는 刺絡泄血法을 강조하였다.

張從正의 汗吐下 三法에 관한 내용은 매우 포괄적이다. 그는 "침을 내뱉도록 하는 引涎, 가래를 씻어주는 漉涎, 재채기를 하게 하는 嚏氣, 눈물을 흘리게 하는 追淚 등은 모두 吐法에 속하고, 灸, 蒸, 薰, 渫, 洗, 熨, 烙, 鍼刺, 砭射, 導引, 按摩 등 모든 解表시키는 것은 모두 汗法이다"[1278] "催生,下乳, 磨積, 逐水, 破經, 泄氣 등 모든 下行시키는 것은 모두 下法이다"[1279]고 하였다. 그는 鍼灸로서 邪氣를 몰아내는 작용을 매우 중요하게 인식하였다.『儒門事親』에 기재된 醫案 중에 28例가 鍼灸와 관련이 있다. 그는 명확하게 "침의 이치가 곧 약의 이치라는 것을 어찌 알랴"[1280]고 밝히면서 많은 危證에 대하여 張從正은 經絡에 鍼刺하여 血을 瀉함으로서 효과를 거두었다. 그는 "出血시키는 것과 땀을 내는 것이 명칭은 비록 다르나 실제로는 같다"[1281]고 하였다. 出血시키는

1277) "夫病之一物, 非人身素有之也. 或自外而入, 或由內而生, 皆邪氣也.邪氣加諸身, 速攻之可也, 速去之可也, 攬而留之何也"『儒門事親 · 汗下吐三法該盡治病詮』

1278) "引涎, 漉涎, 嚏氣, 追泪, 凡上行者, 皆吐法也., 灸, 蒸, 薰, 渫, 洗, 熨, 烙, 鍼刺, 砭射, 導引, 按摩, 凡解表者, 皆汗法也.

1279) 催生, 下乳, 磨積, 逐水, 破經, 泄氣, 凡下行者, 皆下法也.

1280) "豈知鍼之理, 卽所謂藥之理"

것이 熱을 제거하는 것이 되며, 邪氣를 공격하는 가장 빠른 길이 된다는 논지이다.

張從正의 刺絡泄血의 학설은『靈樞 · 九鍼 · 十二原』의 내용을 본받은 것으로, "오래 뭉쳐 쌓인 것은 제거한다"[1282]는 원칙에 따라 발전된 것이다.『素問 · 鍼解篇』에서는 "오래 뭉쳐 쌓인 것을 제거하는 것은 나쁜 피를 나가게 하는 것이다(菀陳則除之者, 去惡血也)"라고 하였다. 따라서 역대 醫家들은 瀉血療法을 祛邪의 방법으로 활용하였다. 예를 들어 唐代의 秦鳴鶴은 고종의 百會를 鍼刺하고 腦戶를 출혈시켜 風毒이 위로 공격하여 頭目이 昏眩한 것을 치료하였다. 劉河間은 寒涼淸火의 방법을 주장하여 "八關大刺"를 창안하여 熱을 瀉하였다. 모두 뛰어난 放血療法이다. 張從正은 河間의 醫術을 계승하여 진일보한 방법으로 이 방법을 발전시켰다. 이는 比較的 커다란 성과를 낳았다.

張從正의 이와 같은 學術思想은 그의 경험에서 비롯된 것이다. 그는 目赤病을 앓은 적이 있는데, 때로는 붓고, 때로는 눈에 꺼풀이 끼면서 잘 안보이고, 빛을 꺼리며 은근히 껄끄럽고, 붓고 아픈 것이 낫지 않았다. 眼科醫師인 姜仲安은 그에게 上星에서 百會 까지 신속히 銉鍼으로 40-50차례 鍼刺하고, 攢竹과 絲竹空사이의 눈썹 髮際 부위를 鍼刺하고 鼻孔 양쪽 내측을 지푸라기로 후벼 출혈시키라고 일렀다. 하루 지나니 반쯤 나았고 3일 후에 정상으로 회복되었다. 이에 대하여 張從正은 큰 감명을 받았고, 實熱로 인한 目疾에 이 방법을 채용하여 적지 않은 효과를 보았다. 그는 이러한 경험에 대하여 "의술을 半世(15년) 동안 공부하고도 이 방법을 빠뜨렸으니 학습을 안하면 되겠는가?"[1283]라고 감탄하였다. 이것은 張從正이 瀉血療法을 중요하게 여기는 학술사상이 형성되게 한 淵源이다.

15.2 氣血은 마땅히 多少를 辨別하여야 하며, 絡脈의 瀉血에서는 "三多"를 중시해야 함.

張從正은 經絡理論을 매우 중시하였다. 그는 "병을 치료하려면 마땅히 먼저 그 경락을 알아야 한다(治病當先識其經絡)"라고 지적하였다. 특히 十二經의 氣血의 多少에 따라 刺絡放血의 방법을 적용하였다. 그는 "出血하는 경우는 마땅히 太陽經과 陽明經에 시술해야 한다. 두 經은 모두 血이 많기 때문이다. 少陽經은 마땅히 출혈시키지 말아야 하는 데, 이는 血이 적기 때문이다"[1284]라고 설명하였다. 血이 많은 經絡을 出血시키면 邪氣는 물리치나 血을 傷하지는 않는다. 血이 적은 經絡을 출혈시키면 血을 손상시켜 正氣가 부족하게 되고 邪氣의 기세를 助長할 우려가 있다. 예를 들어 그는 어느 小兒의 面赤腫으로 인하여 두 눈이 떠지지 않는 병증을 치료하였는데, "鈹鍼으로 刺鍼하거나 가볍게 砭刺하였다. 양쪽 눈의 銳眥 외측 부위를 제외하고 수 십 차례 亂刺하였

1281) "出血之與發汗, 名雖異而實同."

1282) "宛陳則除之"

1283) 學醫半世, 尙闕此法, 不學可乎?

1284) "出血者 宜太陽陽明盖此二經 血多故也 少陽一經 不宜出血 血少故也"『東醫寶鑑 · 外形篇 · 眼門 · 眼有內外眥』

다. 出血을 3차례 시키니 나았다"[1285]고 하였다. 양쪽 눈의 銳眥 외측 부위는 少陽經이 지나는 부위로서 血이 적으므로 마땅히 刺鍼하면 안 된다. 또한 "등에 腫瘍이 갓 생겨……鈹鍼으로 종기가 붓고 솟아오른 부위에 亂刺하여 出血시킨다"[1286]는 경우나 "어느 省의 官吏가 등과 목에 항상 뾰루지가 돋아 낫다가 다시 생기는데, 戴人이 이를 보고 '太陽經에 血이 넉넉한 탓이다.'고 말하여 우선 吐法과 下法으로 치료하였고, 나중에 委中에 鈹鍼으로 검붉은 피가 나오게 하였더니 병은 다시 도지지 않았다"[1287]고 하였다. 목덜미와 등은 太陽經이 순행하는 경로이므로 太陽經은 열이 있는 고로 부스럼[瘡癰]이나 뾰루지[痤癤]가 목덜미와 등에 잘 생긴다. 張從正은 熱邪를 내보내는 방법으로 瀉泄을 택한 것이다. 이는 邪氣를 몰아내어 正氣가 안정되도록 하는 방법이다.

『儒門事親』 중에 기재된 刺絡放血을 시행한 醫案은 19개가 된다. 명백히 鈹鍼을 사용한 내용이 기재된 醫案은 10개로서 절반을 차지하였고, 나머지 10개의 醫案도 비록 어떤 종류의 放血療法이었는지 설명되어 있지는 않지만 鈹鍼과 관련이 있을 것으로 보인다. 鈹鍼은 즉 『內經』에서 稱하는 九鍼중의 하나인 鈹鍼이다. 말단이 劍鋒과 같고 鍼體는 比較的 완만하다. 瘀血과 정체된 惡血을 제거하는 데 활용된다. 구체적인 시술 방법에 관하여 직접 瀉血시키는 경우는 『儒門事親 · 卷六』에서 언급한 呂君玉의 妻가 風搐反張을 앓는 醫案에서 확인할 수 있는데, 鈹鍼으로 百會穴에 刺鍼한 것으로 기록되어 있다. 鈹鍼의 끝을 뾰족하게 갈아 국소에 刺鍼하는 경우도 있는데, 3卷에 수록된 舌脹案과 6卷에 수록된 濕癬案에서 확인할 수 있다. 또한 鈹鍼을 칼처럼 만들어 病變 부위를 "十"字 모양으로 째어 수술하는 용도로 사용했는데, 8卷에 소개된 膠瘤案에 그 내용이 있으며, 鈹鍼을 먼저 불에 달구어 뜨거울 때 상처 부위에 刺入하는 시술방법이 7卷의 背疽案에 기록되어 있다. 刺鍼할 때의 힘은 강할 수도 있고 약할 수도 있으며, 자극하는 면적도 넓을 수도 좁을 수도 있으며, 매번 시술하는 기간도 病證의 상태에 따라 각각 달랐다.

張從正의 放血部位는 놀랄 정도로 매우 많다. 많은 경우 鍼刺를 100회 이상 시술한 경우도 있다. 예를 들어 背疽를 치료하는 데에 癰疽部位에 수백번의 鍼刺를 하였다. 濕癬을 치료하는 경우에도 "버짐이 생긴 부위에 각각 100여 곳 刺鍼하였다(於癬上各刺百餘鍼)." 背瘡이 갓 생긴 경우에 "鈹鍼으로 붓고 벌겋게 된 곳에서 그 둘레에 붉은 테두리를 따라 촘촘하게 세 겹으로 침을 놓는다(用鈹鍼於腫焮處, 循紅暈周匝內, 密刺三層)." 病變 부위에 여러 번 點刺하여 瀉血시키는 외에 여러 穴자리에 瀉血시키는 시술법도 소개하였는데, 예를 들어 눈병의 實熱證으로 붉게 붓고 아픈 경우 반드시 神庭, 上星, 囟會, 前頂, 百會 등 5개의 穴에 瀉血시킴으로서 "꺼풀 따위가 생기면 바로 사라지도록 하고, 아픈 것은 곧 멎게 하며, 침침한 경우는 바로 밝아지도록 하고, 붓는 경우는 가라앉도록 한다(翳者, 可使立退; 痛者, 可使立已; 昧者, 可使立明; 腫者, 可使立消)." 또한 일정한 부위를 정하지 않고 瀉血시키는 방법이 있는데, 곧 6卷에 수록된 目赤案에서 "그 손 안을 자침하여 瀉血시키고, 아울러 머리나 코에서도 피가 나도록 하여 위아래 및 속과 겉에서 두루 빠지게

1285) "以鈹鍼刺輕砭之 除兩目尖外 亂刺數十鍼 出血三次及愈" 『儒門事親 · 卷六 · 小兒面上赤腫』
1286) 背瘡初發……以鈹鍼於腫焮處亂刺出血.
1287) 一省掾, 背項常有痤癤, 愈而復生, 戴人曰: '太陽血有餘也.' 先令涌泄之, 次於委中以鈹鍼出紫血, 病更不復作也.

한다"[1288]고 밝혔다.

『儒門事親』에서는 出血量을 "蓋", "盃", "升". "斗" 등을 이용하여 계산하였고, 또한 "大出血", "其血出終", "샘처럼 솟구친다(血出如泉)"고 표현하였다. 예를 들어 어떤 부인의 몸이 뒤틀리고 눈이 어지러우며[搐搦目眩] 몸이 뒤로 젖혀 활처럼 꺾인[角弓反張] 병을 앓았는데, "鈹鍼으로 百會穴을 鍼刺하여 2잔 정도의 피가 빠지고 나서 나았다"[1289]고 하였고, 또 어떤 부인이 혀가 뻣뻣하게 부었는데, 3일 동안 연달아 鍼刺하여 "출혈한 것을 계산해 보니 거의 한 말[斗]을 가득 채웠다"[1290]고 소개하였다. 어느 少女는 背疽를 앓았는데, "수백번 침을 찔러 피를 1말 정도 빼고, 이와 같이 3번 시술하였다(刺數百鍼, 去血一斗, 如此三次)." 刺鍼하여 瀉血하는 경우 대개는 止血法을 사용하지 않고 되도록 피가 모두 흘러나오도록 하였다. 특히 검붉은 죽은피가 깨끗이 빠져나가 정상적인 피의 색깔이 돌아올 때까지 빼는 것을 원칙으로 삼았다. 張從正의 시각에 따르면 체내의 惡血은 병을 일으키는 邪氣가 되므로 출혈시키는 것이 邪氣를 나오게 하는 것이니 반드시 깨끗이 빼주어야 邪氣를 모두 몰아내고 正氣가 안정된다는 것이다.

15.3 火熱血實에 刺絡法

張從正은 經典의 뜻을 추숭하였지만 舊法에 얽매이지는 않았다. 그는 과감하게 실천하여 그 경험을 토대로 새로운 방법을 대담하게 창안하였다. 『內經』에서 瘧疾을 치료할 때 "먼저 그 발작할 때에 맞추어 한 끼니를 먹는 동안이 지나면 刺鍼한다(先其發時如食頃而刺之)"고 밝혔다. 이에 대하여 張從正은 새로운 견해를 제시하면서 『儒門事親 · 瘧非脾寒及鬼神辨』에서 "瘧疾을 2년 동안 앓으면서 낫지 않는데……막 발병할 때에 맞추어 내가 그 열손가락을 찔러 출혈시킨 결과 피가 멎자 寒熱도 곧바로 멈추었다"[1291]고 하였다. 이와 같은 병증에 대하여 예전의 醫家들은 瘧疾을 곧 脾寒으로 인하여 생긴 것이라고 간주하여 대량의 溫熱劑를 사용하였는데, 張從正은 오히려 이를 內熱이 극성을 부려 생긴 것으로 파악하고, 內熱을 없애지 않으면 瘧疾이 제거되지 않으므로 발작할 때에 맞추어 瀉熱하는 시술을 하였으니, 그의 독창적 학술 견해를 엿볼 수 있다. 또한 『內經』 중의 病機十九條에서 원래는 구체적인 치료법이 함께 언급되지는 않았지만 張從正은 임상경험에 근거하여 이에 대한 보충 설명을 덧붙였는데, "각종 風證으로 어지러운 것은 모두 肝에 속하는 것으로……大敦穴에 刺鍼할 수 있다(諸風掉眩 皆屬於肝……可刺大敦)"고 하였고, "모든 통증이나 가려움증, 부스럼은 모두 心에 속하는 병증으로서……少衝穴에 침을 놓을 수 있다(諸痛痒瘡 皆屬於心 ……可刺少衝)"고 하였으며, "각종 濕으로 인하여 생긴 붓고 그득 차는 병증은 모두 脾에 속하는 것으로……隱白穴에 침을 놓을 수 있다(諸濕腫滿 皆屬於脾 ……可刺隱白)"고 하였고, "각종

1288) 刺其手中出血, 及頭上鼻中皆出血, 上下中外皆奪.
1289) 以鈹鍼刺百會穴, 出血兩盃愈.
1290) 計所出血, 幾至盈斗.
1291) 會陳下有病瘧二年不愈者……正當發時, 余刺其十指出血, 血止而寒熱立止.

氣가 들끓고 울체되는 병증은 모두 肺에 속하는 것으로……少商穴에 침을 놓을 수 있다(諸氣膹鬱 皆屬於肺……可刺少商)"고 하였으며, "각종 寒邪로 인하여 오그라들어 당기는 병증은 모두 腎에 속하는 것으로……涌泉穴에 침을 놓을 수 있다(諸寒收引 皆屬於腎 ……可刺湧泉)"고 하여 각 臟의 井穴을 이용하여 經絡을 소통시키고 邪氣를 빠져나가게 하였다. 이는 張從正의 攻邪論에 관한 견해와 일치한다.

張從正은 絡脈에 刺鍼하여 瀉血시키는 방법을 능숙하게 시술하였다. 대담하지만 경거망동하지 않았고, 시술에 대한 명확한 금기사항을 제시하는 등 철저한 원칙을 지켰다. 그는 刺絡瀉血을 주로 각종 實熱證에 활용할 수 있으나 虛寒證에는 적합하지 않다고 주장하여 "만약 사람이 접질려 다리나 무릎 또는 발목, 팔꿈치나 손목 등이 몹시 아픈 경우 醫者가 자세히 관찰하지 않고 바로 鈹鍼을 사용하여 출혈시키고는 낫지 않으면 다시 刺鍼하여 瀉血하여 많은 피를 빼어 마침내 절름발이가 되고 만다. 『內經』에서 이르기를 '발은 血을 얻어야 걸을 수 있다'고 하였으니 血이 모두 빠져나가면 어찌 제대로 걷겠는가?"[1292]고 하였고, 아울러 "雀目을 앓아 밤에 보이지 않거나 內障이 생기는 경우 몹시 화를 내거나 큰 걱정이 있어 생기게 되는데, 모두 肝이 눈을 주관하고 血이 적어진 탓이니 出血을 삼가야 한다"[1293]고 강조하였다. 그 밖에 張從正은 구체적인 금기사항을 자세하게 나열하여 설명하였는데, 瀉血시킨 후 삼가야 할 음식으로는 "토끼고기, 닭고기, 돼지고기, 개고기, 술, 식초, 축축한 국수와 風을 일으키거나 生冷한 것들을 먹는 일과 우울해하거나 화내거나 힘쓰는 일 등도 삼가야 하는 일이다"[1294]고 밝혀 『內經』에서 언급한 "刺禁"과 관련된 내용을 보다 더 발전시켰다.

張從正의 刺絡放血의 학설은 후세에 광범위하게 영향을 끼쳤다. 명대의 명의 薛立齋는 張從正의 喉痺를 放血療法으로 치료한 것에 근거하여 적지 않은 咽喉痛症을 치료하였다. 저명한 鍼灸家인 楊繼洲는 『鍼灸大成』에서 刺絡泄血의 拘急病에 대한 치료효과를 전문적으로 기재하고 있다. 그는 "모든 暴死한 나쁜 징후와 정신을 잃는 병증(一切暴死惡候, 不省人事)"에 三稜鍼을 급히 사용하여 "손가락의 12井穴에 침을 놓으면 당연히 惡血이 제거된다(刺手指十二井穴, 當去惡血)"고 하면서 이를 起死回生의 신묘한 방법이라고 극찬하였다. 淸代의 傅山은 婦人의 産後血暈 병을 眉心에 鍼刺하여 치료하였다. 葉天士는 委中을 출혈시켜 咽喉腫痛을 치료하였다. 郭志邃는 "痧症"을 放血療法으로 치료하였다. 위와 같은 설명은 張從正의 刺絡泄血思想을 발전시킨 것이라고 할 만하다.

1292) 如人因閃肭膝髁肘腕大痛, 醫者不察, 便用鈹鍼出血, 如未愈者, 再三刺血, 出血旣多, 遂成跛躄. 『內經』曰: '足得血而能步', 血盡安得步哉?

1293) 雀目不能夜視及內障, 暴怒大憂之所致也, 皆肝主目, 血少, 禁出血.

1294) 兎, 鷄, 猪, 狗, 酒, 醋, 濕麵, 動風生冷等物, 及憂忿勞力等事.

16 李杲의 鍼灸學說

李杲(1180~1251年)의 字는 明之로 晩年에는 東垣老人이라 불렸다. 金代 眞定(지금의 河北 正定) 지역의 사람이다. 脾胃學說을 창립하고 독창적인 위치를 차지함으로써, 金元四大家의 한사람으로 추앙 받았다. 李杲는 어려서부터 의학공부를 하고 일찍이 張元素를 스승으로 삼아 그의 학설에 깊이 매료되어 그 精髓를 승계하였다. 그는 『內經』, 『難經』 등 古典 醫書들에서 先人들의 醫學思想을 터득하는데 게을리 하지 않았고, 옛것을 본받았지만 그에 얽매이지는 않았다. 著述로는 『脾胃論』, 『內外傷辨惑論』, 『蘭室秘藏』 등이 있는데, 『內經』의 脾胃理論을 충실히 계승하여 이를 발전시킨 것들이다. 『脈訣指掌病式圖說』, 『活法機要』, 『醫學發明』, 『傷寒治法擧要』, 『傷寒會要』, 『萬愈方』 등을 세상에 남기기도 하였는데, 모두 후세에 지대한 영향을 미쳤다.

『脾胃論』은 3권으로 구성되어 있는데, 1249년에 완성되었다. 당시에 戰亂이 이어지면서 사람들은 기아상태에 빠지고 추위에 시달리며 勞役이 지나쳐 고단하고 근심걱정으로 인하여 脾胃의 병이 많았는데, 그는 대부분의 脾胃病을 진찰하고 치료하면서 자신의 경험을 쌓았고, 이를 바탕으로 "사람은 脾胃 가운데의 元氣를 근본으로 한다(人以脾胃中元氣爲本)"이라는 관점을 제시했으며, "陽氣가 아래로 내려가면 陰火가 위로 솟구쳐 오른다(陽氣下陷, 陰火上乘)"고 그 병리적인 현상을 설명하였다. 따라서 "달고 따뜻한 성질은 몹시 심한 熱을 다스린다(甘溫除大熱)"는 치료원칙을 창립함으로서 脾胃學說을 확립했고, 補土派의 시조가 되었다.

李杲는 傷寒, 癰疽, 眼目 등의 질병을 치료하는데 특히 유능하였다. 이에 대한 實例는 그의 論著에서 쉽게 찾아볼 수 있다.

李杲는 鍼灸學 영역에서도 깊은 造詣가 있었다. 이에도 자신의 관점과 특색을 가지고 있었기에 『鍼灸聚英』과 『鍼灸大成』에서는 각별히 '東垣鍼法'이라고 일컫고 있다.

16.1 脾胃와 관련된 穴을 중시하여 이것을 사용해서 陰火를 제어함(穴重脾胃, 用制陰火)

'火와 元氣는 서로 양립할 수가 없는데, 하나가 이기면 하나는 지게 된다(火與元氣不兩立, 一勝則一負)'는 주장은 李杲의 脾胃學說 중 가장 핵심적인 사상이다. 李杲는 元氣가 虛衰하면 陰火가 妄動하는 근본원인이 된다고 논술하면서 元氣가 衰弱해지는 것은 脾胃가 먼저 衰弱해졌기 때문이라고 설명하였다. 그는 『脾胃論 · 三焦元氣衰旺』에서 "이는 三元의 眞氣가 衰憊한 것이다. 모두 脾胃가 먼저 虛하여 氣가 상승하지 못한 탓이다. 이에 기쁨, 화, 슬픔, 걱정, 두려움 등의 감정이 덧붙여지면 위태로운 것이 빨라진다"[1295]고 하였다. 따라서 치료에 있어 "바깥 복사뼈의 아래에 補法을 시술하고 留鍼한다(補外踝下留之)"고 하였다. 즉 足太陽經의 崑崙穴을 가리키는 것으

1295) 此三元眞氣衰憊. 皆由脾胃先虛, 而氣不上行之所致也. 加之以喜 · 怒 · 悲 · 憂 · 恐, 危亡速矣.

로, 崑崙은 五輪穴에 속하는 經穴이다. 崑崙은 火에 속하는데, 火는 土를 生하기에 虛則補其母의 원칙에 따라 脾胃의 氣를 보충하는 목적을 이룰 수 있다. 元氣가 왕성해지면 陽氣가 솟아오르고 陰火는 자연히 내려간다. 이는 李杲의 '甘溫除大熱'이란 學說을 鍼灸學에 도입하여 응용한 구체적인 例가 된다.

補火生土法 외에도 李杲는 직접 土를 補하는 방법으로 脾胃의 氣를 튼튼하게 만드는데 주안점을 두었다. 이와 같은 방법은 병에 感受된지 오래되지 않아 그 손상이 아직 심각하지 않을 때 사용한다. 곧 "모두 기쁨, 분노, 슬픔, 근심, 두려움 등의 五賊에 손상된 바로 말미암아 이후에 胃氣가 돌지 못하게 된데다가 힘든 일과 음식의 부절제가 이어지면 元氣가 손상된다."[1296] 그러므로 "마땅히 胃의 合穴인 三里穴을 취하여 밀어서 올려주어 元氣가 펴지도록 하여야 한다"[1297]고 하였다. 足三里穴은 胃의 合穴로서 下合穴이면서 土에 속하므로 이는 土經의 本穴이다. '合治內府'(『靈樞 · 邪氣藏府病形篇』)의 원칙에 따라 이는 胃腑에 직접적으로 작용하여 脾胃의 元氣를 補할 수 있으므로 陰火를 제어하는 효과를 얻는다.

李杲의 이러한 鍼灸治療法은 모두 脾胃學說을 기초에 두고 補土思想을 鍼灸學에 응용한 것이다.

16.2 放血시켜 泄熱하며, 뜸은 마땅히 삼가 사용해야 한다(放血泄熱, 灸宜愼用)

李杲는 『內經』의 瀉血療法을 계승하여 임상에 널리 활용하였다. 그는 點刺를 통하여 出血시키는 治療法을 實證과 熱證에만 국한시키지 않고 虛證에도 활용하였다. 實證에는 주로 經絡의 壅滯證, 大熱證, 濕熱證 등에 사용하였다. 그의 주장에 따르면 '經絡의 壅滯된 것을 瀉하는 것은 血이 凝滯되어 흐르지 못하기 때문이다. 그러므로 먼저 제거하여 다른 병이 치료되게 한다.'[1298]고 하였다. 足太陽, 足少陰의 血絡中의 凝血로 腰痛을 일으킨 경우, 李杲는 '血絡의 응체된 것을 제거하면 낫게 된다.'[1299]고 주장하였다. 또한 胃火가 盛해서 땀이 멎지 않고 小便이 잦은 경우에는 『內經』에서 제시한 '燔鍼劫刺'法을 이용하여 출혈시킴으로서 經絡의 凝結을 除去하고 그 衝脈의 火를 빼준다. 또한 '눈과 눈자위가 오랫동안 빨갛게 달아오르게 되면,……마땅히 三稜鍼으로 눈자위 옆을 찔러 濕熱을 빼내야 한다.'[1300]고 하여 일부 虛證에 대해서 李杲는 點刺出血을 활용하여 치료하기도 하였다. '脾胃가 虛弱하여, 濕에 감촉된 痿證(脾胃虛弱, 感濕成痿)'의 경우 그는 足陽明胃經의 足三里와 氣冲穴에 三稜鍼으로 點刺하여 출혈시켰는데, 만약에 낫지 않으면 이어서 胃經의 上廉穴에 點刺하여 출혈시켰다. 또한 上熱下寒證에 대해 『名醫類案』에는 다음과 같은 醫案이 나온다. "東垣이 參政大臣을 치료하는데 그의 나이가 약 70세였다. 春間에 병이 들었는데 안면이

1296) 皆先由喜, 怒, 悲, 憂, 恐爲五賊所傷, 而後胃氣不行. 勞役, 飮食不節繼之, 則元氣乃傷.
1297) 當以胃合三里穴中推而揚之以伸元氣.
1298) 瀉其經絡之壅者, 爲血凝而不流, 故先去之, 而治他病.
1299) 去血絡之凝乃愈.
1300) 治目眶歲久赤爛……, 當以三稜鍼刺目眶外, 以瀉濕熱.

鬱赤해져 마치 술을 마신 것처럼 보였다. 가래가 끈끈하고 때때로 어지러워서 風雲 속에 있는 것 같았고 눈마저 보이지 않았다. 李杲가 양쪽 寸脈을 진찰해보니 洪大하였고 尺脈은 弦細無力하였으니 이것은 上熱下寒이 분명하였다. 寒凉한 약물을 쓰고자 하였지만 나이가 많아 기가 약하여 감당할 수 없을 것 같았다. 先師가 논한 '무릇 상초를 치료하는 것은 마치 새들이 높은 곳에 몰려 있을 때 활을 쏘아 잡는 것과 같다'는 말이 기억났다. 곧 三稜鍼으로 정수리 앞쪽 눈썹의 언저리를 빠르게 20여회 刺鍼을 하니 검붉은 피가 2홉 정도 나오니 머리와 눈이 맑아져서 모든 고통이 없어진 것처럼 느껴졌다. 이후로 다시는 발병하지 않는다."[1301] 이렇듯 虛證에 대담하게 點刺出血시켜 빠른 치료효과를 얻어낸 것은 李杲가 病證의 치료에서 얻어낸 커다란 성취로서 瀉血療法의 활용범위를 넓힌 것이다.

灸法에 관하여 그의 著述에 일부 내용이 나오는데, 단지 뜸의 부작용에 대한 언급이 대부분이다. 『蘭室秘藏 · 頭痛門』에는 '옛날에 어떤 사람이 기가 약하여 평소에 氣海와 三里에 뜸을 떴는데……노년에 이르러 열이 거슬러 오르고 두통이 더해졌다.……이는 모두 뜸을 과하게 뜬 결과이다.'[1302]라고 하였고, 또한 『名醫類案 · 痲木』에서는 어느 고령 환자의 증상을 소개하면서 '앓는 몸에 열이 나면서 뻣뻣하고, 엉덩이와 무릎이 힘이 없고, 식사를 하면 땀이 나고, 멋대로 히죽히죽 웃고, 쉽게 배고프며, 가래나 침을 제대로 통제하지 못하고, 혀가 뻣뻣하여 말을 제대로 하지 못하며, 목이 쉬고 목소리가 들리지 않으며, 몸이 산처럼 무겁다.'[1303]고 하였다. 東垣은 이와 같은 환자를 진맥하여 좌측의 脈象이 洪大하고 有力한 상태를 참작하여 '邪熱이 經絡의 안에 들어왔다(熱邪客於經絡之中)'이라고 판단하였다. 李杲는 이와 같은 상태는 뜸을 많이 떠서 나타난 부작용이라고 밝혔다. 이 醫案에서 비록 명확하게 뜸의 부작용이라고 밝히지는 않았지만 李杲가 灸法의 활용에 있어서 매우 신중한 태도를 보였음을 알 수 있다. 따라서 그는 鍼法에 대하여 소상히 記述하고 널리 활용하는 반면에 灸法에 대한 언급은 간략하였다.

李東垣의 鍼灸學說은 주로 脾胃理論을 鍼灸學에 應用한 것으로서 刺絡을 통하여 瀉血시키는 治療法을 중요시하였다. 灸法은 陰陽이 모두 虛한 病證에만 사용하였으니 『名醫類案』과 『內外傷辨惑論』에 이에 대한 논술이 있어 중요한 의미를 갖는다.

17 席弘, 陳會 및 劉瑾의 鍼灸學說

席弘은 宏이라고도 부르며, 字는 宏遠이고, 號는 梓桑君이며, 후세에는 그를 橫이라고도 불렀다. "선조가 明堂을 도맡은 官吏(先世爲明堂之官)"였으며, 高武의 『鍼灸聚英』에서는 그를 "江西

1301) 東垣治參政年近七十, 春間病面顔鬱赤, 若飮酒狀, 痰稠粘, 時眩暈, 如在風雲中. 又加目視不明, 李診兩寸洪大, 尺弦細無力, 此上熱下寒明矣. 欲藥之寒凉, 爲年高氣弱不任, 記先師所論, 凡治上焦, 譬獲鳥集高巓, 射而取之, 卽以三稜鍼於顚前眉際疾刺二十餘, 出紫黑血約二合, 許時, 覺頭目淸利, 諸苦皆去, 自後不復作.
1302) 昔有人少時氣弱, 常於氣海 · 三里灸之……至年老添熱厥頭痛……皆灸之過也.
1303) 病體熱痲, 股膝無力, 飮食有汗, 妄喜笑, 善飢, 痰涎不利, 舌强難言, 聲嗄不鳴, 身重如山.

지역의 사람으로서 그의 집안은 대대로 鍼灸를 가업으로 삼았다(江西人, 家世以鍼灸相傳者)"고 소개하였다. 南宋 시기(기원 12세기)에 江西 臨川縣 席坊(지금은 江西省 撫州市에 속함)에 거주하였다. 徐鳳의 『鍼灸大全』에 수록된 『席弘賦』에 따르면 "席弘은 병을 치료하는데 名望이 매우 높았다(席弘治病最名高)"고 극찬하고 있어 그의 鍼術이 뛰어났음을 알 수 있다. 그의 著述로는 『席橫家鍼灸書』가 있는데 이미 遺失되었다. 『神應經』에 실린 前傳宗圖의 가계도에 따르면, 席氏家門에서 鍼灸에 종사한 醫者는 12대에 걸쳐 이어지고 있다. 宋나라에서 明나라 때까지 오래도록 끊어지지 않고 家傳되었다. 그 家系圖를 정리하면 다음과 같다.

席宏遠(1世) - 席靈陽(2世) - 席玄虛(3世) - 席洞玄(4世) - 席松隱(5世) - 席雲谷(6世) - 席素軒(7世) - 席雪軒(8世) - 席秋軒(9世, 字는 華叔) - 席順軒(10世, 字는 仁卿, 秋軒의 長子), 席肖軒(10世, 諱는 友欲이고 字는 信卿이며 秋軒의 次男임) - 席天章(11世, 肖軒의 次男임) - 席伯珍(12世, 順軒의 셋째 손자임)

이외에 『神應經』에 나오는 朱權의 序文에는 "유독 宏綱이 信卿을 만나게 되어 席眞人의 醫術을 전수 받았다(獨宏綱乃遇信卿席眞人所授之術)"고 기록하고 있는데, 이러한 내용을 통해 席弘의 10대손인 席信卿이 席氏 가문의 鍼灸術을 江西 豐城 지역의 사람인 陳會(字는 善同이고, 號는 宏綱임)에게 전수하였음을 알 수 있다. 이후 陳會는 또한 그 醫術을 24명의 제자에게 전수하였다. 『四庫全書總目提要』 105권에 따르면 "대를 이어 전수한 자는 두 명이 있는데, 하나는 康叔達이니, 곧 瑾이라는 사람이다(嫡傳者二人, 一曰康叔達, 卽瑾也)"라고 기록하고 있다. 이는 곧 朱權의 序文에서 언급한 劉瑾을 가리킨다. 朱權의 序文에서는 "유독 劉瑾이 그 신비한 醫術을 배웠으므로 宏綱의 醫術을 본받아 그에 뒤떨어지지 않았던 것이다(獨劉瑾得其指下之秘, 故能繼宏綱之術而無墜也)"라고 밝히고 있다. 劉瑾은 江西 南昌 지역의 사람으로서 字는 永懷이고, 號는 恒庵인데, 당시 南昌의 寧獻王으로 封해진 朱權의 신뢰를 깊게 얻었던 것으로 알려져 있다. 이러한 상황을 감안하여 보면 席氏의 門徒는 매우 많아 江西 각지에 두루 퍼져 있었으며, 歷史的으로 지역 鍼灸派 중 가장 방대한 규모를 자랑하는 流派를 형성하였음을 알 수 있다.

『神應經』은 朱權이 劉瑾에게 命하여 陳會가 편찬한 『廣愛書』를 바탕으로 하여 그 중 실용적인 내용만을 잘라내 改編하여 校正한 후 다시 이름을 붙여 만든 책이다. 이외에 陳會가 편찬한 책은 또한 『廣愛書括』이 있다. 劉瑾도 『神應秘要』를 著述하였는데, 이를 『廣愛書』 및 『神應經』이라고 각각 달리 부르기도 한다.

席弘의 鍼灸學 思想은 現存하는 『席弘賦』, 『補瀉雪心歌』, 『天元太乙歌』, 특히 『神應經』 등에 잘 반영되고 있다. 『神應經』은 특색있는 鍼灸選穴配穴處方과 補瀉手法에 관한 理論을 구비하고 있는데, 席弘의 穴法과 手法을 모두 중요시하는 관점을 표명하고 있다.

17.1 行鍼審穴說

『席弘賦』에서 "대개 침을 놓으려면 반드시 먼저 穴을 살펴야 한다(欲行鍼須審穴)"고 하였다.

『神應經』에서 강조한 "審穴"은 주로 穴의 위치, 取穴法과 鍼刺의 깊이, 艾灸의 壯數, 鍼灸의 宜忌 등을 면밀히 살펴야 한다는 것이다. "百穴法歌", "穴法圖" 등에서 100여개의 穴을 언급하였는데, 특히 五輸穴이 대부분을 차지한다. "灸四花穴法"은 전문적으로 四花穴의 取穴 방법을 논술한 것이다. 이외에도 穴法은 臨床의 處方에 사용되는 穴자리의 선택과 配穴을 포함하기도 하였다. 『席弘賦』에서는 50여종의 病證에 대하여 그 활용되는 穴을 언급하였는데, 大便秘澁에 大敦을 쓰고, 咽喉急閉에 百會·太衝·照海·三陰交 등을 쓴 것이 그러한 예로서, 독특한 경험을 제시한 것이다. 또한 『鍼灸聚英』에 수록된 "天元太乙歌"에 관하여 高武는 『神應經』에서 따온 것이라고 설명하였는데, 그 내용은 『席弘賦』에 記述된 것과 흡사하였지만 일부 내용이 추가되어 "先師께서 비밀스럽게 전해주신 神應經에서 太乙通靈法이 가장 신령스러우니……무릇 침을 놓을 때는 먼저 이 歌訣을 익혀야 席弘의 玄妙한 의술을 명확하게 말할 수 있을 것이다(先師秘傳神應經, 太乙通靈法最靈……凡用行鍼先得訣, 席弘玄妙分明說)"라고 하였다. 이러한 내용에서 席弘이 傳한 醫術은 그의 독특한 穴法에 관한 思想임을 거듭 확인할 수 있다.

『神應經』에 나오는 處方의 選穴 및 配穴은 그 내용이 매우 풍부하여, 全書에 各科疾患이 23개로 크게 분류되어 상세하게 소개되어 있다. 그 중 諸風, 傷寒, 痰喘咳嗽, 諸般積聚, 腹痛脹滿, 心脾胃, 心邪癲狂, 霍亂, 瘧疾, 腫脹(附紅疸, 黃疸), 汗, 痺厥, 腸痔大便, 陰疝小便, 頭面, 咽喉, 耳目, 鼻口, 胸背脇, 手足腰腋, 婦人, 小兒, 瘡毒 등 門에 약 540여종의 病證이 기록되어 있는데, 그 處方에서 사용한 穴은 다음과 같은 특징을 보이고 있다. ① 각 病證에 활용된 穴은 일반적으로 1~10개 정도이다. 적은 경우는 1개의 穴, 많은 경우는 4~6개의 穴이었고, 극히 일부의 경우에는 10개 이상의 穴을 사용하기도 하였다. ② 穴의 활용범위가 넓지 못하였으니, 대부분 14經에 속한 100여개의 穴에 국한되어 있었고, 그나마 대부분은 五輸穴이었다. ③ 經外奇穴의 활용은 거의 없었고, 오직 "咽喉"에 관한 내용에서만 咽喉腫痛, 閉塞, 水粒不下의 증상에 엄지의 등쪽 손톱뿌리 뒤에 刺鍼하는 "排刺三鍼"(三鍼을 一列로 配置하여 刺鍼한다는 의미. 三商 즉 老商, 中商, 少商에 침을 놓는 것)을 말하고 있다.

『神應經』의 處方에는 艾灸의 壯數를 밝힌 것이 적지 않으며, 간혹 補 또는 瀉에 관한 언급이 있었던 것으로, 席弘이 鍼과 灸를 모두 중요시하였음을 알 수 있다.

17.2 補瀉迎隨說

『席弘賦』에는 "補瀉의 迎隨에 대한 歌訣을 잘 알아야 한다(要明補瀉迎隨訣)"고 명시하였고, 『神應經』의 "瘡毒"門에서 "瘰癧"에 관하여 少海를 取하고 동시에 手法을 설명[1304)]하였는데, 이러한 내용을 보면 席弘이 手法을 매우 강조하고 있음을 알 수 있다.

朱權은 일찍이 席弘을 높이 평가하여, "補瀉와 折量의 방법과 그 口訣과 指下의 신묘함이 세

1304) 先推鍼皮上三十六息, 推鍼入內, 追核大小, 勿出核, 三十三下乃出鍼.

상의 의사들과 달라서 다른 이들보다 뛰어난 것들이 여기에 나온다(補瀉折量之法, 其口訣指下之妙, 與世醫之所不同, 出於人者, 見於此也)"고 하였다. 실제로 『神應經』에서 서술한 "補瀉迎隨訣"(後에 明代의 楊繼洲가 이를 자신의 著述인 『鍼灸大成』에 수록하고, 아울러 이름을 "神應經補瀉"로 바꿈)은 일종의 복합적인 補瀉手法이다. 그 특징은 아래와 같다.

첫째. 瀉法은 기침을 할 때 침을 넣었다가 빼고, 補法은 숨을 들이쉴 때 침을 돌리거나 뺀다.

둘째. 患者의 左側에 침을 놓을 때는 시술자가 오른손 엄지와 집게손가락으로 침을 잡고, 患者의 右側에 침을 놓을 때는 시술자가 왼손 엄지와 집게손가락으로 침을 잡는데, 補瀉에도 모두 같은 방법으로 한다.

셋째. 瀉法은 침을 꽂은 다음 엄지가 앞으로 나가고, 집게손가락이 뒤로 물리면서 돌리는 것이고, 補法은 침을 꽂은 다음 집게손가락이 앞으로 가고 엄지는 뒤로 물리면서 침을 돌리는 것이다.

넷째. 瀉法은 침을 돌리면서 가볍게 들어 올리는 것이고, 補法은 침을 돌리면서 1~2分의 깊이를 꽂는 것이다.

다섯째. 침을 비비는 횟수는 補瀉를 할 때 모두 3번 시행하고, 瀉는 집게손가락을 사용하고, 補는 엄지를 사용하는 것으로, 이를 흔히 "三飛"라고 부른다.

여섯째. 瀉法은 침을 비비고 나서 가볍게 들어 올려 침을 물리는 것이고[退鍼], 다시 오른쪽 혹은 왼쪽으로 돌리는데, 이를 흔히 "三飛一退"라고 하며, 補法은 침을 비비고 나서 다시 1~2分의 깊이로 꽂는데, 침 끝을 왼쪽 혹은 오른쪽으로 돌리는 것으로, 이를 흔히 "一進三飛"라고 한다.

일곱째. 瀉法은 오로지 침 끝에서 빽빽한 느낌이 들면 되고, 補法은 침 끝에서 뜨거워지는 느낌이 들어야 한다.

여덟째. 補法은 침을 꽂고 비빈 다음 손가락으로 가볍게 침을 3번 튕기도록 하고, 침을 빼고 나서도 穴을 꾹 눌러주어야 하지만 瀉法은 반드시 이와 같이 할 필요는 없다.

아홉째. 補瀉는 모두 앞에서 언급한 방법대로 鍼을 5~6회 시술하고 난 뒤에 침을 뺀다.

열번째. 앞의 방법은 모두 任脈과 督脈을 제외한 經絡에 補瀉法을 시술할 때 지켜야 하는 원칙이다. 머리, 얼굴, 몸의 중앙선에 있는 穴에 補瀉法을 시술하려면 곧 男女의 陰陽 속성에 따라 왼쪽으로 또는 오른쪽으로 각각 다르게 적용한다.

이외에도, 席弘의 補瀉理論은 『席弘賦』 및 『鍼灸聚英』의 "補瀉雪心歌" 중에 자세하게 기록되어 있다.

補瀉手法의 응용과 관련하여, 『神應經』은 독특한 내용을 기록하였는데, 대부분의 경우 마땅히 먼저 瀉하고 나서 뒤이어 補해야 하므로, 이를 "平補平瀉"라 하였다. 그 이유를 보면 "대개 인체의 疾病은 모두 邪氣가 침입하여 일으킨 것으로, 비록 환자가 衰弱할지라도 오로지 補法만 시술할 수는 없다. 經에서 이르기를 '邪氣가 모이는 것은 그 正氣가 반드시 虛하기 때문이다'라고 하였으니, 이를테면 赤目 등과 같은 질병을 앓는 경우 분명 그것은 邪熱로 인하여 일어나는 것이므로 오로지 瀉法을 시술할 수 있지만, 나머지 질환은 오직 平補平瀉하는 것이 마땅하다. 이는 반드시 먼저 瀉하고 이어서 補하여야 한다는 것으로, 먼저 그 邪氣를 몰아내고 뒤이어 眞氣를 補해야 한다는 것이다. 이는 곧 先師가 傳해주지 않은 秘訣이기도 하다"[1305)]고 밝힌 내용에서 찾아볼 수 있다. 그러므로 手足腰腋門에서 소개한 "두 손이 오그라들며 偏風이나 癮疹이 생긴다(兩手拘攣, 偏風癮疹)"는 등의 병증에는 曲池를 취하여 먼저 瀉하고 다시 肩髃와 手三里에 補法을 시술하였다. 頭面門에 소개된 "머리가 아프고 목이 뻣뻣하며 무거워서 들지 못하고, 척추가 뒤로 꺾여 되돌리지 못하는 병증(頭痛項强, 重不能擧, 脊反折不能反顧)"을 치료할 때는 "먼저 承漿을 瀉하고 다시 風府를 補한다(承漿先瀉後補風府)"고 하여 "先瀉後補"法을 여러 곳에서 명확하게 밝히고 있다. 일부 病證에서는 오히려 "不補不瀉"의 방법이 적합하다고 闡明하였는데, 胸背脇門에서는 "가슴이 그득하고 血이 부풀어 쌓이면서 덩어리가 지고, 癨亂을 앓아 뱃속이 소리가 나며, 트림을 자주 하는(胸滿血膨有積垢, 癨亂腸鳴, 善噫)" 등의 병증에는 期門을 取하여 "밖으로 향하여 2寸 깊이로 찌르고, 補하지도 瀉하지도 않는다(向外刺二寸, 不補不瀉)"고 설명하였다.

席弘과 그를 私淑한 사람들은 모두 穴法과 함께 手法을 중요시하였다. 그 穴法의 특징은 14經의 穴과 五輸穴을 주로 많이 활용하는 것이고, 手法의 특징은 補瀉를 시술할 때 捻轉提插 및 鍼感을 강조한 것이다. 平補平瀉는 刺鍼의 補瀉理論을 진일보 발전시킨 것이기에 臨床에서 참고할 만한 가치가 있다.

18 竇默의 鍼灸學說

竇默의, 字는 漢卿이며, 初名은 傑이고, 字는 子聲이며(약 기원 1195~1280년), 廣平 肥鄉(지금의 河北省 邯鄲肥鄉懸) 지역의 사람으로서, 金元 시대의 저명한 鍼灸醫家이다. 『元史』의 기록에 따르면 "어릴 때부터 알아서 책을 읽었고 뜻을 굳게 세웠으며, 가문의 조상이 旺盛해져 고을에 공로를 세운 벼슬아치가 되어 史事를 익히도록 하였으나 순순히 따르지는 않았고[1306)]", 金元 시대에 전쟁을 맞았을 때 "남쪽으로 강을 건너가 外戚인 吳氏에게 의탁하였다. 醫師인 王翁이 자기 딸을 시집보내 醫業을 하게 하였다[1307)]." 後에 蔡州로 옮겨 갔을 때 名醫 李浩를 만나 銅人鍼法을 傳授받았다. 뒤에 또 德安으로 옮겨가 "효행의 덕이 神人을 감동시켜 상관으로 하여금 감사의 뜻을 표하게 하여 伊洛 性理의 책을 주었는데, 竇默이 원래 예전에 일찍이 학문을 한 적이 없었으나 이때부터 학문을 시작하였다.[1308)]". "이어서 肥鄕으로 돌아와 經述敎授가 되어 이때부터 이름이 알려지게 되었다.[1309)]". "竇氏의 사람됨이 낙천적이며 간이하여 평범하게 사는 것을 즐기니 人物

1305) 凡人有疾, 皆邪氣所湊, 雖病人衰弱, 不可專行補法. 經曰: 邪氣所湊, 其氣必虛. 如患赤目等疾, 明見其爲邪熱所致, 可專行瀉法, 其餘諸疾, 只宜平補平瀉, 須先瀉後補, 謂之先瀉其邪, 後補眞氣, 此乃先師不傳之秘訣也

1306) 幼知讀書, 毅然有志, 族祖旺爲郡功曹, 令濕史事, 不肯就.

1307) 逐南走渡河, 依母党吳氏. 醫者王翁, 妻以女, 使業醫.

1308) 孝感令謝憲子, 以伊洛性理之書授之, 默自以爲昔未會學, 而學自此始.

을 품평한 적이 없으며, 사람들과 더불어 잘 어울리며 온화한 성격의 儒學者였다. 國家의 大計를 논함에 있어서는 안면몰수하고 조정에 간언을 올렸다고 한다[1310].". 따라서 元世祖의 두터운 신임을 얻어 "竇漢卿의 마음과 姚公茂의 재주가 합쳐져서 하나가 되면 거의 완벽한 사람이라고 할 만하다(竇漢卿之心, 姚公茂之才, 合而爲一, 斯可謂全人矣)"라는 호평을 얻었다. 竇默의 鍼灸學 임상경험은 王鏡澤(혹 "潭")에게 전해지는데, 王鏡澤은 開라고 이름하기도 하고 또 仁이라 하기도 하며, 字는 啓元이며, 浙江 蘭溪人으로 竇默을 20여년간 따라다니면서 그 의술을 익혀서 돌아갔다.

竇默의 鍼灸學著述로는 『鍼經指南』이 있다. 그 외에도 『銅人鍼經密語』 1권이 있으나 지금은 失傳되고 없다.

『鍼經指南』 1권의 앞부분에는 '鍼經標幽賦', '流注通玄指要賦'가 실려 있고, 뒤에는 '流注八穴' 및 '手指補瀉' 등이 수록되어 있다. 本書는 임상에서 출발하여 穴位, 鍼刺方法, 得氣, 宜忌 등의 방면에서 比較的 깊이 있는 논술을 펴고 있는데, 자못 깊은 식견이 있다 할 것이다. 全書의 글자 수는 많지 않으나 내용이 풍부하여 竇默의 學術思想과 臨床經驗을 잘 나타내주고 있다.

18.1 "流注八穴"說

竇默은 流注八穴에 대한 지극한 애착을 책에 고스란히 담았다. 그는 "流注八穴序"에서 "내가 젊을 때 그 기본을 山人 宋子華에게서 얻었으며, 이 術을 河淮間에서 41년동안 시행하였다. 위독한 患者를 일으킴에 손 가는 데로 應한 것을 어찌 그 수를 헤아릴 수 있겠는가! 내가 이 術을 좋아하는 것이 또한 어찌 伯倫이 술을 좋아하는 것에 비할 수 있겠는가[1311]"라고 하였다. 流注八穴 및 그 응용에 대하여 竇漢卿은 序文에서 "일부 집에서 은거하는 사람들이 전하는 바이다.[1312]" 라고 하였다. 銅臺碑에 따르면 竇漢卿이 王氏의 家藏本과 宋子華가 전해준 내용을 結合하여 流注八穴의 내용을 만들었다고 한다. 그는 제일 먼저 流注八穴의 위치와 取穴法을 소개한 다음 流注八穴로 治療할 수 있는 213가지 病證에 대해서 比較的 지면을 많이 할애하면서 자세히 소개하였다. 流注八穴을 疾病치료를 爲해 운용할 때에는 먼저 主證의 穴에 刺鍼하고, 만약 病이 아직 끝나지 않은 경우에는 그에 相應하여 짝이 되는[相合] 穴位를 취하였다. 침을 使用한 後에는 마땅히 留鍼하여 氣를 기다려 氣機가 上下로 관통하도록 해야 治療效果를 높일 수 있다. 예를 들어 咽喉閉塞에는 먼저 照海穴을 취하고, 뒤에 그에 相應하는 列缺穴을 취하며, 그런 다음에 留鍼하여 氣를 기다려 아래의 照海와 위에 있는 列缺의 效果가 서로 合해지도록 하면 調氣攻邪의 목적에 도달할 수 있게 된다. 竇漢卿의 流注八穴은 뒤에 明代 徐鳳과 楊繼洲의 확대보충을 거쳐 配穴이 추가되고 主治 범위가 또한 확대되었다. 예를 들면 竇氏는 公孫穴의 主治를 27證으로 했지만 『鍼灸

1309) 繼還肥鄕, 以經述教授, 由是知名.

1310) 竇氏爲人樂易平居, 未會品評人物, 與人居溫然儒者, 至論國家大計, 面折廷爭.

1311) 『鍼經指南 · 流注八穴序』: 予少時會得其本於山人宋子華, 子華以此術行於河會間四十一年. 起危篤患, 隨手應者, 豈勝數哉! 予嗜此術, 亦何啻伯倫之嗜酒也. → 책에는 子華以此術에서 子華가 빠져 있다.

1312) 『鍼經指南 · 流注八穴序』: 乃少室隱者之所傳也.

大成』에서는 36종의 疾病에 활용하는 主穴로 하여, 八穴을 모두 합치면 244證으로 증가되었다.

18.2 補瀉는 손끝에 달려 있음

竇黙은 "補瀉法의 근원을 탐구해보면 呼吸이 아니라 손끝에 달려 있다[1313]"고 認識하여 鍼刺補瀉法은 手法의 조작에 달려 있다고 주장하였다. "通玄指要賦"에서는 各種疾病의 刺法에 대해 논술한 다음 手法이 治療效果를 얻기 爲한 관건을 "鍼을 使用하는 의사는 이러한 이치에 진실로 밝아야만 한다. 祛邪의 效能을 거두어 들이는 것은 撚指에 달려 있다[1314]."라고 하였다.

竇黙은『鍼經指南』"直言補瀉手法"에서 "呼吸補瀉", "寒熱補瀉", "手指補瀉", "迎隨補瀉", "生成數法" 등을 열거하였는데, "呼吸補瀉"는『內經』의 呼吸補瀉法을 主로 밝힌 것이고, "寒熱補瀉"와 "生成數法"은 뒤에 變化發展되어 "燒山火", "透天凉"으로 변형된 根據이며, "迎隨補瀉"는 즉『難經』의 "瀉南補北"法으로 "이것은 實母瀉子의 법이며 단지 一經을 刺鍼하는 것이 아니다.[1315]"라고 제시하였다. 아울러 五行生剋의 理論에 따라 他經의 穴을 使用하여 治療하기도 하였다. "手指補瀉"에 있어서 즉 手法이 治療의 중요한 조절 작용을 하는데, 이는『難經 · 七十六難』[1316]에서 비롯되어 發展한 것으로 "무릇 補瀉라는 것은 반드시 呼吸出納에만 있는 것이 아니라 手指에 있다.[1317]"라고 명확하게 제시하였다. 이어『鍼經指南』에서 자세히 논술한 各種 手法의 구체적인 조작을 살펴보면 즉 動, 搖, 進, 退, 搓, 盤, 彈, 撚, 循, 捫, 攝, 按, 爪, 切 등을 포함한다. 이후 이러한 手法은 高武의『鍼灸聚英』에 수록되어 "十四法"이라고 일컬어지게 되며, 楊繼洲의『鍼灸大成』에 수록된 "十二字分次第手法及歌"에서는 즉 "十二法"으로 變化하여 그 체계를 갖추게 된다. 그 중 八法이 같은 내용으로 구성된 외에, 추가로 指持, 口溫, 指留, 指撥 등에 관한 四法이 더 있었던 것이다. 竇黙의 手指補瀉法이 後世 醫家들의 補瀉에 관한 手法에 많은 影響을 미쳤다.

18.3 "침을 사용하는 것보다 더 나은 치료법이 없다"는 설("莫如用鍼"說)

竇黙은 鍼의 활용에만 치우친 면이 있는데, 이것은 그의 著述『鍼經指南』전체에 걸쳐 나타난다. 本書의 '氣血問答'에서 "鍼은 鍼이고, 뜸은 뜸이다. 만약 침을 놓았으면 뜸을 떠서는 안 되며, 만약 뜸을 뜬 경우에는 침을 놓아서는 안 된다.[1318]"라는 언급 외에는 灸法에 대한 論述을 전혀

1313)『鍼經指南 · 鍼經標幽賦』: 原夫補瀉之法, 非呼吸而在手指.

1314)『鍼經指南 · 流注通玄指要賦』: 夫用鍼之士, 于此理苟能明焉; 收祛邪之功而在乎撚指.

1315)『鍼經指南 · 眞言補瀉手法 · 迎隨補瀉』: 此實母瀉子之法, 非只刺一經而已.

1316) 七十六難曰: 何謂補瀉? 當補之時, 何所取氣? 當瀉之時, 何所置氣?
然, 當補之時, 從衛取氣; 當瀉之時, 從榮置氣. 其陽氣不足, 陰氣有餘, 當先補其陽, 而後瀉其陰, 陰氣不足, 陽氣有餘, 當先補其陰, 而後瀉其陽. 榮衛通行, 此其要也.

1317)『鍼經指南 · 眞言補瀉手法 · 手指補瀉』: 凡補瀉, 非必呼吸出內, 而在乎手指.

1318)『鍼經指南 · 氣血問答』: 鍼則鍼, 灸則灸, 若鍼而弗灸, 若灸而弗鍼.

찾아 볼 수 없다. 또 '鍼經標幽賦'에서 "구해 살리는 方法에 교묘한 것은 鍼의 활용이다.[1319]"라고 제일 앞부분에서 주장하고 있다. '流注玄指要賦'에서는 "반드시 병을 治療하고자 한다면 鍼을 사용하는 것보다 나은 치료법이 없다.[1320]"라고 자신의 견해를 피력하였다. 이러한 주장을 보면 그가 鍼刺法의 應用을 매우 중요시하였음을 알 수 있다. 따라서 燕山의 牛良[1321]이 竇默의 遺書의 刻印을 도와 줄 때 竇默이 "鍼法으로 사람을 살린 경우가 매우 많다"[1322]고 말하고 있다.

竇默은 鍼을 중요시하였는데, 특히 毫鍼을 선호하였다. 『標幽賦』에서 "무릇 九鍼의 法을 보건데, 毫鍼이 가장 작다. 七星에 應할 수 있어서 여러 穴들을 主持한다. 본래 형태는 金이니 邪氣를 몰아내고 正氣를 북돋아 주는 이치를 지니고 있으며, 길고 짧은 물길에서 뭉쳐 있는 것을 터주고 정체된 것을 열어주는 벼리가 있다.……비록 1寸 6分에 지나지 않으나 그 미묘한 이치를 포함하고 있어서 비록 머리카락에 비길만큼 가늘어도 여러 갈래로 갈라진 것들을 하나로 관통시킬 수 있다. 가히 五臟의 寒熱을 고르게 할 수 있고, 六腑의 虛實을 조정할 수 있다.[1323]"라고 하였다. 이것은 毫鍼의 治療작용을 상세하게 기술하고 있는 것으로서 毫鍼이 비록 작지만 治療범위는 매우 넓어서 치료하지 못할 疾病이 거의 없다고 인식하고 있는 것이다. 이와 같은 이유 때문에 『鍼經指南』에서 毫鍼의 刺法과 유관한 "得氣", "氣至"의 문제에 對하여 比較的 많은 설명을 하고 있다. 毫鍼治療 중에 생기는 暈鍼 현상에 대해서도 소중한 임상경험을 제시하였다. 예를 들면 "標幽賦"에서 暈鍼의 原因과 暈鍼을 방지하는 鍼法에 대해서 "공연히 두려워하여 겁에 질린 경우에 바로 세우면 기울어지면서 많이 어지러워한다. 등과 눈 주위를 눌러주고 앉히거나 눕히면 평안하게 되어 어지러움이 없게 된다.[1324]"라고 記述하였는데, 그가 처음으로 말한 이와 같은 주장은 지금까지도 실용적인 의미가 크다.

18.4 "氣至沈緊"說

『內經』에서 일찍이 "氣가 이르러야 效果가 있다[1325]", "氣가 이르러야 그칠 수 있다[1326]"는 등 여러 得氣에 관한 내용을 제시하였으나, 氣至의 객관적인 지표가 무엇인지에 대해서는 설명이 없어서 사람들이 짐작하고 숙달하기 매우 어려웠는데, 竇默이 자신의 임상경험을 根據로 하여 생동감있게 묘사하기 시작하였다. 그는 『標幽賦』에서 "먼저 多少의 적절한 정도를 자세히 살피고, 그 다음에 응하여 이르는 氣를 살펴야 한다. 가볍거나 매끄럽거나 느슨한 것은 아직 이르지 않은 것

1319) 『鍼經指南·鍼經標幽賦』: 拯救之法, 妙者用鍼. 원문에서는 "拯救之法, 妙用者鍼"으로 되어 있다.
1320) 『鍼經指南·流注通玄指要賦』: 必欲治病, 莫如用鍼.
1321) 『鍼灸名著集成』에서는 燕山朱良으로 되어 있다.
1322) 『鍼經指南·鍼經指南序』: 以鍼法活人甚多.
1323) 『鍼經指南·鍼經標幽賦』: 觀夫九鍼之法, 毫鍼最微, 七星可應, 衆穴主持. 本形金也, 有蠲邪扶正之道; 短長水也, 有決凝開滯之機. …… 然是一寸六分, 包含妙理, 雖細似于毫髮, 同貫多歧. 可平五臟之寒熱, 能調六腑之虛實.
1324) 『鍼經指南·鍼經標幽賦』: 空心恐怯, 直立側而多暈; 背目沈掐, 坐臥平而沒暈.
1325) 『靈樞·九鍼十二原·第五章』: 氣至而有效.
1326) 『靈樞·終始·第六章』: 氣至乃休

이며, 깊거나 깔깔하거나 팽팽한 것은 이미 이른 것이다. 이미 이른 경우에는 寒熱을 가늠하여 오래 꽂아 둘 것인가와 빨리 뺄 것인가를 결정하고, 아직 이르지 않은 경우에는 虛實에 根據하여 氣를 살펴야 한다. 氣가 이른다고 하는 것은 마치 물고기가 낚시 바늘을 삼켜서 오르락내리락하는 것과 같으며, 氣가 아직 이르지 않은 것은 집의 깊은 방안에 한가로이 있는 것과 같다. 氣가 빨리 이르면 效果도 빠르며, 氣가 늦게 이르면 不治이다.[1327]"라고 하였다. 이것은 추상적인 槪念을 구체화시킨 것 이외에도, 또한 氣至의 늦고 빠름에 따라서 疾病의 예후를 판단할 수 있으며, 氣가 아직 이르지 않은 경우에는 마땅히 氣를 살펴야 한다는 것을 제시한 것이다.

竇默은 "眞言補瀉手法"에서 많은 補瀉방법을 제시하였고, 어떻게 해서 "候氣", "調氣", "行氣"가 補瀉를 실현시키는 중요한 일환이 되는지를 생각하였다. 예를 들어 "補法"은 마땅히 進鍼한 後에 "鍼頭가 沈緊할 때를 기다려 鍼頭를 손으로 빙빙 돌려 氣至를 느끼면 다시 鍼頭를 돌려 아래로 향하게 한다.…[1328]"라고 하였으며, "瀉法"은 즉 鍼을 일정한 分寸에까지 刺入한 後에 "鍼이 沈緊해진 것을 느꼈을 때 鍼頭를 病所를 向하게 하여 돌려서 氣가 이르러 病이 물러난 것을 느끼면 다시 鍼頭를 돌려 아래로 향하게 한다.…[1329]"고 하였다. 또 예를 들어 "寒熱補瀉"에서 그 "冷補"法은 즉 鍼을 刺入한 後에 "환자에게 뜨거운 감을 느끼는지를 물어보고[1330]" 아울러 또 "침을 돌려 氣가 아래로 행하게 하여 病所에 이르게 하는[1331]" 것이다. 이러한 내용들은 모두 매우 구체적으로 기록되어 있다. 그의 "手指補瀉" 중 十四法에서 動, 進, 彈, 攝 등은 모두 "氣行"속도를 어떻게 통제하는가의 구체적인 조작방법으로, 예를 들면 "攝이라는 것은 氣가 澁滯한 경우에 침을 놓아 經絡의 위를 따라 엄지손가락의 손톱으로 아래위로 문질러주어 그 氣血을 저절로 通行하도록 하는 것이다.[1332]"와 같은 것으로 臨床에서 治療效果를 높이는데 모두 중요한 가치가 있다.

竇默의 "氣至"理論은 동시대의 저명한 鍼灸家들에 의해 추숭되었다. 예를 들어 羅天益은 『衛生寶鑑』에서 "灸之不發"의 醫案 중에 "竇子聲선생에게 침을 배웠는데, 穴腧에 對하여 물었을 때 '用鍼이라고 하는 것은 氣가 이르지 않으면 效果가 없고, 뜸을 떠도 또한 반응이 없다'라고 하셨다.[1333]"고 하였다. 羅天益은 또한 그가 일찍이 元나라 초기 鍼灸名家인 忽太必烈과 이야기를 나누었는데, 忽太必烈도 또한 이러한 觀點에 대해서 같은 생각이었다고 전하였다.

이와 같이 竇默은 鍼刺氣至의 理論에 대해서 比較的 깊은 설명을 하였으며, 鍼灸學에서 治療效果에 매우 큰 영향을 미치는 "氣至學說"에 대하여 중요한 업적을 세웠다.

竇默은 鍼灸學 역사상 名望이 있는 학자 중 한 명으로서, 그는 학문에 열중하여 뛰어난 鍼灸

1327) 『鍼經指南·鍼經標幽賦』: 先詳多少之宜, 次察應至之氣. 輕滑慢而未來, 沈澁緊而已至. 旣至也, 量寒熱而留疾; 未至者, 据虛實而候氣. 氣之至也, 若魚呑鉤餌之浮沈; 氣未至也, 似閑處幽堂之深邃. 氣速至而速效, 氣遲至而不治……

1328) 『鍼經指南·眞言補瀉手法·補法』: 待鍼頭沈緊時, 轉鍼頭以手循捫, 覺氣至, 却回鍼頭向下……

1329) 『鍼經指南·眞言補瀉手法·瀉法』: 覺鍼沈緊, 轉鍼頭向病所, 覺氣至病退, 便轉鍼頭向下……

1330) 『鍼經指南·眞言補瀉手法·寒熱補瀉』: 問病人覺熱否?

1331) 『鍼經指南·眞言補瀉手法·寒熱補瀉』: 捻鍼, 使氣下行至病所.

1332) 『鍼經指南·眞言補瀉手法·手指補瀉』: 攝者, 下鍼如氣澁滯, 隨經絡上, 用大指甲上下切其氣血, 自得通行也.

1333) 學鍼于竇子聲先生, 因詢穴腧, 曰: '凡用鍼者, 氣不至而不效, 灸之亦不發.'

醫術을 갖추었을 뿐만 아니라 德望이 높아 사람들의 공경과 숭상을 받았다. 그는 일찍이 元나라 世祖로부터 太師로 책봉되어 文貞이라는 謚號를 받았으므로 後人들이 또한 그를 竇太師 或은 竇文貞公이라고 불렀다. 그는 자신이 鍼灸學에서 쌓은 소중한 경험들을 조금도 남김없이 王開[1334]에게 전수하였고, 이후에 王開의 아들인 王國瑞가 이를 승계하여 "飛騰八法" 學說을 확립하였다. 明代에 徐鳳, 祝定, 高武, 樓英, 楊繼洲, 鮑同仁 등과 같은 매우 많은 학자들이 모두 竇默의 影響을 깊이 받았던 것으로, 鍼灸學說에 對한 그의 기여가 역사에 길이 남을 것이다.

19 羅天益의 鍼灸學說

羅天益은 字가 謙甫(기원 1220~1290년)이며, 眞定(지금의 河北省 保定市) 지역의 사람으로서 일찍이 太醫를 역임하였으며, 東垣의 제자였다. 東垣門下에서 십여 년을 있으면서 깊은 의술을 전수 받았다.[1335] 스스로가 竇漢卿에게 鍼法을 배웠다고 말하고 있다[1336]. 著書로는 『衛生寶鑑』, 『內經類篇』(亡佚)[1337] 등이 있다.

『衛生寶鑑』은 모두 24권인데, '補遺' 1권이 별도로 더 있다. 1~3권에는 '藥誤永鑑'으로서 암기하기 편리한 短論들을 뽑아놓은 것이다. 주로 服藥 및 製方 등에 관한 유의사항을 論述하고 있다. 4~12권은 '名方類集'으로 이 책의 핵심적인 내용이 들어 있으니 論과 方이 있다. 21권은 '藥類法象'이고, 22~24권은 '醫驗記述'로서 治驗의 病例를 나열하면서 중간중간에 자신의 경험을 짤막하게 덧붙이기도 하였다. 마지막 1권은 '補遺'로서 후대 사람이 重刊하면서 추가한 것으로 주로 傷寒諸論의 治驗方을 수록하였다. 이 책은 臨床治療에 관한 著述로서, 諸家의 學說을 두루 모아서 기록하였다. 특히 東垣의 理論을 자신의 經驗과 결합하여 정리하면서 論述하였다. 그 중 鍼灸에 관한 내용이 많이 포함되어 있으니 24例의 鍼灸와 관련된 病案도 함께 기재되어 있다.

19.1 脾胃가 虛寒하면 마땅히 뜸을 떠야 한다는 학설(脾胃虛寒宜灸說)

『衛生寶鑑』에 기재 된 16例는 灸法과 관련이 있는 醫案인데, 그 가운데 12개의 醫案은 脾胃

1334) 『중국침뜸의학의 역사』: 왕개는 호가 鏡潭이고 자가 院啓이다. 원나라 사람이다. 집안이 가난하였지만, 독서를 좋아하였다. 때를 만나지 못하여 醫學에 정진하였다. 두걸의 밑에서 20여년을 공부하여 마침내 그의 학문을 전수받아 돌아왔다. 두걸이 그에게 당부하여 "내가 그대에게 나의 의술을 전수하였으니, 사람의 병을 고쳐준다면 그대가 나에게 보답하는 것이오"라고 하였다고 한다. 그는 병자에게 침을 놓아 바로 낫지 않은 경우가 없었다고 한다. 원나라 세조 때 그에게 楊州教授의 벼슬을 제의하였지만, 어머니의 병환을 핑계로 사양하였다. 그의 저술로 『重注標幽賦』가 전해지고 있다. 아들인 國瑞, 손자인 廷玉, 증손인 宗澤 등이 그의 업을 계속 이었다.

1335) 『각가학설』, 대성의학사, p183 십수년간 추운 겨울이나 더운 여름에도 쉬지 않고 가르침을 받아 열심히 노력한 끝에 私淑으로도 전수되지 못할 묘한 이치까지도 모두 전수받았다.

1336) 金南一, 중국 침뜸의학의 역사, p282 두걸의 『流注指要賦』와 보사법을 추숭하였다.

1337) 金南一, 중국 침뜸의학의 역사, p282 저서에 『試效方』 9권, 『藥象圖』도 있다.

와 밀접한 관계가 있다. 羅天益은 溫補脾胃에 灸法을 많이 사용하여 東垣鍼法의 부족한 부분을 보충하였다.

羅天益은 中脘穴, 氣海穴, 足三里穴 세 개의 穴자리로 灸法으로서 脾胃를 補하는 主方으로 삼은 후에 증상에 따라 加減하였다. 그는 다음과 같이 인식하였다. 中脘穴은 胃의 募穴이며 胃氣를 당겨서 上行시킬 수 있어서 胃氣를 돕는 작용을 한다. 氣海穴은 元氣를 生發시키고, 百脈을 滋榮하며 肌肉을 충실하게 해주는 작용이 있다. 三里穴은 胃의 合穴로 脾를 强壯시키고 胃를 따뜻하게 해주며 또한 陽氣를 끌어 당겨 아래로 陰分과 만나도록 해준다. 3개의 穴자리를 配合하면 함께 溫養脾胃, 强壯補虛, 昇提中氣, 調和陰陽 등의 효력을 발휘하게 된다.

羅天益이 사용한 灸法과 脾胃虛寒證에 활용된 穴자리는 虛熱證도 치료한다. 예를 들어 『衛生寶鑑 · 胃脘當心而痛治驗』 중에 소개된 砒霜 등의 藥物로 瘧疾을 잘못 치료하여 脾胃 虛寒證을 일으킨 證例에서 "脈이 弦細하고 微하며, 손발이 약간 차고, 面色이 靑黃하며 윤택이 없고, 기분이 즐겁지 못하고, 다른 사람을 싫어하며 마음이 煩亂하다. 먹는 것이 적어지며, 조금이라도 먹으면 心下가 痞悶하여, 酸水를 吐하며, 통증이 생기고, 冷汗을 때때로 흘리며, 숨이 가쁘고 답답하여 안절부절못하고 不安"[1338] 등의 증상이 나타날 때에 灸法을 사용한 다음에야 회복에 이르게 된다고 하였다. 또한 예를 들어 『衛生寶鑑 · 虛中有熱治驗』中 어느 환자에 대한 기록에 "發熱하고, 肌肉이 야위고, 四肢가 困倦하며, 누우려고만 하고 盜汗이 있으며, 묽은 便을 보고, 腸鳴에 飮食을 먹으려 하지 않으며, 또한 맛을 모르고, 말을 또렷하게 하지 못하고", "脈이 浮數하였으며, 눌러 보니 無力하였다"[1339]고 했는데, 이렇게 灸法을 사용한 예는 河間이 熱證에 灸法을 사용한 것과 東垣이 甘溫한 약으로 熱을 없앤 學術思想을 잘 계승 발전시킨 것임을 알 수 있다.

羅天益이 灸方을 사용할 때는 더불어 病情에 근거하여 穴位를 隨證加減하였다. 예를 들어 『衛生寶鑑 · 䐜脹治驗』에서 어느 婦人이 "먼저 勞役 및 飮食의 失節로 병이 생긴데다가 근심걱정이 쌓여 氣가 맺히고 心腹이 脹滿하게 되니 아침에 음식을 먹으면 吐하고, 저녁에는 음식을 먹지 못하며, 양쪽 옆구리에 刺痛이 생겨 診察한 결과 脈이 弦細하였다"[1340]고 敍述하였다. 羅天益은 『內經』에 제시된 "濁氣가 上에 있으면 䐜脹을 生한다(濁氣在上, 則生䐜脹)"는 理論을 근거로 하여 "陽은 주로 精微로운 것을 運化하고, 모이나 흩어지지 않으니 脹滿이 된다"[1341]하고는 단지 中脘穴 한 곳에 灸法을 사용한 후에 木香順氣湯을 곁들여 치료한 결과 나았다. 그밖에 『衛生寶鑑 · 陰陽皆虛灸之所宜』에서 瘧疾을 오래 앓고 있는 患者에 대한 醫案이 있다. 이 환자를 診察해 보니 "脈이 弦細하면서 미약하여 마치 거미줄처럼 가늘었고 몸이 무거웠고 손발이 거슬러 오르면서 차가웠고 때로 거듭 마비가 되었다", "心腹이 막혀 그득하였고 嘔逆이 멎지 않았다." 앞의 灸法을 활용한 데다가 陽輔穴에도 뜸을 떠서 "陽氣를 接續시켜 足脛을 따뜻하게 하여 淸濕의 사기를 흩

1338) 脈弦細而微 手足梢冷 面色靑黃而不澤 情思不樂 惡人煩冗 飮食減少 微飽則心下痞悶 嘔吐酸水發作疼痛, 冷汗時出, 氣促悶亂不安

1339) 病發熱 肌肉消瘦 四肢困倦 嗜臥盜汗 大便溏多 腸鳴不思飮食 舌不知味 懶言語, 脈浮數 按之無力

1340) 先因勞役飮食失節, 加之憂思氣結, 病心腹脹滿, 旦食則吐, 暮不能食, 兩脇刺痛, 診其脈弦而細.

1341) 陽主運化精微, 聚而不散, 故爲脹滿.

어지게 하니"[1342] 한달 남짓 지나서 治癒되었다고 하였다. 또한『衛生寶鑑·胻寒治驗』에는 自利完穀不化하면서 臍腹이 冷痛하며 足胻이 차고 손으로 긁어도 통증과 가려움을 모르며 脈은 沈細하고 미약한 어떤 환자에게 灸法을 시술할 때, 中脘穴을 빼고 三陰交穴을 추가하며 足寒의 주요 증상에 초점을 맞추어 陽氣를 下行시켜 接續시킴으로서 足胻의 寒濕의 邪氣를 驅散시키는 목적을 이루고 있다. 다음 해에 다시 도졌을 때에도 또 陽輔穴을 더하여 行氣시키면서 寒濕을 없애는 효력을 강화하여 재차 완쾌 시켰다고 한다.

19.2 陽熱病을 開泄시킴을 논함(陽熱病用開泄說)

『衛生寶鑑』에 기재한 鍼刺와 관련된 9例의 醫案 중 8例는 陽熱病變에 속하는데, 그 가운데 6例는 각각 燔鍼, 三稜鍼, 砭刺 등을 사용하여 陽熱病이 발생한 자리에 刺破를 시행한 경우, 放血取膿한 경우, 開泄邪氣시킨 경우 등이 있다. 이들 모두 치료에 성공을 거두었다고 기록되어 있다.

예를 들어 '風痰治驗'에서 한 患者가 "갑자기 病이 들어 머리가 빙빙돌고 눈앞이 깜깜해지며 아무것도 보이지 않고 心神이 煩亂하고 울컥울컥 吐하려 하는데 吐하지 못하고, 마음이 몹시 괴롭고, 한쪽 머리가 아프고, 약간 부어오르면서 붉은 색을 띠며 뺨도 역시 붉고 발과 종아리는 찬 증상이 나타났다"[1343], 羅天益이 "높은 곳에 있는 것은 쏘아서 잡는다(高巓之上, 射而取之)"라는 원리로 이 병증을 파악하고 三稜鍼으로 머리에 20여 군데를 찔러 紫黑色의 피를 瀉血시켜 症狀이 많이 가벼워졌다. 그밖에 脚氣病에 일어난 발과 다리가 붓는 증상에 대하여 羅天益은 "血實者宜決之"라는 인식하에 발과 다리의 부어 오른 곳에 三稜鍼으로 瀉血시켰더니 "혈액이 치솟아 二尺 정도 높이로 쏟아져 나왔다(血突出高二尺餘)"고 하며, "순식간에 부기가 가라앉고 통증이 줄었다(頃時腫消痛減)"고 하였다. 또한, 燔鍼으로 고름을 빼주는 證例나 벌겋게 붓고 후끈거리며 아픈 곳에 砭刺하여 開泄시킨 것, 예리한 鍼으로 부어오른 곳의 위를 찔러 惡氣를 빼내는 것 등은 羅天益이 陽熱病證에 다양한 開泄法으로 치료한 경험들을 기록한 것이다.

19.3 침뜸약을 아울러 사용해야 함을 논함(鍼灸藥竝用說)

『衛生寶鑑』에 수록된 鍼灸 관련 醫案 중, 절대 다수가 鍼과 藥 혹은 뜸과 藥을 같이 활용하고 있으니, 각각의 뛰어난 효과를 취하여 서로 보완함으로서 빠르고 좋은 효과를 얻고 있는 것이다.

예를 들어 '上熱下寒治驗'에서 한 患者가 67세로 "머리와 얼굴이 붉게 부으면서 통증이 있고, 귀의 앞뒤가 더욱 심하게 부으며, 胸中이 煩悶하고, 목구멍이 不利하며, 下半身이 모두 차고, 특히 足脛이 더욱 심하였다. 이 때문에 침대를 서로 이어서 온돌을 만들어 윗몸은 침대에 눕고 下

1342) 脈弦細而微如蛛絲, 身體沈重, 手足寒逆, 時復痲痹…心腹痞滿, 嘔逆不止…接續陽氣, 令足脛溫暖, 散淸濕之邪
1343) 忽病頭旋眼黑, 目不見物, 心神煩亂, 兀兀欲吐, 復不吐, 心中如懊憹之狀, 頭偏痛, 微腫而赤色, 腮頰亦赤色, 足胻冷

半身은 온돌에 누우려고 하며, 飮食 섭취가 줄어들고 精神이 나른하며 몸이 허약하였다", "脈이 浮數하고, 힘주어 누르면 弦細하였다"[1344]고 한다. 羅天益은 이와 같은 병증을 '上熱下寒證'이라 診斷하였다. 그는 윗몸에 나타나는 熱證에 대해서 砭刺法으로 붓고 아픈 곳을 開泄放血시켰고, 아래에 생긴 寒證에 대해서는 氣海穴과 三里穴에 뜸을 떠서 足胻의 冷症을 치료하는 한편 역시 熱氣를 이끌어 아래로 내려가게 하였으며, 동시에 既濟解毒湯으로 上熱을 瀉하고 아울러 熱을 내쫓아 아래로 보내는 방법을 鍼法과 灸法의 작용에 배합시켜 이 病을 빠르게 치료해내었다.

또한 예를 들어 '結陰便血治驗'에서는 泄便한 후에 환자의 대변에 피가 나타난 경우, 이전의 醫師는 便血을 熱證으로 판단하였지만 羅天益은 이를 結陰便血로 여기고서 먼저 平胃地楡湯으로 溫中散寒, 除濕和胃시키고, 다시 3개의 穴자리에 뜸을 활용하였으며, 아울러 還少丹을 복용시키고 나서 또 芳香之劑를 복용하도록 하는 복합적인 치료 끝에 마침내 완치시켰다. 이와 같이 方藥과 灸法의 配合은 灸法의 치료 효과를 최대한 발휘시키는 한편 藥物의 효능을 발휘시킬 수 있어서 치료효과를 향상시키는데 도움이 크다. 그밖에 먼저 鍼灸 시술을 한 후에 藥物을 투여한 치료법도 있는데, 그 例로는 '癘風刺法幷治驗'에 소개된 먼저 부은 곳을 鍼으로 찌르고 나중에 補氣瀉榮湯으로 치료한 경험이다. 먼저 藥物을 투여하고 이어서 鍼灸 치료를 시술한 경우는 '風中脏治驗'에 소개된 至寶丹에 龍骨과 南星을 加味하여 먼저 복용시킨 후에 十二經의 井穴을 鍼刺하여 치료한 내용이다. 鍼을 놓거나 뜸을 뜨거나 이 가운데 어떤 것을 먼저 사용하고 다른 것을 나중에 사용하거나 하는 등의 변화가 다양하지만 그 要旨는 處方立論을 한 쪽으로 편향시키지 않음에 있으니, 鍼法, 灸法, 藥物療法 등을 함께 어우러지게 사용한 것은 上醫의 思想을 얻은 것임에 틀림없다.

羅天益은 醫藥이 위대한 것은 性命과 깊은 관계가 있기 때문이라고 여기고 있으니, 만일 올바른 것을 선택하여 좇지 못한다면 사람에게서 벗어나 멀어질 수밖에 없다고 강조하였다. 그는 李東垣의 醫學思想을 이어 받은 데다가 이를 자신의 경험과 결부시켜 東垣鍼法을 계승, 발전시켰다. 대표적인 治驗例 중 '上熱下寒治驗'의 醫案은 『名醫類案 · 面赤』에 수록된 東垣이 上熱下寒證을 치료한 내용과 매우 유사하다. 다만 羅天益이 치료한 환자의 下寒證이 더욱 심한 상태이므로 灸法의 활용을 强化하였을 뿐이다. 또한 東垣은 鍼灸學에서 瀉血療法의 응용에 치중한 반면 상대적으로 灸法에 대해서는 몹시 경계하였으나 羅天益은 溫補中焦에 灸法을 선호하였다. 게다가 脾胃의 病證에 대한 灸方을 창립하여 東垣의 부족한 점을 보완하였다. 放血療法에서 東垣은 點刺放血을 주장하여 絡脈을 많이 刺鍼하였고 瀉血量은 일반적으로 많지 않았다. 그러나 羅天益은 50곳 이상을 刺鍼하여 黑紫色의 血을 瀉血시켰고 심지어 刺處에서 "血突出, 高二尺餘"라고 할 정도로 시술하여 瀉血量이 매우 많았다. 이렇듯 羅天益의 學說은 東垣의 學術思想을 포함하면서도 구별되는 특징을 보이고 있으니, 이에 대하여 『衛生寶鑑 · 胡廣序』에서 "그가 밝힌 내용은 造詣가 깊고, 그의 스승과 매우 닮았으나 前人들이 갖추지 못한 바를 보충해 주었다"[1345]라고 평하고 있다.

1344) 頭面赤腫而痛, 耳前後腫尤甚, 胸中煩悶, 咽嗌不利, 身半以下皆寒, 足脛尤甚, 是由以牀相接作坑, 身半以上臥於牀, 身半以下臥於坑, 飮食減少, 精神困倦而體弱…脈浮數, 按之弦細.

20 朱震亨의 鍼灸學說

朱震亨의 字는 彦修(기원 1281~1358년)이고, 婺州 義烏(지금의 浙江 義烏임) 지역의 사람이다. 金元四大家 중 한 사람으로서 대대로 丹溪縣에서 살았기 때문에 그를 흔히 丹溪翁이라고 불렀다. 그는 어려서부터 학문을 좋아하여 하루에도 천여 문장을 외웠다고 한다. 성년이 되어서는 의학을 배우는데 전력을 다하여 마음을 비우고 학문에 열중하여 꾸준히 정진하였다. 그는 醫術을 향상시키기 위해 浙江, 江蘇, 安徽 등의 名醫들을 방문하였다. 후에 그는 羅知悌(1243~1327)를 추종하여 醫術을 배웠으며, 學學思想은 劉完素, 張從正, 李杲 등의 영향을 크게 받았다. 그는 劉完素의 火熱學說을 발전시켜 陽有餘陰不足說을 제창하였는데, 陰精을 보존하고 相火을 妄動시키지 말아야 한다고 강조하여 滋陰降火法을 善用하였다.

朱震亨의 著述은 매우 많아 『格致餘論』, 『局方發揮』, 『丹溪手鏡』, 『丹溪心法』, 『脈因證治』, 『本草衍義補遺』, 『素問糾略』, 『金匱鉤玄』, 『丹溪纂要』, 『丹溪醫案』, 『丹溪秘傳方訣』 등이 있다. 하지만 대부분 그의 제자들이 쓴 것으로 알려져 있다.

朱震亨는 鍼灸에 대해서도 상당한 연구 성과를 내었다. 『丹溪手鏡』上卷의 '周身經穴'에서 200개 정도 穴의 위치, 연결, 소속 經脈 등을 간략하게 요약하여 기억하기 편리하도록 하였으며, 두 穴자리의 간격을 脚註 형식으로 기입하였다. 예를 들면 "五分後發際", "瘖門五分風府寸半腦戶寸半强間寸半後頂寸半百會……" 등의 형식이다.

또한 穴자리 위치의 상호관계를 圖表로 표시하였고 아울러 穴位 아래에 구체적인 위치를 적어놓았다. 十二經病證과 主要病證도 보충하였다. 예를 들어, 『丹溪心法』 중 '十二經見證'의 足厥陰肝經病候에 '暴痒', '胻善瘈', '便難', '洞泄', 罵詈' 등의 병증을, 足太陽膀胱經見證에 '便膿血', '肌肉痿' 등의 병증을 추가하였다. 灸法의 作用에 대해서는, 大瀉肺氣, 鑿竅疏風, 泄引熱下, 補火泄火, 消腫導毒 등으로 요약하였다. 또한 그의 著述 중 침과 뜸을 사용하여 효과를 본 醫案이 적지 않으니, 이러한 내용들을 통해 그가 鍼灸學에 조예가 깊었음을 알 수 있다.

20.1 手足陰陽經이 合生見證한다는 說(手足陰陽經合生見證說)

朱丹溪는 十二經 각각은 고유한 증상을 가지고 있지만 이따금 몇 개의 經脈이 동시에 病邪를 받아 증상을 나타낼 수 있다고 하여 經脈 사이에 서로 작용하고 서로 제어하는 관계가 있음을 밝혔다. 이러한 상황은 주로 밀접한 관계를 맺고 있는 表裏經이나 循行部位가 가까운 經脈에서 쉽게 나타난다. 朱丹溪는 이를 '合生見證'이라고 하였다.

이에 해당하는 병증은 모두 33개에 이르는데, 頭項痛, 面赤, 耳聾, 鼻衄衄, 目瞳人痛, 咽腫, 噦, 胸滿, 黃疸, 目黃, 喉痺, 目䀮䀮無所見, 面塵, 嗌乾, 膈咽不通不食, 胸支滿, 腋腫, 胸中痛, 少氣

1345) 發言造詣 酷類其師 有裨于前人之未備

咳嗽喘渴上氣, 臂外痛, 肘攣急, 心痛, 凄然振寒, 瘧, 身體重, 脇痛, 善嘔苦汁, 喘, 掌中熱, 腸滿脹, 痔, 如人將捕, 汗出 등이라고 하였다. 그 중 "喘證은 手陽明, 足少陰, 手太陰" 등과 밀접한 관련이 있다고 밝혔는데, 이는 喘證이 대부분 腎不納氣 및 痰濕阻滯로 인하여 생기며, 肺, 脾, 腎 세 經脈과 관계가 밀접하기 때문이다. 陽明은 太陰의 表이고, 手足太陰은 서로 通하며, 少陰은 腎에 속하니, 喘은 肺, 大腸, 腎 三經의 '合生見證'이라고 하였다. 또 "鼻鼽衄, 手足陽明, 太陽"이라고 하였는데, 手足陽明經과 足太陽經 三經은 모두 코 주위를 循行하기 때문에 大腸, 胃, 膀胱 三經의 '合生見證'이라고 하였다. 이와 같은 견해는 임상을 선도적으로 이끌어주는 의의가 있는 것으로서 이론적으로 經絡病證의 내용을 풍부하게 해주는 것이다. 게다가 經絡辨證의 응용범위를 확대시켜 經絡理論을 더욱 완벽하게 해주는 것이다.

20.2 熱證可灸說

朱震亨은『靈樞 · 背腧』의 灸法에 補瀉를 구분한 學說을 계승하여 "灸法에도 補火와 瀉火가 있다. 補火할 때는 쑥불이 살까지 다다르게 하고, 瀉火할 때에는 살까지 다다르게 할 필요는 없으며, 바로 치워버리고 입으로 바람을 불어 흩어지게 하는 것을 위주로 한다[1346]."고 하였다. 朱震亨은 灸法에도 역시 攻瀉의 작용이 있으므로, 實熱證에도 사용할 수 있다는 論點에 동조하여 熱證에도 뜸을 사용할 수 있다는 원리를 다음과 같이 설명하였다. 즉 "火는 暢達하는 것으로서 熱毒을 빨아 당겨내니 이것은 從治의 의미이다[1347].", "큰 병에 虛脫한 것은 본래 陰虛이니, 丹田에 쑥으로 뜸을 뜨는 것은 補陽하는 것으로 陽이 생성되면 陰도 저절로 자라기 때문이다[1348]."고 하였다. 그의 주장은 熱證은 實熱과 虛熱을 포괄하며 灸法은 攻補의 두가지 방면의 작용이 있다는 것이다. 朱震亨는 이와 같은 논리에 근거하여 灸法을 熱證에 활용하여 그 작용을 다음과 같이 요약하였다.

(1) '泄引熱下'의 작용: 『丹溪心法』에서 "脚氣衝心에는 四物湯에 炒黃栢을 넣는 것이 마땅하다. 또, 涌泉穴에 附子 가루를 침에 개어 붙이고 뜸을 떠서 泄引熱下시킨다.[1349]"라고 하였다. 또한『脈因證治』에서는 "양손이 大熱하면 骨厥이니, 불 속에 있는 것 같이 느껴진다. 涌泉에 뜸을 5장 뜨면 바로 낫는다"[1350]고 하였다.

(2) '散火祛痰'의 작용: 『續名醫類案』에는 丹溪가 코로 고약한 냄새가 나는 콧물을 흘리면서 脈은 弦小하고 右寸脈은 滑하며 左寸脈은 澁한 '痰鬱火熱之症'을 치료한 예를 소개하고 있는데, 치료는 上星, 三里, 合谷 등에 뜸을 뜨고, 淸熱祛痰之劑를 복용시켜 낫게 하고 있

1346) "灸法有補瀉火, 若補火,艾焫至肉; 若瀉火, 不要至肉, 便掃除之, 用口吹風主散."
1347) "火以暢達, 撥引熱毒, 此從治之意"
1348) "大病虛脫, 本是陰虛, 用艾灸丹田者, 所以補陽, 陽生陰長故也."
1349) "有脚氣沖心者, 宜四物湯加炒黃柏, 再宜涌泉穴用附子末津唾調付上, 以艾灸, 泄引熱下."
1350) 兩手大熱爲骨厥, 如在火中, 可灸涌泉五壯, 立愈

다. 또 다른 醫案으로, 코에서 누런 콧물이 나오고 腦가 아픈 병증에 顖會穴, 通天穴에 각각 7장을 뜨고 냄새나는 군살을 제거하여 낫게 한 치료 예도 소개하고 있다.

(3) '養陰淸熱'의 작용: 『名醫類案』에는 기침을 하면서 咯血하고 發熱하면서 살이 야위어 가는 한 젊은 사람을 丹溪가 肺兪穴에 5번 뜸을 떠서 낫게 한 醫案이 기록되어 있다.

20.3 鍼法은 거의 瀉이고 補인 경우는 없다는 說(鍼法渾是瀉而無補說)

朱震亨은 『丹溪心法 · 拾遺雜論』에서 "鍼法은 거의 瀉이고 補인 경우가 없다. 신묘함이 그 血氣를 눌러 죽이면 통증이 없어지는 것에 있으니 침 놓는 것을 통증이 있는 곳을 따라 하면 모두 可하다.[1351]"라고 하였다. 이러한 學說에서 출발하여 朱震亨은 瀉法의 응용을 매우 중요시하였다. 『丹溪心法』에는 三稜鍼으로 委中을 鍼刺出血시켜 癘風 및 瘀血腰痛을 치료한 것이 있고, 『脈因證治』에는 三稜鍼으로 氣衝을 出血시켜 吐血을 치료한 것과 少商을 刺하여 放血시켜 喉痺를 치료한 것이 있다. 『格致餘論』에는 痛風을 치료한 醫案이 소개되어 있다. "이웃에 사는 鮑六이 나이가 스무 살이 넘었는데, 血痢에 걸려 澁藥을 써서 효과를 보았다. 후에 痛風에 걸려 앓는 소리가 이웃에 들릴 정도로 요란하였는데, 내가 살펴보고, '이것은 惡血이 經絡으로 들어간 證이다.' 라고 말하였다.……四物湯에 桃仁, 紅花를 加味하여 먹이고……또한 委中을 刺鍼하여 검은 피를 거의 3홉 정도 뽑고 나서 안정되었다.[1352]" 이와 같은 병증에 瀉血시키는 방법 외에 毫鍼과 火鍼을 사용하는 것도 攻瀉와 많은 관련이 있다. 『脈因證治』에서는 五種心痛을 다스릴 때의 鍼刺取穴의 원칙을 언급하고 있는데, 주로 攻邪行滯가 위주이다. 『丹溪手鏡』에서는 瘰癧病에 火鍼을 사용하여 그 核 위를 찔러 攻破去瘀의 목적을 달성하고 있다. 朱丹溪의 이런 관점은 明代의 일부 醫家가 著述한 醫書에서도 찾아볼 수 있다. 汪機의 『鍼灸問對』, 徐春甫의 『古今醫統』, 楊繼洲의 『鍼灸大成』 등을 꼽을 수 있으니, 그 영향력이 매우 컸음을 알 수 있다.

朱震亨은 鍼灸學에서 자신의 독특한 견해를 적지 않게 제시하였다. 특히 '熱證에도 뜸을 뜰 수 있다는 학설(熱證可灸說)'은 훌륭한 학리를 갖추고 있다. 그가 제기한 '合生見證'의 理論은 臟腑의 관계, 經絡表裏를 고려한데다가 循行하는 부위와 病變의 관계에도 중점을 둔 것이다. 그는 鼻衄을 치료할 때에 코의 주변을 순행하는 陽明經의 국소 穴을 취하였을 뿐만 아니라, 멀리 떨어져 있는 崑崙穴도 사용하였는데, 이는 合生見證의 이론을 응용한 결과이다. 또한 行間穴과 太衝穴을 사용하여 皮膚瘙痒症을 치료하였고, 承山穴을 사용하여 便血을 치료하였는데, 모두 탁월한 효과가 공인된 치료법이다. 朱震亨의 이와 같은 學說은 지금까지도 임상의 지침이 되고 있다.

1351) 鍼法渾是瀉而無補, 妙在押死其血氣則不痛, 故下鍼隨處皆可

1352) 隣鮑六, 年二十餘, 因患血痢, 用澁藥取效, 後患痛風, 叫號撼隣, 予視之曰: 此惡血入經絡證, …… 遂與四物湯加桃仁, 紅花 …… 又與刺委中出黑血近三合而安

21 王國瑞의 鍼灸學說

王國瑞는 婺源 지역의 인물로서 대략 元나라 초, 중기(13세기말에서부터 14세기초) 무렵에 생존한 사람이다. 그의 父親인 王開는 竇默에게서 鍼灸學을 12년간 지도받아 수제자가 되었다. 王國瑞는 어려서부터 아버지의 학문을 전수받아서 아들인 王廷玉, 손자인 王宗澤에게 그 醫術을 전하여 家業을 이었다. 그리하여 元나라와 明나라의 양대에 걸쳐 鍼灸世家의 命脈을 이어갔다.

王國瑞의 저술로는『扁鵲神應鍼灸玉龍經』1권이 있는데, 그의 제자인 周仲良이 후에 쓴 序文에서 "그가 扁鵲의 이름을 빌려 쓴 것은 그 道를 중요시하고 그 책을 신비롭게 여겼기 때문이다. '玉龍'이라고 한 것은 아마 玉이 天地의 精을 뜻하고 龍이 신기하게 변화하면서 극히 신령스럽기 때문이니, 이 책의 오묘한 쓰임이 또한 이와 같다"고 하였다. '神應'이라는 의미는 宋代에 扁鵲을 "神應王"이라고 封한 것이 유래이다. 이 책의 내용은 앞부분에 120개의 穴에 관한 '玉龍歌'를 수록하였는데, 85首 78症에 달하며 각 병증을 소개하고 나서 穴을 덧붙여 전달하고 외우기 쉽도록 편성하였다. 그 다음으로는 '標幽賦'에 관한 註解를 실었다. 그 뒤에는 '天星十一穴歌訣'에 관한 12首의 歌訣을 수록하였고, 또한 六十六穴治證, 十二經夫妻相合逐日按時取原法, 磐石金直刺秘傳, 鍼灸歌, 灸法雜抄切要, 飛騰八法 등을 차례로 수록하고 있으니, 이론과 임상경험이 결합된 醫書로서 鍼灸學을 보급하고 발전시키는데 필수적인 鍼灸專門醫書로 꼽힌다.

21.1 十二經夫妻相合逐日按時取原說

王國瑞는 五門十變夫妻相配의 理論을 按時取原法에 도입하여 응용하였는데, 十二經脈을 天干에 배속한 다음에 夫妻相合法에 따라 짝을 맞추었다. 구체적으로 穴을 선택할 때는 각 經脈의 原穴을 사용하였는데, 이는 子午流注納甲法과는 의미가 다르며, '河圖'의 理論에 의거한 별도의 按時選穴法이라 할 수 있다.

手陽明大腸經屬庚(金)夫 足厥陰肝經屬乙(木)妻	取合谷 取中都	乙庚相合
手太陽小腸經屬丙(火)夫 手太陰肺經屬辛(金)妻	取腕骨 取列缺	丙辛相合
足少陽膽經屬甲(木)夫 足太陰脾經屬己(土)妻	取丘墟 取公孫	甲己相合
足陽明胃經屬戊(土)夫 足少陽腎經屬癸(水)妻	取衝陽 取水泉	戊癸相合
足太陽膀胱經屬壬(水)夫 手少陰心經屬丁(火)妻	取京骨 取通里	丁壬相合

手少陽三焦經寄于戊(土)兄　　取陽池 } 戊己相合
手厥陰心包經寄于己(土)妹　　取內關

위에서 나열한 十二經의 原穴은 『千金要方』 29卷의 "手足三陰三陽穴流注法"에 나오는 내용으로서, 王國瑞가 이를 토대로 정리하였다. 十二經을 夫妻相配說에 따라 짝을 맞춘 것은 子午流注와 서로 유사하나 차이가 나는 것은 王國瑞가 三焦를 戊土에 배속하고 心包를 己土에 배속한 것이다. 그 이유를 살피면 三焦는 氣를 主하고, 包絡은 血을 主하며, 脾胃는 後天生化氣血의 근본이 되니, 前者를 戊土에 귀속시키고, 後者를 己土에 귀속시켜 나열하였던 것이다. 이러한 관계를 逐日臨時干支와 결합한 것을 다음 표1과 같이 요약할 수 있다.

〈표 1〉 十二經夫妻相合逐日按時取原穴表

日╲時	子	丑	寅	卯	辰	巳	午	未	申	酉	戌	亥
甲	陽池 內關	腕骨 列缺	丘墟 公孫	衝陽 水泉	腕骨 列缺	陽池 內關	衝陽 水泉	合谷 中都	合谷 中都	京骨 通里	京骨 通里	丘墟 公孫
乙	丘墟 公孫	中都 合谷	腕骨 列缺	通里 京骨	衝陽 水泉	公孫 丘墟	合谷 中都	列缺 腕骨	京骨 通里	水泉 衝陽	陽池 內關	內關 陽池
丙	腕骨 列缺	中都 合谷	衝陽 水泉	內關 陽池	合谷 中都	通里 京骨	京骨 通里	公孫 丘墟	丘墟 公孫	列缺 腕骨	陽池 內關	水泉 衝陽
丁	衝陽 水泉	公孫 丘墟	合谷 中都	列缺 腕骨	京骨 通里	水泉 衝陽	丘墟 公孫	中都 合谷	陽池 內關	內關 陽池	腕骨 列缺	通里 京骨
戊	合谷 中都	內關 陽池	京骨 通里	公孫 丘墟	丘墟 公孫	列缺 腕骨	腕骨 列缺	水泉 衝陽	陽池 內關	中都 合谷	衝陽 水泉	通里 京骨
己	京骨 通里	水泉 衝陽	丘墟 公孫	中都 合谷	腕骨 列缺	通里 京骨	陽池 內關	內關 陽池	衝陽 水泉	公孫 丘墟	合谷 中都	列缺 腕骨
庚	丘墟 公孫	列缺 腕骨	腕骨 列缺	水泉 衝陽	衝陽 水泉	中都 合谷	陽池 內關	通里 京骨	合谷 中都	公孫 丘墟	京骨 通里	內關 陽池
辛	腕骨 列缺	通里 京骨	衝陽 水泉	公孫 丘墟	陽池 內關	內關 陽池	合谷 中都	列缺 腕骨	京骨 通里	水泉 衝陽	丘墟 公孫	中都 合谷
壬	衝陽 水泉	中都 合谷	合谷 中都	通里 京骨	陽池 內關	公孫 丘墟	京骨 通里	列缺 腕骨	丘墟 公孫	內關 陽池	腕骨 列缺	水泉 衝陽
癸	合谷 中都	列缺 腕骨	陽池 內關	內關 陽池	京骨 通里	水泉 衝陽	丘墟 公孫	中都 合谷	腕骨 列缺	通里 京骨	衝陽 水泉	公孫 丘墟
壬子	京骨 通里	列缺 腕骨	丘墟 公孫	內關 陽池	腕骨 列缺	水泉 衝陽	衝陽 水泉	中都 合谷	合谷 中都	通里 京骨	陽池 內關	公孫 丘墟
癸丑	京骨 通里	水泉 衝陽	丘墟 公孫	中都 合谷	腕骨 列缺	通里 京骨	衝陽 水泉	公孫 丘墟	合谷 中都	列缺 腕骨	陽池 內關	內關 陽池

위의 표에서 王國瑞는 壬子 및 癸丑 2일에 대하여 "六十甲子終始之地"로 간주하였다. 天干이

壬癸에서 끝나고 地支가 子丑에서 시작하니, 이는 陰陽이 進退하고 終始의 變化를 잇는 樞紐이기 때문이다. 따라서 이는 다른 十干日과 틀리다. 시술하는 시간을 각 天干日에 근거하여 임시로 열리는 夫妻經穴을 나열된 圖表에서 찾아내 鍼刺하게 된다. 다만 陽日의 陽時에는 陰經(妻)의 穴을 主로 사용하고, 陽經(夫)의 穴을 보조적으로 配合시킨다. 陽日의 陰時에는 陽經(夫)의 穴을 主로 사용하고, 陰經의 穴을 配合시킨다. 陰日의 陰時에는 陽經(夫)의 穴을 主로 사용하고, 陰經의 穴을 配合한다. 陰日의 陽時에는 陰經의 穴을 主로 사용하고, 陽經의 穴을 配合시킨다. 대체로 먼저 主穴에 鍼刺하고, 이어서 配穴을 刺鍼하게 된다.

21.2 飛騰八法說

"飛騰八法"이라는 명칭은 王國瑞가 著述한 『玉龍經』에 처음 나오며, 후에 徐鳳의 『鍼灸大全』, 高武의 『鍼灸聚英』에도 기록되고 있으나, 그 내용은 八脈八穴과 九宮八卦를 配合하는 부분만 같을 뿐, 逐日按時와 干支를 配合하여 추산하여 운용하는 방법은 王國瑞의 견해가 다르다. 『鍼灸大全』 중의 "靈龜取法飛騰鍼圖"에 소개된 내용을 살펴보면 王國瑞의 飛騰八法은 靈龜八法과 비슷한 부분이 비교적 많은데, 이것은 후세에 靈龜八法의 前身이 되었다. 그 내용은 다음과 같다.

八脈八穴을 八卦와 配屬하고 九宮數에 맞추는 방법(표 2)을 다음과 같이 정리하였다.

〈표 2〉 八脈八穴配九宮八卦表

八脈	八穴	八卦		方位	九宮數
		卦	象		
衝脈	公孫	乾	☰	西北	六
陰維脈	內關	艮	☶	東北	八
陽維脈	外關	震	☳	東	三
帶脈	臨泣	坎	☵	北	一
督脈	後溪	巽	☴	東南	四
陽蹻脈	申脈	坤	☷	西南	二
任脈	列缺	離	☲	南	九
陰蹻脈	照海	兌	☱	西	七
五居中央, 男寄于坤, 女寄于艮					

日時干支에 맞춰지는 數字는 다음과 같은 歌訣에서 확인할 수 있다. 즉 "甲己子午九, 乙庚丑未八, 丙辛寅申七, 丁壬卯酉六, 戊癸辰戌五, 己亥屬之四."이다. 이를 응용할 때에는 먼저 日干支와 時干支에 해당하는 數字를 歌訣에서 찾아내고, 日干의 數와 日支의 數, 時干의 數, 時支의 數를 모두 합쳐 九로 나누고, 그 나머지 수를 취하여 그 卦를 찾고 해당 穴자리를 정한다. 예를 들어 甲子日의 丙寅時인 경우 곧 歌訣에서 나열된 數를 통하여 계산공식에 따라 推算하면 $(9+9+7+7)\div 9=32\div 9=3\cdots 5$로서, 나머지 數는 5가 되고, 그 卦는 中央이 되니, 男子는 坤卦에 해당

하여 申脈을 취하고, 女子는 艮卦에 해당하여 內關을 취한다.

21.3 因病施法, 權宜多變說

唐代의 문헌인『千金要方』에는 "무릇 孔穴을 언급할 때……혹 한 가지 병에 수십개의 穴을 쓰거나 여러 병에 동일한 穴을 쓰는데, 모두 때를 참작하여 그 활용법을 정하는 것이다. 鍼을 놓아야 하는 자에게는 鍼刺로써 補瀉하고, 鍼이 마땅하지 않은 자에게는 뜸을 써야 하니……만약 침을 쓰고 뜸을 쓰지 않거나 뜸을 쓰고 침을 쓰지 않는 것은 모두 좋은 의사가 아니다"[1353]라고 하였다. 이런 思想은 비록 唐나라 때에 이미 제시되었지만『千金方』,『外臺秘要』,『聖濟總錄』,『太平聖惠方』등과 같은 唐宋 시대의 문헌을 찾아보면 구체적으로 반영된 바는 없다. 王國瑞의『玉龍經』에서 임상경험을 서술한 '玉龍歌'와 '磐石金直刺秘傳'에는 이러한 것들을 명확하게 반영시키고 있다. 그 기본적인 원칙은 치료법을 병에 따라 시술하고, 마땅한 바를 헤아려 다양하게 변화시키는 것이다. 이는 鍼灸文獻 중 辨證施治를 중요시한 초기의 典範이라 할 수 있다.

鍼灸辨證에 대한 원칙들을 분류하여 요약하면 다음과 같다.

(1) 鍼灸幷用: 각각 다른 穴자리에 뜸과 침을 시술하는 경우와 동일한 穴에 침과 뜸을 함께 시술하는 경우 두 가지로 나눈다. '磐石金直刺秘傳' 중에는 다양한 鍼灸治療에 관한 처방 및 시술법을 제시하였는데, 예를 들면 "尸厥: 中極補, 關元灸", "眼目暴赤腫痛, 眼窠紅: 太陽出血, 大小骨空灸", "耳聾氣閉, 腎家虛敗, 邪氣攻上: 腎兪灸, 聽會瀉", "黃疸四肢無力: 中脘灸, 三里瀉", "渾身發黃: 至陽灸, 委中出血", "疝氣: 關元灸, 中極灸, 足三里・三陰交・大敦均瀉" 등을 살펴보면 모두 病證의 상태 및 穴자리의 특성을 감안하여 침과 뜸을 각각 다른 穴자리에 다르게 적용한 例이다. 또한 '磐石金直刺秘傳'에 나오는 "風毒癮疹, 遍身瘙痒, 抓破成瘡: 曲池灸・鍼瀉, 絶骨灸,・鍼瀉, 委中出血", "中風後頭痛如破: 百會灸, 次用三稜鍼四旁刺之出血, 合谷瀉", "傷寒寒戰不已: 曲池補, 關元灸・鍼補", "靑盲雀目, 視物不明: 丘墟灸・鍼瀉, 足三里・委中出血" 등의 내용에서는 동일한 穴자리에 뜸과 침을 같이 시술하는 例를 들었다. 이와 같이 같은 穴에 침을 시술하고 나서 다시 뜸을 시술하는 방법은 古今의 鍼灸文獻 중 찾아보기 힘든 방법으로서 王國瑞의 독특한 學術思想을 대표하고 있다.

(2) 補瀉兼施: 각각 다른 穴자리에 補瀉를 나누어 시술하는 경우와 동일한 穴자리에 補瀉를 같이 시술하는 경우로 나눈다. '磐石金直刺秘傳'의 내용에 따르면 "婦人血氣痛: 合谷補, 三陰交瀉", "傷寒小便不通: 支溝瀉, 水道・陰谷瀉", "口風頭暈面赤不欲人言: 攢竹瀉, 三里瀉, 未愈瀉合谷・風池" 등의 시술법을 제시하였는데, 이러한 처방은 元代 이후 鍼灸文獻에 큰 영향을 미쳤고, 아울러 근대 鍼灸臨床의 處方學 발전의 기틀을 마련하였다.

1353) 凡云孔穴……或一病有數十穴, 或數病共一穴, 皆臨時斟酌作法用之. 其有須鍼者, 卽鍼刺以補瀉之, 不宜鍼者, 直爾灸之.……若鍼而不灸, 灸而不鍼, 皆非良醫也.

'玉龍歌'에는 같은 穴에 補瀉를 겸하여 시술하는 경우를 論述하였는데, 그 例로 鼻淵에 대하여 上星에 刺鍼한 후에 先瀉後補法을 사용하였고, 頭風에 風池를 鍼刺한 후에 先補後瀉法을 사용하였고, 脚腫에 崑崙, 申脈에 鍼刺한 후에 이에 應하여 瀉多補少로 조절하였고, 脾疾翻胃에 中脘에 鍼刺한 후에 이에 應하여 多補少瀉하였다. '磐石金直刺秘傳'에도 비슷한 내용이 있는데, 이러한 思想은 後世에 발전하여 手法을 융합시키는 기초가 되었다. 先補後瀉나 多補少瀉 또는 先瀉後補나 多瀉少補 등의 방법은 즉 後世 文獻에 나오는 "陽中隱陰"과 "陰中隱陽"의 先驅라 할 수 있다.

(3) 一鍼多穴: 穴자리에 透刺하여 鍼刺의 方向을 강조하는 것도 역시 王國瑞의 『玉龍經』에 가장 먼저 나타난다. '玉龍歌'에서 "頭風과 偏頭痛, 正頭痛 등은 모두 치료하기 어려우니, 絲竹空에 金鍼을 시술할 수 있고, 특히 살갗을 따라 率谷으로 透刺하면 침 하나로 두개의 穴을 자극하는 것이니 世間에서 드문 治療術이다.[1354]"고 하였다. 또한, 頭風에 印堂을 刺鍼하는 경우도 "침을 1푼 깊이로 찌른 다음 살갗을 따라 먼저 왼쪽 攢竹穴로 뚫어주고, 補瀉를 시술하고 나서 다시 원래의 穴로 돌아온 뒤 오른쪽 攢竹穴을 향하여 다시 뚫어주고 앞의 방법대로 다시 補瀉를 시술한다.[1355]"고 하였다. 頭風痰飮에 風池를 자극하는 경우 "침을 가로로 눕혀 1.5寸 깊이로 찌르고 나서 風府穴을 향하여 집어 넣는다[1356]"고 주석을 붙였으며, 눈썹사이가 아플 때 攢竹에 刺鍼하는 경우 "살갗을 따라 魚腰穴을 향하여 刺鍼한다[1357]"고 하였으며, 頭維穴에 침을 놓을 때는 "살갗을 따라 아래로 懸釐穴(원래는 懸鐘穴로 되어 있으나 懸釐穴이 타당함)을 향하여 뚫고 들어간다"[1358]는 등의 주장을 폈다. 이와 같이 침 하나로 여러 穴을 향하여 透刺하는 방법은 鍼刺의 方向을 특히 강조한 것으로, 근대 鍼灸學 臨床에서 새로운 안목을 일깨워 주었다.

(4) 交經互刺: 王國瑞는 『內經』에서 제시된 "巨刺"와 "繆刺"의 思想을 받들어 서로 만나는 經脈에 刺鍼하는 방법을 독창적으로 확립하였다. 『磐石金直刺秘傳』 중의 中風半身不遂에 대한 치료법에서 "먼저 건강한 쪽의 손발에 침을 놓되 補法을 시술해야 하고 瀉하여서는 안 된다. 그 다음에 앓는 쪽의 손발에 침을 놓는데, 瀉法을 시술해야 하고 補해서는 안 된다[1359]"라고 하였다. 또 偏頭風으로 통증을 견딜 수 없으면서 입안의 반쪽이 메마르고 달아오르는 경우에 解溪穴을 취하였는데, "왼쪽이 아프면 오른쪽에 시술하고 오른쪽이 아프면 왼쪽에 시술한다(左疼取右, 右疼取左)"고 하였다. 胸脇의 疼痛으로 말하거나 기침하기 괴롭고 돌아누울 수 없는 병증에 支溝穴을 취하였는데, "오른쪽이 우리하게 아프면 왼쪽을 瀉하고 왼쪽이 우리하게 아프면 오른쪽을 瀉한다(右疼瀉左, 左疼瀉友)"고 설명하였다. 이와 같은 주장들은 모두 竇漢卿의 '標幽賦'에서 밝힌 "交經繆刺, 左有病而右畔取"라는 思想을 근간으로 하여 승계, 발전시킨 것이다.

王國瑞는 按時選穴을 발전시켜 "飛騰八法"의 理論體系를 확립함으로서 후대에 큰 영향을 주

1354) 頭風偏正最難醫, 絲竹金鍼亦可施, 更要沿皮透率谷, 一鍼兩穴世間稀
1355) 鍼一分沿皮先透左攢竹, 補瀉後轉歸原穴, 透右攢竹, 依上補瀉
1356) 橫鍼一寸半, 入風府
1357) 沿皮向魚腰
1358) 沿皮向下透至懸厘(原作懸鐘, 應爲懸厘)
1359) 先于無病手足鍼宜補不宜瀉, 次鍼其有病足手, 宜瀉不宜補

었다. 그는 침과 뜸을 모두 중요시하였고, 補瀉를 겸하여 시술하도록 강조하였으며, 透穴鍼法 및 交經互刺 등의 學說을 제시하여 임상에 중요한 지침을 제공하였다.

22 徐鳳의 鍼灸學說

徐鳳(기원 14세기)의 字는 廷瑞이고 號는 泉石이다. 지금의 江西 弋陽縣 石壙 지역의 사람이다. 1400년 즈음에 倪孟仲과 彭九思에게서 鍼灸를 공부하여 竇漢卿鍼法을 익혔다. 『鍼灸大全』을 1439년[1360]에 완성하였는데, 책 중에 수록된 '金鍼賦'는 徐鳳의 鍼灸手法에 대한 연구를 반영한다. 그는 '金鍼賦'의 가치를 序文 중에서 "百發百中으로, 효험이 없는 바가 없다(百發百中, 無不奏效)"고 높이 평가하였다. 徐鳳의 鍼灸學術은 당시 江西 지역에서 盛行했던 席弘學派의 學術思想과 밀접한 관련이 있었으니, 『鍼灸大全』[1361]의 첫 머리에 '席弘賦'를 수록한 것으로 미루어 그가 席弘을 깊이 추숭하였음을 알 수 있다.

徐鳳이 제시한 鍼灸學思想의 주요 특징을 아래에서 두 방면에서 살펴본다.

22.1 飛經走氣, 補瀉捷法說

徐鳳이 鍼刺手法을 중시한 사실은 그의 저서 『鍼灸大全 · 金鍼賦』에서 분명히 드러난다. 그는 '金鍼賦'에서 "鍼道를 살피니 그 빠른 방법이 가장 신기하다[1362]"고 하였으며, '金鍼賦序'에서는 각종 手法은 "가래나무가 바람부는 계곡을 가르듯이 經絡을 넘나들며 기운을 돌리는 補瀉法[1363]"을 取하여 만든 것이라고 하였다.

'金鍼賦'는 '梓岐風谷飛經走氣撮要金鍼賦'라고도 부르니, 그의 스승인 倪孟仲과 彭九思에 의하여 전수된 것을 요점을 간추려서 편찬한 것이라고 알려져 있다. 이 歌賦는 여러 가지 복합된 手法을 수록하여 두루 융합하여 활용할 수 있도록 하였다. 그는 제일 먼저 賦의 전반부 총론에서 竇漢卿의 手指補瀉十四法을 해석하였고 뒷부분에서는 또한 "氣가 병소에 이르게 한다(氣至病所)"는 調氣法(지금의 行氣法 또는 運氣法임)을 記述하고 있는데, 이것은 捻轉, 按壓, 捕鍼 등의 조작방법으로 침을 놓은 뒤 鍼感을 전달하여 컨트롤하는 것이다. 뒤의 두 방법을 徐鳳은 '龍虎勝騰'과

1360) 明나라 英宗 4년인 1439년.

1361) 徐鳳이 1439년에 지은 것으로 『鍼灸貼法大全』이라고도 한다. 歌賦의 형식으로 6권으로 되어 있으며 권1은 鍼灸歌賦 22首를 수록하고 있으며, 권2는 金나라 竇漢卿이 지은 標幽賦의 전 내용을 기록하고 주석하였다. 권3에서는 歌訣 형식으로 折量法을 기록하고 인체 각 부위의 穴자리를 논하였다. 권4에서는 竇氏八法流注를 실었고 권5에서는 金鍼賦와 子午流注를 싣고 있다. 권6에서는 뜸을 논하였다.(이재동 · 김남일 공편. 『중국 침뜸의학의 역사』. pp299~302)

1362) 觀夫鍼道, 捷法最奇

1363) 梓岐風谷, 飛經走氣, 補瀉之法

'納氣之法'이라고 이름을 붙였는데, 후세에는 이를 모두 통틀어 複式手法에 귀속시켰다. 歌賦의 후반부는 徐鳳이 여덟 가지의 複式手法을 예를 들어 기술하였는데, 열거한 것으로 燒山火法, 透天凉法, 陽中隱陰法, 陰中隱陽法, 子午搗臼法, 進氣法, 留氣法, 抽添法, 龍虎交戰法 등이 포함되어 있으니, 실제로는 아홉 가지 방법이다. 그 뒤의 내용은 通關過節, 飛經走氣 등의 방법이니, 즉 青龍擺尾, 白虎搖頭, 蒼龜探穴, 赤鳳迎源 등 四法에 관한 것이다. 이로서 論述된 複式手法이 15종에 이르게 된다(그 중 納氣法과 抽添法은 중복되는 내용이다). 이것은 鍼刺手法理論의 기틀을 정립한 것이다.

22.2 按時選穴, 靈龜飛騰鍼說

徐鳳은 先人들의 按時選穴學說을 높이 평가하여 그 체계를 발전시켜 창의적인 견해를 제시하였다. 그의 著述인『鍼灸大全』에 수록되어 있는 子午流注鍼法, 靈龜八法, 飛騰八法 등은 후세에 按時選穴을 토론하는 자들이 종법으로 삼는 것인데,『鍼灸聚英』,『鍼灸大成』,『鍼方六集』등에도 실려 按時選穴의 임상응용의 지침이 되었다.

徐鳳은 子午流注鍼法의 의미를 해석하면서 逐日按時定穴訣을 엮어내어 '血은 包絡으로 들어가고, 氣는 三焦에 깃든다는(血歸包絡, 氣納三焦)' 納穴의 원칙을 제시하였고, 陰經에서는 본 바탕으로 되돌아가는(返本還原) 穴位를 확정하였다. 子午流注의 용어는 비록『子午流注鍼經』에서 나왔지만 그 명칭이 붙여진 경위를 완벽하게 해석한 것은 가장 먼저『鍼灸大全』에서 찾아볼 수 있다. 徐鳳의 설명에 따르면 "子午流注라는 것은 剛柔가 서로 짝하고 陰陽이 서로 합하여 氣血의 순환에 따라 그 시간에 穴자리가 열리고 닫히는 것이다. 子午의 의미는 子時라는 시각에 一陽이 생기고 午時라는 시각에 一陰이 생기는 것을 의미한다. 流는 흘러간다는 것이고 注는 머문다는 뜻이다[1364)]"고 하였다. 子午는 晝夜로 陰陽이 변화하는 지도리이며 陰陽의 변화를 시간적 추이에 따라 개괄한 것이니 陰陽이 시간적 변화에 따라 움직이는 것을 의미한다, 流注는 氣血의 循行이 흘러가고 머무르는 상태를 의미하는데 흘러 지나가는 상태를 합(闔)으로 보고, 穴에 머물러 있는 상태를 개(開)로 본 것이다. 이는 子午流注가 시간적 변화추이에 따라 經絡穴位의 氣血이 開闔하는 개념을 명확히 밝힌 것으로 子午流注의 의미를 새롭게 해석한 것이다.

『子午流注鍼經』중에 逐日按時開穴의 원칙에 대하여 上卷 및 中卷과 下卷에서 열거한 방법이 같지 않은데 上卷 및 中卷에서는 하나의 時에 五度가 相生하는 것으로서, 그 순서는 井滎兪經合의 五穴이 열리는데, 하루는 12시각이니 十二經絡의 60개에 이르는 五輸穴이 모두 한번씩 열린다고 敍述하였다. 下卷에서는 1시각에 하나의 穴자리가 열리는 것으로, 陽經에서는 陽穴이 열리고 陰經에서는 陰穴이 열리며, 5日을 하나의 週期로 하여 十二經絡의 60개 五輸穴이 모두 한번씩 열린다고 하였다. 이 두 가지 주장은 원리가 같지만 방법이 서로 달랐다. 따라서 그 기준에 대한

1364) "夫子午流注者, 剛柔相配, 陰陽相合, 氣血循環, 時穴開闔也. 何以子午言之, 曰子時一刻, 乃一陽之生, 至午時一刻, 乃一陰之生. 故以子午分之, 而得乎中也. 流者往也, 注者住也"

혼선이 있으므로 徐鳳은 이를 다시 정리하여 "子午流注逐日按時穴訣"을 지었으며, 쉽게 기억하고 시각에 맞추어 穴을 취하도록 한 결과 子午流注鍼法의 보급에 큰 기여를 하였다.

『子午流注鍼經』 중에는 비록 "陰日에 血이 包絡에 돌아간다(陰日血歸包絡)", "陽日에 氣가 三焦에 들어간다(陽日氣納三焦)"의 納穴原則을 확립하였지만 十干日의 구체적인 納穴에 대하여 명확히 밝힌 바가 없어 임상응용에 한계가 있었다. 徐鳳은 "逐日按時定穴訣"에서 이와 같은 미비한 부분을 보완하였으니, 즉, 陽干陽日에 나를 生하는 母穴을 納穴로 정하고, 陰干陰日에는 내가 生하는 子穴을 納穴로 정하였다. 예를 들어 甲日은 陽日로서 木에 속하며 三焦經에서는 水生木의 이치에 따라 나를 生하는 母穴 즉, 液門穴(滎水)을 納穴로 정하고, 乙日은 陰日로서 木에 속하며 心包經에서 木生火의 이치에 따라 내가 生하는 子穴 즉, 勞宮穴(滎火)을 納穴로 하는 것이다. 『子午流注鍼經』下卷에는 鍼經井滎歌訣을 수록하여 오로지 六腑(陽)經의 返本還原에 대하여 記述하였고, 五臟(陰)經의 返本還原에 대한 언급이 없었는데 徐鳳이 이를 보충하여 子午流注의 取穴法을 완성시켰다.

또한 徐鳳은 八脈八穴을 시간에 따라 取穴하는 學說을 발전시켜 靈龜八法과 飛騰八法을 창안하였는데, 그는 王國瑞의 뒤를 이어 '洛書'의 九宮理論과 竇默의 流注八穴을 서로 결합시켜 靈龜八法 및 飛騰八法과 같은 取穴法을 고안하였다. 靈龜八法은 王國瑞의 『玉龍經』에 나오는 飛騰八法과 유사하지만 干支를 함께 사용해서 開穴의 시각을 推算하였으며, 飛騰八法은 時干을 卦와 결합하여 取穴하는 것으로, 후세에 이를 奇經納甲法이라고 부르게 되었다. 따라서 王國瑞가 창안한 飛騰八法과 이름이 비슷하지만 내용은 다르다.

徐鳳의 업적을 살펴본다. 그는 『金鍼賦』를 지었다. 비록 아직까지 많은 논쟁의 여지를 남기고 있어서 후세에 지속적인 연구가 필요할 수밖에 없다. 『鍼灸大全』에서 鍼의 手法을 매우 중요시하였고, 한편으로 시간에 따라 取穴하는 요령을 歌賦로 엮어 활용함으로서 鍼灸學의 발전에 큰 기여를 하여 후세에 지대한 영향을 미쳤다.

23 汪機의 鍼灸學說

汪機의 字는 省之이고, 別號는 石山이며 明나라 시대의 安徽省 祁門縣 사람이다(기원 1463~1539년). 어린 시절 고을에서 학생이었는데, 효심이 지극하여 부모님을 모시기 위하여 醫術에 관심이 많았고, 마침내 의학에 精通하게 되었다. 그의 醫術은 朱丹溪에게서 傳授받았으나 스승과 견해가 다 일치하는 것은 아니었고 스승의 학설을 발휘해내었다. 汪機는 氣血의 補益 및 조절에 주안점을 두었는데, 특히 氣의 調理에 편중했다. 鍼灸學에서 그의 업적은 매우 많은데, 經絡腧穴 및 診療手法 등에서 모두 독창적인 견해를 제시하였고, 그 당시에 이미 흉터[瘢痕]가 經氣의 전달에 영향을 미치는 현상을 발견하였다. 그는 "어느 의사가 臨泣에 刺鍼하여 氣가 病所를 지나가도록 通經接氣를 시도하였는데, 뜸을 뜬 흉터에 이르자 멈추고 순행하지 못하였다"[1365]라는 귀중한 경험을 남겼다. 그의 著述로는 『素問抄』, 『外科理例』, 『石山醫案』, 『鍼灸問對』, 『運氣易覽』, 『痘治理辨』, 『傷寒選錄』, 『推求師意』, 『本草會編』, 『脈訣刊誤』 등이 있다.

『鍼灸問對』는 모두 3권이다. 53개의 문제에 대해 자문자답하는 형식으로 편성되어 있다. 鍼灸學에 관한 기본적이면서도 이해하기 어려운 문제들을 주로 다루고 있는데, 논리의 전개가 치밀하고 일부 쟁점에 대하여 자신의 견해를 명확히 밝혀주었다.

『外科理例』는 모두 7권으로 나뉘고, 附方이 1권 더 있는데, 癰·疽·瘡·瘍 등의 외과질병에 대해 자세히 서술하였다. 그는 『內經』의 "膏粱으로 인하여 생기는 병변은 충분히 큰 종기를 일으킨다"[1366]는 理論에 근거하여 외과질환이 비록 대부분 밖에서 증상이 나타나지만 근본은 몸 안에 원인이 있다고 인식하였고, 아울러 '癰生原於臟腑'라는 절을 추가하여 전문적으로 論述하였다. 따라서 외과질환에 대하여 초기에는 마땅히 內消法을 주로 사용하고, 일단 고름이 잡히면 터뜨려야 한다고 주장하였다. 鍼灸法을 비교적 많이 활용하였는데, 이 책에 수록된 醫案 중 167例가 鍼灸와 관련있다. 그는 隔附子灸, 隔蒜灸 외에도 전문적으로 隔豆豉餅灸, 隔木香·生地灸, 隔木附灸 등을 개발하여 활용했으며, 또한 騎竹馬灸, 桑炭灸, 蒸臍, 熏洗, 熱手熨 등의 방법을 창안하여 독특한 치료법을 새롭게 제시하였다. 鍼刺에 관하여 鍼이나 砭石을 활용한 경우 외에도 뾰족한 磁石, 氣鍼, 火鍼, 燔鍼, 鈹鍼 등의 활용도 소개하였으니, 이 책은 외과질환에 대한 鍼灸治療의 기본 이론과 임상을 두루 망라한 전문 醫書인 것이다.

23.1 瘡瘍은 반드시 經絡으로 나누어야 한다는 설(瘡瘍須分經絡說)

汪機는 "素問과 難經에서 鍼灸를 논할 때 반드시 脈象을 살피고 그 병증이 발생한 經絡을 파악하여야 한다고 하였는데, 또한 그 기운이 이르는 시기에 맞추어 邪氣가 침입했는지 아닌지를 관찰하여야 한다"[1367]고 밝혔다. 그는 古典을 깊이 연구하여 체득한 내용을 임상에 활용할 때 經絡腧穴의 치료작용을 매우 중요시하였다. 외과질환을 진료할 때 "등에는 아홉 군데가 癰을 앓을 수 없다"[1368]고 하였는데, 이 아홉 곳은 곧 玉枕, 項節, 祟骨, 五臟, 肺兪, 肝兪 및 膈兪, 腎兪, 後心鳩尾, 鳩尾骨穴 등으로서, 모두 經絡이 지나가는 곳이고, 腧穴이 위치한 部位이다. "辨臟腑內瘡十三"에서 그는 五臟六腑의 癰에 대해 그 募穴에서 隱痛이 나타나는 현상을 응용하여 診斷에 도입하였다. 증상을 인식하는데도 經絡循行의 특징을 분석하여 참작하였는데, 예를 들어 肺癰은 옆구리가 그득한 증상이 나타나며 그 원인은 "그 經脈의 갈라진 가지가 肺系를 따라 겨드랑이 아래에 가로 질러 나오므로 숨이 차고 양쪽 옆구리가 그득하다"[1369]고 설명하였다. 치료에 있어서 외과질환의 발병부위와 經絡循行을 연관시켜 腧穴을 선택하였는데, 예를 들어 "등을 따라 나오는 것은

1365) "一醫爲鍼臨泣, 將欲接氣過其病所, 才至灸瘢, 止而不行."
1366) "膏粱之變, 足生大疔"
1367) "素, 難所論鍼灸, 必須察脈以審其病之在經在絡, 又須候氣以察其邪之已至未來."
1368) "背常九處不可病癰"
1369) "其脈支別者, 從肺系橫出腋下, 故喘而兩胠滿"

太陽經의 五穴을 취하여야 마땅하니 至陰·通谷·束骨·崑崙·委中을 선택하고, 구레나룻을 따라 나오는 것은 少陽經의 五穴을 취하는 것이 마땅하니 竅陰·俠溪·臨泣·陽輔·陽陵泉을 선택하고, 콧수염을 따라 나오는 것은 陽明經의 五穴을 취하는 것이 마땅하니 厲兌·內庭·陷谷·衝陽·解谿를 선택하고, 뇌를 따라 나오는 것은 오로지 絶骨穴만 취하면 된다"[1370]고 敍述하였다. 이와 같이 등[背], 구레나룻[鬢], 콧수염[髭] 등은 足太陽, 足少陽, 足陽明의 經脈이 지나가는 부위로서 해당 經脈의 穴을 선택한 것이다. 汪機는 "癰疽가 처음 발생할 때 반드시 먼저 뜸을 떠서 그 문을 열어주듯이 길을 터주고, 이어서 발생한 부위가 어느 경맥에 속하는지를 살펴 해당 經脈의 기운을 이끌어주는 引經藥을 써서 밖으로 빠지도록 하고, 겉에서는 해당 經脈의 腧穴에 鍼灸를 시술하여 그 邪氣를 내보내며 안팎으로 번갈아 치료하여 邪가 있을 곳이 없도록 한다"[1371]고 하였다. 그는 醫案에서도 經脈에 따라 질병을 치료하는 중요성을 강조하였다. 예를 들어 "한 사람이 나이가 서른이 되어 왼쪽 넓적다리 바깥 모서리가 벌겋게 부었고, 또 한 사람은 나이 마흔인데, 옆구리가 벌겋게 부었다. 두 사람은 모두 少陽의 血少 상태를 미리 예방하지 않고 大黃과 같은 강한 약을 사용하여 攻裏한 탓에 사망하였다"[1372]고 설명하였다. 넓적다리 바깥 모서리와 옆구리는 모두 少陽經脈이 순행하는 곳이고, 少陽經은 多氣少血하니 攻下破氣의 방법을 사용한 까닭에 위독한 상황으로 역행할 수밖에 없다. 이때 만약 形氣를 補하고 經脈을 조절하였다면 瘡은 마땅히 저절로 없어졌을 것이다. 이에 대하여 그는 "각 經脈 중에 오로지 少陽과 厥陰에 癰이 생기는 경우 다스릴 때 마땅히 예방에 신경을 써야 하는데, 이는 그 經脈이 多氣少血하기 때문에 血이 부족하면 살이 제대로 돋지 못하고 瘡이 오래도록 아물지 않으니 반드시 死證이 된다. 혹은 독하고 기운이 강한 祛邪藥을 쓰면 陰分의 血을 공격하여 禍를 피하지 못하니 갓 붓고 아픈 경우 脈證을 참고하여 만약 허약한 상태라면 바로 滋補하고, 氣血이 虧損되지 않도록 하여야 목숨을 보존하고 좋게 결과가 있다"[1373]라고 설명하였다. 이와 같이 치료에 있어서 汪氏는 經絡 및 腧穴 이론을 토대로 질병을 인식하여 진단의 수준을 한 차원 높였다.

23.2 병을 치료함에는 정해진 혈자리가 없다는 설(治病無定穴說)

汪機는 經絡腧穴 이론을 치료영역에서 매우 중요시하였는데, 과거의 주장에 얽매이지 않고 "해당 穴이 어떤 병을 다스린다"[1374]는 논리에서 탈피하여 "邪氣가 사람에 침입하면 正氣와 함께 위아래로 두루 돌거나 혹은 氣分에 머물고 혹은 血分에 남아 있어 일정한 곳에 있지 않는다"[1375]

1370) "從背出者, 當從太陽五穴, 選用至陰, 通谷, 束骨, 崑崙, 委中; 從鬢出者, 當從少陽五穴, 選用竅陰, 俠溪, 臨泣, 陽輔, 陽陵泉; 從髭出者, 當從陽明五穴, 選用厲兌, 內庭, 陷谷, 沖陽, 解溪; 從腦出者, 則以絶骨一穴."

1371) "癰疽初發, 必先當灸之, 以開其戶, 次看所發分野屬何經脈, 卽內用所屬經脈之藥, 引經以發其表, 外用所屬經脈之兪穴鍼灸, 以泄其邪, 內外交治, 邪無容矣."

1372) "一人年三十, 左腿外廉紅腫; 一人年四十, 肋下紅腫, 二人皆不豫防本經少陽血少, 孟浪用大黃攻裏而死."

1373) "諸經有少陽厥陰生癰, 理宜豫防, 以其多氣少血, 血少肌肉難長, 瘡口不合, 必成死證, 或者遽用驅毒利藥以伐陰分之血, 禍不旋踵, 才得腫痛, 參之脈證, 若有虛弱, 便與滋補, 氣血無虧, 可保終吉."

1374) "某穴主某病"

고 인식하였다. 따라서 만약 의사가 病因을 깊이 연구하지 않으면 傳變을 살피지 못하고, 오직 어떤 몇몇 穴이 어떤 병을 치료한다고 여기게 되고, 고정적인 관념으로 배운 지식에 얽매여 치료할 수밖에 없다. 이는 "마치 미친 듯이 내리는 세찬 비가 넘쳐흘러도 하류를 막아 편안함을 얻은 것은 우연일 뿐이다"[1376]는 이치와 다를 바가 없다. 그는 이에 대하여 "治病無定穴"의 주장을 내세워 병증의 상태에 따라 "經과 絡을 살피고, 血과 氣를 구분하며, 병을 經絡에 따라 발생한 곳을 파악하고 穴은 그 經絡을 따라 선택하여야 하며, 모름지기 변화무쌍한 상태를 가만하여 수시로 바뀌어야 한다"[1377]고 피력하였다. 곧 어떤 穴이 어떠한 병에 효과가 있다고 해도 제대로 파악하지 못한 채 적절히 활용하지 못하면 오히려 해를 입는다. 이를테면 膻中·鳩尾·中庭으로 心痛을 치료하는데, 만약 병증을 제대로 진단하지 못하고 해당 穴을 정확하게 파악하지 못하면 心臟을 찔러 사망에 이르게 된다. 따라서 "治病無定穴"의 주장은 穴자리의 중요성을 소홀히 하는 것이 아니라 穴位의 정확성과 그 응용을 더욱 강조한 것이다. 汪氏는 『外科理例』에서 鍼灸와 관련된 醫案 중 대부분은 病所에 따라 鍼灸를 시술하였음을 확인할 수 있다. 예로 "한 돌이 된 아이가 丹毒을 앓아 온몸으로 퍼진 것이 마치 피로 물들인 것처럼 보였는데, 磁鋒으로 두드려 온몸을 자극하여 검은 피를 빼고 나서 神功散을 발라주고 大連翹飮을 복용하였더니 낫다"[1378]고 기록하였다. 또한 環跳穴이 있는 부위에 통증이 나타나는 경우 네 가지 治法이 있는데, 하나는 環跳穴에 附骨疽가 생겨 아프면 刺鍼하여 고름을 빼주는 방법이고, 環跳穴에 附骨疽가 생겨 아프면 豆豉餅灸를 시술하여 치료하며, 하나는 몹시 설사하여 澁劑를 복용하였을 때 環跳穴에 통증이 나타나는 경우 委中을 찔러 검은 피를 빼도록 하고, 하나는 環跳穴이 아프지만 곪지는 않았을 때 鍼灸를 시술하지 않고 內托黃芪酒煎湯을 써서 치료하는 것이다. 이와 같이 "治病無定穴"의 논리는 고정된 穴이더라도 변화하는 병증에 따라 다르게 시술할 수 있어 동일한 穴자리에 다양한 治法을 시행하거나 여러 가지 병증에 같은 穴을 사용하는 辨證思想을 두루 포함하고 있다. 따라서 汪機는 "무릇 성인의 침은 經絡孔穴이 아니면 후학을 가르치지 않고, 후학은 經絡孔穴이 아니면 스승으로부터 전수받지 않았다. 설령 通變을 알지 못하였다고 해도 공연히 孔穴에 집착하면 소위 그림을 잡고 달리는 말을 타려고 하는 것처럼 어찌 그 방법을 다 알 수 있겠는가? 그러므로 '조잡한 의사는 보이는 形을 지키려 하고, 으뜸가는 醫者는 神을 지키려 함며, 조잡한 의사는 關門을 지키려고 하지만 으뜸가는 醫者는 그 機轉을 잘 활용하여 지키게 된다. 그 機轉의 움직임은 그 공간과 떨어져 있는 것이 아니다'고 하였으니 이와 같은 이치를 말한다"[1379]고 밝혔다.

1375) "邪客于人, 與正周流上下, 或在氣分, 或在血分, 無有定止"
1376) "譬之狂潦泛溢, 欲塞下流而獲安者, 亦偶然耳."
1377) "審經與絡, 分血與氣, 病隨經所在, 穴隨經而取, 庶得隨機應變之理."
1378) "一兒周歲患丹毒, 延及遍身如血染, 用磁鋒擊刺, 遍身出黑血, 以神功散涂之, 服大連翹飮而愈."
1379) "夫聖人之于鍼, 非經絡孔穴, 無以敎後學, 後學非經絡孔穴, 無以傳之師, 苟不知通變, 徒執孔穴, 所謂按圖索驥, 安能盡其法哉. 故曰: '粗守形, 上守神, 粗守關, 上守機, 機之運, 不離其空中', 此之謂也."

23.3 鍼刺는 瀉法에 속한다는 학설(鍼刺屬瀉法說)

汪機는 丹溪의 뜻을 받들어 鍼法은 모두 瀉하는 작용을 하고 補하지는 않는다고 인식하였다. 그 이유는 두 가지로 요약할 수 있는데, 하나는 "침은 砭石에 제어를 받는데 이미 氣가 없고 味 또한 없어 皮를 가르고 肉을 손상시키니 몸에 구멍을 내어 氣가 모두 구멍을 따라 나오게 되니 어찌 補를 얻겠는가?"[1380]고 하여 이것은 침구의 특징을 설명한 것으로 虛證에 補法을 쓰는 것을 汪機는 『內經』의 이론에 근거하여 "陽(形)이 부족한 자는 氣로써 따뜻하게 하고, 陰(精)이 부족한 자는 味로써 補한다"[1381]라고 설명하였다. 즉 그는 단지 氣가 있고 味가 있는 물체만이 補의 작용을 할 수 있다고 인식하였다. 침은 철이나 돌로 만들어진 것이므로 無氣無味한 까닭에 補의 작용이 없다고 여겼다. 따라서 汪機는 문헌을 인용하여 "經에서 이르기를 氣血이나 陰陽이 모두 부족하면 침을 놓지 말고 단지 甘味의 약으로만 조절하라"[1382]고 제시한 논리에 근거하여 환자가 허약하여 補할 필요가 있으면 오직 甘味의 약을 쓸 수 있고 침은 활용할 수 없다고 밝혔다. 그 두 번째 이유는 "무릇 瀉는 그 盛한 것을 빼주는 것이다. 補에 대해 또한 이르길 돌지 않는 氣를 펴지도록 하고, 되살아나지 않는 脈을 움직여주는 것으로, 펴지게 하고 밀어 움직이는 것이 瀉하는 것이 아니라면 무엇이겠는가?"[1383]고 하였으니 汪機는 原典에서 언급한 補의 개념은 "經書에 반드시 補하여야 하는 방법이 있는 것은 즉 張子和가 말한 實邪를 제거하여 扶正시키는 의미로서 오래된 實邪를 없애고 새로운 것을 生成시키는 뜻이다"[1384]고 견해를 闡明하였다. 이러한 思想을 근거로 汪機는 『外科理例』에서 이미 곪아 아픈 경우는 침을 놓아 祛邪扶正하여야 한다고 거듭 강조하였다. 침을 사용한 醫案은 대부분 攻破去膿, 祛瘀, 開泄去滯에 관한 내용이다. 예를 들어 "한 사람이 술과 기름진 음식을 즐겨 먹은 탓에 나이가 오십이 넘어 초여름에 왼쪽 絲竹空穴 부위에 갑자기 뿔처럼 군살이 돋더니 크기가 닭의 며느리발톱만 하고 단단하였다. 내가 이르길 이는 少陽經이 지나가는 곳으로서 多氣血少하니 치료하기 쉽지 않다. 반드시 肉味를 끊고 먼저 그 食毒을 풀고 나서 침과 뜸으로 그 옹체된 것을 터주어야 한다고 했다. 그러나 그이가 말을 듣지 않고 大黃, 朴消, 龍腦子 등의 찬 약을 넓적하게 붙였다. 하루 저녁 지나 열어보았더니 장에 담근 고막처럼 길이는 3寸 정도 되었고, 2일이 지난 후 고막처럼 생긴 가운데 피가 몇 치 높이로 튕기면서 사망하였다"[1385]고 하였다. 攻破하거나 開泄할 때에 手法은 복잡하지 않으므로 汪機는 鍼刺의 手法에는 크게 관심이 없었다. 비록 그가 다양한 手法에 관한 내용을 수집하였지만 부정적인 생각을 가졌던 것으로 알려져 있다. 그가 "三才法"을 소개한 뒤에 이어진 글에는 "歌賦에서 침을

1380) "鍼乃砭石所制, 旣無氣, 又無味, 破皮損肉, 發竅于身, 氣皆從竅出矣, 何得爲補?"
1381) "陽(形)不足者, 溫之以氣; 陰(精)不足者, 補之以味."
1382) "經曰: 氣血陰陽俱不足, 勿取以鍼, 和以甘藥是也"
1383) "夫瀉, 固瀉其盛也; 于補亦云, 宣不行之氣, 移未復之脈, 曰宣曰移, 非瀉而何?"
1384) "經中須有補法, 卽張子和所謂祛邪實所以扶正, 去舊實所以生新之意也."
1385) 一人嗜酒與煎煿, 年五十餘, 夏初左絲竹空穴忽努出一角, 長短大小如鷄距而稍堅, 予曰: 此少陽所過, 氣多血少, 未易治也, 須斷肉味, 先解其食毒, 鍼灸以開泄其壅滯. 彼不聽, 以大黃, 朴消, 腦子等冷藥含之, 一夕割開如醬蚶, 徑三寸, 二日後蚶中濺血高數寸而死."

꽂을 때 세 차례로 나누어 진입하고 침을 물릴 때에도 세 번에 나누어 뽑는데, 經文에서 제시한 느리게 하다가 빠르게, 빠르게 하다가 느리게 시술하라는 뜻과 크게 맞지 않는다. 또한 침을 넣을 때나 뺄 때 三才로 나누는데 살이 두툼한 곳의 穴은 이와 같은 시술이 어렵지 않으나, 살이 얇은 곳은 어떠한 방법을 써야 하겠는가?"[1386]고 의문을 던졌다. 그는 "증거를 經書에서 찾으려고 하지만 經文과 어긋나고 이치에 솔직하려고 하지만 이치에 거슬러 있으니 그들은 신통하다고 여겨도 나는 거짓으로 생각되며, 그들은 비밀로 삼으려고 하지만 나는 헛된 일이라고 생각한다"[1387]고 피력하였다. 汪機의 이러한 견해는 偏頗된 측면이 비록 있으나 그 攻邪扶正의 思想은 임상에 있어서 모두 중요한 가치가 인정된다.

23.4 砭灸로 瘡瘍을 치료해야 한다는 설(砭灸宜治瘡瘍說)

汪機의 임상경험은 매우 풍부하였는데, 그의 著述 중 각종 醫案이 비교적 다양하게 수록되어 있으며 특히 외과질환에 그는 砭灸를 사용하여 치료하는데 정통하였다. 예를 들어 癰疽에 "이미 곪은 경우 오로지 砭石이나 鈹鋒으로 치료하여야 한다"[1388]고 주장하였고, "그 絡脈을 조절하여 그 形을 회복시키고 붓지 않게 하며, 繆刺의 경우 隧穴을 불문하고 찌른다"[1389]고 설명하였다. 灸法을 활용할 때는 주로 찬 기운이 오래 묵어 생긴 고질[沈寒痼冷], 陽氣가 끊어지려는 병증[陽絶], 陽氣가 함몰된 병증[陽陷] 등에 적합하다고 밝혔다. 이에 대하여 『外科理例』에도 여러 醫案에 기록하였다. 예를 들어 "한 사람이 나이가 사십이 넘어 發背가 생겼는데, 心脈이 洪數하고 증세가 몹시 심하여 매우 위독하니……騎竹馬灸를 활용하여 그 穴에 뜸을 뜨는 이유는 心脈이 돌아다니는 곳으로서 서둘러 隔蒜灸를 시술하면 心火를 瀉하여 그 독을 제거하고 다시 托裏消毒을 투여하였더니 낫다"[1390]고 소개하였다. 心脈이 洪數한 것은 본래 心火가 熾盛한 것이니 騎竹馬穴에 隔蒜灸를 시술함으로서 拔毒瀉火의 효과를 얻는다. 熱證에 뜸을 이용하는 것은 또 하나의 발전이다. 또한 例로 "한 사람이 나이가 쉰이 넘어 이미 앓은 지 5일이 되어 벌겋게 붓고 몹시 아프며 붉은 테가 둘러져 1尺 남짓 크며, 돌을 짊어진 것처럼 무겁고 기세가 熾盛한데……이윽고 먼저 벌건 곳에 砭刺하여 검은 피를 한 주발 가량 빼내니 붓고 아프고 등이 무거운 것이 모두 사라졌다. 다시 神效散을 붙이고 仙方活命飮 2劑를 복용하였더니 瘡口와 砭刺한 부위에서 검은 진물이 흘러나오고 나서 가라앉았다"[1391]고 소개하였다. 이와 같은 경우는 먼저 砭刺法으로 출혈시켜 병세

1386) "賦言內(納)鍼作三次進, 出鍼作三次退, 與經文徐而疾, 疾而徐之意, 大不相合, 且鍼出內而分三才, 肉厚穴分, 用之無碍, 肉薄去處, 法將何施?"

1387) "證之于經, 則有誖于經, 質之于理, 則有違于理, 彼以爲神, 我以爲詭, 彼以爲秘, 我以爲妄."

1388) "已成膿者, 唯砭石鈹鋒之所取也."

1389) "以調其經脈, 使復其形而不腫, 繆刺者, 不分隧穴而刺之"

1390) "一人年逾四十發背, 心脈洪數, 勢危劇……騎竹馬灸, 灸其穴, 是心脈所游之地, 急用隔蒜灸, 以瀉心火, 拔其毒, 再用托裏消毒而愈."

1391) "一人年逾五十, 患已五日, 焮腫大痛, 赤暈尺餘, 重如負石, 勢熾……遂先砭赤處, 出黑血碗許, 腫痛背重皆去, 更敷神效散及服仙方活命飮二劑, 瘡口及砭處出黑水而消."

를 순식간에 꺾은 뒤에 약물치료를 하여 효과를 얻은 例이다.

汪機의 鍼灸理論과 臨床經驗 및 그 성과를 살피면 그는 많은 견해를 제시하여 鍼灸學 발전의 기틀을 세웠으며, 지대한 공헌을 했다. 『鍼灸問對』에서는 汪機의 문제의식과 독특한 학술적 견해를 발견할 수 있고, 『外科理例』에서는 외과질환에 대하여 鍼灸를 시술함으로서 뛰어난 효과를 거둔 성과를 확인할 수 있다.

24 李梴의 鍼灸學說

李梴(16세기)의 號는 健齊이며 지금의 江西省 南豊現 사람이다. 明代 隆慶 5年(기원 1571년)에 『醫學入門』을 편찬하기 시작하여 4년만에 완성하였다. 卷頭에는 인체 正面과 後面의 孔穴圖가 각 1폭씩 있으며, 아울러 井滎輸經合歌가 실려 있다. 1卷에는 대부분 鍼灸와 관련된 내용이며, 특히 "雜病穴法"歌는 널리 전해져서 그 영향이 컸다.

李氏의 鍼灸學說 중 중요한 내용은 아래와 같다.

24.1 穴法에 정통하여 鍼刺의 간소화 주장(明穴法, 精簡鍼刺說)

『醫學入門』의 "神鍼大要有四"에서는 "明穴法"의 관점을 가장 먼저 제시하였다. 그는 "몸 전체의 360穴은 손과 발에 있는 66穴에 통괄되고, 이 66穴은 또한 八穴 통괄된다"[1392]고 하여 이와 같은 穴法論을 밝혔다. 따라서 李氏는 임상에서 이러한 穴자리의 활용을 특히 강조하였다. 그는 『醫學入門 · 穴法論』에서 五腧穴과 八脈交會穴에 대하여 중점적으로 논술하였고, 또한 『雜病穴法歌』를 덧붙여 수록하면서 그의 임상경험을 소개하였다.

李氏의 穴法理論은 經絡學說을 바탕을 두고 있는 것으로, "각 經絡의 병증은 각 經絡의 穴자리를 취하는 것이 가장 중요한 것이다"[1393]고 강조하였다. 그러나 그는 또한 "流注에 구애받지 않는다"[1394]고 하였으며, "그 병이 있는 부위에 따라 침을 놓는다"[1395]고 주장하여 病所와 가까운 穴을 取하는 원칙을 제시하였는데, 이러한 思想은 그의 『雜病穴法歌』에 비교적 많이 반영되었다.

李氏의 穴法思想은 取穴의 간소화에도 잘 드러나고 있는 것으로, 그는 "百病을 一鍼으로 통솔할 수 있으니, 많아야 네 곳에 침을 놓고, 온 몸에 가득 침을 놓는 것은 가히 죄악이다"[1396]라고 하였다. 『醫學入門』에는 "治病要穴"과 "治病奇穴"을 수록하여 "治病要穴"에서는 임상에 많이

1392) 周身三百六十穴, 統于手足六十六穴, 六十六穴又統于八穴.
1393) 經絡之病而取各經之穴者, 最爲要決.
1394) 不拘于流注
1395) 因其病之所在而鍼之
1396) 百病一鍼爲率, 多則四鍼, 滿身鍼者可惡

쓰이는 90여개의 穴자리를 설명하고, “治病奇穴”에서는 임상에 많이 쓰이는 經外奇穴 10여개를 설명하였다. 이러한 상용 穴자리의 주요 작용과 주치병증을 일일이 기술하였고, 정확하고 간결하게 요지를 밝혀 그의 鍼術이 精簡하였음을 알 수 있다.

24.2 手法을 중요시하여 多元的 陰陽迎隨補瀉說 확립(重手法, 創多元陰陽迎隨補瀉說)

李氏는 手法에 대하여 매우 중요하게 여겼다. 『醫學入門』에 “神鍼大要有四”를 수록하여 “迎隨”와 “飛經走氣”에 관한 내용에서 각별히 手法에 대한 논술을 폈으며, 이를 “神鍼”의 두 가지 큰 要綱으로 간주하였다.

李氏는 “迎隨”를 手法의 첫 번째 綱領으로 간주하여 “迎隨가 조금이라도 틀리면 氣血이 어지럽게 흐트러진다”[1397]고 하였다. 소위 “迎隨”라는 것은 대개 逆順의 관계를 가리키는 말이니, 順하는 것은 따르는 것이고 補하는 것[1398]이며, 逆이라는 것은 맞이하는 것이고 瀉하는 것[1399]이다. 아울러 침을 찌를 때 捻轉의 左右, 手足의 上下 및 左右, 經脈, 呼吸, 男女, 午前午後, 奇數 및 偶數 등 陰陽의 屬性에 근거하여 經脈의 循行과 침을 찌르는 방향의 逆順을 결합시킴으로서 多元的인 陰陽迎隨補瀉法을 창안하였다. 이것은 何若愚의 뒤를 이어 刺鍼의 방향에 대한 迎隨補瀉를 밝힌 또 하나의 성과라고 할 수 있다. 李梴은 침의 左轉·手·左側·陽經·呼氣·男性·午前·奇數 등을 陽에 귀속시켰고, 右轉·足·右側·陰經·吸氣·女性·午後·偶數 등을 陰에 귀속시켰다. 환자가 갖는 고유의 手足經脈 및 左右側에 대한 종합적인 陰陽屬性과 더불어 醫者가 시술할 때의 左右捻轉, 呼氣吸氣의 陰陽屬性이 같이 어우러져 이를 근거로 陽과 陽이 서로 順하는 경우는 隨하는 것이고, 補法에 해당한다. 陽과 陰은 서로 逆하는 경우는 迎하는 것이고, 瀉法에 해당한다. 陰과 陰이 서로 順하는 경우는 隨하는 것이고, 補法에 해당한다. 陰과 陽이 서로 逆하는 경우는 迎하는 것이고 瀉法에 해당한다. 手三陰經과 足三陽經은 四肢의 말단으로 뻗어나가 遠心而行하므로, 침 끝을 안쪽 및 아래쪽으로 향하여 찌르는 것이 順하고 기를 따르는 것이므로 補法이 된다. 手三陽經과 足三陰經은 체간으로 뻗어 몰리면서 向心而行하므로, 침 끝을 바깥쪽 및 위쪽으로 찌르는 것이 順하는 것으로, 氣를 따라는 것이며 補法이 된다. 이와 반대로 하면 迎하는 것으로, 氣를 거스르는 것이니 瀉法이 된다. 이러한 원칙에 의하여 복합적인 補瀉法을 도표로 정리하였는데, 다음과 같다.

1397) 迎隨一差, 氣血錯亂.

1398) 順者爲隨爲補

1399) 逆者爲迎爲瀉

李氏多元陰陽迎隨補瀉表								
病者固有條件			醫者操作條件					
肢別	經別	屬性	補(隨)法			瀉(迎)法		
			捻轉	呼吸	鍼向	捻轉	呼吸	鍼向
左手	陽經	陽中之陽 (+)	大指向前 (左轉) 食指向後	呼	外上	大指向後 (右轉) 食指向前	吸	內下
	陰經	陽中之陰 (-)	大指向後 (右轉) 食指向前	吸	內下	大指向前 (左轉) 食指向後	呼	外上
右手	陽經	陰中之陽 (-)	大指向後 (右轉) 食指向前	吸	外上	大指向前 (左轉) 食指向後	呼	內下
	陰經	陽中之陰 (+)	大指向前 (左轉) 食指向後	呼	內下	大指向後 (右轉) 食指向前	吸	外上
左足	陽經	陰中之陽 (-)	大指向後 (右轉) 食指向前	吸	內下	大指向前 (左轉) 食指向後	呼	外上
	陰經	陽中之陽 (+)	大指向後 (左轉) 食指向前	呼	外上	大指向後 (右轉) 食指向前	吸	內下
右足	陽經	陰中之陽 (+)	大指向前 (左轉) 食指向後	呼	內下	大指向後 (右轉) 食指向前	吸	外上
	陰經	陰中之陽 (-)	大指向後 (右轉) 食指向前	吸	外上	大指向前 (左轉) 食指向後	呼	內下

附注

1. 男子午前屬陽, 左轉呼之爲補, 右轉吸之爲瀉, 午後屬陰, 操作相反. 女子午前屬陰, 右轉吸之爲補, 左轉呼之爲瀉, 午後屬陽, 操作相反.
2. 九爲奇數屬陽, 補時用九數, 六爲偶數屬陰, 瀉時用六數, 子後屬陽, 宜用九數, 午後屬陰, 宜用六數.
3. 醫生均以右手施術, 呼吸指病人在轉鍼時而言.

李氏는 또한 "飛經走氣"에 관하여 역시 子午迎隨에서 벗어나지 않은 것이라고 인식하였다. "飛經走氣"의 각 方法은 원칙적으로 陰陽(子午) 및 逆順(迎隨)의 요인을 바탕으로 삼고 있다. 이에 근거하여 李氏는 廬陵 歐陽氏의 경험을 받들어 竇默의 手指補瀉十四法과 燒山火, 透天凉, 龍虎交戰, 陽中隱陰, 陰中隱陽, 進氣法, 留氣法, 子午搗臼法, 龍虎交戰法, 青龍擺尾法, 白虎搖頭法, 赤鳳迎源法, 蒼龜探穴法 등을 해석하였고, 또 다른 시각에서 조명하여 스스로 "초학자가 氣血의 열리고 닫히는 시각을 알고 위급한 상황을 구하는데 쓰도록 하는(初學開闔救危之用) 규범을 만들었다고 자칭하였다.

24.3 開闔을 중요시하여 多元的인 子午流注開穴說의 창설(重開闔, 創多元子午流注開穴說)

李氏는 "제비는 戊巳에 피하고, 박쥐는 庚申에 숨으니, 사물의 성질 또한 그러한데 하물며 사람의 몸이 작은 天地와 같아 어찌 다를 수 있겠는가"[1400]고 지적하였다. 그는 생물계와 시간적인 요인은 밀접한 관계가 있어 무시할 수 없으며, 인체에 있어서 "병증을 완화시키려면 반드시 開闔을 기다려야 한다"[1401]고 하였다. 동시에 그는 子午流注를 "날짜에 따라 시각의 시작을 정하여 경락을 따라 穴을 찾아야 한다. 시각마다 열리는 穴이 있는 것이고, 穴마다 자신의 시각이 있는 것이다. 이를 분명히 밝혀 실용적으로 쓰면 반드시 數字로 계산하려고만 할 필요는 없다"[1402]고 설명하면서 "子午의 원칙은 지키면서 그 靈龜는 버릴 수도 있다"[1403]라고 주장하였다. 이는 子午流注의 開穴法을 취하여 靈龜 및 飛騰의 방법을 대신할 수 있다는 의미이다. 따라서 그는 子午流注의 開穴 원칙을 근거로 徐鳳의 "逐日按時定穴決" 중 각 時刻마다 1개의 穴이 열리는 一元開穴說을 받들어 각 시각마다 6개의 穴이 열리는 多元的인 開穴說을 변형시켜 창설하였다. 그 방법은 徐鳳의 歌訣 중 逐日按時開穴을 기초로 하여 相合하는 夫妻經絡과 相生하는 陰陽에 따라 母經과 子經의 相應하는 五腧穴에서 6개의 穴을 선택하여 함께 활용하는 것으로, 子午流注의 開穴 내용을 더욱 풍부하게 보충하였다. 예를 들어 甲日甲戌時에 徐氏歌訣에 따르면 膽經의 井穴인 竅陰이 열리니, 李梴은 이 내용을 변형시켜 같은 시가에 膽經의 夫妻經이 되는 脾經(甲己의 相合에 따름)에서 井穴인 隱白을 선택하고, 또한 내가 生하는 陰陽子經(火經 - 木生火)인 小腸經(丙火에 해당함)의 井穴인 少澤 및 心經(丁火에 해당함)의 井穴인 少衝도 선택하며, 나를 生하는 陰陽母經(水經 - 水生木)인 膀胱經(壬水에 해당함)의 井穴인 至陰 및 腎經(癸水에 해당함)의 井穴인 涌泉도 함께 선택하여 사용한다. 이와 같이 같은 시각에 상관되는 6穴이 모두 열리는 방식으로 推算할 수 있어 子午流注의 開穴學說을 크게 발전시켰다.

24.4 元氣를 중요시하여 뜸의 양생 및 질병예방에 관한 학설(重元氣, 用灸養生防病說)

灸法을 양생과 질병예방에 응용하는 것은 본래 孫思邈의 著述 중에 많이 소개되었다. 그러나 그 방법에 있어서 李梴은 당시의 민간에 전해지는 경험(盱江吳省齋公錄贈)을 근거로 삼아 孫氏의 이론을 발전시켰다. 『醫學入門』 1卷에 수록된 "煉臍"에는 麝香, 丁香, 青鹽, 夜明砂, 乳香, 木香, 茴香, 沒藥, 虎骨, 蛇骨, 龍骨, 朱砂, 雄黃, 白附子, 人蔘, 附子, 胡椒, 五靈脂, 槐皮, 艾葉 등을 가루내서 배꼽에 채워 넣고 그 위에 槐皮를 덮고 쑥뜸을 50~60장 떠주어 온 몸에 땀을 흘리도록 하는 내용이 있다. 땀이 나지 않으면 사흘이나 닷새가 지난 뒤에 다시 120장의 뜨는데, 이러한 방법은 勞疾을 치료할 뿐만 아니라 "무릇 1년 사계절에 각각 한차례 연기를 쐬게 하여, 元氣를 튼튼히 하면 어떤 병도 생기지 않는다"[1404]고 설명하였다. "대개 이러한 灸法을 쓰면 모든 병이 일시에

1400) 燕避戊巳, 蝙伏庚申, 物性且然, 況人身一小天地呼.
1401) 緩病必俟開闔
1402) 按日起時, 循經尋穴, 時上有穴, 穴上有時. 分明實落, 不必數上衍數.
1403) 寧守子午, 而舍爾靈龜也.
1404) 凡一年四季, 各薰一次, 元氣堅固, 百病不生.

제거되니 기운이 더해지고 수명이 연장된다"[1405]고 하였고, 아울러 "사람이 이와 같이 항상 훈증하면 營衛가 조화롭고, 魂魄이 안정되며, 추위와 더위가 범하지 못하고 몸이 건강해질 수 있으니, 그 가운데에 신묘함이 있는 것이다"[1406]라고 하였다. 그는 灸法에 溫, 淸, 補, 瀉의 효력이 있음을 강조한 것으로, "약이 미치지 못하고 침도 닿지 않으면 모름지기 반드시 뜸을 떠야 한다"[1407]고 하였는데, 이러한 주장은 李梴이 溫灸를 통하여 元氣를 지키는 양생법을 매우 중요시하였음을 알 수 있다.

李梴의 鍼灸學說은 何若愚와 席弘 流派의 理論을 발전시켰고, 또한 간결한 取穴法을 추구하였으며, 배꼽에 뜸을 떠주는 煉臍로 질병을 예방하는 學說 등이 매우 중요한 가치가 있다.

25 薛己의 鍼灸學說

薛己는 字가 新甫이며 號는 立齋이다(대략 기원 1488~1558년). 江蘇 蘇州(吳縣) 지역의 사람이며, 明代의 저명한 醫家로 世醫 출신이다. 『蘇州府誌』에서는 "性情이 남달리 빼어나고 한눈에 본 것을 바로 기억할 정도였으며 특히 方書에 몹시 능통하였다. 醫術은 통달하지 않은 것이 없으니 正德[1408] 시기에 御醫로 발탁되었다"[1409]라고 기록하였다. 그의 학술사상은 張元素의 臟腑辨證學說에서 뿌리를 찾을 수 있고, 또한 李杲의 『脾胃論』은 핵심으로 삼아 발전한 것으로, 脾胃와 命門을 무척 중요시하였다. 臨床醫案 중에도 脾腎을 같이 치료하는 경우를 많이 볼 수가 있다. 그는 易水學派의 주요 私淑이며 계승자였다.

薛己의 醫學著述은 자신이 직접 편찬한 醫書를 비롯하여 註釋本과 集大成한 醫書 등을 포함하면 24종에 이르며, 그의 後學들이 이러한 문헌들을 모아 『薛立齊醫案全集』을 편찬하였는데, 그 내용은 임상 各科를 망라하였다. 또한 『醫籍考』의 기록에 따르면 元나라 胡元慶이 저술한 『癰疽神秘灸法』 1권도 薛己가 교정하여 보완한 것이다.

薛己는 외과질환에 대하여 砭灸法을 선호하였으며, 그 경험은 薛己의 著述인 『外科發揮』 등에 수록되어 있다.

25.1 고름을 터뜨리고 瀉血시키는 데 砭石의 활용(鍼砭決膿放血)

薛己는 대부분의 외과질환에서 곪아 오래도록 아프고 혹은 毒氣가 생겨 서둘러 풀어주어야

1405) 凡用此灸, 則百病頓除, 益氣延年.
1406) 人常依法薰蒸, 則榮衛調和, 安魂定魄, 寒暑不侵, 身體可建, 其中有神妙也.
1407) 藥之不及, 鍼之不到, 必須灸之.
1408) 明11代, 武宗[朱厚照] 의 年號. (1505~1521년)
1409) "性穎異, 過目輒成誦, 尤殫精方書."

하는 경우 고름을 빼주는 決膿法이나 瀉血法을 사용할 수 있다고 인식하고, 이와 같은 경우 반드시 "서둘러 침을 시술하여야 한다(急鍼之)"라고 강조하였다. 그는 先人들의 주장을 인용하여 "대개 瘡은 鍼으로 달구어 찌르지 않으면 독이 맺혀 풀어질 방법이 없고 고름이 뭉치고 빠져나가지 못한다"[1410]고 설명하였으며, "문을 열어야 쫓아낼 수 있다(開戶以逐之)"고 하였다. 또한 "긴요한 곳에 만약 곪으면 마땅히 서둘러 침을 놓아야 毒氣를 밖으로 펴지고, 속에서 문드러지지 않는다"[1411]고 덧붙여 설명하였다. 薛己는 고름을 터뜨리고 瀉血시키는 도구에 대하여『內經』의 九鍼 중에서 언급한 鈹鍼이나 가느다란 도자기 조작을 사용하였다. 그가 鍼刺한 부위로는 주로 병변의 주위나 病巢 또는 經絡으로 연결된 말단 등이었다. 병변 주위에 鍼刺하는 방법은『外科發揮』에서 "瘡의 사방에 침을 놓아 나쁜 피를 제거한다(鍼瘡四畔去惡血)"고 소개한 내용에서 찾아볼 수 있다. 나쁜 피가 제거 되면 邪毒이 없어지니 瘡毒이 심해 질 수가 없다. 병변 부위에 바로 鍼刺를 시술하는 경우는 丹毒을 치료한 例에서 확인할 수 있다. 薛己는 "단독은 여러 종류가 있고 치료에도 여러 방법이 있으나 砭刺의 방법만한 것이 없다. 흔히 患處의 증상이 약간 심한 경우 砭鍼으로 다스리지 않으면 치료할 수가 없다"[1412]고 하였다. 그 구체적인 醫案에는 "한 남자가 丹毒을 앓았는데 벌겋게 달아올라 아프고 便秘가 있으며 脈은 實하면서 數하여 防風通聖散을 處方하였으나 효과가 없었다. 환처에 침을 놓게 하여 나쁜 피를 제거한 뒤 다시 앞서 복용한 藥을 쓰니 곧 낫다(一男子患丹毒, 焮痛便秘, 脈數而實, 服防風通聖散不應, 令砭患處, 去惡血, 仍用前藥卽愈)"고 하였다. 경락의 말단에 침을 놓아 瀉血시키는 방법은 일찍이 많은 醫家들이 활용하였는데, 특히 薛己는 더욱 중요시하였다. 예를 들어 少商을 鍼刺하여 咽喉腫痛을 치료하였으며, 그는 "이와 같은 證候를 보았을 때, 침을 놓지 않으면 효과를 대부분 거두지 못하였다"[1413]고 하였다. 이에 대한 醫案을 살피면 "남자 환자가 咽喉가 부어 막히고, 이를 꽉 물고 오므리므로 鍼이 들어가지 않을 때, 먼저 양쪽 少商穴을 찔러 검은 피를 빼주면 입을 곧바로 벌리니 다시 患處에 침을 놓고 淸咽利膈散을 복용시키면 한 첩에 낫는다(一男子咽喉腫閉, 牙關緊急, 鍼不能入, 先刺少商二穴, 出黑血, 口卽開; 更鍼患處, 飮淸咽利膈散, 一劑而愈)"고 하였다. 砭法은 一般的으로 實證에 사용한다. 薛己는 虛證에 이와 같은 방법을 활용하는 것에 대하여 매우 신중을 기하였다. 그는『疠疡機要』에서 어느 환자가 心虛를 겸하여 바로 砭刺를 시술하지 못하는 경우에 補藥으로 元氣를 차츰 회복시킨 후에야 다시 砭刺法을 시술한 例를 소개하였다.

25.2 艾灸의 補陽 및 化膿 유발(艾灸法補陽促膿)

灸焫法을 외과질환에 활용하여 陽氣를 보충하고 곪도록 유발하는 치료법은 이전의 醫家 중에

1410) 凡瘡, 若不鍼烙, 毒結無從而解, 膿瘀無從而泄
1411) 緊要之地, 若一有膿, 宜急鍼之, 使毒外發, 不致內潰
1412) 丹有數種, 治有數法, 無如砭之爲善, 常見患稍重者, 不用砭法, 俱不救也
1413) 嘗見此證, 不鍼刺, 多致不救

서도 사용되었지만 그 범위는 매우 국한되어 있고, 시술방법도 구체적인 언급이 없었는데, 薛己는 先人들의 경험을 토대로 이를 발전시켰다.

그는『外科发挥』에서 뜸을 활용하여 "肿疡", "溃疡", "发背", "脑疽", "鬓痈", "疔疮", "臂痈", "脱疽", "流注", "杨梅疮", "悬痈", "狂犬病" 등을 치료하였으며, 이에 대해 각종 醫案을 통하여 자세하게 기술하였다. 薛氏는 理論과 임상경험을 서로 결합시켜 뜸으로 외과질환을 치료하는 경험을 보완하고 발전시켰다. 薛己는 뜸이 陽氣를 보충하여 陰腫이 빨리 곪도록 유발하여 고름이 곧바로 터져 문드러지면서 아물게 된다고 인식하였다. 또한 뭉쳐 맺힌 것을 흩트리고 氣血의 흐름을 원활하게 하여 붓고 아픈 것을 사그라 들게 하는 한편 陽氣를 보충하고 氣의 흐름을 순조롭게 하여 扶正祛邪함으로서 毒氣가 안으로 파고들지 않고 밖으로 나가게 할 수 있다고 주장하였다.

이를테면 薛己는 대부분의 癰瘍이 후끈거리면서 통증이 심하고 간혹 아프지 않아도 마비가 있는 경우에는 邪氣가 왕성하기 때문이므로 隔蒜灸를 시술한다. 아프지 않은 곳은 아플 때 까지, 아픈 곳은 아프지 않을 때 까지 뜸으로 치료하여야 邪氣와 독을 없앨 수 있다. 또한 "붓고 딱딱하며 膿이 없고, 만지면 아프거나, 아프지 않거나, 조금 아프거나, 또는 종기 끝이 기장쌀알 같이 작을 경우, 뜸으로 치료하면 더욱 효험이 있다. 간혹, 몇 일 동안 환부가 옅은 적색을 띄고, 부어오르지 않고 아픔도 심하지 않으며 膿이 없을 경우, 장기간 여러 번 뜸을 하여야 한다"[1414]고 하였다. 그는 이와 같은 병증의 醫案에서 "어떤 남자의 넓적다리 안쪽에 독이 들어서 부은 부위가 딱딱하고 통증이 심하지 않고 膿도 없었다. 隔蒜灸를 50여 차례 한 후 병세가 70~80%정도 가라앉았고, 仙方活命飮을 4첩 복용한 후 膿이 생기고, 十宣散을 6첩 복용한 후 膿이 터지면서 환부가 치유되었다"[1415]고 설명하였다. 또한 종기가 생겨 뭉친 군살이 곪지 않는 경우는 陽氣가 부족하기 때문이라고 간주하고, 반드시 陽氣를 강하게 보충해야 치유할 수 있다고 하였다. 이에 대한 醫案에서는 "한 남자가 종기가 생겼지만 살이 곪지 않았을 때 인삼, 황기, 당귀, 백출로 기혈을 보충하고, 뽕나무 뜸을 하였더니 환부가 썩은 뒤 낫다"[1416]고 소개하였다. 그는 미친개에 물린 환자를 치료한 경험을 소개하면서『肘後方』에 의하여 "먼저 독이 들은 피를 빼고 물린 곳에 뜸을 10번 하고, 다음날부터는 매일 한 번 씩 뜸을 하며, 백일 치료하여 독혈을 제거한다"[1417]고 하였다.

薛己는 뜸을 시술할 때 隔物灸를 중요시했다. 독을 제거할 때는 마늘을 사용하여 隔蒜灸를 많이 활용하였는데, 대표적인 治驗例가 狂犬病에 활용한 경우이다. 陽氣를 보충할 때는 隔附子灸를 주로 활용하였는데, 그는 이에 대하여 "부은 곳이 딱딱하지 않고 膿이 많이 없는 것은 虛하기 때문이다"[1418]고 설명하였고, 이와 같은 경우 흔히 附子灸를 시술하였다. 그의 醫案에는 "한 남자는

1414) "肿硬不作脓, 掀痛或不痛, 或微痛, 或疮头如黍者, 灸之尤效. 亦有数日色尚微赤, 肿尚不起, 痛不甚, 脓不作者, 尤宜多灸, 勿拘日期."

1415) "一男子内股患毒, 肿硬痛甚, 不用脓, 隔蒜灸五十余壮, 势退七八, 以仙方活命饮, 四剂而脓成 ; 用十宣散六剂, 脓溃而治愈."

1416) "一男子（疡）溃而瘀肉不腐, 以参, 芪, 归, 术, 峻补气血, 更以桑木灸之, 腐而愈."

1417) "宜先去恶血, 灸咬处十壮, 明日以后灸一壮, 百日乃止"

1418) "肿下软漫, 脓稀者, 虚也."

다리에 종기가 생기면서 오랫동안 환부가 아물지 않았다. 人蔘養榮湯을 복용하는 동시에 附子로 뜸을 뜨고 膏藥을 만들어 붙였더니 2개월 만에 치유가 되었다"[1419]고 소개하였다. 또한 邪毒을 없애고 水氣를 흐르게 할 때는 콩깍지를 이용한 豆豉餠灸를 주로 시술하였다. 예를 들면 懸癰이 오래 되어도 아물지 않는 환자에게 이와 같은 방법으로 시술하고 나서 十全大補湯을 복용시키니 나은 醫案이 있다.

이와 같이 薛己는 鍼刺 또는 灸焫에 대하여 모두 자신의 성숙한 견해를 제시하였고, 外科領域에서 널리 활용함으로서 좋은 효과를 이룩하였다. 그 중 鍼刺는 주로 外科의 急症에 사용하였고, 고름을 터뜨리고 瀉血시키는 방법을 주로 선호하여 공격적인 치료법을 사용하였으며, 邪氣를 빼주는 방법으로 효과를 얻었다. 때로는 독혈을 빨리 빼주고 깨끗이 없애기 위해 그는 심지어 "서둘러 毒血을 입으로 빨아내는 방법(令急吮去毒血)"도 주장하였다. 陳實功은 薛氏의 鍼法에 따라 紅絲疔을 치료했는데, 그 방법은 침으로 紅絲가 생긴 끝부분을 찔러 피가 나오게 하고, 종기가 처음 생긴 病巢를 찾아 후벼 터뜨린 후 모두 蟾酥를 묻힌 심지를 그 속으로 꽂아 넣어 고약으로 덮고 發汗시키는 약을 복용하도록 하였다.

薛己의 뜸을 뜨는 방법은 補瀉 두 가지 작용을 통하여 陰陽證을 치료하였다. 붓고 아픈 癰瘍에는 隔蒜灸로 毒과 邪氣를 빼주었다. 종기가 안으로 꺼져내린 경우는 附子를 활용하여 뜸을 떴고 托裏促膿을 통하여 치료하였다. 陳實功은 鍼灸의 攻補 효과를 조화롭게 응용한 陰陽思想에 입각하여 부위별 치료법을 발전시켰다. 예를 들어 "처음 목 부위 이상에 창이 생길 경우 三陽에 독이 깃들었기 때문에 반드시 鈹鍼으로 종기의 핵심 부분을 4~5分 깊이로 찔러 그 뿌리를 후벼 끊어주고 나쁜 피를 빼내야 한다"[1420]고 하였고, "목 부위 이하에 창이 생길 경우는 三陰에 독이 깃들었기에 이때는 곧바로 쑥 뜸을 시술하는 것이 적절하며, 뜸을 떠도 아프지 않으면 반드시 刺鍼을 하도록 한다"[1421]고 하였다. 이와 같이 鍼術과 灸法을 병행하는 경우 치료효과를 높일 수 있다. 薛己는 鍼灸療法에 藥物治療를 병행한 경우도 많은데, 단순히 각 치료법을 겹쳐 사용한 것이 아니었다. 예를 들면 附子餠灸를 시술할 때 溫陽시키는 동시에 十全大補湯 등의 氣血을 補하는 처방을 함께 사용하였으며, 목이 붓고 아프며 열이 나면서 便秘가 생기는 경우는 "겉과 속이 모두 實證이므로 마땅히 解表攻裏하여야 한다. 만약 증상이 위급하면 患部를 침으로 찌르거나 少商穴을 찌른다"[1422]고 하였고, 이와 같은 방법으로서 邪氣를 빼내고 淸咽利隔散으로 毒과 邪氣를 깨끗이 없앤다. 이는 위급한 상황에서 많이 활용되는 것으로, 후세에 외과 의사들은 응급치료를 위하여 外敷法과 內服藥을 같이 곁들였으며, 특히 疔毒의 治療大法으로 발전시켰다.

薛己는 砭灸를 매우 중요시하였으며, 그의 중요한 학술경향은 그가 著述한 『保嬰撮要』, 『外科精要』, 『外科心法』, 『外科发挥』 중에서 찾아볼 수 있다. 그는 砭刺法을 주로 外科, 小兒科, 咽

1419) "一男子腿患溃而不敛, 用人参养营汤及附子饼灸, 更以补剂, 煎膏药贴之, 两个月余而治愈."
1420) "初起项以上者, 三阳受毒, 必用铍针刺入疮心四, 五分, 挑断疔根, 令出恶血."
1421) "如项之以下者, 三阴受毒, 即当艾灸, 灸之不痛, 亦须针刺."
1422) "表里俱实病也, 宜解表攻里° 如证紧急, 更刺患处, 或刺少商穴"

喉科 등에 많이 활용하였으며, 灸法은 주로 隔物灸法을 많이 사용하였다. 간혹 騎竹馬灸, 薯肉灸도 사용하였는데 적지 않은 내용이 王機와 유사했다.

26 高武의 鍼灸學說

高武은 號가 梅孤이고 明代(약 15~16세기) 四明(지금의 浙江 鄞懸) 사람이다. 『鄞縣誌』에는 그가 "독서를 매우 좋아하여 무릇 天文律呂, 兵法騎射 등에 모두 통달하였고, 배움에 게을리 하지 않았다"[1423]고 기록하였다. "嘉靖年間에 그는 북쪽으로 올라가 武科 시험을 보았고, 晩年에는 의학에 열중하여 사람을 치료하는데 곧바로 효과가 나타나지 않았던 경우가 없었다. 일찍이 당시 鍼灸를 그릇되게 하는 현실을 안타까워하여 손수 男子, 婦人, 童子의 모습을 한 銅人 3개를 만들어 그 穴자리를 시험해보고 사람에게 적용하여 效驗이 조금도 어긋나지 않았다"[1424]고 알려져 있다. 治療에 있어서 그는 "다시 『素問』과 『難經』을 연구하여 그 精髓를 터득하였고, 다른 諸家의 學說을 두루 탐구하였다"[1425]고 하며, 잇따라 『鍼灸素難要旨』, 『鍼灸聚英』 등 두개의 醫書를 편저함으로서 후세의 鍼灸學에 많은 영향을 주었다.

『鍼灸素難要旨』는 『鍼灸節要』라고도 하며, 嘉靖 丁酉年(1537년)에 간행되었고, 모두 3권이다. 그 내용은 『靈樞經』, 『素問』, 『難經』 등의 鍼灸와 관련된 經文을 따서 다시 편찬한 것이다. 歷代로 『內經』의 내용을 적절하게 따서 再編한 경우 대부분 藏象病機나 脈要診候 등의 내용을 상세하게 엮었으나 유독 經脈刺灸에 대한 내용은 간략하였기 때문에 高武는 著述에서 經文에 대하여 收集과 注釋을 진행한 외에도 十二經, 奇經八脈, 十五絡脈 등의 經脈과 刺灸法을 일목요연하게 분류하고 기억하기 쉽도록 만들었다. 그의 著述은 근원에 대한 탐색과 원리의 연구에 치중하여 鍼灸學思想을 체계적으로 소개하고 있다.

『鍼灸聚英』은 『鍼灸聚英發揮』라고도 하며 嘉靖 己丑年(1529년)에 간행되었고 모두 4권이다. 高武는 自序에서 "그 근원을 거슬러 올라가지 않으면 古人이 立法한 좋은 뜻을 모르므로 그 要旨를 모아 책으로 엮었다. 그 흐름을 탐구하지 않으면 後世에 變法에 따른 弊端을 미리 알지 못하므로 精髓를 모아 편찬하였다"[1426]고 밝혔다. 따라서 그의 著述은 前人의 鍼灸學에 관한 精髓를 모두 모았고, 先人들이 완전하게 서술하지 않아서 그 뜻이 분명하지 않은 것을 高武는 "간혹 한두 가지 정도를 발휘하였다"[1427]. 예를 들면 取穴法을 확립함에 前人들이 제시한 原典과 부합되지 않는 내용을 그는 다시 새롭게 해석하였다. 따라서 그가 책을 펴낸 뜻은 『節要』의 취지에서 알

1423) 負奇好讀書 凡天文律呂 兵法騎射 無不閑習
1424) 嘉靖中北上考武擧 晩內專精于醫 治人無不立起 曾慨近時鍼灸多誤 手鑄銅人三 男 婦 童子各一 以試其穴 推之人身所驗不爽毫髮
1425) 復取素難而硏精之 旁究諸家
1426) 不溯其原 則味夫古人立法之善 故嘗集節要一書矣 不窮其流則不知後世變法之弊 此聚英之所以纂也
1427) 間或發揮一二

수 있듯이 『內經』과 『難經』의 源流를 따르고 후세에 나아가야 하는 흐름을 명확히 제시하는데 있었다.

26.1 經典을 따르되 융통성 있는 활용(崇經典, 善權變)

高武는 『鍼灸素難要旨』에서 原典에 대해 전문적으로 연구하였다. 또한『鍼灸聚英』에서 先人의 장점을 다양하게 모아 각종의 문헌을 16部개나 인용하였는데, 이 책에는 『傷寒論』, 『醫經小學』, 『玉機微義』, 『衛生寶鑑』 및 劉河間, 李東垣, 張從正, 朱丹溪 등 名醫의 견해와 논술을 인용하여 서술하였다. 그 내용은 논리적 근거가 충분하고 이치의 설명이 명확하였지만 先人의 견해를 맹목적으로 답습하여 인용한 것이 아니라 자기의 임상경험과 학술 견해를 결합하여 闡明하고 注釋을 붙인 것이다. 그는 『素問』을 비롯하여 歷代의 醫書 중에서 제기한 禁鍼 및 禁灸의 穴에 관하여 자기의 견해를 발표하였는데, "하나의 穴자리에도 刺鍼이 적합하거나 禁忌하여야 하는 경우가 있고, 뜸이 적합하거나 禁忌되는 경우가 있으므로 병세의 輕重과 緩急을 살펴서 병증이 가볍고 완만하면 主治穴을 대신할 수 있는 다른 穴을 사용하는 것이 마땅하지만 만약 병세가 위중하고 급하면 해당하는 穴이 아니고서는 치료될 수 없으니 오로지 해당하는 穴만을 사용하는 것이 마땅하다. 만약 각종 醫書에서 모두 鍼灸를 禁하였으면 절대로 사용하면 안 된다"[1428]고 하였다. 따라서 高武의 견해는 융통성이 있으면서 원칙에서 벗어나지 않았다. 뜸의 壯數에 관하여 高武는 또한 "모두 그 병증의 輕重을 살피고 나서 활용해야 하고 하나의 학설에 얽매이면 안 된다"[1429]고 하였다. 取穴에 대한 시각도 그는 인체 骨格을 기준으로 삼을 것을 중요시하여 "먼저 마른체격을 기준으로 取穴하고, 이를 기준으로 다시 비만한 체격의 穴자리를 찾도록 한다"[1430]는 주장을 제기하였다. 예를 들면 腎兪穴에 대하여 『千金』의 注釋에서는 배꼽과 같은 수평선에 위치하는 것으로 기준을 잡아 穴자리를 정하였는데, 高氏는 "비만한 사람은 배가 쳐져 배꼽이 낮아지고, 마른 사람은 배가 평평하므로 배꼽과 나란히 같은 수평선에 있다"[1431]고 설명하면서 단지 배꼽과 같은 수평선으로 기준을 삼으면 반드시 정확하지는 않다고 지적하였다. 또한 先人들이 四花穴을 取할 때 입이나 발의 길이로 기준을 정하여 찾았는데, 高氏는 이러한 방법은"粗工을 가르치기 위한 것이다"[1432]라고 하면서 "지금 단지 脊骨을 더듬어 膈兪와 膽兪의 위치를 정하여야 올바르게 찾는다"[1433]고 하였다. 그는 骨格을 기준으로 삼는 것이 타당하다는 것을 강조하면서 先人의 論著에 대하여 자신의 견해로 옳고 그름을 분석하였고, 또한 『素問』 및 『難經』의 논리를 근거로 하여

1428) 一穴而有宜鍼 禁鍼 宜灸 禁灸者 看病勢輕重緩急 病輕勢緩者 當別用一主治穴以代之; 若病勢重急 倘非此穴不可療 當用此一穴 若諸書皆禁鍼灸 則斷不可用矣
1429) 皆視其病之輕重而用之 不可泥一說
1430) 先將瘦人量取穴 後再依法量肥人
1431) 肥人腹垂則臍低 瘦人腹平則臍平
1432) 爲粗工告也
1433) 今只依揣摸脊骨膈兪 膽兪 爲正

대체로 『素問』이나 『難經』과 서로 위배되는 내용은 모두 믿을 수 없다고 밝혔다. 예를 들면 男女, 氣血, 上下를 나누는 것에 관하여 그는 "『素問』과 『難經』의 뜻이 아니기 때문에 또한 반드시 그런 것은 아니다"[1434] 고 하였고, 또한 "呪法도 『素問』의 뜻이 아니므로……믿을 만 하지 못하다"[1435] 하였으며, 인체의 左右補瀉에 대한 여러 가지 견해에서도 "이미 『素問』의 뜻이 아니므로……잘못된 것이 심각하다"[1436]고 하였다.

26.2 十二經是動所生病補瀉迎隨說

高武는 金元時代부터 발전되어 온 按時選穴學說을 매우 중시하였지만 당시의 각종 說說에 얽매이지는 않았다. 그는 『鍼灸聚英』에서 子午流注를 독립된 부분으로 엮어 소개하였을 뿐만 아니라, 閻明廣의 『子午流注鍼經』에 열거된 두 가지의 開穴法과 徐鳳의 『鍼灸大全』에 있는 "逐日按時定穴訣"을 같이 모아 세 가지의 학설이 같이 존재함을 지적하고 동시에 당시에 유행했던 "按時用穴"法을 폐지하고 "定時用穴"法을 사용할 것을 주장하였다. 이러한 思想을 근간으로 하여 그는 '十二經是動所生病補瀉迎隨說' 즉 '十二經病井滎輸經合補虛瀉實'法을 創立하였는데, 이는 곧 近人들이 일컫는 "子午流注納支(子)法"이라는 것이다.

高武는 子午流注(納甲法)가 심오하여 이해하기 어렵고 여러 스승이 전수한 내용이 같지 않아 그 방법이 차이가 있으므로 후학들이 배우고 익히는데 불편함이 있다고 여겼다. 그는 舊說에 얽매여서 "함부로 오늘은 어떤 날 어떤 시각에 어느 穴이 열리니 무릇 모든 병증에 그 열린 穴에 鍼灸를 시술하고, 내일은 또 어떤 날 어느 시각에 어느 穴이 열리니 온갖 병증에 그 열린 穴에 鍼灸를 시술하라고 하여 사람을 그르치게 하는 경우가 많다"[1437] 고 하여 按時用穴로 인하여 가끔 시간을 질질 끌어 치료시기를 놓친다고 지적하면서 이와 같은 방법은 "모두 옆으로 흐르는 물줄기이고 고불고불 돌아가는 길이다(皆爲旁溪曲徑)"고 인식하여 정통적인 방법이 아니므로 폐기할 것을 주장하였다. 高武의 견해는 반드시 "사람들이 어떤 病證에 어떤 經脈의 어느 穴에 鍼灸를 시술하는 것이 적합하고, 아울러 어느 날 어떤 시각에 어떤 穴이 열리는지를 알고 바야흐로 침을 놓는다"[1438]고 하였다. 즉 먼저 병증을 파악하고 나서 經穴을 정하고 마지막으로 해당 經脈의 적절한 穴을 開穴時辰에 따라 선택하여 鍼灸를 시술하여야 한다는 것으로, 이는 곧 당시에 사람들이 일컫는 '定時用穴'法이었다.

이와 같은 醫學思想을 근거로 하여 高武는 『難經 · 六十九難』의 子母補瀉法과 宋元時代 醫家들이 발전시킨 "地支十二屬"(『扁鵲神應鍼灸玉龍經』을 참조)을 서로 결합하고 아울러 『靈樞 · 邪客』의 "치받기 때문에 빼주고, 무너지기 때문에 보태준다(因衝而寫, 因衰而補)"는 원칙을 바탕으로 하

1434) 因非素難意, 亦不必然也
1435) 呪法非『素問』意……未足信
1436) 已非『素問』意……謬之甚也
1437) 妄言今日某日某時其穴開 凡百病皆鍼灸此開穴; 明日某日某時其穴開 凡百病鍼灸明日開穴 誤人多矣
1438) 使人知某病宜鍼灸某經某穴 當用某日某時開方鍼

여 十二經脈과 十二地支의 時辰을 배속하는 이론체계를 확립하였다. 그는『靈樞』에서 제시한 平旦(寅時)에 營衛가 각각 五十度를 운행하여 手太陰肺經에 다시 모인다는 인식에 따라 十二經脈의 流注하는 순서를 각 時辰과 經脈의 배속관계로 정리하였고, 또한『難經 · 六十九難』의 "虛者補其母, 實者瀉其子"의 원칙에 근거하여 流注하는 시각에 이르면 經氣가 왕성할 때를 맞추어 子穴을 선택하여 瀉法을 시술하였다. 流注하는 時辰이 이미 지나가면 經氣가 虛衰하니 이때에 母穴을 취하여 補法을 시술하였다. 더불어『靈樞 · 經脈』에 기재된 十二經脈의 "是動, 所生病"과 "寸口, 人迎"에 관한 脈診法을 토대로 十二經脈의 虛實의 病態를 판단하여 이와 같은 按時補瀉方法을 활용하여 이를 '十二經是動所生補瀉迎隨'法이라고 명명하였다. 그가 선택한 穴은 모두 十二經의 五輸穴이므로 이를 "十二經病井滎輸經合補虛瀉實"法이라고도 부른다. 후세에 사용하는 "子午流注納子法"은 十二經脈是動所生病의 病候에 따른 제한을 받지 않고 단지 그 流注하는 時辰과 子母補瀉로 穴을 취하였기 때문에 高武의 방법을 보다 융통성 있게 운용한 것임을 알 수 있다.

高武가 저술한 鍼灸에 관한 2권의 原典은 현재까지도 널리 주목을 받고 있으며, 그가 鑄造한 3개의 銅人은 王維一의 經穴에 대한 直觀的 教學法을 발전시킨 것이다. 十二經是動所生病補瀉迎隨說을 확립한 업적은 按時選穴의 理論을 진일보하게 완성시킨 것이다. 따라서 高武의 鍼灸學에 대한 기여는 적지 않은 것이다.

27 楊繼洲의 鍼灸學說

楊繼洲의 字는 濟時이고, 三衢(지금의 浙江省 衢縣) 지역의 사람이다. 明나라 嘉靖, 萬曆間(기원 1522~1620년)에 활동한 鍼灸家이다.『衛生鍼灸玄機秘要』에서 王國光은 그에 대하여 "어려서는 擧子業을 하였는데, 넓게 공부하여 가문의 학문을 이었다(幼業擧子, 博學績門)", "祖父가 太醫의 관직을 하였는데, 그에게 참된 秘法을 전수하였고(祖父官太醫, 授有眞秘)", 明나라 世宗朝 때에는 "궁정에 머물면서 공적을 쌓았고 著述에 힘썼으며,…… 명성이 자자하였다(侍內庭, 功績懋著……名聲籍甚)"고 소개하였다. 또한『鍼灸大成』의 '請益'에서는 "太醫院의 醫官인 繼洲楊氏……"라고 밝혀 楊氏家門의 學問이 오랜 淵源을 갖고 있었고 일찍이 太醫院에 있을 때 醫官을 하면서 명성이 매우 높았음을 알 수 있다. 후에 山西를 巡按하는 監察御使인 文炳이 痿痺를 앓아 藥으로 치료하여도 효과가 없어 京都에서 그를 불렀다. 그가 "가서 침을 3번 놓자마자 병이 나았고(至則三鍼而愈)", 당시 楊繼洲家門에서 전하는『衛生鍼灸玄機秘要』를 보여주었더니 文炳이 감동하고는 "諸家를 갖추지는 못하였다(諸家未備)"고 하면서도 곧 "거듭 폭넓게 여러 서적을 구하도록 하고(復廣求群書)" 幕客靳賢에게 맡겨 자료를 골라 모으고 올바르게 교정하게 하여 先人들의 鍼灸에 관한 論著를 增補하는데 협조하도록 하였으며, 여기에 楊繼洲의 理論과 經驗을 추가하여『鍼灸大成』을 편찬하도록 하였고, 이를 木刻板으로 제작하여 전파하도록 하였다.

『鍼灸大成』은 鍼灸學 분야의 불멸의 역사적 명저이다. 1601년에 세상에 나온 뒤로 지금까지

47종에 이르는 版本을 갖고 있다. 이 책은 가장 많이 翻刻되어 널리 퍼졌으며, 그 영향력은 지대하였고 명성이 높아 歷代로 보기 드문 巨作임이 분명하다.

『鍼灸大成』을 통하여 楊繼洲의 鍼灸學에 대한 造詣가 범상치 않음을 알 수 있다. 책의 내용은 대부분 객관적인 견해를 피력하고 있으며 주장이 정확하며 理論도 정미롭다. 그가 鍼灸, 藥物, 按摩를 모두 중요시한 것과 鍼法과 灸法을 同等하게 간주한 것과 穴法과 手法을 똑같이 중요하게 여긴 것 등은 후학들의 높은 호평을 얻었다. 그 외에 鍼刺得氣, 手法, 透鍼法, 치료 기간, 量鍼 등을 다룬 부분에서도 적지 않은 독특한 시각을 제시하였으니, 그의 名聲이 수백 년 동안 계속 이어지고 있는 것은 이러한 이유 때문이다.

27.1 침, 뜸, 약물, 안마를 모두 중요하게 여김(鍼灸藥物按摩幷重)

한의학의 치료법은 매우 많지만 각각의 장점이 있으니 한쪽에만 치우쳐서는 안 된다는 인식은 이미 널리 퍼져 있다. 그러나 明代 末年에 이르러 藥物에만 치중하고 鍼灸를 폐지하려는 경향이 생겨났다. 그러므로 趙文炳은『鍼灸大成』의 序文에서 이러한 경향을 겨냥하여 "근래 鍼法이 전하여지지 않으니, 자못 애석하다고 할만하도다!(邇來鍼法絶傳, 殊爲可惜!)"고 한탄하였다. 楊繼洲는 이러한 鍼灸學의 몰락을 挽回하기 위하여 거듭 "鍼法, 灸法, 藥物의 한 가지라도 빠뜨려서는 안 된다"[1439]는 것을 강조하였다.

첫째는 鍼灸와 藥物이 각각 뛰어난 효과가 있어 서로 대체할 수 없다고 하였다. 그는 '諸家得失策'에서 "그 病證이 나타나는 것은 같지 않으니, 치료법 역시 일률적일 수 없다"[1440]고 하면서 아울러 "病이 腸胃에 있으면 藥餌가 아니면 구제할 수 없고, 病이 血脈에 있으면 鍼刺가 아니면 미치지 못하고, 病이 腠理에 있으면 熨焫이 아니면 도달하지 못한다"[1441]고 하였다. 또 '經絡迎隨設爲問答'에서는 鍼刺의 장점은 行氣이고, 灸法은 鬱滯를 흩뜨리는 장점이 있고, 鍼刺는 外治에서 뛰어난 효과를 발휘하고 湯藥은 內治에서 탁월한 효능을 갖는다고 여러번 설명하고 있다. 그는 '諸家得失策'에서 "諸家의 醫術이 오직 藥物에만 치중되고 鍼灸를 모두 버리려는 것"[1442]은 "백성의 수명을 늘리는(寿民)" 일을 어렵게 하는 것이라고 闡明하였다.

둘째는 鍼法과 藥物의 치료법을 서로 비교하여 그 우수성을 설명하였다. 예를 들어 '通玄指要賦'에서 "무릇 治病의 方法은 鍼灸가 있고, 藥餌도 있다. 藥餌는 간혹 깊고 먼 곳에 나오기 때문에 가끔 부족할 때가 있으며, 종종 새로 난 것과 묵은 것의 같지 않음이 있고, 眞僞의 차이가 있으니, 어찌 얄팍한 콩으로 깊은 병을 일으킬 수 있겠는가! 오직 鍼法에 정통하여야 몸에 수시로 지니고 다니면서 緩急에 활용할 수 있을 따름이다"[1443]고 하였다.

1439) 鍼灸藥者, 醫家之不可缺一者也.

1440) 其致病也, 旣有不同, 而其治之, 亦不容一律

1441) 疾在腸胃, 非藥餌不能以濟; 在血脈, 非鍼刺不能以及; 在腠理, 非熨焫不能以達

1442) 諸家之術惟以藥, 而於鍼灸則竝而棄之

1443) 夫治病之法, 有鍼灸, 有藥餌, 然藥餌或出於幽遠之方, 有時缺少, 而又有新陳之不等, 眞僞之不同, 其何以奏膚功, 起

셋째는 옛적부터 鍼灸法을 중요시하였다는 것과 鍼灸法으로 확실하면서 빠른 효과를 얻은 사례가 있다는 것으로 鍼灸法을 폐지할 수 없는 이유를 설명하였다. '標幽賦'注에서 "병을 물리치는 효력이 鍼灸보다 빠른 것이 없다. 그러므로 『素問』과 같은 각종 醫書에는 醫緩, 醫和, 扁鵲, 華陀 등을 앞에 기록하여 모두 神醫로 높이 받들었다. 대개 一鍼이 穴에 적중되면 病者가 이에 반응하여 금방 일어나게 되니 실로 醫家들이 우선시할 바이다. 근세에 이러한 학문이 거의 전수되지 않았으니 정말로 한탄스럽다! 經書에서 '鬼神에 구애되면 그와 더불어 지극한 덕을 말할 수 없고, 砭石을 싫어하는 자와 지극한 기술을 말할 수 없다'고 하였으니 이것을 이른 것이다"[1444] 하였고, 또한 "첫째가 침이고, 둘째가 뜸이며, 셋째가 약물 복용이다. 즉 鍼灸의 오묘한 쓰임새를 알 수 있다. 의학을 업으로 하는 사람이라면 어찌 서둘러 이에 대해 말하지 않겠는가?"[1445]고 하였다.

넷째는 鍼灸가 쇠락하는 이유에 대하여 언급하였다. 그는 그 원인이 "鍼法을 정통할 정도로 승계하지 못하고, 그 要訣을 제대로 傳授하지 못하였기 때문이다"("經絡迎隨設爲問答")[1446]고 하면서 이는 鍼灸 자체에 문제가 있는 것이 아니라고 밝혔다.

楊繼洲의 鍼灸와 藥物을 함께 중요시 한 사상은 책의 附錄에 덧붙인 醫案에서도 다양하게 나타나고 있다. 30여개의 醫案 중에는 오로지 藥物로만 치료한 경우가 있고, 오로지 鍼灸로만 치료한 경우도 있고, 鍼과 藥物을 같이 사용한 경우도 있다. 또한 李邃麓公의 胃 옆에 생긴 痞塊, 蔡都尉의 長子 碧川公의 痰火證, 王西翁의 목 부위 核腫痛이 잘 생기는 경우, 虞紹東翁의 膈氣, 李義河翁의 다리 통증 등을 소개한 醫案들은 藥物의 효과를 거두지 못한 상태에서 鍼灸를 활용하여 치유한 證例이다. 이와 같은 醫案에서는 모두 鍼灸의 효과를 힘있게 강조하고 있다.

楊繼洲는 按摩療法도 매우 중요시하였다. 『鍼灸大成』에서 按摩에 관해 1卷을 별도로 편찬하여 그 일부를 엿볼 수 있다. 醫案 중에는 손가락으로 經穴을 눌러 병을 치료하는 기록이 있는데, 이것은 그가 임상에서 최대한도로 각종 치료법의 장점을 살려 활용하고자 하였음을 잘 보여주는 것이다.

27.2 鍼法과 灸法을 모두 중요하게 여김(鍼法灸法幷重)

明代 이전의 많은 醫家들은 종종 鍼法에만 편중되거나 灸法만을 활용하는 경향이 있었다. 그러나 楊繼洲는 어느 한 쪽에도 편향되지 않고 이를 모두 중요시하였다.

理論에서 『鍼灸大成』은 春秋戰國 시대로부터 明末에 이르기까지 많은 鍼法에 관한 문헌을 수

沈疴也? 惟精於鍼, 可以隨身帶用, 以備緩急

1444) 却病之功, 莫捷於鍼灸. 故『素問』諸書, 爲之首載, 緩・和・扁・華, 俱以此稱神醫. 蓋一鍼中穴, 病者應手而起, 誠醫家之所先也. 近世此科幾乎絶傳, 良爲可嘆! 經云拘於鬼神者, 不可與言至德; 惡於砭石者, 不可與言至巧, 此之謂也

1445) 一鍼, 二灸, 三服藥. 則鍼灸爲妙用可知. 業醫者, 奈之何不亟講乎?

1446) 業鍼法之不精, 傳授之不得其訣耳

록하거나 인증하였다. 예를 들어 4卷의 九鍼, 制鍼, 煮鍼, 暖鍼, 火鍼, 溫鍼, 折鍼…… 그리고 '內經補瀉', '難經補瀉', '神應經補瀉', '南豊李氏補瀉', '四明高氏補瀉' 등 鍼刺의 補瀉方法, 그리고 家傳의 '三衢楊氏補瀉'와 鍼拔內障法, 특히 透穴鍼法 등의 理論은 매우 독창적이다.

透穴鍼法에 대하여 楊繼洲 이전에는 元代의 王國瑞의 『扁鵲神應鍼灸玉龍經』[1447]에 "偏正頭風痛은 치료하기 어려운데, 絲竹空穴에 金鍼으로 시술할 수 있다. 살갗을 따라 뒤로 率谷穴을 향하여 透刺하면 하나의 鍼으로 두 개의 穴을 자극하니 세속에서 드문 방법이다(偏正頭風痛難醫, 絲竹金鍼亦可施, 沿皮向後透率谷, 一鍼兩穴世間稀)"라고 기록하였다. 楊繼洲는 이에 대하여 비교적 많은 견해를 제시하였고 理論的 발전을 이룩하였다. 예를 들어 偏正頭風에 痰이 있는 경우 치료법은 "風池穴을 1寸半 鍼刺하고, 風府穴로 透刺하는데, 반드시 橫刺하여야 透刺할 수 있다(風池刺一寸半, 透風府穴, 此必橫刺方透也)"고 하였고, 偏正頭風에 痰이 없는 경우의 치료법은 "合谷穴에 刺鍼하여 勞宮에 이르도록 한다(合谷穴鍼至勞宮)"고 하였으며, 口眼喎斜에 대하여 地倉에 시술할 때 "침을 頰車穴로 향하고, 頰車에 침을 놓을 때는 地倉穴로 透刺한다(鍼向頰車, 頰車之鍼, 向透地倉)"고 하였다. 두 눈이 벌겋게 붓는 병증은 "魚尾穴에 침을 놓아 魚腰穴(瞳子髎)를 향하여 透刺한다(魚尾鍼透魚腰(瞳子髎))."고 하였다. 양쪽 정강이의 疼痛, 무릎에 紅腫한 증상에, "膝關……橫刺로 透刺하여야 한다(膝關……橫鍼透膝眼)" 하였고, 정강이와 발이 紅腫한 증상에는 "外昆(侖)穴에서 침을 찔러 內呂(細)穴을 향하여 透刺한다(外昆(侖)鍼透內呂(細))"고 하였다. 脾의 病證에 寒熱이 있는 경우는 "間使穴에서 支溝穴로 透刺한다(間使透鍼支溝)"고 하였고, 팔뚝이 벌겋게 붓고 손목까지 이어지면서 통증이 있는 경우에 "液門穴에 침을 놓아 살갗을 따라 침을 뒤로 향하며 陽池穴로 透刺한다(液門沿皮鍼向後, 透陽池)"고 하였다. 寒痰으로 인한 咳嗽에는 "列缺穴에서 刺鍼하여 太淵穴로 透刺한다(列缺刺透太淵)"고 하였다. 그 외에 비스듬히 가로로 눕혀 살갗을 따라 찌르는 橫斜刺法을 소개하였다. 예를 들어 頭維穴에서 額角穴로 透刺하고, 睛明穴에서 鼻中을 향하며, 少澤穴에서 살갗을 따라 뒤로 향하여 刺鍼하거나 風門穴에서 살갗을 따라 바깥으로 향하여 刺鍼하거나 復溜穴에서 살갗을 따라 뼈 밑으로 刺鍼하며, 百勞穴·身柱穴·至陽穴 등도 모두 살갗을 따라 刺鍼한다. 이와 같은 方法은 萬曆 年間에 세상에 나온 『循經考穴編』 중에 많이 보충되었다. 예를 들면 13개 종류의 한개의 침으로 두 개의 혈자리를 놓는 방법(一鍼二穴法)과 113개 穴자리에 대한 橫斜刺法이 그것이다. 透穴鍼法의 이론을 더욱 보완하여 발전시키는 데에 큰 공헌을 한 것이다.

灸法理論에 대하여서도 많은 내용을 수록하였다. 明代 이전의 여러 著作 중 灸法에 관한 내용을 인용하여 3卷에는 '頭不多灸策', 9卷에는 뜸의 재료, 點火法, 壯數, 炷火의 선후법, 拔灸瘡, 貼灸瘡 등에 대하여 자세하게 記述하였다. 『鍼灸大成』의 글 중에 많은 부분에서 楊繼洲가 鍼法과 灸法을 함께 중시한 사상이 나타나 있다. 예를 들어 "勝玉歌"에서 "勝玉歌는 허튼 소리가 아니다. 이것은 楊繼洲家의 참된 秘傳이다. 鍼할 것인가 灸할 것인가에 대해 法에 의거해서 말했으니

1447) 김남일, 중국 침뜸의학의 역사, 251쪽. 元나라 1329년에 지은 것으로 1권으로 되어 있다. 扁鵲이 전한 것으로 托名하였으며, 주요 내용은 '一百二十穴玉龍歌' 등 鍼灸歌訣 다수와 기타 침뜸법인데 王國瑞 자신의 집안 家傳의 경험도 소개하고 있다.

補瀉와 迎隨를 손끝을 따라 비벼 돌리면 된다(勝玉歌兮不虛言, 此是楊家眞秘傳, 或鍼或灸依法語, 補瀉迎隨隨手捻)"고 하였다. 또한 八脈交會穴의 응용에 대하여 논술한 후에 "혹 艾灸法도 역시 가능하고……오로지 鍼法에만 구애되어서는 안 된다(或用艾灸亦可……不可專拘於鍼也)"고 하는 등 그가 鍼法과 灸法에 대해 한쪽으로 편향되지 않았음을 보여준다.

임상에서 楊繼洲는 鍼法과 灸法을 함께 사용한 경우가 대부분을 차지한다. 그의 醫案에는 15例의 鍼灸를 함께 시술한 事例가 수록되어 있다. 비록 이러한 醫案 중에서 夏中貴의 癱瘓, 宋宪副公 長子의 痞塊 등은 鍼刺法을 단독으로 시술한 것이고, 箕川公 長愛의 驚風, 張相公 長孫의 瀉痢, 張靖宸公 부인의 血崩 등은 灸法만으로 치료한 醫案이지만 이러한 경험이 楊繼洲가 침이나 뜸에 대하여 한쪽에만 치중한 것을 의미하지는 않는다. 반대로 그는 鍼法과 灸法의 장점을 각종 病證에 알맞게 적절히 활용하였음을 시사하니 치료법의 선택에 정확한 태도를 보였다고 할 수 있다. 이에 관하여 '穴有奇正策'에는 "鍼을 놓을 수 있을 때 鍼을 놓고, 뜸을 뜰 수 있을 때 뜸을 떠주고…… 침과 뜸을 같이 사용해야 할 때, 모두 사용한다"[1448]고 하였다.

27.3 혈법과 수법을 모두 중요하게 여김(穴法手法并重)

소위 穴法에 대하여 汪石山은 곧 取穴定穴法을 일컫는다고 하였다. 楊繼洲는 穴位鍼灸法과 作用, 主治 등을 포함시켰다. 이에 대하여 6卷의 '考正穴法' 및 8卷의 앞부분에 수록한 '穴法'에서 그 개략적인 내용을 찾아볼 수 있다. 이는 임상처방에 사용된 選穴과 配穴 방법을 의미한다.

『鍼灸大成』의 選穴 및 配穴 방법은 다음과 같은 특징이 있다. ① 내용이 풍부하고, 全書에 經穴에 대한 辨證, 經穴에 대한 사용, 역대 各家의 用穴方法, 楊繼洲家에 傳하는 用穴方法 등이 거의 유실됨 없이 다 있다. 300백여 개 이상의 病症에 1,000개 이상의 처방을 포함시켰다. ② 적지 않은 病症에 두 개의 처방, 즉 하나는 主方 다른 하나는 備用方으로 되어 있다. 예를 들어 9卷 '治症總要'에서는 문답형식으로 151條의 각종 병증을 논술하였다. "前穴로 효과를 보지 못했으면, 後穴을 다시 鍼刺한다(前穴未效, 復刺後穴)"하고 있는데, 이것은 다른 著述에는 보이지 않았던 내용이다. ③ 井穴의 운용에 있어 독특한 견해를 밝혔다. 예를 들어 5卷의 '十二經井穴圖'에는 12개의 井穴圖뿐만 아니라, 井穴로 主治하는 수많은 病症들을 서술하였고, 아울러 繆刺法, 六陰之數를 행하는 방법 등에 대해서도 서술하였다. ④ 八脈八穴의 이론을 보충하였다. 5卷의 '八脈圖并治症穴'은 그림과 문장이 다채롭게 되어 있다. 竇漢卿, 高武의 治症이 있고 또한 配穴과 '楊氏治症' 36항이 더해져 있어 하나의 계통적인 학설을 이루었다. ⑤ 十二經絡의 主客原絡配穴法, 12개의 附圖에 대해서도 논술하여 特定穴의 配穴理論을 만들었다. ⑥ 經外奇穴을 중요시하였다. "穴有奇正策"에서 "經穴을 정함에 있어서, 正穴 이외에 經外奇穴까지 추가하는 것은 일부러 어지럽게 하기 위해서가 아니다. 백성들의 병이 같지 않으므로 시술하는 것도 혹 다를 수 있다.……奇穴

1448) 時可以鍼而鍼, 時可以灸而灸……或鍼灸可并擧, 則并擧之

이라는 것은 正穴外에 旁通하는 것으로 때에 맞추어 증상을 치료하는 것이다.……" 7卷에는 '經外奇穴'을 전문적으로 설정하여 35개(모두 96개의 穴位)의 經外奇穴의 명칭과 主治에 대하여 논술하였다. 그 "勝玉歌"중에서 中空穴(腎兪穴下 3寸 아래 양쪽으로 3寸)이 요통 치료에 효과적이라는 내용을 기록하고 있는데, 이것은 楊繼洲가 經外奇穴의 응용을 중요시했음을 시사한다.

소위 手法이라 함은 鍼刺의 조작법을 말하는 것이다. 穴法을 중시한 만큼, 동시에 手法도 중시하였다. 예를 들어 9卷의 '治症總要'에서 "中風 人事不省에 人中, 中衝, 合谷……. 이상의 穴法이 효과가 없으면 어찌할까? 답하여 말하였다. 鍼力이 이르지 못하고, 補瀉가 분명하지 않으며, 氣血이 錯亂하거나, 去鍼을 빨리함으로 인하여 효과가 없는 것이다." 또 半身不遂가 鍼刺후에도 재발하는 것에 대하여 "鍼의 分寸을 알지 못하고, 補瀉가 명확하지 않고, 虛實이 분명하지 않아서 증상이 재발한 것이다"라고 하여 단순히 穴法만을 중시한 것이 아니고, 選穴法, 配穴法의 파악과 手法操作을 잘 결합하여 응용하는 방법이 가장 좋은 치료효과를 위한 관건이라는 것을 설명하였다. 楊繼洲의 穴法에 대한 주요 논지는 '玉龍歌' 註釋에 20여 개의 補瀉手法理論과 관련이 있는 것을 보충하였는데, 이것은 여기에서 기인한다.

楊繼洲의 手法理論의 특징은 다음과 같다. ① 종류가 많고, 상세하게 논술하였다. 광범위하게 수집한 前代 賢人들의 手法 외에도 『鍼灸大成』의 많은 내용은 楊繼洲 家傳의 다양한 手法들이 기록되어 있다. 특히 '三衢楊氏補瀉' 中에 十二字法[1449], 下手八法[1450], 二十四法, 수십 종의 單式과 複式의 補瀉手法을 포괄하여 이후의 手法 이론이 발전하도록 크게 기여하였다. ② 九六補瀉를 운용하였다. 九六補瀉는 본래 李梴의 『醫學入門』에 논술되어 있다. 李梴은 席弘 및 廬陵歐陽의 思想을 승계하였다. 楊繼洲는 이를 매우 중요시하였다. '九六'은 捻鍼하는 횟수를 가지고 말하는 것이다. 즉 捻拔을 아홉 차례 하는 것이 九陽數로 補가 되고, 捻拔을 여섯 차례 하는 것이 六陰數로 瀉가 되는 것이라고 인식하였다. 예를 들어 '經絡迎隨設爲問答'에서 "補하는 鍼法은…… 九陽數를 행하고, 捻九撅九……瀉하는 鍼法은……六陰數를 행하며, 捻六撅六한다."(撅이란 拔이다.) 임상에서 그는 항상 九六補瀉를 운용하였으니, 醫案의 手法 中에서 여러 차례 九六을 언급하였다. 예를 들어 呂小山 팔에 있는 結核에 曲池穴을 鍼刺하는데 六陰數의 瀉法을 행하였다. 또 虞紹東翁의 膈氣病을 上部는 六陰數로 鍼刺하였고, 下部는 九陽數로 행했는데 위를 瀉하고 아래를 補하는 방법이다.[1451] ③ 候氣, 取氣, 行氣手法을 발전시켰다. 得氣理論과 手法補瀉를 긴밀하게 결합시켜 높은 치료효과를 올리는 데에 중요한 의의를 두었다. 明代 이전 醫家들이 "氣가 이르면 효과가 있다(氣至而有效)"고 하였으나, 어떻게 鍼感을 불러일으키고, 어떻게 鍼感을 제어하여 전하는가에 대한 논술이 매우 적었다. 楊繼洲는 이러한 방면의 내용을 크게 보충하여 일련의 방법을 제시하였다. 우선 그는 "鍼法을 행할 때 候氣가 우선이다", "그 시기를 놓칠지언정, 그 氣를 잃지 마라."("經絡迎隨設爲問答" 및 『標幽賦』注)고 인식하였다. 동시에 鍼感을 불러일으키는 방법에 대하

1449) 김남일, 중국 침뜸의학의 역사, 317쪽. 爪切, 指持, 口溫, 進鍼, 指循, 爪攝, 退鍼, 指捻, 指搓, 指留, 指搖, 指拔
1450) 전국한의과대학 침구 경혈학교실, 『鍼灸學』, 집문당, 1991년, 1115쪽. 揣, 爪, 搓, 彈, 搖, 捫, 循, 捻
1451) 전국한의과대학 침구 경혈학교실, 『鍼灸學』, 집문당, 1991년, 1123쪽. 당시(唐·宋)에 유행하던 老壯思想의 영향을 받은 것이다.

여 말하였다. 예를 들어 十二字手法 중 '循法'에서 "刺鍼을 하는데 만일 氣가 미치지 못한다면 손을 사용하여 소속 經絡의 上下左右에 循法을 사용하라."고 하였다. 또 '標幽賦' 注에서는 "氣가 미치지 못하면 或 進退의 方法 或 누르고 빼는 방법으로 잡아당기어 氣가 經穴에 이르도록 하여 補瀉하는 방법을 行한다"고 하였다. 그 다음, 鍼感이 전달되는 방향으로 제어하는데, 楊繼洲는 "病이 생기면 氣로 하여금 病所에 이르게 한다"("經絡迎隨設爲問答"에 보인다)고 하였다. 十二字手法 中 '爪攝'法에서 "엄지손가락 손톱을 이용하여 氣로 하여금 저절로 통하게 한다." 또 "鍼頭를 병소 방향으로 하여, 眞氣가 병소에 이르게 한다.", '運氣法'에서는 "刺鍼을 할 때에 먼저 순음지수(純陰之數)를 행하고, 만일 鍼下의 氣가 가득함이 느껴질 때, 그 鍼을 다시 후퇴시키어 환자로 하여금 다섯 번 吸氣를 취하게 하여, 鍼力이 병소에 이르게 하는데……가히 疼痛을 치료할 수 있다"고 하였다. 그 외에 『鍼灸大成』의 "留氣法", "提氣法", "中氣法", "五臟交經", "通關交經", "膈角交經", "關節交經" 등은 鍼感을 불러 일으키거나 鍼感을 제어하는 등의 문제와 관련된 것들로 前代의 문헌에 기록되어 있는 것을 보충하여 발전시킨 것들이다. 종합해 보면, 楊繼洲는 穴法과 手法을 모두 중시하였으며, 한 쪽만을 중시하고 다른 쪽의 주장을 배척하지는 않았다.

鍼灸學의 발전은 明代에 이르러 이미 성숙 단계에 이르렀다. 楊繼洲는 여러 책들 속의 百家들의 장점을 모아 그 精髓를 흡수하고 단점을 걸러내어 자신의 독특한 이론체계를 형성하였다. 그의 學說은 대부분 객관적 입장을 취하고 있기에 후세의 높은 평가를 받을 수 있었다.

28 張介賓의 鍼灸學說

張介賓의 字는 會卿이고, 號는 景岳이다. 明末(약 기원 1563~1640년)의 저명한 醫家로서 浙江의 山陰(지금의 紹興市)의 사람이다. 金英에게서 의학을 전수받아 여러 책들을 널리 읽어 基礎理論에서부터 方藥鍼灸 등에 이르기까지 정통하지 않은 것이 없었다. 그의 著述이 매우 다양하며 논리가 분명하고 핵심이 뚜렷했다. 그는 百家說을 종합하고 그 깊은 뜻을 분석하여 『類經』, 『類經圖翼』, 『景岳全書』 등의 거작을 완성하여 한의학의 발전에 지대한 공헌을 했다. 때문에 『浙江通誌』에서는 "醫術이 景岳의 경지에 이를 수 있다면 더할 나위 없을 것이다(醫學至景岳而無餘蘊)"라고 높이 평했으며, 『會稽縣誌』에서는 "의술이 매우 뛰어난 인물이다(醫術中傑士也)"라고 그를 극찬하였다. 張介賓이 鍼灸學의 발전에 기여한 업적은 주로 『類經圖翼』에서 잘 드러나 있다. 32권으로 구성된 『類經』 중 7~9권은 "經絡類", 19~22권은 "鍼刺類"이며, 기타 "會通類"에서도 鍼灸에 대해 전문적인 언급한 절이 있다. 14권은 "疾病類"로서 역시 十二經의 병증이 포함되어 있다. 『景岳全書』의 9~36권 "雜證謨"에서는 各科의 70여 가지에 이르는 병증의 治法을 논술하였다. 그 중 20여 가지는 鍼灸療法에 관련된 것이다. 이와 같이 張景岳은 그의 著述에서 鍼灸學과 관련된 내용을 많이 수록하였다.

그의 업적은 크게 두 가지로 요약할 수 있다.

28.1 經典의 理論과 經驗을 함께 중요시한 견해

張景岳은 經典을 매우 중요시하였는데, 특히 『內經』에 대한 연구를 강조하였다. 그는 軒岐의 심오한 가르침을 밝히기 위하여 『內經』의 전체 내용을 깊게 연구하였고, 아울러 校訂, 分類, 註釋, 考證 등의 작업을 통하여 『類經』이란 著述를 완성하였다.

『內經』의 經文은 내포된 뜻이 비교적 깊고 문자가 오래되어 심오하며 해석한 내용이 그 뜻을 모두 밝히지 못하는 경우가 상당히 많은 까닭에 張介賓은 그림을 삽입하여 글과 함께 생동감 있게 표현하려고 노력하였다. 이렇게 해서 탄생한 책이 『類經圖翼』이다. 이 책은 그림과 글이 함께 어우러져 있으며, 運氣에 관한 내용 외에도 經絡鍼灸에 관해서 그림 79폭을 덧붙여 수적으로도 방대하면서 섬세하게 그림으로 생동감나게 잘 표현하였다.

『類經圖翼』에 수록한 經絡腧穴 및 臨床灸法의 내용들은 先人들의 문헌을 널리 수렵하여 인용한 것으로 『內經』, 『甲乙經』, 『神農經』, 『千金』, 『外臺』 등의 古典을 비롯하여 『乾坤生意』, 『捷法』 및 鍼灸歌賦에 이르기까지 폭넓게 자료를 담아냈다. 특히 그 가운데 14經穴의 主治에 대하여 적지 않은 민간의 鍼灸經驗方까지 수록하였다. 예를 들어 魚際穴에 대한 설명에서 "전하는 바에 따르면 이 穴자리는 經渠, 通里와 아울러 땀이 나지 않는 것을 치료 할 수 있으니 바로 땀을 철철 흘리게 되고, 또한 三間, 三里와 어우러져 땀이 온몸에 흐르도록 한다"[1452]고 하였다. 또한 乳中穴에 대해 "전해진 바에 의하면 胎衣不下에 乳頭를 아래로 향하여 끝나는 곳에 두루 뜸을 뜨면 곧 나온다"[1453]고 하였다. 따라서 張景岳은 經典을 중요시하면서도 이에 얽매이지는 않았음을 알 수 있다.

張景岳은 鍼灸經文을 상세히 해석하고 아울러 그 뜻을 註釋하는 데만 그치지 않고 실제 경험을 강조하여 그 내용을 임상에 적용시켰다. 예로 '論疝不當專屬肝經病'에 "前陰과 小腹은 곧 足三陰, 陽明, 衝脈, 任脈, 督脈 三脈 등에 얽혀 있으니 어찌 홀로 厥陰經만 말할 수 있겠는가?"[1454] 라고 하여 『內經』의 한계를 탈피하여 鍼灸의 辨證論治 범위를 확대시키고자 하였다.

28.2 뜸이 開鬱拔毒과 助氣回陽의 작용이 있다는 학설

溫補를 강조하고 뜸에 편중했던 것은 張景岳의 鍼灸思想에서 두드러진 경향이다.

張景岳의 學術思想은 李東垣과 薛立齊의 영향을 받았고, 초기에는 朱丹溪의 學說도 따랐으나 이후에 자신 독창적인 견해를 밝히면서 "陽非有餘" 및 "眞陰不足"과 "人體虛多實少" 등의 이론

1452) "一傳此穴兼經渠, 通里, 可治汗不出者, 便得淋漓; 更兼三間, 三里, 便得汗至遍身."
1453) "一傳胎衣不下, 以乳頭向下盡處, 俱灸之卽下."
1454) 前陰小腹, 乃足三陰, 陰明, 衝, 任, 督三脈所系, 豈得獨以厥陰經爲言

을 제시하였다. 따라서 그는 補益眞陰元陽을 주장하고 寒凉과 攻伐之劑를 삼가도록 하였으며 臨證에 항상 溫補法을 활용하였다. 『類經圖翼』 11권 '鍼灸要覽 · 臨證灸法要穴'에는 明나라 이전에 나온 수백개의 灸法經驗方을 전문적으로 편성하여 內, 外, 婦人, 小兒 등 各科 數十種에 이르는 병증이 수록되어 있고, 『景岳全書』 9~36권의 '雜證模'에는 20가지 鍼灸療法이 제시되었다. 그 중 5가지만 鍼法에 관한 내용이고, 나머지 15가지는 전부 灸法에 관한 내용으로서 그가 뜸을 무척 중요하게 여겼음을 알 수 있다.

일부 질병에 대하여 張景岳은 뜸이 약보다 낫다고 인식하였다. 예로 "中風"에 灸法을 사용한 경우 그는 羅天益의 주장을 인용하여 "중풍에 약을 복용하면 단지 목숨을 부지하게는 할 수 있으나 완전한 효과를 거두어들이기 위해서는 艾火가 좋다"[1455]고 하였다. 癰疽의 치료에 대하여 『景岳全書 · 外科鈐 · 論灸法』에서는 "李氏가 疽를 치료할 때 쑥을 태우는 것이 약을 쓰는 것 보다 낫다고 한다"[1456]고 하였다.

灸法의 治療作用에 대해 張景岳은 '諸證灸法要穴'에서 "무릇 뜸을 사용하는 것은 寒邪를 흩어지게 하고 陰毒을 없애며 울체된 것을 열어 퍼지게 하고 氣를 도와 回陽시키는데, 火力이 도달하면 효과가 약하지만은 않다"[1457]고 하였다. 灸法에는 크게 3가지 작용이 있는데, 첫째는 行氣活血시키는 것으로 곧 疏通經絡, 宣通血脈, 行氣散瘀, 開鬱破滯 등의 작용이 있다. '非風 · 論寒熱證'에서 "쑥으로 치료하는 것은 마땅히 그 급한 곳을 따라 뜸을 뜨면, 대개 경맥이 이미 虛한 경우라도 艾火의 따뜻함을 빌려 그 氣를 행하게 하니 氣가 행하면 血이 따라 흐르는 까닭에 筋이 펴져 비뚤어진 것도 바로잡을 수 있게 된다"[1458]고 하였다. 둘째는 回陽補氣의 작용으로서 驅寒散邪, 升陽擧陷, 溫補脾胃 등의 효력이 있다. '傷寒厥逆'에서 그는 "속히 氣海에 數十壯의 뜸을 떠서 陽氣를 회복시킨다"[1459]고 하였고, "脫肛을 치료하는데 百會에 뜸을 뜬다"[1460]고 하면서 이는 곧 "火力을 빌려 아래로 함몰된 氣를 끌어올리는 것이다"[1461]고 하였다. 셋째는 散風拔毒의 작용이 있는 것으로, 癰疽를 다스리는 것이 이와 같은 논리이다. '鍼灸要覽 · 外科'에 "아직 터지지 않은 곳에 뜸을 뜨면 울체된 독을 뽑아내고 발산시킬 수 있으며 크게 길을 열어주지 않아도 된다. 이미 터진 곳에 뜸을 뜨면 陽氣를 補接할 수 있어 쉽게 아물도록 한다"[1462]고 하였다. 『景岳全書』에는 薛立齋의 癰疽를 치료한 다량의 문헌을 수록하였으며 적지 않은 醫案에서 灸法의 탁월한 拔毒消腫作用을 설명하였다. 이와 같이 뜸은 溫熱, 溫補, 溫散, 溫升 등의 효력을 발휘한다. 쑥뜸의 溫補作用을 높이기 위하여 특히 隔物灸와 神燈照法도 널리 활용되고 있다.

張景岳은 쑥뜸이 주로 溫補하는 작용을 한다고 인식하였기 때문에 熱證에는 뜸을 삼가도록

1455) "中風服藥, 只可扶持, 要收全功, 艾火爲良."
1456) "李氏云, 治疽之法, 灼艾之功, 勝于用藥"
1457) "凡用灸者, 所以散寒邪, 除陰毒, 開鬱破滯, 助氣回陽, 火力若到, 功非淺鮮."
1458) "以艾治者, 當隨其急處而灸之, 盖經脈旣虛須備艾火之溫以行其氣, 氣行則血行, 故筋可舒而歪可正也."
1459) "速灸氣海數十壯, 以復陽氣."
1460) "而治脫肛用百會."
1461) "備火力以提下陷之氣."
1462) "未潰而灸, 則能發散鬱毒, 不令開大; 已潰而灸, 則能補接陽氣, 易于收斂."

하였다. '諸證灸法要穴'에서 "그 脈이 數하고 躁煩, 口乾, 咽痛, 面赤, 火盛, 陰虛內熱 등의 병증에는 모두 뜸이 마땅하지 않으니 오히려 火를 돕기 때문이다. 뜸을 떠서는 안 될 때 뜸을 뜨면 害가 곧바로 닥치게 된다"[1463] 하였고, 또한 '非風 · 灸法'에서는 "火盛金衰하여 水虧하게 되어 躁가 많고 脈이 數하면서 發熱이 생기고, 목이 마르고 얼굴이 붉으며 입이 마르고 소변이 뜨끈한 병증에는 함부로 艾火를 사용할 수 없으니, 만약 잘못 사용하면 반드시 血이 더욱 燥하게 되어 熱이 더욱 심하게 된다. 이는 그 위급한 상태를 오히려 재촉하는 것이다"[1464]고 하였다. 熱證에 뜸을 禁忌로 하는 것은 각종 증후를 구별해서 적절하게 응용하여야 하는 것으로, 한마디로 귀결하여 제한해버리면 灸法의 치료범위를 축소시킬 우려가 있으므로 이에 대한 연구가 더 있어야 할 것이다.

張景岳은 溫補를 중요시하여 뜸의 사용을 각별히 선호하였는데,『景岳全書』에는 일부 잘 알려지지 않은 灸法의 經驗方들을 대량으로 수록하고 잇다. "神仙薰照方"같은 것은 각종 약 가루를 棉紙로 싸서 들기름에 적신 다음 불을 붙여 그 연기를 瘡毒이 생긴 부위에 대고 쐬도록 하는 특수한 灸法인데, 전해진 바에 따르면 孫道人이 전해준 방법이라고 한다. 이와 같이 張景岳은 經典의 내용을 중요시하는 한편 실천적 經驗도 중요하게 여기는 과학적 태도를 지니고 있었다.

29 鄭宏綱의 鍼灸學說

鄭宏綱의 字는 紀原이고, 別號는 梅澗이다. 淸代 喉科에 종사한 名醫로서 대략 16세기 후반에 생존한 인물이며 安徽省 歙縣 사람이다. 그가 편찬한『重樓玉鑰』의 앞부분에 著者未詳의 '原序'가 있는데, 그 내용은 "우리 고향의 鄭梅澗先生은 성격이 岐黃家의 말을 좋아했다. 그의 선조가 喉科의 秘傳을 받아 이에 특히 정통하였는데, 멀든 가깝든 그를 모르는 사람이 없었으며, 거의 죽어가는 사람을 살린 경우를 이루 헤아릴 수 없을 정도이다"[1465]고 記述하였다. 이러한 내용으로 미루어보면 鄭氏家門의 학문은 역사가 길어 咽喉科에 대한 造詣가 깊었음을 알 수 있다.『重樓玉鑰』의 著者에 관하여 책 중에는 곳곳에 "樞扶氏曰", "梅澗醫語", "梅澗論症" 등의 언급이 나타나 그 내용이 모두 鄭氏의 手筆이 아님을 짐작케 한다. 간행된 시기에 관하여 上澣津門의 馮相棻이 쓴 序文에 의하면 일찍이 嘉慶 乙亥年(1815년) 봄에 抄本을 처음 보고, 道光 18년(기원 1838년)에 "孫君朴齋에게 부탁하여 校訂을 받은 다음 인쇄하게 되었다.[1466]"고 기록되었다.

『重樓玉鑰』은 上下 2권으로 구성되어 있는데(4권으로 나눈 경우도 있음), 앞부분에 가장 먼저 咽喉의 解剖, 生理, 病理와 喉科 疾患의 診斷 및 豫後에 관한 論述 등을 기록하였다. 그 다음에

1463) "其有脈數, 躁煩, 口乾, 咽痛, 面赤, 火盛, 陰虛內熱等證, 俱不宜灸, 反以助火. 不當灸而灸之, 災害立至矣."
1464) "火盛金衰, 水虧多躁, 脈數發熱, 咽乾面赤, 口渴便熱等證, 則不可妄加艾火, 若誤用之, 必致血愈燥而熱愈甚, 是反速其危矣."
1465) "吾鄕鄭梅澗 先生, 性好歧黃家言, 其先世得喉科秘授, 故于此尤精, 遠近無不知之, 救危起死, 不可勝數"
1466) "托孫君朴齋校訂, 付之剞劂"

36종의 喉風에 대한 症治를 敍述하였다(이 부분은 五官, 面頰, 脣舌, 頭頸 등의 질병을 포함함). 鄭宏綱은 임상에서 白纏風(白喉와 유사한 질병임)에 대한 경험이 특히 풍부하여 1820년에 『喉白發微』를 저술하여 安徽省에서 정리하여 발행되었다.

鄭宏綱은 喉病의 치료에 대하여 鍼과 藥을 결부시켜 활용할 것을 주장하였는데, 특히 鍼灸의 작용을 강조하였다. 上卷에 수록된 많은 병증에 대해 대부분 鍼灸治療法을 論述하였고, 下卷은 鍼灸學에 관한 전문적인 내용으로 구성하여 取穴, 進鍼, 拔鍼 등을 상세하게 기술하였다. 또한 73개의 咽喉科에서 많이 활용하는 穴자리의 위치, 取法, 作用, 主治, 刺灸法 등을 망라하였다. 비록 『內經』, 『神農經』, 『甲乙經』, 『千金』, 『神應經』, 『乾坤生意』, 『鍼灸大成』 및 기타 많은 鍼灸와 관련된 歌賦들을 인용하여 논리를 전개하였지만 理論에 있어서 자신의 새로운 견해도 적지 않게 밝혔다. 그의 독창적인 學術思想을 요약하면 다음과 같다.

29.1 風邪가 빠져나가도록 길을 열어주는 "開風路鍼"說

『重樓玉鑰』의 上卷에 수록된 "斗底風"[1467]에 관하여 그 原注에는 "이른바 開風路鍼이라는 것은 대개 喉風이 모두 風邪로 인하여 생기는 것이므로 穴에 鍼을 놓고 風이 몰려 있는 곳을 찾아 길을 열어줌으로서 邪氣가 밖으로 빠질 수 있도록 하는 것이다"[1468]고 論述하였다. 따라서 開風路란 風邪를 좇아 밖으로 나가게 하는 의미가 깃들어 있다. 鄭宏綱은 喉風은 모두 風邪가 인체에 침입한 결과라고 인식했다. 이와 같은 인식은 『重樓玉鑰』에 제시한 "三十六種喉風"의 병증 명칭에 모두 風字를 붙여 나열한 것으로 확인할 수 있다. 또한 "喉風鍼訣" 부분에서 "喉風의 각종 병증은 모두 肺나 胃와 같은 臟腑에 風邪가 깊게 침입하여 鬱熱과 風火가 서로 치받고 氣血이 막혀 매끄럽게 흐르지 못하게 되면서 엉겨 뭉치므로 생긴 결과이다. 風痰이 이를 틈타 위로 치솟으며 각종 熱毒으로 맺히니 鍼法은 經絡을 열어주고 氣血이 순조롭게 흐르도록 하여 風痰이 스스로 풀어지고 熱邪가 밖으로 나가게 하여야 한다"[1469]고 論述하였다. 이는 鍼刺를 통하여 經絡을 소통시키고 風邪가 밖으로 빠져나가게 길을 열어주는 治法을 밝힌 것이다. 비록 咽喉疾患의 病因病機가 한가지만은 아니나 단 風邪가 가장 큰 원인이 되기 때문에 그 원인은 반드시 제거하여야 효과를 볼 수 있으므로 驅風이 급선무가 된다. 鄭宏綱의 醫學思想은 바로 이와 같은 핵심을 담고 있다.

"開風鍼路"에 따라 치료되는 병증은 『重樓玉鑰』에서 叉喉風[1470], 咽瘡風[1471], 魚鱗風[1472], 双松

1467) 斗底風: 처음에는 삼키지 못하고, 앞가슴이 붉게 부어오르고 점점 咽喉까지 퍼지는 병증.

1468) "所謂 開風路鍼 者, 蓋喉風都是風邪, 按血鍼刺, 開其風 壅之路, 使之外出也."

1469) "喉風諸症, 皆由肺胃臟腑深受風邪, 鬱熱風火相搏, 致氣血閉澁, 凝滯不能類行. 而風痰得以上攻, 結成種種熱毒, 故宜鍼法開導經絡, 使氣血通利, 風痰自解, 熱邪外出."

1470) 叉喉風: 咽喉가 메이고, 痰이 막혀 음식을 먹지 못하며 점차 喉閉證으로 罹患됨.

1471) 咽瘡風: 처음에는 咽喉에 적황색의 斑疹이 생기고, 점점 입에 가득하고 나중에 자흑색으로 변하여 제대로 삼키지 못하는 병증.

1472) 魚鱗風: 목젖의 밑동에 발병하여 松子風과 유사하다. 다만 약간 부은 부위에 하얀 점이 생기고 날이 지날수록

子風[1473], 帝中風[1474], 双燕口風[1475], 重齶風[1476]" 등을 제시하였다. 또한 双纏風에 대해 "초기에 목의 겉이 붉게 부어오르고 咽喉까지 이어지며 또한 입안 가득 부어올라 막히게 된다. 붉은 빛을 띠든 허옇든 가리지 않고 점차 사방으로 모두 부어오르는데……만약 頸項이 전체적으로 붓고 머리까지 퍼져 부으면 위급한 병증에 속하지만 치료할 수 있는 것이니 반드시 開風路鍼를 시술하도록 한다"[1477]고 밝혔다. 이는 開風路鍼法이 危急한 重症에도 사용할 수 있음을 시사한다. 또한 한쪽에만 생긴 "單纏風"도 이와 같은 방법으로 치료한다.

"開風路鍼"에 활용되는 穴은 그의 著述에서 명확하게 밝히지 않았지만, 다만 下卷의 "喉風鍼訣"과 "喉風諸症刺要穴"에 관련된 내용에서 쉽게 찾아볼 수 있는 穴로는 風府, 風池, 顖會, 百會, 前頂, 後頂, 少商, 少衝, 合谷, 商陽 등이다. 그 중 督脈穴이 가장 많은 것으로, 이는 風邪가 陽邪에 속하고 督脈 또한 陽에 속하기 때문이다. 그 다음으로 手太陰經과 手陽明經의 穴을 꼽을 수 있다. 즉 肺와 大腸은 表裏의 관계를 이루고 肺主皮毛이기 때문에 風邪가 經絡 및 臟腑에 침입하면 침으로 風邪를 밖을 내보내야 하기 때문이다. 이와 같은 내용들은 곧 鄭氏의 "開風鍼路" 學說의 핵심을 이루고 있다.

29.2 침으로 후벼 터뜨리는 "破皮鍼"說

"破皮鍼"이라는 것은 칼처럼 생긴 침[鍼刀]으로 살갗을 살짝 째서 喉症을 치료하는 鍼術의 일종이다. 鄭宏綱의 "破皮鍼"에 관한 학설에서 다음과 같은 견해들을 제시하였다.

1. 자극부위: 대부분 환부와 그 근처가 된다. 예를 들면, "斗底風"은 가슴 앞쪽의 青筋 근처를 찌르고, "双燕口風"은 부은 부위를 자극하며, "木舌風"이나 "重舌風" 따위는 혀 밑의 弦처럼 생긴 곳에 힘줄이 없는 부분에 자극하고, "合架風"[1478]은 붉게 부어오른 부위를 자극하며, "爆骨搜牙風"[1479]은 잇몸이 부어오른 부위의 치아 사이에 붉은 핏줄이 지나는 부분을 자극하고, "懸(疒+其)風"[1480]은 붉게 부은 부위를 자극하고, "驢嘴風"[1481]은 양쪽 옆에 부어오른 부위를 자극하며, "瘰

흰점이 차츰 비늘처럼 변하는 병증.

1473) 双松子風: 목젖 밑동에 처음에는 양쪽 옆이 홍자색의 쌀알크기 만한 부스럼이 생기다가 점점 붓고 비늘이 위로 향하여 생기며, 점차 커져 녹두만 하고 잣처럼 보이며 간혹 누런 꺼풀에 둘러싸인 병증.

1474) 帝中風: 목젖이 빨갛게 붓고 아프며, 痰이 생기고 음식을 먹을 수 없으며, 날이 지나면 1寸 정도로 커지고, 중간에서 썩어 문드러지거나 목젖 전체가 문드러져 썩는 병증.

1475) 双燕口風: 목젖 양쪽 옆에 생기며 입천장[上顎]에 붙어 좌우에 모두 생길 수 있고,빨갛게 부어 삼킬 수 없는 병증.

1476) 重齶風: 입천장에서 목젖의 위로 붙어 생기며 빨갛게 부어 삼키지 못하는 병증.

1477) "初起, 外頸紅腫至咽喉, 亦皆滿塞, 不分紅白, 漸四圍俱腫 ……, 若頸 項遍腫及頭亦腫者, 屬極重症, 却可治, 須開風路鍼."

1478) 合架風: 상하 잇몸의 접합부위가 빨갛게 붓고 아프며, 어금니를 꽉 물고 입을 벌리지 못하는 병증.

1479) 爆骨搜牙風: 잇몸에 치아마다 빨갛게 붓고 턱뼈까지 파고들면서 아픈 병증.

1480) 懸(疒+其)風: 잇몸이 붓는 병증.

1481) 驢嘴風: 아랫입술에 부스럼이 생겨 몹시 붓는 병증.

瘰癧風"은 核이 들어 있는 부위를 자극하고, "穿頷風"[1482]은 국소를 자극한다.

2. 시술도구: "斗底風"에 대한 原註에서는 "破皮鍼"과 관련하여 "곧 鈹鍼이다"고 밝혔다. "穿頷風"에 대해서도 역시 鈹鍼으로 국소를 瀉血시키는 것으로 敍述하였다. "双燕口風", "重齶風", "木舌風", "重舌風", "合架風" 등에서는 모두 칼을 이용하여 피부를 절개하도록 하였다. 이러한 시술법에서 鈹鍼의 모양이 칼날처럼 생겼기 때문이라고 보여진다. 다만 일부 지역에서는 鍼을 활용한 경우가 있는데, "爆骨搜牙風"이나 "牙痛風", "懸(疒+其)風", "驢嘴風", "魚腮風"[1483], "双搭頰風"[1484], "瘰癧風", "穿頷風", "乘枕風"[1485] 등을 치료할 때는 모두 침으로 살갗을 째어 시술하였으니 시술도구가 鈹鍼에 국한되지는 않은 것으로 보인다.

3. 시술방법: 주로 3가지 방법이 있다. ① 칼처럼 생긴 도구를 이용하여 살갗을 째는 刀切法인데, "重齶風"이나 "合架風" 등에 활용하였다. ② 침으로 국소의 病所를 직접 자극하는 鍼刺法인데, "懸(疒+其)風"이나 "驢嘴風" 등에 주로 활용하였다. ③ 침으로 病所에 생긴 핵이나 심지 따위를 후벼 터뜨리는 鍼挑法인데, "爆骨搜牙風" 등에 주로 활용하였다.

4. 유의사항: ① 마땅히 얕게 찌르는 淺刺를 시술하는 경우로는 "双燕口風", "双搭頰風" 등으로 이와 같은 병증에 대하여 모두 깊이 찌르지 말도록 지적하였다. ② 瀉血을 강조한 것으로, 이는 "爆骨搜牙風", "懸(疒+其)風", "重齶風", "魚腮風", "双搭頰風", "瘰癧風", "穿頷風" 등에서 모두 적용되는 시술법이며, 鄭氏는 瀉血은 효과를 강화시킬 뿐만 아니라 豫後에 대한 판단에도 도움이 된다고 인식하였다. 이에 관하여 "喉風鍼訣"에는 "만약 침을 놓은 徑路에 피가 안 나오면 곧 風熱이 壅塞한 것이니 이는 邪氣가 침입하여 뭉친지 오래되었음을 시사하며, 가장 위험한 증상이다.[1486]"고 하였다. 『重樓玉鑰』의 原序에서는 "내가 항상 거의 죽게 된 사람을 만나게 되는데, 선생은 그 사람의 목에 刺鍼하여 출혈시켜 묵처럼 검은 피가 흘러나오도록 하면 갑자기 좋아지는데, 그 신통한 효과를 이와 같이 이루 말할 수 없다"[1487]고 기록하였다. 이는 鄭宏綱이 瀉血療法에 풍부한 경험이 있었음을 말해준다. ③ 禁忌에 관한 내용은 "魚口風"[1488]이 갓 생긴 경우 빨갛고 가려우며 작은 물집이 생길 때는 함부로 후벼서 터뜨리면 안 되고, "双纏風"이 오래된 경우는 절대로 검처럼 생긴 침을 사용하여 살갗을 함부로 째면 안 되며, "坐舌蓮花風"[1489]이 생겨 꽃잎처럼 군살이 돋은 것을 절대 칼로 잘라내면 안 되고, "奪食風"[1490]을 앓아 목안에 물집이 생기면

1482) 穿頷風: 뺨 아래쪽에 빨갛게 붓고 응어리가 생기며 오래되면 문드러지면서 구멍이 뚫리는 병증.
1483) 魚腮風: 뺨과 턱이 빨갛게 붓고 아픈 병증.
1484) 双搭頰風: 양쪽 볼이 빨갛게 붓고 發熱惡寒이 수반되는 병증.
1485) 乘枕風: 뒷통수에 종기가 생겨 빨갛게 붓고 아픈 병증.
1486) "若鍼路無血, 乃風熱壅塞, 則受鬱邪日深, 最爲險症."
1487) "余常見有垂?者, 先生刺其頸, 出血如墨, 豁然大愈, 其妙如此."
1488) 魚口風: 입술에 작은 부스럼이 생기고 점차 부어 뺨으로 퍼지는 병증.
1489) 坐舌蓮花風: 혀 밑이 붓고 가래가 많이 끓으며, 연꽃잎이 피듯이 퍼지는 병증.

칼처럼 생긴 침으로 후벼 터뜨려서는 안 되는 등을 제시하였다.

29.3 "氣鍼"說

"氣鍼"에 대하여 『重樓玉鑰』에서는 명확히 그 의미를 밝히지는 않았지만 내용을 살피면 이는 곧 "破皮鍼"과 대립되는 시술법을 일컫는 것이다. 일부 병증에 "破皮鍼"을 시술하기에 적합하지 않을 경우 "氣鍼"으로 치료하였는데, 예를 들면 "坐舌蓮花風"에 어떤 유형은 "칼을 사용할 수 없는데…… 병증이 심할 경우에는 외부에서 氣鍼을 활용하면 자연히 효과를 얻는다.[1491]"고 하였다. 또한 "奪食風"에는 "거품이 목구멍 안에서 생기면 칼처럼 생긴 침으로 후벼 터뜨려서는 안 되고, 오로지 氣鍼을 이용하여 百會, 前頂, 後頂 3穴에 자극을 주면 속의 거품이 자연히 사라진다.[1492]"고 하였다. 이와 같은 내용으로 추정해보면 "氣鍼"은 "破皮鍼"과 상대되는 개념으로서 각자의 장점이 있는 것으로 짐작된다.

"氣鍼"의 주된 작용은 "調氣"를 통하여 14經의 氣穴을 자극함으로서 이루어지는 것이다. 이는 "破皮鍼"에서 瀉血하거나 阿是穴을 자극하여 효과를 얻는 시술과는 다르다. "喉風鍼訣"에서 "鍼에서 氣鍼을 일컫는 것은 실로 모든 약보다 앞선 효력이 있으니 喉風의 妙訣이다……[1493]."라고 記述하였고, 뒤이어 어떤 穴을 선택하고 예비로 활용할 穴자리와 重病에 사용하는 穴자리 및 극도로 위중한 병증에 사용할 穴을 일일이 언급하였다. "무릇 각종 병증이 나타나면 먼저 少商, 少衝, 合谷……찌르도록 하고, 만약 병증이 심하면 다시 囟會, 前頂, 百會, 後頂, 風府, 頰車, 風池 등의 穴을 자극하며……肩井, 尺澤, 曲澤, 小海, 少海, 商陽, 中衝, 照海, 足三里, 隱白 등의 穴은 남겨두고 ……한꺼번에 모두 침을 놓는 것이 아니라 喉風이 극도로 심하여 위독할 때에 비로소 전신의 穴에 침을 활용한다.[1494]"고 하였다. 또한 이 책의 下卷에 수록된 附錄에는 인체의 正面, 側面과 後面의 모습이 그려진 3폭의 氣鍼을 시술하는 주요 穴자리 圖譜가 있으며(原註에는 모두 逸失된 것으로 밝힘), 氣鍼을 시술하게 되는 12經脈에 속하는 73개 穴을 설명한 理論을 闡述하였다. 이러한 내용으로 추측해보면 "氣鍼"은 곧 14經穴에 시술하는 일반적인 鍼法임을 확인할 수 있다.

"氣鍼"에 사용되는 器具와 鍼刺의 깊이에 대하여 下卷의 "二持鍼歌" 註釋에는 "오른손으로 氣鍼을 잡고 穴에 대놓는데, 그 자세가 마치 호랑이를 붙잡듯이 하고……곧장 찔러서 마땅히 머물러야 하는 곳까지 넣고 멈춘다.[1495]"고 하였다. 이와 같은 글귀에서 침을 찌르고 나서 밀어 넣는

1490) 奪食風: 食後에 입안에 핏물이 차는 물집이 잡히고 입천장이나 혀뿌리에 잘 생기는 병증.
1491) "不可用刀 …… 症甚者, 外用氣鍼, 自然取效."
1492) "泡若起喉內, 不能鍼刀桃破, 只須氣鍼, 鍼百會, 前頂, 後頂三穴, 內泡自平."
1493) "鍼曰氣鍼, 誠爲諸藥之先鋒, 乃喉風之妙訣 ……"
1494) "凡臨諸症, 先從少 商, 少沖, 合谷 …… 刺之; 若病重者, 再從顖會, 前頂, 百會, 後頂, 風府, 頰車, 風池諸穴刺之 ……; 留肩井, 尺澤, 小海, 少海, 商陽, 中衝, 照海, 足三里, 隱白諸穴 ……, 不可一時鍼盡; 如遇喉風極重之症, 方可周身用鍼."
1495) "以右手持氣鍼于穴上, 勢若握虎, …… 直揷至應止至處."

“揷”의 동작으로 보면 “氣鍼”의 시술과정은 “破皮鍼”에서 언급한 얕게 찌르는 淺刺와 확연하게 구분되며, 사용된 器具도 분명히 鈹鍼이 아닌 毫鍼을 사용하고 있다.

“氣鍼”과 “破皮鍼”의 시술법은 서로 보완되며, 효과를 극대화시킬 수 있다. 적절히 활용하는 경우 毫鍼과 鈹鍼의 장점을 최대한 살려 淺刺 및 深刺의 작용, 調氣 및 瀉血의 효과, 14經穴과 阿是穴의 치료작용 등을 두루 활용할 수 있으니, 탁월한 효과를 발휘할 수 있다.

鄭氏가 제시한 “三鍼”學說 이외에 그는 적지 않은 경험과 독특한 임상방법을 제공하였다. 가장 많이 활용한 처방으로서 叉喉風, 纏喉風, 斗底風에 天突, 廉泉, 後頂, 風府, 風池, 合谷, 商陽, 中衝, 少澤, 少商, 然谷, 照海, 三陰交, 足三里 등을 사용하였고, 双單乳蛾나 燕口風에는 後溪, 中衝, 少商, 合谷, 風池 등을 사용하였고, 牙關緊急이나 口眼歪斜 또는 搜牙懸(疒+其) 등의 병증에는 頰車, 承漿, 合谷, 魚際, 足三里 등을 사용하는데 모두 經驗方이다. 특히 이 중 일부 穴은 다른 문헌에 기록된 바가 없는 것으로, 예를 들면, “魚口風”에서 소개된 “입술 곧장 위가 아파 뺏속으로 파고들며 턱까지 퍼지면……코의 모서리에 침을 놓는다.[1496]”고 하였다. 또한 “만약 윗입술이 붉게 부어오르면……이를 龍脣發이라고 부르는데, 코의 양쪽 모서리 부위에 침을 놓는다.[1497]”고 하여 鄭宏綱의 독특한 穴자리 활용 경험을 엿볼 수 있다.

일부 병증에 대해서는 鄭宏綱은 또한 灸火로 치료하였다. 이를테면 “落架風”(下頜脫臼)의 경우 그는 灸法은 적절하지만 鍼을 시술하는 것은 적합하지 않다고 인식하였고, 頰車穴에 隔薑灸를 시술하여 병증의 근원을 다스렸다. 또 上卷의 “喉風諸方”에 수록된 “火刺仙方”에서 “온갖 喉痺는……목숨이 순식간에 달려 있는데……마땅히 巴豆油를 종이에 발라 길쭉한 막대처럼 심지를 말아주고 불에 붙여 연기가 나면 바로 불을 끄고 환자가 입을 벌리도록 하여 잽싸게 목구멍 사이를 찌르는데, 잠시 후 바로 검고 보랏빛이 감도는 피를 토하게 되고, 곧바로 숨이 편해지면서 말을 할 수 있게 되니……대개 熱을 활용하여 宣通시키는 작용을 한 것이다.……또한 火로써 엉겨 붙은 것을 풀 수 있으니, 巴豆로 熱邪를 빼준다.……[1498]”고 하였다. 이와 같은 事例는 “熱因熱用”法에 속하는 것으로, 그 신기한 효과는 사실 불을 이용하여 지지는 火灼法에 속하며, 이 역시 鄭氏가 독창적으로 고안한 방법이다.

30 吳亦鼎의 鍼灸學說

吳亦鼎의 字는 硯丞이고, 安徽省 歙县 사람이다. 대략 19세기 초에 생존한 인물로서, 『神灸經

1496) “脣上直痛入骨連頰 …… 可鍼鼻角.”
1497) “若上脣赤腫 …… 名龍仚發, 可鍼兩鼻角.”
1498) “治一切喉痺 ……, 命在頃刻者 ……, 法用巴頭油涂紙上, 접첩 作條子, 火上点着, 煙氣卽吹滅, 令病人張口, 急刺于喉間, 蛾然吐出紫血, 卽時氣寬能言 …… 蓋熱則宣通 ……, 又以火散結, 以巴(豆)瀉熱邪 ……”

綸』 4권을 지었는데 1853년에 간행되었다. 이 책은 經絡을 歌訣의 형식으로 엮어 암기하기 쉽도록 만들었고 아울러 그림을 덧붙여 더욱 실용성을 강화시켰다. 吳建綱은 이 책의 序文에서 "이 책은 평범하게 만들어 金玉이나 錦綉를 사용하는 귀족들을 위한 것이 아니라 布帛을 입고 粟菽으로 생활하는 서민을 위하여 지어졌다. 그 뜻에 통하면 족히 생명을 지킬 수 있고 그 방법을 사용하면 족히 세상을 구제할수 있을 것이다"[1499]고 평가를 내렸다. 이 책에서는 비록 오로지 뜸에 대해서만 논술하고 있으나, 吳亦鼎은 湯液, 鍼, 灸 세 가지의 쓰임이 각각 같지 않지만 醫術은 하나로 통하므로 이들을 모두 중시해야 한다고 하였다. 하지만 당시에 湯液을 배우는 사람은 많았으나 鍼灸를 익히려는 자는 적었다. 鍼灸 중에서도 手法은 말로만 傳授하기에 한계가 있지만 灸法에 활용되는 穴은 헤아려서 알 수 있으므로 灸法을 論述하여 "뜸으로 말미암아 침을 알고 침으로 말미암아 그 이치를 깨달아 先聖의 뿌리 깊은 學問을 알리고 湯液으로 미치는 못하는 부분을 보완한다"[1500], "옛것을 빌려 지금의 것을 입증(援古證今)"은 입장에서 醫理를 널리 보급하기 위해 『神灸經綸』을 편찬하기에 이른다.

30.1 明證善治說

吳亦鼎은 "證治本義"에서 "明證善治"의 주장을 제출하였다. 그는 脈과 證이 명확하지 않으면 제대로 치료를 이끌지 못한다고 여겼다. 하늘에는 運氣가 같지 않고, 땅에는 지역적인 차이[方宜]가 있으며, 인간에게는 强弱의 구분이 있으니, 치료에 있어서 일률적인 방법만을 고집할 수는 없다. 따라서 단지 "明證善治"의 원칙을 지켜야만 사람의 死生에 결단을 내리고 어지러움을 바로잡아 바른 길을 찾아갈 수 있다고 하였다. 鍼灸治療 중에는 "證을 取하여 확실하게 판단하지 못하면 반드시 병이 陰에 있음에도 불구하고 반대로 陽에 뜸을 뜨게 되고, 병이 陽에 있음에도 불구하고 반대로 陰에 뜸을 뜨게 되며, 뜸을 많이 떠야 하는 경우에 오히려 적게 떠서 火力이 미치지 못하여 병이 사라지지 못하고, 적게 떠야 하는 경우에 오히려 많이 떠서 곧 火力이 지나쳐 병이 반대로 심해진다"[1501]고 하였다. 『神灸經綸』에서는 辨證에 대한 분석을 매우 상세하게 소개하였는데, 예를 들면 "中身證略"에서 먼저 外邪가 인체의 몸통(즉 軀干)에 곧바로 침입하는 경우 그 病因病機에 대하여 개괄적으로 분석하였다. 이에 이어서 胸·肋·腹·腰背·虛勞·自汗盜汗·血證·鼓脹·積聚痞壞·心腹痛脹·膈噎·反胃·霍亂·嘔吐·咳嗽·呃逆·喘哮·嗳氣·太息善悲短氣·瘧疾·痢疾·泄瀉·黃疸·消渴·痰飮·不寐·怔忡 등 26개 측면으로 나누어 인체 각 부위 및 발병 증후에 대하여 세밀한 분석을 하였는데, 이러한 내용들은 그의 "明證"에 대한 醫學思想을 잘 드러내 주고 있다. "身部證治"에서는 질병과 증상을 일일이 나열하여 뜸을 시술하는 穴

1499) 以其書之平淡無奇, 不爲金玉錦綉, 而爲布帛粟菽, 通其意足以衛生, 用其法足以濟世

1500) 由灸而知鍼, 由鍼而知道, 紹先聖之淵源, 補湯液所不及

1501) 取證未確, 必至病在陰而反灸其陽, 病在陽而反灸其陰, 宜灸多者反與之少, 則火力不及, 而病不能除, 宜灸少者反與之多, 則火力太過, 而病反增劇

位를 설명하였고, 방대한 내용을 담아내어 그의 "善治"에 대한 시각을 반영하였다. 『神灸經綸』의 "醫愿"에는 "반드시 옛것을 본받되 옛것에 얽매이지 말고, 반드시 이치에 합당하게 병을 보아야 한다[1502]"고 강조하였는데, 이는 吳亦鼎의 "明證善治"에 대한 입장을 충분히 대변해주고 있다. "婦人證略" 중에서 그는 "産後의 각종 병증은 대부분 虛에 속하는데, 그럼에도 역시 虛하지 않거나 완전히 實한 경우가 있으니 오로지 朱丹溪의 理論에 집착하여 그대로 따라서는 안 된다"[1503]고 하였다. "二陰證略" 중에서는 "옛것을 고증하여 夢遺를 치료하는 처방을 살피니 鬱滯에 속하는 경우가 절반을 넘었는데, 이는 또한 모두 오직 固澁法으로 다스릴 것만은 아니다. 만약 腎虛精滑의 경우는 마땅히 補澁시켜야 하지만 鬱滯에 속하는 경우는 마땅히 通利시켜야 하고, 濕熱이 內蘊한 경우는 脾胃에 착안하여 다스려야 한다. 만약 慾火가 몹시 熾盛하면 생각이 끝없이 이어지게 되므로 이는 마땅히 心을 다스려야 한다"[1504]고 하였다. 따라서 證治에 있어서 곧 氣海나 關元을 선택하여 補澁하고, 三陰交나 中極 등은 通利시키며, 足三里로 脾胃를 다스리고, 膏肓穴로 心을 다스린다.

30.2 灸重審穴說

吳亦鼎은 "引言"에서 "鍼을 쓰는 要旨는 먼저 手法을 중요시하여야 하는 것으로, 手法이 제대로 조절되지 않으면 鍼을 함부로 말할 수 없다. 灸法도 역시 鍼法과 같이 중요한데, 그 要諦는 審穴에 있으니 그 穴을 자세히 살피는 것으로서 죽은 사람도 살려낼 수 있다.[1505]"고 하였다.

吳亦鼎이 "審穴"이라 일컫는 것은 "辨明經絡, 指示榮兪"이다. 證을 제대로 파악[明證]하고 난 이후에 穴을 정확하게 선택[審穴]하는 것은 먼저 經絡과 臟器 부위의 관련되는 내용을 면밀히 알아야 한다는 뜻이다. 그 내용을 보면 "膽의 經筋은 엉덩이와 연결한다(膽筋結於尻)"거나 "장딴지는 足太陽膀胱經에 속한다(小腿肚屬足太陽膀胱)"거나 "乳房은 胃經에 속하고 乳頭는 肝經에 속한다(乳房屬胃, 乳頭屬肝)"는 등이다. 이와 같은 관계를 정확하게 파악하는 것은 치료에 있어서 매우 중요한 의미를 갖는다. 이를테면 그가 언급한 "만약 腎의 筋脈이 허리를 따라 척추를 관통한다면 배꼽까지 이르지 않으니, 臍痛의 경우 腎을 치료하는 것은 그릇된 것이다[1506]"라고 하였듯이 經絡의 시작과 끝나는 부위를 考證하였고, "溺孔은 곧 前陰이며, 이는 督脈이 시작되는 곳이다[1507]"라고 한 것처럼 기존의 개념을 다르게 해석하기도 하였다. 그는 일부 부위의 經絡을 분류하여 배열하였는데, 頸項 부위의 經穴에 대하여 그는 『靈樞・本輸』편의 내용을 근거로 8行列로 나누었다.

1502) 必法古而不滯於古, 務期當理中病

1503) 産後諸證多屬於虛, 然亦有不虛者, 有全實者, 不可因丹溪之論執一不化

1504) 考古治夢遺方, 屬鬱滯者居大半, 是又不專主於固澁也, 如果腎虛精滑, 宜治以補澁, 若屬鬱滯, 宜治以通利, 如濕熱內蘊, 當從脾胃酌治, 如慾火大熾, 思想無窮, 當從心治

1505) 用鍼之要, 先重手法, 手法不調, 不可以言鍼, 灸法亦爲鍼幷重, 而其要在審穴, 審得其穴, 立可起死回生

1506) 若腎之筋脈從腰貫脊, 竝不及臍, 臍痛治腎, 舛謬誤人

1507) 溺孔則前陰督脈起處

곧 첫줄은 任脈으로서 天突로 그 위치를 정하였고, 둘째 줄은 胃에 속하는 것으로 人迎穴로 위치를 정하였으며, 셋째 줄은 大腸에 속하는 것으로 扶突穴로 위치를 정하였고, 넷째 줄은 小腸에 속하는 것으로 天窓穴로 위치를 정하였으며, 다섯째 줄은 膽脈에 속하고, 여섯째 줄은 三焦에 속하는 것으로 天鏞穴로 위치를 정하였으며, 일곱째 줄은 膀胱에 속하는 것으로 天柱穴로 위치를 정하였으며, 여덟째 줄은 督脈에 속하는 것으로 風府穴로 위치를 정하였다. 滎兪를 지정하고 穴자리를 考證하는 측면에서도 그는 骨度, 同身寸, 細蠟繩度量法 등을 활용하는 이외에 각종 定位法을 두루 수집하여 참작하였으며, 상세한 설명을 덧붙였다. 예를 들어 肺兪를 취하는 경우 세 가지 방법이 있는데, 첫째는 風門穴에서 밑으로 3개의 척추를 따라 내려가 다시 척추 중앙에서 옆으로 2寸 떨어진 곳이라고 정하였고, 두 번째는 손을 어깨에 걸쳐 등 뒤로 넘기고 가운데 손가락 끝이 닿는 곳을 찾는데, 왼쪽의 穴자리는 오른손을 걸쳐 짚고, 오른쪽의 穴자리는 왼손으로 걸쳐 짚어 찾도록 한다. 세 번째는 肺兪는 乳房과 앞뒤로 대응되니, 줄로 이어서 찾는 것이다. 또한 章門穴을 찾는 경우는 4가지 取穴法이 있는데, 첫째는 急脈을 따라 위로 올라가 足太陰脾經의 大橫穴에서 바깥쪽으로 치우쳐 늑골의 끝점이 배꼽과 같은 수평선에 놓일 때 그 軟骨의 끝자락이다. 두 번째는 팔을 옆구리에 붙여 대놓고 팔꿈치 끝이 닿는 곳을 取하는 것이다. 세 번째는 배꼽에서 위로 1寸8分 올라가 양쪽 옆으로 각 8寸半 떨어진 곳에 肋骨의 끝점이 닿는 곳이다. 네 번째는 배꼽에서 위로 2寸 올라가 양쪽 옆으로 6寸씩 떨어진 곳이다. 이와 같이 取穴할 때 사용된 寸法은 두 乳頭 사이를 8寸으로 정하여 이를 기준으로 재는 것이다. 이러한 방법 중에서 일부는 최근에도 널리 활용되고 있다. 그는 또한 "배꼽 위로 5寸에 上脘穴이 자리하고 곧 上焦가 되며, 배꼽 위로 4寸인 곳이 中脘穴이며, 곧 中焦가 된다.……배꼽 위로 2寸인 곳은 下脘穴이며 곧 胃下口로서 下焦에 속한다"[1508]고 論述하였다. 요약하면『神灸經論』에 辨明經絡 및 指示滎兪의 내용은 전체의 1/3 이상을 차지하니 "灸重穴法"의 주장이 吳亦鼎의 醫學思想에서 비교적 중요한 비중을 차지하고 있음을 알 수 있다.

吳亦鼎은 灸法에 각별한 관심을 보였는데, 그가 편찬한『神灸經論』은 鍼灸學의 發展史에서 灸法을 전문적으로 論述한 醫書이며, 灸法의 활용가치를 높이고 보급하는데 큰 기여를 하였다.

31 夏春農의 鍼灸學說

夏春農은 스스로 拙庵稀叟라 불렀고, 邗上(지금의 江蘇省 揚州市) 지역의 인물로서, 淸나라 末期에 喉科의 醫家로 활동하였으며, 생년월일은 불명확하다. 그가 편찬한『疫喉淺論』에 대하여 陳浩恩은 同治 13년(기원 1874년)에 序文을 썼다. 그 다음해, 徐兆英은 序文에서 "夏君春農은 고을에서 名醫로 알려져 있으며, 매번 질병(疫喉沙를 가리킴)을 진찰하면 곧잘 낫곤 하였다"[1509]고 기록

1508) 臍上五寸上脘穴分, 卽上焦, 臍上四寸爲中脘, 卽中焦……臍上二寸爲下脘, 卽胃下口, 屬下焦

하였다. 鶩湖鄭桂는 머리말을 써주면서 "春農선생은 ……岐伯 및 黃帝와 같은 길을 걷고 특히 신기한 醫術을 펴서 뛰어났으며 여러 훌륭한 인물에게 인정을 받아 그를 오래도록 높이 받들기를 기대한다"[1510]고 평가하여 당시 그의 德望이 무척 높았음을 알 수 있다. 1877년에 卞寶第가 序文을 작성하여 『疫喉淺論』을 다시 평가하였는데, "春農의 이 著述은 辨證을 자세하게 論述하였고, 이치를 명확하게 설명하였으며, 정밀하고 타당성이 있으며, 간략하면서 내용은 풍부하였다"[1511]라고 칭찬하였다. 이 책의 上卷에 수록된 "雜氣成疫論"의 뒤에 "당시 光緖 在位 때에 戊寅年(기원 1878년)에……春農이 스스로 적었다"[1512]라고 기록되어 이 책이 완성되기까지 무척 오랜 기간을 거쳐 만들어졌고, 정식으로 간행된 시기는 17세기 末 정도로 추정된다. 책의 뒷부분에 附錄으로 "新補會厌論"이 편성되어 있는데, 이는 1899~1900년에 이어서 쓴 것으로 보인다. 夏春農의 제자가 무척 많았는데, 책안의 미주[1513]를 통하여 그의 아들인 夏增福, 조카 夏景昭, 사위 徐秉素, 제자인 邵家駒, 嚴德昭, 陳錦昭 등을 확인할 수 있었다.

夏氏는 咽喉에 발생하는 위급하고 심각한 병증을 치료하는데 풍부한 경험을 쌓았으며, 그 치료법은 크게 3가지로 나누어 볼 수 있다. 즉 鍼刺放血, 刮穴療法, 藥物探吐이다. 『疫喉淺論』의 "論疫喉痺至危證宜先用刺刮吐三法"에 관한 내용에서 그는 "무릇 疫喉가 위급한 상태에 빠지면 喉痺가 발생한다.……만약 증세가 빠르게 진행하고, 咽喉가 부어 막히면 湯液을 삼키기 힘들고, 또한 湯藥으로 빠르게 효과를 보기 힘든 경우가 있으니 재차 고심한 끝에 반드시 먼저 少商穴에 刺鍼하여 출혈시키고 쌓인 熱을 빼내며, 울체된 火가 번지지 않도록 미리 예방하는 것이다. 이에 대한 설명을 덧붙이자면 發이라는 것은 땀을 낸다는 의미이고, 出血이라는 것은 역시 發汗의 한 가지 방법이다. 다시 기름을 묻힌 동전으로 穴에 대놓고 긁는데, 마치 여름철에 시술하는 刮痧와 같은 것으로 氣血과 經隧가 두루 잘 돌게 하고, 맺힌 熱이 잘 퍼지며, 걸핏하면 붓고 막히는 증상이 트이도록 하는 것이다. 역시 『內經』에서 언급한 맺힌 것은 흩뜨리는 의미를 본받은 것이다. 이어서 吐法으로 痰涎을 물리친다"[1514]고 자세한 설명을 敍述하였다.

31.1 放血瀉火說

少商穴에 瀉血시켜 咽喉疾患을 치료하는 것은 오랜 역사를 지니고 있다. 이는 곧 唐代의 名醫인 甄權이 成君綽의 목이 붓고 喉痺를 앓을 때 食指의 끝에 침을 놓아 치료한 방법에서 유래된

1509) 夏君春農, 郡中名醫也, 每診是疾(指疫喉痧), 輒應手而效

1510) 春農先生……於岐黃一道, 尤能出奇制勝, 而當道諸公, 推重久矣

1511) 春農此編. 詳於辨證, 明於說理, 精而當, 簡而賅

1512) 時光緖歲在戊寅(公元1878年)……春農自記

1513) 예전 의서에 의가의 첨가문을 뜻하는 것으로, 윗부분에 적으면, 두주, 아랫부분에 적으면 미주, 각주라고 하였다. 자신의 의견을 피력하거나, 비판을 가하는 것 등이 그것이다.

1514) 夫疫喉至危者, 喉痺也……倘症勢迅速, 喉關腫閉, 湯水難下, 又非湯藥速能奏效者, 予再四思維, 必當先刺少商穴出血以泄蓄熱, 仿火鬱發之之旨也. 按: 發者, 發其汗也, 出血者, 亦發汗之一端也. 再用油錢按穴刮之, 如夏令刮痧一般, 使氣血經隧, 一齊流通, 俾結熱宣散, 庶腫閉可開, 亦仿『內經』結者散之之意也. 繼用吐法, 以撤痰涎

것이다. 이 후에 歷代의 醫案에서 여러 차례 소개되어 많은 경험을 쌓았으나 이에 대한 機轉 설명은 드물어 자료가 미흡한 편이다. 夏春農은 『內經』에 근거하여 비교적 많은 내용을 闡明하였다. 이를테면 『內經』의 "각종 氣가 치받고 울체되는 것은 모두 肺에 속한다(諸氣膹鬱, 皆屬於肺)"는 논리에 대하여 疫喉痺는 곧 "肺가 돌림병에 感受되어 疫火가 薰蒸함으로서 氣機가 순조롭지 못한 탓이다……(肺受疫火熏蒸, 則氣機不利……)"고 밝혔다. 따라서 발병하는 경우 肺經의 井穴인 少商穴을 取하였다. 또한 "각종 위로 거슬러 오르는 병증은 모두 火에 속한다(諸逆衝上, 皆屬於火)"는 논리에 따라 이와 같은 병증은 "熱證多而寒證少"한 상태이며, "전적으로 君火와 相火가 해를 입힌 상태이다(全是君相二火爲害)"("疫喉痧論治"에 나옴)고 인식하였다. "徐靈胎 선생이 陳實功의 『外科正宗』에 나오는 喉論에서 비판적인 의견을 제시하여 喉症은 다양한 증상이 나타나는데, 오직 熱氣가 壅塞하고 소통되지 못하는 경우는 痰을 끌어내려고 해도 효과가 없으니 곧 金鍼으로 紫色의 血을 빼주어 그 火를 빠지도록 하여야 한다"[1515](夏氏의 脚註에 나옴)고 闡明한 내용을 근간으로 삼고, 이에 피와 땀은 같은 근원에서 비롯된다(血汗同源)는 이치를 결부시켜 瀉血法의 機轉을 비교적 원만하게 해석하고 활용하였다.

"疫喉痧論治"에서는 보다 구체적으로 少商穴에 刺鍼 한 후 거듭 患部에 瀉血하는 방법을 자세하게 소개하면서 "재차 咽喉가 검붉고 부으면서 아프고 이미 문드러지든 문드러지지 않았든 또는 문드러졌지만 깊지 않거나, 목 겉으로 온통 퍼지면서 붓거나 痰이 가득 차 숨이 막히거나 湯液을 삼키기 힘들면 서둘러 咽喉의 양쪽 옆에 부운 곳을 찾아 1分 정도를 살짝 刺鍼하는데, 한두 번이나 또는 두세 번 자극하고 검붉은 피가 내뱉으면 역시 熱을 빼주고 부기를 가라앉힐 수 있다"[1516]고 설명하였다. 이는 원래 宋代 範九思가 붓끝의 털을 침 대신에 어느 喉蛾를 앓는 환자를 奇蹟的으로 治癒한 案例에서 발전된 經驗方인데, 明代의 薛立齋도 역시 같은 경험을 제시하였던 것으로, 夏氏는 이에 대하여 명확하게 그 근거를 밝혀 泄熱消腫의 기전에서 그 가치를 부여하였다.

夏春農은 鍼刺放血을 咽喉의 急症에 사용하면 매우 유용하지만 만병통치의 처방은 아니라고 인식하였다. 그는 "疫喉痧論治"에 "목구멍이 썩어 빛깔이 어둡고 정신이 아른거리며 숨이 차고 코를 벌렁거리면서 입을 벌리고, 壯熱이 나타나고 설사를 하며 痧證의 점들이 보일 듯 말듯하면 이와 같은 病證은 다스릴 수 없는 것이니 함부로 刺鍼하지 말고 자칫 오류를 범하지 않도록 유의하여야 한다.[1517]."고 경고하여 이와 같은 治法에 비교적 객관적인 인식을 갖고 있는 것으로 보인다.

1515) 徐靈胎先生批陳實功『外科正宗』喉論云, 喉症多端, 惟熱氣壅塞不通, 提痰無效, 乃用金鍼刺出紫血, 以泄其火

1516) 再看咽喉紅紫腫痛, 已潰未潰, 或潰而未深, 項外漫腫, 痰壅氣閉, 湯水難受, 急用喉鍼在喉之兩旁腫處刺入分許, 或一二下, 或二三下, 喌去紫血, 亦能泄熱消腫

1517) 喉腐色暗, 神糊氣喘, 鼻搧口張, 壯熱自利. 痧点隱約, 證在不治, 勿刺也, 庶免歸咎耳

31.2 刮穴泄熱說

刺法 외에 夏春農은 穴자리를 도구로 긁어 핏발이 서도록 하는 刮穴法을 흔히 倂用하였다.『疫喉淺論』의 卷頭에 인체의 정면과 후면을 그린 刮穴圖를 각 1폭씩 수록하였고, 30개의 刮穴에 사용되는 위치를 명확히 밝혔다. "疫喉痧論治"에서는 아울러 刮法에 사용되는 기구, 材料, 시술법, 즉각적인 반응 등에 대해서도 자세히 설명하였는데, "혹 환자가 鍼刺를 두려워하면 끓인 물을 그릇에 담아 콩기름을 그 위에 약간 떨어뜨리고 오래된 동전 1개를 갖고 오도록 하여 콩기름을 묻힌 다음 환자의 목이 부은 곳에서 밖으로 향하여 긁어대는데, 마치 일반적인 刮痧法처럼 시술한다. 살갗이 빨갛게 되고 붉은 핏자국이 어려지면 멈춘다. 이와 같은 방법도 역시 熱을 빼고 부기를 가라앉힐 수 있다"[1518]고 하였다. 刮法을 시술하는 穴자리의 순서에 대하여 그는 "論疫喉痺至危症宜先用刺刮吐三法"에서 먼저 風府穴을 긁어주고, 이어서 顱息, 臂臑, 曲池, 間使, 大陵, 太淵, 肺兪, 膏肓, 心兪, 肝兪, 胃兪, 大腸兪, 膀胱兪 등을 긁어준다고 차례로 나열하여 설명하였다.

風府穴에 시술함으로서 風邪를 몰아내고, 顱息穴은 少陽의 相火를 淸泄시키며, 間使·大陵·心兪·肺兪·肝兪 등의 穴자리는 心과 肝의 火를 맑힌다고 하였다. 夏春農은 이에 대하여『內經』에서 제시한 "一陰一陽結, 謂之喉痺."의 주장을 해석하면서 거듭 一陰은 手厥陰을 가리키는 것이고, 一陽은 手少陽을 가리키는 것으로, 喉痺는 이러한 두 經脈을 主軸으로 발병하는 것이라고 강조하였다. 臂臑穴과 曲池穴은 陽明의 熱을 淸하는 것으로, "疫喉痧論治"에서 "疫邪가 남아 있어, 땀으로 빠져나가지 못하였으면 陽明에 둥지를 틀고 머무른다(疫邪羈留, 未從汗解, 盤踞陽明)"는 이유로 이들 穴을 선택하였다. 太淵과 肺兪를 취하는데 이유는 咽喉가 肺本과 연결되어 있기 때문이고, 입과 코로 天地의 疫癘之氣를 받아들이기 때문에 疫喉가 발생하는 주된 원인으로 간주한다. 여러 背兪穴을 취하는 것은 太陽이 表를 주관하여 邪氣가 表를 따라 빠져나가도록 하기 위한 것이다.

"疫痧를 앓아 답답하게 잠복하다가 사라져 보이지 않고 살갗은 검붉으면 극도로 위급하고 나쁜 병증(疫痧悶伏, 隱而不見, 皮膚紫黑, 極危極惡之證)"에 해당하니 夏春農은 이에 대하여 "앞에서 소개한 穴들을 따라 침을 놓고 刮法을 같이 시술하도록 한다(按以上穴道, 鍼刮竝擧)"고 주장하였다. 그는 肩井·臂臑·紫宮,·膻中·中庭·中脘·膏肓·腎兪·白環兪 등의 穴에 차례대로 刮法을 시술하고 나서 다시 세손가락을 가지런히 모아 曲池·委中·陽交 등을 두드려 검붉게 피멍자국이 생기면 刺鍼하여 瀉血시키고, 또한 間使와 大陵에 刺鍼한다고 설명하였으며, "반드시 출혈하도록 하여야 하고, 피가 나오지 않으면 효과가 없다. 무릇 침을 찌른 穴자리는 매번 침을 한번씩 놓고 침은 살갗에 붙여 橫刺하면서 얕게 찌르는 것이 효과적이고, 깊고 똑바로 찌르는 것은 적절하지 못하다"[1519]고 누차 강조하였다.

1518) 或患者畏用鍼刺, 可取熱開水一碗, 傾豆油些許於水面, 着一人取古銅錢一枚, 蘸豆油向患者頸外腫處刮之, 如刮痧一般, 刮至皮膚紅暈斑起爲度, 亦能泄熱消腫

또한 陽交穴에 瀉血시키는 것은 肝膽의 木火를 淸泄하는 작용이 있기 때문이며, 任脈에 위치한 여러 穴을 사용하는 것은 臟腑에 은밀히 埋伏하여 속에 갇힌 熱邪를 겉으로 시원스럽게 빠지게 하는 목적이 있다. 夏春農은 鍼刺放血 및 刮穴療法을 병행하도록 강조하여 內部로 出血시키는 방법과 外部로 出血시키는 방법을 적절하게 결부하였다. 살갗에 멍이 들어 핏자국이 생기는 현상은 사실상 피하의 출혈현상으로 간주한 것이다. 따라서 이와 같은 복합적인 瀉血法은 透痧·解毒·淸心·瀉火 등의 작용을 더욱 강화시킬 수 있다.

夏春農은 병증을 다스리는데 刮穴法을 창안하여 활용하였다. 그의 독창적인 鍼灸治療法은 현재까지 민간에서 널리 활용하고 있는데, 뛰어난 효과를 갖고 있는 것으로 알려져 있다. 그 치료범위가 喉證에만 국한되지 않고 다른 영역에까지 넓혀져 많은 주목을 끌었다.

1519) 務要出血, 無血不治. 凡所刺之穴, 每刺一鍼, 刺宜橫而淺, 不宜深而直

各家鍼灸學說 附論

1 楊上善, 楊玄操, 王冰의 鍼灸學에 대한 貢獻

楊上善, 楊玄操, 王冰은 거의 같은 시대(서기 6~8세기)에 활동한 醫家들이다. 이들은 鍼灸學 영역에서 공통적인 특징을 나타내는데, 즉 당시에 남아있던 著述에 근거하여 『內經』과 『難經』에 대하여 校勘, 注解, 整理 등을 진행하여 原典의 본래 모습을 보존하였고 經文에 나타나는 오류를 바로 잡아 鍼灸의 오묘한 이치를 밝혀주어 醫學史上 중요한 공헌을 하였다.

楊上善(기원 6~7세기)은 隋代의 醫家로 그의 생애에 관하여 正史에는 기록이 남아 있지 않다. 李廉, 林億, 徐春甫 등은 그가 "大業 시기(기원 605~617년)에 太醫로 임금을 모셨다(大業中爲太醫侍御)"고 밝혔으며, 『黃帝內經太素』 30권을 著述하였는데, 이는 『舊唐書』에 수록되었고, 『宋誌』에는 단 3권만이 수록되어 있으며, 南宋 이후에는 逸失되었다. 光緖年間에 楊惺吾氏가 일본으로 넘어가 공부하면서 仁和寺 宮御藏 右卷子本을 얻어 1924년에 귀국할 때 가지고 돌아와 인쇄하여 간행하였다. 하지만 책에는 7권이 빠져 있고, 9권의 일부 내용이 결여되어 있다. 1979년에 王雪苔 등이 일본에 견학차 방문하여 鍼灸學 실태를 조사한 결과 누락된 16권과 20권을 찾아냈고 22권의 일부 빠진 자료를 확보하여 1980년에 이에 대한 보완된 刊行本을 다시 냈다.

楊上善은 『八十一難經』, 『扁鵲灸經』, 『秦承祖明堂』, 『明堂經』, 『曹氏灸經』 등을 근거로 『內經』에 대하여 註釋을 달았으며, 동시에 『內經』의 162편에 이르는 原文을 다시 분류하고 나열하여 攝生·陰陽·臟腑·經脈·輸穴·診候·九鍼·補瀉 및 각종 질병에 대한 診斷과 治法 등으로 재편성하였으며, 일목요연하게 만들어 현재까지 보존된 최초의 전문적인 『內經』 註釋本이다. 이 책은 經文에 대한 해석이 소박하고 원래의 뜻에 근접하여 일본의 『醫心方』에서도 많은 내용을 인용하였고, 宋代의 林億 등도 이를 인용하여 王氷의 註釋에 대한 오류를 校訂하였다. 예를 들어 『素問』의 15권인 『氣府論』 에 原文은 "足太陽脈氣所發者七十八穴 兩眉頭各一, 入發至項三寸半傍五 相去三寸 其浮氣在皮中者 凡五行"이라고 記述하였는데, 楊氏는 穴名에 대한 註釋을 달지 않았고, 王冰은 "入發至項三寸半, 相去三寸"이라는 글귀를 "大杼, 風門"인 두 穴자리라고 註釋하였다. 林億은 "楊의 주석이 제대로 되었고……王冰은 그릇된 것이다[1520]"고 밝혔다.

『太素』에는 『靈樞』와 『素問』의 원문을 校勘할 때 참고할 내용이 매우 많다. 예를 들어 『靈樞 · 本輸』편에 京骨穴의 위치를 발의 "外側大骨之下"라고 記述하여 두루뭉술한 느낌을 주는데, 『太素』에서는 이를 "外踝之下也"라고 명확하게 밝혀주었다. 또한 王冰의 『素問 · 繆刺論』에 나오는 "邪客於足陽明之經"이라는 글귀에 대하여 『太素』 23권인 『量繆刺』에서는 '經'字를 '絡'字로 고쳤다. 繆刺法은 원래 刺絡하는 의미로서 전체 내용은 모두 絡脈을 언급한 것이기 때문이다.

이 책은 또한 經文의 본래 의미를 闡明하는데 기여한 것으로, 이를테면 『太素』 11권에 孫絡의 의미를 해석하면서 "十五絡脈은 經脈에서 파생하므로 子經이라고 하고, 작은 絡脈은 十五絡脈에서 생겨나 곧 經脈의 孫子와 같다"[1521]고 설명하여 그 이치에 밝혔다. 또 22권의 "豹文刺"에 대한 註釋에서 "左右 및 前後로 鍼을 놓은 모양이 꼭 표범의 무늬 같으니 豹文刺라고 하였다"[1522]고 설명하였다. 또 22권 『九鍼要道』에 대한 註釋은 "침이 들어갔는데 得氣하지 못하면 補瀉가 이루어질 수 없으니 침을 돌려 得氣를 기다려야 하고 그 횟수는 묻지 않는다. 得氣가 되고나서 補瀉를 시술하고 곧 침을 뽑아야 병이 빨리 낫는다[1523]"고 하였다. 이와 같은 註釋은 모두 鍼灸의 補瀉는 得氣를 바탕으로 이루어져야 한다는 의미에서 임상적 가치가 크다고 할 수 있다.

이외에 楊上善은 또 『黃帝內經明堂類成』 13권(이는 12經脈 및 奇經八脈 각 1권씩 포함)을 편찬하였는데, 『舊唐書』에도 기록되어 있다. 단지 이 책은 逸失된지 오래 되었고, 오로지 手太陰肺經 1권만 보존되어 근대의 孫鼎宜가 著述한 『孫氏醫學叢書』에 수록되었다. 이 책을 통해서 全卷의 윤곽을 살펴볼 수 있는데, 그 구체적인 내용은 주로 穴名, 五行의 五輸穴 所屬, 穴位, 誤刺, 留鍼時間, 灸法의 壯數, 鍼灸의 실수로 인한 부작용 등을 論述하였다. 책에는 經脈循行의 順逆排列과 腧穴의 순서를 정리하였으며, 穴名 및 主治證에 관한 해석은 다른 책에는 찾아볼 수 없는 내용이다. 예를 들어 孔最穴에 관한 "手太陰之郄, 去腕七寸, 屬金, 金九, 水之父母"라는 글귀에 대해 "서쪽은 金의 方位로서 그 수는 9에 해당하므로 青金, 九金이라고 하며, 金이 水를 生하니 父母라고 하였다"[1524]고 해석하였다. 이와 같이 楊上善은 鍼灸學에 대한 지대한 공헌을 하였다.

楊玄操(기원 7세기)는 楊玄孫, 楊操, 楊玄이라고도 불렸다. 『中國醫籍考』에 따르면 "楊玄操는 어느 시대 사람인지 상세하지 알 수 없으나 考證에 따르면 開元 年代 중반(기원 713~741년)에 생존한 인물로서, 張守節이 著述한 『史記正義』에 수록된 倉公傳에서 楊氏의 학설을 기록하였고, 그가 唐나라 초기의 사람임을 알 수 있었다"[1525]고 전해졌다. 『難經集注』의 楊氏가 쓴 自序 끝에 보

1520) 楊注爲得 …… 王氷爲失
1521) 十五絡脈從經脈生, 謂之子也, 小絡從十五絡脈生, 乃是經脈孫也
1522) 左右前後鍼, 狀若豹文, 故曰豹文刺也
1523) 鍼入不得其氣 無由補瀉 故轉鍼待氣 不問其數也. 得氣行補瀉已 卽便出鍼 其病愈速
1524) 西方金位, 數當於九, 故曰青金, 金九, 金生水, 故曰父母也
1525) 楊玄操, 不詳何朝人, 考開元中(公元713~741年), 張守節作『史記正義』, 於倉公傳採錄楊氏說, 則知爲唐初人

면 "前歙州歙縣尉楊玄操序"라는 글귀가 적혀 있는데, 이는 그가 縣尉라는 작은 벼슬을 맡았음을 알 수 있다. 楊氏의 著述은 무척 많은데, 『舊唐書』에 『黃帝明堂經』 3권을 수록하였고, 楊玄孫이 註釋을 달았다. 『新唐書』에는 『楊玄注黃帝明堂經』 3권이 수록되었는데, 바로 이 책을 말하는 듯하다. 『醫籍考』에는 또 『楊氏玄操素問釋音』, 『黃帝八十一難經注』, 『鍼經音』, 『明堂音義』 등이 있는데, 대부분 『內經』이나 『難經』의 經文 및 穴位에 대한 訓詁나 註釋에 관한 著述이었다. 現存하는 『難經』의 註釋本은 다행히 『難經集注』에 남아 있었다. 楊氏가 『難經』에 대한 註釋을 달면서 自序에서 "……吳나라 太醫令인 呂廣이 이에 註釋을 달았으나 ……그 해석한 내용은 절반에 미치지 못하고 내가 빠진 부분을 모두 보았으며……呂氏가 해석하지 못한 것을 함께 註釋에 붙였으며, 呂氏의 註釋이 未盡한 부분을 역시 밝혔고, 아울러 별도로 『音義』를 만들어 그 要旨를 빠짐없이 闡明하였다"[1526]고 하여 그가 『難經』에 註釋을 달았던 동기를 엿볼 수 있다. 이 외에 『外臺秘要』의 腧穴篇 중에서는 거의 각 經脈의 孔穴에 대하여 모두 "甄權과 楊操(玄字를 뺀 것은 아마도 唐王의 徽號를 피하기 위함인 듯함)"가 함께 註釋을 달았다고 설명하였다. 따라서 楊氏의 腧穴理論이 『外臺秘要』 중에도 보존되었고 중요한 참고문헌이 되었음을 알 수 있다.

楊玄操는 呂廣이 『難經』에 註釋을 달았던 내용을 보충하고, 그 의미를 새롭게 조명하였다. 예를 들면 "奇經"의 개념에 대하여 呂氏는 註釋을 달지 않았지만 楊玄操가 이를 보충한 결과 "奇는 다르다는 것이다. 奇經八脈은……正經과 다르기 때문에 奇經이라고 하였다[1527]."고 덧붙였다. 또 督脈에 관하여 呂廣은 "督脈은 陽脈의 바다이다[1528]"고 하였는데 楊玄操는 이에 대하여 "督脈은 都邑과 같은 것으로 八陽脈을 통틀어 관장하는 것이다[1529]."고 해석하여 그 뜻을 더욱 명확하게 하였다.

楊玄操는 또한 呂注의 일부 오류를 校訂하였는데, 예를 들어 衝脈에 대하여 呂廣은 "陰脈의 바다이다[1530]"고 제시하였고, 楊氏는 『內經』에 근거하여 衝脈은 十二經의 바다와 같은 존재라고 하여 그 잘못된 시각을 바로 잡았다.

楊玄操의 『難經』에 대한 註釋은 經義를 밝히는데 매우 중요한 가치가 있다. 예를 들어 蹻脈에 해석에서 비록 楊玄操에 앞서 楊上善이 이미 "사람이 온건하게 걷거나 걸음걸이에 질병이 생기는 것은 蹻脈이 관장하는 것이다[1531]"는 주장을 폈으나 楊玄操는 "蹻는 달린다는 뜻이다. 이와 같은 蹻脈은 사람이 걷고 달릴 수 있는 긴요한 機轉으로서, 발을 움직이는 緣由가 되므로 蹻脈이라고 하였다[1532]"라고 해석하여 그 개념을 더욱 명확하게 하였다. 또 78難의 鍼刺補瀉에 대하여 "침을 경락에 따라 넣고 得氣시켜 그 기세를 타고 밀어 넣는 것을 補라 하고, 움직여 퍼지게 하는

1526) ……吳太醫令呂廣爲之註解……而所釋未半, 餘皆見聞……呂氏未解, 今竝註釋, 呂氏注不盡, 因亦伸之, 幷別爲『音義』, 以彰闡旨
1527) 奇 異也, 此之八脈 …… 與正經有異 故曰奇經也
1528) 督脈者 陽脈之海也
1529) 督之爲言都也, 是八陽脈之都綱
1530) 陰脈之海
1531) 人行健疾 此脈之所能
1532) 蹻 疾也 言此脈是人行走之機要 動足之所由 故曰蹻脈焉

것을 瀉라고 한다[1533]."고 敍述하였는데, 이에 대한 註釋은 "動而伸之"의 뜻이 곧 "만약 得氣하여 흔들어주고 돌려 움직이고 나서 뽑는 것은 瀉法이라 한다[1534]"는 것이라고 해석하여 이해하기 쉽도록 설명하였다.

이와 같은 註釋 내용으로 보면 楊玄操는 鍼灸學의 발전에 큰 공헌을 한 것이 틀림없다.

王冰(기원 8세기)의 號는 啓玄子이고, 唐代의 醫家이다. 林億의 新校注에는 "冰仕는 唐나라 때 太僕令을 맡으면서 80여세까지 그 수명을 누렸다(冰仕唐爲太僕令, 年八十餘, 以壽終)"고 설명하였다. 그는 스승인 張公에게서 秘本을 전수받고 『素問』을 다시 순서대로 편찬하고, 校訂 및 註解를 덧붙여 12년만에 기원 762년이 되어 『黃帝內經素問』 20권을 완성시켰으며, 81편으로 구성된 책은 그 중 『天元記』 등 7편의 내용이 運氣學說에 관한 大論이었으며, 王氷 스스로 이를 "舊藏三卷"이라 하여 추가한 부분으로서, 그 註釋은 옛 서적 36종을 인용하였는데 『甲乙經』을 참고한 외에 지금 이미 逸失된 『經脈流注孔穴圖經』과 『中誥孔穴圖經』 등의 문헌도 인용하였다.

그는 『素問』의 원문을 보존하면서 『黃帝內經太素』의 부족한 부분을 보완하였다. 예를 들어 『骨空論』의 원문인 "足心을 취할 때는 꿇어앉게 한다(取足心者使之跪)"라는 글귀 밑으로 本書에는 任脈, 衝脈의 循行과 主治病證 및 督脈의 主治病證 등이 기록되었는데, 『太素』에는 삭제되었다.

또한 『繆刺論』의 "사기가 족양명의 락맥에 들어와서 코피가 나거나, 아랫이가 시리면 중지의 손톱 위 살과 만나는 부위에서 1寸인 곳을 자침한다(邪客于足陽明之絡 令人鼽衄 下齒寒 刺中指爪甲上與肉交刺各一寸)"라는 글귀에서도 楊上善은 穴名에 註釋을 달지 않았는데, 王氷은 엄지와 검지는 잘 못된 것이고, 마땅히 厲兌穴이어야 한다고 지적하였다. 또 『通評虛實論』의 "刺癇驚脈五"에 관하여 楊上善은 註釋을 달지 않았으나 王氏는 "陽陵泉"이라고 注를 달아 그 내용들을 모두 참고하고 비교할만하다.

王氷은 楊上善이 『太素』에 대한 註解에서 나타난 오류를 일부 교정하기도 하였다. 예를 들면 『氣府論篇』의 원문에 "項中足太陽之前各一"이라는 글귀에서 楊上善은 大杼, 大椎라고 하였는데, 王氷은 風池穴이라고 注를 달았다. 원문의 글귀에서 분명히 "項中"이라고 하였으니 王氷의 註釋이 옳은 것으로 여겨진다. 또 『氣府論』의 원문에 "下完骨後各一"을 楊上善은 天容이라고 註釋하였는데, 王氷은 天牖라고 註釋하였으니 역시 王注에 일리가 있다. 이는 앞의 글귀에서 명확히 手少陽經穴이라고 밝혔기 때문이다.

王氷은 『素問』의 본래 뜻을 闡明하려 노력하였는데, 예를 들면 王氷이 『素問 · 氣府論』에서 經脈의 氣가 나오는 穴位에 대하여 註釋을 붙일 때 모두 『甲乙經』 등을 근거로 하여 100개에 가까운 穴자리에 註解를 달았다. 이러한 穴位는 대부분 楊上善이 『太素』의 註釋에서 언급하지 않았던 것이다. 또한 『素問』 18권인 『繆刺論』의 "邪氣가 手陽明의 絡脈에 들어와 귀가 먹도록 하여

1533) 順鍼而刺之 得氣因推而內之 是爲補 動而伸之 是謂瀉
1534) 若得氣使搖轉而出之 此是瀉法也

가끔씩 소리를 듣지 못하는 경우 엄지와 검지의 손톱 위에서 부추 잎 너비만큼 떨어진 곳에 각 한자리를 찌르면 바로 들리고, 낫지 않으면 중지의 손톱 위와 살이 만나는 부위를 찌른다"[1535]고 하였는데, 楊上善은 그 穴位를 밝히지 않았지만 王氷은 앞의 내용은 참고하여 앞의 내용은 商陽穴을 가리키고, 뒤의 내용은 中衝穴을 가리킨다고 설명하였다. 이러한 내용은 經文을 이해하는데 참고적 가치가 크다.

楊上善, 楊玄操 및 王冰은 隋唐 時代의 저명한 醫家들로서, 그들은 『內經』과 『難經』이 세상에 알려진지 얼마 되지 않은 시기에 살았으므로 『內經』과 『難經』에 대한 注釋을 붙인 초창기의 인물이며, 原典을 연구하는데 중요한 참고적 가치가 있다.

이 세명의 인물이 原典에 註釋을 덧붙일 때 각각의 특징이 있는데, 서로 보완하고 교정하는 과정을 통하여 經文에 대한 校勘과 理解에 도움이 되며, 중요한 참고문헌이 되었다.

이들의 著述은 原文에 대한 註解뿐만 아니라 經義를 闡明하고 古代原典의 본래 모습을 보존하는 측면에서도 중요한 의의가 있다.

『內經』과 『難經』은 鍼灸學 여역에서 비교적 중요한 두 古典文獻이므로 후세의 鍼灸學 발전에 지대한 영향을 주었다. 따라서 이러한 原典을 註解한 著述이 鍼灸學에 공헌한 정도를 충분히 짐작하고도 남을 것이다.

세명의 學者는 모두 鍼灸流派 중 經學派에 속하며 이들의 學術思想은 後世에 많은 영향력을 발휘하였다.

2 『太平聖惠方』의 鍼灸學的 價値

北宋 시대의 太平興國 3년(기원 978년)에 王懷隱 등은 임금의 명을 받아 『太平聖惠方』을 편찬하여 992년에 간행하였다. 이 책은 모두 100卷, 1670門 및 方으로 이루어진 거대한 의학저서이다. 이 가운데 99권은 주로 鍼法을 중심으로 논술하였고, 100권은 灸法을 중심으로 논술하였다. 이는 이미 逸失된 많은 문헌들을 보존하고 鍼灸學의 발전에 모두 큰 공헌을 하였으며, 『外臺秘要』의 뒤를 이어 등장한 비교적 특색이 있는 소중한 鍼灸文獻이다.

99권은 비록 『鍼經』이라 이름을 붙였으나, 각 穴자리에 대하여 뜸을 뜨는 壯數나 침이나 뜸을 시술할 때의 금기 등을 함께 제시하여 鍼法에만 국한된 전문의서가 아니다.

『鍼經 · 序』에는 "지금 이전의 經書들을 수집하여……그 精髓를 전반적으로 정리하고 1卷의 책으로 저술하였다"[1536]고 밝히고 있다.

이는 宋나라 이전의 『鍼灸甲乙經』, 『千金要方』, 『千金翼方』, 『外臺秘要』, 『甄權鍼經鈔』, 『山

1535) 邪客於手陽明之絡, 令人耳聾, 時不聞音, 刺手大指次指爪甲上, 去端如韭菜, 各一痏, 立聞, 不已, 刺中指爪甲與肉交者

1536) 今則採摭前經, …… 總攬精英, 著成一券.

眺鍼灸經』 등의 내용을 수록하였다. 그 가운데 주목을 끌만한 두 권의 鍼灸學 전문의서가 있는데, 하나는 唐나라 초기의 鍼灸學 名家로 이름을 알린 甄權이 著述한 『鍼經鈔』로서, 비록 『宋史·藝文誌』에도 실려 있으나 宋나라 이후에는 逸失되었다. 그 내용의 일부는 비록 『千金』이나 『外臺』 등에서 확인할 수 있으나 단지 빙산의 일각만을 보는 것처럼 내용이 무척 적다. 그러나 『太平聖惠方』은 이를 중요한 참고문헌으로 삼아 직접적으로 甑氏의 많은 경험을 수록하였으며, 『千金』이나 『外臺』의 미비한 부분을 보완하였다. 또한 云門穴 뒤에 인용된 『山桃經』("桃"는 "眺" 혹은 "兆"의 誤字임)의 내용은 『宋史·藝文誌』에도 『山眺鍼灸經』 1권이 수록되었지만 이후에 散失되었다. 이 책은 2권의 고대문헌 중 일부 내용을 보존하여 충분히 그 진가를 발휘하였다. 그 속에 첨부된 12폭의 穴位圖와 頭面軀幹 부위의 穴位 및 그 主治를 서술한 내용은 원문에서 "모두 12개의 人形에 290개의 穴을 나열하였다"[1537]고 밝혔는데, 실제로 164개의 穴만 있고, 290개의 穴이라고 언급한 것은 양쪽에 같은 穴을 포함하여 일컫는 것으로 추정된다. 그 "十二人形"에 관하여 곧 『外臺』에서 제시한 "十二人圖"의 이름을 따서 쓴 것이며, 단지 어느 정도는 『千金』에 나오는 3폭의 人體圖의 원래 모습을 유지하였다. 이를테면 1~4번 그림은 인체의 正面圖이고, 5~8번 그림은 인체의 후면이며, 9~12번 그림은 인체의 側面圖이다. 穴의 배열순서에 있어서 이 책은 穴에 따라 그림을 배정하였고, 번호에 따라 穴을 열거함으로서 쉽게 대조하여 볼 수 있도록 편성하였다.

비록 이 책의 내용이 『千金』이나 『外臺』와 유사하지만 여러 측면에서 자신만의 특징을 또한 갖고 있다.

첫째, 經外奇穴을 보충하였다. 四神總穴은 백회 전후좌우의 각 1寸에 있으며 후세에 頭風의 혈자리로 상용하고 있다. 目外眥 뒤의 반촌에 있는 前關은 目赤頭痛을 치료한다. 上崑崙은 외과 뒤의 발뒤꿈치 뼈 위의 오목한 곳에 있으며 脚腫 등을 치료한다. 下崑崙은 외과 아래 1촌이며 大筋 뒤쪽, 안쪽의 오목한 곳에 있으며 冷痺腰痛을 치료한다.

둘째, 取穴法이 『外臺』와 비교하여 더욱 명확해졌다. 曲池를 『外臺』에는 "팔꿈치 외측의 輔骨 부위이며, 팔꿈치를 굽혀서 曲骨의 가운데에 있다"[1538]고 되어 있으나 본서에는 "팔꿈치 외측의 輔骨 부위이며, 팔꿈치를 굽혀서 橫文의 시작부분에 오목하게 들어간 곳에 있다"[1539]라고 하였다. 또 委中은 "얼굴과 배를 땅에 대고 취하라."[1540]라고 하여 취혈의 자세를 보충하였다.

셋째, 穴位와 主治證은 대체로 『外臺』보다 비교적 적으나 단지 『外臺』에는 실려 있지 않은 내용도 포함하고 있다. 委中의 主治作用 중에 "脚弱無力", "半身不遂"나 承筋의 "身癮疹" 등이다.

넷째, 적지 않은 穴자리 중에서 『外臺』의 음식금기를 보충하여 증보하였다. 上星에 뜸을 뜰 때 "술, 면, 메밀, 보리를 삼가도록 한다"[1541], 少商에 침을 놓을 때 "차고 뜨거운 음식을 삼가

1537) 具列一十二人形共計二百九十穴
1538) 在肘外輔骨, 屈肘曲骨之中.
1539) 在肘外輔骨, 曲肘橫紋頭宛宛中陷者.
1540) 令人面挺腹地而取之.

라"[1542]라고 한 것 등이다.

다섯째, 침을 찌르는 깊이에 대해 宋 이전과 비교하여 더욱 깊어지고 있다. 下巨虛의 경우 본서에는 6分을 찌르라고 되어 있는데 『甲乙經』에는 3分을 찌르라고 되어 있다.

여섯째, 頭部에는 여러 장의 뜸을 뜨도록 주장하였다. 上星은 "하루에 세장에서 500壯까지 뜸을 뜬다"[1543], 百會에는 "더하면 뜸뜨는 회수가 150壯에 이른다"[1544], 顖會에는 "날마다 14장을 뜸뜨고, 7일째에 이르러 그친다"[1545]라 하였다. 醫家들이 모두 한차례의 뜸 壯數를 기록하였으나 본서는 여러 차례 시행하는 수자를 계산하여 기록하였다. 또 여러 壯의 뜸을 뜨면서 "기운을 크게 뽑으면 눈을 어둡게 한다"[1546]거나 "열기가 위로 치밀어 올라 두통이 생긴다"[1547]는 등의 부작용이 기록된 부분에는 三稜鍼으로 머리 위를 찔러 "令出血", "令宣通熱氣"의 효과를 얻도록 하라고 하였다.

일곱째, 鍼灸의 禁忌에 대한 기술이 비교적 상세하다. 어떤 병에는 침을 쓰는 것이 더욱 좋다고 하였는데, 上星으로 頭風을 치료할 때 "뜸도 역시 뜰 수 있으나, 침에 미치지 못한다"[1548]라고 하였다. 어떤 병에는 뜸이 마땅하다고 하였는데, 百會에는 코가 막혀 냄새를 제대로 맡지 못하는 병증(鼻塞不聞香臭)을 치료할 때는 "宜灸之"라 하였다. 頭風을 치료할 때에는 "鍼之彌佳"라 하였다. 어떤 병에는 침과 뜸을 배합하라고 하였는데, 下崑崙으로 脚腫通을 치료할 때에는 "신속히 침을 뽑고, 곧바로 뜸을 뜨면 좋다"[1549]라고 하였다. 또 약과 배합한 것도 있는데, "肺를 이롭게 하며, 약과 함께 치료하라"[1550]고 하였다. 禁忌穴에 대해 『甲乙經』은 膻中에 3分 넣으라 하였으나, 이 책은 禁鍼하라고 밝혔으니 "침이 불행히도 사람을 죽게 하는 경우가 있다"[1551]라 하였다. 이는 각 穴자리에 대하여 여러 상황에 따라 禁鍼하라는 것으로서, 關元의 경우 임신기간에 禁鍼하라고 하였으니 "落胎"가 우려되기 때문이며, 醫術이 뛰어난 의사들만 침을 놓으라고 한 부분에서 鳩尾가 心腹痛을 치료하는데 효과가 있지만 "실력이 좋은 의사가 아니라면 침을 놓아선 안 된다. 만약 그렇지 아니하다면 기가 세어나가서 불행히도 사람을 죽일 수도 있다"[1552].라 하였다. 이러한 것들은 실제 경험에서 축적한 교훈들이다.

이 책의 100권은 전문적으로 뜸을 뜨는 방법을 논술하고 있어서, 각 穴자리의 뒤에 이어진 설명은 주로 뜸뜨는 것에 관한 것이며 鍼術에 대한 언급이 없다. 주요내용은 첫째, 灸法總論, 둘

1541) 愼酒麵蕎麥.
1542) 愼冷熱食.
1543) 日灸三壯, 至百五壯.
1544) 加灸數至一百五.
1545) 日灸二七壯, 至七日停
1546) 撥氣太上, 令人眼暗.
1547) 熱氣上衝頭痛.
1548) 灸亦得, 但不及鍼.
1549) 速出鍼, 出後灸之良.
1550) 理肺同藥療之.
1551) 鍼不幸令人死矣.
1552) 非是大好手, 方可下鍼, 如其不然, 取氣多, 不幸令人死

째 170개 뜸뜨는 穴자리 및 36폭의 附圖, 셋째 소아과 질병의 뜸 처방 47則과 附圖 9폭이다. 이후 元나라 竇桂芳에 의하여 『鍼灸四書』에 수록되면서 『鍼灸明堂灸經』이라고 이름이 붙여졌다.

魏晋 시대부터 唐宋 시기까지 뜸뜨는 법은 신속한 발전을 이루었으며 최고의 경지에 도달하여, 뜸법의 전문서적이 적지 않게 출간되었다. 『隋書·經籍誌』의 『曹氏灸經』과 같은 책에는 曹操의 아들 曹翕의 작품이라고 기록되어 있고, 新舊 두 권의 『唐書』에는 『岐伯灸經』, 『灸經』, 『秦承祖明堂圖』 등이 보이는데 지금은 逸失되어 남아있지 않지만 『太平聖惠方』에서 그 精髓를 선별하여 보존한 내용이 적지 않게 포함되어 있다. 이 책의 100권에 나오는 開宗明義 제1편인 『明堂序』에는 "무릇 明堂이라는 것은 聖人이 남긴 가르침이며, 黃帝가 經을 바로 잡은 것이다. ……지금에 그 精髓를 採錄하여 번잡한 것은 버리고 눈으로 보아 근거가 분명하고, 손수 경험하여 신기한 효과를 거두었으니 ……아울러 小兒明堂을 채집하여, 뒤에 차례로 편집하였다"[1553]고 설명하였다. 따라서 『醫籍考』에서는 이를 일컬어 "王懷隱 등이 책을 편집하면서 집어넣은 것들은 실제로 唐代 이전의 책들이다"[1554]라고 하였다. 이 책은 古代 灸法을 체계적으로 정리하고 記述한 전문의서이다.

이 책은 우선 黃帝와 岐伯의 이름을 假託하여 灸法의 경험을 수집하였다. 이를테면 "黃帝의 灸法으로 中風을 다스리는데 …… 말을 할 수 없는 것을 치료할 때 둘째 척추와 다섯 번째 척추 위에 각 7壯씩 뜸을 뜨고 배꼽 아래에 불을 붙인다"[1555]고 하였고, 또 "岐伯의 灸法으로, 다리에 쥐가 나서 때때로 참을 수 없는 것을 치료할 때 다리 外踝 위쪽에 1壯을 뜬다. …."[1556]고 하였다. 또한 五噎과 中風을 치료하는 灸法에 관하여 黃帝와 岐伯이 문답의 방식으로 서술하였다. 아울러 華佗, 秦承祖 등의 宋代 이전 名醫들의 뜸 치료경험을 채록하였다. "華佗가 한 남자의 갑작스럽게 생긴 疝證으로 한쪽 睾丸이 커진 증상을 치료하였는데, 환자 엄지발가락의 爪甲에서 5分 떨어진 내측면의 赤白肉際에 뜸을 3壯 떴다"[1557]고 하였다. 秦承祖의 灸法에 관하여 이 책은 가장 많이 인용하였는데, 익히 알려진 癲狂을 치료하는 鬼哭穴 등을 꼽을 수 있다. 기원 7세기를 전후하여 武則天이 在位하던 시대에 張文仲은 至陰에 뜸을 떠서 橫産과 難産을 치료하였고, 內庭에 뜸을 떠서 卒心痛을 치료한 경험 등을 제시하였는데, 역시 이 책에 많이 수록되었다. 이 외에도 『千金』과 『外臺』, 甄權이나 楊玄操 등의 灸法에 대한 문헌들이 비교적 많이 수록되었다. 이는 『太平聖惠方』이 灸法을 집대성하여 무척 풍부한 내용을 담고 있음을 알 수 있다.

이 책의 總論 부분에서는 뜸법의 取穴, 體位, 點火法, 壯數, 發灸疱法, 淋洗灸疱法, 貼灸瘡法, 日神月忌 등에 대하여 논술하면서 적지 않은 이론을 闡明하였다. 이를테면 최초로 中指의 두 번째 마디 길이를 1寸으로 정하는 指寸法을 제시하여 이는 지금까지도 널리 통용되고 있다. 특히

1553) 夫明堂者, 聖人之遺教, 黃帝之正經, … 今則採其精粹, 去彼繁蕪, 皆目睹有凭, 手經奇效, … 并集小兒明堂, 編錄于次.

1554) 王懷隱等編書時所採入者, 其實唐以前書也.

1555) 黃帝灸法, 療中風 …… 不能語者, 灸第二椎并第五椎上, 各七壯, 臍下火.

1556) 岐伯灸法, 療脚轉筋, 時發不可忍者, 灸脚踝上一壯, ….

1557) 華佗療男子卒疝, 陰卵偏大, 取患人足大趾去甲五分, 內側白肉祭, 灸三壯.

古籍 가운데 뜸치료 시간의 禁忌에 대해서는 "두루 달통한 의사라면 어찌 시간에 구애받겠는가?"[1558]라고 주장하여 그의 견해가 매우 소중한 의미를 담았다.

이 책은 成人에게 뜸을 뜨는 경우의 取穴圖 36폭, 小兒에게 뜸을 뜰 때의 取穴圖 9폭을 수록하였으며, 99권에 수록된 12폭까지 합치면 모두 57폭의 그림이 들어 있다. 古代에 鍼灸圖는 이미 晉나라 시기에 등장하기 시작하였으며, 南北朝에 이르러서 급격히 증가하였다. 하지만 早期의 鍼灸圖는 대부분 남아있지 않다. 『千金』이나 『外臺』와 같은 책에 몇 종류의 『明堂圖』가 있다고 하였으나 이미 사라졌다. 『太平聖惠方』에 수록된 鍼灸穴位圖처럼 많은 그림이 포함된 경우는 비교적 드문 현상이다. 그림의 構圖를 살피면 선명하고 깔끔하며 생동감이 있고 서있는 자세와 앉은 자세 등 다양한 형식으로 그려졌다. 비록 지금의 관점에서 보면 각 穴자리의 위치가 정교하게 표기되지 않았지만 오래된 그림으로서 그 구상이나 穴자리의 위치 및 자세 등을 표현한 畵法은 충분한 가치를 지니고 있다.

이 책에 나오는 170개의 뜸자리 중에서 經外奇穴의 경우 이 책에서만 언급된 것이 일부 보인다. 이를테면 扁骨穴은 어깨의 위쪽 두 뼈 사이에 오목하게 패인 부분에 있는데, 뜸을 떠서 肩中熱 등의 증상을 치료한다. 또 右關穴은 陰都穴 아래로 1寸의 떨어진 곳에 있으며, 오목하게 들어간 부위에 뜸을 떠서 多睡, 大便難, 腹絞痛 등의 증상을 치료한다.

이 책의 마지막 부분에는 소아과 질병에 대한 灸法의 經驗方이 소개되었다. 그 편찬 동기에 대하여 "소아의 뜸법은 모든 경락에 산재되어 있는데, 문자가 매우 번잡하고 서로 설명이 같지 아니하다"[1559]라고 밝혔다. 따라서 "諸家明堂의 범위 내에서 고찰하여 小兒에게 효과가 있는 70여 穴자리를 경험에 따라 선별하였고, 아울러 이는 이미 임상에서 활용하여 검증된 것으로, 여러 차례 신비한 효과를 보인 것들이다"[1560]고 하여 오랜 경험의 축적에서 얻어진 것이며, 소아과 영역에서 灸法을 도입한 최초의 전문의서임을 알 수 있다. 단지 내용의 상당 부분은 이전의 문헌에 제시한 이론적 한계로 부위에 대한 언급은 있으나 穴名은 빠져있다. 예를 들어 驚癎에 뜸을 뜰 때는 머리 꼭대기 가마와 귀 뒤의 靑絡脈이 나타나는 곳에 시술하고, 目瞖에 뜸을 뜰 때는 네 번째 척추의 마디 위를 취한다. 風癎에는 鼻柱 위로 髮際와 만나는 오목하게 패인 곳에 뜸을 뜨고, 疳痢에는 尾翠骨 위로 3寸인 곳을 시술하며, 睡中驚에는 팔꿈치 橫文 위로 3分 올라간 곳에 시술하고, 角弓反張에는 코 위로 올라가 髮際 속으로 3分 들어간 곳에 시술한다는 등, 명확한 위치 설명은 부족하지만 임상적 의의가 크다.

1558) 通人達士, 豈能拘此哉.

1559) 小兒灸法散在諸經, 文繁至甚, 互說不同.

1560) 按諸家明堂之內, 精選到小兒, 應驗七十餘穴, 幷是曾經使用, 累驗神功.

3 『聖濟總錄』의 鍼灸學上 價値

『聖濟總錄』은 200卷으로 구성되어 있으며, 『太平聖惠方』의 뒤를 이어 北宋 시대 政和年間(기원 1111~1117년)에 간행된 관청에서 편찬한 巨作이다. 책이 만들어진지 얼마 되지 않아 간행 및 배포되기도 전에 靖康의 變亂이 일어나 북쪽으로 옮겨졌다. 이후에 金나라의 大定年間(기원 1161~1189년)과 元나라의 大德年間(기원 1300년)에 각각 인쇄되었던 것으로 전해지며, 근대에 이르러 다시 인쇄된 바 있다. 이 책은 전체 구성이 모두 66門으로 되어 있고, 수록된 醫方이 거의 2만 개에 이른다. 비록 각권에서 鍼灸와 관련된 내용을 많이 언급하지 않았지만 191~194卷은 鍼灸에 관한 전문적인 내용을 수록한 부분이다.

이 책은 대부분 先人들의 문헌을 모아 편찬한 것으로, 예를 들어 腧穴의 定位와 主治는 주로 王惟一의 『銅人經』과 같은 내용이 많았고 飮食禁忌와 引證된 文獻의 이름이 일부 삭제되었을 뿐이다.

이 책은 편성된 순서에서 요점이 뚜렷이 나타나고 있으며, 문헌정리가 비교적 잘 된 著述이다. 총론의 앞머리에는 骨空에 관한 내용이고, 이어서 骨度에 관한 論述이며, 그 뒤로 經脈과 經穴에 대한 各論으로 나열하였다. 經脈을 먼저 설명하고 그 다음에는 絡脈을 설명하고, 그 다음으로 經筋을 설명한 후에 各經의 腧穴을 論述하는 구성으로 질서정연하고 간결한 논리의 전개를 볼 수 있다.

十二經脈의 뒤에는 奇經八脈을 論述했다. 먼저 督脈과 任脈에 대하여 설명하고, 그 편성체제는 十二經과 같았으며, 6개의 奇經은 그 순행에 따라 腧穴을 나열하였으며, 아울러 十二經과 交會하는 관계까지 상세하게 記述하여 체계적으로 정리된 모습을 보여주었다. 또한 鍼灸處方에 대하여 『內經』에서부터 宋나라 초기까지 간행된 論著의 내용을 거의 빠짐없이 모아 논술한 병증만도 50가지가 넘으며, 임상에서 참고하기에 편리하도록 만들었다. 그 내용이 광범위하고 수록된 부분이 폭넓어 宋나라 이전에 나온 문헌 중 가장 으뜸가는 著述로 꼽힌다.

3.1 인체의 골격구조에 대한 인식

이 책은 인체의 365개 骨節의 名稱과 部位를 상세하게 기재하여 그 이전의 鍼灸書에서 전혀 없었던 내용들을 담아냈다. 著者의 지식이 풍부하여 鍼灸經穴과 骨骼學의 관계가 긴밀하게 엮어 있는 것으로 인지하였기에 191卷의 앞머리에 開宗明義第一篇 즉 첫 글귀부터 『骨度統論』과 『骨空穴法』을 논술하였다. 『骨度統論』에서 "무릇 침을 사용하는데 먼저 骨節을 명확히 알아야 하고, 骨節이 이미 정해진 후에 經絡의 所在를 분별하고 同身寸으로 가늠하여 孔穴을 잘 파악하고 刺灸를 시술한다"[1561]고 설명하였다. 또한 骨度에 대하여 "『內經』에 구체적으로 기재되어 있으나 단지

1561) 凡用鍼, 當先明骨節 骨節旣定 然後分別經絡所在 度以身寸 以明孔穴 爲施刺灸

骨空去處만 있고, 그 骨度에 대한 설명은 모두 그 이름만 있으나 그 재는 방법은 지재하고 있지 아니하다.……고로 이를 篇에 저술하여 鍼法의 으뜸으로 삼고자 한다"[1562]고 하였다. 이는 그가 먼저 骨骼을 보충하여 기술한 이유를 설명한 것이다.

365개의 骨節은 頭面部의 72개(그 중 齒牙가 36개), 軀幹部의 97개, 上肢에 60개, 體幹과 下肢에 136개로 각각 구성되어 있다. 이와 같은 數字는 著者가 의도적으로 365개의 穴과 365개의 絡脈 및 1년의 365일과 서로 應合시키려는 생각을 나타낸 것으로, 사실 해부학적으로 인체의 골격이 206개로 구성된 것과는 부합되지 않는다. 그 다음에 각 骨節의 아래에 有髓 및 無髓, 有液 및 無液 등에 대하여 설명을 덧붙였는데, 비록 상세하고 확실하게 記述하지는 못했으나 분명히 骨骼學에 대한 보충을 통하여 經穴의 定位를 정확하게 향상시키는데 어느 정도는 기여하였다. 900여 년 전에 이미 인체의 골격구조에 대하여 이와 같은 전반적인 인식을 가질 수 있다는 것은 실로 놀랄만한 일이다.

3.2 經穴의 排列順序 통일화

經穴의 배열순서에 대하여 宋나라 이전에는 줄곧 하나로 통일된 체계가 없어 중대한 문제에 당면하였다. 北宋 初年에 출판된『太平聖惠方』에서도 여전히 비교적 혼란스러운 상황이 존재하였다. 11세기 상반기에 이르러서 간행된 王惟一의『銅人經』중에도 이와 같은 문제가 존재하였다. 그 당시 經穴을 배열에 대한 인식은 주로 다음과 같다.

① 頭面 및 體幹과 四肢의 腧穴을 구분하여 따로 서술하였고, 頭面 및 體幹의 穴을 다시 인체의 正面, 側面, 엎드린 상태의 後面 등으로 나누어 부위에 따라 선을 긋고 穴을 차례로 배열하였다. 四肢의 腧穴은 12經을 따라 肢端으로부터 위로 향하여 순서대로 배열하였다.
②『外臺秘要』와 같은 문헌에서는 穴位를 모두 12經脈에 귀속하여 파악하였는데, 이는 비교적 혼란스러운 단면이 존재하였다. 이를테면 任脈을 足少陰經에 귀속시키고, 督脈을 足太陽膀胱經에 귀속시키는 등을 들 수 있다.

이와 같은 혼란스러운 주장들을 통일시켜 經絡이 鍼灸學에서 차지하는 위치가 두드러지게 나타내고, 아울러 經絡과 腧穴의 관계를 더욱 밀접하게 보여주기 위하여『聖濟總錄』에서는 대폭적인 調整을 감행하였다. 일단 354개의 腧穴을 모두 十四經脈으로 귀속시켰을 뿐만 아니라 또한『靈樞 · 經脈』의 기술에 근거하여 經脈이 순행하는 방향을 다시 새롭게 정리하였고, 奇經八脈 중에서 任脈과 督脈을 제외한 나머지 六脈에 소속된 穴들을 하나하나 설명하였다. 비록 그 중에는 일부 經穴의 배열순서와 經脈의 循行分布가 여전히 들어맞지 않은 부분이 존재하였지만 대체로

1562)『內經』具載, 但有骨空去處, 其骨度之說, 徒有其名, 未載其法……故著於篇, 以冠鍼法之首云

經穴理論의 표준화, 체계화, 규격화에 기틀을 마련하였고, 오래도록 존재하였던 혼란스러운 상황을 일단 끝낼 수 있어 후세에 깊은 영향을 주었고, 經穴理論을 이해하고 숙달하는데 유리한 조건을 제공하였다.

3.3 鍼灸處方學의 응용

이 책에 수록한 처방내용은 매우 풍부하여 고대의 名著인『內經』,『甲乙經』,『肘後方』,『千金』,『外臺』,『太平聖惠方』,『銅人經』 등의 문헌에 나오는 처방들을 수집하는 한편 또한 당시 유행하였던 "遺法"도 수록하여 "많이 쓰이는 穴자리 이외에도 또한 遺法이 있으니 이를 뒤에 붙여놓았다"[1563](『聖濟總錄 · 諸腰痛灸刺法』에 나옴). 또한 일부 이미 散失된 전문 醫書도 참고하였다. 예를 들어『治黃疸灸刺法』에서 "황달에 뜸뜨는 방법은 배꼽의 양쪽 옆으로 一寸半에 각 5壯씩 뜬다. 이는『普濟鍼灸經』에 나온다"[1564]고 하였다. 또『治口齒灸刺法』의 아래에 喉腫을 치료하는 關衝穴을 설명할 때 "『普濟鍼灸經』에는 喉痺를 앓거나 혀가 말리고 입안이 마르는 병증을 주관한다고 하였다"[1565]고 記述하였다(『普濟鍼灸經』이 어느 시대에 누구에 의하여 著述되었는지는 더 깊은 考證이 필요함).

일부 처방은 名著의 미비한 부분을 보충하였는데, 예를 들면『治癰疽瘡腫灸刺法』에서 "옹저가 처음 나타나 작거나 클 수가 있는데……서둘러 공격해야 하는 것으로……또한 그 꼭지 부분에 火鍼으로 4分 정도 침을 꽂아 넣는다[1566](火鍼에 대하여 이 책에서는 鍼烙이라 함)"고 하였다. 또한 腸癰의 灸法에서도 "양쪽 엄지발가락 사이에 갈라지는 곳에 각 3壯씩 뜸을 뜬다[1567]"고 하였는데, 이와 같은 방법들을 기존의 문헌에서 나타나지 않은 내용들이다.

이외에도 이 책은『內經』의 經文에 대하여 새롭게 설명하였다. 예를 들어『治咳嗽灸刺法』에서『素問 · 咳論』의 내용을 인용하여 "臟을 치료하려면 그 兪穴에서 다스리고, 腑를 치료하려면 그 合穴에서 다스리며, 부기는 그 經穴에서 다스린다.[1568]"고 하여 원문의 뜻을 새롭게 발휘하였다. 이 내용에서 肺咳는 太淵을 취하고, 浮腫은 經渠를 취하며, 胃咳는 足三里를 취하고, 浮腫은 解谿를 취하도록 하는 등……여러 가지 구체적인 방법을 제시하였는데, 이는 모두 經文의 글귀에서 상세하게 소개되지 않은 부분이나 楊上善 및 王冰 등이 注解하는 중에 빠뜨린 부분을 보충하였다.

1563) 衆穴之外 又有遺法者 附之于後
1564) 灸黃疸法 在臍兩傍各一寸半 各灸五壯 出『普濟鍼灸經』
1565)『普濟鍼灸經』云主喉痺, 舌卷, 口乾
1566) 癰疽始發 或小或大……急須攻之,……亦宜當頭以火鍼鍼入四分
1567) 灸兩足大趾岐間各三壯
1568) 治藏者治其兪 治府者治其合 浮腫者治其經

3.4 鍼灸의 禁忌 및 誤鍼의 조치

『聖濟總錄』은 鍼灸의 禁忌에 대해서도 또한 적지 않은 독특한 견해가 있는데, 『甲乙經』과 비교해보면 아래와 같다.

『甲乙經』과 『聖濟總錄』의 禁刺穴對照表																	
	神庭	上關	顱息	人迎	缺盆	乳中	鳩尾	石門	三陽絡	雲門	臍中	五里	承筋	腦戶	承泣	膻中	氣衝
『甲乙經』	∨	∨	∨	∨	∨	∨	∨	∨	∨	∨	∨	∨	∨				
『聖濟總錄』	∨		∨								∨	∨	∨	∨	∨	∨	∨

이 책에서는 『甲乙經』에서 언급한 刺鍼의 禁忌 穴位를 전부 나열하지는 않았고, 오히려 4개의 禁刺穴을 추가하였는데, 이는 대부분 중요한 臟器가 있는 곳으로서 실제로 임상에서 각별히 유의할 필요가 있는 사항이다.

『甲乙經』과 『聖濟總錄』의 禁刺穴對照表																	
	頭維	腦戶	風府	五處	承光	瘖門	脊中	心兪	白環兪	絲竹空	承泣	素되	下關	人迎	乳中	石門	氣衝
『甲乙經』	∨	∨	∨	∨	∨	∨	∨	∨	∨	∨	∨	∨	∨	∨	∨	∨	∨
『聖濟總錄』	∨	∨	∨		∨	∨	∨	∨	∨			∨	∨	∨			

『甲乙經』과 『聖濟總錄』의 禁刺穴對照表																	
	經渠	天府	陰市	伏兎	地五會	陽關	耳門	氣衝	瘈脈	淵腋	鳩尾	攢竹	睛明	迎香	天牖	少商	陽池
『甲乙經』	∨	∨	∨	∨	∨	∨	∨	∨	∨	∨	∨						
『聖濟總錄』	∨	∨		∨	∨	∨				∨		∨	∨	∨	∨	∨	∨

이와 같이 비교한 결과를 살피면 五處, 乳中, 石門 등의 穴에 대하여 『聖濟總錄』에서는 灸法을 禁忌하지 않았는데, 이는 합당한 이유가 있는 것으로 간주된다. 추가된 睛明, 攢竹 등의 穴자리는 禁灸의 穴로 지정하여 또한 解剖學的 시각에서 보면 타당한 근거가 있다.

『誤傷禁穴救鍼法』에 관한 내용은 이 책의 또 다른 특징을 나타내고 있는데, 이 역시 당시의 경험을 토대로 정리하여 편찬한 것이라고 할 수 있다. 책에는 30개가 넘는 腧穴에 誤刺로 인하여 야기된 부작용과 腧穴에 자침하여 잘못된 경우에 조치를 취하는 대안 등을 나열하였다. 예를 들어 손바닥에 자침하여 손상되면 "답답하고 눈이 곧바로 위로 뒤집히는(悶倒 眼直上)" 증세가 나타나는데, 이에 대하여 神庭 등의 穴로 해결할 수 있다. 涌泉을 침으로 손상시킨 경우는 "온갖 神이 모두 흩어지는(百神俱散)" 증세가 나타나면 人中과 百會로 구급조치를 취할 수 있다. 침으로 腦戶를 손상시키는 경우는 "命絶"할우려가 있으므로 囟會를 사용하여 구급조치를 취한다. 이러한 임상증상으로 추측해보면 지금의 暈鍼 증세와 흡사한 것으로, 기술한 그 내용들이 현실적 의의가 있다.

비록 일부 誤刺의 부작용은 당시의 임상여건에 한계가 있거나 사용한 침구 등이 규격에 맞지 않아 일어나는 것이지만 지금은 임상에서 거의 볼 수 없다. 예를 들어 침을 놓아 太陽穴에 손상을 입으면 "눈이 침침해지는(目枯)" 증상이나 침을 놓아 中府를 손상시킨 경우 "코가 막혀 제대로 냄새를 맡지 못하는(鼻塞不聞香臭)" 증상 등은 참고적으로 되새길 필요가 있다.

4 莊綽의 鍼灸學에 대한 공헌

莊綽[1569](기원 12세기)의 字는 季裕이며, 南宋 淸源(요즘의 山西省에 속함) 지역의 사람이다. 南道의 都邑 總管을 지낸 뒤에 朝廷의 녹봉을 받는 관직에 이르렀다. 建炎 元年(기원 1127년)에 河南 許昌에서 피난길에 올라 泗濱(지금의 陝西省임)에 도착하였는데, 그곳에서 瘧疾을 앓아 제때에 치료를 하지 못한 탓에 "榮衛가 모두 소모되고 쇠갈되어(營衛衰耗)" 重病으로 罹患되었다. 그는 "陳了翁의 家傳된 방법으로 膏肓兪에 뜸을 떠서(得陳了翁家傳爲灸膏肓兪)" 2번 시술받았다. 丁亥(1107년)에서 癸巳(1113년)에 이르기까지 6년 동안 뜸을 300壯 채우도록 떴고, 1년 후에 다시 두 번째로 뜸 100장을 떴다고 하며, "질환이 점차적으로 약화되더니 건강하게 되었다(自是疾證浸減, 以至康寧)." 莊綽이 스스로 말하기를 당시에 만난 친구들은 "이 특별한 방법을 접한 뒤에 여러 사람에게 뜸을 시술하여 오래 묵은 질병도 낫게 하였다(見此殊功, 灸者數人, 宿疴皆愈)"고 진술했다. 곧 建炎 2年(기원 1128년)에 그는 "醫經의 차이점을 고증하여 諸家의 학설을 참고하고 그가 직접 경험한 바(考醫經同異, 參以諸家之說, 及所親試)"에 따라 『灸膏肓兪穴法』[1570]을 지었으며 이는 癆證에 뜸을 시술하는 전문의서가 되었다. 莊綽은 또한 『脉法要略』, 『本草節要』 등을 저술하였지만 모두 逸失되었다.

『灸膏肓兪穴法』은 모두 10편으로 나누어지고, 주로 孫思邈과 관련된 論述을 인용하는 외에 또한 王惟一의 『銅人經』과 王懷隱 등의 『太平聖惠方』 등 文獻도 함께 인용하였으며, 당시의 名醫인 石藏用의 論述을 결부하였고, 陳了翁, 張濟, 潘琪, 泉州 스님, 普陀院 스님 등의 경험까지 두루 참고하였다. 이에 자신의 임상경험과 견해까지 더하여 膏肓兪의 위치와 取穴법을 등을 중점적으로 고증하는데 노력하였다. 비록 책의 내용이 많은 글자수를 차지하지는 않았지만 각종 理論을 체계적으로 정리하고 膏肓兪를 선택하여 虛勞證을 다스리는 경험은 참고적 가치가 충분히 있었다.

1569) 장작은 자신이 병들었을 때 고황에 뜸을 떠 나았으므로 이 구법으로 다른 사람들의 고질병을 치료해 주었다고 한다. "중국 침뜸의학의 역사., 김남일 외, 집문당, 1997, p258"

1570) 이 책은 후에 두게방이 지은 『鍼灸四書』에 합본되었다. "중국 침뜸의학의 역사., 김남일 외, 집문당, 1997, p259"

虛勞證에 뜸의 활용법은 唐代에서 비롯되었으며, 孫思邈의 『千金要方』, 『千金翼方』에 나오는 것으로, 膏肓兪의 取穴法, 위치, 作用 및 主治病證과 뜸의 壯數 등을 기록하였다. 『千金要方』의 30권인 "雜病第七"에는 膏肓兪에 뜸을 600壯에서 1000壯까지 뜰 수 있으며, 그 효과가 탁월하다고 주장하여 "치료되지 못하는 것이 없으며 몸이 마르고 약해지며 虛損된 병증이나 꿈속에서 遺精하거나 氣가 거슬러 오르는 咳逆證"[1571] 등을 다스린다고 하였다. 또한 膏肓兪의 작용에 대해 "이 灸法을 사용하고 나서 陽氣가 튼튼하고 旺盛해진다"[1572]고 하였다. 莊綽은 孫思邈의 이론을 임상치료의 지침으로 삼았으며 탁월한 효과를 거두었다. 따라서 그는 『灸膏肓兪穴法』의 跋文에서 孫眞人이 말한 바와 같이 "마음을 다해 할 수 있다면 그 穴을 찾아 뜸을 뜨니 낫지 않는 병이 없다"[1573]고 하였으며, "그것을 믿어도 허황된 것이 아니다(信不虛也)"고 인식하였다. 이 책에서는 또한 『石用之取血別法第八』 및 『葉潘等取血別法第九』 두 부분에서 다양한 傳說과 治驗例를 인용하여 소개하면서 "紹興에서 己未年에 내가 武昌을 지킬 때 總領인 邵戶部玉이 이르기를 어렸을 때 勞瘵를 앓아 泉州의 스님이 膏肓에 뜸을 떠주어……이내 뜸을 한번 뜨고 낫다고 했다"[1574]는 기록이 있다. 또 葉餘慶이라는 사람이 "예전에 勞瘵病을 앓았는데……어떤 스님이 膏肓兪에 뜸을 떠주어 100壯을 시술하고 이틀이 지나니 곧 數里를 걸어갈 수 있을 정도로 되어 높이 오르거나 낮은 곳으로 내려가도 피곤하지 않고 스스로 건강하고 튼튼해졌다"[1575]고 기록하였다. 이러한 내용에서 알 수 있듯이 당시 불교에서 灸法을 널리 활용하여 지금까지 민간에서 전파되고 있으므로 그 영향이 매우 컸음을 알 수 있다.

5 聞人耆年의 鍼灸學에 對한 貢獻

聞人耆年의 구체적인 생졸연대는 未詳하다. 단 그의 著述인 『備急灸法』은 宋代 寶慶 丙戌年(기원 1226년)에 쓰기 시작하였으며, 著者의 自序에서 이른 바와 같이 시골마을에서 醫術을 폈으며 근 45년을 활동하다가 "이가 빠지고 머리카락이 희어지는(齒髮衰)" 나이가 되어서야 책을 완성하였다. 이에 따르면 그가 태어난 시기는 12세기 후반이라고 볼 수 있다. 『備急灸法』에는 "檇李聞人耆年述"이라는 글귀가 적혀 있다. 檇李는 곧 옛 지명인데 지금의 浙江 嘉興縣 西南쪽에 있으니 著者는 지금으로 보면 浙江人이라고 하겠다. 이 책은 비록 방대하지 않지만 내용이 상세하고 대부분은 著者가 직접 경험한 灸法으로 危急한 病證을 치료한 經驗方이므로 序文에서도 "이로써 양생한다(以此養生)"고 밝히고, 또 "이로써 사람을 이롭게 한다(以此利人)"고 하였으며, 아울러 이를 "시술하여도 의심할 바가 없고, 사용하면 효과가 있으니, 죽음을 되돌려 살리는 것이 造

1571) 無所不治, 主羸瘦虛損, 夢中失精, 上氣欬逆
1572) 此灸訖後, 令人陽氣康盛
1573) 若能用心方便, 求得其穴而灸之, 無疾不愈
1574) 紹興己未歲, 余守武昌時, 總領邵戶部玉云: 少時病瘵, 得泉州僧爲灸膏肓……遂一灸而愈
1575) 嘗病瘵疾……有僧爲之灸膏肓兪, 得百壯, 後二日, 即能行數里, 登降皆不倦 自是康强

化를 넘어설 정도로 기묘하다"[1576]라고 극찬하였다. 序文에는 또한 이 책을 편찬한 목적과 의의에 대해서도 밝혔는데, 그는 "항상 생각하기를 약으로 사람에게 베풀어도 그 효력이 빠르게 닿지 못하니 그 사이에 은혜를 베풀려 해도 이를 닳게 만들고, 침이나 쑥을 시술하는 것처럼 효과적이지 못하다. 그러나 침술은 전수하기가 쉽지 않으니 무릇 갑작스럽게 사람을 구하려면 오로지 쑥을 태우는 것이 제일이다"[1577]라고 하였다. 이러한 주장은 聞人氏가 危急한 病證에 주로 뜸을 활용하였던 鍼灸學 思想을 드러내고 있다.

『備急灸法』에는 22종의 病證에 뜸을 시술하는 내용이 기록되어 있는데, 이를 요약하면 다음과 같다.

1) 각종 癰疽(諸發)에는 마늘을 살갗에 깔고 뜸을 300-2000壯까지 뜬다.
2) 腸癰에는 양쪽 팔꿈치의 끝에 각 100炷를 뜬다.
3) 疔瘡에는 손바닥 뒤로 4寸인 곳의 두 힘줄 사이에 (이를 "疔兪"라고도 함)에 14炷를 뜬다.
4) 附骨疽에는 灸法을 앞과 같이 시술한다.
5) 皮膚가 가려운 病證에는 양쪽 팔뚝을 구부려 팔꿈치의 曲骨 사이(曲池穴)에 21壯을 뜬다.
6) 갑작스럽게 발작하는 心痛에는 間使에 14壯 뜬다.
7) 小便不通 및 轉胞證에는 隔鹽灸로 배꼽에 21壯 뜬다.
8) 霍亂吐瀉에는 양쪽 팔꿈치 끝에 각 14炷를 뜬다.
9) 霍亂轉筋에는 양쪽 복사뼈의 꼭지에 각 3壯을 뜬다.
10) 風牙疼에는 바깥 복사뼈의 꼭지에 3壯을 뜬다.
11) 精魅鬼神이 어지럽히는 병증(癲狂)에는 양쪽 少商(즉 鬼哭穴)에 3壯을 뜬다.
12) 夜魘不寤(神昏不醒)에는 엄지발가락 위에 각 7壯을 뜬다.
13) 卒忤死(昏厥)에는 間使에 14壯을 뜬다.
14) 물에 빠진 경우(溺水)에는 배꼽에 30壯이나 50壯을 뜬다.
15) 목을 졸라 자살하는 경우(自縊)에는 엄지손가락과 엄지발가락의 가로무늬 중앙에 각 10壯을 뜬다.
16) 急喉痺에는 새끼손가락 뒤에 각 3壯을 뜬다.
17) 鼻衄에는 주먹을 쥐고 엄지손가락을 구부려 뼈가 툭 튀어나온 꼭대기(엄지의 첫째와 둘째 마디 사이, 즉 大骨空)에 3壯을 뜬다.
18) 難産에는 오른쪽 새끼발가락의 끝(至陰)에 3壯을 뜬다.
19) 小腸疝氣에는 엄지발가락 위(大敦)에 각 7壯을 뜬다.
20~22) 뱀에 물린 병증(蛇傷)에는 갓 물린 곳에 14壯을 뜬다. 개에 물린 경우(犬咬傷)에는 물린

1576) 施之無疑 用之有效 返死回生 妙奪造化
1577) 每念施藥惠人, 亦不能逮, 其間惠而不費者, 莫如鍼艾之術, 然而鍼不易傳, 凡倉卒救人者, 惟灼艾爲第一

자국에 1壯을 뜬다. 狂犬에게 물린 경우는 물린 상처에 100壯을 뜨고 나서 다음날부터는 하루에 1炷를 뜨며 100일을 채우고 난 후에 그친다.

이와 같이 소개된 각종 灸法에는 그림이 삽입되어 灸法을 널리 보급하는데 크게 기여하였다. 이러한 灸法處方은 비록 그의 독창적인 주장이 아니었지만 聞人은 이들을 광범위하게 수집하여 확실한 효능이 입증되면 널리 알리고 적극적으로 활용하였다. 예컨대 昏厥의 경우 間使에 뜸을 뜨고, 小腸疝氣의 경우 大敦에 뜸을 뜨는 등은 이미 많이 알려져 있으며, 그 중에서 難産의 경우 至陰에 뜸을 뜨는 시술법은 지금도 산부인과에서 널리 활용하고 있으며, 특히 胎位異常에 매우 효과적임이 입증되어 임상에서 胎位를 바로 잡아주는 작용이 매우 뛰어나다고 인정하였으며, 그 실용적인 가치를 확인할 수 있었다.

『備急灸法』 뒤에 附錄으로 덧붙여진 "騎竹馬灸法"에 관해서는, 外科에서의 癰疽 急症에 활용하는 효과가 학자들이 주목을 받았다. 현재까지 확인할 수 있는 문헌에 의하면 이와 같은 灸法은 가장 일찍이 宋代에 나타났으며, 적어도 北宋 시대에 이미 널리 퍼졌을 것으로 전해진다. 예컨대 『備急灸法』을 간행한 孫炬卿은 이 책의 "蜀本"이 또 존재한다고 밝혀 당시 이미 四川에서는 전파되었음을 알 수 있다. 그 다음으로 聞人氏보다 40여년 일찍 나타난 『衛濟寶書』에 역시 이와 같은 방법을 기록하고 있는데, 著者는 東軒居士로서, 그는 "灸法의 秘訣을 休寧 道士에게서 下敎받았다(灸訣休寧道人見敎)"고 말하여 곧 당시 安徽 休寧 지역에서도 이를 사용한 증거가 되었다. 淸代에 이르러 祁廣生이 편찬한 『外科大成』에도 역시 이와 같은 방법이 기술되어 있다. 그 내용에 따르면 "發背 · 腦疽 · 腸癰 · 牙痛 · 下部癰 · 奶癰 · 喉癰 및 손발에 생기는 온갖 癰疽 혹은 胸腹에 생각지도 않은 丹癰이 팽팽하고 단단한 따위"[1578] 등에 모두 효과가 뛰어났다고 하여 그 영향은 매우 컸다고 한다.

이와 같이 聞人耆年은 葛洪이 灸法으로 急症을 치료하였던 學術思想을 승계하여 그 특징을 살리면서 그 施術法과 主治의 범위를 발전시켰다. 비록 책에 나열된 병증 중 일부는 急症에 속하지 않았지만 急症에 灸法을 활용하는 理論이 보다 완벽해지도록 기여한 업적은 높이 평가할 만하다.

6 滑壽의 鍼灸學에 對한 貢獻

滑壽의 字는 伯仁이고, 號는 櫻寧生이다. 元나라 末期 및 明나라 初期(기원 1304~1386년)에 생존한 사람으로서, 그의 선조는 許州 襄城에서 대대로 살았고, 그는 江蘇 儀眞에서 태어나 浙江 餘姚에서 정착하였다. 京口(지금의 江蘇 鎭江임)의 名醫인 王居中에게 醫術을 배웠고, 『內經』에 대

1578) 發背 · 腦疽 · 腸癰 · 牙痛 · 下部癰 · 奶癰 · 喉癰 · 手足一切癰疽或胸腹不測丹癰緊硬之屬

한 연구에 精通하였으며, 아울러 張仲景, 劉守眞(完素), 李明之(杲) 등의 諸家思想을 合參하여 學問의 깊이를 다졌다. 그는 東平 高洞陽에게서 鍼法을 배워 그 醫術을 터득한 후로 불구자를 일으켜 세우거나 오래된 고질을 낫게 한 일이 이루 다 기록할 수 없을 정도로 많았다. 따라서 그가 이르는 곳이라면 사람들이 몰려들었고 그의 한마디를 들어 死生을 결정하는데 여한이 없다고 여길 정도로 인기가 높았다. 그의 著述로는『難經本義』,『十四經發揮』,『讀素問鈔』,『讀傷寒論鈔』,『診家樞要』,『治痩篇』 등이 있는데, 그 중 鍼灸學에 관련된 내용은 주로『難經本義』와『十四經發揮』에 많이 수록되어 있다.

『難經本義』는 모두 上下 두 권으로 되어 있고, 卷外에 또한 闕誤總類, 難經滙考, 難經圖 등의 내용이 있다. 이 책은 1361년에 완성되어 1366년에 간행되었다. 모두 81難으로 구성되어 앞머리에 經文이 열거되어 있고 그 뒤에 註釋이 덧붙여져 있는데, 대체로 榮衛의 부위나 臟腑의 脈法, 經絡과 腧穴 및 病理, 診斷과 治療 등을 차례로 소개하고 있다. 잘못된 내용은 辨別하여 일일이 考證하였고 아울러 著者의 견해를 덧붙여 내용에 대한 評價와 判斷을 내렸다. 이 책의 序文에는 "그 精髓를 분석하여 그 숨어 있는 뜻을 찾아내어 그 玄妙한 要旨를 그려내었으니, 의심스러운 것은 辨別하고 잘못된 것은 바로잡았다. 諸家의 장점은 취하였으니 이에『難經』이 글귀가 의미가 통하고 이치가 밝아져 조리가 나뉘고 가닥이 풀어지지게 되어『素問』과『靈樞』의 오묘한 뜻이 이로 말미암아 얻을 수 있게 되었다"[1579]고 敍述하였다.

『十四經發揮』는 모두 3권으로 구성되어 있는데, 1341년에 간행되었다. 上卷은 "手足陰陽流注篇"이고, 中卷은 "十四經脈氣所發篇"이며, 下卷은 "奇經八脈篇"이다. 그 가운데 附圖는 16폭으로서, 즉 14經에 관한 그림과 인체의 正面 및 後面의 骨度分寸圖 각 1폭씩 추가되어 이루어져 있다. 또한 經穴歌와 각 穴자리의 위치를 설명하는 내용이 곁들여져 일목요연하게 정리되어 있다. 그는 自序에서 "『靈樞經 · 本輸』篇과『素問 · 骨空』 등의 論述을 모아 經 12개와 배와 등으로 흐르는 任脈과 督脈을 얻었는데, 그 隧穴로 온몸을 두루 흐르는 것이 657개였다. 그 陰陽의 기운이 오가는 바를 고찰하였고, 그 骨에 머물러 모이는 곳을 미루어 그림으로 표기하고 글로 해석하고 韻語를 엮어서 3권으로 하여 十四經發揮라고 제목을 붙였다"[1580]고 밝혔다. 글귀는『金蘭循經』과 매우 흡사한 곳이 많다. 呂復은 이 책의 序文에서 "그 그림으로 표기하고 글로 해석한 것을 보면 줄거리가 한 눈에 들어오니 배우는 자가 나아가야 할 방향이라 할 것이니 실로 醫家들의 길라잡이라 할 것이다"[1581]고 하였다.

滑壽는 經脈을 따라 穴을 열거하고 十四經穴說을 창안하였으니, 이는 그의 중요한 學術思想과 업적이라 할 수 있다. 그는 十二正經과 任 · 督 二脈의 經穴을 각 脈의 循行分布에 따라 정리하고 이를 十四經으로 모두 귀납시켰다. 經絡系統은 十二經脈과 奇經八脈이 있는데, 滑壽는 穴位가 있

1579) "析其精微, 探其隱頤, 鉤其玄要, 疑者辨之, 誤者正之, 諸家之善者取之, 于是難經之書, 辭達理明, 條分縷解, 而『素問』,『靈樞』之奥, 亦由是而得矣."

1580) 以『靈樞經 · 本輸』篇,『素問 · 骨空』等論, 裒而集之, 得經十二, 任督脈之行腹背者二, 其隧穴之周于身者, 六百五十有七. 考其陰陽之所以往來, 推其骨之所以駐會, 圖章訓釋, 綴以韵語, 里爲三卷, 目之曰十四經發揮

1581) 現其圖章訓釋, 綱擧目張, 誠足爲學者出入之向方, 實醫門司南也

는 十四經脈은 그 핵심이 되는데 인체에서도 보다 더 중요한 작용을 하고 있는 것으로 인식하였다. 따라서 그는 十四經의 穴들을 하나하나 經을 따라 고증하고 訓釋하여『聖濟總錄』에 소개된 足少陽經과 足陽明經의 頭面部에 있는 일부 穴位 및 足太陽經의 背腰部의 있는 일부 穴位들의 배열순서와 순행방향이 잘못 記述된 것을 바로 잡아 보완함으로서 經絡學說을 발전시켰다. 이것은 明나라 및 淸나라의 醫家들에게도 지대한 영향을 미쳤다. 그의 十四經學說에 대하여 宋濂은『十四經發揮』의 序文에서 "十二經은 좌우 손발에 각각 갖추어져 있는데…… 심지어 陰陽의 維脈과 蹻脈 및 衝脈과 帶脈 등 六脈은 본디 모두 종속되어 있는 바가 있으나 오직 督脈과 任脈 二經은 배와 등을 싸고 있고 별도로 專屬된 穴도 있다. 각 經脈이 가득 차서 넘치면 이를 받아들이는데, 처음부터 常經이 아니라 말하고 이들을 소홀히 여겨서는 안 된다. 원칙대로라면 마땅히 각 經脈과 함께 論述해야 할 것이다"[1582]고 하였다. 滑壽는『內經』의 經絡理論을 더욱 응용하여 督脈의 主病에 대하여 "아랫배로부터 心으로 치받고 올라가 아파서 대소변을 보지 못하는 것이 衝疝이니, 女子의 不姙, 癃痔, 遺溺, 嗌乾 등은 督脈에서 치료한다"[1583]는 등의 견해를 제시함으로서, 經絡理論의 임상에서의 활용도를 더욱 넓혔다.

1582) 十二經者, 左右手足各備……至若陰・陽維・蹻・衝・帶六脈, 固皆有所系屬, 而唯督・任二經, 則包乎腹背而有專穴, 諸經滿而溢者, 此則受之, 初不可謂非常經而忽略焉, 法宜與諸經并論

1583) 腫少腹上衝心而痛, 不得前後爲衝疝, 其女子不孕, 癃痔, 遺溺, 嗌乾, 治在督脈

【譯者 略歷】

강연석 원광대학교	김　훈 동의대학교	김남일 경희대학교
김용진 대전대학교	김종현 가천대학교	김태우 경희대학교
류정아 부산대학교	박훈평 동신대학교	송지청 대구한의대학교
안상우 한국한의학연구원	은석민 우석대학교	이병욱 동국대학교
정지훈 상지대학교	조학준 세명대학교	차웅석 경희대학교

각가학설(各家學說)

2023년 2월 27일 초판 1쇄 발행

著　者・강연석, 김　훈, 김남일, 김용진, 김종현, 김태우, 류정아, 박훈평,
송지청, 안상우, 은석민, 이병욱, 정지훈, 조학준, 차웅석

펴낸이・권오현

펴낸곳・대성의학사

출판등록 2009. 6. 22. 제396-2009-000082호

경기도 고양시 일산동구 정발산동 1210 일산빌딩 501호

대표전화 031)918-3444 / 팩시밀리 031)918-0108

Homepage www.medibook.co.kr

값 60,000원

ISBN 978-89-88895-32-7 93510